Erfolgskonzepte Praxis- & Krankenhaus-Management

Peter M. Hermanns · Gert Filler · Bärbel Roscher (Hrsg.)

GOÄ 2013

Gebührenordnung für Ärzte –

Kommentare, Gerichtsurteile, Analoge Bewertungen, Abrechnungstipps, Anmerkungen und Beschlüsse der BÄK, IGeL

7., vollständig überarbeitete und aktualisierte Auflage

Springer

Herausgeber
Dr. Peter Hermanns
Kaiserstr. 54
80801 München

Gert Filler
Wichelmannweg 16
22041 Hamburg

Bärbel Roscher
Hohenwaldeckstr. 27
81541 München

ISBN-13 978-3-642-29291-0 ISBN 978-3-642-29292-7 (eBook)
DOI 10.1007/978-3-642-29292-7

Die Deutsche Nationalbibliothek verzeichnet diese Publikation in der Deutschen Nationalbibliografie; detaillierte bibliografische Daten sind im Internet über http://dnb.d-nb.de abrufbar.

Vollständig überarbeitete und aktualisierte Lizenzausgabe 2013 mit freundlicher Genehmigung von medical text Dr. Hermanns, München

Planung: Hinrich Küster, Heidelberg
Projektmanagement: Kerstin Barton, Heidelberg
Projektkoordination: Michael Barton, Heidelberg
Umschlaggestaltung: deblik Berlin
Fotonachweis Umschlag: © photos.com
Herstellung: le-tex publishing services GmbH, Leipzig

Gedruckt auf säurefreiem und chlorfrei gebleichtem Papier

Springer Medizin ist Teil der Fachverlagsgruppe Springer Science+Business Media
www.springer.com

Inhalt

barung – keine Gesamtunwirksamkeit bei fehlerhafter Vertreterregelung • Persönliche Leistungserbringung durch Wahlarzt • Nicht-ärztliche Leistungen als wahlärztliche Leistungen
Hinweise auf GOÄ-Ratgeber der BÄK: Persönliche Leistungserbringung in der Chefarztambulanz • Mit der GOÄ am Krankenbett • Fachfremdheit von Leistungen – auch in der GOÄ? • Gebührenordnung für Ärzte: Zielleistungen kontra Analogbewertung • Liquidationskette • Persönliche Leistungserbringung • Laborleistungen: Persönliche Leistungserbringung • M III/M IV • Labor – versenden und berechnen? • Selbstständige Leistungen nebeneinander • Aufsichtspflicht bei Laborleistungen

§ 5 **Bemessung der Gebühren für Leistungen des Gebührenverzeichnisses** 20
Im Kommentar u. a.: Die verschiedenen Steigerungssätze • Begründungen für die Überschreitung des Schwellenwertes • Routinemäßige Beanstandungen der Beihilfestellen
Rechtsprechung: Abrechnung mit dem Höchstsatz der Regelspanne • Überschreiten des Gebührenrahmens der GOÄ • Schwellenwert, § 5 Abs. 2 GOÄ • Verhältnis § 5 GOÄ zur Analogberechnung
Hinweise auf GOÄ-Ratgeber der BÄK: Grundsätzliches zum Gebührenrahmen (1) • Spezielles zum Gebührenrahmen (2) • Gebührenrahmen im Krankenhaus (3) • Besondere Umstände, besondere Ausführung • Bundesgerichtshof stützt Argumentation der Bundesärztekammer

§ 5a **Bemessung der Gebühren in besonderen Fällen** 26

§ 5b **Bemessung der Gebühren bei Versicherten des Standardtarifes der privaten Krankenversicherung** 26
Im Kommentar u. a.: Hinweise zum Standardtarif • Hinweis zum Basistarif

§ 6 **Gebühren für andere Leistungen** 28
Im Kommentar u. a.: Möglichkeit der Analogbewertung • Bemerkungen zur Liste der Analogziffern der BÄK • Hinweis der Autoren zur Kennzeichnung analoger Bewertungen in diesem Buch
Hinweise auf GOÄ-Ratgeber der BÄK: Gleichartig oder gleichwertig (II) • Analoge Bewertung: Gleichartig oder gleichwertig? • Problematische Analogbewertungen: Rahmenbedingungen • Korrekte Darstellung einer Analogen Bewertung • Analoge Bewertung: künstliche Gebührennummer? • Analoge Bewertung(en): vornehmen – wer darf das?

§ 6 a **Gebühren bei stationärer Behandlung** 32
Im Kommentar u. a.: Leistungen in stationären Einrichtungen, Minderungspflicht • Wahlarzt, Belegarzt, niedergelassener Arzt
Rechtsprechung: Gebührenminderung nach § 6 a GOÄ
Hinweise auf GOÄ-Ratgeber der BÄK: Liquidationskette • Ein erneuter Schlag ins Kontor: Bundesgerichtshof erweitert Honorarminderungspflicht auch auf externe konsiliar-ärztliche Leistungen • Honorarminderung für alle

§ 7 **Entschädigungen** 34

§ 8 **Wegegeld** 34

§ 9 **Reiseentschädigung** 35
Hinweise auf GOÄ-Ratgeber der BÄK: Reiseentschädigung gilt nur für den Arzt

§ 10 **Ersatz von Auslagen** 35
Im Kommentar u. a.: Ersatz der tatsächlich entstandenen Kosten • Hinweise zu Auslagen
Rechtsprechung: Sachkosten in der Wahlarztkette, §§ 6 a Abs. 2, 10 Abs. 3 GOÄ • § 10 GOÄ – Sachleistungen
Hinweise auf GOÄ-Ratgeber der BÄK: Auslagenersatz: Wann ist ein Beleg erforderlich? • Leistung gestrichen – Auslagen trotzdem berechnen • Praxiskosten, Sprechstundenbedarf, Auslagenersatz • Auslagen – Allgemeines • Berechnung nach DKG-NT -Liste Einmalartikel – Labor • Auslagen berechnen? • Berechnungsfähige Auslagen: strittige Punkte

§ 11 **Zahlung durch öffentliche Leistungsträger** 38

§ 12 **Fälligkeit und Abrechnung der Vergütung; Rechnung** 39
Im Kommentar u. a.: Fälligkeit • Verjährung • Unterbrechung der Verjährung • Verwirkung • Umsatzsteuer • GOÄ-Musterrechnung • Pauschal-Honorare nicht statthaft

Herausgeber und Mitarbeiter

Dr. med. Peter M. Hermanns (Hrsg.)
Geboren 1945 in Neumünster. Studium der Medizin in Hamburg. 1981 Niederlassung als Allgemeinmediziner in Hamburg. 1986/87 Lehrauftrag für Allgemeinmedizin an der Medizinischen Fakultät der Universität Marburg. Langjährige Tätigkeit als Medizinjournalist für Printmedien mit zahlreichen Buchveröffentlichungen. Mitarbeit bei Rundfunk-und Fernsehanstalten.
Seit 1985 Geschäftsführer der Agentur medical text Dr. Hermanns in München und des medizinischen Online-Dienstes www.medical-text.de, der sich mit speziellen Inhalten an Ärzte in Praxis und Klinik wendet.
Die Agentur medical text hat zahlreiche Bücher im Bereich Abrechnung, Praxis-Organisation, Diagnostik/Therapie, Praxis- und Klinik-Marketing für Verlage und Pharmafirmen geplant und herausgegeben. Zu zahlreichen medizinischen Themen wurden Kurzfilme gedreht. Technisch und inhaltlich setzt die Agentur Internetauftritte für einzelne Ärzte, Kliniken und Pharmakonzerne um.
Ab Frühjahr 2013 wird unter www.arztundabrechnung.de von www.medical-text.de ein kostenpflichtiger Internet-Abo-Dienst für Ärzte in Praxis und Klinik und für Abrechnungsdienste angeboten.
Die Abonennten finden kommentiert alle Gebührenordnungen (EBM, GOÄ, GOP, UV-GOÄ) und zu IGeL-Leistungen viele Abrechnungsbeispiele – teilweise sogar differenziert nach Facharztbereichen – ferner Abrechnungsbeispiele zu speziellen Leistungsbereichen und zahlreiche Hinweise auf wichtige Informationen von offiziellen Institutionen wie z. B. KVen und Ärztkammern.
Im Bereichen ARZT+RECHT werden dem User aktuelle Urteile vorgestellt z. B. zu strittigen Fragen der Gebührenordnungen, zu Arbeitsrecht, Ärztlichem Berufs – und Standesrecht, zu Behandlungsfehlern und Haftungsfragen, zu Recht im Alltag und zu Werbung in Praxis und Klinik.
Im Bereich ARZT+FINANZEN findet der Arzt themenbezogene aktuelle Urteile der Finanzgerichte, Erläuterungen zu den Fachausdrücke der Finanzwelt und vieles mehr.

Gert Filller (Hrsg.)
Geboren 1948. Jurastudium in Frankfurt und Hamburg. Seit 1976 als Jurist bei der Kassenärztlichen Vereinigung Hamburg (KVH) tätig, zunächst bis 1985 im Rahmen der Wirtschaftlichkeitsprüfung im Bereich der KVH; 1981–1998 Datenschutzbeauftragter der KVH; 1985–1998 stellvertretender Justitiar und stellvertretender Geschäftsführer der KVH; seit 1998 Justitiar der KVH. Diverse Veröffentlichungen und Seminare zu den Themen „Vertragsarztrecht"; „Aufgabe der KVen"; „Wirtschaftlichkeitsprüfung, Honorarkürzung und Verordnungsregress"; „Heilmittelrichtlinien"; „Verwaltungsverfahren in den Kassenärztlichen Vereinigungen".

Bärbel Roscher (Hrsg.)
Geboren 1958 in Rosenheim, war über 25 Jahre als Mitglied der Geschäftsleitung in verschiedenen privatärztlichen Verrechnungsstellen bzw. medizinischen Abrechnungsgesellschaften tätig. Bärbel Roscher ist GOÄ-Spezialistin und hält u. a. Abrechnungsseminare für Ärzte und deren Mitarbeiter.

Dr. Hermanns, Gert Filler und Bärbel Roscher sind Herausgeber und Autoren zahlreicher Kommentarwerke zu Abrechnung und Wirtschaftlichkeitsprüfung. Im Verlag ecomed Medizin – Verlagsgruppe Hüthig Jehle Rehm GmbH, Landsberg sind erschienen:
- EBM (2009)
- GOÄ – Praxiskommentar mit Auslegungshinweisen der BÄK (2008)
- UV-GOÄ – Vertrag Ärzte/Unfallversicherungsträger – Praxiskommentar mit ausgewählten „Arbeitshinweisen der UV-Träger zur Bearbeitung von Rechnungen" (2008)
- IGeL 2008 – Für Praxis und Klinik (2008)
- Alternative Medizin – Abrechnung nach GOÄ und Hinweise zur Abrechnung bei der GKV (2009)
- Wirtschaftlichkeitsprüfung in der GKV – Erstattungsprobleme bei der GOÄ und UV-GOÄ – Erfolgreich Regressen und Honorarkürzungen begegnen (2009)

In der Serie „rationell abrechnen" der Agentur medical text für einen Pharmakonzern sind zahlreiche Bücher und Broschüren zu den Themen: EBM – GOÄ – UV-GOÄ – IGeL 2008 – Alternative Medizin – Wirtschaftlichkeitsprüfung – Kommentierung der Heilmittel-Richtlinien – Arzt+Finanzen und Diagnostik+Therapie erschienen.

Privatdozent Dr. med. Hans-Martin Hofmann
Niedergelassener Facharzt für Augenheilkunde in Garmisch-Partenkirchen

Dr. med. Markus Kroker
Facharzt für Innere Medizin und Nephrologie, Diabetologe DDG, Leitender Arzt der Abteilung Diabetologie und leitender Oberarzt der Klinik für Nephrologie, Diabetologie und Shuntoperationen des Klinikums Bad Hersfeld

Gerhard Lauterbach
Jahrgang 1950, selbstständiger Kaufmann,Handelsfachwirt (IHK), seit 1980 Freier Mitarbeiter in der Pharmaindustrie, Ärzteberatung sowie Organisation von Fortbildungsveranstaltungen und Kongressen, 1985 Gründung des Privatärztlichen Rechenzentrums Gerhard Lauterbach, medical-service für Ärzte in der Nähe von Ulm.

Wilhelm Lippert
Geboren 1966 in Volkach. Studium des Finanzwesens an der Bayerischen Beamten Fachhochschule in Herrsching; Abschluß 1989 als Diplom Finanzwirt (FH). 1993 Steuerberaterexamen. 1986–2000 in Diensten der bayerischen Finanzverwaltung, davon seit 1991 als Betriebsprüfer. Seit 2000 Steuerberater bei der STB Treuhand Steuerberatungsgesellschaft in München.

Dr. med. Thomas Rasenack
Facharzt für Transfusions- und Laboratoriumsmedizin
Ärztlicher Leiter: Institut für Medizinische Diagnostik Berlin – Potsdam MVZ GbR
Nicolaistraße 22, 12247 Berlin

Enrico Schwartz
Geboren 1975 in Demmin. Dipl.-Verwaltungswirt (FH). Nach Abitur und Ausbildung zum Sozialversicherungsfachangestellten Aufnahme des Studiums an der Hochschule der Gesetzlichen Unfallversicherung in Bad Hersfeld.
Seit 1994 bei Trägern der gesetzlichen Unfallversicherung beschäftigt. Gastreferent für Gebührenrecht beim Landesverband Südost der Deutschen Gesetzlichen Unfallversicherung, in der Akademie der Deutschen Gesetzlichen Unfallversicherung Bad Hersfeld und einzelnen UV-Trägern.
Mitautor an der Datenbank UV-GOÄ bei medical text online und am Print-Kommentarwerk zur UV-GOÄ und zum Vertrag Ärzte/UV-Träger, erschienen im ecomed Verlag, Landsberg, 2008.

Dr. med. Thomas Steiger
Niedergelassener Facharzt für Dermatologie, Allergologie und Venerologie in Starnberg.

Abkürzungen

Abs.	Absatz
AG	Amtsgericht
AGBG	Allgemeine Geschäftsbedingungen
ASiG	Gesetz über Betriebsärzte, Sicherheitsingenieure und andere Fachkräfte für Arbeitssicherheit
AZ oder Az	Aktenzeichen
BÄK	Bundesärztekammer
BÄO	Bundesärzteordnung
BFH	Bundesfinanzhof
BGB	Bürgerliches Gesetzbuch
BGH	Bundesgerichtshof
BGBL	Bundesgesetzblatt
BhV	Beihilfeverordnung
BLäk	Bayerische Landesärztekammer
BMV-Ä	Bundesmantelvertrag-Ärzte
BPflV	Bundespflegesatzverordnung
BSG	Bundessozialgericht
BSHG	Bundessozialhilfegesetz
BStBl	Bundessteuerblatt
BVerfG	Bundesverfassungsgericht
BVG	Bundesversorgungsgesetz
d. h.	das heißt
DÄ	Deutsches Ärzteblatt
DAK	Deutsche Angestellten Krankenkasse
EBM	Einheitlicher Bewertungsmaßstab
einschl.	einschließlich
EKV	Bundesmantelvertrag-Ärzte/Ersatzkassen
EU	Europäische Union
ESWT	extrakorporale Stoßwellentherapie
EuGH	Europäischer Gerichtshof
evtl.	eventuell
G-BA	Gemeinsamer Bundesausschuss
GeSR	„GesR" – die Zeitschrift für Gesundheitsrecht
ggf.	gegebenenfalls
GKV	gesetzliche Krankenversicherung
gem.	gemäß
GOÄ	Gebührenordnung Ärzte
GOP	Gebührenordnung der Psychologischen Psychotherapeuten und Kinder- und Jugendlichenpsychotherapeuten
GOP	Gebührenordnungsposition
Hrsg.	Herausgeber
i.d.R.	in der Regel
IGeL	Individuelle Gesundheitsleistungen
i.V.m.	in Verbindung mit
Jg	Jahrgang
JVEG	Justizvergütungs- und -entschädigungsgesetz
Kap.	Kapitel
KBV	Kassenärztliche Bundesvereinigung
KK	Krankenkasse
KV	Kassenärztliche Vereinigung
LG	Landgericht
MB/KK	Krankheitskosten- und Krankenhaustagegeldversicherung
MedR	Zeitschrift „Medizinrecht"
MRT	Magnetresonanztomographie
MwSt.	Mehrwertsteuer, s. a. Ust.
NJW	Neue Juristische Wochenschrift
Nr(n).	Nummer(n) – meist GOÄ-Ziffer
OFD	Oberfinanzdirektion
OLG	Oberlandesgericht
OP	Operation
PDT	Photodynamische Therapie
PKV	Private Krankenversicherung
PVS	Privatärztliche Verrechnungs-Stelle
Rdn	Randnummer
s.	siehe
SchwbG	Schwerbehindertengesetz
SGB V	Sozialgesetzbuch, Fünftes Buch
SMT	Sauerstoff-Mehrschritt-Therapie
STIKO	Ständige Impfkommission
Ust	Umsatzsteuer
UstG	Umsatzsteuergesetz
UStR	Umsatzsteuer-Richtlinien
u. U.	unter Umständen
UV-GOÄ	Abkommen Ärzte-Unfallversicherungsträger
VAG	Versicherungsaufsichtsgesetz
VdAK	Verband der deutschen Angestelltenkrankenkassen
VG	Verwaltungsgericht
z. B.	zum Beispiel
Zif.	Ziffer

Vorwort

Diese 7. Auflage der GOÄ für Ärzte in Klinik und Praxis wurde um zahlreiche richterliche Entscheidungen zu Paragraphen und einzelnen Leistungspositionen ergänzt.

Paragraphen

Bei den Paragraphen der GOÄ wurden die Kommentierungen in Teilen aktualisiert und damit den neuen Abrechnungshinweisen der BÄK und den aktuellen Urteilen der Gerichte angepasst.

Abrechnungshinweise der Bundesärztekammer (BÄK) zur GOÄ aus den Ausgaben des Deutschen Ärzteblattes und aus dem Internetportal der BÄK, dort gesammelt im Bereich „Ärzte" unter „GOÄ-Ratgeber – Auslegungshinweise zum Thema Gebührenordnung" (www.baek.de/page.asp?his=1.108.4144), wurden zusammengefasst und/oder kurz zitiert.

Gebührenordnungspositionen

Zu den einzelnen GOÄ-Leistungsziffern sind die gängigen Steigerungsfaktoren, Ausschlüsse, Kommentare, Hinweise und Abrechnungstipps aufgeführt.

Erweitert wurden die Bereiche „Auf einen Blick", die einzelne Abrechnungskomplexe zusammengefasst darstellen.

Rechtsprechung

Unter diesem Begriff wurden gegenüber der letzten Auflage weitere aktuelle Urteile zu den Paragraphen und zu einzelnen Leistungspositionen aufgenommen. Der Inhalt der Urteile wurde in verständlicher Kurzform wiedergegeben. Falls erforderlich, kann in der Regel bei allen Urteilen der vollständige Text über Google oder andere Suchmaschinen unter Angabe des Gerichts und des Aktenzeichens abgefragt werden.

IGeL

In einem eigenen Kapitel sind Hinweise zur Historie und zu einer korrekten Abrechnung von IGeL-Leistungen zusammengetragen. Am Anfang mehrerer GOÄ-Kapitel und bei vielen einzelnen Leistungspositionen finden Sie Empfehlungen und Abrechnungshinweise zu IGeL-Leistungen.

Umsatzsteuer

Das immer noch sehr umstrittene Thema „Wann ist ein Arzt umsatzsteuerpflichtig?" wurde durch aktuelle Urteile erweitert.

Analoge Bewertungen

Im Buch wird bei vielen Leistungspositionen neben den Begriffen: Kommentar, Ausschluss, Tipp und IGeL auch das Schlagwort „analog" verwendet. Im Anschluss daran werden kurze Hinweise für mögliche analoge Bewertungen gemäß GOÄ § 6 (2) gegeben.

Die Feststellung der Urheberschaft der hier genannten analogen Bewertungen ist nicht immer eindeutig möglich.

Unter den Gebührenpositionen eingegliedert wurden die analogen Bewertungen aus dem Verzeichnis *Analoge Bewertungen der BÄK und des Zentralen Konsultationsausschusses für Gebührenordnungsfragen bei der BÄK.* Diese werden fortlaufend (in der offiziellen Gebührenordnung für Ärzte (GOÄ), zuletzt erschienen im Deutschen Ärzte Verlag, 2008) aufgenommen. In diesem Verzeichnis ist jede Analogbewertung mit einem großen „A" und einer künstlichen GOÄ-Nr. (sogenannte Platzhalter-Nummer) versehen, z. B. A 72 „Vorläufiger Entlassungsbericht im Krankenhaus – analog Nr. 70 GOÄ". In einer Liquidation kann diese Nr. verwendet werden. Dazu müssen aber in jedem Fall der Inhalt der Analogbewertung und die Gebührenposition der in der GOÄ analog übernommenen Position aufgeführt werden. Diese Schreibweise mit „A" und der entsprechenden Platzhalter-Nr. wurde im Buch übernommen. Außerdem ist die offizielle Analoge Liste in ihrer Gesamtheit zusätzlich am Ende des Buches abgedruckt.

Weitere ausführlich dargestellte analoge Bewertungen wurden mit dem Begriff „analog" hinter der Gebührennummer versehen. In den Leistungslegenden werden die Quellen – soweit vorhanden –angegeben, d. h. wer die analogen Ziffern (mutmaßlich) eingeführt oder empfohlen hat, z. B.) *Abrechnungsempfehlungen der BÄK*, die nicht im Verzeichnis Analoger Bewertungen der BÄK aufgeführt sind) Hinweise aus der Broschüre *„Analog-Bewertung in Ihrer Praxis" der Privatärztlichen Verrechnungs-Stelle (PVS), 2008.*

Diese Empfehlungen von Analogen Bewertungen wurden mit freundlicher Genehmigung der Privatärztlichen Verrechnungsstellen im PVS Verband (Berlin) schon in der letzten Auflage übernommen.

Am Ende des Buches sind die Hinweise der Bundesärztekammer zu Analogen Bewertungen aufgenommen und das Verzeichnis der Analogen Bewertungen (GOÄ) der Bundesärztekammer und des Zentralen Konsultationsausschusses für Gebührenordnungsfragen bei der Bundesärztekammer. In einem folgenden Kapitel sind weitere analoge Bewertungen aufgeführt.

Stichwortverzeichnis
Das Verzeichnis wurde erheblich erweitert und um viele analoge Bewertungen ergänzt.

München, im Januar 2013

Dr. med. Peter M. Hermanns – Gert Filler – Bärbel Roscher

Gebührenordnung für Ärzte § 1 bis § 12

§ 1 Anwendungsbereich

(1) Die Vergütung für die beruflichen Leistungen der Ärzte bestimmen sich nach dieser Verordnung, soweit nicht durch Bundesgesetz etwas anderes bestimmt ist.

(2) Vergütungen darf der Arzt nur für Leistungen berechnen, die nach den Regeln der ärztlichen Kunst für eine medizinisch notwendige ärztliche Versorgung erforderlich sind. Leistungen, die über das Maß einer medizinisch notwendigen ärztlichen Versorgung hinausgehen, darf er nur berechnen, wenn sie auf Verlangen des Zahlungspflichtigen erbracht worden sind.

Kommentar:

Geltungsbereich der GOÄ:

Die GOÄ gilt nur, soweit nicht bundesgesetzlich eine andere Gebührenregelung vorgeschrieben ist. Vorrangig sind gegenüber der Anwendung der GOÄ folgende Bestimmungen:

- **Einheitlicher Bewertungsmaßstab (EBM)**
- **Abkommen Ärzte-Unfallversicherungsträger (UV-GOÄ)**
- **sonstige Kostenträger, die nicht nach GOÄ abrechnen**
  - Bundesversorgungsgesetz (BVG)
  - Bundeszozialhilfegesetz (BSHG)
  - Schwerbehindertengesetz (SchwbG)
  - Justizvergütungs- und -entschädigungsgesetz (JVEG).

(Auf den Internetseiten der KBV „Sonstige Kostenträger“ (www.kbv.de/rechtsquellen/132.html) finden sich Hinweise zu Verträgen mit Unfallversicherungsträgern, Bundesbahn-und Postbeamtenversicherung, Bundesgrenzschutz, Bundeswehr, Zivildienst, u. a.) Die GOÄ gilt für alle Ärzte, die in der Bundesrepublik Deutschland approbiert sind oder eine (auch zeitlich befristete) Erlaubnis zur Ausübung der ärztlichen Heilkunde besitzen. D.h. es kommt weder darauf an, ob der betroffene Arzt Deutscher oder Ausländer ist, noch ob er in freier Praxis oder als liquidationsberechtigter Arzt am Krankenhaus tätig ist.

Keine Anwendung der GOÄ

Die GOÄ findet keine Anwendung für die Tätigkeit, die nicht typisch ärztlich sind, wie z. B. schriftstellerische Aktivitäten oder eine Tätigkeit in Forschung und Lehre. Generell ist die Anwendung der GOÄ auf den ärztlichen Berufsstand beschränkt. Deshalb kann sie nicht angewandt werden für Leistungen, die von nichtärztlichen Berufsgruppen erbracht werden (z. B. Masseure oder Krankengymnasten, Ergotherapeuten, Heilpraktiker – diese Berufsgruppe verfügt über eine eigene Gebührenordnung – u. ä.). Die GOÄ findet ebenfalls keine Anwendung für die Tätigkeit von angestellten und/oder beamteten Ärzten, wenn ihnen nicht ein eigenes Liquidationsrecht eingeräumt ist. Das gleiche gilt für von „Einrichtungen“ (z. B. Krankenhäusern) erbrachten Leistungen. Krankenhäuser rechnen ihre Leistung nach dem Krankenhausentgelt-Gesetz (KEntG) ab.

Werden solche nichtärztlichen Heilberufsangehörige allerdings als Angestellte einer Praxis oder eines Krankenhauses tätig und die Leistungen unter Aufsicht und/oder auf Anordnung eines Arztes erbracht, ist eine Abrechnung als „ärztliche“ Leistung in der Regel möglich. Näheres hierzu findet sich im § 4. Eine Sonderregelung gilt für psychologische Psychotherapeuten und Kinder- und Jugendlichenpsychotherapeuten. Deren Vergütung richtet sich ebenfalls nach der GOÄ (§ 1 Abs. 1 der Gebührenordnung für Psychologische Psychotherapeuten und Kinder- und Jugendlichenpsychotherapeuten (GOP) vom 8.6.2000).

Wird der Behandlungsvertrag mit einer juristischen Person (z. B. einem Krankenhausträger oder einer in Gesellschaftsform betriebenen, ausschließlich ambulante Behandlungen anbietenden Einrichtung) abgeschlossen und werden die Leistungen durch solche Ärzte erbracht, die im Rahmen eines Beamten- oder Anstellungsverhältnisses in Erfüllung ihrer daraus erwachsenden Aufgaben tätig werden, findet die GOÄ grundsätzlich keine Anwendung, es sei denn, der Arbeitgeber räumt dem Arzt ein Liquidationsrecht ein. Der Arzt- bzw. Behandlungsvertrag ist ein Dienstvertrag gemäß § 611 des Bürgerlichen Gesetzbuchs (BGB). Ein Arzt schuldet daher dem Patienten nicht den Heilerfolg, sondern die Durchführung der ärztlichen Behandlung, die er mit der erforderlichen Sorgfalt nach dem aktuellen medizinischen Standard zu erbringen hat.

Außer in wenigen Ausnahmefällen (z. B. Notfall) hat der Arzt, der Patienten im Rahmen der GOÄ behandelt, grundsätzlich die Freiheit, einen Behandlungsvertrag abzuschließen, vgl. § 7 Musterberufsordnung.

P. Hermanns, G. Filler, B. Roscher (Hrsg.), *GOÄ 2013*,
Erfolgskonzepte Praxis- & Krankenhaus-Management,
DOI 10.1007/978-3-642-29292-7_1, © Springer-Verlag Berlin Heidelberg 2013

Für den Vertragsarzt besteht dagegen bei gesetzlich versicherten Patienten grundsätzlich eine Behandlungspflicht.
Der Abschluss des Vertrages ist formfrei; eine Schriftform ist nur erforderlich bei einer Vereinbarung über wahlärztliche Leistungen oder der privatärztlichen Behandlung – auf Patientenwunsch – von Versicherten der GKV. So kommt der Behandlungsvertrag in der Regel allein durch schlüssiges Verhalten zustande; nämlich: der Patient begibt sich in ärztliche Behandlung, und der Arzt nimmt die notwendige Versorgung vor.

Gutachten
Die **ärztliche Gutachter-Tätigkeit** wird nach wohl herrschender Meinung als typisch ärztlich angesehen, weshalb die GOÄ anzuwenden ist.
Insbesondere bei ärztlichen Stellungnahmen im Rahmen von Versicherungsverträgen (z. B. Lebensversicherungs-Begutachtung) hat sich dennoch die Praxis der „freien Hono-rarvereinbarung" bewährt. Hier wird vor Abgabe der ärztlichen Stellungnahme von der Versicherung eine Kostenzusage über ein bestimmtes Honorar (z. B. 70,– €) abgegeben. In jedem Fall ist darauf zu achten, dass die betroffene Versicherung etc. eine vom Patienten konkret für diesen Fall unterschriebene Erklärung über die Entbindung von der ärztlichen Schweigepflicht vorlegt. Es genügt nicht, wenn die Versicherung bei der Anfrage erklärt, der Patient habe den Arzt (generell) von der Schweigepflicht entbunden. Im Zweifelsfall empfiehlt sich die Rückfrage beim Patienten. Noch sicherer ist es, wenn dem Patienten die entsprechenden Unterlagen für die Versicherung mitgegeben werden, weil dieser dann selbst entscheiden kann, ob er z. B. für ihn „unangenehme" ärztliche Feststellungen an die Versicherung weiterleitet oder nicht.

Fachgebietsbeschränkung
Nach herrschender Meinung ist der liquidierende Arzt an seine Fachgebietsgrenzen nach der jeweils landesrechtlichen Weiterbildungsordnung gebunden, die seiner Facharztprüfung zugrunde lag (d. h. Bestandsschutz bei zwischenzeitlichen Änderungen der Weiterbildungsordnung!) Dabei ist zu beachten, dass es für „Praktische Ärzte" bzw. Ärzte für Allgemeinmedizin keine allgemeine berufsrechtliche Fachgebietsbeschränkung gibt. So wurde in einem Urteil vom 17.11.2006 des LG Mannheim (1 S 227/05) einem Facharzt für Chirurgie und Unfallchirurgie, der jährlich viele hundert MRT-Untersuchungen des Kniegelenks durchführte, ein Honoraranspruch wegen Fachfremdheit nicht zugestanden. Der mit den Patienten geschlossene Behandlungsvertrag sei nichtig. Ein Honoraranspruch bestehe weder aus § 1 Abs. 2 GOÄ noch aus § 812 BGB (ungerechtfertige Bereicherung).
Die Abrechnungsberechtigungen für Ärzte bei Privatpatienten und in der gesetzl. Krankenversicherung können durchaus auch auseinanderfallen, insbesondere, wenn für die EBM-Abrechnung zusätzliche Qualifikationen gefordert werden (z. B. Sonografie-Genehmigung etc.) oder wenn Leistungen für bestimmte Arztgruppen für die Abrechnung gesperrt sind, was im Rahmen der Trennung der haus- u. fachärztlichen Versorgung der Fall ist – siehe die Präambeln zu den einzelnen Kapiteln des EBM. Von unterschiedlichen Seiten wird seit Längerem polemisch darauf hingewiesen, dass – obwohl verstärkt von einer Zwei-Klassen-Medizin gesprochen wird – gerade „Privatpatienten schlechter versorgt" sind als GKV-Patienten. Diese Aussage wird damit begründet, dass es im PKV-Bereich eben keine zwingenden vorgeschriebenen Qualifikationen für Leistungen gibt und auch Gerätevorschriften nicht bestehen. So könnte ein Privatpatient mit Sonographie- und/oder Röntgengeräten behandelt werden, die für die Abrechnung gegenüber der GKV längst nicht mehr zugelassen sind.

Derartige Hinweise sind, jenseits der Polemik, aber nicht ganz unberechtigt. In der Tat gehen in weiten Bereichen – so insbesondere in bildgebenden Verfahren – die Anforderungen für den niedergelassenen Vertragsarzt über die für den Privatarzt geltenden Anforderungen des Berufsrechts hinaus. Aber auch außerhalb der bildgebenden Verfahren, bei denen sich solche besonderen Anforderungen häufig auch auf die apparative Ausrichtung erstrecken, gibt es auch in anderen Bereichen für den Vertragsarzt besondere, über das allgemeine Berufsrecht hinausgehende Anforderungen. So sind z. B. Leistungen der psychosomatischen Grundversorgung nach den in der vertragsärztlichen Versorgung geltenden Bestimmungen genehmigungspflichtig, und für den Erwerb einer solchen Genehmigung ist der Nachweis einer Reihe von im Einzelnen definierten Voraussetzungen erforderlich (s. Psychotherapie-Vereinbarung der Kassenärztlichen Bundesvereinigung mit den Spitzenverbänden der gesetzlichen Krankenkassen und Psychotherapie-Richtlinien des Gemeinsamen Bundesausschusses). Das führt inzwischen sogar dazu, dass einzelne private Krankenkassen oder auch Beihilfestellen eine Erstattung von Kosten davon abhängig machen (wollen), dass die Leistung von einem Arzt erbracht worden ist, der die in der vertragsärztlichen Versorgung erforderliche Qualifikation nachgewiesen hat. Das ist in dieser Form sicherlich zweifelhaft.

Denkbar ist aber, dass z. B. Beihilfevorschriften eine derartige Voraussetzung beinhalten. Auch ist es möglich, dass eine Private Krankenversicherung in ihren Versicherungsverträgen mit den Versicherten einen derartigen Vorbehalt aufnimmt. In all diesen Fällen ist dann davon auszugehen, dass der Patient diese Voraussetzung für eine Erstattung der Kosten kennt und – wenn er, wovon im Regelfall auszugehen ist, die Kosten auch erstattet haben will – deshalb die Leistung nur bei einem solchen Arzt in Anspruch nimmt, der diese zusätzlichen Voraussetzungen erfüllt. Im Rahmen des Behandlungsvertrages ist der Arzt deshalb verpflichtet, auf entsprechende Fragen seines Patienten wahrheitsgemäße Angaben zu machen.

Medizinisch notwendige Leistungen
Der Arzt darf grundsätzlich nur für medizinisch notwendige Leistungen Honorar verlangen, die nach den Regeln der ärztlichen Kunst erbracht werden. Bei der Beurteilung der medizinischen Notwendigkeit ist ein objektiver Maßstab anzulegen, aber der Arzt hat nach allgemeiner Rechtssprechung einen Ermessungs- und Entscheidungsspielraum.
Die Beurteilung der medizinischen Notwendigkeit hängt allein von den objektiven medizinischen Befunden und Erkenntnissen zum Zeitpunkt der Behandlung ab. Bei der Beurteilung dieser Notwendigkeit haben zunächst Kostengesichtspunkte außer Betracht zu bleiben (s. BGH Urteil 12.03.2003, AZ IV ZR 278/01, Landgericht Dortmund 05.10.2005 AZ 2 S 17/05). Diese Gesichtpunkte haben auch Bedeutung in den Versicherungsbedingung der privaten Krankenversicherer (siehe auch: Musterbedingungen 2009 für die Krankheitskostenund Krankenhaustagegeldversicherung unter http://www.pkv.de/recht/musterbedingungen/mb_kk_2009.pdf).
Wenn der Patient eine über das Maß des Notwendigen hinausgehende oder eine Behandlung nach Außenseitermethoden wünscht, empfiehlt sich vor Abgabe dieser Leistung eine entsprechende – möglichst schriftliche – Vereinbarung mit dem Patienten. Die Vereinbarung sollte einen Hinweis darauf enthalten, dass die vereinbarte Behandlung von Erstattungsstellen (Privater Krankenversicherung, Beihilfestellen) nicht oder nicht in voller Höhe übernommen wird. Dann wäre der Patient dennoch verpflichtet, das volle Honorar zu bezahlen.

Übermaßbehandlung
In dem bereits zitierten Urteil des Bundesgerichtshofes vom 12.3.2003 setzt sich das Gericht auch mit dem Verhältnis der medizinischen Notwendigkeit einer Behandlung, einer sog. Übermaßbehandlung, auseinander. Eine sog. Übermaßbehandlung liegt vor, wenn eine Heilbehandlung das medizinisch notwendige Maß übersteigt. In diesem Fall kann die PKV ihre Leistungen auf einen angemessenen Betrag herabsetzen; vgl. § 5 Abs. 2 MB/KK 2009. Zu erstatten sind daher Leistungen, bei denen der Umfang der medizinischen Notwendigkeit gewahrt bleibt. Diese Möglichkeit zur Herabsetzung der Leistung gibt einer PKV aber nicht das Recht, eine hohe Vergütung für eine ärztliche Leistung ohne weiteres zu kürzen. Wenn die medizinische Notwendigkeit der Behandlung gegeben ist und eine vital lebensnotwendige Behandlung vorliegt, hat eine PKV auch hohe Arztkosten zu übernehmen (vgl. BGH, 12.03.2003, AZ: IV ZR 278/01). Andererseits gilt auch im Verhältnis Patient/PKV der Grundsatz von Treu und Glauben mit dem Gebot zur Rücksichtnahme, d. h. die Kosten einer Luxusbehandlung muss eine PKV nicht ohne weiteres übernehmen.

Wirtschaftlichkeitsgebot
Bei der privatärztlichen Versorgung gilt nicht das Wirtschaftlichkeitsgebot des § 12 SGB V, das nur für Vertragsärzte bei der gesetzlichen KV zu beachten ist. Aber die Einschränkung, dass das Honorar nur für erforderliche ärztliche Leistungen vergütet wird, beinhaltet die Verpflichtung zur wirtschaftlichen Leistungserbringung. Aus dem Grundsatz von Treu und Glauben ergibt sich daher auch bei einer Privatbehandlung die Pflicht zu einer kostengünstigen Behandlung.

Leistungen auf Verlangen des Patienten
Nach § 12 Abs. 3 GOÄ sind Leistungen, die auf Verlangen des Patienten erbracht wurden (§ 1 Abs. 2 Satz 2 GOÄ), in der Rechnung als solche zu bezeichnen. Geschieht dies nicht, ist insofern die Fälligkeit des ärztlichen Vergütungsanspruchs nicht gegeben. Der behandelnde Arzt muss den Patienten darüber aufklären, dass die verlangte Leistung medizinisch **nicht** notwendig ist und der Arzt die Leistung erst erbringt, wenn dies vom Patienten ausdrücklich verlangt wird.
Eine Kostenerstattung durch die Krankenversicherung ist in solchen Fällen u. U. nicht möglich, jedoch sollte der Patient hierzu eine Stellungnahme seiner privaten Krankenversicherung einholen. Auch hier kommt es in der PKV auf den Versicherungsvertrag an. Auch die Individuellen Gesundheitsleistungen (IGeL), die unter bestimmten Voraussetzungen GKV-Versicherten im Rahmen der ambulanten Behandlung angeboten werden können, sind gemäß der GOÄ „Leistungen auf Verlan-

gen des Zahlungspflichtigen“ im Sinne des § 1 Abs. 2 Satz 2, da sie über das Maß einer medizinisch notwendigen ärztlichen Versorgung hinausgehen.
Da in solchen Fällen hinsichtlich einer schriftlichen Vereinbarung mit dem Patienten unbedingt die gesamtvertraglich vorgeschriebenen Voraussetzungen zu beachten sind, empfiehlt es sich dringend, hierzu notwendige Informationen in einschlägigen Veröffentlichungen und auch Mitteilungen etlicher KVen einzuholen und zu beachten. Über die jeweiligen Internetauftritte der KVen sind diese Informationen schnell zu erhalten.

Alternative Verfahren / Außenseitermethoden
Bei Außenseitermethoden hat sich die Rechtsprechung der letzten Jahre auf den Standpunkt gestellt, dass diese z. B. von Erstattungsstellen zu tragen sind, wenn der Eintritt eines Heilerfolges möglich bzw. nicht unwahrscheinlich ist oder die Methoden der „Schul-medizin“ bislang nicht den erwarteten Erfolg gezeitigt haben.
Der Bundesgerichtshof hat in einem Urteil vom 23.06.1993 (AZ: IV ZR 135/92) entschieden, dass die sog. „Wissenschaftlichkeitsklausel“ in den Bedingungen der privaten Krankenversicherer unwirksam ist. Nach dieser Klausel bestand keine Leistungspflicht für wissenschaftlich nicht allgemein anerkannte Untersuchungs- oder Behandlungsmethoden und entsprechende Arzneimittel. Die Kosten für alternative Methoden sind nach diesem Urteil zu übernehmen, wenn die Behandlung in ihrer Wirksamkeit der Schulmedizin gleichzustellen ist.
Ein Urteil des Oberlandesgerichtes Stuttgart vom 26.10.2006 (AZ: 7 U 91/05) führt ergänzend dazu aus: für eine private Krankenversicherung besteht nicht nur eine Leistungspflicht für Behandlungsmethoden, die von der Schulmedizin anerkannt seien, sondern auch für Methoden und Arzneimittel, die sich nach der Praxis als ebenso erfolgsversprechend erwiesen haben. Wenn aber weder die Schulmedizin noch die Alternative Medizin eine Behandlung anbieten, die eine schwere Erkrankung heilen kann oder die Aussichten auf Heilung verbessert, sind auch sog. Außenseitermethoden als notwendige Heilbehandlung erstattungsfähig. Vorausgesetzt wird aber, dass sie zumindest im Ansatz auf nachvollziehbaren medizinischen Überlegungen beruhen.
Nach § 1 Abs. 2 der GOÄ berechnet der Arzt nur für solche Leistungen eine Vergütung, die nach den Regeln der ärztlichen Kunst für eine medizinisch notwendige Versorgung erforderlich sind.
Im Leistungsverzeichnis der GOÄ sollten diese Leistungen aufgenommen sein. Dass dies aber nicht der Fall ist und nicht sein kann, zeigen die analogen Bewertungen der Bundesärztekammer, die für einen Zeitraum bis zur Neuerstellung einer GOÄ das bestehende Verzeichnis ergänzen sollen um Leistungen, wie sie dem anerkannten Stand der medizinischen Wissenschaft entsprechen.
Angesichts der Vielfalt der ärztlichen Therapierichtungen ist davon auszugehen, dass nicht alle nach den Regeln der ärztlichen Kunst für eine medizinisch notwendige Versorgung erforderlichen Leistungen erfasst werden können. Insbesondere solche Verfahren, die lediglich von den Vertretern bestimmter Therapierichtungen anerkannt sind, werden durch das Leistungsverzeichnis GOÄ häufig nicht erfasst. In diesen Fällen ist der Arzt gemäß § 6 Abs. 2 GOÄ berechtigt, die Leistungen, die in das Gebührenverzeichnis nicht aufgenommen sind, entsprechend einer nach Art, Kosten- und Zeitaufwand gleichwertigen Leistung des Gebührenverzeichnisses – d. h. analog – zu berechnen. Hierzu gehören u. a.

- Colon Hydrotherapie
- Mikrobiologische Therapie (Symbioselenkung)
- Neuraltherapie
- Sauerstoff-Mehrschritt-Therapie (SMT)
- Autogenes Training.

Doch selbst wenn die wissenschaftliche Anerkennung oder medizinische Notwendigkeit einer bestimmten Leistung zu verneinen ist, so ist der Arzt dennoch berechtigt und sogar verpflichtet, diese Leistung auf der Grundlage der GOÄ zu berechnen, sofern sie auf Verlangen des Patienten erbracht wurde.
Da solche Leistungen in der Regel ohnehin nicht im Leistungsverzeichnis der GOÄ enthalten sind, muss auch hier auf die Möglichkeit der analogen Bewertung gemäß § 6 Abs. 2 der GOÄ zurückgegriffen werden.

Kosmetische Eingriffe – Geltung der GOÄ
Nach einer Entscheidung des Bundesgerichtshofes ist die GOÄ auch auf die Abrechnung medizinisch nicht indizierter kosmetischer Operationen anzuwenden. Der Begriff der „beruflichen Leistungen der Ärzte“ im Sinne von § 1 GOÄ sei weit zu verstehen und gehe inhaltlich über den Bereich der medizinisch indizierten Heilbehandlung hinaus. Er umfasse auch Maßnahmen „am gesunden Menschen“, wenn „diese ihrer Methode nach der ärztlichen Krankenbehandlung gleichkommen und ärzt-

liche Fachkenntnisse voraussetzen sowie gesundheitliche Schädigungen verursachen können" (BGH, Urteil vom 23.3.2006 – III ZR 223/05, MedR 06, S. 424 ff.).

Beihilfevorschriften (siehe auch S. 73 f.)
Nach den Beihilfevorschriften des Bundes, an denen sich auch die Länder-Beihilfestellen orientieren, kann der Bundesinnenminister die Beihilfefähigkeit von Aufwendungen für entsprechende Untersuchungen oder Behandlungen nach einer wissenschaftlich nicht allgemein anerkannten Methode begrenzen oder ausschließen.
Im Internet finden Sie bei der PKV die Beihilfevorschriften und Durchführungsbestimmungen http://www.pkv.de/recht/rechtsquellen/beihilfevorschriften_2009.pdf.
Die für den Arzt wissenswerten Texte für die Erbringung und Abrechnung von Leistungen bei beihilfefähigen Patienten finden sich in den § 5 und § 6 der Beihilfevorschriften des Bundes, die zur näheren Erläuterung und zur Abgrenzung spezieller Leistungen und Verordnungen durch Hinweise des Bundesministers des Inneren ergänzt sind. Im Kapitel „IGeL-Leistungen" finden Sie auf Seite 110 Hinweise des BMI zu § 6 Beihilfefähige Aufwendungen bei Krankheit Abs. 2 BhV.

Behandlung von Angehörigen des Arztes zu Lasten der PKV
Bei der Behandlung von Angehörigen, die in einer privaten Krankenkasse versichert sind, kann der Arzt bei einigen Versicherungen eine Rechnung erstellen. Einzelne Versicherungen haben in den vertraglichen Bestimmungen für den Versicherten allerdings eine sog. „Angehörigen- oder Verwandtenklausel", nach der der Arzt nur die Sachkosten erstattet bekommt.

Angehörigenbehandlung in einer Gemeinschaftspraxis
Werden nahe Angehörige eines Arztes in einer Gemeinschaftspraxis vom Praxispartner und nicht vom verwandten Arzt behandelt, so besteht ein Honorar- und Beihilfeanspruch ohne Abzug.

■ Rechtsprechung

Anwendbarkeit der GOÄ bei Konsiliararztverträgen
Krankenhäuser vergeben häufig Dienstleistungen, die sie mangels technischer Ausstattung nicht erbringen können, an externe Facharztpraxen. Es handelt sich dabei um einen Dienstvertrag gemäß § 611 I BGB, sog. Konsiliararztvertrag. Die Leistungen der externen Praxis werden nicht gegenüber dem Patienten erbracht und sie sind auch keine Erfüllung einer vertragsärztlichen Pflicht. Die externe Praxis erbringt nur Leistungen auf Grund des Dienstvertrages für das Krankenhaus, d.h. es werden allgemeine Krankenhausleistungen übernommen. Auf Verträge dieser Art ist die GOÄ nicht anwendbar. Bei der Vergütung können sich die Parteien an der GOÄ orientieren; es kann aber auch eine pauschale Vergütung vereinbart werden, die nach § 2 GOÄ unwirksam wäre. Zulässig ist auch eine Vergütung für den gesamten Behandlungsbereich, die unter dem Einfachsatz liegt.
Aktenzeichen: BGH, 12.11.2009, AZ: III ZR 110/09
Entscheidungsjahr: 2009

Beschlüsse der BÄK zur Abrechnung
Beschlüsse der Bundesärztekammer zur Auslegung der GOÄ sind für die gebührenrechtliche Auslegung einzelner Gebührenziffern durch die Gerichte nicht maßgeblich oder bindend. Dies gilt erst recht für Hinweise der BÄK zu Gebührenabrechnungen.
Aktenzeichen: LG Regensburg, 24.03.2009, AZ: 2 S 78/08
Entscheidungsjahr: 2009

Anwendung einer Außenseitermethode
Ein Patient war wegen eines Bandscheibenvorfalls mit dem sog. Racz – Katheter behandelt worden; d.h. minimal – invasive epidurale Wirbelsäulen-Kathetertechnik nach Prof. Racz. Im Jahre 2001 war diese Behandlungstechnik neuartig und wissenschaftlich umstritten. Die Anwendung einer nicht allgemein anerkannten Heilmethode ist grundsätzlich erlaubt und führt nicht ohne weitere Umstände zu einer Haftung des behandelnden Arztes. Ein Arzt ist auch nicht bei der Behandlung auf den sichersten therapeutischen Weg festgelegt; ein höheres Risiko kann aber nur durch besondere Sachzwänge oder durch eine günstigere Heilungsprognose gerechtfertigt werden. Es ist daher der Sorgfaltsmaßstab eines vorsichtigen Arztes anzuwenden; denn bei einer Außenseitermethode ist im besonderen Maße mit bisher unbekannten Risiken zu rechnen. Diese Sorgfaltspflicht besteht auch nach der Behandlung durch stetige Kontrolluntersuchungen etc.
Aktenzeichen: BGH, 22.05.2007, AZ: VI ZR 35/06
Entscheidungsjahr: 2007

Medizinisch notwendige Heilbehandlung / Übermaßbehandlung – Übermaßvergütung
Ein Patient war beihilfeberechtigt und hatte ergänzend eine private Krankheitskostenversicherung. In dem Versicherungsvertrag waren die Musterbedingungen 1976 des Verbandes der privaten Krankenversicherung (MB/KK 76) einbezogen. Bei dem Versicherten wurden 3 Bandscheiben-OPs in einer sehr teuren Privatklinik vorgenommen. Hinsichtlich der Kostenübernahme durch die PKV kam es zur gerichtlichen Auseinandersetzung, in der der BGH als letzte Instanz in einem Urteil vom März 2003 festhielt: Eine Heilbehandlung ist medizinisch notwendig, wenn nach objektiven medizinischen Befunden und wissenschaftlichen Erkenntnissen eine anerkannte Behandlungsmethode zur Verfügung steht, die geeignet ist, die Krankheit zu heilen oder zu lindern. Nach bisheriger Rechtsprechung musste die Behandlung auch unter Kostenaspekten vertretbar sein; d.h. gab es zwei medizinisch gleichartige Behandlungsarten, die aber kostenmäßig erheblich auseinander lagen, so bestand für die PKV nur eine Leistungspflicht für die günstigere Behandlung. Diese Ansicht hat der BGH ausdrücklich verworfen. Die Notwendigkeit einer Heilbehandlung ist allein aus medizinischer Sicht zu beurteilen. Für einen verständigen Versicherten ist es nicht ersichtlich, dass die Versicherung ihre Leistung nur auf kostengünstigere Behandlungen beschränken will. Die Versicherung kann den Erstattungsanspruch auch nicht gemäß § 5 Abs. 2 MB/KK 76 kürzen. Mit dieser Regelung kann die PKV ihre Leistungen lediglich herabsetzen, wenn die Heilbehandlungen das medizinisch notwendige Maß (sog. Übermaßbehandlungen) übersteigen. Der durchschnittliche VN kann daraus aber nicht schließen, dass mit der Überschreitung des medizinisch notwendigen Maßes auch ein wirtschaftliches Übermaß gemeint ist.
Aktenzeichen: BGH, 12.03.2003, AZ: IV ZR 278/01
Entscheidungsjahr: 2003

Leistungen auf Verlangen des Patienten, § 1 Abs. 2 S.2 GOÄ
Die Entschließungsfreiheit eines Patienten ist unzumutbar beeinträchtigt, wenn ihm nach längerer Behandlung in einer Behandlungspause eine schriftliche Vereinbarung über Verlangensleistungen zur Unterschrift vorgelegt wird und der Arzt gleich danach mit der weiteren Behandlung beginnt. Eine solche Vergütungsvereinbarung ist unwirksam.
Aktenzeichen: OLG Celle, 11.09.2008, AZ: 11 U 88/08
Entscheidungsjahr: 2008

Kein Honoraranspruch eines Laborarztes gegenüber einem Patienten bei objektiv nicht erforderlicher Untersuchung
Ein behandelnder Arzt hatte einen externen Laborarzt mit einer humangenetischen Blutuntersuchung beauftragt. Der Laborarzt erbrachte seine Leistung; es stellte sich aber heraus, dass objektiv die Untersuchung medizinisch nicht notwendig war. Nach allgemeiner Meinung wird bei der Beauftragung eines externen Arztes der behandelnde Arzt als Stellvertreter des Patienten tätig. Es wird somit ein eigener Behandlungsvertrag zwischen dem Patienten und dem externen Arzt geschlossen. Bei der Zusammenarbeit eines behandelnden Arztes mit einem Laborarzt ist zu beachten, dass grundsätzlich jeder Arzt für seinen Aufgabenbereich verantwortlich ist. Ein Arzt darf sich darauf verlassen, dass der Kollege seine Aufgaben mit der nötigen Sorgfalt erledigt und die Indikation zu der erbetenen Leistung zutreffend gestellt hat. Eine gegenseitige Überwachungspflicht besteht nicht. Anderes gilt nur, wenn offensichtliche Fehlleistungen vorliegen (dazu BGH, 26.02.1991, AZ: VI ZR 344/89). Auch im Verhältnis Laborarzt – Patient gelten selbstverständlich die Regelungen der GOÄ, so auch § 1 Abs. 2 S. 1 GOÄ. Danach kann ein Arzt Vergütungen nur für Leistungen berechnen, die für eine medizinisch notwendige Versorgung notwendig sind. Unstreitig war die gentechnische Untersuchung medizinisch nicht notwendig. Dem Laborarzt steht daher ein Vergütungsanspruch gegenüber dem Patienten nicht zu; und zwar auch dann, wenn er den Auftrag des behandelnden Arztes fehlerfrei erfüllt hatte und er keinen Grund hatte, die Notwendigkeit der Untersuchung in Zweifel zu ziehen. Der Laborarzt kann daher nur Schadensersatzansprüche gegenüber dem behandelnden Arzt geltend machen, da dieser die Untersuchung veranlasst hatte.
Aktenzeichen: BGH, 14.01.2010, AZ: III ZR 188/09
Entscheidungsjahr: 2010

Vergütung von Laborkosten – Innenvollmacht
Wenn ein behandelnder Arzt ein externes Labor mit Untersuchungen beauftragt, handelt er als Bevollmächtigter seines Patienten, so dass zwischen dem Labor und dem Patienten ein weiterer Behandlungsvertrag zustande kommt. Es ist dann davon auszugehen, dass der Patient seinem Arzt eine sog. Innenvollmacht erteilt hat.

Diese Innenvollmacht ist aber nicht unbegrenzt gültig. Wird z. B. ein Patient nicht ausdrücklich auf die außergewöhnlich hohen Kosten für eine Laboruntersuchung (hier: gentechnisches Gutachten zur Untersuchung auf Marfan-Syndrom; Kosten: Euro 21.000.–) hingewiesen, kann nicht davon ausgegangen werden, dass der Patient ohne explizite Aufklärung mit einer derartigen Untersuchung einverstanden ist und daher eine wirksame Innenvollmacht vorliegt.
Aktenzeichen: OLG Brandenburg, 12.01.2011, AZ: 4 U 111/08
Entscheidungsjahr: 2011

Honoraranspruch, wenn Arzt weitere Befunde nicht erhoben hat
Nach der Rechtsprechung kann ein Arzt für eine mangelhafte Leistung kein Honorar geltend machen; dies setzt aber voraus, dass die in Rechnung gestellte Leistung selbst fehlerhaft ist. Ist aber eine Befunderhebung selbst nicht fehlerhaft, sondern reklamiert ein Patient nur, dass weitere Befunde nicht erhoben wurden, kann der Arzt für die durchgeführte Befunderhebung das zustehende Honorar beanspruchen.
Aktenzeichen: OLG Naumburg, 11.12.2008, AZ: 1 U 12/08
Entscheidungsjahr: 2008

Honoraranspruch eines Arztes trotz unzureichender Aufklärung
Bei dem Behandlungsvertrag zwischen Arzt und Patient handelt es sich um einen Dienstvertrag. Der Arzt hat daher einen Vergütungsanspruch allein durch die Durchführung der Behandlung; er erlangt diesen Anspruch nicht erst, wenn er erfolgreich tätig war. Bei einer fehlerhaften Behandlung liegt eine vertragliche Pflichtverletzung des Arztes vor, so dass der Patient mit einem Schadensersatzanspruch gegen den Honoraranspruch des Arztes aufrechnen kann. Nur bei ganz groben Pflichtverletzungen bzw. Behandlungsfehlern entsteht ein Vergütungsanspruch des Arztes grundsätzlich nicht, weil dies ein Fall einer unzulässigen Rechtsausübung nach § 242 BGB wäre. Erfolgt vor einer Operation eine unzureichende Risikoaufklärung, ist die erklärte Einwilligung des Patienten unwirksam. Die Operation ist daher als rechtswidrige Körperverletzung anzusehen. Ein Patient könnte daher mit einem Schadensersatzanspruch aufrechnen. Wenn aber die Operation tatsächlich erfolgreich verlaufen ist, fehlt es aber bei dem Patienten an einem materiellen Schaden. Der Vergütungsanspruch des Arztes bleibt daher bestehen.
Aktenzeichen: OLG Nürnberg, 16.07.2004, AZ: 5 U 2383/03
Entscheidungsjahr: 2004

Hinweise auf GOÄ-Ratgeber der BÄK:

► Aufklärungen im Rahmen der ärztlichen Liquidation I
Dr. med. Beate Heck – Deutsches Ärzteblatt 108, Heft 18 (06.05.2011), S. A-1030 – http://www.bundesaerztekammer.de/page.asp?his=1.108.4144. 4145.9296
Die Autorin führt u. a. aus: Ein Behandlungsvertrag zwischen Arzt und Patient muss nicht schriftlich abgeschlossen werden. Sucht ein Patient eine Praxis auf und beginnt der Arzt mit der Behandlung, ist ein Vertragsverhältnis zustande gekommen. Allerdings: „Ein schriftlicher Behandlungsvertrag ist jedoch erforderlich für die Erbringung individueller Gesundheitsleistungen (IGeL) bei gesetzlich krankenversicherten Patienten, wenn die Leistung durch einen Vertragsarzt erbracht wird." Vergleiche hierzu im Einzelnen die §§ 3 Absatz 1 und 18 Absatz 8 Bundesmantelvertrag-Ärzte.
Weiter gibt Heck den Hinweis: „Werden vom Arzt Wunschleistungen oder „Leistungen auf Verlangen" gemäß § 1 Abs. 2 GOÄ bei einem Privatpatienten erbracht, ist nach der GOÄ eine schriftliche Vereinbarung über die Behandlung nicht vorgeschrieben. Der Patient ist aber darüber aufzuklären, dass seine Versicherung die Kosten nicht übernehmen wird. Zur Absicherung des Arztes sollte dies schriftlich erfolgen.
Wenn ein Arzt seine Rechnung über eine Verrechnungsstelle erstellen lässt, muss vorher das schriftliche Einverständnis des Patienten eingeholt werden. Der Patient muss erklären, dass er der Weitergabe der Patientendaten zustimmt. Fehlt diese Erklärung, verstößt der Arzt bei Weitergabe der Daten gegen die ärztliche Schweigepflicht." ◄

► Medizinisch nicht notwendig
www.baek.de/page.asp?his=1.108.4144.4159.4160
Dr. med. Regina Klakow-Franck – in: Deutsches Ärzteblatt 99, 39 (27.09.2002), Seite A-2571
In diesem Ratgeber wird auf einen wichtigen „Zeitpunkt" hingewiesen: Entscheidend für den Vergütungsanspruch ist, ob entsprechend dem aktuellen medizinisch-wissenschaftlichen Erkenntnisstand aus Sicht des behandelnden Arztes „im Zeitpunkt der Vornahme der ärztlichen Behandlung" die medizinische Notwendigkeit zu einer bestimmten Maßnahme bestand (vgl. BGH, 10. Juli 1996, Az.: IV ZR 133/95)." ◄

► IGeL = Verlangensleistungen
www.baek.de/page.asp?his=1.108.4144.4159.4163
Nach Dr. Klakow-Franck handelt es sich bei Individuellen Gesundheitsleistungen (IGeL) um privatärztliche Leistungen, die über das Maß einer medizinisch notwendigen ärztlichen Versorgung hinausgehen und nur dann berechnet werden können, wenn, sie auf Verlangen des Zahlungspflichtigen erbracht worden sind (§ 1 Abs. 2 GOÄ).

Ein Vertragsarzt ist aber grundsätzlich verpflichtet, einen Kassenpatienten nach den Regelungen des SGB V ausreichend und zweckmäßig zu versorgen; er darf daher eine privatärztliche Behandlung nicht vorziehen. Einem Kassenpatienten dürfen daher IGeL – Angebote nicht aufgedrängt werden. ◄

► **Individuelle Gesundheitsleistungen nach GOÄ – Allgemeines**
www.arzt.de/page.asp?his=1.108.4144.4159.6569
Dr. med. Anja Pieritz – in: Deutsches Ärzteblatt 105, Heft 26 (27.06.2008), S. A-1470
Dr. Pieritz gibt folgende Hinweise: „Individuelle Gesundheitsleistungen (IGeL) sind Leistungen, die über das Maß des medizinisch Erforderlichen hinausgehen, denen der Patient ausdrücklich zustimmen muss oder die er ausdrücklich wünschen muss. Die Leistung muss aus Sicht des Arztes medizinisch erforderlich, empfehlenswert oder zumindest vertretbar sein, und es muss sich um Leistungen handeln, bei denen die Kosten nicht von der gesetzlichen Krankenkasse übernommen werden."
Für gesetzlich Versicherte regelt der § 12 Absatz 1 des fünften Sozialgesetzbuches (SGB V), dass die Leistungen ausreichend, zweckmäßig und wirtschaftlich sein müssen und das Maß des Notwendigen nicht überschreiten dürfen. Leistungen, die nicht notwendig oder unwirtschaftlich sind, können Versicherte nicht beanspruchen, dürfen die Leistungserbringer nicht bewirken und die Krankenkassen nicht bewilligen. Nimmt ein Kassenpatient IGeL – Leistungen in Anspruch, ist es zwingend erforderlich, dass zwischen Arzt und Patient ein schriftlicher Behandlungsvertrag abgeschlossen wird. ◄

► **Individuelle Gesundheitsleistungen – Vertragsgestaltung**
www.arzt.de/page.asp?his=1.108.4144.4159.6570
Dr. med. Anja Pieritz – in: Deutsches Ärzteblatt 105, Heft 28-29 (14.07.2008), S. A-1574
Die Autorin ergänzt zum Vertrag bei IGeL-Leistungen: „ Damit eine Leistung dem gesetzlich versicherten Patienten nach der GOÄ in Rechnung gestellt werden kann, müssen die Voraussetzungen aus § 18 Absatz 8 BMV-Ä bzw. des gleichlautenden § 21 (EKV) erfüllt worden sein – § 18 Abs. 8 BMV-Ä: „Der Vertragsarzt darf vom Versicherten eine Vergütung nur fordern, wenn [...] für Leistungen, die nicht Bestandteil der vertragsärztlichen Versorgung sind, vorher die schriftliche Zustimmung des Versicherten eingeholt und dieser auf die Pflicht zur Übernahme der Kosten hingewiesen wurde."
Zusätzlich ist der Arzt verpflichtet, dem Patienten Auskunft über den Umfang der Leistungen zu geben, auf die er im Rahmen seiner gesetzlichen Versicherung bei der Krankenkasse Anspruch hat. Nur so besteht für den Patienten die Möglichkeit, sich frei zu entscheiden. Der Vertrag muss den Hinweis enthalten, dass die anfallenden Kosten weder ganz noch teilweise von der Krankenkasse erstattet werden und in vollem Umfang vom Patienten zu tragen sind. ◄

► **Individuelle Gesundheitsleistungen – Rechnung nach GOÄ**
www.arzt.de/page.asp?his=1.108.4144.4159.6614
Dr. med. Anja Pieritz – in: Deutsches Ärzteblatt 105, Heft 31-32 (04.08.2008), Seite A-1706
Zur Abrechnung von IGeL-Leistungen führt Pieritz aus: IGeL-Leistungen werden vom behandelnden Arzt nach der GOÄ abgerechnet. Bei der Abrechnung sind daher die Grundsätze der GOÄ beachtlich; zur Rechnungsstellung vgl. § 12 GOÄ. Eine Abrechnung nach Pauschalbeträgen ist daher unzulässig.
„Ergibt sich außerdem die Notwendigkeit, die erbrachte Leistung oberhalb des Schwellenwerts (2,3fach bei ärztlichen Leistungen) zu berechnen, müssen die Kriterien des § 5 Abs. 2 ff. GOÄ beachtet und eine für den Patienten nachvollziehbare Begründung auf der Rechnung aufgeführt werden...
...Die Darstellung der IGeL-Leistung auf der Rechnung regelt § 12 GOÄ. Eine schlichte Auflistung des zu zahlenden Betrags ist nicht zulässig."
Auch bei der Abrechnung von IGeL – Leistungen ist eine analoge Bewertung nach § 6 Abs. 2 GOÄ möglich, da die GOÄ im vollen Umfang gilt. Für die Fälligkeit der Leistung ist die korrekte Darstellung der Analogbewertung auf der Rechnung nach § 12 Abs. 4 GOÄ ausschlaggebend. ◄

► **Individuelle Gesundheitsleistungen nach GOÄ – Einzelfragen**
www.arzt.de/page.asp?his=1.108.4144.4159.6694
Dr. med. Anja Pieritz – in: Deutsches Ärzteblatt 105, Heft 37 (12.09.2008), S. A-1938
Zur Frage, ob ein Arzt bei einer IGeL-Leistung vom Patienten eine Vorauszahlung verlangen darf, legt Dr. Pieritz dar: Vorkasse kann der behandelnde Arzt nicht verlangen. Denn nach den Regelungen in der GOÄ ist eine Rechnung erst zu bezahlen, wenn nach erbrachter Leistung eine Rechnung nach § 12 GOÄ gestellt wird. Erst nach Vorlage dieser Rechnung ist die Vergütung des Arztes zur Zahlung fällig. ◄

§ 2 Abweichende Vereinbarung

(1) Durch Vereinbarung kann eine von dieser Verordnung abweichende Gebührenhöhe festgelegt werden. Für Leistungen nach § 5 a ist eine Vereinbarung nach Satz 1 ausgeschlossen. Die Vereinbarung einer abweichenden Punktzahl (§ 5 Abs. 1 Satz 2) oder eines abweichenden Punktwerts (§ 5 Abs. 1 Satz 3) ist nicht zulässig. Notfall- und akute Schmerzbehandlungen dürfen nicht von einer Vereinbarung nach Satz 1 abhängig gemacht werden.

(2) Eine Vereinbarung nach Absatz 1 Satz 1 ist nach persönlicher Absprache im Einzelfall zwischen Arzt und Zahlungspflichtigem vor Erbringung der Leistung des Arztes in einem Schriftstück zu treffen. Dieses muss neben der Nummer und der Bezeichnung der Leistung, dem Steigerungssatz und dem vereinbarten Betrag auch die Feststellung enthalten, dass eine Erstattung der Vergütung durch Erstattungsstellen möglicherweise nicht in vollem Umfang gewährleistet ist. Weitere Erklärungen darf die Vereinbarung nicht enthalten. Der Arzt hat dem Zahlungspflichtigen einen Abdruck der Vereinbarung auszuhändigen.

P. Hermanns, G. Filler, B. Roscher (Hrsg.), *GOÄ 2013*,
Erfolgskonzepte Praxis- & Krankenhaus-Management,
DOI 10.1007/978-3-642-29292-7_2, © Springer-Verlag Berlin Heidelberg 2013

(3) Für Leistungen nach den Abschnitten A, E, M und O ist eine Vereinbarung nach Abs. 1 Satz 1 unzulässig. Im Übrigen ist bei vollstationären, teilstationären sowie vor- und nachstationären wahlärztlichen Leistungen eine Vereinbarung nach Abs. 1 Satz 1 nur für vom Wahlarzt höchstpersönlich erbrachte Leistungen zulässig.

Kommentar:
Die sog. „Abdingung", d. h. die vertraglich vereinbarte Abweichung von den Bestimmungen der GOÄ, wurde gegenüber früheren Regelungen stark eingeschränkt. Die jetzige Regelung in § 2 Abs. 1 GOÄ hat „teildispositiven" Charakter, das bedeutet, es gibt keine Möglichkeit mehr, die GOÄ insgesamt abzubedingen; lediglich über die Höhe der Vergütung kann eine abweichende Vereinbarung getroffen werden. Das, was früher anzutreffen war, dass nämlich ein Ordinarius nahezu regelmäßig Vereinbarungen mit seinen Privatpatienten darüber traf, wonach ein z. B. 6facher Satz anzusetzen sei, ist nunmehr nicht mehr zulässig.
Zulässig ist aber z. B. die Vereinbarung eines innerhalb des Gebührenrahmens nach § 5 (s. dort) liegenden Steigerungssatzes, wie etwa eines Multiplikators oberhalb der Regelspanne (§ 5 Abs. 2), aber unterhalb des Höchstsatzes. Der behandelnde Arzt ist daher angehalten, auf die Angemessenheit seines Honorars zu achten.
Eine abweichende Vereinbarung nach § 2 GOÄ muss in einem gesonderten Schriftstück festgehalten werden. Die Schriftform ist daher erforderlich. Eine mündlich getroffene Vereinbarung ist rechtsunwirksam. Die Vereinbarung muss von beiden Parteien auf derselben Urkunde unterzeichnet werden; die Unterschriften müssen eigenhändig geleistet werden.
Ist eine Vereinbarung unwirksam, hat der behandelnde Arzt nur einen Anspruch nach dem Gebührenrahmen des § 5 GOÄ.

Verboten:
- pauschale Honorarvereinbarung über eine bestimmte Summe. Eine Leistung muss nach GOÄ berechnet werden. Gibt es keine entsprechende GOÄ-Nr., muss eine analoge Berechnung gewählt werden
- Abdingung für alle Leistungen der Abschnitte A (Gebühren in besond. Fällen), E (physikal.-med.), M (Labor) und O (Radiologie)
- bei Notfällen und akuter Schmerzbehandlung
- bei einem nicht rechtswidrigen Schwangerschaftsabbruch (§ 5a GOÄ)
- abweichende Punktzahl oder Punktwert.

Erlaubt in den übrigen Fällen:
Vereinbarung eines höheren Multiplikators, wenn vor Erbringung der ärztlichen Leistungen schriftlich Folgendes vereinbart ist:
- Nummer und Bezeichnung jeder einzelnen Leistung
- Steigerungssatz für jede einzelne Leistung
- vereinbarter Betrag
- Feststellung, dass die Erstattung durch Erstattungsstellen möglicherweise nicht in vollem Umfang gewährleistet ist.

Weitere Erklärungen dürfen nicht enthalten sein!
Insbesondere der Abs. 2 des § 2 der GOÄ ist eine Schutzvorschrift zu Gunsten des Patienten. Nach dem eindeutigen Wortlaut des Abs. 2 ist eine abweichende Honorarvereinbarung nur zulässig, wenn sie im Einzelfall nach einer persönlichen Absprache zwischen dem behandelnden Arzt und dem Zahlungspflichtigen (Patient) getroffen wird. Es kommt daher auf die persönliche Absprache an. Die – früher häufige – Praxis, dass eine bereits formulierte Vereinbarung dem Patienten von einem Mitarbeiter des Arztes lediglich zur Unterschrift übergeben wird, ist unzulässig. Der behandelnde Arzt muss auch selbst die Art der Behandlung und die gewünschte Vergütung erläutern. Eine Vertretung durch Assistenzarzt, Arzthelferin, Sekretärin ist nicht gestattet.
Diese Auffassung vertreten auch die Kommentare zu GOÄ von **Brück** und **Hoffmann/Kleinken**.
Das nach der Rechtsprechung des BGH erforderliche „Aushandeln" setzt voraus, dass der Patient eigene Interessen wahren können muss (s. hierzu Uleer, Miebach, Patt, § 2, Rdn. 24 ff.), und der Arzt den Abschluss und den Inhalt der Honorarvereinbarung ernstlich zur Disposition stellt. Welchen Umfang ein Aushandeln bzw. Verhandeln zwischen den Parteien haben muss, ist weiterhin umstritten. Der behandelnde Arzt muss aber zumindest gegenüber dem Patienten darlegen, dass er ein berechtigtes Interesse an einer Erhöhung der Gebühren hat, z. B. wegen der besonderen Qualität oder des außergewöhnlichen Aufwands der Behandlung.

Der Arzt ist darlegungs und beweispflichtig für die Tatsache, dass eine persönliche Absprache mit dem Patienten getroffen wurde.
Das Bundesverfassungsgericht hat in einem Beschluss vom 25.10.2004 (BVerfG, AZ: BVG 1437/02) darauf verwiesen, dass die Anforderungen an die persönliche Absprache bzw. Individualabrede nicht so streng ausgelegt werden dürfen, dass der Abschluss einer Honorarvereinbarung für den Arzt kaum noch beweisbar ist. Denn sonst müsste der Arzt zu jeder „persönlichen Absprache" mit einem Patienten einen Zeugen hinzuziehen. Das Gericht hat in seinem Beschluss darauf verwiesen: Ein Patient hat immerhin die Möglichkeit, das Angebot des Arztes zu der Gebührenhöhe abzulehnen und einen anderen Arzt aufzusuchen. Der Arzt sollte aber auf alle Fälle den Inhalt des Gespräche über eine Honorarvereinbarung in der Krankenakte schriftlich festhalten.
Die Vereinbarung muss vor Erbringung der Leistung getroffen werden. Daher ist der Abschluss einer Vereinbarung nach einer Behandlung unwirksam.
Der Arzt muss dem Zahlungspflichtigen einen Abdruck der Vereinbarung aushändigen. Auch eine Vereinbarung nach § 2 Abs. 1 muss den allgemeinen Erfordernissen des Vertragsrechts entsprechen.
Keine abweichenden Vereinbarungen sind für Entschädigungen wie

- Wegegeld
- Reiseentschädigung
- Auslagenersatz

zulässig, auch wenn hierzu in der Literatur gelegentlich noch abweichende Meinungen geäußert werden (zustimmend Uleer, Miebach, Patt, § 2, Rdn. 5). Fraglich ist die Zulässigkeit der Abdingung von „Zuschlägen". In der Literatur wird jedoch die Meinung vertreten, dass abweichende Vereinbarungen über Zuschläge nicht zulässig sind (s. z.B. Uleer, Miebach, Patt, § 2, Rdn. 6ff.). In Ärztezeitungen vertreten allerdings immer wieder Autoren die Meinung, dass eine Abdingung möglich ist, da die Zuschläge Bestandteil des Leistungsverzeichnisses sind und von keinen der Ausschlüsse im § 2 GOÄ betroffen sind.
Ist eine gesonderte Vereinbarung zulässig, muss dabei immer die Verpflichtung des allgemeinen Berufsrechts beachtet werden, wonach solche abweichenden Vereinbarungen weder zu unangemessen hohen Vergütungsansprüchen für eine Gesamtbehandlung führen noch die Mindestsätze der Amtlichen Gebührenordnung in unlauterer Weise unterschreiten dürfen. Natürlich ist ein Unterschreiten der Mindestsätze der Amtlichen Gebührenordnung oder gar ein Verzicht auf das Honorar bei humanitären Aktionen möglich. Ein typisches und häufig vorkommendes Beispiel ist die kostenlose Behandlung von schwerverletzten oder entstellten Kriegsverletzten, die von caritativen Organisationen zur Operation oder Rehabilitation in die Bundesrepublik eingeflogen werden. Der mit der kostenlosen Behandlung verbundene Effekt durch die Berichterstattung der Medien ist sicher ein Werbefaktor, gegen den die Ärztekammern nur ganz schwer etwas unternehmen können, wenn sich der Arzt selber mit Äußerungen und in Interviews bescheiden zurückhält. Auch wenn es hinsichtlich der Angemessenheit keine schematische Vorgabe gibt, müssen unangemessen hohe Honorarforderungen trotz abgeschlossener Vereinbarung berufsrechtlich beanstandet werden. Es kann aber durchaus möglich – und angezeigt – sein, für das Honorar für eine operative Leistung im Falle einer außergewöhnlich zeitaufwändigen, schwierigen und risikoreichen Operation einen relativ hohen Steigerungssatz zu vereinbaren, wenn die Honorierung der übrigen Leistungen (vorbeugende Maßnahmen und nachoperative Betreuung) innerhalb des Gebührenrahmens der GOÄ erfolgt. Auch Preisunterbietungen können gegen das Berufsrecht verstoßen, insbesondere z. B. dann, wenn sie mit dem Ziel vereinbart werden, Mitkonkurrenten aus dem Wettbewerb zu drängen. In jedem Fall einer Vereinbarung nach § 2 Abs. 1 GOÄ sind immer die Umstände des Einzelfalls zu berücksichtigen.

■ Rechtsprechung

Unwirksame Honorarvereinbarung, § 2 GOÄ

Bezahlt ein Patient gemäß einer Honorarvereinbarung nach § 2 GOÄ die Vergütung für eine Behandlung, und stellt sich anschließend heraus, dass die Vereinbarung unwirksam ist, kann der Patient das gezahlte Arzthonorar zurückverlangen. Der Arzt ist ungerechtfertigt bereichert. Dem Arzt bleibt nur die Möglichkeit, für seine Behandlung eine neue Abrechnung nach den Regelungen der GOÄ zu stellen.
Aktenzeichen: OLG Köln, 21.12.2009, AZ: 5 U 52/09
Entscheidungsjahr: 2009

Honorarvereinbarung, § 2 GOÄ – Zusatzerläuterung

In § 2 Abs. 2 S. 3 GOÄ heißt es: „ Weitere Erklärungen darf die Vereinbarung nicht enthalten". Unzulässig sind daher Angaben, die vom eigentlichen Inhalt der Vereinbarung ablenken können. Nicht ausgeschlossen sind aber erläuternde Angaben zum vorgeschriebenen Inhalt einer Honorarverein-

barung, die zur Aufklärung des Patienten über Inhalt und Folgen angemessen beitragen, z. B. Hinweise zur abweichenden Vergütungshöhe.
Aktenzeichen: LG Paderborn, 03.12.2009, AZ: 5 S 101/09
Entscheidungsjahr: 2009

Keine Begründungspflicht für erhöhte Steigerungssätze bei Honorarvereinbarung
Gemäß § 2 GOÄ kann ein Arzt hinsichtlich seiner Gebühren mit dem Patienten eine abweichende Vereinbarung treffen. Wird eine Erhöhung des Steigerungssatzes vereinbart, so ist der Arzt nicht verpflichtet, diese Erhöhung im Einzelnen gegenüber dem Patienten zu begründen. Denn es ist gerade das Ziel einer Honorarvereinbarung, eine von der GOÄ abweichende Vergütung festzulegen; insofern entfällt eine Begründungspflicht.
Aktenzeichen: AG München, 23.10.2007, AZ: 155 C 3717/05
Entscheidungsjahr: 2007

Honorarvereinbarung § 2 GOÄ
Eine Honorarvereinbarung nach § 2 GOÄ kann nicht an den Regelungen für Allg. Geschäftsbedingungen und deren Inhaltskontrolle gemessen werden, wenn eine Individualabsprache zwischen Arzt und Patienten getroffen wurde. Diese liegt insbesondere vor, wenn der Arzt seine Gebühren mit den Steigerungsfaktoren erläutert und erklärt, warum er im Einzelnen eine höhere Vergütung verlange. Auch wenn die Steigerungssätze erheblich über den Höchstsätzen der GOÄ liegen, führt dies nicht automatisch zu einer Sittenwidrigkeit der Vereinbarung. Denn ein Arzt kann seine höhere Vergütung damit begründen, dass er eine sehr kostenintensive Praxis führe und eine aufwendige medizinische Behandlung anbiete – und einem Patienten bleibt es unbenommen, sich an einen anderen Arzt zu wenden.
Aktenzeichen: OLG Düsseldorf, 14.04.2005, AZ: I – 8 U 33/04
Entscheidungsjahr: 2005

Ärztliche Honorarvereinbarung, § 2 GOÄ – Formular (1998)
Eine wirksame Honorarvereinbarung liegt nur vor, wenn der Arzt den Inhalt ernsthaft zur Disposition stellt und der Patient die Möglichkeit hat, den Inhalt zu beeinflussen. Ist in einem Formular des Arztes zu der Höhe des Honorars festgelegt, dass der Multiplikationsfaktor über dem in § 5 Abs. 1 S. 1 genannten Höchstsatz von 3,5 liegt, ist diese Regelung nichtig wegen einer unangemessenen Benachteiligung des Patienten.
Aktenzeichen: LG Hamburg, 16.10.1998, AZ: 313 S 87/98
Entscheidungsjahr: 1998

Ärztliche Honorarvereinbarung nach § 2 GOÄ – Formular (1991)
Eine formularmäßig abgeschlossene ärztliche Honorarvereinbarung ist rechtlich wirksam. Ein Patient wird aber unangemessen benachteiligt, wenn für durchschnittliche Leistungen der gleiche Steigerungssatz berechnet werden soll wie für besonders schwierige oder besonders zeitaufwendige Leistungen. Dies führt zur Unwirksamkeit der Vereinbarung. In Allg. Geschäftsbedingungen darf der in § 5 I1 GOÄ festgelegte Rahmen nicht überschritten werden.
Aktenzeichen: BGH, 30.10.1991, AZ: VIII ZR 51/91
Entscheidungsjahr: 1991

Hinweise auf GOÄ-Ratgeber der BÄK:

► **Aufklärungen im Rahmen der ärztlichen Liquidation II**
Deutsches Ärzteblatt 108, Heft 26 (01.07.2011), S. A1502 – http://www.bundesaerztekammer.de/page.asp?his=1.108.4144.4145.9633
Dr. Heck weist auf besondere Aufklärungspflichten hin: Nach § 2 Abs. 2 GOÄ kann durch eine schriftliche Vereinbarung eine von der GOÄ abweichende Gebühr festgelegt werden. Die Schriftform ist zwingend vorgeschrieben. Die Vereinbarung muss neben der Nummer und der Bezeichnung der Leistung den Steigerungssatz und vereinbarten Betrag sowie die Feststellung enthalten, dass eine Erstattung der Vergütung durch Erstattungsstellen möglicherweise nicht in vollem Umfang gewährleistet ist. Weitere Erklärungen darf diese Vereinbarung gemäß § 2 Abs. 2 GOÄ ausdrücklich nicht enthalten.
„Die Vereinbarung über einen erhöhten Steigerungsfaktor muss vor der Behandlung erfolgen und sollte mit dem Patienten je Gebührenposition ausgehandelt werden. Notfall- und akute Schmerzbehandlungen sowie Leistungen nach den Abschnitten A, E, M und O sind von der Möglichkeit einer abweichenden Honorarvereinbarung ausgenommen. Des Weiteren besteht eine Aufklärungspflicht bei Privatpatienten immer dann, wenn Leistungen in Auftrag gegeben werden, die dem Patienten durch Dritte gesondert in Rechnung gestellt werden. Diese Aufklärungspflicht ist in § 4 Abs. 5 GOÄ verankert, muss jedoch nicht schriftlich erfolgen...“
Im Unterschied zu Vertragsärzten ist ein rein privat niedergelassener Arzt nicht verpflichtet, eine schriftliche Aufklärung nach § 18 Bundesmantelvertrag zur Privatliquidation seiner Leistungen bei gesetzlich krankenversicherten Patienten vorzunehmen.

Wird ein Kassenpatient privatärztlich behandelt, ist er vor der Behandlung auf die Erstattung durch seine gesetzliche Krankenkasse hinzuweisen, wenn die Leistung im GKV-Leistungskatalog enthalten ist. ◄

► **Honorarvereinbarungen**

Dr. jur. Regine Kiesecker – in: Deutsches Ärzteblatt 107, Heft 16 (23.04.2010), S. A-782 – http://www.bundesaerztekammer.de/page.asp?his=1.108.4144.4172.8192

Dr. Kiesecker führt u. a. aus: Im Rahmen einer Honorarvereinbarung kann nur der Steigerungsfaktor abweichend vereinbart werden. Die Festlegung eines Pauschalhonorars, einer abweichenden Punktzahl oder eines abweichenden Punktwerts ist unzulässig. Die Vereinbarung ist nach persönlicher Absprache im Einzelfall zwischen Arzt und Patient vor Erbringung der Leistung des Arztes schriftlich zu treffen. Persönliche Absprache bzw. Aushandeln bedeutet, dass der Abschluss der Honorarvereinbarung als solcher und deren Inhalt zur ernsthaften Disposition der vertragschließenden Parteien gestellt werden muss. Die Absprache muss der Arzt treffen; es ist unzulässig, den Abschluss der Vereinbarung an Mitarbeiter zu übertragen.

Der Arzt muss ein berechtigtes Interesse an der Überschreitung des Gebührenrahmens darlegen können. Dies liegt nach allgemeiner Rechtsprechung dann vor, wenn der Patient Leistungen von außergewöhnlicher Qualität oder mit einem besonderen Aufwand in Anspruch nimmt.

„Die Honorarvereinbarung muss neben der Nummer und der Bezeichnung der Leistung, dem Steigerungssatz und dem vereinbarten Betrag auch die Feststellung enthalten, dass eine Erstattung der Vergütung durch Erstattungsstellen möglicherweise nicht in vollem Umfang gewährleistet ist. Weitere Erklärungen darf die Vereinbarung nicht enthalten. Der Arzt hat dem Patienten eine Kopie auszuhändigen...

...Der Abschluss einer Honorarvereinbarung ist kraft Gesetzes ausgeschlossen für Leistungen der Abschnitte A, E, M und O und für voll-/teilstationäre sowie vor-/nachstationäre wahlärztliche Leistungen, die der Chefarzt nicht höchstpersönlich erbracht hat (§ 2 Abs. 3 GOÄ). Das Gleiche gilt für Leistungen im Zusammenhang mit einem nicht rechtswidrigen Schwangerschaftsabbruch und bei akuter Notfall- oder Schmerzbehandlung (§ 2 Abs. 1 S. 2 und 4 GOÄ).“ ◄

►**Abweichende Honorarvereinbarung**

www.baek.de/page.asp?his=1.108.4144.4172.4173

Dr. med. R. Klakow-Franck – in: Dt. Ärzteblatt 99, Heft 45 (08.11.02), S. A-3043

Die Autorin erklärt zur Honorarvereinbarung : Eine vollständige Abdingung der Gebührenordnung, d. h. die Vereinbarung eines völlig vom Gebührenverzeichnis abgelösten Arzthonorars, ist unzulässig. Es ist daher rechtswidrig, wenn der Arzt für seine Leistung einfach ein Pauschalhonorar vereinbaren möchte.

Bei der Höhe des Honorars hat der Arzt auch die Vermögensverhältnisse des Patienten zu beachten. Dies ergibt sich aus dem Grundsatz der Angemessenheit der Vergütung, der im ärztlichen Berufsrecht vorgegeben ist. Die abweichende Honorarvereinbarung gilt ausschließlich für die vom Wahlarzt/Chefarzt höchstpersönlich erbrachten Leistungen (§ 2 Abs. 3 GOÄ); die Vereinbarung gilt nicht für Leistungen, die nachgeordnete Ärzte erbringen. ◄

► **Abdingung der Gebührenordnung**

www.baek.de/page.asp?his=1.108.4144.4172.4174

Dr. med. Regina Klakow-Franck – in: Deutsches Ärzteblatt 101, Heft 23 (04.06.2004), Seite A-1693

Ergänzend wird noch angeführt: „Die abweichende Honorarvereinbarung setzt ‚eine persönliche Absprache im Einzelfall‘ voraus. Das heißt: Der Patient muss in einem persönlichen Gespräch mit dem Arzt über die Modalitäten der Behandlung und der Vergütung informiert werden. Andernfalls, wenn zum Beispiel die Honorarvereinbarung ausschließlich durch eine im Vorzimmer geleistete Unterschrift unter einen Standardtext abgewickelt würde, kommt keine rechtswirksame Vereinbarung zustande.“ ◄

§ 3 Vergütungen

Als Vergütungen stehen dem Arzt Gebühren, Entschädigungen und Ersatz von Auslagen zu.

Kommentar:

- **Gebühren** sind die Vergütungen, die für die im Gebührenverzeichnis genannten ärztlichen Leistungen zu zahlen sind. Das Gebührenverzeichnis ist der Verordnung als Anlage beigefügt, hat aber keinen abschließenden Charakter. Nicht in das Gebührenverzeichnis aufgenommene ärztliche Leistungen können nach Maßgabe des § 6 berechnet werden.
- **Entschädigungen** (§ 7 GOÄ) werden gezahlt für Besuche, in Form von Wegegeld und Reiseentschädigung. Die hiermit verbundenen Zeitversäumnisse und besuchsbedingten Mehrkosten sind damit abgegolten.
- **Auslagen** werden erstattet für Arznei-, Verbandmittel und Materialien, Porto und Versand etc. Die Einzelheiten hierzu ergeben sich aus § 10 GOÄ (siehe dort).

Die Aufzählung in § 3 ist abschließend. Daneben sind nur noch Ansprüche auf Erstattung von Aufwendungen für andere als ärztliche Leistungen denkbar (z. B. im Rahmen eines Auftrags nach §§ 662 ff. BGB).

Der Anspruch auf eine Vergütung nach § 3 setzt das Vorliegen eines Behandlungsvertrages (§ 611 BGB) oder der Voraussetzungen der §§ 679 und 683 BGB (Geschäftsführung ohne Auftrag z. B. bei einem bewusstlosen Patienten) voraus.

P. Hermanns, G. Filler, B. Roscher (Hrsg.), *GOÄ 2013*,
Erfolgskonzepte Praxis- & Krankenhaus-Management,
DOI 10.1007/978-3-642-29292-7_3,

§ 4 Gebühren

(1) Gebühren sind Vergütungen für die im Gebührenverzeichnis genannten ärztlichen Leistungen.

(2) Der Arzt kann Gebühren nur für selbstständige ärztliche Leistungen berechnen, die er selbst erbracht hat oder die unter seiner Aufsicht nach fachlicher Weisung erbracht wurden (eigene Leistungen). Als eigene Leistungen gelten auch von ihm berechnete Laborleistungen des Abschnitts M II des Gebührenverzeichnisses (Basislabor), die nach fachlicher Weisung unter der Aufsicht eines anderen Arztes in Laborgemeinschaften oder in von Ärzten ohne eigene Liquidationsberechtigung geleiteten Krankenhauslabors erbracht werden.
Als eigene Leistungen im Rahmen einer wahlärztlichen stationären, teilstationären oder vor- und nachstationären Krankenhausbehandlung gelten nicht

1. **Leistungen nach den Nrn. 1 bis 62 des Gebührenverzeichnisses innerhalb von 24 Stunden nach der Aufnahme und innerhalb von 24 Stunden vor Entlassung,**
2. **Visiten nach den Nummern 45 und 46 des Gebührenverzeichnisses während der gesamten Dauer der stationären Behandlung sowie**
3. **Leistungen nach den Nrn. 56, 200, 250, 250 a, 252, 271 und 272 des Gebührenverzeichnisses während der gesamten Dauer der stationären Behandlung,**

wenn diese nicht durch den Wahlarzt oder dessen vor Abschluss des Wahlarztvertrages dem Patienten benannten ständigen ärztlichen Vertreter persönlich erbracht werden; der ständige ärztliche Vertreter muss Facharzt desselben Gebiets sein. Nicht persönlich durch den Wahlarzt oder dessen ständigen ärztlichen Vertreter erbrachte Leistungen nach Abschnitt E des Gebührenverzeichnisses gelten nur dann als eigene wahlärztliche Leistungen, wenn der Wahlarzt oder dessen ständiger ärztlicher Vertreter durch die Zusatzbezeichnung „Physikalische Therapie" oder durch die Gebietsbezeichnung „Facharzt für Physikalische und Rehabilitative Medizin" qualifiziert ist und die Leistungen nach fachlicher Weisung unter deren Aufsicht erbracht werden.

(2a) Für eine Leistung, die Bestandteil oder eine besondere Ausführung einer anderen Leistung nach dem Gebührenverzeichnis ist, kann der Arzt eine Gebühr nicht berechnen, wenn er für die andere Leistung eine Gebühr berechnet. Dies gilt auch für die zur Erbringung der im Gebührenverzeichnis aufgeführten operativen Leistungen methodisch notwendigen Einzelschritte. Die Rufbereitschaft sowie das Bereitstehen eines Arztes oder Arztteams sind nicht berechnungsfähig.

(3) Mit den Gebühren sind die Praxiskosten einschließlich der Kosten für den Sprechstundenbedarf sowie die Kosten für die Anwendung von Instrumenten und Apparaten abgegolten, soweit nicht in dieser Verordnung etwas anderes bestimmt ist. Hat der Arzt ärztliche Leistungen unter Inanspruchnahme Dritter, die nach dieser Verordnung selbst nicht liquidationsberechtigt sind, erbracht, so sind die hierdurch entstandenen Kosten ebenfalls mit der Gebühr abgegolten.

(4) Kosten, die nach Absatz 3 mit den Gebühren abgegolten sind, dürfen nicht gesondert berechnet werden. Eine Abtretung des Vergütungsanspruchs in Höhe solcher Kosten ist gegenüber dem Zahlungspflichtigen unwirksam.

(5) Sollen Leistungen durch Dritte erbracht werden, die diese dem Zahlungspflichtigen unmittelbar berechnen, so hat der Arzt ihn darüber zu unterrichten.

Kommentar:

Entscheidende Voraussetzung bei privatversicherten Patienten für eine Kostenerstattung durch die PKV ist zunächst, dass überhaupt ein Vergütungsanspruch des liquidierenden Arztes besteht. Ist dann weiter im Tarif eine Beschränkung auf Leistungen der GOÄ vereinbart, sind zusätzliche Kosten, die der Arzt nicht nach GOÄ berechnen kann, von der Erstattungspflicht der Krankenversicherung ausgeschlossen (OLG Karlsruhe, Urteil vom 21.11.2006 – 12 U 38/06).
Gebühren sind Vergütungen für die in der GOÄ aufgeführten Leistungen, aber auch für solche Leistungen, die nicht in der GOÄ enthalten sind, aber nach § 6 Abs. 2 GOÄ als Analogziffer abgerechnet werden.
Der für die neuen Bundesländer einschließlich Ost-Berlin seit dem 1.1.2002 geltende Abschlag Ost von 10% ist mit Wirkung vom 1.1.2007 entfallen. Im Zuge des Vertrags-arztrechtsänderungsgesetzes wurde die Sechste Gebührenanpassungsverordnung vom 8. Oktober 2001 aufgehoben. Somit können Ärzte und psychologische Psychotherapeuten alle Leistungen ihrer amtlichen Gebührenordnungen zu 100% berechnen.

P. Hermanns, G. Filler, B. Roscher (Hrsg.), *GOÄ 2013*,
Erfolgskonzepte Praxis- & Krankenhaus-Management,
DOI 10.1007/978-3-642-29292-7_4,

Abrechnung ärztlicher Leistungen

Der Arzt kann Leistungen abrechnen, die er selbst erbringt oder die er unter seiner Aufsicht und ggf. Anleitung durch Dritte erbringen lässt. Hierunter sind in erster Linie die Leistungen der Arzthelferinnen und beim Arzt angestellten ärztlichen (Assistenten, angestellte Ärzte) und nichtärztlichen (med. Fachberufe) Mitarbeiter zu verstehen. Die immer noch gelegentlich anzutreffende Auffassung, dass im Falle einer Vertretung der Honoraranspruch bei wahlärztlicher Krankenhausbehandlung auch gesichert sei, wenn bei Abwesenheit des Chefarztes immer jemand einspringen könne, ist mit der GOÄ nicht vereinbar. Die Chefarztbehandlung beansprucht für sich eine Sonderrolle, die im Falle einer Vertretung nur dann wirksam aufrechterhalten bleibt, wenn der Patient **vor Abschluss des Behandlungsvertrages** über die Vertretungsmöglichkeit informiert und für diesen Fall ein ständiger Vertreter benannt wird, damit der Patient entscheiden kann, ob er unter diesen Voraussetzungen den Vertrag überhaupt abschließen will. **Somit ist eine Vertretung des Chefarztes abwechselnd durch den gerade diensthabenden Oberarzt nicht zulässig**. Eine dahingehende Vertretungsvereinbarung ohne Benennung eines ständigen Vertreters wäre unwirksam (ausführlich hierzu Uleer, Miebach, Patt, § 4, Rdn. 55 ff., Hoffmann, Kleinken § 4, Rdn. 5.4, Kommentar zur GOÄ § 4, 13.5.). **Besondere Vorsicht ist geboten, da in der letzten Zeit nicht nur private Krankenkassen das Gebot der persönlichen Leistungserbringung genauer überprüfen. Auch Staatsanwaltschaften sind vermehrt dazu übergegangen, im Zuge von Ermittlungen bei Verdacht von Abrechnungsbetrug diesen Aspekt näher zu durchleuchten. Es ist also dringend anzuraten, Leistungen, die nicht selbst erbracht oder zulässigerweise von Dritten erbracht wurden, auch nicht zu liquidieren. Im Zweifel, z. B. bei Laborleistungen, sollte der die Leistung erbringende Arzt eine eigenständige Rechnung erstellen.**

Abrechnung selbstständiger Leistungen nebeneinander

Gem. § 4 Abs. 2 GOÄ kann ein Arzt Gebühren für selbstständige Leistungen berechnen, die er selbst erbracht hat oder die unter seiner Aufsicht nach fachlicher Weisung erbracht werden. Als eigene Leistung gelten auch von ihm berechnete Laborleistungen des Kapitels M II, die nach fachlicher Weisung unter der Aufsicht eines anderen Arztes in Laborgemeinschaften erbracht werden.
Der Verordnungsgeber hat den Begriff der „Laborgemeinschaft“ nicht konkretisiert. Jedoch kann nicht jede Einrichtung, die sich „Laborgemeinschaft“ nennt, als Laborgemeinschaft i. S .d. § 4 Abs. 2 Satz 2 angesehen werden. Die PKV gibt auf ihrer Homepage (www.private-krankenversicherung.de/pkv-ratgeber(Laborgemeinschaft/) folgenden Hinweis: Bei einer Laborgemeinschaft teilen sich zwei oder mehrere Ärzte die Räumlichkeiten eines Labors. Die Ärzte arbeiten in der Laborgemeinschaft, um rationell arbeiten zu können und sich die Kosten teilen zu können. Die Ärzte bieten hier oft ein umfassendes Angebot an, rechnen aber in der Regel getrennt mit der Versicherung ab. Die kassenärztliche Vereinigung stellt hier besondere Anforderungen an diese Laborgemeinschaften. So sind die Ärzte in der **Laborgemeinschaft** zur ärztlichen Aufsicht verpflichtet und dürfen natürlich auch nur Leistungen des Labors in Rechnung stellen, die sie auch als eigenständige Fachärzte in Rechnung stellen würden. Die jeweiligen Vorgaben sind in den Labor-Richtlinien geregelt. Fachliche Weisung bedeutet, dass trotz der grundsätzlich zulässigen Delegierbarkeit der Arzt den Leistungen „sein persönliches Gepräge“ geben muss. Die Möglichkeit der fachlichen Weisung wird allerdings im Einzelfall von der räumlichen Entfernung zwischen Praxis und Labor abhängen und zu beurteilen sein.
Nach § 4 Abs. 2a kann für eine Leistung, die Bestandteil oder eine besondere Ausführung einer anderen Leistung nach der GOÄ ist, eine Gebühr nicht berechnet werden, wenn für die andere Leistung eine Gebühr berechnet wird. Das gilt insbesondere auch für die methodisch notwendigen Einzelschritte der in der GOÄ aufgeführten operativen Leistungen. Dabei orientiert sich die Beantwortung der Frage, ob eine Leistung mit der Berechnung der Gebühr für eine komplexe Leistung als abgegolten gilt, an dem so genannten „Zielleistungsprinzip“, dessen Grundgedanke es ist, dass nur die selbstständigen Leistungen nebeneinander berechnet werden dürfen, die sich nicht gebührenwirksam inhaltlich überschneiden. Für operative Leistungen bedeutet das z. B., dass Einzelschritte, die zur Erbringung der in der GOÄ beschriebenen operativen Leistung methodisch notwendig sind, nicht gesondert berechnet werden dürfen. Sind einzelne Leistungsschritte jedoch methodisch verzichtbar und z. B. nur bei besonderen Indikationen als fakultative Maßnahmen anzusehen, so kann hierfür gesondert liquidiert werden. Nach der Rechtsprechung ist „methodisch notwendig“ bzw. „Bestandteil einer anderen Leistung“, und damit selbstständig abrechenbar, ein operativer Einzelschritt nur dann, wenn er nicht immer oder jedenfalls nicht typischerweise in unmittelbarem Zusammenhang mit der umfassenderen Leistung erbracht wird (OVG für das Land Nordrhein-Westfalen, Urteil vom 15.11.2006 – 6 A 3029/04). In § 4 Abs. 2a spreche die GOÄ „gerade von ‚methodisch notwendigen‘

operativen Einzelschritten, gerade nicht von allen ‚medizinisch notwendigen' Schritten zur Herbeiführung des Operationserfolgs. Der Begriff der methodisch notwendigen Schritte ist enger. . . . Durch das Abstellen auf die Methode gehören zu den Einzelschritten nur die standardmäßigen, routinemäßigen Teilschritte, wobei festzuhalten ist, dass die Diagnose das Leistungsziel bestimmt" (LG Karlsruhe, Urteil vom 28.3.2003 -1 S 106/02, zitiert im Urteil des VG Stuttgart vom 0.10.2006 – 17 K 1503/06).
Eine aktuelle Entscheidung des BGH (Urt. v. 5.6.2008, III ZR 239/07, GesR 2008, S. 499) hat sowohl einer strengen Sicht des Zielleistungsprinzips, wie es vordringlich von der PKV vertreten wurde, als auch der gelegentlich vertretenen Auffassung, ein methodisch notwendiger Einzelschritt sei dem medizinisch Notwendigen gleichzusetzen, ein Ende bereitet. Für den BGH entscheidet sich die Frage, ob eine selbständige Leistung vorliegt, nach dem Ergebnis der Prüfung folgender Auffangkriterien: historischer Aspekt, medizinische Indikation und Bewertung der Leistung. Diese differenzierte Betrachtung bestätigt grundsätzlich die bisher von der Ärzteschaft vertretene Auffassung (Riedel, GesR 2008, S. 580 ff.).

Leistungen durch Dritte
Wird ein weiterer Arzt auf Veranlassung des behandelnden Arztes tätig (z. B. ein Laborarzt, Pathologe), muss der Patient unterrichtet werden, dass er von diesem Arzt auch eine Rechnung erhält. Die Informationspflicht gilt sowohl für den ambulanten als auch für den stationären Bereich.

1. Beispiel: Ein stationärer Patient in der Chirurgie kann in der Regel auf Veranlassung des Chirurgen vor einer Operation von einem Laborarzt, einem Internisten, einem Radiologen und einem Anästhesisten behandelt werden. Darüber ist der Patient zu informieren!
2. Beispiel: Bei einer ambulanten Patientin wird vom Gynäkologen Blut zur Laborbestimmung abgenommen, ein Zervixabstrich zur Pathologie geschickt und ein Abstrich zur Bakteriologie. Die Patientin ist über die Beteiligung der drei weiteren Fachärzte zu informieren. Ein Vermerk in der Karteikarte oder im Computerkarteiblatt über diese Information ist empfehlenswert. Das LG Düsseldorf hat 1995 entschieden (AZ 20 S 58/95 3.11.95), dass ein Patient informiert werden muss, wenn zur Diagnose ein Laborarzt hinzugezogen werden muss.

■ Rechtsprechung

Abrechnung des Einsatzes der Navigationstechnik: § 4 Abs. 2, 2a – § 6 Abs. 2 GOÄ – GOÄ-Nrn. 2153, 2562 – Selbständige Leistung
Voraussetzung einer gesonderten Abrechnung des Einsatzes der Navigationstechnik ist, dass es sich um eine selbständige ärztliche Leistung handelt, § 4 Abs. 2 S. 1 GOÄ. Ob eine Selbständigkeit einer ärztlichen Leistung vorliegt, ist danach zu beurteilen, ob für die Leistung eine eigenständige medizinische Indikation besteht. Der Einsatz einer computerunterstützten Navigationstechnik bei Durchführung einer Totalendoprothese des Kniegelenks nach Nr. 2153 ist nicht nach Nr. 2562 analog abrechenbar.
Aktenzeichen: BGH, 21.01.2010, AZ: III ZR 147/09
Entscheidungsjahr: 2010

§ 4 Abs. 2a GOÄ – Zielleistungsprinzip; GOÄ Ziffer 2574 neben GOÄ Ziffer 2566
Einzelleistungen des Arztes können nicht gesondert berechnet werden, wenn sie methodisch notwendiger Bestandteil der so genannten Zielleistung sind. Zu beachten ist aber, dass einem einheitlichen Behandlungsablauf auch mehrere Zielleistungen zugrunde liegen können. Aus einem zeitlichen Zusammenhang einer Behandlung kann daher nicht der Schluss gezogen werden, es läge dann nur eine Zielleistung vor.
Eine ärztliche Leistung nach GOÄ Ziffer 2574 (Entfernung eines raumbeengenden extraduralen Prozesses im Wirbelkanal) kann daher neben der GOÄ Ziffer 2566 abgerechnet werden, da unterschiedliche Zielleistungen vorliegen.
Aktenzeichen: Bayer.VerwG, 23.09.2010, AZ: 14 B 09.207
Entscheidungsjahr: 2010

Zielleistungsprinzip gemäß § 4 Abs. 2a GOA – orthopädische Standardoperationen
Nach der Rechtsprechung des BGH ist bei der Auslegung des § 4 Abs. 2a GOÄ vorwiegend der Inhalt und der systematische Zusammenhang der fraglichen Gebührenposition zu beachten und deren Bewertung zu berücksichtigen.

> Auszug GOÄ § 4 Gebühren ... (2a) Für eine Leistung, die Bestandteil oder eine besondere Ausführung einer anderen Leistung nach dem Gebührenverzeichnis ist, kann der Arzt eine Gebühr

nicht berechnen, wenn er für die andere Leistung eine Gebühr berechnet. Dies gilt auch für die zur Erbringung der im Gebührenverzeichnis aufgeführten operativen Leistungen methodisch notwendigen Einzelschritte. Die Rufbereitschaft sowie das Bereitstehen eines Arztes oder Arztteams sind nicht berechnungsfähig...

Alle operativen Leistungen, die bei einer endoprothetischen Versorgung von Hüft- oder Kniegelenk nicht typerscherweise anfallen, sind neben den Nrn. 2151 und 2153 GOÄ separat abrechenbar. Dies gilt insbesondere für die Nrn. 2103, 2113, 2258 und 2405 GOÄ. Die separate Berechenbarkeit dieser Leistungsziffern kann hinsichtlich der Nrn. 2103, 2113 und 2258 GOÄ auch mit deren Bewertung in der GOÄ im Verhältnis zur Nr. 2151 GOÄ begründet werden. Die Bundesärztekammer fasst regelmäßig Beschlüsse zur Auslegung der GOÄ und Abrechnung der einzelnen GOÄ-Ziffern; diese Beschlüsse sind für Gerichte nicht bindend oder maßgeblich.
Aktenzeichen: LG Regensburg, 24.03.2009, AZ: 2 S 78/08
Entscheidungsjahr: 2009

Zielleistungsprinzip § 4 Abs. 2a GOÄ; GOÄ Nr. 2975, 2997
Das Zielleistungsprinzip. § 4 Abs. 2a GOÄ, hat den vorrangigen Zweck eine doppelte Honorierung ärztlicher Leistungen zu vermeiden. Ob einzelne Leistungen methodisch notwendige Bestandteile der in der jeweiligen Leistungsbeschreibung genannten Zielleistung sind, ist nicht danach zu entscheiden, ob sie im konkreten Fall nach den Regeln der ärztlichen Kunst notwendig sind. Vielmehr ist vor allem der Inhalt und systematische Zusammenhang der Gebührenposition und deren Bewertung zu berücksichtigen. Eine Dekortikation der Lunge nach Nr. 2975 ist nicht Bestandteil der in der Nr. 2997 mit Lobektomie und Lungensegmentresektion beschriebenen Zielleistung.
Aktenzeichen: BGH, 05.06.2008, AZ: III ZR 239/07
Entscheidungsjahr: 2008

Arztleistung durch Dritte, § 4 Abs. 2 GOÄ
Eine selbständige ärztliche Leistung nach § 4 II GOÄ schließt nicht aus, dass ein Arzt einzelne Leistungen an Hilfspersonal delegieren kann. Die grundlegenden Entscheidungen über Eingriffe und Therapien muss aber der Arzt treffen, und er muss Leistungen selbst überwachen. Nicht ausreichend ist es bei physikalisch-medizinischen Leistungen, dass der Arzt nur die Therapieart und –dauer durch Verordnung festlegt und die Durchführung der Therapie Hilfskräften überlässt.
Aktenzeichen: LG Köln, 14.10.2009, AZ: 23 O 424/08
Entscheidungsjahr: 2009

Kein Honorar für Chefarzt bei kosmetischer Operation, der Behandlung durch einen Kollegen durchführen lässt
Eine Patientin hatte sich zu einer kosmetischen Operation (u.a. Bauchdeckenplastik) entschlossen. Die Klinik hatte in einer Internet-Werbung darauf hingewiesen, dass sich ein Patient nach den Beratungsgesprächen für den plastischen Chirurgen entscheiden sollte, zu dem er Vertrauen gefasst hatte. Die Beratungsgespräche fanden mit dem Chefarzt der Klinik statt. Die Operation wurde dann aber von einem angestellten Arzt vorgenommen. Dieser Fall ist anders zu beurteilen als bei einem Krankenhausvertrag, bei dem Patient meist davon ausgeht, dass die Erfüllung der ärztlichen Pflichten nicht an eine bestimmte Person gebunden ist. Aufgrund der Angaben in der Werbung und der Beratungsgespräche war ersichtlich, dass die Patientin sich nur vom Chefarzt operieren lassen wollte. Wenn der Chefarzt dies ändern wollte, hätte er die Patienten deutlich darauf hinweisen müssen. Der Eingriff durch den angestellten Arzt erfolgte daher vertragswidrig. Insofern schuldet die Patientin keine Vergütung, selbst wenn der Eingriff sachgemäß erfolgte. Dem Chefarzt steht auch kein Bereicherungsanspruch gegen die Patientin zu. Wurde die in dieser Form nicht geschuldete Operationsleistung gegen den Willen der Patientin erbracht, ist der Arzt nach der gesetzlichen Wertung der §§ 814, 613 BGB nicht schutzwürdig.
Aktenzeichen: OLG Koblenz, 21.02.2008, AZ: 5 U 1309/07
Entscheidungsjahr: 2008

Kein Honoraranspruch für Arzt, der Therapien, die er u.a. von Physiotherapeuten in seiner Praxis durchführen lässt, nur verordnet
Gemäß § 4 Abs. 2 GOÄ kann ein Arzt Gebühren für selbständige Leistungen berechnen, die er selbst erbracht hat oder die unter seiner Aufsicht nach fachlicher Weisung erbracht wurden. So können auch einzelne Leistungen an ein Hilfspersonal übertragen werden. Es ist aber nicht ausreichend, wenn der Arzt nur die Therapien verordnet und ab und zu den Trainingsraum aufsucht. Damit erfüllt er nicht seine Pflicht zur Aufsicht.

Aktenzeichen: LG Köln, 14.10.2009, AZ: 23 O 424/08
Entscheidungsjahr: 2009

Persönliche Leistungserbringung in Chefarztambulanz; § 4 Abs. 2 GOÄ
Das Gebot der persönlichen Leistungserbringung gemäß § 4 Abs. 2 S. 1 u.2 GOÄ gilt uneingeschränkt auch bei Behandlung in der Chefarztambulanz eines Krankenhauses.
Die sorgfältige Auswahl eines fachlich qualifizierten Vertreters begründet kein Liquidationsrecht. Der liquidierende Arzt (Chefarzt) muss eigenverantwortlich an der Leistungserbringung mitwirken.
Auch wenn der Patient mehrere Behandlungen durch einen Vertreter des Chefarztes erhalten hat, hat dies nicht zur Folge, dass die Erforderlichkeit der persönlichen Leistungserbringung zwischen den Parteien konkludent abbedungen wurde.
Aktenzeichen: OLG Frankfurt, 04.08.2011, AZ: 8 U 226/10
Entscheidungsjahr: 2011

Persönliche Leistungserbringung durch Wahlarzt
Hat sich ein Chefarzt einer psychiatrischen Klinik in einer Wahlleistungsvereinbarung zur ärztlichen Behandlung verpflichtet, ist es erforderlich, dass der Chefarzt durch sein eigenes Tätigwerden die Behandlung persönlich prägt.
Es liegen keine eigenen Leistungen des Chefarztes vor, wenn er zu den Behandlungen in täglichen Teamsitzungen nur eine Supervision durchführt, die einzelnen Maßnahmen der Behandlungen aber durch Dritte eigenverantwortlich geleistet werden.
Aktenzeichen: OLG Oldenburg, 14.12.2011, AZ: 5 U 183/11
Entscheidungsjahr: 2011

Wahlleistungsvereinbarung
Ist in einer formularmäßigen Wahlleistungsvereinbarung festgelegt, dass die Leistung des Wahlarztes bei Verhinderung durch einen Vertreter erbracht werden kann, ist diese Klausel nur wirksam, wenn die Verhinderung im Zeitpunkt des Abschlusses der Vereinbarung noch nicht feststand; als Vertreter muss der ständige ärztliche Vertreter namentlich benannt sein. Wird dagegen eine Stellvertretervereinbarung als Individualabrede abgeschlossen, muss der Patient in dem Schriftstück wie folgt aufgeklärt werden: Der Patient muss unverzüglich über die Verhinderung des Wahlarztes informiert werden. Der Patient erhält das Angebot, dass ein bestimmter Vertreter die wahlärztliche Leistung vornimmt. Hinweis an den Patienten, dass er sich aber auch ohne Zuzahlung vom diensthabenden Arzt behandeln lassen kann. Hinweis an den Patienten, wenn Behandlung bis zum Ende der Abwesenheit des Wahlarztes verschiebbar ist. Auch eine Individualabrede bedarf der Schriftform.
Aktenzeichen: BGH, IIIZR 144/07, 20.12.2007
Entscheidungsjahr: 2007

Haftungsausschluss bei Wahlleistungen
Beim Abschluss einer Wahlleistungsvereinbarung über privatärztliche Behandlungen durch Ärzte der Klinik ist in der Regel von einem einheitlichen Krankenhausaufnahmevertrag auszugehen, bei dem die Klinik alleiniger Vertragspartner und Haftungsschuldner für den Patienten ist. Möchte daher der Patient zusätzlich Wahlleistungen in Anspruch nehmen, ist dies so zu verstehen, dass er besondere ärztliche Leistungen „hinzukaufen", nicht aber die Klinik aus der Verpflichtung entlassen will, ihm diese Leistungen gleichfalls zu schulden. Ein sog. gespaltener Krankenhausvertrag ist jedoch zulässig, wenn der Ausschluss der Haftung der Klinik für Fehler der selbstliquidierenden Ärzte in einer klaren vertraglichen Vereinbarung festgelegt wird. In der Vereinbarung muss deutlich herausgestellt werden, dass nur der selbst liquidierende Arzt Schuldner der vereinbarten Leistung ist, und eine Mithaftung der Klinik – auch Falle eines ärztlichen Fehlers – ausgeschlossen ist.
Aktenzeichen: OLG Frankfurt a.M., 12.03.2009, AZ: 15 U 18/08
Entscheidungsjahr: 2009

Honorar bei unwirksamer Wahlleistungsvereinbarung
Gemäß § 22 Abs. 2 S. 1 Halbs. 1 BPflV müssen Wahlleistungen vor der Erbringung schriftlich vereinbart werden. Die schriftliche Form ist nur gewahrt, wenn alle Erklärungen zur Wahlleistung in derselben Urkunde vorhanden sind und von beiden Parteien unterzeichnet sind. Ist das Formular nur vom Patienten unterschrieben, so ist die gesamte Vereinbarung nach § 125 S. 1 BGB nichtig. Diese Nichtigkeit wirkt sich insgesamt aus: so kann der behandelnde liquidationsberechtigte Arzt auch kein Honorar fordern mit der Begründung, zwischen ihm und dem Patienten sei ein mündlicher Arztzusatzvertrag geschlossen worden. Auch ein Anspruch aus ungerechtfertigter Bereicherung besteht

nicht. Die erbrachten ärztlichen Leistungen sind daher nur als Leistung des Krankenhauses im Rahmen des Krankenhausbehandlungsvertrages zwischen der Klinik und dem Patienten anzusehen.
Aktenzeichen: BGH, 17.10.2002, AZ: III ZR 58/02
Entscheidungsjahr: 2002

Schriftform bei Wahlleistungen
Eine Wahlleistungsvereinbarung ist nur wirksam, wenn sie von den Parteien schriftlich abgeschlossen wird. Die Schriftform ist nur gewahrt, wenn alle die Wahlleistung betreffenden Erklärungen in derselben Urkunde niedergelegt und von beiden Parteien unterschrieben sind.
Aktenzeichen: OLG Hamm, 22.11.1999, AZ: 3 U 90/99
Entscheidungsjahr: 1999

Wahlleistungsvereinbarung nichtig wegen Operationsverbot
Eine Patientin hatte wegen einer Operation mit dem Chefarzt einer Klinik eine Wahlleistungsvereinbarung abgeschlossen. Zu der Zeit war der Arzt aber wegen einer Infektion mit einem Operationsverbot belegt worden.Da es dem Arzt wegen des Verbotes unmöglich war, seine Leistung zu erbringen, war der Wahlarztvertrag nichtig, § 306 BGB. Die Nichtigkeit des Vertrages erfasst auch eine sog. Stellvertreterklausel; d. h. die Nichtigkeit gilt für den gesamten Inhalt der Vereinbarung. Auch wenn die Patienten dann eine Behandlung durch einen vertretenden Arzt ohne Widerspruch duldet, kann darin nicht eine individuelle Vereinbarung hinsichtlich der Vertretung gesehen werden.
Aktenzeichen: LG Aachen, 09.05.2001, AZ: 11 O 132/00
Entscheidungsjahr: 2001

Wahlleistungsvereinbarung – keine Gesamtunwirksamkeit bei fehlerhafter Vertreterregelung
Wenn in einer Wahlleistungsvereinbarung geregelt ist, dass im Falle der Verhinderung die Aufgaben des leitenden Arztes ganz pauschal von seinen Stellvertretern übernommen werden, so ist diese Vereinbarung unwirksam. Dies führt aber nicht ohne weiteres zur Gesamtunwirksamkeit der Wahlleistungsvereinbarung.
Sofern nämlich der Wahlarzt die ärztliche Behandlung selbst durchgeführt hat, ist es nicht ersichtlich, dass die Wahlleistungsvereinbarung ohne Vertretungsregelung für den Patienten eine unzumutbare Härte darstellen würde. Die Vereinbarung bleibt daher im Übrigen wirksam.
Aktenzeichen: LG München I, 28.06.2011, AZ: 13 S 6738/10
Entscheidungsjahr: 2011

Nicht-ärztliche Leistungen als wahlärztliche Leistungen
Fraglich ist die Abrechenbarkeit von „übenden Verfahren" nach den Nrn. 846 und 847 GOÄ aus dem Bereich der Psychiartrie und Psychotherapie bei einer stationären Privatbehadlung als wahlärztliche Leistungen, wenn die Leistungen nicht vom Arzt, sondern von nicht-ärztlichen Mitarbeitern erbracht werden. Das OLG Köln hat entschieden, dass die Übertragung solcher Leistungen an nicht-ärztliches Personal zum Verlust der Abrechnungsmöglichkeit als wahlärztliche Leistung führt. Die Leistungen nach den Nrn. 846 und 847 (Morgenlauf, Beschäftigungstherapie, Gymnastik etc.) wurden nicht vom Arzt erbracht. Diagnostische und therapeutische Leistungen können nur dann gesondert berechnet werden, wenn sie vom Arzt geleistet werden. Die bloße Anordnung der Leistungen durch den Arzt ist nicht ausreichend. Dem steht auch nicht § 4 Abs. 2 S. 1,3 GOÄ entgegen; denn danach sind nur selbständige ärztliche Leistungen berechenbar, die der Arzt selbst erbracht hat oder unter seiner Aufsicht nach fachlicher Weisung erbracht werden.
Aktenzeichen: OLG Köln, 25.08.2008, AZ: 5 U 243/07
Entscheidungsjahr: 2008

Hinweise auf GOÄ-Ratgeber der BÄK:

►Persönliche Leistungserbringung in der Chefarztambulanz
Dr. jur. Marlis Hübner – (in: Deutsches Ärzteblatt 109, Heft 29–30 (23.07.2012), S.A-1520)
Nach § 4 Abs. 2 GOÄ kann ein Arzt Gebühren nur für selbständige ärztliche Leistungen berechnen, die er selbst erbracht hat oder die unter seiner Aufsicht nach fachlicher Weisung erbracht wurden (eigene Leistungen).
Bei der persönlichen Leistungserbringung bzw. Aufsicht muss nach Dr. Hübner zumindest gesichert sein, dass der Arzt erreichbar und in der Lage ist, sofort persönlich einzuwirken, wenn dies notwendig ist. Unzureichend ist es dagegen, wenn der liquidierende Arzt nur einen Vertreter sorgfältig auswählt, selbst wenn dieser sehr qualifiziert ist. Hier fehlt es an der eigenverantwortlichen Leistungserbringung. ◄

► Mit der GOÄ am Krankenbett
Deutsches Ärzteblatt 100, Heft 21 (23.05.2003), Seite A-1464 – http://www.bundesaerztekammer.de/page.asp?his=1.108.4144.4176.4177&all=true
Grundsätzlich gilt: Der Patient ist vor Abschluss einer Wahlleistungsvereinbarung über die Entgelte der Wahlleistungen und deren Inhalt im Einzelnen zu unterrichten.

„Ein bloß formularmäßiger Hinweis am Ende der Wahlleistungsvereinbarung, dass dem Patienten die Möglichkeit gegeben worden sei, die Gebührenordnung für Ärzte einzusehen, kann aber nicht mehr als ausreichend betrachtet werden – auch dann nicht, wenn der Patient durch Unterschrift ein solches ‚Informationsangebot' bestätigt." ◄

► **Fachfremdheit von Leistungen – auch in der GOÄ?**
www.baek.de/page.asp?his=1.108.4144.4176.4178
Dr. med. R. Klakow-Franck – in: Dt. Ärzteblatt 100, Heft 25 (20.06.03), S. A-1765
Nach Dr. Klakow-Franck kann aus den Regelungen der GOÄ nicht gefolgert werden, dass eine generelle Begrenzung der Abrechnungsfähigkeit auf Leistungen des eigenen Fachgebiets besteht. Die Autorin führt als Beispiel an: „Widerspruch erregt beispielsweise die Durchführung und Abrechnung von Magnet-Resonanz-Tomographie-Untersuchungen (MRT) durch Orthopäden. Nach der geltenden Rechtsprechung verstößt dies jedoch nicht gegen die Berufsordnung, weil die Erkennung' von Funktionsstörungen der Bewegungsorgane Bestandteil der Weiterbildung im Gebiet der Orthopädie ist, ohne dass bestimmte Untersuchungsmethoden ausgegrenzt wären (siehe Schleswig-Holsteinisches Oberlandesgericht, Urteil vom 22. September 1998, Az.: 6 U 48/98). Außerdem schlagen, etwaige Beschränkungen aus dem Berufsrecht nicht auf das privatrechtliche Verhältnis zwischen Arzt und Patient durch' (siehe Amtsgericht München, Urteil vom 6. Dezember 2002, Az.: 274 C 18623/02)."
Eine Fachfremdheit von Leistungen liegt aber immer dann vor, wenn dem Arzt eine spezielle und erforderliche Qualifikation oder der Praxis eine besondere Ausstattung fehlen, die zur sachgerechten Durchführung der Leistung erforderlich sind. ◄

► **Gebührenordnung für Ärzte: Zielleistungen kontra Analogbewertung**
www.baek.de/page.asp?his=1.108.4144.4176.4179
Dr. med. Regina Klakow-Franck – in: Deutsches Ärzteblatt 99, Heft 6 (08.02.2002), Seite A-384
Hier erfolgt der Hinweis: „In § 4 Abs. 2 a GOÄ ist das „Zielleistungsprinzip" festgehalten, das aber nicht durch eine Analogbewertung umgangen werden darf. Lässt sich nämlich eine Leistung als Bestandteil oder Variante einer bereits in der GOÄ enthaltenen Leistungsnummer darstellen, entfällt der Anspruch auf eine eigenständige Analogbewertung. Nach § 6 Abs. 2 GOÄ können nämlich nur selbstständige Leistungen analog berechnet werden, die im Leistungsverzeichnis der GOÄ nicht aufgeführt sind." ◄

► **Persönliche Leistungserbringung**
www.baek.de/page.asp?his=1.108.4144.4176.4182
Dr. med. R. Klakow-Franck – in: Deutsches Ärzteblatt 99, Heft 26 (28.06.02), Seite A-1847
Zur persönlichen Leistungserbringung bei der „Chefarztbehandlung" gibt die Autorin den Hinweis:" Neben dem ‚ständigen ärztlichen Vertreter' wurde in § 4 Abs. 2 GOÄ ein Katalog von Grundleistungen (zum Beispiel Aufnahme- und Abschlussuntersuchungen oder Visiten) eingeführt, die wie die Hauptleistung, derentwegen der Patient die Chefarztbehandlung wählt, vom Chefarzt oder seinem ständigen Vertreter persönlich erbracht werden müssen, damit sie als ‚eigene Leistungen' entsprechend § 4 Abs. 2 GOÄ abgerechnet werden können.
Beim Wahlarztvertrag handelt es sich, um einen individuellen Behandlungsvertrag mit einem ganz bestimmten, zur Liquidation berechtigten Arzt. Der Chefarzt muss der Behandlung des Patienten sein „persönliches Gepräge" verleihen. Im Vertretungsfall wird diese Voraussetzung dadurch erreicht, dass ein einziger ständiger Vertreter, der vorher benannt wird, die Behandlung übernimmt.
Will oder muss ein Chefarzt sich wegen vorhersehbarer Gründe, wie beispielsweise Lehrtätigkeit, Fortbildung oder Urlaub, vertreten lassen, muss er den Patienten hierüber vor Abschluss des Behandlungsvertrags informieren, einen ständigen Vertreter für diesen Fall konkret benennen und dem Patienten die Möglichkeit zur Entscheidung geben, ob er unter diesen Bedingungen noch in den Behandlungsvertrag einwilligen will."
Wegen der persönlichen Absprache mit dem Patienten sind vorformulierte Vertretungsregelungen, in denen auf Vordrucken nur noch die Namen des Patienten und des jeweiligen ständigen Vertreters eingesetzt werden, problematisch; sie dürften in der Rechtsprechung keinen Bestand haben. ◄

► **Laborleistungen: Persönliche Leistungserbringung – M III /M IV**
www.baek.de/page.asp?his=1.108.4144.4176.4183
Dr. med. R. Klakow-Franck – in: Deutsches Ärzteblatt 100, Heft 48 (28.11.03), Seite A-3191
Die Angaben der Autorin werden in Ausschnitten dargestellt: „Im Fall des Speziallabors nach den Abschnitten M III/M IV der GOÄ ist die persönliche Anwesenheit und Überwachung der Arbeiten durch den liquidationsberechtigten Arzt unerlässlich. Im Fall des Praxislabors nach Abschnitt M I der GOÄ geht der Verordnungsgeber davon aus, dass diese Laborleistungen vom Praxisinhaber selbst beziehungsweise von seinen Mitarbeitern unter seiner Aufsicht erbracht werden.
Für die Leistungen des Basislabors nach Abschnitt M II der GOÄ wurde eine besondere Regelung geschaffen: Diese gelten auch dann als eigene Leistungen, wenn sie nicht in der eigenen Praxis, sondern in einer Laborgemeinschaft, in der der Arzt Mitglied ist, beziehungsweise im Labor des Krankenhauses erbracht werden, in der nicht liquidationsberechtigte Ärzte die Aufsicht führen.
Werden Leistungen des Basislabors von einem Fremdlabor bezogen, so handelt es sich nicht mehr um eigene Leistungen. Liquidationsberechtigt ist in diesen Fällen nicht der behandelnde Arzt, der die Laborleistungen angeordnet hat, sondern der beauftragte Laborarzt." ◄

► **Labor – versenden und berechnen?**
www.baek.de/page.asp?his=1.108.4144.4176.4185
Dr. med. Anja Pieritz – (in: Deutsches Ärzteblatt 102, Heft 10 (11.03.2005), Seite A-689
Die Autorin weist auf 11 Allgemeinen Bestimmungen zum Kapitel M Laboratoriumsuntersuchungen hin und führt weiter aus: „...wenn der niedergelassene Arzt das Material (Blut, Urin etc.) beim Patienten zwar entnimmt, aber dies zur Untersuchung weiterleitet. Dabei sind grundsätzlich zwei Fälle zu unterscheiden. Ist der niedergelassene Arzt Mitglied einer Laborgemeinschaft und schickt er beispielsweise Blut zur Untersuchung des Blutzuckers an die Laborgemeinschaft, dessen Mitglied er ist, kann er diese Leistung als eigene Leistung nach Nummer 3560 GOÄ in Rechnung stellen (vergleiche auch § 4 Absatz 2 GOÄ). Schickt der niedergelassene Arzt das Blut jedoch an ein (Fremd-)Labor, dessen Mitglied er nicht ist, oder handelt es

sich um Leistungen aus dem Speziallabor (M III und M IV), welche er an seine Laborgemeinschaft sendet, so kann der niedergelassene Arzt diese Leistung nicht selbst in Rechnung stellen (vergleiche Ziffer 3). Die Rechnungsstellung erfolgt durch den Laborarzt, der diese Leistung erbracht hat, direkt an den Patienten. Der niedergelassene Arzt ist jedoch verpflichtet, den Patienten darüber zu informieren, dass Leistungen durch „Dritte" erbracht werden." ◄

► **Selbstständige Leistungen nebeneinander**
www.baek.de/page.asp?his=1.108.4144.4176.4186
Dr. med. Regina Klakow-Franck – in: Deutsches Ärzteblatt 99, 31-32 (05.08.2002), Seite A-2131
Es wird ausgeführt: In § 4 Abs. 2a GOÄ ist das sog. Zielleistungsprinzip festgehalten, d. h. nur selbständige Leistungen, bei denen keine gebührenrechtliche Überschneidung besteht, können nebeneinander abgerechnet werden, Folge: „Für operative Einzelschritte, die ‚zur Erbringung der im Gebührenverzeichnis aufgeführten operativen Leistungen methodisch notwendig' sind, kann gemäß § 4 Absatz 2 a GOÄ keine Gebühr berechnet werden. Handelt es sich hingegen um methodisch verzichtbare, nur bei besonderen Indikationen durchgeführte Zusatzeingriffe, die als fakultative Maßnahmen nicht bereits in der Leistungsbeschreibung mitberücksichtigt sind, so müssen diese als selbstständige Leistungen anerkannt werden, auch wenn diese nicht als ‚alleinige Leistung', sondern vorwiegend im Zusammenhang mit einem anderen Haupteingriff durchgeführt werden." ◄

► **Aufsichtspflicht bei Laborleistungen**
www.arzt.de/page.asp?his=1.108.4144.4176.6751
Dr. med. Anja Pieritz – in: Deutsches Ärzteblatt 105, Nr. 41 (10.10.2008), S. A-2182
Nach Dr. Pieritz ist unter „Aufsicht und fachlicher Weisung" des Arztes bei Leistungen des Speziallabors zu verstehen: die persönliche und nicht nur telefonische Erreichbarkeit des Arztes innerhalb kurzer Zeit zur Aufklärung von Problemfällen. ◄

§ 5 Bemessung der Gebühren für Leistungen des Gebührenverzeichnisses

(1) Die Höhe der einzelnen Gebühr bemisst sich, soweit in den Absätzen 3 bis 5 nichts anderes bestimmt ist, nach dem Einfachen bis Dreieinhalbfachen des Gebührensatzes. Gebührensatz ist der Betrag, der sich ergibt, wenn die Punktzahl der einzelnen Leistung des Gebührenverzeichnisses mit dem Punktwert vervielfacht wird. Der Punktwert beträgt 5,82873 Cent. Bei der Bemessung der Gebühren sind Bruchteile eines Cent unter 0,5 abzurunden und Bruchteile von 0,5 und mehr aufzurunden.

(2) Innerhalb des Gebührenrahmens sind die Gebühren unter Berücksichtigung der Schwierigkeit und des Zeitaufwandes der einzelnen Leistung sowie der Umstände bei der Ausführung nach billigem Ermessen zu bestimmen. Die Schwierigkeit der einzelnen Leistung kann auch durch die Schwierigkeit des Krankheitsfalles begründet sein; dies gilt nicht für die in Absatz 3 genannten Leistungen. Bemessungskriterien, die bereits in der Leistungsbeschreibung berücksichtigt worden sind, haben hierbei außer Betracht zu bleiben. In der Regel darf eine Gebühr nur zwischen dem Einfachen und dem 2,3fachen des Gebührensatzes bemessen werden; ein Überschreiten des 2,3fachen des Gebührensatzes ist nur zulässig, wenn Besonderheiten der in Satz 1 genannten Bemessungskriterien dies rechtfertigen.

(3) Gebühren für die in den Abschnitten A, E und O des Gebührenverzeichnisses genannten Leistungen bemessen sich nach dem Einfachen bis Zweieinhalbfachen des Gebührensatzes. Absatz 2 Satz 4 gilt mit der Maßgabe, dass an die Stelle des 2,3fachen des Gebührensatzes das 1,8fache des Gebührensatzes tritt.

(4) Gebühren für die Leistung nach Nummer 437 des Gebührenverzeichnisses sowie für die in Abschnitt M des Gebührenverzeichnisses genannten Leistungen bemessen sich nach dem Einfachen bis 1,3fachen des Gebührensatzes. Absatz 2 Satz 4 gilt mit der Maßgabe, dass an die Stelle des 2,3fachen des Gebührensatzes das 1,15fache des Gebührensatzes tritt.

(5) Bei wahlärztlichen Leistungen, die weder von dem Wahlarzt noch von dessen vor Abschluss des Wahlarztvertrages dem Patienten benannten ständigen ärztlichen Vertreter persönlich erbracht werden, tritt an die Stelle des Dreieinhalbfachen des Gebührensatzes nach § 5 Abs. 1 Satz 1 das 2,3fache des Gebührensatzes und an die Stelle des Zweieinhalbfachen des Gebührensatzes nach § 5 Abs. 3 Satz 1 das 1,8fache des Gebührensatzes.

Kommentar:

Im Paragraphen 5 der GOÄ wird die Bemessung der Gebühren für Leistungen des Gebührenverzeichnisses geregelt. Wenn man die 5 Absätze zusammenfasst, ergibt sich Folgendes:

1. Jede der einzelnen Gebühren bemisst sich nach dem 1fachen bis 3,5fachen Satz der Gebührenordnung. Ein Überschreiten des 2,3fachen Satzes der Gebührenordnung ist nur dann zulässig, wenn die Schwierigkeiten der Leistungserbringung und der Zeitaufwand der einzelnen Leistung eine Überschreitung des 2,3fachen Satzes sinnvoll und nötig machen. Dieser Gebührenrahmen vom 1- bis 3,5fachen ist – ohne dass dies im Text besonders erwähnt wird – für „persönlich-ärztliche" Leistungen (im Gegensatz zu „medi-zinisch-technischen" Leistungen) anzuwenden. Damit sollen die überwiegend durch den persönlichen Einsatz des Arztes geprägten Leistungen hervorgehoben werden.

P. Hermanns, G. Filler, B. Roscher (Hrsg.), *GOÄ 2013*,
Erfolgskonzepte Praxis- & Krankenhaus-Management,
DOI 10.1007/978-3-642-29292-7_5, © Springer-Verlag Berlin Heidelberg 2013

2. Gebühren für die Abschnitte A (Gebühren in besonderen Fällen), E (physikalisch-medizinische Leistungen) und O (Strahlendiagnostik, Nuklearmedizin, Magnetresonanztomographie und Strahlentherapie) des Gebührenverzeichnisses bemessen sich nach dem 1fachen bis 2,5fachen Satz des Gebührensatzes. Wird hier eine Gebühr über den 1,8fachen Satz bis zum 2,3fachen des Gebührensatzes eingesetzt, so gelten dieselben Kriterien wie oben bei der Überschreitung des 2,3fachen bis 3,5fachen Satzes. Die Reduzierung des Gebührenrahmens ist dadurch begründet, dass diese (medizinisch-technischen) Leistungen einen überdurchschnittlich hohen Kostenanteil haben, so z. B. bei Röntgenleistungen bei ca. 70 % des Gebührensatzes, oder weil die Leistungen in erheblichem Umfange unter Zuhilfenahme von Hilfskräften oder Apparaturen erbringbar sind, der persönlich-ärztliche Anteil also deutlich reduziert ist (so auch die Amtliche Begründung zur GOÄ 82).
3. Gebühren für die Leistung nach Nr. 437 des Gebührenverzeichnisses sowie die in den Abschnitten M (Laborleistungen) der GOÄ bemessen sich nach dem 1fachen bis 1,3fachen des Gebührensatzes. Auch hier gilt, dass eine Überschreitung des 1,3fachen des Gebührensatzes mit Schwierigkeiten oder erhöhten Zeitaufwand verbunden sein muss. Die (noch weitergehende) Reduzierung des Gebührenrahmens für Laborleistungen ist nach der amtlichen Begründung dadurch erklärbar, dass bei der Erbringung dieser Leistungen die Unterschiede hinsichtlich des jeweiligen leistungsspezifischen Schwierigkeitsgrades und Zeitaufwandes sowie der Umstände bei der Ausführung äußerst gering seien.

Nur in seltenen Ausnahmefällen sei deswegen eine vom Regelfall abweichende Differenzierung in der Bemessung der Gebühren zu rechtfertigen. Die Zuordnung der Nr. 437 zu diesem Komplex erfolgte deswegen, weil diese Leistung eine Pauschale für Laborleistungen umfasst, die im Rahmen einer intensivmedizinischen Behandlung erbracht werden. § 5 Abs. 2 Satz 4 schränkt das Ermessen bei der Ausübung der Gebührenbestimmung dadurch ein, dass als sog. „Regelspanne" ein kleinerer Gebührenrahmen für den Regelbehandlungsfall („in der Regel ...") definiert wird. Eine Überschreitung des Höchstsatzes dieser Regelspanne, des sog. „Schwellenwertes", ist nur dann gerechtfertigt, wenn Besonderheiten vorliegen, die sich von den sonst vorliegenden üblichen Umständen deutlich abheben.

Die Praxis hat relativ bald nach Inkrafttreten dieser Regelungen in der GOÄ 82 ein Verhalten herauskristallisiert, welches sich an den Schwellenwerten, also an der Obergrenze der Regelspanne, orientiert. Nach einem Erfahrungsbericht der Bundesregierung vom 18.12.1985 wurde bereits 1984 bei den persönlich-ärztlichen Leistungen in 83,7 % aller Fälle und bei den medizinisch-technischen Leistungen in 88,7% der Fälle genau der Regelhöchstsatz berechnet (repräsentative Rechnungsauswertung des Verbandes der privaten Krankenversicherung). 1994 betrug dieser Anteil 94,1% im ambulanten und 90,1% im stationären Bereich (Zahlen der PKV).

Obwohl bereits die Bundesregierung in dem Erfahrungsbericht gewarnt hatte, ein solches Abrechnungsverhalten entspreche nicht den Bestimmungen der Gebührenordnung und müsse zu einer „Einheitsgebühr" führen, ist der Anteil der zum Regelhöchstsatz abgerechneten Leistungen immer weiter angestiegen. Damit besteht in der Tat die Gefahr, dass die Ärzteschaft den immer wieder in der Politik geäußerten Forderungen Nahrung gibt, das jetzige Konzept der GOÄ zu Gunsten von Festgebühren für ärztliche Leistungen aufzugeben. Dies würde eine einzelfallgerechte Leistungsvergütung aber nicht mehr ermöglichen.

In der Literatur wird zum einen die Theorie vertreten, bei einer Durchschnittsleistung (durchschnittliche Schwierigkeit, durchschnittlicher Zeitaufwand, keine besonderen Umstände bei der Ausführung) sei der Mittelwert der Regelspanne (z. B. zwischen dem Einfachen und dem 2,3fachen des Gebührensatzes) als Maßstab anzusetzen (Uleer, Miebach, Patt, § 5, Rdn. 36 ff.). Andere halten diese „kleine Mittelwerttheorie" für nicht schlüssig und stellen auf einen Mittelwert zwischen dem Einfachen und dem 3,5fachen ab (Hoffmann, Kleinken § 5, Rdn. 7, Kommentar zur GOÄ § 5, 1.2.)

Eine aktuelle Entscheidung hierzu stellt das Urteil des BGH vom 8.11.2007 (III ZR 54/07) dar, dessen Leitsatz wie folgt lautet:

„Es stellt keinen Fehlgebrauch des Ermessens dar, wenn der Arzt persönlich-ärztliche und medizinisch-technische Leistungen durchschnittlicher Schwierigkeit mit dem jeweiligen Höchstsatz der Regelspanne, also dem 2,3fachen bzw. dem 1,8fachen des Gebührensatzes abrechnet."

Wegen der Unschärfe der GOÄ-Regelungen und da die Abrechnung der meisten ärztlichen Leistungen zu den Schwellenwerten der GOÄ vom Verordnungsgeber bereits über einen langen Zeitraum hingenommen wurde, sei nach Ansicht des BGH die Abrechnung der durchschnittlichen Ärztlichen Leistungen zu den Schwellenwerten nicht zu beanstanden.

Die verschiedenen Steigerungssätze

I. Die nachfolgenden Leistungen dürfen nur bis zum 2,5fachen des Vergütungssatzes bemessen werden. Die Begründungsschwelle liegt bei 1,8.

Kapitel	Leistungsbereiche	GOÄ-Nrn.
B	Grundleistungen u. allgemeine Leistungen	**2 und 56**
C	Nichtgebietsbezogene Sonderleistungen	**250, 250a, 402, 403**
E	Physikalisch-medizinische Leistungen	**alle Leistungen dieses Abschnitts**
F	Innere Medizin / Kinderheilkunde Dermatologie	**602, 605–617, 620–624, 635–647, 650, 651, 653, 654, 657–661, 665–666, 725, 726, 759–761**
G	Neurologie / Psychiatrie u. Psychotherapie	**855–857**
H	Geburtshilfe und Gynäkologie	**1001 und 1002**
I	Augenheilkunde	**1255–1257, 1259, 1260, 1262, 1263, 1268–1270n**
J	Hals-, Nasen-, Ohrenheilkunde	**1401, 1403–1406, 1558–1560**
N	Histologie, Zytologie und Zytogenentik	**4850–4873**
O	Strahlendiagnostik, Nuklearmedizin, Magnetresonanztomografie u. Strahlentherapie	**alle Leistungen dieses Abschnitts**

II. Die nachfolgenden Leistungen dürfen nur bis zum 1,3fachen des Vergütungssatzes bemessen werden. Die Begründungsschwelle liegt bei 1,15.

Kapitel	Leistungsbereiche	GOÄ-Nrn.
M	Laboratoriumsuntersuchungen	**alle Leistungen dieses Abschnitts**
C	Nichtgebietsbezogene Sonderleistungen:	**nur Nr. 437**

III. Alle bisher nicht aufgeführten Leistungen dürfen nur bis zum 3,5fachen des Vergütungssatzes bemessen werden. Die Begründungsschwelle liegt bei 2,3.
Im Basistarif dürfen alle bisher nicht aufgeführten Leistungen nur bis zum 1,2fachen des Vergütungssatzes bemessen werden.
Wenn vom Schwellenwert abgewichen wird, kann dies mit der Schwierigkeit der Leistungserbringung, einem besonderen Zeitaufwand oder den Umständen begründet werden. Insbesondere Schwierigkeiten, mit denen in der Regel nicht zu rechnen ist, rechtfertigen die (volle) Ausschöpfung des Gebührenrahmens (so Verwaltungsgericht Frankfurt Urteil vom 07.07.1993 – IX/1 E 300/92). Zur Abweichung von den obigen Sätzen durch vorformulierte Honorarvereinbarungen siehe Kommentierung zu § 2 GOÄ.

Begründungen für die Überschreitung des Schwellenwertes (s. a. Kommentar zu § 12)
Die Autoren haben mit mehreren Kollegen, Berufsverbänden und auch privatärztlichen Verrechnungsstellen über mögliche Begründungen für die Überschreitung gesprochen. Nachfolgend eine beispielhafte Liste:

Diagnostik

Besonderheiten bei Feststellung der Differential-Diagnose
- überlagernde und die Diagnostik erschwerende Begleiterkrankungen
- Abgrenzung gegenüber anderen Erkrankungen mit ähnlicher Symptomatik
- Atypie von Anamnese/Befund
- schwierige Diagnostik wegen atypischer Lokalisation des Krankheitsherdes
- schwierige Interpretation des Befundes
- häufig wechselndes Beschwerdebild mit erheblicher differenzialdiagnostischer Problematik

Besonderheiten der Gefäßverhältnisse
- Zustand nach Thrombose
- Adipositas
- komplizierte Venenverhältnisse
- Zustand nach iv. /ia. Langzeitbehandlung

Besondere Verhältnisse bei dem Eingriff
- Kreislaufzwischenfall
- Schockzustand
- Risikofaktoren bei akuten Komplikationen
- Inkooperativer Patient
- Kontrastmittelunverträglichkeit
- vermehrter Zeitaufwand durch Blutstillung nach Biopsie
- erhebliche Spastik bei der Untersuchung
- Unruhe des Patienten
- krankheitsbedingte Organanomalien

Komplizierende Begleiterkrankungen
- siehe Diagnose ...
- Langzeitbehandlung mit Medikamenten

Erschwerte Leistungserbringung
- Abwehrhaltung des Säuglings bzw. Kleinkindes
- Einschränkung der verbalen Kommunikationsmöglichkeit
- Adipositas
- atypische Gewebsstruktur
- Lebensalter des Patienten
- Kreislauflabilität
- Polytraumatisierung
- Labor: sehr geringes Material

Sprachliche Verständigungsschwierigkeiten

Aus verständlichen Gründen nur langsam herbeizuführende Mitarbeit des Patienten
- zerebrale Funktionsstörung
- Lebensalter des Patienten

Notwendige langsame Injektion
- Kalzium u. a.
- Chemotherapeutika
- Unverträglichkeit der Medikamente untereinander

Komplizierte Beurteilung durch eingeschränkte Materialgewinnung

Besondere Präparataufbereitung/Sonderfärbung für mikroskopische Beurteilung Erschwerte Leistungserbringung bei cerebralen Entwicklungsstörungen

Besonderheiten der Akuterkrankung in Diagnose und Therapie
- überlagernde Begleiterkrankungen
- therapieresistente Verlaufsform

Therapie

Besonderheiten der Therapiekontrolle
- überlagernde Begleiterkrankungen
- Arzneimittelnebenwirkungen
- Interferenzwirkung mit anderen Medikamenten
- präoperative Problematik der Differential- und Ausschlussdiagnose mit Beachtung von Zusatz- und Zweitdiagnosen
- operativ bedingte Veränderung
- Abgrenzung bei ergänzender Anamnese
- Normvariante Befunde
- zusätzl. Untersuchungen bzw. Überlegungen wegen wichtiger Begleiterkrankungen
- Infektionsausdehnung
- häufig wechselndes Beschwerdebild mit unterschiedlicher Reaktion auf die jeweilige Therapie

Besonderheiten der Differential-Therapie
- überlagernde Begleiterkrankungen
- therapeutisch mehrdeutige Situation durch Grundkrankheit
- besondere/atypische Therapiereaktion
- aufwendige intraarterielle Therapie
- Interferenz mit der Behandlung der Begleiterkrankungen

- erhebliche Nebenwirkungen wegen der Grundkrankheit
- Infektionsausdehnung
- Therapieresistente Verlaufsform
- Unverträglichkeit üblicher Basistherapeutika

Komplizierte Indikationsstellung zur Therapie
- Lebensalter des Patienten

Aufwändige Therapieplanung
- Wechselwirkungsproblematik bei notwendiger Mehrfachmedikation
- atypische Reaktionsbereitschaft auf Therapie/Medikation

Besonderheiten der gestörten Stoffwechselsituation
- schwierige Neueinstellung des Diabetes

Routinemäßige Beanstandungen der Beihilfestellen bei Liquidationen oberhalb des Schwellenwertes sind nach einem Urteil des Oberverwaltungsgerichts Bremen vom 18.02.1986 (Az: 2 BA 40/85 und 7/86) rechtswidrig.
Danach dürfen die Beihilfestellen nicht standardmäßig eine weitere Erläuterung zu der bereits in der Rechnung abgegebenen Begründung fordern. Der Bundesinnenminister hatte bereits in einem Grundsatzerlass vom 16.08.1983 (Az: D III 5-213 103-2/1) auf diesen Sachverhalt hingewiesen und ausgeführt, dass eine zusätzliche Erläuterung nur bei erheblichen Zweifeln am Rechnungsinhalt gefordert werden solle. Fälle, die ein Abweichen vom Schwellenwert wegen Schwierigkeit, Zeitaufwand oder Umständen der Leistungserbringung begründen, können sein
- Kombination mehrerer Erkrankungen mit der Folge erschwerter Leistungserbringung
- komplizierte Begleiterkrankung, unvorhergesehene Komplikationen bei einer Operation
- unvorhersehbare Störung der Vitalfunktion, Versorgung außerhalb der Praxis z. B. bei einem Verkehrsunfall, schwieriger Eingriff, der üblicherweise in der Klinik durchgeführt wird, Verständigungsschwierigkeiten (z. B. Ausländer, Taube, Stumme) usw.

Leistungen, die diese Kriterien bereits zum Inhalt der Legende haben (z. B. Zeitaufwand von über 5 Stunden bei Lumbalanästhesie nach Nr. 474 GOÄ) können mit derselben Begründung (hier: 5 Stunden Zeitaufwand) nicht mit einem höheren Steigerungsfaktor belegt werden.
Der Gebührenrahmen nach § 5 Abs. 5 bei wahlärztlichen Leistungen, der auf Betreiben des Bundesrates eingeführt wurde, beschränkt die Liquidation des Wahlarztes in den Fällen, in denen weder er noch sein ständiger Vertreter die Leistung erbracht hat. Dadurch soll die durch die „höchstpersönliche“ Leistungserbringung des Wahlarztes gekennzeichnete besondere Situation hervorgehoben werden. Tritt diese in den Hintergrund, soll auch die Liquidationsmöglichkeit eingeschränkt werden. In Verbindung mit § 2 Abs. 3 ergibt sich für die Liquidation wahlärztlicher Leistungen somit folgendes Bild:

Person des Leistungserbringers	Rahmen für die Vergütung
Wahlarzt	nach § 5 Abs. 1 Satz 1 (= 1- bis 3,5fach);
„Höchstpersönliche Leistungserbringung“	nach § 5 Abs. 3 Satz 1 (= 1- bis 2,5fach); nach § 5 Abs. 4 Satz 1 (= 1- bis 1,3fach); Honorarvereinbarung gem. § 2
ständiger ärztlicher Vertreter des Wahlarztes (delegierte Leistungserbringung)	nach § 5 Abs. 1 Satz 1 (= 1- bis 3,5fach); nach § 5 Abs. 3 Satz 1 (= 1- bis 2,5fach); nach § 5 Abs. 4 Satz 1 (= 1- bis 1,3fach)
nachgeordneter Arzt des Krankenhauses (delegierte Leistungserbringung)	Regelspanne nach § 5 Abs. 2 Satz 4 (= 1- bis 2,3fach); Regelspanne nach § 5 Abs. 3 Satz 2 (= 1- bis 1,8fach); Gebührenrahmen nach § 5 Abs. 4 Satz 1 (= 1- bis 2,3fach bzw. 1- bis 1,8fach)

■ Rechtsprechung

Abrechnung mit dem Höchstsatz der Regelspanne
Es liegt kein Ermessensfehler vor, wenn der Arzt persönlich-ärztliche und medizinisch-technische Leistungen durchschnittlicher Schwierigkeit mit dem jeweiligen Höchstsatz der Regelspanne abrechnet, also 2,3 fachen bzw. 1,8 fachen des Gebührensatzes.
Aktenzeichen: BGH, 08.11.2007, AZ: III ZR 54/07
Entscheidungsjahr: 2007

Überschreiten des Gebührenrahmens der GOÄ
Der in § 5 Abs. 1 S. 1 GOÄ festgelegte Gebührenrahmen vom 1fachen bis 3,5 fachen Steigerungssatz geht von einem mittleren Standard bei der Leistungsqualität aus. Die Festlegung eines höheren Gebührenrahmens ist grundsätzlich zulässig; dies kann aber nicht in Allgemeinen Geschäftsbedingungen erfolgen, vielmehr ist eine Individualvereinbarung erforderlich – vgl. § 2 GOÄ. Zu den Voraussetzungen einer Individualvereinbarung hat das Bundesverfassungsgericht in einem Beschluss vom Okt. 2004 angemerkt: die Ansicht, eine wirksame Vereinbarung liege nur dann vor, wenn dem Patienten ein echtes Mitspracherecht bei der Angemessenheit der Bezahlung eingeräumt werde, ist sehr zweifelhaft. Denn dann müsste der Arzt um die Gebührensätze regelrecht „ feilschen „ und hätte dafür auch noch die Beweispflicht. Der Vorgang des Aushandelns müsste daher vor Zeugen geschehen. Dies ist aber eine gravierende Einschränkung der Berufsausübungsfreiheit, Art. 12 GG. Es sind keine schutzwürdigen Belange der Patienten erkennbar, die eine Individualvereinbarung nur dann zuließen, wenn der Preis zur Verhandlungssache erklärt wird. Dem Patienten steht es ja frei, die Leistung eines anderen Arztes in Anspruch zu nehmen, wenn ihm der Gebührensatz zu hoch ist.
Aktenzeichen: BVerfG, 25.10.2004, AZ: 1 BvR 1437/02
Entscheidungsjahr: 2004

Schwellenwert, § 5 Abs. 2 GOÄ
Nach § 5 Abs. 2 S. 4 GOÄ darf bei der Abrechnung einer ärztlichen Leistung eine Gebühr nur zwischen dem einfachen und 2,3fachen Gebührensatz bemessen werden. Der 2,3fache Gebührensatz hat daher die Funktion eines Schwellenwertes.
Ein Überschreiten des Schwellenwertes ist nur zulässig, wenn die eng umschriebenen Besonderheiten vorliegen. Die ständige Rechtsprechung setzt voraus, dass die Besonderheiten (Schwierigkeit, Zeitaufwand, Umstände bei Ausführung) gerade bei der Behandlung des betreffenden Patienten aufgetreten sind und deutlich abweichen von der Mehrzahl der Behandlungsfälle.
Wichtig: überschreitet die berechnete Gebühr den 2,3fachen Satz, muss der Arzt gemäß § 12 Abs. 3 GOÄ eine schriftliche Begründung vorlegen, in welcher die Erhöhung der Gebühr für die einzelne Leistung verständlich und nachvollziehbar erläutert wird.
Aktenzeichen: VG Arnsberg, 02.06.2010, AZ: 13 K 1612/09
Entscheidungsjahr: 2010

Verhältnis § 5 GOÄ zur Analogberechnung
Der Arzt hat nach § 5 Abs. 2 GOÄ die Möglichkeit, die Gebühren innerhalb des Rahmens unter Berücksichtigung der Schwierigkeit und des Zeitaufwands der einzelnen Leistungen sowie der Umstände bei der Ausführung nach billigem Ermessen zu bestimmen. Danach besteht durchaus die Möglichkeit, in dem durch den Rahmen begrenzten Umfang auch Besonderheiten Rechnung zu tragen, die auf eine neue Behandlungsmethode und Entwicklungen der medizinischen Wissenschaft zurückgehen. Es ist aber nicht die Aufgabe der Vorschrift, für eine angemessene Honorierung solcher Leistungen zu sorgen, für die eine Analogberechnung in Betracht kommt
Aktenzeichen: BGH, 13.06.2004, AZ: III ZR 344/03
Entscheidungsjahr: 2004

Hinweise auf GOÄ-Ratgeber der BÄK:

► **Grundsätzliches zum Gebührenrahmen (1)**
www.baek.de/page.asp?his=1.108.4144.4188.5594
Dr. med. Anja Pieritz – in: Dt. Ärzteblatt 101, Heft 42 (15.10.2004), Seite A-2840
In § 5 GOÄ ist die Bemessung der ärztlichen Gebühren (Gebührenhöhe) geregelt; Dr. Pieritz fasst zusammen: „Die GOÄ enthält drei verschiedene Gebührenrahmen.
Der ärztliche Gebührenrahmen wird definiert in § 5 Absatz 2 der GOÄ und wird bemessen zwischen dem Einfachen bis 3,5fachen des Gebührensatzes. Mittelwert ist der 2,3fache Gebührensatz.
Der „technische" Gebührenrahmen ergibt sich aus § 5 Absatz 3 der GOÄ. Leistungen nach den Abschnitten A, E und O der GOÄ werden zwischen dem Einfachen bis 2,5fachen des Gebührensatzes bemessen. Mittelwert ist 1,8fach.
Der dritte Gebührenrahmen ergibt sich aus § 5 Absatz 4. Für Leistungen des Abschnittes M einschließlich der Nummer 437 GOÄ (Laboratoriumsuntersuchungen im Rahmen einer Intensivbehandlung) gilt der einfache bis 1,3fache Gebührensatz. Mittelwert ist der 1,15fache Satz." ◄

► **Spezielles zum Gebührenrahmen (2)**
www.baek.de/page.asp?his=1.108.4144.4188.5593
Dr. med. Anja Pieritz – in: Deutsches Ärzteblatt 101, Heft 44 (29.10.2004), Seite A-2980
In § 5 Absatz 2 der GOÄ ist festgelegt, nach welchen Kriterien ein Arzt seine Gebühren innerhalb des Gebührenrahmens bemessen kann. Diese Bemessungskriterien gelten für alle drei Gebührenrahmen. Außer bei den in § 5 Abs. 3 aufgeführten Leistungen kann ein Arzt die Schwierigkeit einer Leistung auch mit der Schwierigkeit des Erkrankung begründen.

Die Bemessung der Gebühren hat der Arzt nach billigem Ermessen vorzunehmen; er hat daher bei der Beurteilung einen Spielraum. Die Begründung der Abrechnung über dem Mittelwert muss nach § 5 Abs. 2 auf die einzelne Leistung bezogen sein. Hierzu ist auch § 12 Abs. 3 GOÄ (Rechnungsstellung) beachtlich: wird bei einer Gebühr der Mittelwert überschritten, ist dies – bezogen auf die einzelne Leistung – für den Patienten verständlich und nachvollziehbar schriftlich zu begründen. ◄

► **Gebührenrahmen im Krankenhaus (3)**
www.baek.de/page.asp?his=1.108.4144.4188.5592
Dr. med. Anja Pieritz – in: Deutsches Ärzteblatt 101, Heft 46 (12.11.2004), Seite A-3126
In § 5 Abs. 5 GOÄ sind Einschränkungen des Gebührenrahmens im stationären Bereich geregelt; und zwar für den Fall, dass bei Wahlarztleistungen diese weder von dem Wahlarzt noch von seinem ständigen ärztlichen Vertreter persönlich erbracht werden. Die Folge ist, dass diese Leistungen dann nur bis zum Mittelwert des Gebührenrahmens abgerechnet werden können. Diese Einschränkung gilt für den wahlärztlichen Bereich, aber nicht für den Belegarzt und für die ambulante (Chef-)Arztbehandung.
Dr. Pieritz führt als Beispiel an: „Wird ein Patient stationär in der Chirurgie behandelt und wird durch einen Facharzt, der nicht ständiger ärztlicher Vertreter des Chefarztes ist, eine (delegierbare) Sonographie der Abdominalorgane durchgeführt, so kann diese Untersuchung nur bis zum Mittelwert (hier 2,3fach) berechnet werden. Zeitaufwand, Schwierigkeit und Umstände bei der Ausführung können nur innerhalb der Regelspanne (1,0fach bis 2,3fach) berücksichtigt werden." ◄

► **Besondere Umstände, besondere Ausführung**
www.baek.de/page.asp?his=1.108.4144.4188.4190
Dr. med. Regina Klakow-Franck – in: Deutsches Ärzteblatt 100, Heft 36 (05.09.2003), Seite A-2323
Zu dem Thema führt Klakow-Franck aus: Besondere Umstände im Sinne von § 5 Abs. 2 GOÄ, die zu einer Steigerung des Gebührenrahmens führen können, sind nicht anzunehmen, wenn es sich um einen methodisch-technisch bedingten, der Leistung immanenten besonderen Aufwand handelt. Dies gilt auch dann, wenn die Leistung mit erhöhten Kosten verbunden ist. ◄

► **Bundesgerichtshof stützt Argumentation der Bundesärztekammer**
www.arzt.de/page.asp?his=1.108.4144.4188.5852
Dr. med. Anja Pieritz – Deutsches Ärzteblatt 104, Heft 50 (14.12.2007), Seite A-3504
Dr. Pieritz weist auf ein wichtiges Urteil des BGH hin: Die BÄK vertritt seit längerer Zeit die Ansicht, dass es dem Willen des Gesetzgebers entspreche, den Schwellenwert zum Richtwert zu machen, um bei einer ärztlichen Leistung den Fall des durchschnittlichen Schwierigkeitsgrads und Zeitaufwands, kurz den Normalfall, abzugelten.
Die Ansicht der BÄK ist durch eine Entscheidung des Bundesgerichtshofs (BGH, 08.11.2007, AZ: III ZR 54/07) bestätigt worden.
BGH entschied, dass der Arzt das ihm eingeräumte Ermessen nicht verletze, wenn er nach Schwierigkeit und Zeitaufwand durchschnittliche ärztliche Leistungen mit dem Höchstsatz der Regelspanne abrechne; vom Arzt werde auch im Bereich der Regelspanne keine Begründungspflicht auferlegt.
Die Forderung nach einer regelhafter Abrechnung von ärztlichen Leistungen zum sogenannten kleinen Mittelwert (1,8fach) wird somit vom BGH zurückgewiesen. ◄

§ 5a Bemessung der Gebühren in besonderen Fällen

Im Fall eines unter den Voraussetzungen des § 218a Abs. 1 des Strafgesetzbuches vorgenommenen Abbruchs einer Schwangerschaft dürfen Gebühren für die in § 24b Abs. 4 des Fünften Buches Sozialgesetzbuch genannten Leistungen nur bis zum 1,8fachen des Gebührensatzes nach § 5 Abs. 1 Satz 2 berechnet werden.

Kommentar:

Diese Vorschrift beschränkt den Gebührenrahmen auf das maximal 1,8fache des Einfachsatzes, sofern es sich um Leistungen handelt, die im Zusammenhang mit einem nicht rechtswidrigen Schwangerschaftsabbruch stehen. Diese Begrenzung geht wohl von der Vorstellung aus, dass in der Regel eine besondere persönliche Notlage („soziale Indikation") die Schwangere zum Abbruch zwingt und dieser sozialen Lage Rechnung getragen werden soll.

§ 5b Bemessung der Gebühren bei Versicherten des Standardtarifes der privaten Krankenversicherung

Für Leistungen, die in einem brancheneinheitlichen Standardtarif nach § 257 Abs. 2a des Fünften Buches Sozialgesetzbuch (SGB V) versichert sind, dürfen Gebühren nur bis zum 1,7fachen des Gebührensatzes nach § 5 Abs. 1 Satz 2 berechnet werden. Bei Gebühren für die in den Abschnitten A, E und O des Gebührenverzeichnisses genannten Leistungen gilt Satz 1 mit der Maßgabe, dass an die Stelle des 1,7fachen des Gebührensatzes das 1,3fache des Gebührensatzes tritt. Bei Gebühren für die in Abschnitt M des Gebührenverzeichnisses genannten Leistungen gilt Satz 1 mit der Maßgabe, dass an die Stelle des 1,7fachen des Gebührensatzes das 1,1fache des Gebührensatzes tritt.

Kommentar:
Der Standardtarif wurde bereits am 1. Januar 1993 durch das Gesundheitsstrukturgesetz (§ 257, Abs. 2a, SGB V) eingeführt, um den aufgrund unzureichender Alterungsrückstellung der PKV bedingten Beitragssteigerungen älterer Privatversicherter entgegenzuwirken.
Der **Personenkreis mit Anspruch auf den Standardtarif** wurde 2007 erheblich erweitert und umfasst heute nach der oben wiedergegebenen Bestimmung:

- Personen, die das 65. Lebensjahr vollendet haben, mit einer Vorversicherungszeit von mindestens 10 Jahren in einem substitutiven Versicherungsschutz ohne Einkommensbegrenzung einschließlich der Ehegatten, sofern das jährliche Gesamteinkommen beider Ehepartner 150% der Jahresarbeitsentgeltgrenze (dies ist die Beitragsbemessungsgrenze) nicht übersteigt.
- Personen ab 55 mit einer Vorversicherungszeit von mind. 10 Jahren und jährlichem Gesamteinkommen bis zur Jahresarbeitsentgeltgrenze (Beitragsbemessungsgrenze) einschließlich Ehegatten, sofern das jährliche Gesamteinkommen beider Ehepartner 150% der Jahresarbeitsentgeltgrenze (= Beitragsbemessungsgrenze) nicht übersteigt.
- Rentner und Ruhestandsempfänger, auch wenn sie jünger als 55 Jahre sind, mit Vorversicherungszeit von 10 Jahren und einem jährlichen Gesamteinkommen bis zur Jahresarbeitsentgeltgrenze (Beitragsbemessungsgrenze) einschließlich Familienangehörige, wenn sie in der GKV vergleichbar familienmitversichert sind; ab 65 Jahren ohne Einkommensbeschränkung, es sei denn, der Ehegatte wird mitversichert. Hier gilt die Gesamtseinkommensgrenze.
- Personen mit Anspruch auf Beihilfe ab 55 Jahren sowie deren berücksichtigungspflichtige Angehörige mit einem jährlichen Gesamteinkommen bis zur Jahresarbeitsentgeltgrenze (Beitragsbemessungsgrenze) und 10-jähriger Vorversicherungszeit für beihilfeergänzendes Versicherungsrecht.
- Privatversicherte oder Beamte mit ungünstigem Risiko (z. B. Behinderung) ohne Altersgrenze, ohne Vorversicherungszeit und ohne Berücksichtigung des Gesamteinkommens.

Die im § 5b angegebenen Gebührensätze dürfen bei einer Behandlung zulasten des Standardtarifs nicht überschritten werden.

• Ein Wirrwarr bei der Abrechnung

Die unterschiedlichen Steigerungsfaktoren der Standardtarife (abhängig vom Abschlußdatum) und des Basistarifes verwirren immer wieder. Die folgende Übersicht bringt Honorar-Klarheit:

Steigerungsfaktoren für die Abrechnung von GOÄ Leistungen

Tarife	Kapitel A, E,O Kapitel	Kapitel M und Nr. 437	alle übrigen Kapitel
Gebührenrahmen nach § 5 GOÄ – „Regelsatz“	1,0 – 1,8fach	1,0 – 1,13fach	1,0- 2,3fach
Höchstsatz mit Begründung	1,0 – 2,5fach	1,0 – 1,3fach	1,0 – 3,5 fach
Standardtarif nach § 5 b	1,3fach	1,1fach	1,7fach
Allgemeine Versicherungsbedingungen 2009 für den Standardtarif	1,38fach	1,16fach	1,8fach
Basistarif gemäß Vereinbarung 1.4.2010	1,0fach	0,9fach	1,2fach

Die Erläuterungen der KV Berlin in „Informationen für die Praxis“ (http://www.kvberlin.de/20praxis/70themen/pkv_tarife/infoblatt_pkv_tarife.pdf) vom Februar 2010 helfen die verschiedenen Tarife zu verstehen:

...„**Der Standardtarif**
Der Standardtarif der PKV war ein brancheneinheitlicher Tarif mit einem gesetzlich begrenzten Höchstbeitrag (2009: € 570,-), dessen Versicherungsschutz vergleichbar ist mit dem der gesetzlichen Krankenversicherung (GKV). Er wurde 1993 eingeführt und diente insbesondere zur Beitragsreduzierung im Alter. Dieser Tarif ist seit seiner Einführung nur für bestimmte, vom Gesetzgeber definierte Personengruppen geöffnet. Seine Zugangsbeschränkungen sind sehr restriktiv.
Der Standardtarif konnte bis Ende 2008 bei jedem privaten Versicherer abgeschlossen werden. Er wurde dann vom sogenannten Basistarif abgelöst, d. h. PKV-Neukunden können den Standardtarif seit 1. Januar 2009 nicht mehr abschließen.
PKV-Versicherte im Standardtarif genießen Bestandsschutz. Nur Versicherte, die sich bis zum 31. Dezember 2008 privat krankenversichert hatten, können auch künftig noch unter den heutigen Bedingungen in den Standardtarif wechseln.

Der Basistarif
Seit 1. Januar 2009 besteht eine gesetzliche Versicherungspflicht. Der Basistarif muss seitdem von allen privaten Krankenversicherungen angeboten werden und umfasst eine nach Art und Umfang mit den Leistungen der GKV vergleichbare ärztliche Versorgung..."

§ 6 Gebühren für andere Leistungen

(1) Erbringen Mund-Kiefer-Gesichtschirurgen, Hals-Nasen-Ohrenärzte oder Chirurgen Leistungen, die im Gebührenverzeichnis für zahnärztliche Leistungen – Anlage zur Gebührenordnung für Zahnärzte vom 22. Okt. 1987 (BGBl. I S. 2316) – aufgeführt sind, sind die Vergütungen für diese Leistungen nach den Vorschriften der Gebührenordnung für Zahnärzte in der jeweils geltenden Fassung zu berechnen.

(2) Selbstständige ärztliche Leistungen, die in das Gebührenverzeichnis nicht aufgenommen sind, können entsprechend einer nach Art, Kosten- und Zeitaufwand gleichwertigen Leistung des Gebührenverzeichnisses berechnet werden.

Kommentar:
Absatz 1 wendet auf zahnärztliche Leistungen, die von Mund-Kiefer-Gesichtschirurgen, HNO-Ärzten oder Chirurgen erbracht werden, die Gebührenordnung für Zahnärzte (GOZ) an. Dieser Verweis für die drei genannten Fachgruppen wird in der Amtlichen Begründung zur 3. Änderungsverordnung damit begründet, dass es notwendig gewesen sei, klarzustellen, dass Ärzte dieser Fachgruppen, deren Leistungsspektrum, wenn auch zum Teil nur in geringem Umfange, auch Leistungen aus der Gebührenordnung für Zahnärzte (GOZ) umfassen kann, Vergütungen für diese Leistungen nur nach der GOZ berechnen dürfen.
In Absatz 2 verbirgt sich eine der wichtigsten Regelungen des Paragraphenteils der GOÄ, nämlich die Möglichkeit der Analogbewertung ärztlicher Leistungen, die nicht in die GOÄ aufgenommen sind. Dabei kommt es nicht auf den Grund an, aus dem eine Leistung nicht aufgenommen wurde (Uleer, Miebach, Patt, § 6, Rdn. 9, Hoffmann, Kleinken § 6, Rdn. 3, Kommentar zur GOÄ § 6, 2). Soweit die Vorschriften der GOÄ bestimmte Leistungen als Bestandteil bestehender Abrechnungspositionen ansehen oder eine Abrechnung ausdrücklich ausschließen (vgl. § 10 Abs. 2 GOÄ), kann hierfür eine Analogbewertung nicht vorgenommen werden! Für eine Analogie ist nur dort Raum, wo die Gebührenordnung eine Abrechnungslücke gelassen hat. In diesen Fällen kann der Arzt eine (ggf. mehrere in Kombination!) nach Art, Kosten- und Zeitaufwand vergleichbare Leistung der GOÄ ansetzen.
Eine Analogbewertung kann nur bei selbständigen ärztlichen Leistungen (vgl. dazu § 4 GOÄ) vorgenommen werden; dies trifft dann nicht zu, wenn nur eine besondere Ausführung einer anderen Leistung vorliegt.
Umstritten war früher die Frage, ob nicht das Problem einer analogen Bewertung mit einer Honorarvereinbarung gemäß § 2 GOÄ umgangen werden kann. Es hat sich die Meinung herausgebildet, dass es unzulässig ist, eine Vereinbarung über Inhalt und Höhe der Vergütung zu treffen, ohne dass auf die erforderlichen Leistungspositionen oder analoge Bewertungen hingewiesen wird. Auf diese Art kann die Regelung des § 6 Abs. 2 GOÄ nicht umgangen werden.
Umstritten ist, ob eine analoge Bewertung auch dann möglich ist, wenn eine Leistung zwar in der Vergangenheit nur als Teil eine anderen Leistung erbracht werden konnte, aufgrund eines methodischen Fortschritts nunmehr jedoch auch selbständig möglich und sinnvoll ist. Den Befürwortern (Hoffmann, Kleinken § 6, Rdn. 3 mit weiteren Nachweisen, Kommentar zur GOÄ § 6, 2.) ist zuzustimmen, da die rasante Entwicklung des medizinischen Fortschritts sonst nicht sachgerecht abgebildet werden könnte.

Liste der Analogziffern der BÄK
Die **Bundesärztekammer** gibt regelmäßig ein **Verzeichnis der Analogen Bewertungen (GOÄ) der BÄK und des Zentralen Konsultationsausschusses für Gebührenordnungsfragen** heraus, insbesondere um damit der Weiterentwicklung der Medizin und dem Versorgungsbedarf, aber auch der Rechtssicherheit der betroffenen Ärzte bis zur nächsten Änderung der Amtlichen Gebührenordnung (langwieriges Verfahren bis zum Erlass als Rechtsverordnung) gerecht zu werden. Hierfür hat sich die BÄK bereits im Jahre 1984 Richtlinien gegeben (s. DÄ 1984, S. 485), die die Grundlage für die bislang erstellte Liste der Analogpositionen darstellt. Die bis dahin von der BÄK in die Liste der Analogpositionen aufgenommenen Leistungen wurden durch die 3. und die 4. Änderungsverordnung weitgehend in das Gebührenverzeichnis aufgenommen. In der Vergangenheit gab es wegen

P. Hermanns, G. Filler, B. Roscher (Hrsg.), *GOÄ 2013*,
Erfolgskonzepte Praxis- & Krankenhaus-Management,
DOI 10.1007/978-3-642-29292-7_6, © Springer-Verlag Berlin Heidelberg 2013

der von der BÄK ausgeübten Praxis bei der Definition von Analogziffern gelegentlich Differenzen mit den Kostenträgern (PKV und Beihilfe), zumal den Aussagen der BÄK ein nicht unerhebliches Gewicht zukam. Dem wird seit einiger Zeit dadurch entgegengewirkt, dass die BÄK zu den von ihrem Gebührenordnungsausschuss erarbeiteten „Abrechnungsempfehlungen" Stellungnahmen des Bundesgesundheitsministeriums, des Bundesinnenministeriums sowie des Verbandes der privaten Krankenversicherung erbittet. So wurden seit der 4. Änderungsverordnung nur noch solche analoge Bewertungen in die Liste der Bundesärztekammer aufgenommen, über die vorher mit diesen Institutionen Einvernehmen erzielt werden konnte. Diese gemeinsam festgelegten Leistungen sind mit dem Buchstaben „A" vor der GOÄ-Ziffer gekennzeichnet, z. B.:

Analoge GOÄ-Nr.	Leistungslegende	Pkt.	1facher Satz
A36	Strukturierte Schulung einer Einzelperson mit einer Mindestdauer von 20 Min. Bei Asthma bronchiale, Hypertonie einschl. Evaluation zur Qualitätssicherung zum Erlernen und Umsetzen des Behandlungsmanagements, einschl. Auswertung standardisierter Fragebögen, je Sitzung (**analog Nr. 33**)	300	17,49
A72	Vorläufiger Entlassungsbericht im Krankenhaus (**analog Nr. 70**)	40	2,33
A409	A-Bild-Sonographie (**analog Nr. 410**)	200	11,66

Abrechnungsempfehlungen der Bundesärztekammer
Neben diesen Analogen Bewertungen, die im Konsens abgesprochen wurden, gibt es Abrechnungsempfehlungen der Bundesärztekammer. Bei diesen konnte die völlige Übereinstimmung mit Bundesgesundheitsministerium, Bundesinnenministerium und/oder dem Verband der Privaten Krankenversicherungen nicht hergestellt werden, der verbleibende Dissens ist nach Angaben der BÄK im Internet jedoch gering. Erstmalig in der Ausgabe des Deutschen Ärzteblattes vom 10. September 1999 (Heft 36) veröffentlicht die Bundesärztekammer „Beschlüsse des Gebührenordnungsausschusses der Bundes-ärztekammer". Es handelt sich um Empfehlungen zur GOÄ-Anwendung, die nicht in das übliche Abstimmungsverfahren eingebracht wurden.
„Die Gründe liegen darin, dass es sich entweder nicht um Fragen Analoger Bewertungen handelt oder, wo Empfehlungen zur Analogberechnung von Leistungen ausgesprochen werden, die Frage der klinischen Wertigkeit der Verfahren noch nicht abschließend beurteilt werden kann ..." (BÄK im DÄ, Heft 36, 1999, S. A-2240)
Bei den Abrechnungsempfehlungen der BÄK wird von Ärzten und einigen Abrechnungsstellen in der Liquidaation häufig der Buchstabe „A" hinter der GOÄ-Nr. aufgeführt:

Analoge GOÄ-Nr.	Leistungslegende	Pkt.	1facher Satz
302 A	Radiale Stoßwellentherapie bei orthopädischen, chirurgischen oder schmerztherapeutischen Indikationen – analog **Nr. 302 GOÄ– entsprechend GOÄ § 6 (2) – es folgt der Text (auch Kurztext möglich) der originären GOÄ-Ziffer**	250	14,57
612 A	Videosystem-gestützte Untersuchung und Bilddokumentation von Muttermalen, einschließlich digitaler Bildweiterverarbeitung und -auswertung (z. B. Vergrößerung und Vermessung) **– analog Nr. 612 GOÄ entsprechend GOÄ § 6 (2) – es folgt der Text (auch Kurztext möglich) der originären GOÄ-Ziffer**	757	44,12

Auch wenn diese Kennzeichnung für eine analoge Leistung verwendet wird, ist nach § 12 (Abs. 4) grundsätzlich zu beachten: Der Patient muss in der Liquidation erkennen können, welche erbrachte Leistung nicht in der GOÄ erhalten ist, worin sie besteht und mit welcher GOÄ Nr. eine Analogbewertung vorgenommen wird. Diese Aufschlüsselung kann durch eine Zusatzbezeichnung wie z.B: A, nicht ersetzt werden.
Einige Gebührenpositionen, die hinter der Ziffer mit einem kleinen „a" gekennzeichnet sind, z. B. GOÄ Nrn. 265a, 269a, 305a und 605a sind originäre Gebührenordnungspositionen.

Bezüglich der „Rechtsrelevanz" dieser Beschlüsse teilt die Bundesärztekammer mit:
„Die ‚Beschlüsse des Gebührenordnungsausschusses der Bundesärztekammer' sind nicht rechtsverbindlich. Rechtsverbindlich ist nur der Text der GOÄ selber. Die Beschlüsse sind aber rechtsrelevant. Durch den hinter den Beschlüssen stehenden Sachverstand des Gebührenordnungsausschusses – gepaart mit Beratungen durch Fachvertreter, Berücksichtigung vorliegender Rechtsprechung und nicht zuletzt der gebotenen Neutralität – werden Beschlüsse des Gebührenordnungsausschusses der Bundesärztekammer häufig in Rechtsstreiten von Gerichten entscheidend berücksichtigt.
Für den Arzt sind die Beschlüsse zusätzlich rechtsrelevant dadurch, dass sie einen Aspekt der Tätigkeit der Ärztekammern hinsichtlich des Wahrens der Berufsordnung darstellen." (BÄK in DÄ, Heft 36, 1999, S. A-2240).
In diesem Zusammenhang ist darauf hinzuweisen, dass formal betrachtet zwar nur Leistungen analog berechnet werden dürfen, „die in das Gebührenverzeichnis nicht aufgenommen sind" (§ 6 Abs. 2). Die zivilrechtliche Rechtsprechung hat jedoch schon vor etlichen Jahren klargestellt, dass eine „ausfüllungsbedürftige Regelungslücke" in der GOÄ auch dann besteht, wenn das Leistungsverzeichnis zwar eine Gebührenordnungsposition enthält, diese aber „wegen einer wesentlichen Änderung der Verhältnisse so wenig sachgerecht ist, dass der Regelungscharakter verlorengegangen ist". Angesichts der mangelnden Aktualisierung der derzeit gültigen GOÄ und der seit langem ausstehenden Anpassung der Bewertungen an die wirtschaftliche Entwicklung kann nahezu die gesamte GOÄ als „nur noch wenig sachgerecht" beurteilt werden.
Trotzdem kann die Aussage der Rechtsprechung nicht dahin missverstanden werden, dass nunmehr ein „Freibrief" für individuell angemessene Höherbewertungen bestehe. Andererseits ist aber auch dem Ansinnen vieler privater Krankenversicherungen unter Hinweis auf diese Rechtsprechung entgegen zu treten, die durch extensive Auslegung des „Zielleistungsprinzips" (s. o. zu § 4 Abs. 2) versuchen, Weiterentwicklungen der Medizin grundsätzlich auf dem Niveau veralteter Leistungsbeschreibungen zu halten, ohne moderne therapeutische oder differenziertere diagnostische Möglichkeiten zu würdigen.

Hinweis der Autoren zur Kennzeichnung analoger Bewertungen in diesem Buch:
In diesem Buch wird bei vielen GOÄ Leistungspositionen neben den Begriffen: Kommentar, Ausschluss, Tipp und IGeL auch das Schlagwort „analog" verwendet. Im Anschluss daran werden ganz kurze Hinweise für mögliche analoge Bewertungen gemäß GOÄ § 6 (2) gegeben. Die Feststellung der Urheberschaft der hier genannten analogen Bewertungen ist nicht immer eindeutig möglich.
Aufgenommen, und unter den Gebührenpositionen auch eingegliedert, wurden die analogen Bewertungen aus

- dem Verzeichnis **Analoge Bewertungen der BÄK** und **des Zentralen Konsultationsausschusses für Gebührenordnungsfragen bei der BÄK**. Diese werden fortlaufend (in der offiziellen Gebührenorknung für Ärzte (GOÄ), zuletzt erschienen im Deutschen Ärzte Verlag, 2008) aufgenommen.

In diesem Verzeichnis ist jede Analogbewertung mit einem großen **„A"** und einer künstlichen GOÄ-Nr. (sogenannte Platzhalternr.) versehen, z.B. A72 „Vorläufiger Entlassungsbericht im Krankenhaus – analog Nr. 70 GOÄ". In einer Liquidation kann diese Nr. verwendet werden. Dazu müssen aber in jedem Fall der Inhalt der Analogbewertung und die Gebührenposition der in der GOÄ analog übernommenen Position aufgeführt werden. Diese Schreibweise mit **„A"** und der entsprechenden Platzhalternr. wurden im Buch und Internet übernommen. Außerdem ist die offizielle Analoge Liste in ihrer Gesamtheit zusätzlich abgedruckt auf Seite 699.
Weitere ausführlich dargestellte analoge Bewertungen wurden mit dem Begriff **„analog"** hinter der Gebührennummer versehen. In den Leistungslegenden werden die Quellen – soweit verhanden – angegeben, d. h. wer die analogen Ziffern (mutmaßlich) eingeführt oder empfohlen hat z.B.

- die **Abrechnungsempfehlungen der BÄK**, die nicht im Verzeichnis Analoger Bewertungen der BÄK aufgeführt sind
- die **Broschüre „Analog-Bewertung in Ihrer Praxis" der Privatärztliche Verrechnungsstelle (PVS), 2008**. Diese Empfehlungen von Analogen Bewertungen wurden mit freundlicher Genehmigung der Privatärztlichen Verrechnungsstellen im PVS Verband (Berlin) übernommen.

Einige Bespiele aus diesem Buch:

Analoge GOÄ Nr.	Leistungslegende	Punkte
427 analog	**Kontrolle der Beatmung unter nCPAP oder BiPAP** (s.Leistungskomplex Schlaflabor) (analog Nr. 427 GOÄ) – n. Beschluss des Gebührenordnungsauschusses der BÄK	**150**
661 analog	**Programmierung Herzschrittmacher** – (analog Nr. 661 GOÄ) – n. Empfehlung von Analog Ziffern der PVS	**530**
829 analog	**Isolierte Bestimmung der mot. Nervenleitgeschwin-digkeit** – (analog Nr. 829 GOÄ) – n. Empfehlung von Analog Ziffern der PVS	**160**
1366 analog	**Photodynamische Therapie am Augenhintergrund (Laserbehandlung einschl. Infusion des Photosensibilisators))** – (analog Nr. 1366 GOÄ) – n. Beschluss des Gebührenordnungsauschusses der BÄK	**1110**

Hinweise auf GOÄ-Ratgeber der BÄK:

► **Gleichartig oder gleichwertig**
www.baek.de/page.asp?his=1.108.4144.4193.4201
Dr. med. Regina Klakow-Franck – in: Deutsches Ärzteblatt 100, Heft 42 (17.10.2003), Seite A-2747
Die Autorin weist auf zwei Grundregeln hin: „Die Bildung einer Analogbewertung (§ 6 Abs. 2 GOÄ) ist nur zulässig, wenn die Leistung nicht bereits im Gebührenverzeichnis der GOÄ vorhanden ist (Grundregel Nr. 1). Liegen die Voraussetzungen zur Bildung einer Analogbewertung vor, muss sich die Suche nach einer adäquaten analog abzugreifenden Leistung nach dem Leitkriterium der ‚Gleichwertigkeit' der Leistung ausrichten (Grundregel Nr. 2)." ◄

► **Analoge Bewertung: Gleichartig oder gleichwertig?**
www.baek.de/page.asp?his=1.108.4144.4193.4209
Dr. med. Regina Klakow-Franck – in: Deutsches Ärzteblatt 100, Heft 38 (19.09.2003), Seite A-2465
Die Autorin ergänzt noch die bisherigen Angaben zur Analoge Bewertung: Die Abrechnungsempfehlungen der Bundesärztekammer, einschließlich ihrer Empfehlungen zu Analogbewertungen, sind **nicht** rechtsverbindlich. Nach § 6 Abs. 2 GOÄ muss eine Leistung, die im Gebührenverzeichnis nicht enthalten ist, entsprechend einer gleichwertigen Leistung berechnet werden. Die Gleichwertigkeit der Leistungen ist am ehesten gegeben, wenn Leistungen desselben Fachgebiets miteinander verglichen werden. Es sollte deshalb die gleichwertige Leistung aus demselben Abschnitt der GOÄ entnommen werden, dem die analog zu bewertende Leistung zuzurechnen ist. ◄

► **Problematische Analogbewertungen – Rahmenbedingungen**
www.baek.de/page.asp?his=1.108.4144.4193.4211
Dr. med. Regina Klakow-Franck – in: Deutsches Ärzteblatt 100, Heft 11 (14.03.2003), Seite A-726
Dr. Klakow-Frank macht weitere Ausführungen zur Analogbewertung: Zwingend erforderlich ist es, vorab zu prüfen, ob die analoge Leistung nicht doch im Gebührenverzeichnis enthalten ist und ob es sich gemäß § 4 Abs. 2 a GOÄ (‚Zielleistungsprinzip') nur um eine besondere Ausführung einer bereits vorhandenen Gebührenposition handelt. Es ist fehlerhaft, unterschiedliche Leistungen nach dem Behandlungsziel zu vergleichen. § 6 Abs. 2 GOÄ schreibt vielmehr vor, die Gleichwertigkeit nach Art, Kosten und Zeitaufwand zu bestimmen. Häufig wird auch übersehen, dass eine Analogbewertung die Rahmenbedingungen der originären, analog abgegriffenen Gebührenposition ‚erbt'. ◄

► **Korrekte Darstellung einer Analogen Bewertung**
www.arzt.de/page.asp?his=1.108.4144.4193.5661
Dr. med. Anja Pieritz – in: Deutsches Ärzteblatt 104, Heft 36 (07.09.2007), Seite A-2456
Dr. Pieritz gibt folgende Hinweise: In § 12 Abs. 4 GOÄ heißt es zur Rechnungsstellung einer analogen Bewertung: Wird eine Leistung nach § 6 Abs. 2 berechnet, ist die entsprechend bewertete Leistung für den Zahlungspflichtigen verständlich zu beschreiben und mit dem Hinweis entsprechend sowie der Nummer und der Bezeichnung der gleichwertig erbrachten Leistung zu versehen. Die Analoge Bewertung sollte verdeutlicht werden, indem zu dem Wort „entsprechend" der Hinweis auf den § 6 Absatz 2 GOÄ beigefügt wird. Eigene Zusätze des Arztes, wie beispielsweise „A 558", „AA0038" oder „2381a", sind unzulässig.
Die einzige nach § 12 GOÄ zulässige Kennzeichnung mit dem Buchstaben „A" kommt im Abschnitt Laboratoriumsuntersuchungen vor. Analoge Laborleistungen müssen durch ein vorangestelltes „A" gekennzeichnet werden. Andererseits sollten die offiziellen Analogen Bewertungen der Bundesärztekammer und des Zentralen Konsultationsausschusses bei der Bundesärztekammer, die durch ein vorangestelltes „A", wie „A36", gekennzeichnet werden, genutzt werden. Dadurch werden die im Konsens getroffenen analogen Bewertungen erkannt. Die aktuelle Fassung der Bewertungen kann auf der Internetseite der Bundesärztekammer eingesehen werden. ◄

► **Analoge Bewertung – künstliche Gebührennummer?**
www.arzt.de/page.asp?his=1.108.4144.4193.6085
Dr. med. Anja Pieritz – in: Deutsches Ärzteblatt 105, Heft 12 (21.03.2008), S. A-652
Dr. Pieritz ergänzt zu ihren früheren Beiträgen noch: Da die analoge Leistung die Bedingungen der originären Leistung erbt, dürfen im Originaltext vorhandene Angaben zur Mindestdauer nicht weggelassen werden; genau so verhält es sich mit Einschränkungen der Personenzahl etc. ◄

► **Analoge Bewertung(en): vornehmen – wer darf das?**
www.arzt.de/page.asp?his=1.108.4144.4193.6176
Dr. med. Anja Pieritz – in: Deutsches Ärzteblatt 105, Heft 18 (02.05.2008), S. A-970
Die Autorin weist auf einen wichtigen Punkt hin: Offizielle analoge Bewertungen der Bundesärztekammer (BÄK) sind nicht rechtsverbindlich.
Die Empfehlungen und analogen Bewertungen der BÄK und ihrer Gremien werden jedoch bei strittigen Fragen zur Abrechnung der Gebühren als „sachverständiger Rat" akzeptiert und herangezogen, so auch von Beihilfestellen und auch von Gerichten. ◄

§ 6a Gebühren bei stationärer Behandlung

(1) Bei stationären, teilstationären sowie vor- und nachstationären privatärztlichen Leistungen sind die nach dieser Verordnung berechneten Gebühren einschließlich der darauf entfallenden Zuschläge um 25 vom Hundert zu mindern. Abweichend davon beträgt die Minderung für Leistungen und Zuschläge nach Satz 1 von Belegärzten und anderen niedergelassenen Ärzten 15 vom Hundert. Ausgenommen von der Minderungspflicht ist der Zuschlag nach Buchstabe J in Abschnitt B V des Gebührenverzeichnisses.

(2) Neben den nach Abs. 1 geminderten Gebühren darf der Arzt Kosten nicht berechnen; die §§ 7 bis 10 bleiben unberührt.

Kommentar:

Mit Ausnahme der Entschädigungen

- Wegegeld
- Reiseentschädigung
- dem Ersatz von Auslagen (§§ 7 bis 10 GOÄ)
- sowie dem Zuschlag nach Buchstabe J

unterliegen alle übrigen Leistungen der GOÄ einer Minderungspflicht, sofern sie voll- oder teilstationär (auch belegärztlich) sowie vor- und nachstationär erbracht wurden. Eine Minderungspflicht besteht nicht bei ambulanten Leistungen, die ein leitender Krankenhausarzt in seiner Sprechstunde aufgrund einer Nebentätigkeitsgenehmigung erbringt. Dies gilt auch für die Durchführung von ambulanten Operationen. Soweit ein Patient privatärztliche Leistungen (Wahlleistungen) in Anspruch nimmt, sind insoweit Krankenhausleistungen nicht erforderlich. Trotzdem stellen die Krankenhäuser den privatärztlich behandelten Patienten die Entgelte für ihre Leistungen ohne Abschlag in Rechnung. Das bedeutet aber, dass privat behandelte Patienten für das gleiche Geld, das auch nicht privatärztlich behandelte Patienten zu zahlen haben, eine erheblich verringerte Krankenhausleistung erhalten. Das macht es erforderlich, zum Schutz der Patienten vor mehrfacher Vergütung ärztlicher Leistungen und der damit zusammenhängenden Kosten einen Ausgleich herbeizuführen. Dieser soll durch die Regelung in § 6a geschaffen werden. Durch den Abschlag soll der Zahlungspflichtige vor einer Doppelbelastung geschützt werden, die entstehen würde, wenn er diese Sach- und Personal-Kostenanteile der (voll-/teil-) stationären Leistungen einmal zu 100% über den Pflegesatz und einmal zu 100% über die Arztrechnung begleichen müsste.
Leistungen in der **stationären Einrichtung** unterliegen grundsätzlich einer Minderung um 25%. Ausgenommen hiervon sind Leistungen von **Belegärzten** oder **anderen niedergelassenen Ärzten**, die **um 15% gemindert** werden. Für den Begriff „Belegarzt" kann auf die in § 23 Bundespflegesatzverordnung (BPflV) enthaltene Definition zurückgegriffen werden. Danach ist ein Belegarzt ein Arzt, der berechtigt ist, seine Patienten im Krankenhaus unter Inanspruchnahme der hierfür bereitgestellten Dienste, Einrichtungen und Mittel stationär oder teilstationär zu behandeln, ohne hierfür vom Krankenhaus eine Vergütung zu erhalten. Ärzte sind „niedergelassen", wenn sie ihre ärztliche Tätigkeit in selbständiger ambulanter Praxis ausüben.
Voraussetzung für eine Minderung nach § 6a ist ein wirksamer Behandlungsvertrag zwischen dem Patienten und einem Arzt (Wahlarzt, Belegarzt) und die in der GOÄ und der Bundespflegesatzverordnung (BPflV) enthaltenen zusätzlichen Voraussetzungen für eine Abrechenbarkeit.
Die einzelnen Regelungen des § 6 a sind zwingendes Recht und damit unabdingbar. Vereinbarungen, die diese Regelungen abändern oder ausschließen wollen, verstoßen gegen § 2 Abs. 1 S. 1 GOÄ, der nur eine abweichende Absprache der Gebührenhöhe zulässt. Ein entsprechender Verstoß führt zur Nichtigkeit der Vereinbarung. Lange umstritten war die Frage, ob die Minderungspflicht nach § 6a auch dann zu bejahen ist, wenn die infrage stehende privatärztliche Leistung nicht unmittelbar mit Mitteln des Krankenhauses oder im Krankenhaus erbracht wird, sondern das Krankenhaus Leistungen im Rahmen der Krankenhausbehandlung aus dem Krankenhaus herausverlagert.

Angesichts des sich immer mehr verstärkenden Umstandes, wonach Krankenhausleistungen nach außen verlagert werden (sog. outsourcing) – z. B. von Labor, Radiologie, Nuklearmedizin, Rehabilitationsmedizin und ganze Fachrichtungen wie Augen- und/oder HNO-Heilkunde – wurde diese Frage immer heftiger diskutiert.
Mit einer **Entscheidung vom 13. Juni 2002** hat der **BGH** diesen Streit dahin entschieden, dass auch extern erbrachte Leistungen niedergelassener Ärzte der Minderungspflicht nach § 6a GOÄ unterliegen (III ZR 186/01, NJW 2002, S. 2948 ff.). Eine hiergegen eingelegte Verfassungsbeschwerde hatte keinen Erfolg (Beschl. d. BverfG vom 19.3.04 – 1 BvR 1319/02).
Diese Entscheidung ist, wie nicht anders zu erwarten, auf ein geteiltes Echo gestoßen. Laut „AS aktuell" Nr. 20 vom 9.10.2002, S. 13, hat die Bundesärztekammer das Urteil als „überraschend" und „nicht sachgerecht" kritisiert. „Die externen, konsiliarisch hinzugezogenen Ärzte würden belastet – die Versicherungs- und Kostenträger sowie die Krankenhäuser würden entlastet. Die Krankenhausträger könnten auf diese Weise weiterhin kostenträchtige Leistungen auf niedergelassene und andere externe Ärzte verlagern, um so das Budget zu entlasten. Das Urteil beende zwar einen seit Jahren schwelenden Konflikt zwischen der Ärzteschaft und den Kostenträgern, gebe aber Anlass zu einer in diesem Punkt notwendigen Gesetzesänderung."
Ebenfalls ablehnend äußert sich Henkel („Zur Honorarminderung gem. § 6a GOÄ bei extern erbrachten Wahlleistungen", MedR 2002, S. 573 ff.), der zudem bezweifelt, dass durch das Urteil des BGH die Diskussion um einen sachgerechten Ausgleich zwischen BPflV und GOÄ um den Anwendungsbereich der § 6a GOÄ beendet sei. Er kritisiert insbesondere, dass der BGH, der zwar nicht mehr von einer Doppelbelastung, sondern von einer Mehrbelastung in dem entschiedenen Fall spreche, durch diese Mehrbelastung des Wahlleistungspatienten eine Rechtfertigung für eine Minderung nach § 6a GOÄ sehe. Dies dehne den Anwendungsbereich der Vorschrift unzulässig aus und stelle für den externen Leistungserbringer eine willkürliche Belastung dar, die durch sachgerechte Gründe nicht zu rechtfertigen sei. Aus seiner Sicht kann die Ausdehnung der Minderungspflicht auf die vom BGH entschiedene Fallkonstellation insgesamt aus verfassungsrechtlicher Sicht keinen Bestand haben.
Zustimmend äußert sich hingegen Patt („Gebührenminderung bei stationären Leis-tungen", NJW 2002, S. 2929 f.). Nach seiner Meinung hat der BGH „mit erfreulicher Klarheit" festgestellt, dass auch die Honorare für die Leistungen externer Ärzte der Minderungspflicht nach § 6a GOÄ unterliegen. Allerdings geht ihm die Entscheidung insofern noch nicht weit genug, als der vom BGH angewendete Minderungssatz von 15% zu niedrig ist. Nach seiner Ansicht seien externe Wahlärzte hierdurch gegenüber im Krankenhaus tätigen Wahlärzten ungerechtfertigt bevorteilt. Er hofft, „dass die somit nicht gerechtfertigte Besserstellung der externen Wahlärzte in der Frage der Gebührenminderung von der Rechtsprechung alsbald korrigiert und auch insoweit konsequent eine 25 % ausmachende Minderung der Gebühren verlangt wird".
Siehe hierzu auch Uleer, Miebach, Patt, § 6a, Rdn. 10 ff., Hoffmann, Kleinken § 6a, Rdn. 6, Kommentar zur GOÄ § 6a, 3.

■ Rechtsprechung

Gebührenminderung nach § 6a GOÄ

Die Regelung in § 6a GOÄ hat den Sinn, durch die Minderung der Gebühren die Doppelbelastung auszugleichen, die sich ergibt, dass die Vergütung für privatärztliche Leistungen auch Sach- und Personalkosten umfasst, die schon im Pflegesatz des Krankenhauses enthalten sind. Honorare für erforderliche Leistungen im Rahmen einer stationären Behandlung sind daher gemäß § 6a GOÄ zu mindern, auch wenn sie extern erbracht werden müssen.
Aktenzeichen: 1. OLG Hamm, 21.03.2001, AZ: 3 U 149/00 -
2. OLG Düsseldorf, 07.06.2001, AZ: 8 U 161/00
Entscheidungsjahr: 2001

Hinweise auf GOÄ-Ratgeber der BÄK:

► **Liquidationskette**
www.baek.de/page.asp?his=1.108.4144.4176.4181
Dr. med. R. Klakow-Franck – in: Deutsches Ärzteblatt 101, Heft 16 (16.04.04), Seite A-1116
Eine Wahlleistung setzt voraus, dass mit dem Patienten vor Beginn der Behandlung eine entsprechende schriftliche Vereinbarung getroffen wird. Gemäß § 22 Absatz 3 der Bundespflegesatzverordnung erstreckt sich eine Vereinbarung über wahlärztliche Leistungen auf alle liquidationsberechtigten Ärzte des Krankenhauses, die an der Behandlung des Patienten beteiligt sind.

Dr. Klakow-Franck führt weiter aus: „Die Honorarminderungspflicht nach § 6 a GOÄ bezieht sich auf alle an der Liquidationskette beteiligten Ärzte: daher müssen die Gebühren für die Leistungen der Wahlärzte pauschal um 25 Prozent, die Gebühren für Leistungen von externen Ärzten, die in den stationären Behandlungsfall einbezogen werden, um 15 Prozent gemindert werden.
Die 15 Prozent Minderung sind nach der jüngsten Rechtsprechung des Bundesgerichtshofs auch dann abzuziehen, wenn der im Rahmen der Liquidationskette beteiligte externe Arzt die Einrichtung des Krankenhauses zur Erbringung seiner Leistung überhaupt nicht in Anspruch nimmt, das heißt dem Krankenhaus faktisch gar keine Personal- und Sachkosten verursacht werden (BGH, Urteil vom 13. Juni 2002, Az.: III ZR 186/01).“ ◄

► **Ein erneuter Schlag ins Kontor – Bundesgerichtshof erweitert Honorarminderungspflicht auch auf externe konsiliarärztliche Leistungen**
www.baek.de/page.asp?his=1.108.4144.6625.6626 Renate Hess – in: Deutsches Ärzteblatt 99, 30 (26.07.2002), S. A-2005
Hinweis auf ein wichtiges Urteil des BGH: Der Bundesgerichtshof (BGH) verkündete ein Urteil zur strittigen Frage der Honorarminderungspflicht bei externer konsiliarärztlicher Leistungserbringung (BGH, 13. Juni 2002, AZ: III ZR 186/01).
Mit dem Urteil erweiterte nunmehr BGH die Verpflichtung zur Honorarminderung auf alle externen konsiliarärztlichen Leistungen, die auf Veranlassung eines Krankenhausarztes für einen in stationärer Behandlung befindlichen Patienten, der wahlärztliche Behandlung vereinbart hat, erbracht werden. ◄

§ 7 Entschädigungen

Als Entschädigungen für Besuche erhält der Arzt Wegegeld und Reiseentschädigung; hierdurch sind Zeitversäumnisse und die durch den Besuch bedingten Mehrkosten abgegolten.

Kommentar:
Wegegeld (§ 8 GOÄ) und Reiseentschädigung (§ 9 GOÄ) werden **nur im Zusammenhang mit Besuchen** gezahlt! Die Differenzierung ist an der Entfernung zwischen Praxisstelle (bzw. Wohnung) des Arztes und der Besuchstelle zu orientieren. Bei einer Entfernung bis zu 25 km kann Wegegeld berechnet werden. Bei einer Entfernung von mehr als 25 km tritt die Reiseentschädigung an dessen Stelle. Das Aufsuchen der Praxis bzw. Belegarzt-Stelle zur Versorgung dortiger Patienten ist **kein** Besuch! Bei Besuchen durch das **Praxispersonal** nach Nr. 52 GOÄ kann kein Wegegeld berechnet werden!

§ 8 Wegegeld

(1) Der Arzt kann für jeden Besuch ein Wegegeld berechnen. Das Wegegeld beträgt für einen Besuch innerhalb eines Radius um die Praxisstelle des Arztes von
1. **bis zu zwei Kilometern 3,58 € bei Nacht (zwischen 20 und 8 Uhr) 7,16 €**
2. **mehr als zwei Kilometern bis zu fünf Kilometern 6,65 € bei Nacht 10,23 €**
3. **mehr als fünf Kilometern bis zu zehn Kilometern 10,23 € bei Nacht 15,34 €**
4. **mehr als zehn Kilometern bis zu 25 Kilometern 15,34 € bei Nacht 25,56 €**

(2) Erfolgt der Besuch von der Wohnung des Arztes aus, so tritt bei der Berechnung des Radius die Wohnung des Arztes an die Stelle der Praxisstelle.

(3) Werden mehrere Patienten in derselben häuslichen Gemeinschaft oder in einem Heim, insbesondere in einem Alten- oder Pflegeheim besucht, darf der Arzt das Wegegeld unabhängig von der Anzahl der besuchten Patienten und deren Versichertenstatus insgesamt nur einmal und nur anteilig berechnen.

Kommentar:
Voraussetzung der Berechnung des Wegegeldes ist die Durchführung eines Besuches nach den entsprechenden Nummern der GOÄ. Auch wenn der Begriff „Nacht“ nur in Abs. 1 Nr. 1 durch den Klammerzusatz erläutert wird, gilt diese Definition (= zwischen 20.00 Uhr und 8.00 Uhr) natürlich für alle „bei Nacht“ erhöhten Wegegelder.
Da das Wegegeld eine Pauschale ist, spielen die tatsächlich entstandenen Kosten – im Gegensatz zur Reiseentschädigung – keine Rolle. So ist es unerheblich, welches Verkehrsmittel benutzt wird, oder ob der Arzt gar zu Fuß geht bzw. sich abholen lässt.
Besucht der Arzt auf einem Weg mehrere Patienten, darf er das Wegegeld insgesamt nur einmal und bei jedem Patienten nur **anteilig** berechnen (z. B. bei 2 Patienten je 50%, bei 4 je 25% etc.). Werden auf der Besuchsfahrt Privat- und GKV-Patienten besucht, ist eine anteilige Berechnung unter Berücksichtigung der GKV-Versicherten vorzunehmen. Der Begriff „häusliche Gemeinschaft“ meint zwar in erster Linie die Familie, aber auch andere Personen können eine häusliche Gemeinschaft bilden, wenn ein auf Dauer angelegter Haushalt vorliegt (z. B. nichteheliche Lebensgemein-

P. Hermanns, G. Filler, B. Roscher (Hrsg.), *GOÄ 2013*,
Erfolgskonzepte Praxis- & Krankenhaus-Management,
DOI 10.1007/978-3-642-29292-7_8,

schaft, Wohngemeinschaft). Zu einem „Heim" gehören alle Gebäude, die zusammengenommen die Einrichtung bilden. Wegegeldberechnung bei einem Besuch in einem Heim setzt aber voraus, dass der Arzt von einem oder mehreren Heimbewohnern gerufen worden ist. Ein lediglich routinemäßiges Aufsuchen des Heimes berechtigt nicht zur Abrechnung von Wegegeld.

§ 9 Reiseentschädigung

(1) Bei Besuchen über eine Entfernung von mehr als 25 Kilometern zwischen Praxisstelle des Arztes und Besuchsstelle tritt an die Stelle des Wegegeldes eine Reiseentschädigung.

(2) Als Reiseentschädigung erhält der Arzt
1. **26 Cent für jeden zurückgelegten Kilometer, wenn er einen eigenen Kraftwagen benutzt, bei Benutzung anderer Verkehrsmittel die tatsächlichen Aufwendungen,**
2. **bei Abwesenheit bis zu 8 Stunden 51,13 €, bei Abwesenheit von mehr als 8 Stunden 102,26 €je Tag,**
3. **Ersatz der Kosten für notwendige Übernachtungen.**

(3) § 8 Abs. 2 und 3 gilt entsprechend.

Kommentar:
Bei einer „Reise" (mehr als 25 Kilometer) zum Patienten steht es dem Arzt grundsätzlich frei, das Verkehrsmittel zu benutzen, welches er möchte. Allerdings sollte er im Rahmen des Zumutbaren – als Nebenpflicht aus dem Behandlungsvertrag – den Zahlungspflichtigen durch die Wahl des Verkehrsmittels nicht unangemessen belasten. Bei der Berechnung des Kilometergeldes bei Benutzung eines PKW können sowohl die Hin- als auch die Rückfahrt berechnet werden. Auch bei Reisekosten gilt die oben bei der Berechnung des Wegegeldes dargestellte anteilige Berechnung (§ 8) bei Besuch mehrerer Patienten in derselben häuslichen Lebensgemeinschaft oder im Heim.

Hinweise auf GOÄ-Ratgeber der BÄK:

► **Reiseentschädigung gilt nur für den Arzt**
www.arzt.de/page.asp?his=1.108.4144.4214.5997
Dr. med. Anja Pieritz – in: Deutsches Ärzteblatt 105; Heft 6(08.02.2008), Seite A-296
Es wird ausgeführt: „Krankenhaus- und Belegärzte können weder Besuch (Nr. 50 GOÄ) noch Wegegeld oder Reiseentschädigung berechnen, wenn sie den eigenen Patienten in ihrem Krankenhaus (Arbeitsstätte) aufsuchen. Wird ein Krankenhausarzt- oder Belegarzt jedoch ausnahmsweise als Konsiliarius zu einem Patienten in ein anderes Krankenhaus gerufen, so sind die Kosten nach §§ 8 oder 9 GOÄ berechnungsfähig. Dies gilt nicht, wenn dieses Krankenhaus regelmäßige Arbeitsstätte des Konsiliararztes ist."

§ 10 Ersatz von Auslagen

(1) Neben den für die einzelnen ärztlichen Leistungen vorgesehenen Gebühren können als Auslagen nur berechnet werden
1. **die Kosten für diejenigen Arzneimittel, Verbandmittel und sonstigen Materialien, die der Patient zur weiteren Verwendung behält oder die mit einer einmaligen Anwendung verbraucht sind, soweit in Absatz 2 nichts anderes bestimmt ist,**
2. **Versand- und Portokosten, soweit deren Berechnung nach Absatz 3 nicht ausgeschlossen ist,**
3. **die im Zusammenhang mit Leistungen nach Abschnitt O bei der Anwendung radioaktiver Stoffe durch deren Verbrauch entstandenen Kosten sowie**
4. **die nach den Vorschriften des Gebührenverzeichnisses als gesondert berechnungsfähig ausgewiesenen Kosten.**

Die Berechnung von Pauschalen ist nicht zulässig.

(2) Nicht berechnet werden können die Kosten für
1. **Kleinmaterialien wie Zellstoff, Mulltupfer, Schnellverbandmaterial, Verbandsspray, Gewebeklebstoff auf Histoacrylbasis, Mullkompressen, Holzspatel, Holzstäbchen, Wattestäbchen, Gummifingerlinge,**
2. **Reagenzien und Narkosemittel zur Oberflächenanästhesie,**
3. **Desinfektions- und Reinigungsmittel,**
4. **Augen-, Ohren-, Nasentropfen, Puder, Salben und geringwertige Arzneimittel zur sofortigen Anwendung sowie für**
5. **folgende Einmalartikel: Einmal-Spritzen, -Kanülen, -Handschuhe, -Harnblasenkatheter, -Skalpelle, -Proktoskope, -Darmrohre, -Spekula.**

P. Hermanns, G. Filler, B. Roscher (Hrsg.), *GOÄ 2013*,
Erfolgskonzepte Praxis- & Krankenhaus-Management,
DOI 10.1007/978-3-642-29292-7_10, © Springer-Verlag Berlin Heidelberg 2013

(3) Versand- und Portokosten können nur von dem Arzt berechnet werden, dem die gesamten Kosten für Versandmaterial, Versandgefäße sowie für den Versand oder Transport entstanden sind. Kosten für Versandmaterial, für den Versand des Untersuchungsmaterials und die Übermittlung des Untersuchungsergebnisses innerhalb einer Laborgemeinschaft oder innerhalb eines Krankenhausgeländes sind nicht berechnungsfähig; dies gilt auch, wenn Material oder ein Teil davon unter Nutzung der Transportmittel oder des Versandweges oder der Versandgefäße einer Laborgemeinschaft zur Untersuchung einem zur Erbringung von Leistungen beauftragten Arzt zugeleitet wird. Werden aus demselben Körpermaterial sowohl in einer Laborgemeinschaft als auch von einem Laborarzt Leistungen aus den Abschnitten M oder N ausgeführt, so kann der Laborarzt bei Benutzung desselben Transportweges Versandkosten nicht berechnen; dies gilt auch dann, wenn ein Arzt eines anderen Gebietes Auftragsleistungen aus den Abschnitten M oder N erbringt. Für die Versendung der Arztrechnung dürfen Versand- und Portokosten nicht berechnet werden.

Kommentar:

Der Arzt kann nur die in § 10 sowie die nach den Abrechnungspositionen der GOÄ aufgeführten Auslagen und Kosten ansetzen. Ansonsten sind die Kosten **Bestandteil** der jeweiligen Leistung (z. B. bei Testungen nach Nrn. 380 ff GOÄ).

Der Begriff „Auslagen“ in § 10 meint Kosten, die im Zusammenhang mit der Erbringung der ärztlichen Leistung entstehen. Das sind nicht die Praxiskosten im Sinne von § 4 Abs. 3 GOÄ. Ersetzt werden die **tatsächlich entstandenen Kosten**.

Zu den ersetzungsfähigen Auslagen gehören z. B. Arznei-, Verbandmittel und sonstige Materialien, die mit einer einmaligen Anwendung verbraucht sind. Grundsätzlich ist es dem Arzt nicht gestattet, Arzneimittel in der Praxis abzugeben und damit in den „Verkehr“ zu bringen; dies ist allein dem Apotheker vorbehalten, § 43 Gesetz über den Verkehr mit Arzneimitteln (Arzneimittelgesetz – AMG).

Ein Auslagenersatz nach § 10 GOÄ liegt aber z. B. bei Mitteln vor, die im direkten Zusammenhang mit einem ärztlichen Eingriff verbraucht werden.

Dazu gehören jedoch nicht Instrumente oder Teile von solchen, die nur noch bei einem Patienten verwendet werden, da sie wegen der normalen gebrauchsbedingten Abnutzung nicht weiter verwendet werden können. Auch Instrumente, die wegen eines Materialfehlers nur einmal verwendet werden können, gehören nicht dazu.

Es ist sinnvoll, dass der Arzt sich in Zusammenarbeit mit seinem Apotheker eine Liste der häufig verwendeten Arznei-, Verbandmitteln und sonstigen Materialien und ihren Preisen macht, um keine Auslagen zu vergessen, aber diese dann auch korrekt abzurechnen. Die Regelung über die Berechnungsfähigkeit von Versand- und Portokosten wurde im Rahmen der 4. Änderungsverordnung neu gefasst. Abgesehen von den in Abs. 3 normierten Ausnahmen bietet sie jetzt eine uneingeschränkte Möglichkeit zur gesonderten Berechnung von Porto- und Versandkosten. Allerdings dürfen für die Versendung von Arztrechnungen keine Versand- und Portokosten berechnet werden. Ebenfalls gesondert als Auslagen in Rechnung gestellt werden können die nach den Bestimmungen der GOÄ als gesondert berechnungsfähig ausgewiesenen Kosten (z. B. Kosten für ausgegebene Testmaterialien – Nrn. 3500 und 3650 GOÄ; Ureterverweil-schiene bzw. Ureterkatheter – Nr. 1812 GOÄ). Auch die Allgemeinen Bestimmungen zu den Abschnitten O II und O IV 3 enthalten entsprechende Regelungen über gesondert berechnungsfähige Kosten.

Hingegen können die Kosten, die für die Benutzung eines Operationssaales entstehen (z. B. wenn ein niedergelassener Arzt den OP-Saal eines Krankenhauses benutzt), nicht gesondert berechnet werden, da es sich insoweit um Praxiskosten nach § 4 Abs. 3 Satz 1 handelt. Auch gegebenenfalls entstandene Dolmetscherkosten können nicht gesondert berechnet werden. Sie sind weder Praxiskosten noch Auslagen im Sinne des § 10 und müssen vom Dolmetscher direkt mit dem Patienten abgerechnet werden. Durch den Katalog der nicht berechnungsfähigen Arzneimittel, Verbandmittel und sonstigen Materialien in § 10 Abs. 2 wird die in § 4 Abs. 3 Satz 1 normierte Regelung ergänzt. Die mit den Gebühren abgegoltenen Kosten für „Sprechstundenbedarfsartikel“ werden insoweit präzisiert. Die Aufzählung in Abs. 2 Nr. 1 ist allerdings nicht abschließend, wie die Formulierung „Kleinmaterialien wie ...“ deutlich macht. Dabei wird der Begriff Kleinmaterialien nicht betragsmäßig definiert. In der Literatur werden allerdings Beträge zwischen 1,– bis 2,50 €. genannt (Uleer, Miebach, Patt, § 10, Rdn. 21).

Der in Abs. 2 Nr. 5 genannte Katalog von Einmalartikeln ist aber nach Auffassung des Kommentars zur GOÄ § 10, 6. abschließend, d. h. nicht genannte Einmalartikel können gesondert berechnet werden, z. B. Einmal-Infusionsbestecke, Einmal-Infusionsnadeln, Einmal-Biopsienadeln.

■ Rechtsprechung

Sachkosten in der Wahlarztkette, §§ 6a Abs. 2, 10 Abs. 3 GOÄ
Bei der Vergütung ausgelagerter Krankenhausabteilungen (z.B. Radiologie, Labor) ist es strittig, wie angefallene Sachkosten zu vergüten sind. Im Rahmen der Fallpauschalen werden die Sachkosten dem Krankenhaus erstattet, die aber tatsächlich bei dem beauftragten Arzt entstehen. Der Arzt könnte daher seine Sachkosten gemäß §§ 6a Abs. 2, 10 Abs. 3 GOÄ beim Patienten geltend machen. Das LG Wuppertal hat nunmehr entschieden: Sachkosten eines im Rahmen der Wahlarztkette beauftragten Arztes können einem Patienten nur dann in Rechnung gestellt werden, wenn sie nicht bereits dem Krankenhaus erstattet worden sind.
Aktenzeichen: LG Wuppertal, 26.11.2009, AZ: 9 S 320/08
Entscheidungsjahr: 2009

§ 10 GOÄ – Sachleistungen
Wird ein Patient bei einer stationären Krankenhausbehandlung auf Veranlassung der Ärzte von einer Gemeinschaftspraxis zusätzlich fachärztlich behandelt, kann die Gemeinschaftspraxis anfallende Sachkosten nach § 10 GOÄ nicht in Rechnung stellen.
§ 10 GOÄ ist nämlich dahingehend auszulegen, dass Sachkosten, die bereits in dem pauschalen Krankenhaussatz enthalten sind, nicht gesondert abgerechnet werden dürfen.
Aktenzeichen: LG Wuppertal, 26.11.2009, AZ: 9 S 320/08
Entscheidungsjahr: 2009

Hinweise auf GOÄ-Ratgeber der BÄK:

► Auslagenersatz: Wann ist ein Beleg erforderlich?
Deutsches Ärzteblatt 108, Heft 8 (25.02.2011), S. A-422 – http://www.bundesaerztekammer.de/page.asp?his=1.108.4144.4215.9142
Die Auslagen nach § 10 GOÄ sind für den niedergelassenen Arzt durchlaufende Posten, d. h. der ausgelegte Betrag wird an den Patienten durchgereicht. Rabatte, Boni, etc. sind an den Patienten weiterzugeben. Es ist der Selbstkostenpreis anzusetzen. Im Gegensatz zur UV-GOÄ (hier werden die Sachkosten pauschaliert als „Besondere Kosten" angegeben) nach § 10 GOÄ ist der Ansatz von Pauschalen unzulässig.
In diesem Zusammenhang ist § 12 Abs. 2 Nr.5 zu beachten:

(2) Die Rechnung muss insbesondere enthalten:
5. bei Ersatz von Auslagen nach § 10 den Betrag und die Art der Auslage; übersteigt der Betrag der einzelnen Auslage 25,56 A, **ist der Beleg oder ein sonstiger Nachweis beizufügen.** ◄

► Leistung gestrichen – Auslagen trotzdem berechnen?
Dr. med. Anja Pieritz – in: Deutsches Ärzteblatt 107, Heft 10 (12.03.2010), S. A-460
Deutsches Ärzteblatt 107, Heft 10 (12.03.2010), S. A-460
http://www.bundesaerztekammer.de/page.asp?his=1.108.4144.4215.8122
Dr. Pieritz führt folgendes Beispiel auf: „Ein Patient kommt mehrfach in einem Monat wegen derselben Erkrankung zum Arzt. Dann dürfen die Nrn. 1 und/oder 5 GOÄ nur einmal neben Sonderleistungen ab der Nummer (Nr.) 200 GOÄ in Rechnung gestellt werden, weil es sich um einen Behandlungsfall handelt. Ab dem zweiten Termin kann dann der Verband (beispielsweise nach Nr. 200 oder 204 GOÄ) nicht mehr in Rechnung gestellt werden. Die Auslagen für den Verband sind jedoch trotzdem berechnungsfähig. In § 12 Abs. 2 Nr. 5 GOÄ ist geregelt, dass die Art der Auslage und der Betrag genannt werden müssen. Zusammenfassungen und/oder Vereinfachungen wie „Verbandmaterial" für Baumwollschlauch, Wattepolsterung und Gips sind denkbar." ◄

► Praxiskosten, Sprechstundenbedarf, Auslagenersatz
www.baek.de/page.asp?his=1.108.4144.4215.4216
Dr. med. R. Klakow-Franck – in: Dt. Ärzteblatt 100, Heft 33 (15.08.03), S. A-2176
Die Autorin erläutert, dass Kleinmaterialien (z. B. Verbandmittel und Holzspatel), sowie eine abschließende Liste von Einmalartikeln (z. B. Einmalspritzen, Einmalskalpelle) nach § 10 Abs. 2 GOÄ nicht gesondert berechnungsfähig sind. „Einmalinstrumente, wie zum Beispiel Cutter und Bergesäcke für minimalinvasive Eingriffe sind wie Einmal-Abdeck-Sets als Auslagenersatz berechnungsfähig". ◄

► Auslagen – Allgemeines – Berechnung nach DKG-NT – Liste Einmalartikel
www.baek.de/page.asp?his=1.108.4144.4215.4217
Dr. med. Anja Pieritz – in: Deutsches Ärzteblatt 102, Heft 34-35 (29.08.2005), Seite A-2332
„Strittig ist ... häufig die Berechnung von Sachkosten nach Spalte 4 des Nebenkostentarifs der Deutschen Krankenhausgesellschaft e. V. (DKG-NT) als Auslage bei der ambulanten privatärztlichen Behandlung durch den Chefarzt. Viele Chefärzte haben Verträge, die ihnen die Abgabe von Kosten nach Spalte 4 DKG-NT vorschreiben. Die Bundesärztekammer ist daher der Auffassung, dass der Chefarzt auch in diesem Fall dem Patienten GOÄ-konform die Kosten berechnet, die ihm tatsächlich – durch seinen Vertrag mit dem Krankenhaus – entstehen."
Einmalartikel, die in § 10Absatz 2 GOÄ nicht aufgeführt sind, können in der Regel berechnet werden, wie z. B. Einmalpunktionsnadeln, Einmalshaver, inmalinfusionsbestecke etc.
„Die so genannten Praxiskosten, einschließlich der Kosten für den Sprechstundenbedarf sowie der Kosten für die Anwendung von Apparaten und Instrumenten (§ 4 Absatz 3 GOÄ), können nicht separat berechnet werden, sondern sind mit der Gebühr für die ärztliche Leistung abgegolten." ◄

► **Labor – Auslagen berechnen?**
www.baek.de/page.asp?his=1.108.4144.4215.4218
Dr. med. Anja Pieritz – in: Deutsches Ärzteblatt 102, Heft 12 (25.03.05), S. A-848
Im diesem Ratgeber wird ausgeführt, dass mit der Gebühr für die Laboruntersuchung die Kosten für die Reagenzien (einschließlich radioaktiven Materials) abgegolten sind. „Diese Regel, die für alle Abschnitte des Labors gilt und auch von Großlabors nicht umgangen werden darf, korrespondiert mit § 10 Absatz 2 Ziffer 2 GOÄ,
Von dieser Regelung ausgenommen sind nur Kosten für Arzneimittel im Zusammenhang mit Funktionstests."

► **Berechnungsfähige Auslagen – strittige Punkte**
www.baek.de/page.asp?his=1.108.4144.4215.4219
Dr. med. Anja Pieritz – in: Deutsches Ärzteblatt 103, Heft 38 (22.09.2006), Seite A-2496
Als strittig können nach Dr. Pieritz auch ... „Instrumententeile verstanden werden, die tatsächlich mit der einmaligen Anwendung verbraucht sind und als Einmalartikel nicht ausgeschlossen sind. Nicht berechnungsfähig sind anteilige Kosten beispielsweise für eine Laserfaser, die nach jeder Behandlung gekürzt werden muss. Diese Kosten sind nach § 4 Abs. 3 GOÄ abgegolten. Ebenfalls nicht berechnungsfähig sind Auslagen für fehlerhaftes Material und der endgültige Verbrauch eines Materials..."

§ 11 Zahlung durch öffentliche Leistungsträger

(1) Wenn ein Leistungsträger im Sinne des § 12 des Ersten Buches des Sozialgesetzbuches oder ein sonstiger öffentlich-rechtlicher Kostenträger die Zahlung leistet, sind die ärztlichen Leistungen nach den Gebührensätzen des Gebührenverzeichnisses (§ 5 Abs. 1 Satz 2) zu berechnen.

(2) Absatz 1 findet nur Anwendung, wenn dem Arzt vor der Inanspruchnahme eine von dem die Zahlung Leistenden ausgestellte Bescheinigung vorgelegt wird. In dringenden Fällen kann die Bescheinigung auch nachgereicht werden.

Kommentar:

Diese Bestimmung findet zunächst einmal nur für die Leistungs- und Kostenträger Anwendung, für die die Höhe der Vergütung nicht bereits durch eine bundesgesetzliche Regelung bestimmt wird (s. § 1 Abs. 1). Solche der GOÄ vorgehenden bundesgesetzlichen Bestimmungen finden sich u. a. im Bundessozialhilferecht, im Bundesversorgungsgesetz (BVG), im SGB V und im Justizvergütungs- und -entschädigungsgesetz (JVEG). Damit ist die praktische Bedeutung des § 11 eher gering. Anwendung findet sie z. B. bei Jugendarbeitsschutzuntersuchungen oder für die Durchführung von Blutalkoholuntersuchungen auf Anordnung einer Staatsanwaltschaft.
Der Arzt ist in den Fällen des § 11 nur dann auf die Gebührensätze des § 5 Abs. 1 Satz 2 GOÄ, d. h. auf den Einfachsatz, gegenüber dem Leistungsträger beschränkt, wenn der Patient dem Arzt vor der Leistungserbringung eine entsprechende Bescheinigung des Leistungsträgers vorlegt, in dem sich dieser zur Kostenübernahme bereit erklärt. Nur in dringenden Fällen kann diese nachgereicht werden. Dabei kann dann von Dringlichkeit ausgegangen werden, wenn der mit der Beschaffung der Bescheinigung verbundene Zeitaufwand wegen der Besonderheit des Behandlungsfalles nicht in Kauf genommen werden kann. Dies kann beispielsweise bei Unglücksfällen oder plötzlich auftretenden starken Schmerzen der Fall sein, aber auch wenn aus anderen Gründen die Beschaffung einer Bescheinigung bei erforderlicher ärztlicher Hilfe nicht zeitgerecht möglich ist, z. B. an Sonn- und Feiertagen, Abend- oder Nachtstunden (Uleer, Miebach, Patt, § 11, Rdn. 11, Hoffmann, Kleinken § 11, Rdn. 6, Kommentar zur GOÄ § 11, 5.).
Dabei gibt es in der GOÄ keine Frist für das Nachreichen. Es ist jedoch zu fordern, dass die Bescheinigung nach Wegfall des Hinderungsgrundes in angemessener Zeit nachgereicht wird. Gelegentlich finden sich Fristen, die vertraglich oder in Satzungen des Kostenträgers festgelegt sind. Diese betragen häufig 10 Tage (Uleer, Miebach, Patt, § 11, Rdn. 12, Hoffmann, Kleinken § 11, Rdn. 6, Kommentar zur GOÄ § 11, 6.)
Wird die Bescheinigung nicht vorgelegt oder wirksam nachgereicht, ist der Arzt nicht auf die Gebührensätze des § 5 Abs. 1 Satz 2 verwiesen, sondern kann frei liquidieren.

P. Hermanns, G. Filler, B. Roscher (Hrsg.), *GOÄ 2013*,
Erfolgskonzepte Praxis- & Krankenhaus-Management,
DOI 10.1007/978-3-642-29292-7_11,

§ 12 Fälligkeit und Abrechnung der Vergütung; Rechnung

(1) Die Vergütung wird fällig, wenn dem Zahlungspflichtigen eine dieser Verordnung entsprechende Rechnung erteilt worden ist.

(2) Die Rechnung muss insbesondere enthalten:
1. das Datum der Erbringung der Leistung,
2. bei Gebühren die Nummer und die Bezeichnung der einzelnen berechneten Leistung einschließlich einer in der Leistungsbeschreibung gegebenenfalls genannten Mindestdauer sowie den jeweiligen Betrag und den Steigerungssatz,
3. bei Gebühren für vollstationäre, teilstationäre sowie vor- und nachstationäre privatärztliche Leistungen zusätzlich den Minderungsbetrag nach § 6 a,
4. bei Entschädigungen nach den §§ 7 bis 9 den Betrag, die Art der Entschädigung und die Berechnung,
5. bei Ersatz von Auslagen nach § 10 den Betrag und die Art der Auslage; übersteigt der Betrag der einzelnen Auslage 25,56 €, ist der Beleg oder ein sonstiger Nachweis beizufügen.

(3) Überschreitet die berechnete Gebühr nach Absatz 2 Nr. 2 das 2,3fache des Gebührensatzes, ist dies auf die einzelne Leistung bezogen für den Zahlungspflichtigen verständlich und nachvollziehbar schriftlich zu begründen; das gleiche gilt bei den in § 5 Abs. 3 genannten Leistungen, wenn das 1,8fache des Gebührensatzes überschritten wird, sowie bei den in § 5 Abs. 4 genannten Leistungen, wenn das 1,15fache des Gebührensatzes überschritten wird. Auf Verlangen ist die Begründung näher zu erläutern. Soweit im Falle einer abweichenden Vereinbarung nach § 2 auch ohne die getroffene Vereinbarung ein Überschreiten der in Satz 1 genannten Steigerungssätze gerechtfertigt gewesen wäre, ist das Überschreiten auf Verlangen des Zahlungspflichtigen zu begründen; die Sätze 1 und 2 gelten entsprechend. Die Bezeichnung der Leistung nach Absatz 2 Nummer 2 kann entfallen, wenn der Rechnung eine Zusammenstellung beigefügt wird, der die Bezeichnung für die abgerechnete Leistungsnummer entnommen werden kann. Leistungen, die auf Verlangen erbracht worden sind (§ 1 Abs. 2 Satz 2), sind als solche zu bezeichnen.

(4) Wird eine Leistung nach § 6 Abs. 2 berechnet, ist die entsprechend bewertete Leistung für den Zahlungspflichtigen verständlich zu beschreiben und mit dem Hinweis entsprechend sowie der Nummer und der Bezeichnung der gleichwertig erachteten Leistung zu versehen.

(5) Durch Vereinbarung mit den in § 11 Abs. 1 genannten Leistungs- und Kostenträgern kann eine von den Vorschriften der Absätze 1 bis 4 abweichende Regelung getroffen werden.

Kommentar:

Fälligkeit

Die Fälligkeit der Vergütung tritt erst ein, wenn eine den Bestimmungen der GOÄ Rechnung tragende Liquidation erteilt worden ist. Nach Uleer setzt das neben den formalen Anforderungen, die in § 12 genannt sind, auch voraus, dass die Liquidation materiellrechtlich der GOÄ entspricht, also inhaltlich richtig ist (Uleer, Miebach, Patt, § 12, Rdn. 4) Dem wird von anderen Kommentatoren widersprochen. Danach kommt es auf die inhaltliche Richtigkeit der berechneten Gebühr und deren Höhe für die Ordnungsgemäßheit der Rechnungsstellung nach § 12 GOÄ nicht an (z. B. Hoffmann, Kleinken § 12, Rdn. 1, Kommentar zur GOÄ § 12, 1.1).
Auch nach unserer Auffassung ist die Ansicht von Uleer nicht zu teilen. Nach allgemeinen rechtlichen Grundsätzen kann die an eine Rechnungslegung anknüpfende Rechtsfolge nicht von der materiellen Richtigkeit der Rechnung abhängig gemacht werden.
Ein Patient kann also nicht unter Hinweis auf eine nach seiner Meinung inhaltlich unrichtige Rechnung eine Bezahlung mit der Begründung verweigern, es sei keine den Voraussetzungen des § 12 GOÄ entsprechende Rechnung erstellt worden, damit sei die Zahlung der Rechnung auch nicht fällig.
In einem jüngeren Urteil des BGH vom 21.12.2006 (III ZR 117/06) hat dieser sich ebenfalls der Auffassung angeschlossen, dass für die Fälligkeit einer ärztlichen Vergütung nur die Erfüllung der formellen Voraussetzungen in § 12 Abs. 2 bis 4 GOÄ erforderlich ist. Die Fälligkeit werde nicht davon berührt, dass die Rechnung mit dem materiellen Gebührenrecht nicht übereinstimme.
Der Streit um die inhaltliche Richtigkeit einer Arztrechnung darf auf den Fälligkeitszeitpunkt keine Auswirkungen haben, da sonst, wenn der Streit dann irgendwann, etwa nach einem Jahr zugunsten des Arztes erledigt ist, dieser für die zurückliegende Zeit keine Zinsen vom Patienten verlangen könnte.

P. Hermanns, G. Filler, B. Roscher (Hrsg.), *GOÄ 2013*,
Erfolgskonzepte Praxis- & Krankenhaus-Management,
DOI 10.1007/978-3-642-29292-7_12, © Springer-Verlag Berlin Heidelberg 2013

Der Eintritt der Fälligkeit ist u. a. Voraussetzung für einen Schuldnerverzug, der wiederum Rechtsgrund für weitere Maßnahmen wie z. B. Verzugszinsen ist. Auch für die Verjährung kommt es maßgeblich auf den Eintritt der Fälligkeit an.

Verjährung

Gemäß § 195 BGB beträgt die Verjährungsfrist für ärztliche Honorarforderungen 3 Jahre. Entscheidend für den Beginn der Verjährungsfrist ist nicht der Zeitpunkt der Behandlung bzw. der Abschluss der Behandlung, sondern der Zeitpunkt der Rechnungsstellung. Gemäß § 199 BGB beginnt die 3jährige Frist ab dem Ende des Jahres, in welchem eine fällige Honorarrechnung erstellt wurde und somit der Anspruch entstanden ist.
Die Verjährungsfrist eines Honoraranspruches nach GOÄ beginnt erst mit der Erteilung der Gebührenrechnung. Wenn aber ein Patient den behandelnden Arzt nach der Behandlung auffordert, die Rechnung zu erteilen, so kann dies nach einem Urteil des Landgerichts München (Urteil 18.11.2002, AZ 9 S 12869/01) zur Folge haben: Die Aufforderung zur Rechnungserteilung führt hinsichtlich der Verjährung des Gebührenanspruches in der Regel dazu, dass sich der Arzt so behandeln lassen muss, als sei die Rechnung innerhalb einer angemessenen Frist erteilt worden.
Mit dieser Aufforderung zu einer zeitnahen Rechnungsstellung nach der Behandlung erreicht der Patient, dass die Verjährungsfrist nicht unendlich hinausgezögert werden kann.

Unterbrechung der Verjährung

Die Verjährung einer Honorarforderung wird unterbrochen durch

- einen gerichtlichen Mahnbescheid oder Erhebung einer Klage
- genehmigte Stundung der Forderung
- Anerkennung des Honoraranspruches durch Abschlagszahlungen, durch Zinszahlungen, durch Sicherheitsleistungen des Patienten
- Briefe des Patienten mit Stundungsbegehren oder mit Ratenzahlungsvorschlägen.

Die Verjährungsfrist beginnt vom Zeitpunkt der Unterbrechung neu.
Würde der Arzt die Rechnung erst sehr spät, z. B. nach 15 Jahren stellen, würde der Honoraranspruch erst zu diesem Zeitpunkt fällig. Damit läge es im Belieben des Rechnungstellers, quasi den Verjährungsbeginn festzulegen. Dies bringt faktisch einem Arzt aber eher Nachteile als Vorteile. Die durch den Zeitablauf bedingte Schwierigkeit in der Aufklärung eines der Rechnung zugrunde liegenden Sachverhalts im Falle eines Dis-senses zwischen Arzt und Patient wirkt sich zu Lasten des Arztes aus. Er ist für die Leistungserbringung und das Vorliegen der von ihm herangezogenen Bemessungskriterien beweispflichtig.

Verwirkung

Nicht ohne Problematik ist eine **Verwirkung** der Forderung.
Eine Forderung kann verwirkt sein, wenn sie über einen längeren Zeitraum nicht gelten gemacht wurde und der Verpflichtete sich darauf einrichten durfte, dass der Rechnungsbetrag auch in Zukunft nicht mehr gefordert wird.
In einem Urteil des Amtsgerichts Frankfurt vom 23.5.1996 (30 C 2697/95) wurde festgestellt, dass eine mehr als zwei Jahre nach der Behandlung ausgestellte Arztrechnung verwirkt ist, also vom **Zahlungspflichtigen nicht mehr beglichen werden muss**. Zum Zeitpunkt des Urteils betrug die Verjährungsfrist zwei Jahre. Eine Entscheidung des OLG Nürnberg (Urteil vom 18.9.2000, 5 U 1991/00; s. Hoffmann, Kleinken § 12, Rdn. 1) hat nach einer Zeitdauer von zwei Jahren und acht Monaten noch keine Verwirkung angenommen. Zu dem Argument der nach so langer Zeit u. U. auftretenden Beweisschwierigkeiten wies das Gericht darauf hin, daß solche in erster Linie den rechnungslegenden Arzt treffen. Im übrigen stehe einem Patienten jederzeit das Recht zu, eine Abrechnung zu verlangen. Dadurch sei ein an der Abrechnung interessierter Patient gegen ein unzumutbares Hinauszögern des Verjährungsbeginns in der Regel ausreichend geschützt.
In einem aktuellen Beschluss des OLG Nürnberg vom 9.1.2008 (5 W 2508/07) knüpfte das Gericht an die jetzt geltende Verjährungsfrist an. Danach „kommt Verwirkung in Betracht, wenn seit dem Zeitpunkt, in dem die Rechnung hätte erteilt werden können, die regelmäßige Verjährungsfrist vergangen ist ..." (MedR 2008, S. 616, 617). So auch Urteil des LG Nürnberg-Fürth vom 25.11.2008, 13 O 1808/06. Somit liegt es bereits im dringenden eigenen Interesse eines Arztes, seine Privatrechnung möglichst zeitnah zu erstellen.
Andererseits muss auch ein Patient Einwendungen gegen eine Rechnung in angemessener Zeit erheben. So wurde vom LG Memmingen 1 in einem Beschluß vom 28.2.2007, 1 S 1592/06 (zu recherchieren über juris) die erstmalige Erhebung eines Einwandes der Nichtfälligkeit einer ärzt-

lichen Abrechnung wegen derer mangelnder Überprüfbarkeit als gegen Treu und Glauben verstoßend abgewiesen, da der Einwand erst drei Jahre nach Übersendung der Rechnung erhoben wurde. Nach Ansicht des LG darf ein Arzt davon ausgehen, dass Einwände gegen die Prüfbarkeit einer Rechnung alsbald vorgebracht werden. Geschehe dies nicht, dürfe er das dahin verstehen, daß die Rechnung als geeignete Grundlage für die Abrechnung akzeptiert und nicht mehr in Frage gestellt werde.

Rechnung durch Verrechnungsstelle
Beauftragt der Arzt zur Erstellung seiner Liquidation eine Verrechnungsstelle, muss er Unterlagen über die Diagnostik und Therapie übergeben. Hierzu ist die ausdrückliche Zustimmung des Patienten erforderlich; von einer stillschweigenden Zustimmung kann in der Regel nicht ausgegangen werden. Schon aus Gründen der Beweissicherung sollte der Arzt die Zustimmung schriftlich dokumentieren.
Die formularmäßig vorformulierte Einverständniserklärung zur Abtretung an eine Verrechnungsstelle ist wirksam, da ein(e) Patient(in) dadurch nicht unangemessen benachteiligt ist (OLG Köln, 19.12.2011, AZ 5 U 2/11).

Umsatzsteuerpflicht (siehe dazu das spezielle Kapitel „Umsatzsteuerpflicht für Ärzte" auf Seite 49)
In den meisten Fällen sind ärztliche Leistungen umsatzsteuerfrei. Wenn aber eine Leistung erbracht wird, die der Umsatzsteuerpflicht unterliegt, z. B. eine kosmetische Nasenkorrektur ohne medizinische Indikation, sind die Vorschriften zum Umsatzsteuergesetz zu beachten, insbesondere § 14 Abs. 4 UStG:
Umsatzsteuergesetz (Vierter Abschnitt – Steuer und Vorsteuer (§§ 12–15a)

§ 14 UStG Ausstellung von Rechnungen

(4) Eine Rechnung muss folgende Angaben enthalten:

1. den vollständigen Namen und die vollständige Anschrift des leistenden Unternehmers und des Leistungsempfängers,
2. die dem leistenden Unternehmer vom Finanzamt erteilte Steuernummer oder die ihm vom Bundeszentralamt für Steuern erteilte Umsatzsteuer-Identifikationsnummer,
3. das Ausstellungsdatum,
4. eine fortlaufende Nummer mit einer oder mehreren Zahlenreihen, die zur Identifizierung der Rechnung vom Rechnungsaussteller einmalig vergeben wird (Rechnungsnummer),
5. die Menge und die Art (handelsübliche Bezeichnung) der gelieferten Gegenstände oder den Umfang und die Art der sonstigen Leistung,
6. den Zeitpunkt der Lieferung oder sonstigen Leistung; in den Fällen des Absatzes 5 Satz 1 den Zeitpunkt der Vereinnahmung des Entgelts oder eines Teils des Entgelts, sofern der Zeitpunkt der Vereinnahmung feststeht und nicht mit dem Ausstellungsdatum der Rechnung übereinstimmt,
7. das nach Steuersätzen und einzelnen Steuerbefreiungen aufgeschlüsselte Entgelt für die Lieferung oder sonstige Leistung (§ 10) sowie jede im Voraus vereinbarte Minderung des Entgelts, sofern sie nicht bereits im Entgelt berücksichtigt ist,
8. den anzuwendenden Steuersatz sowie den auf das Entgelt entfallenden Steuerbetrag oder im Fall einer Steuerbefreiung einen Hinweis darauf, dass für die Lieferung oder sonstige Leistung eine Steuerbefreiung gilt, und
9. in den Fällen des § 14 b Abs. 1 Satz 5 einen Hinweis auf die Aufbewahrungspflicht des Leistungsempfängers.

So sollte Ihre Liquidation nicht aussehen:
Eine Gemeinschaftspraxis, deren Schwerpunkt u. a. die Chinesische Medizin ist, verschickte diese nicht korrekte Rechnung:

[redacted]

Allgemeinmedizin • Innere Medizin • Gynäkologie
Naturheilverfahren • Augenheilkunde • Chinesische Medizin
Psychosomatische Grundversorgung
Telefon [redacted]

[redacted]

Praxis [redacted]

Liquidationsnr.: [redacted]

Für ambulante fachärztliche Bemühungen bei [redacted] geboren am [redacted] erlaube ich mir folgenden Liquidationsbetrag zu berechnen:

Diagnose(n):
Ischialgie
Protrusio disci
klimakter.Syndrom

Liquidationsbetrag: 913,79 €

Datum	GNR	Faktor
29.11.2005	255, 1, 831, 252, 268	2.3
01.12.2005	252, 268, 806, 3306	2.3
02.12.2005	831, 268, 255, 252, 7	2.3
05.12.2005	268, 831, 3306, 1, 252, 255	2.3
06.12.2005	806, 268, 252	2.3
12.12.2005	831, 268, 7, 252, 255	2.3
13.12.2005	3306, 831, 268, 255, 252, 1	2.3
15.12.2005	268, 252, 806	2.3
19.12.2005	831, 3306, 7, 252, 255, 268, 515, 523	2.3
20.12.2005	831, 268, 255, 252, 1	2.3
29.12.2005	268, 831, 3306, 7, 252, 255	2.3
05.01.2006	3306, 831, 268, 1, 252, 255	2.3
28.12.2055	806, 268, 252	2.3

Leistungsbetrag Arzt	913,79 €
Materialkosten	0,00 €

Muster eine korrekten Rechnung:

Dr. med Otto Genau
Facharzt für Innere Medizin, Kardiologie

Herzweg 3, 80800 München
Tel. 089/17 66 66

Herrn Georg Sportlich
Sandplatz 3, 89899 München

Sportmedizinische Untersuchung und Sonographie des Oberbauches auf Ihren Wunsch gemäß unserem Vertrag vom 25.08.2006.

Diagnose: Zustd. nach Leberteilresektion, ärztlicherseits spricht nichts gegen Leistungsport im Bereich Leichtathletik

Für meine Leistungen in der Zeit vom 28.08.06 bis zum 31.08.06 darf ich Ihnen berechnen:

Datum ①	GOÄ-Nr. ②	Leistung ③	1facher Satz	Steigerungsfaktor ⑤	Betrag in Euro
28.08.06	**3**	Sportmedizinische Beratung	8,74	2,3	20,11
28.08.06	**8**	Ganzkörperstatus	15,16	2,3	34,86
29.08.06	**651***	EKG in Ruhe	14,75	1,8	26,55
29.08.06	**250***	Blutentnahme	2,33	1,8	5,36
29.08.06	**3511***	Untersuchung eines Körpermaterials – Urinteststreifen	2,91	1,15	3,35
29.08.06	**3550***	Blutbild	3,50	1,15	4,02
29.08.06	**3560***	Glukose	2,33	1,15	2,68
29.08.06	**3562.H1***	Cholesterin	2,33	1,15	2,68
29.08.06	**3585.H1***	Kreatinin	2,33	1,15	2,68
29.08.06	**3592.H1***	Gamma GT	2,33	1,15	2,68
29.08.06	**3781***	Lactatbestimmung	12,82	1,15	14,75
29.08.06	**410**	Sonographie der Leber – Erschwernis der Untersuchung wegen Zustand nach Leber-Teilresektion ⑦	11,66	3,0	34,98
29.08.06	**420**	Sonographie Galle, Gallenwege und Pankres, je Organ	3x4,66	2,3	32,16
31.08.06	**652**	Belastungs-EKG	25,94	2,3	59,66
31.08.06	**605***	Lungenfunktion	14,11	1,8	32,45
31.08.06	**605a***	Flussvolumenkurve	8,16	1,8	14,69
31.08.06	**606***	Spiroergometrische Untersuchung	22,09	1,8	39,76
31.08.06	**34**	Erörterung (Dauer mind. 20 min) ④	17,49	2,3	40,22
Summe					
19% MwSt. ⑦				–	–
Endbetrag					

ggf. ⑥
Der Endbetrag von € ist auf mein Konto bei der Ärztebank Kto. Nr. 666970, BLZ 30030000 zu überweisen.

Mit freundlichem Gruß
Ihr Dr. med Otto Genau

Sprechzeiten: Mo-Fr 9-12 Uhr und Mo, Di, Do, Fr 15-18 Uhr · Mittwochs nach Vereinarung
Spezialsprechstunden für: • Gesundheitsuntersuchung • Reisemedizinische Beratung
• Ernährungsberatung mit Diätplänen • Anti-Aging Medizin

Korrekte Rechnung nach GOÄ § 12
Eine Rechnung muss nach GOÄ § 12 folgende Informationen für den Zahlungsempfänger enthalten:
① **Datum der Erbringung der Leistung**
② GOÄ-Ziffer/Nummer und ③ die Bezeichnung der Leistung
④ ggf. die **Mindestdauer einer Leistung, wenn dies in der Leistungslegende angegeben** ist den **Steigerungsfaktor**

- **bei Ersatz von Auslagen nach § 10 den Betrag und die Art der Auslage**
- **übersteigt der Betrag der einzelnen Auslage 25,56 Euro,** ist ein **Beleg** oder sonstiger Nachweis beizufügen

⑤ **überschreitet** eine berechnete Gebühr den **2,3fachen/ *1,8fachen/1,15fachen Gebührensatz, ist dies auf die einzelne Leistung bezogen** für den Zahlungspflichtigen **verständlich und nachvollziebar schriftlich zu begründen nach § 12 Abs. 3**

- Wird eine Leistung nach **§ 6 Abs. 2 (analoger Ansatz)** berechnet, so ist dies für den Zahlungspflichtigen verständlich zu beschreiben und mit dem **Hinweis „entsprechend" sowie der Nummer und Bezeichnung der als gleichwertig erachteten Leistung zu versehen.**

⑥ Die **Kontrolle der Leber-OP** und der **Ausschluss einer Erkrankung,** die Sport nicht zulässt, sind **nicht umsatzsteuerpflichtig**.

- Leistungen, die auf **Verlangen des Patienten** erbracht wurden, sind als solche zu kennzeichnen.
- Nach den Vorschriften der GOÄ wäre eine **Diagnoseangabe** zwar nicht zwingend, die Erstattungsstellen bestehen aber auf der Angabe; auch ist es dem Patienten nicht zuzumuten, eine Liquidation ohne Diagnoseangabe zu begleichen.
- Eine **ICD-Codierungspflicht** besteht für den PKV-Bereich nicht
- Die Überschreitung der Schwellenwerte ist gesondert zu **begründen** (siehe zu § 12 Abs. 3 GOÄ). Auf Verlangen ist die Begründung näher zu erläutern.
- Bei analogen Bewertungen sind die Hinweise der Bundesärztekammer zur korrekten Darstellung zu beachten (s. unten bei § 6).

Bei Anwendung von höheren Steigerungsfaktoren

1. In der Rechnung muss der Grund für die Wahl eines erhöhten Faktors differenziert und verständlich bei der jeweiligen Leistung stehen
2. Der Patient muss die Begründung nachvollziehen können. Allgemeine Begründungen wie: hoher Zeitaufwand oder schwierige Untersuchung sind zu vermeiden.
3. Werden innerhalb einer Liquidation mehrere höhere Faktoren angesetzt, so hilft eine Differenzierung der Faktoren und eine individuelle Begründung, Schwierigkeiten bei der Erstattung zu vermeiden.

Abrechnung von Analogbewertungen
Nach § 12 Abs. 4 ist bei Ansatz einer analogen Leistung nach § 6 Abs. die Leistung in der Honorarrechnung verständlich zu beschreiben mit dem Hinweis „entsprechend" sowie die GOÄ Leistungsposition und Leistungslegende der GOÄ Nr. der gleichwertig erachteten Leistung . Durch diese Angabe hat der Patient die Möglichkeit, die Gleichwertigkeit der Leistung zu prüfen. (Im folgenden Beispiel sind die Autorenhinweise kursiv gesetzt)

Analoge GOÄ-Nr.	Leistungslegende	Pkt. 1facher Satz
A 36	***Angabe der erbrachten analogen Leistung:*** Strukturierte Schulung einer Einzelperson mit einer Mindestdauer von 20 Min. bei Asthma bronchiale, je Sitzung **analog Nr. 33 GOÄ entsprechend GOÄ § 6 (2)** ***Text – ggf. auch Kurztext möglich- der originären GOÄ-Nr. 33:*** Strukturierte Schulung einer Einzelperson mit Mindestdauer von 20 Min. bei Diabtes...	**300 Pkt. 17,49 Euro**

Pauschal-Honorare nicht statthaft!
Pauschale Honorar-Vereinbarungen, die nur die Leistung und den Pauschalbetrag angeben z.B.

Kurze ärztliche Bescheinigung = 5,- Euro Akupunktur = 27,- Euro
sind nach ärztlichem Berufsrecht und nach GOÄ nicht statthaft, auch wenn Sie diese auf fast allen Internetseiten von Praxen, die IGEL-Leistungen anbieten, und auch in Ärztezeitschriften finden. Pauschale Honorarvereinbarungen sind nur mit Versicherungen gestattet.

„Runde“ Honorarbeträge
Einige Ärzte wählen, um auf einen „runden“ Euro-Honorarbetrag zu kommen, entsprechend ungerade Multiplikatoren, die dann in der Liquidation auch anzugeben sind, z.B.:

GOÄ Nr	Kurzlegende	1fach	Multiplikator	„Runder“ Preis in
1	Beratung	4,66	2,14	10,–
3	Eingehende Beratung	8,74	2,29	20,–
70	Bescheinigung, kurze ärztliche	2,33	2,14	5,–
75	Krankheits- und Befundbericht, schriftlicher	7,58	2,11	16,–

Nach den Vorschriften der GOÄ wäre eine **Diagnoseangabe** zwar nicht zwingend, die Erstattungsstellen bestehen aber auf der Angabe; auch ist es dem Patienten nicht zuzumuten, eine Liquidation ohne Diagnoseangabe zu begleichen. In der Regel kann nur auf diese Weise nachgeprüft werden, ob die in Ansatz gebrachten Leistungen gerechtfertigt sind.
Die **Überschreitung der Schwellenwerte ist gesondert zu begründen** (siehe zu § 12 Abs. 3 GOÄ). Auf Verlangen ist die Begründung näher zu erläutern. In Vereinbarungen mit **Leistungsträgern** im Sinne des § 11 GOÄ kann von den Anforderungen des § 12 abgewichen werden. Zu beachten ist noch, dass in den Fällen, in denen der Arzt seine Liquidation unter Einschaltung einer gewerblichen Verrechnungsstelle erstellen lässt, hierfür die vorherige schriftliche Zustimmung des Patienten einholen muss. Ohne diese wird der an eine Verrechnungsstelle zur Einziehung abgetretene Liquidationsanspruch nicht fällig.

■ Rechtsprechung

Grundsätzliches zum ärztlichen Honoraranspruch
Nach einer ärztlichen Behandlung besteht ein Vergütungsanspruch des Arztes nur, wenn dem Patienten eine Abrechnung nach den Vorschriften der GOÄ erteilt worden ist. Bei der GOÄ handelt es sich um ein für alle Ärzte geltendes zwingendes Preisrecht; dies ist verfassungsrechtlich nicht zu beanstanden, insbesondere wird die Berufsfreiheit der Ärzte nicht verletzt. Die ärztlichen Leistungen sind in dem Gebührenverzeichnis erfasst (vgl. § 4 Abs. 1 GOÄ) und innerhalb des durch § 5 GOÄ festgelegten Gebührenrahmens zu bewerten. Ärztliche Leistungen, die in der GOÄ nicht enthalten sind, können nach § 6 Abs. 2 GOÄ entsprechend einer nach Art, Kosten und Zeitaufwand gleichwertigen Leistung der GOÄ berechnet werden. Erst mit der Erteilung einer der GOÄ entsprechenden Rechnung wird die Vergütung fällig, § 12 Abs. 1 GOÄ. Vorher trifft den Patienten keine Zahlungsverpflichtung. Nach § 2 Abs. 1 GOÄ kann durch Vereinbarung eine abweichende Gebührenhöhe festgelegt werden. Die Vereinbarung einer abweichenden Punktzahl oder eines abweichenden Punktwertes ist nicht zulässig. Benennt eine Rechnung lediglich einen umfassenden Pauschalpreis, so ist diese Rechnung unbeachtlich. Es ist unzulässig, anstelle der Vergütung von Einzelleistungen ein Pauschalhonorar ohne Bezugnahme auf das Leistungsverzeichnis der GOÄ in Rechnung zu stellen und den Auslagenersatz zu pauschalieren.
Aktenzeichen: BSG, 27.03.2007, AZ: B 1 KR 25/06 R
Entscheidungsjahr: 2007

Fälligkeit der Honorarrechnung
Jeder Arzt kennt noch den früheren Streit mit den PKVs um die Honorarabrechnungen. Sehr häufig lehnten die PKVs die Begleichung einer Abrechnung ab, auch wenn nur vereinzelte Gebührenpositionen bestritten wurden.
Die Versicherer stützen sich dabei auf den Wortlaut des § 12 GOÄ, nach dem das ärztliche Honorar fällig wird, wenn dem Zahlungspflichtigen eine der GOÄ entsprechende Rechnung erteilt worden ist. Nach Ansicht der Krankenversicherungen bedeutet diese Formulierung, dass die gesamte Rechnung nicht fällig werde, wenn auch nur eine Position in der Rechnung angeblich nicht hätte angesetzt dürfen.
Dieser Auffassung der Versicherer hat der Bundesgerichtshof (BGH) deutlich widersprochen: Wenn die Rechnung den formellen Anforderungen der GOÄ entspricht, werde sie fällig. Mit einer solchen

ordnungsgemäßen Rechnung versetze der Arzt seinen Patienten in die Lage, die Rechnung zu überprüfen. Daher bestehe kein Anlass, dem Arzt die Geltendmachung seiner Ansprüche aus der Rechnung weiter zu erschweren und eine Zahlungspflicht des Patienten zu verneinen. Sofern ein Patient bzw. seine Krankenversicherung nur die Berechtigung einzelner Gebührenansätze oder Steigerungsfaktoren bestreitet, sei der unstreitige Teil der Rechnung dennoch zu begleichen, da diese Vergütungsansprüche fällig seien.
Nach Vorlage einer formell korrekten Rechnung seines Arztes ist der Patient nunmehr grundsätzlich zur Zahlung verpflichtet. Der Patient kann jetzt nicht mehr die Begleichung der gesamten Rechnung mit der Begründung verweigern, der eine oder andere Gebührentatbestand hätte nicht abgerechnet werden dürfen. Der unstreitige Rechnungsteil muss in jedem Fall bezahlt werden, wenn die Rechnung formell der GOÄ entspricht.
Aktenzeichen: BGH, 21.12.2006, AZ: III ZR 117/06
Entscheidungsjahr: 2006

Verjährung einer Arztrechnung nach GOÄ
Grundsätzlich verjährt die Forderung aus einem Behandlungsvertrag innerhalb von 3 Jahren. Die Verjährungsfrist beginnt mit dem Ende des Jahres zu laufen, in dem der Anspruch entstanden und fällig ist. Entstehen und Fälligkeit können aber – wie bei der GOÄ – auseinanderfallen. Denn nach § 12 GOÄ ist die Erteilung einer ordnungsgemäßen Gebührenrechnung Vorraussetzung für die Fälligkeit des Honoraranspruches. Für den Beginn der Verjährung ist daher auf das Datum der Rechnung abzustellen.
Aktenzeichen: AG München, 28.10.2010, AZ: 213 C 18634/10
Entscheidungsjahr: 2010

Verjährungsbeginn bei Arztrechnung, § 12 GOÄ – Verwirkung
Nach den §§ 195,199 I BGB verjähren Ansprüche auf Zahlung von Arzthonorar in 3 Jahren mit dem Schluss des Jahres, in dem der Anspruch entstanden ist. Bei Honoraransprüchen von Ärzten ist der Anspruch mit dem Eintritt der Fälligkeit entstanden; gemäß § 12 GOÄ wird ein Honorar fällig, wenn dem Patienten eine der GOÄ entsprechende Rechnung erteilt wird. Nach dem BGH muss eine Rechnung vorliegen, die die formellen Voraussetzungen des § 12 Abs. 2–4 GOÄ erfüllt. Dazu gehört aber nicht die Angabe, dass auf der Grundlage der GOÄ abgerechnet wurde; zumal wenn die Abrechnungsziffern des Leistungskatalogs der GOÄ angeben sind. Dann ist nämlich der Zweck des § 12 GOÄ, dem Patienten eine Möglichkeit zur Prüfung der in Rechnung gestellten Leistungen (Rechtsprechung BGH) zu geben, erfüllt. Eine Verwirkung des Honoraranspruches kann dann eintreten, wenn zwischen Behandlung und Rechnungsstellung ein erheblicher Zeitraum vergangen ist, und der Patient Anhaltspunkte dafür hat, der Arzt werde seine Leistungen nicht mehr geltend machen. Diesen Umstand muss aber der Patient – zumindest im Prozess – konkret nachweisen.
Aktenzeichen: LG Krefeld, 25.10.2007, AZ: 3 S 23/07
Entscheidungsjahr: 2007

Verjährung von Honorar bei unwirksamer Abtretung
Wenn ein Arzt an einen Dritten zur Rechnungsstellung eine Honorarforderung ohne Einwilligung des Patienten abtritt, ist diese Abtretung unwirksam. Eine Rechnung des Dritten kann daher nicht die Fälligkeit des Honorars nach § 12 GOÄ auslösen; somit kann aber auch die Verjährungsfrist nicht beginnen. Erst wenn der behandelnde Arzt selbst die Rechnung stellt, beginnt in diesem Fall die Verjährung zu laufen.
Aktenzeichen: OLG Karlsruhe, 05.09.2002, AZ: 12 U 83/01
Entscheidungsjahr: 2002

Verwirkung
Gemäß § 12 II GOÄ ist die Fälligkeit einer Forderung eines Arztes erst gegeben, wenn eine prüfbare Honorarrechnung erteilt worden ist. Da der Beginn einer möglichen Verjährung voraussetzt, dass der Arzt eine Honorarrechnung erteilt, muss eine Rechnung innerhalb angemessener Frist erteilt werden. Wenn eine Rechnung erst drei Jahre nach Abschluss der Behandlung erteilt wird, ist der Anspruch des Arztes verwirkt; es sei denn, aus den Umständen ergibt sich, dass der Patient immer noch eine Rechnung erwarten musste.
Aktenzeichen: OLG Nürnberg, 09.01.2008, AZ: 5 W 2508/07
Entscheidungsjahr: 2008

Honorar bei Nichterscheinen des Patienten zu einem festen Termin
Für eine ambulante Operation war mit einem Patienten ein fester Behandlungstermin vereinbart worden Der Patient hatte den schriftlichen Hinweis erhalten, dass eine Terminabsage mindestens 24 Stunden vorher mitzuteilen wäre. Die Absage erfolgte aber erst 2 Stunden vor der OP. Im Falle dieses deutlichen Hinweises kann ein Arzt bei Nichterscheinen das volle Behandlungshonorar verlangen, ohne zur Nachleistung verpflichtet zu sein, da der Patient zum Schadensersatz verpflichtet ist. Der Arzt muss dann aber darlegen, dass ihm durch die verspätete Absage überhaupt ein Verdienstausfall entstanden ist. Dies ist nur dann der Fall, wenn der Arzt bei einer rechtzeitigen Absage die Möglichkeit gehabt hätte, einen anderen Patienten in der Zeit zu behandeln, den er tatsächlich nicht – auch nicht später – behandeln konnte.
Aktenzeichen: OLG Stuttgart, 27.03.2007, AZ: 1 U 154/06
Entscheidungsjahr: 2007

Vereinbarung eines Ausfallhonorars, wenn Patient einen Termin nicht einhält
Es ist für einen Arzt grundsätzlich zulässig, mit einem Privatpatienten schriftlich in einem Formular ein Ausfallhonorar für den Fall zu vereinbaren, wenn der Patient zu einem fest vereinbarten Behandlungstermin nicht erscheint. Es handelt sich dann um eine sog. Formularvereinbarung. Die Formulierung: Termine sind frühzeitig, spätestens aber 24 Stunden vorher abzusagen; nicht rechtzeitig abgesagte Termin werden mit Euro 35.- pro halbe Stunde in Rechnung gestellt, wird aber als unzulässig angesehen. Diese Klausel benachteiligt den Patienten in unangemessener Weise und ist damit rechtsmissbräuchlich, da sich der Patient bei einem unverschuldeten Fernbleiben nicht entlasten kann.
Aktenzeichen: LG Berlin, 15.04.2005, AZ: 55 S 310/04
Entscheidungsjahr: 2005

Abtretung einer Honorarvergütung an Inkassostelle
Erklärt ein Patient in schriftlicher Form die Einwilligung zur Abtretung einer ärztlichen Vergütung an eine Inkassostelle ist zu beachten: Erteilt der Patient die Einwilligung zur Abtretung und zur Weitergabe der notwendigen Informationen, ist diese Erklärung schriftlich festzuhalten. Mit diesem Einverständnis erklärt der Patient zumindest konkludent die Entbindung von der ärztlichen Schweigepflicht. Ist diese Einwilligung aber ein Teil von weiteren Erklärungen des Patienten, sollte der Arzt § 4a I 3 BDSG beachten, wonach dann die Einwilligung des Patienten gesondert hervorzuheben ist. Zweck dieser Regelung ist es, ein Überlesen der Einwilligung zu vermeiden.
Aktenzeichen: OLG Celle, 11.09.2008, AZ: 11 U 88/08
Entscheidungsjahr: 2008

Hinweise auf GOÄ-Ratgeber der BÄK:

► **Pflichtangaben auf einer Arztrechnung**
Dr. jur. Marlis Hübner – in: Deutsches Ärzteblatt 107, Heft 28-29 (19.07.2010), S. A 1424
http://www.bundesaerztekammer.de/page.asp?his=1.108.4144.4222.8692&all=true
Die Autorin fasst wesentliche Punkte einer Arztrechnungzusammen:“ Das Datum der Erbringung der Leistung; bei Gebühren die Nummer und die Bezeichnung der einzelnen berechneten Leistungen einschließlich einer in der Leistungsbeschreibung gegebenenfalls genannten Mindestdauer sowie den jeweiligen Betrag und den Steigerungssatz; bei Gebühren für vollstationäre, teilstationäre sowie vor- und nachstationäre privatärztliche Leistungen zusätzlich den Minderungsbetrag nach § 6 a; bei Entschädigungen nach den §§ 4 bis 9 den Betrag, die Art der Entschädigung und die Berechnung; bei Ersatz von Auslagen nach § 10 den Betrag und die Art der Auslage; übersteigt der Betrag der einzelnen Auslage 25,56 Euro, ist der Beleg oder ein sonstiger Nachweis beizufügen...
...Darüber hinaus sind Leistungen, die auf Verlangen des Zahlungspflichtigen erbracht worden sind (§ 1 Abs. 2 GOÄ), zu kennzeichnen Die Bezeichnung der Leistungen nach § 12 Abs. 2 Nr. 2 GOÄ kann entfallen, wenn der Rechnung eine Zusammenstellung beigefügt wird, der die Bezeichnung für die abgerechnete Leistungsnummer entnommen werden kann.“
Erbringt ein Arzt Leistungen, die der Umsatzsteuerpflicht unterliegen (zum Beispiel Lieferung von Kontaktlinsen oder Schuheinlagen; kosmetische Operation), dann sind bei der Rechnung die umsatzsteuerrechtlichen Regelungen und Richtlinien zu beachten. Vgl. dazu insbesondere § 14 Abs. 4 UStG. ◄

► **Korrekte Rechnungslegung (2) – Begründung bei Überschreiten der Schwellenwerte**
www.baek.de/page.asp?his=1.108.4144.4222.5595
Dr. med. Anja Pieritz – in: Dt. Ärzteblatt 102, Heft 8 (25.02.2005), Seite A-526
Es wird dazu ausgeführt: Nach § 5 GOÄ hat der Arzt das Recht, eine aufwendige Leistung oberhalb des Schwellenwertes abzurechnen. Gemäß § 12 Abs. 3 GOÄ muss dann die einzelne Leistung in der Rechnung verständlich und nachvollziehbar schriftlich begründet werden. Wichtig dabei: die Wiederholung der Bemessungskriterien nach § 5 Absatz 2 reichen nicht aus, um die Gründe für die Überschreitung des Schwellenwertes einzeln zu rechtfertigen.
Die Begründung für das Überschreiten des Schwellenwertes muss für jede einzelne Leistung erfolgen. Eine durchgängige pauschale Begründung ist unzulässig.

„In Verbindung mit § 5 Absatz 2 ergibt sich, dass als Begründung nur Bemessungskriterien aufgeführt werden dürfen, die nicht durch die Leistungslegende der Gebührenposition abgedeckt sind. Gemäß § 12 Absatz 3 hat der Arzt auf Verlangen des Patienten die Begründung näher zu erläutern."

► Fälligkeit der Rechnung – BGH klärt Bedingungen
www.arzt.de/page.asp?his=1.108.4144.4222.5155
Dr. med. Anja Pieritz – in: Deutsches Ärzteblatt 104, Heft 18 (04.05.2007), Seite A-1264, korrigiert 24.07.2007
Dr. Pieritz weist auf ein wichtiges Urteil hin: Private Krankenversicherungen hatten früher vorgetragen, eine Arztrechnung sei nach § 12 Abs. 1 GOÄ schon dann nicht fällig, wenn nur eine einzige Position der Rechnung unrichtig sei. Dazu hat der Bundesgerichtshof nunmehr ein klärendes Urteil gefällt:
„Nach Auffassung des Senats hängt die Fälligkeit der Vergütung davon ab, dass die Rechnung die formellen Voraussetzungen in § 12 Abs. 2 bis 4 GOÄ erfüllt." „Die Fälligkeit [...] setzt deswegen nicht voraus, dass die Rechnung (in dem fraglichen) Punkt mit dem materiellen Gebührenrecht übereinstimmt." Der Senat sieht den Zweck der Regelung nach § 12 GOÄ darin, dass der Zahlungspflichtige in die Lage versetzt werde, ohne besondere medizinische oder gebührenrechtliche Vorkenntnisse, die Rechnung zu überprüfen. Da bei § 12 GOÄ die „Prüffähigkeit" der Rechnung im Vordergrund stehe, sei es für die Fälligkeit der Rechnung nicht entscheidend, ob sich der vom Arzt geltend gemachte Anspruch als berechtigt erweise oder nicht. Die Fälligkeit, die auch für den Beginn der Verjährungsfrist für den Honoraranspruch des Arztes entscheidend sei, setze nicht voraus, dass die Rechnung (bei dem umstrittenen Gebührentatbestand) mit dem materiellen Gebührenrecht übereinstimme (BGH, Az.: III ZR 117/06)."

Art. 3, 4. Vierte Änderungsverordnung vom 23.12.1995
Für vor Inkrafttreten dieser Verordnung erbrachte Leistungen gilt die Gebührenordnung für Ärzte in der bis zum Inkrafttreten dieser Verordnung geltenden Fassung weiter. Diese Verordnung tritt am 1. Januar 1996 in Kraft.

Kommentar:
Diese Bestimmung der Vierten Änderungsverordnung ist mittlerweile durch Zeitablauf überholt. Sie macht aber die Systematik deutlich, wie der Verordnungsgeber sich den Übergang bei wesentlichen Änderungen der GOÄ vorstellt. Dies kann auch für zukünftige Änderungen bedeutsam sein.

Umsatzsteuerpflicht für Ärzte

Zu der im Zusammenhang mit der Frage: Welche erbrachten Leistungen sind für Ärzte umsatzsteuerpflichtig? geführten Diskussion, stellte schon vor einigen Jahren das Bundesministerium der Finanzen fest:
Leistungen eines Arztes sind nur dann umsatzsteuerfrei, wenn sie der medizinischen Betreuung von Personen durch das Diagnostizieren und Behandeln von Krankheiten oder anderen Gesundheitsstörungen dienen.
Zum 01.01.2009 wurde der § 4 Nr. 14 des Umsatzsteuergesetzes (UStG) (http://bundesrecht.juris.de/ustg_1980/BJNR119530979.html) geändert. Diese Vorschrift für den Bereich Medizin wurde grundlegend überarbeitet und an die EU-Richtlinie angepasst. Es geht hier um heilberufliche Tätigkeiten insgesamt und auch um Krankenhäuser etc.
Nachfolgend finden Sie den Gesetzestext, der aber sicher ohne die Hilfe eines erfahrenen Steuerberaters nicht verstanden wird.

Umsatzsteuergesetz in der Fassung der Bekanntmachung vom 21. Februar 2005 (BGBl. I S. 386), das zuletzt durch Artikel 5 des Gesetzes vom 1. November 2011 (BGBl. I S. 2131) geändert worden ist" – Im Internet: http://www.gesetze-im-internet.de/ustg_1980/BJNR119530979.html

§ 4 Steuerbefreiungen bei Lieferungen und sonstigen Leistungen (UStG)

14. a) Heilbehandlungen im Bereich der Humanmedizin, die im Rahmen der Ausübung der Tätigkeit als Arzt, Zahnarzt, Heilpraktiker, Physiotherapeut, Hebamme oder einer ähnlichen heilberuflichen Tätigkeit durchgeführt werden. Satz 1 gilt nicht für die Lieferung oder Wiederherstellung von Zahnprothesen (aus Unterpositionen 9021 21 und 9021 29 00 des Zolltarifs) und kieferorthopädischen Apparaten (aus Unterposition 9021 10 des Zolltarifs), soweit sie der Unternehmer in seinem Unternehmen hergestellt oder wiederhergestellt hat;

b) Krankenhausbehandlungen und ärztliche Heilbehandlungen einschließlich der Diagnostik, Befunderhebung, Vorsorge, Rehabilitation, Geburtshilfe und Hospizleistungen sowie damit eng verbundene Umsätze, die von Einrichtungen des öffentlichen Rechts erbracht werden. Die in Satz 1 bezeichneten Leistungen sind auch steuerfrei, wenn sie von... (
aa) zugelassenen Krankenhäusern nach § 108 des Fünften Buches Sozialgesetzbuch,
bb) Zentren für ärztliche Heilbehandlung und Diagnostik oder Befunderhebung, die an der vertragsärztlichen Versorgung nach § 95 des Fünften Buches Sozialgesetzbuch teilnehmen oder für die Regelungen nach § 115 des Fünften Buches Sozialgesetzbuch gelten,
cc) Einrichtungen, die von den Trägern der gesetzlichen Unfallversicherung nach § 34 des Siebten Buches Sozialgesetzbuch an der Versorgung beteiligt worden sind,
dd) Einrichtungen, mit denen Versorgungsverträge nach den §§ 111 und 111a des Fünften Buches Sozialgesetzbuch bestehen,
ee) Rehabilitationseinrichtungen, mit denen Verträge nach § 21 des Neunten Buches Sozialgesetzbuch bestehen,
ff) Einrichtungen zur Geburtshilfe, für die Verträge nach § 134 a des Fünften Buches Sozialgesetzbuch gelten, oder
gg) Hospizen, mit denen Verträge nach § 39 a Abs. 1 des Fünften Buches Sozialgesetzbuch bestehen, erbracht werden und es sich ihrer Art nach um Leistungen handelt, auf die sich die Zulassung, der Vertrag oder die Regelung nach dem Sozialgesetzbuch jeweils bezieht, oder
hh) von Einrichtungen nach § 138 Abs. 1 Satz 1 des Strafvollzugsgesetzes erbracht werden;

c) Leistungen nach den Buchstaben a und b, die von Einrichtungen nach § 140 b Abs. 1 des Fünften Buches Sozialgesetzbuch erbracht werden, mit denen Verträge zur integrierten Versorgung nach § 140 a des Fünften Buches Sozialgesetzbuch bestehen;

d) sonstige Leistungen von Gemeinschaften, deren Mitglieder Angehörige der in Buchstabe a bezeichneten Berufe oder Einrichtungen im Sinne des Buchstaben b sind, gegenüber ihren Mitgliedern, soweit diese Leistungen für unmittelbare Zwecke der Ausübung der Tätigkeiten nach Buchstabe a oder Buchstabe b verwendet werden und die Gemeinschaft von ihren Mitgliedern lediglich die genaue Erstattung des jeweiligen Anteils an den gemeinsamen Kosten fordert;

Erläutern Sie Ihrem Steuerberater Ihr Leistungsspektrum in der Praxis (besonders wichtig sind z. B. die Bereiche: IGeL-Leistungen, kosmetische Operationen ohne medizinische Indikation, Blutgruppenuntersuchungen ohne med. Indikation – siehe nachfolgene Aufstellung) und lassen sich von ihm umsatzsteuerpflichtige Leistungen auflisten.

Nicht umsatzsteuerpflichtig sind z.B:
- zusätzliche Krebsfrüherkennungsuntersuchungen auf Patientenwunsch
- gutachterliche Tätigkeiten z. B. zur Feststellung der persönlichen Voraussetzungen für eine medizinische Rehabilitation
- Untersuchungen und Beratungen vor Reisen
- Gutachten zur medizinischen Vorsorge und Rehabilitationsleistungen, zur Hilfsmittelversorgung und zur häuslichen Krankenpflege.

Umsatzsteuerpflichtig sind z.B.:
Alkohol-Gutachten zur Wiedererlangung des Führerscheins
Blutgruppenuntersuchungen im Rahmen der Vaterschaftsfeststellung.
Gutachten über
- den Gesundheitszustand als Grundlage für Versicherungsabschlüsse
- psychologische Tauglichkeitstests, die sich ausschließlich auf die Berufsfindung oder die Berufstauglichkeit erstrecken
- Gutachten über die Minderung der Erwerbsfähigkeit in Sozialversicherungsangelegenheiten und in Schadensersatzprozessen.
- das Sehvermögen und ferner:
- Gutachten, als Sachverständiger in Strafverfahren, forensische Gutachten.
- Gutachten zur Feststellung der Voraussetzungen von Pflegebedürftigkeit oder zur Feststellung der Gutachten für den Medizinischen Dienst der Krankenversicherung
- Sportmedizinische Untersuchungen
- Kosmetische Operationen ohne medizinische Indikation. **Ausnahme:** Es steht ein therapeutisches Ziel im Vordergrund und damit ist eine medizinische Indikation gegeben.

Die Aufzählung ist nicht vollständig und kann nicht alle ärztlichen
Leistungen entsprechen auflisten. Sprechen Sie mit Ihrem Steuerberater, der in Zweifelsfällen Kontakt mit der zuständigen Finanzverwaltung aufnehmen kann.

Besteht Umsatzsteuerpflicht für erbrachte Leistungen müssen in der ärztlichen Honorarrechnung (neben den Anforderungen an eine Honorarrechnung aus § 12 GOÄ) folgende Angaben aufgeführt werden:
- Namen und Anschrift der Praxis
- Namen und die Anschrift des Patienten
- die Steuernummer des Arztes
- das Ausstellungsdatum und Rechnungsnummer (die Rechnungsnummer muss einmalig und fortlaufend sein)

■ Rechtsprechung

Umsatzsteuer für Entgelte bei Überlassung von OP-Räumen

Nach § 4 Nr.14 UStG sind Heilbehandlungen im Bereich der Humanmedizin, die im Rahmen der Ausübung der Tätigkeit als Arzt durchgeführt werden, von der Umsatzsteuer befreit. Überlässt aber ein Arzt eigene OP-Räume entgeltlich an andere Ärzte zur Durchführung von Operationen, ist diese Leistung umsatz steuerpflichtig. Denn bei der eigentlichen Überlassung handelt es sich nicht um eine Heilbehandlung; die Überlassung dient lediglich dazu. Auch kann § 4 Nr.14 S. 2 UStG nicht analog angewandt werden, wonach Leistungen von Laborgemeinschaften an die ihnen angehörigen Ärzte steuerfrei sind. Denn in diesem Fall liegt keine Leistung einer Gemeinschaft vor; es handelt sich um eine Leistung eines Arztes an Kollegen.
Aktenzeichen: FG Rheinland-Pfalz, 12.05.2011, AZ: 6 K 1128/09
Entscheidungsjahr: 2011

Keine Umsatzsteuer bei Vermehrung von Knorpelzellen

Nach § 4 Nr.14 S. 1 UStG sind Umsätze aus der Tätigkeit von Ärzten oder aus ähnlichen heilberuflichen Tätigkeiten von der Umsatzsteuer befreit.
Umsätze aus dem Herauslösen von Gelenkknorpelzellen aus entnommenen Knorpelmaterial und ihre folgende Vermehrung zur Reimplantation zu therapeutischen Zwecken sind von der Umsatzsteuer befreit, wenn diese Tätigkeiten von Ärzten oder arztähnlichen Berufen ausgeübt werden.

Aktenzeichen: BFH, 29.06.2011, AZ: XI R 52/07
Entscheidungsjahr: 2011

Umsatzsteuerpflicht bei reiner Schönheits-OP
Reine Schönheitsoperationen, bei denen keine medizinische Indikation vorliegt, sind nicht von der Umsatzsteuer befreit, denn es liegt kein Eingriff vor, der dem Schutz der menschlichen Gesundheit dient.
Diese Rechtsprechung hat der BFH in einer neueren Entscheidung bestätigt.
Aktenzeichen: BFH, 07.10.2010, AZ: V R 17/09
Entscheidungsjahr: 2011

Ärztliche Leistungen zur Krankenhaushygiene – Umsatzsteuerfrei
Erbringt ein externer Arzt für Krankenhäuser infektionshygienische Leistungen, so sind die daraus erzielten Umsätze von der Umsatzsteuer befreit. Denn die Leistungen des Arztes gehören zur gesamten Heilbehandlung von Patienten in Krankenhäusern, da diese zur Infektionshygiene verpflichtet sind.
Für die Befreiung von der Umsatzsteuer ist es nicht erforderlich, dass die ärztlichen Leistungen unmittelbar gegenüber dem Patienten erbracht werden.
Aktenzeichen: BFH, 18.08.2011, AZ: V R 27/10
Entscheidungsjahr: 2011

Narkose bei medizinisch nicht indizierter Schönheits – OP Umsatzsteuerpflichtig
Narkoseleistungen, die im Zusammenhang mit einer medizinisch nicht indizierten Schönheitsoperation erbracht werden, sind nicht von der Umsatzsteuer befreit.
Der Anästhesist heilt mit der Narkose bei einer reinen Schönheits – OP keine Gesundheitsstörung und betreibt auch keine Gesundheitsvorsorge. Die vorgenommen Narkose ist somit keine Heilbehandlung.
Aktenzeichen: FG. Köln, 26.05.2011, AZ: 12 K 1316/10
Entscheidungsjahr: 2011

Anästhesistische Leistungen bei Schönheits – OP
Eine anästhesistische Leistung ist gemäß § 4 Nr.14 UStG nur dann umsatzsteuerfrei, wenn sie bei einer Behandlung erbracht wird, die dem Schutz der Gesundheit dient. Dies trifft aber gerade bei einer Schönheitsoperation nicht zu, bei der eine medizinische Indikation nicht vorliegt.
Aktenzeichen: BFH, 06.09.2011, AZ: V B 64/11
Entscheidungsjahr: 2011

Allgemeine ärztl. Präventionsleistungen – Umsatzsteuerpflichtig
Allgemeine Präventionsleistungen wie Gesundheitssport oder Training unter ärztlicher Leitung sind keine umsatzsteuerfreie Heilbehandlung, weil es sich um Leistungen zur Stabilisierung des allgemeinen Gesundheitszustandes handelt ohne Bezug zu einem konkreten Krankheitsbild.
Aktenzeichen: BFH, 10.03.2005, AZ: V R 54/09
Entscheidungsjahr: 2005

Keine Befreiung von der Umsatzsteuer (§ 4 UStG) bei Überlassung von Praxisräumen
Wenn ein Arzt einen Teil seiner Praxisräume und seiner Einrichtung einem anderen Arzt zur Nutzung überlässt und dafür ein vorher vereinbartes Entgelt erhält, so sind diese Beträge nicht von der Umsatzsteuer befreit.
Aktenzeichen: BFH, 24.09.2004, AZ: V B 177/02
Entscheidungsjahr: 2004

Hinweise zur Abrechnung von IGeL-Leistungen

I. Konzeption und Historie

1996 forderten die Vertragsärzte die Erstellung einer Übersicht über diejenigen ärztlichen Leistungen, die nicht zum Leistungsumfang der Gesetzlichen Krankenversicherung gehören. Anfang des Jahres 1997 fasste der Vorstand der Kassenärztlichen Bundesvereinigung den Beschluss, zusammen mit den ärztlichen Verbänden und Berufsverbänden einen Katalog „Individueller Gesundheitsleistungen (IGeL)" zu erstellen. Am 18. März 1998 war es soweit – man präsentierte der Öffentlichkeit eine erste „IGeL-Liste", die ohne jegliche Beteiligung der Krankenkassen entstanden war.
Bei der Gestaltung der IGeL-Leistungen ist man davon ausgegangen, dass es ärztliche Leistungen gibt, die nicht zum Leistungsumfang der GKV gehören, die aber dennoch von Patienten gewünscht werden und die ärztlich empfehlenswert oder – als ausdrückliche Wunschleistung des Patienten – zumindest ärztlich vertretbar sind.
Die **IGeL-Leistungen werden in 3 Kategorien** eingeteilt:

1. Der Behandlungsanlass liegt außerhalb der GKV.
2. Das Behandlungsverfahren liegt zur Zeit außerhalb der Erstattungsfähigkeit der GKV.
3. Die Indikation für das Behandlungsverfahren liegt nicht im Rahmen der GKV-Leistungen.

Von Anfang an wurden diese Bestrebungen der Ärzteschaft insbesondere von Krankenkassen und Teilen der Politik mit Misstrauen oder gar offener Ablehnung betrachtet. Daran hat sich bis heute im Grunde nichts geändert. Der Begriff „IGeL-Leistungen" sowie die daran geknüpften Inhalte haben sich jedoch seither etabliert, präzisiert und erweitert. Man kann sagen, dass sich heute tatsächlich ein neuer, ein „Zweiter" Gesundheitsmarkt um die IGeL-Leistungen gebildet hat.
Einer der ersten Protagonisten dieser Idee war Dr. Lothar Krimmel. Bereits als stellvertretender Hauptgeschäftsführer der KBV und später als Gründungsvorstand der MedWell Gesundheits-AG hat er sich um den Auf- und Ausbau und die Strukturierung dieses „Zweiten" Gesundheitsmarktes verdient gemacht. Siehe auf den folgenden Seiten die „KBV-IGeL-Liste".

Individuelle Gesundheitsleistungen nach KBV-Vorschlag

Die hier folgende Liste zeigt alle Individuellen Gesundheitsleistungen nach den ersten KBV Vorschlägen von 1998 und die ergänzten 10 IGEL-Leistungen (fett) aus dem Jahre 1999. Die mit * gekennzeichneten Leistungen sind Individuelle Gesundheitsleistungen, deren Aufnahme in den Leistungskatalog der Gesetzlichen Krankenversicherung zur Zeit noch diskutiert wird.

1. Die IGEL-Liste nach KBV-Vorschlag

Vorsorge-Untersuchungen

- Zusätzliche jährliche Gesundheitsuntersuchung („Intervall-Check")
- Ergänzungsuntersuchungen zu den Kinder-Früherkennungsuntersuchungen bis zum 14. Lebensjahr („Kinder-Intervall-Check")
- Fachbezogene Gesundheitsuntersuchung auf Wunsch des Patienten („Facharzt-Check")
- Umfassende ambulante Vorsorge-Untersuchung („General-Check")
- Sonographischer Check-up der inneren Organe („Sono-Check")
- Doppler-Sonographie der hirnversorgenden Gefäße bei fehlenden anamnestischen oder klinischen Auffälligkeiten
- Lungenfunktionsprüfung (z. B. im Rahmen eines „General-Check")
- Untersuchung zur Früherkennung des Prostata-Karzinoms mittels Bestimmung des Prostata-spezifischen Antigens (PSA) und ggf. transrektaler Sonographie
- Untersuchung zur Früherkennung von Schwachsichtigkeit und Schielen im Kleinkind-und Vorschulalter *
- Glaukomfrüherkennung mittels Perimetrie, Ophthalmoskopie und/oder Tonometrie*
- Untersuchung zur Früherkennung von Hautkrebs
- Auflichtmikroskopische Untersuchung der Haut
- Mammographie zur Früherkennung des Mammakarzinoms bei Frauen ohne relevante Risikofaktoren
- Hirnleistungs-Check („Brain Check")

P. Hermanns, G. Filler, B. Roscher (Hrsg.), *GOÄ 2013*,
Erfolgskonzepte Praxis- & Krankenhaus-Management,
DOI 10.1007/978-3-642-29292-7_13, © Springer-Verlag Berlin Heidelberg 2013

Freizeit, Urlaub, Sport, Beruf
- Reisemedizinische Beratung, einschließlich Impfberatung
- Reisemedizinische Impfungen
- Sportmedizinische Beratung
- Sportmedizinische Vorsorge-Untersuchung
- Sportmedizinischer Fitness-Test
- Eignungsuntersuchungen (z. B. für Reisen, Flugtauglichkeit, Tauchsport)
- Ärztliche Berufseignungsuntersuchung

Medizinisch-kosmetische Leistungen
- Medizinisch-kosmetische Beratung
- Sonnenlicht- und Hauttyp-Beratung
- Tests zur Prüfung der Verträglichkeit von Kosmetika
- Behandlung der androgenetischen Alopezie bei Männern (Glatzenbehandlung)

Medizinisch-kosmetische Leistungen
- Epilation von Haaren außer bei krankhaftem und entstellendem Haarwuchs an Händen und Gesicht
- Ästhetische Operationen (z. B. Facelifting, Nasen-, Lid- und Brustkorrektur, Fettabsaugung)
- Korrektur störender Hautveränderungen außerhalb der GKV-Leistungspflicht
- Beseitigung von Besenreiser-Varizen
- Entfernung von Tätowierungen
- Peeling-Behandlung zur Verbesserung des Hautreliefs
- UV-Bestrahlungen aus kosmetischen Gründen

Umweltmedizin
- Umweltmedizinische Erst- und Folgeanamnese *
- Eingehende umweltmedizinische Beratung *
- Umweltmedizinische Wohnraumbegehung
- Umweltmedizinische Schadstoffmessungen
- Umweltmedizinisches Biomonitoring *
- Erstellung eines umweltmedizinisch begründeten Behandlungskonzeptes
- Umweltmedizinisches Gutachten

Psychotherapeutische Angebote
- Psychotherapeutische Verfahren zur Selbsterfahrung ohne med. Indikation
- Selbstbehauptungstraining
- Streßbewältigungstraining
- Entspannungsverfahren als Präventionsleistung
- Biofeedback-Behandlung
- Kunst- und Körpertherapien, auch als ergänzende Therapieverfahren
- Verhaltenstherapie bei Flugangst

Alternative Heilverfahren
- Akupunktur (z. B. zur Schmerzbehandlung, Allergiebehandlung) *

Ärztliche Serviceleistungen
- Ärztliche Untersuchungen und Bescheinigungen außerhalb der kassenärztlichen Pflichten auf Wunsch des Patienten (z. B. Bescheinigung für den Besuch von Kindergarten, Schule oder Sportverein oder bei Reiserücktritt)
- Untersuchung zur Überprüfung des intellektuellen und psychosozialen Leistungsniveaus (z. B. Schullaufbahnberatung auf Wunsch der Eltern)
- Diät-Beratung ohne Vorliegen einer Erkrankung
- Gruppenbehandlung bei Adipositas *
- Raucherentwöhnung
- Beratung zur Zusammenstellung und Anwendung einer Hausapotheke
- Beratung zur Selbstmedikation im Rahmen von Prävention und Lebensführung

Ärztliche Serviceleistungen
- Begleitende Beratung und Betreuung bei Verordnung von Lifestyle-Arzneimitteln außerhalb der GKV-Leistungspflicht

- Durchführung von psychometrischen Tests auf Wunsch des Patienten
- Begutachtung zur Beurteilung der Wehrtauglichkeit auf Wunsch des Patienten

Laboratoriumsdiagnostische Wunschleistungen
- Blutgruppenbestimmung auf Wunsch
- Anlassbezogener Labor-Teiltest auf Patientenwunsch (z. B. Leber- und Nierenwerte, Blutfette, Sexualhormone, Schilddrüsenfunktion, HIV-Test)
- Untersuchung auf Helicobacter-pylori-Besiedlung mittels 13C-Harnstoff-Atemtest als Primärdiagnostik*
- Zusatzdiagnostik in der Schwangerschaft auf Wunsch der Schwangeren (z. B. AFP, Toxoplasmose, Tripletest zur Abschätzung des M. Down)
- Tests zum Ausschluss von Metall-Allergien (z. B. auch Amalgam) ohne Vorliegen anamnestischer oder klinischer Hinweise

Sonstige Wunschleistungen
- Kontaktlinsenanpassung und -kontrolle ohne GKV-Indikation zur Kontaktlinsen-Versorgung
- Zyklusmonitoring bei Kinderwunsch ohne Vorliegen einer Sterilität
- Zusätzliche sonographische Schwangeschaftsuntersuchung auf Wunsch der Schwangeren bei Nicht-Risiko-Schwangerschaften („Baby-Fernsehen")
- Osteodensitometrie zur Früherkennung der Osteoporose
- Injektion eines nicht zu Lasten der GKV verordnungsfähigen Arzneimittels auf Patientenwunsch (z. B. Vitamin- u. Aufbaupräparate, knorpelschützende Präparate)
- Beschneidung ohne medizinische Indikation
- Refertilisationseingriff nach vorangegangener operativer Sterilisation
- Andrologische Diagnostik (Spermiogramm) ohne Hinweis auf Vorliegen einer Sterilität oder nach Sterilisation
- Medizinisch nicht indizierte Abklärungsdiagnostik im Rahmen der Beweissicherung nach Drittschädigung (z. B. bei HWS-Schleudertrauma)
- IUP-Lagekontrolle mittels Ultraschall außerhalb der GKV-Leistungspflicht
- Künstliche Befruchtung außerhalb der GKV-Leistungspflicht

Neuartige Untersuchungs- und Behandlungsverfahren
- Stoßwellentherapie bei orthopädischen Krankheitsbildern *
- Refraktive Hornhautchirurgie zur Behandlung der Kurzsichtigkeit
- Bright-Light-Therapie der saisonalen Depression
- Apparative Schlafprofilanalyse zur Diagnostik von Schlafstörungen
- Isokinetische Muskelfunktionsdiagnostik und -therapie zur Rehabilitation nach Sportverletzungen und orthopädischen Operationen
- Apparative isotonische Muskulationsdiagnostik

2. Die IGEL 2-Liste

Weitere individuelle Gesundheitsleistungen nach Krimmel, die er in 6 Kategorien unterscheidet:
- Von der Ärzteschaft noch nicht allgemein empfohlene Leistungen
- Leistungsrechtlich ungeklärte Leistungen, einschließlich der aus ethischen Gründen nicht auf die Privatbehandlung beschränkten Verfahren (z. B. Früherkennungs-Mammographie)
- Besondere Medizinsysteme („besondere Therapieeinrichtungen")
- Unkonventionelle „Behandlungsverfahren, einschließlich eines Teils des vom Bundesausschuss der Ärzte und Krankenkassen ausgeschlossenen Leistungen
- Vom Patienten gewünschte Leistungsdurchführung außerhalb der von der GKV-Zuständigkeit umfassten Indikationsstellung
- Medizinische Wellness-Leistungen

Krimmel nennt diesen Katalog **IGEL 2-Liste**. In dieser Liste sind zahlreiche Leistungen aufgeführt, die in ihrer Akzeptanz von der Ärzteschaft sehr unterschiedlich bewertet werden. Es gibt energische Befürworter und Gegner für die einzelnen Methoden.

1. Von der Ärzteschaft noch nicht allgemein empfohlene Leistungen
- Prädiktive genetische Diagnostik
- Mini-Labor-Check
- Hirnleistungs-Check („brain check") zur Früherkennung von Demenzen
- Transkranielle Magnetstimulation zur Therapie von Depressionen

- Tinnitus-Retraining-Therapie
- Positronen-Emissions-Tomographie (PET)
- Niedrigdosis-Computertomographie zur Früherkennung des Bronchialkarzinoms
- Autofluoreszenz-Bronchoskopie zur Früherkennung des Bronchialkarzinoms
- Intrakavitäre Ultraschalluntersuchung zur Früherkennung des Ovarialkarzinoms bei Risikopatientinnen
- HNO-ärztliche Untersuchung (einschl. Endoskopie) zur Früherkennung pharyngealer Tumoren bei Risikogruppen
- Pulsierende Signaltherapie
- Hauttitration von Allergenen zur Überprüfung des Therapieerfolges
- Spätpotential-EKG

2. Leistungsrechtlich umstrittene Leistungen
- Mammographie zur Früherkennung des Mammakarzinoms
- Homöopathisch-diagnostische Fall- und Folgeanalyse
- Troponin T-Test im Rahmen der Herzinfarkt-Diagnostik
- Neugeborenen-Hörscreening mittels otoakustischer Emissionen
- Untersuchung zur Hautkrebs-Früherkennung
- Auflichtmikroskopische Untersuchung der Haut zur Früherkennung des malignen Melanoms
- Behandlung der erektilen Dysfunktion
- Hyperbare Sauerstofftherapie
- Präemptive Analgesie
- Neuraltherapie

3. Besondere Medizinsystem
- Anthroposophische Medizin
- Ayurvedische Medizin
- Traditionelle Chinesische Medizin (TCM)

4. Unkonventionelle Behandlungsverfahren
- Mikrobiologische Therapie („Symbioselenkung")
- Eigenblutbehandlung
- Sauerstoff-Mehrschritt-Therapie nach Ardenne
- Hämatogene Oxydationstherapie (HOT)
- Colon-Hydrotherapie

5. Vom Patienten gewünschte Leistungsdurchführung außerhalb der von der GKV-Zuständigkeit umfassten Indikationsstellung
- Erbringung unwirtschaftlicher Leistungen auf Patientenwunsch (z. B. Kernspintomographie des Schädels als Basisdiagnostik bei Kopfschmerzen)
- Hausbesuch auf Patientenwunsch ohne medizinische Indikation
- Unwirtschaftliche Abklärungs- und Ausschlussdiagnostik („Defensivmedizin")

6. Medizinische Wellness-Leistungen, z. B.
- Massagetherapie auf Folienwasserbett („Hydrojet")
- Massage ohne medizinische Indikation („Wellness-Massage")
- Apparative Lymphdrainage ohne medizinische Indikation

Die MedWell Gesundheits-AG war bis vor kurzem auf dem Gebiet der IGeL-Leistungen expansiv tätig und zusammen mit der DKV Deutsche Krankenversicherung AG einer der ersten Anbieter auf dem Gebiet einer privaten Krankenzusatzversicherung für IGeL-Leistungen.

MEGO-Liste der MedWell Gesundheits-AG
2003 wurde ein eigenes MedWell-Gebührenverzeichnis für Individuelle Gesundheitsleistungen mit über 320 IGeL-Angeboten –unter dem Namen **MEGO – Liste** mit den entsprechenden GOÄ-Ziffern und zahlreichen Abrechnungshinweisen herausgegeben.
Im Jahre 2011 erschien die letzte Ausgabe dieser Gebührenordnung (Krimmel, L. – Kleinken, B. MEGO 2011: MedWell Gebührenverzeichnis für Individuelle Gesundheitsleistungen, ecomed Verlag, Landsberg/Lech, 2011) mit 368 IGeL-Leistungen und Kommentaren. Eine neue Ausgabe ist z. Zt. nicht geplant.
Im Buch findet der Leser zur aufgeführten Leistung die entsprechenden GOÄ-Abrechnungsziffern, Kommentare zu Abrechnungsalternativen und Hinweisen zur Umsatzsteuerpflicht.

Nachfolgend finden Sie – mit Genehmigung des ecomed Verlages -einige Ausschnitte des sehr differenzierten Inhaltsverzeichnissse der MEGO (immer bezogen auf das jeweilige Kapitel der GOÄ). Zu jedem einzelnen Punkt findet der Leser im Buch ein Abrechnungsbeispiel. Das Buch „MEGO 2011" kann über www.ecomed-storck.de – ISBN: 978-609-16473-3 bestellt werden.

E – Physikalisch-medizinische Leistungen

- Hyperbare Sauerstofftherapie
- Sauerstoff-Mehrschritt-Therapie (SMT) nach Ardenne
- Massagebehandlung außerhalb der GKV-Leistungspflicht (Wellness-Massage)
- Apparative Lymphdrainage außerhalb der GKV-Leistungspflicht
- Massagebehandlung auf Folienwasserbett
- Kinesio-Taping
- Behandlung in Kältekammer bei rheumat. Erkrankung (Ganzkörperkältetherapie in Gruppen)
- Wärmetherapie im Sandbett
- Vibrationstherapie
- Hämatogene Oxidationstherapie (HOT) nach Wehrli
- Wassergefilterte Infrarotlichttherapie (WIRA)

F I – Innere Medizin

- Check-up-Ergänzung: Ruhe-EKG, Harnsäure und Kreatinin zusätzlich zum GKVCheck
- Kleiner Gesundheits-Check außerhalb des GKV-Leistungsanspruchs
- Großer Gesundheits-Check, einschl. Belastungs-EKG, Lungenfunktionsprüfung, Ultraschall-Untersuchung sowie Untersuchung verschiedener Blut- und Stoffwechselwerte
- Sport-Check: Sportmedizinische Vorsorge-Untersuchung, einschließlich Belastungs-EKG, Lungenfunktionsprüfung sowie Untersuchung von Blut- und Stoffwechselwerten
- Ergometrische Untersuchung, einschl. Belastungs-EKG, als Wunschleistung („Fitness-Check")
- Lungen-Check: Lungenfunktionsprüfung als Wunschleistung
- Sporttauglichkeits-Untersuchung, ggf. mit Belastungs-EKG u. Lungenfunktion, mit schriftl. Attest
- Screening auf schlafbezogene Atemstörungen durch Messung der Atemfluss-Zeitkurve
- Computergestützte Gesundheitsuntersuchung zur Ermittlung individueller Gesundheitsrisiken unter Berücksichtigung der Körperzusammensetzung (Bioelektrische Impedanzanalyse, BIA), einschl. patientenbezogener Ernährungs-, Vitalstoff- und Fitness-Empfehlungen
- Bioelektrische Impedanzanalyse (BIA) zur Bestimmung der Körperzusammensetzung (Fettanteil an der Gesamt-Körpermasse)
- Bestimmung des biologischen Alters durch Messung und Bewertung von Biomarkern (z. B. durch die Kombination psychometrischer Tests mit altersabhängigen Funktions-Untersuchungen)
- Computergestützte Bestimmung des biologischen Alters durch programmierte Messung und Bewertung von Biomarkern
- Untersuchung auf Helicobacter pylori-Besiedlung mittels 13C-Harnstoff Atemtest als Primärdiagnostik außerhalb der GKV-Leistungspflicht
- Ärztliche Betreuung und Auswertung bei telemetrischem Event-EKG oder telemetrischer Blutdruckmessung (z. B. bei Anwendung eines „Herz-Handys" oder vom Patienten per SMS übertragener Blutdruckwerte)
- Langzeit-EKG mit Ereignisrekorder (Event-Rekorder)
- Subkutane Implantation eines EKG-Ereignisrekorders
- Explantation eines EKG-Ereignisrekorders
- Kontinuierliches Glucose-Monitoring über mindestens 48 Stunden zur optimierten Behandlung insulinpflichtiger Diabetiker
- Früherkennung des Bronchialkarzinoms mittels Fluoreszenz-Bronchoskopie, ggf. mit endobronchialem Ultraschall (EBUS)
- Früherkennung des Bronchialkarzinoms durch zytopathologische Untersuchung des Sputums bei langjährigen Rauchern ab 45 Jahren
- Elektrogastrographie (Messung der myoelektrischen Aktivität des Magens bei gestörter Magenentleerung), einschl. Signalanalyse, graphischer Darstellung und Auswertung
- Druckmessung zur Beurteilung der analen Schließmuskelfunktion (Analtonometrie)
- Ärztliche Betreuung eines Patienten bei therapeutischer Apherese (Rheopherese) außerhalb der GKV-Leistungspflicht (z.B: zur Behandlung des Hörsturzes oder der altersbedingten Makula-Degeneration)
- Systemische Krebs-Mehrschritt-Therapie

F III – Dermatologie

- Synchrone Balneophototherapie zur Behandlung von Hautkrankheiten (z. B. „Tomesa-Konzept“)
- Asynchrone Balneophototherapie zur Behandlung von Hautkrankheiten (z. B. „Kieler Modell“)
- UV-Bestrahlungen aus präventiven Gründen (z. B. zur Sonnenexpositions-Prophylaxe)
- Tests zur Prüfung der Verträglichkeit von Kosmetika
- Aknebehandlung aus kosmetischer Indikation
- Fruchtsäure-Peeling-Behandlung zur Verbesserung des Hautreliefs
- Trichloressigsäure- und Phenol-Peeling-Behandlung zur Verbesserung des tiefen Hautreliefs
- Epilation von Haaren – außer bei krankhaftem und entstellendem Haarwuchs an Händen und im Gesicht
- Epilation von Haaren mit gepulstem Licht
- Haaranalyse („Tricho-Scan“)
- Kollagenmessung
- Sonnenlicht- und Hauttyp-Beratung, einschl. Hautfunktionstest (z. B. Sebometrie, Corneometrie)
- Hautkrebs-Vorsorgeuntersuchung, einschl. Dermatoskopie
- Computergestützte Videountersuchung zur Diagnostik oder Verlaufskontrolle bei Muttermalen
- Optische Cohärenz Tomographie (OCT) der Haut
- Behandlung mit polarisiertem Licht zur Hautbehandlung oder zur Behandlung von Sportverletzungen
- Faltenunterspritzung mit Hyaluronsäure
- Faltenunterspritzung mit Plasmagel
- Eigenfettunterspritzung
- Injektionslipolyse
- Entfernung von Tätowierungen
- Eigenhaartransplantation
- Aptos-Lifting („Faden-Lifting“)
- Entfernung von Milien
- Beseitigung von Besenreiser-Varizen
- CHIVA (Cure conservatrice et Hémodynamique de Insuffisance Veineuse en ambulatoire)
- Permanent-Make-up (z. B. Lippe, Augenbrauen)
- Piercing, ggf. einschließlich Lokalanästhesie
- Elektronisch gesteuerte Physiotherapie zur Cellulite-Behandlung und/oder Modellierung der Körperkontur
- Behandlung der fokalen Hyperhidrose (z. B. im Achselbereich) durch Injektion von Botulinumtoxin-A

IGeL-Leistungen in der Kritik

Politiker, Medien, Verbraucherverbände, Krankenkassen und jetzt auch Ärztekammern und Kassenärztliche Bundesvereinigung beschäftigen sich kritisch mit dem Erbringen von IGeL-Leistungen. Diese Kritiken sollte der Arzt, der IGeL-Leistungen anbietet, kennen.
Nachfolgend finden Sie Hinweise auf wichtige Veröffentlichungen im Internet:

- **Zum Umgang mit individuellen Gesundheitsleistungen** http://www.baek.de/page.asp?his=0.2.20.1157.3920.3977.3980.3981
  Hintergrund, Verhältnis zu GKV-Leistungen, Definition, Hinweise für das Erbringen individueller Gesundheitsleistungen
  Auf Antrag des Vorstandes der **Bundesärztekammer** (Drucksache VII-01) unter Berücksichtigung des Antrages von Dr. Rütz, Prof. Dr. Bertram, Dr. Döhmen, Frau Haus, Herr Stagge, Dr. Hammer, Dr. Schüller und Dr. Lennartz (Drucksache VII-01a) fasst der 109. Deutsche Ärztetag mit großer Mehrheit folgende Entschließung

- **Ratgeber der KBV** http://www.kbv.de/patienteninformation/23745.html

- **Individuelle Gesundheitsleistungen (IGeL) – Statement der KBV zu IGeL** (15.10.012) http://www.kbv.de//patienteninformation/23719.html
  Information zur Privatliquidation bei GKV-Versicherten mit IGeL-Liste – Stand April 2012 http://www.kvb.de/fileadmin/kvb/dokumente/Praxis/Infomaterial/AbrechnungHonorar/KVB-Broschuere-Privatliquidation-IGeL-neu.pdf

- **Deutsches Institut für Medizinische Dokumentation u.Information (DIMDI) IGeL: Was nutzt den Patienten?** http://www.dimdi.de/static/de/dimdi/presse/pm/news_0046.html_319159480.html
- **Wissenschaftliches Institut der AOK (WIdO) „Private Zusatzleistungen in der Arztpraxis" (2005)** http://www.wido.de/priv_zusatzleist.html
- **Der IGeL-Monitor** –Medizinischer Dienst des Spitzenverbandes Bund der Krankenkassen http://www.igel-monitor.de/Ueber_uns.htm
  Initiator und Auftraggeber des IGeL-Monitors ist der Medizinische Dienst des Spitzenverbandes Bund der Krankenkassen e.V. (MDS). Finanziert wird der MDS vom Spitzenverband der Gesetzlichen Krankenversicherung, dem GKV-SV.

IGeL-Leistungen in den Medien

- **Verbraucherzentrale Nordrhein-Westfalen: Patiententipps zu IGeL-Leistungen** http://nvzmv.verbraucherzentralenserver.de/mediabig/37832A.pdf
- **Teure Selbstzahler-LeistungenWegweiser durch den IGeL-Dschungel: Abzocke oder sinnvolle Vorsorge?** – FOCUS ONLINE
  http://www.focus.de/gesundheit/arzt-klinik/mein-arzt/igel/tid-26743/teure-selbstzahler-leistungen-wegweiser-durch-den-igel-dschungel-abzocke-oder-sinnvolle-vorsorge_aid_790983.html
- ***IGeL-Leistungen* Abzocke oder Notwendigkeit? – Bayrischer Rundfunk** http://www.br.de/fernsehen/bayerisches-fernsehen/sendungen/gesundheit/themenuebersicht/gesundheitswesen/igel-leistungen100.html
- **IGeL im Fernsehen: Die Vorsorge-Lüge – IGeL Individuelle Gesundheitsleistungen – Verkauf in der Arztpraxis**
  http://www.wdr.de/tv/quarks/sendungsbeitraege/2008/1021/000_vorsorge.jsp
  Der WDR befasste sich 2008 mit mehreren Einzelbeiträgen mit den IGeL-Leistungen. Diese Beiträge zeigen die kritische Stellung der Presse zum IGeL. Diese Aussagen sollte jeder Arzt, der IGeL-Leistungen erbringt, kennen, denn vermutlich hat sein Patient die Sendung gesehen!
- **Weitere Beitrage zu IGeL-Leistungen** und die oben genannten WDR-Beiträge finden Sie auch unter www.youtube.de bei der Suche nach IGeL-Leistungen.

II. Privatliquidation bei GKV-Versicherten

Wer sich mit den Fragen um IGEL-Leistungen und die Zulässigkeit, solche den Versicherten einer gesetzlichen Krankenkasse anzubieten, beschäftigt, muss wissen, **dass sämtliche „Individuellen Gesundheits-Leistungen" (IGeL) nicht im Rahmen der Kostenerstattung zu Lasten der GKV erbracht werden dürfen.** Es ist also nicht möglich, solche Leistungen den Versicherten dadurch „schmackhaft" zu machen, dass man eine Übernahme der Kosten durch die Krankenkasse in Aussicht stellt. Das ergibt sich unmittelbar aus dem Gesetz:

SGB V § 13 Kostenerstattung (in der Fassung vom 22.12.11)

(1) Die Krankenkasse darf anstelle der Sach- oder Dienstleistung (§ 2 Abs. 2) Kosten nur erstatten, soweit es dieses oder das Neunte Buch vorsieht.

Kommentar:
Die Kasse ist also nicht frei in ihren Entscheidungen, ob sie Kosten erstatten will oder nicht. Es muss immer eine Rechtsgrundlage vorhanden sein. Für die ambulante vertragsärztliche Versorgung sind die Voraussetzungen in den folgenden Absätzen des § 13 geregelt, das Neunte Buch des SGB regelt die Rehabilitation.

(2) Versicherte können anstelle der Sach- oder Dienstleistungen Kostenerstattung wählen. Hierüber haben sie ihre Krankenkasse vor Inanspruchnahme der Leistung in Kenntnis zu setzen. Der Leistungserbringer hat die Versicherten vor Inanspruchnahme der Leistung darüber zu informieren, dass Kosten, die nicht von der Krankenkasse übernommen werden, von dem Versicherten zu tragen sind. Eine Einschränkung der Wahl auf den

P. Hermanns, G. Filler, B. Roscher (Hrsg.), *GOÄ 2013*,
Erfolgskonzepte Praxis- & Krankenhaus-Management,
DOI 10.1007/978-3-642-29292-7_14, © Springer-Verlag Berlin Heidelberg 2013

Bereich der ärztlichen Versorgung, der zahnärztlichen Versorgung, den stationären Bereich oder auf veranlasste Leistungen ist möglich. Nicht im Vierten Kapitel genannte Leistungserbringer dürfen nur nach vorheriger Zustimmung der Krankenkasse in Anspruch genommen werden.
Eine Zustimmung kann erteilt werden, wenn medizinische oder soziale Gründe eine Inanspruchnahme dieser Leistungserbringer rechtfertigen und eine zumindest gleichwertige Versorgung gewährleistet ist. Die Inanspruchnahme von Leistungserbringern nach § 95 b Absatz 3 Satz 1 im Wege der Kostenerstattung ist ausgeschlossen.
Anspruch auf Erstattung besteht höchstens in Höhe der Vergütung, die die Krankenkasse bei Erbringung als Sachleistung zu tragen hätte. Die Satzung hat das Verfahren der Kostenerstattung zu regeln. Sie kann dabei Abschläge vom Erstattungsbetrag für Verwaltungskosten in Höhe von höchstens 5 Prozent in Abzug bringen. Im Falle der Kostenerstattung nach § 129 Absatz 1 Satz 5 sind die der Krankenkasse entgangenen Rabatte nach § 130 a Absatz 8 sowie die Mehrkosten im Vergleich zur Abgabe eines Arzneimittels nach § 129 Absatz 1 Satz 3 und 4 zu berücksichtigen; die Abschläge sollen pauschaliert werden. Die Versicherten sind an ihre Wahl der Kostenerstattung mindestens ein Kalendervierteljahr gebunden.

Kommentar:
Die in Absatz 2 geregelte Kostenerstattung für Versicherte setzt voraus, dass in der Regel ein berechtigter Leistungserbringer, z. B. ein zugelassener Vertragsarzt, die Leistung erbracht hat. In anderen Fällen bedarf es einer vorherigen Zustimmung der Krankenkasse. Diese ist in das Ermessen der Kasse gestellt und an bestimmte Voraussetzungen gebunden.
Da die Kostenerstattung nur „anstelle" der Sach- und Dienstleistung erfolgt, dürfen die Kassen Kosten nur für die Leistungen erstatten, die nach dem Leistungskatalog der gesetzlichen Krankenversicherung auch als Sachleistungen erbracht werden können. Damit sind die IGeL-Leistungen von der Kostenerstattung ausgeschlossen.

(3) Konnte die Krankenkasse eine unaufschiebbare Leistung nicht rechtzeitig erbringen oder hat sie eine Leistung zu Unrecht abgelehnt und sind dadurch den Versicherten für die selbstbeschaffte Leistung Kosten entstanden, sind diese von der Krankenkasse in der entstandenen Höhe zu erstatten, soweit die Leistung notwendig war. Die Kosten für selbstbeschaffte Leistungen zur medizinischen Rehabilitation nach dem Neunten Buch werden nach § 15 des Neunten Buches erstattet. Ausgeschlossen ist die Kostenerstattung bei Ärzten oder Psychotherapeuten, die im Rahmen eines sog. „Kollektivverzichts" auf ihre Zulassung verzichtet haben.

Kommentar:
Auch für diese Variante der Kostenerstattung für selbstbeschaffte Leistungen bei Nichtleistung einer Krankenkasse gilt, dass sie nur möglich ist, wenn die Leistung ihrer Art nach den GKV-Leistungen und dem Wirtschaftlichkeitsgebot des § 12 SGB V entspricht. Damit sind auch in dieser Alternative der Kostenerstattung IGeL-Leistungen nicht erstattungsfähig.

1. Leistungsanspruch des Versicherten und korrespondierende Leistungsverpflichtung des Vertragsarztes
Das System der gesetzlichen Krankenversicherung ist seit seiner Einführung zu Beginn des letzten Jahrhunderts bis zum heutigen Tage gekennzeichnet durch das Sachleistungsprinzip und durch die solidarische Finanzierung durch die Versicherten-Beiträge, die bei Pflichtversicherten zu einem hälftigen Anteil vom Arbeitgeber getragen werden.

1.1. Sachleistungsanspruch als Grundsatz
Versicherte in der Gesetzlichen Krankenversicherung (GKV) haben Anspruch auf Krankenbehandlung, wenn diese notwendig ist, um eine Krankheit zu erkennen, zu heilen, ihre Verschlimmerung zu verhüten oder Krankheitsbeschwerden zu lindern. Die Krankenbehandlung umfasst neben der ärztlichen Behandlung auch die Versorgung des Patienten mit Arznei-, Verband-, Heil- und Hilfsmitteln. Auch dabei gilt das sogenannte Sachleistungsprinzip, wonach den Versicherten die erforderlichen Leistungsangebote als Sach- oder Dienstleistungen von den Krankenkassen zur Verfügung gestellt werden.

1.2. Wirtschaftlichkeitsgebot
Mit dem Anspruch des Versicherten geht eine Behandlungspflicht des Vertragsarztes einher. Dieser hat dabei das Wirtschaftlichkeitsgebot zu beachten, das heißt, Versicherte haben Anspruch (nur) auf diejenige ärztliche Versorgung, die nach den Regeln der ärztlichen Kunst **zweckmäßig und ausreichend ist und bei der das Maß des Notwendigen nicht überschritten wird**.

Auf unwirtschaftliche Leistungen hat der Versicherte keinen Rechtsanspruch. Weder darf der an der vertragsärztlichen Versorgung teilnehmende Arzt diese im Rahmen der vertragsärztlichen Versorgung erbringen und verordnen, noch die Gesetzliche Krankenkasse diese Leistungen bezahlen (§ 12 SGB V).

2. Zulässigkeit privatärztlicher Honorare
Auch wenn das Sachleistungsprinzip das tragende Prinzip der gesetzlichen Krankenversicherung ist, der Patient somit gegen seine Krankenkasse einen Anspruch auf die ärztliche Behandlung (nicht auf deren Kosten) hat, gibt es doch unter bestimmten Voraussetzungen die Möglichkeit, hiervon abzuweichen und eine private Behandlung durchzuführen. Maßgeblich hierfür sind zwei Bestimmungen in den Bundesmantelverträgen, die wir Ihnen nachfolgend abdrucken:

§ 18 Bundesmantelvertrag – Ärzte
und
§ 21 Bundesmantelvertrag – Ärzte/Ersatzkassen

(8) Der Vertragsarzt darf von einem Versicherten eine Vergütung nur fordern

1. wenn die Krankenversichertenkarte bei der ersten Inanspruchnahme im Quartal nicht vorgelegt worden ist bzw. ein anderer gültiger Behandlungsausweis nicht vorliegt und nicht innerhalb einer Frist von zehn Tagen nach der ersten Inanspruchnahme nachgereicht wird,

2. wenn und soweit der Versicherte vor Beginn der Behandlung ausdrücklich verlangt, auf eigene Kosten behandelt zu werden, und dieses dem Vertragsarzt schriftlich bestätigt,

3. wenn für Leistungen, die nicht Bestandteil der vertragsärztlichen Versorgung sind, vorher die schriftliche Zustimmung des Versicherten eingeholt und dieser auf die Pfl icht zur Übernahme der Kosten hingewiesen wurde.

Kommentar:
Diese in beiden Gesamtverträgen (einmal für die Primär- und einmal für die Ersatzkassen) gleichlautende Bestimmung regelt die Voraussetzungen, unter denen bei Kassenpatienten eine Privatvergütung möglich ist. Im Weiteren wird näher darauf eingegangen und insbesondere aufgezeigt, warum die Beachtung dieser Regelungen für den Vertragsarzt außerordentlich wichtig ist.

2.1. Keine Wahlmöglichkeit für den Arzt
In dem oben definierten Rahmen, d. h. soweit ein Leistungsanspruch des Versicherten gegen seine Krankenkasse besteht, darf den Versicherten die ihnen zustehende ärztliche Versorgung nicht vorenthalten werden. Dabei hat der Vertragsarzt nicht die Befugnis, bei Versicherten der Gesetzlichen Krankenversicherung zwischen privatärztlicher und vertragsärztlicher Tätigkeit bzw. Behandlung zu wählen.
Für den „Normalfall“ (Patient kommt als GKV-Versicherter in die Praxis und gibt sich durch Vorlage der Krankenversichertenkarte als solcher zu erkennen) bedeutet dies, dass der Arzt die erforderlichen Leistungen im Rahmen seiner vertragsärztlichen Tätigkeit erbringen und abrechnen muss. Privatliquidationen und Zuzahlungen sind nur unter engen Voraussetzungen zulässig (z. B. Zuzahlungen bei Bädern, Massagen und Krankengymnastik, bei ärztlicher Behandlung unter den Voraussetzungen der Bundesmantelverträge).

3. Wann kommt eine Privatliquidation in Betracht?
Wegen des Primats des Sachleistungsprinzips ist die Möglichkeit der privatärztlichen Behandlung bei GKV-Versicherten nur unter engen Voraussetzungen zulässig.

3.1. Vier Fälle zulässiger Privatliquidationen
Abgesehen von dem an anderer Stelle dargestellten Sonderfall der Kostenerstattung nach § 13 Absatz 2 SGB V ist eine Privatliquidation in folgenden Fällen zulässig:

a) Der GKV-Versicherte kommt als echter Privatpatient in die Praxis, das heißt, er möchte, obwohl er eigentlich einen Leistungsanspruch in der Gesetzlichen Krankenversicherung hätte, in vollem Umfang als Privatpatient behandelt werden und bringt dies auch dem Arzt gegenüber zum Ausdruck.

b) Der Patient kommt zwar unter Vorlage seiner Krankenversichertenkarte (und damit als GKV-Patient) in die Praxis, wünscht aber ganz oder zum Teil Leistungen, die der Leistungskatalog der

Gesetzlichen Krankenversicherung nicht umfasst. Das sind die sog. IGeL-Leistungen im engeren Sinne.
c) Der Patient wünscht Leistungen, die zwar im Leistungskatalog der GKV enthalten sind und vom Arzt auch in diesem Rahmen erbracht werden könnten, jedoch für den konkreten Behandlungsfall nicht zweckmäßig oder erforderlich im Sinne des Wirtschaftlichkeitsgebots sind („Wunschbehandlung").
d) Der Patient wünscht Leistungen, die Bestandteil des GKV-Leistungskataloges und im konkreten Fall auch aus ärztlicher Sicht erforderlich und geboten sind. Er möchte dennoch diese Leistungen auf privatärztlicher Basis, im übrigen jedoch weiterhin als GKV-Patient behandelt werden. Dazu zählt auch der Fall einer ärztlichen Behandlung auf privatärztlicher Basis sowie gleichzeitig gewünschter Versorgung mit Arzneimitteln als Sachleistung oder umgekehrt. Gleiches gilt für den Fall, dass der Patient die Aufteilung der ärztlichen Behandlung in einen privatärztlichen und einen vertragsärztlichen Leistungsteil wünscht. Voraussetzung dafür ist jedoch, dass die privatärztlich gewünschte Leistung eine selbstständige Leistung ist und als solche auch selbständig geltend gemacht werden kann.
Die Aufspaltung des Behandlungsvertrages ist nach den Regelungen der Bundesmantelverträge zulässig, „wenn und soweit der Versicherte vor Beginn der Behandlung ausdrücklich verlangt, auf eigene Kosten behandelt werden".

4. Welche Bedingungen müssen bei einer Privatliquidation erfüllt sein?

In den oben genannten Fällen ist die private Liquidation für die betreffenden Leistungen bzw. Leistungsbereiche dann zulässig, wenn folgende Bedingungen erfüllt sind:

Initiative des Patienten
Die Initiative für die Privatbehandlung muss vom Patienten ausgehen. Der Vertragsarzt darf dem GKV-Patienten weder die private Behandlung vorschlagen, noch den Patienten in irgendeiner anderen Form in diese Richtung drängen.

Information über Leistungsumfang
Der Patient muss über den Leistungsumfang der Gesetzlichen Krankenversicherung in Kenntnis gesetzt werden. Der Arzt muss also den Patienten zunächst darauf hinweisen, welche Leistungen durch die Gesetzliche Krankenversicherung übernommen werden und folglich von dem Patienten ohne zusätzliche Zahlungen beansprucht werden können.

Aufklärung über Konsequenzen
Der Arzt muss den Patienten vorab darüber informieren, welche Konsequenzen sich aus seinem Wunsch nach Privatbehandlung ergeben. Die Information muss sich insbesondere darauf erstrecken, dass eine vollständige oder auch teilweise **Beteiligung der Krankenkassen an diesen Kosten nicht in Betracht kommt.** Der Patient muss sich daher im Klaren sein, dass er die Kosten alleine zu tragen hat. Sinnvoll, wenn auch nicht verpflichtend, ist es, den Patienten auch über die Höhe der Kosten zu informieren, die auf ihn zukommen. Hierdurch kann eine positive Einstellung des Klientels zur IGeL-Handhabung einer Praxis nur gefördert werden. Der Patient möchte natürlich die Kosten kennen, muss aber, wenn der Arzt nicht die Information (z. B. auch im Internet) von sich aus anbietet, fragen. Nach dem Preis zu fragen ist aber nach wie vor für einen großen Teil der Bevölkerung „peinlich". Es unterbleibt – und ein potenzieller IGeL-Patient geht verloren!

Erklärung des Patienten
Der Wunsch auf Privatbehandlung, aber auch die Beratung/Aufklärung durch den Arzt ist vor Beginn der Behandlung vom Patienten schriftlich zu bestätigen. Eine entsprechende Verpflichtung steht in den Bundesmantelverträgen und ergibt sich aus § 13 Abs. 2 SGB V. Aber auch aus Beweisgründen ist jeder Vertragsarzt gut beraten, eine entsprechende Erklärung des Patienten einzufordern. Ein Muster dieser Erklärung finden Sie nachfolgend abgedruckt.

5. Sicherstellungsauftrag der Kassenärztlichen Vereinigung

Korrespondierend zum Sachleistungsprinzip steht der Sicherstellungsauftrag der Kassenärztlichen Vereinigungen, ohne den die Krankenkassen ihren Mitgliedern die im Sachleistungsprinzip geschuldete ärztliche Leistung nicht zur Verfügung stellen könnten.

5.1. Sicherstellung muss gewährleistet bleiben

Eine besondere Problematik entsteht, wenn eine Gruppe von Ärzten in einem Bereich – nicht notwendigerweise abgesprochen, aber übereinstimmend – erklärt, bestimmte, nicht zu den wesent-

lichen Leistungen des Fachgebiets gehörende Leistungen künftig nicht mehr „auf Krankenschein“ erbringen zu wollen.
Der Ausweg der Weiterüberweisung der GKV-Patienten an Kollegen scheidet hier aus.
Ein solches Vorgehen berührt den Sicherstellungsauftrag der Kassenärztlichen Vereinigung. Da es sich aber nicht um die wesentlichen Leistungen eines Fachgebietes handeln kann, ist dieses Problem relativ.
Oft kann hier durch eine Ermächtigung Abhilfe geschaffen werden. Manchmal gelingt es aber auch, durch ein solches Verhalten Kassen dazu zu bewegen, durch besondere Vereinbarungen mit einer Kassenärztlichen Vereinigung die Honorierung für bestimmte Leistungsbereiche (z. B. ambulante Operationen) zu verbessern. Die Erfahrung zeigt aber, dass ein solches „koordiniertes“ Verhalten selten zustande kommt, weil es doch einzelne Mitglieder der Fachgruppe geben wird, die sich aus „Marketinggründen“ anders verhalten und den Versicherten diese Leistungen als GKV-Leistung anbieten.

6. Trennung zwischen Behandlung „auf Krankenschein“ und Privatbehandlung
Immer wieder stellt sich in der Praxis die Frage, ob es möglich ist – und wenn ja, unter welchen Voraussetzungen – den Leistungsanspruch des Versicherten gegen seine Krankenkasse (Sachleistungsanspruch) aufzuheben und durch eine Privatbehandlung zu ersetzen. So z. B. wenn die Erfüllung des Sachleistungsanspruches, d. h. die Erbringung der Leistung zu den im GKV-System zu erzielenden Honoraren „sich nicht rechnet“.

6.1. „Teilleistungen“ des EBM sind keine IGeL-Leistungen
Der **EBM** bestimmt in Abschnitt **I.1. Allgemeine Bestimmungen**, dass in Leistungskomplexen enthaltene, aus der Leistungsbeschreibung gegebenenfalls nicht erkennbare Teilleistungen mit der Vergütung für den Komplex abgegolten und deshalb nicht gesondert berechnungsfähig sind. Da sie aber danach durch die Komplexgebühr abgegolten, d. h. im GKV-System vergütet werden, dürfen sie nicht zusätzlich als IGeL-Leistungen in Rechnung gestellt werden.

Die Autoren haben die sehr unübersichtliche und lange Liste dieser Leistungen des EBM, die als Anlage 1 des EBM 2009 besteht, nachfolgend nur in Ausschnitten aufgenommen.

Kommentar:
Der Anhang 1 des EBM 2011 listet alle diejenigen Leistungen auf, die deswegen nicht (mehr) gesondert abrechnungsfähig sind, weil sie in Leistungskomplexen enthalten und mit der Vergütung des Komplexes mit abgegolten sind. Sollte jedoch in einem arztgruppenspezifischen Kapitel eine der im Anhang genannten Leistungen als eigenständige Leistung gesondert ausgewiesen sein, kann sie dann unter den dort genannten Voraussetzungen doch abgerechnet werden.

Die Leistungen der Anlage 1 zum EBM dürfen bei GKV-Patienten, die zu Lasten der Krankenkasse behandelt werden, nie als IGeL-Leistungen ergänzend angeboten und liquidiert werden. Nachfolgend nur kurze Ausschnitte:
Anlage 1 Verzeichnis (2012) der nicht gesondert berechnungsfähigen Leistungen
1. Die im Anhang 1 aufgeführten Leistungen sind – sofern sie nicht als Gebührenordnungspositionen im EBM verzeichnet sind – Teilleistungen von Gebührenordnungspositionen des EBM und als solche nicht eigenständig berechnungsfähig.
2. In den Gebührenordnungspositionen wird ggf. auf die Bezeichnung der Spalten verwiesen
VP = Versichertenpauschale,
GP = Grund-/Konsiliarpauschale,
bzw. SG = sonstige Gebührenordnungspositionen

Ausschnitte aus Anhang 1 zum EBM (Stand: 10/2012)

Ggf. EBM-Nrn.	Legende	VP	GP	SG
		Leistung ist in der VP Kapitel 3 bzw. 4 enthalten	Leistung ist möglicher Bestandteil der GP	Leistung ist in sonstigen GOP enthalten
	Abschabung der Hornhaut des Auges		x	
	Abtragung ausgedehnter Nekrosen im Handoder Fußbereich	x	x	
	Anlegen einer Blutleere oder Blutsperre an einer Extremität im Zusammenhang mit einem operativen Eingriff			x
	Anlegen einer Finger- oder Zehennagelspange	x	x	
	Ansteigendes Vollbad, einschl. Herz-Kreislauf- und Körpertemperaturüberwachung	x	x	
	Anus praeter-Bougierung	x	x	
	Anwendung und Auswertung projektiver Testverfahren (z. B. Rorschach-Test, TAT, Sceno) mit schriftlicher Aufzeichnung			x
	Ätzung im Enddarmbereich	x	x	
	Ätzung im Kehlkopf		x	
	Ausspülung des Magens mittels Magenschlauch	x	x	x
	Ausstellung einer Arbeitsunfähigkeitsbescheinigung gemäß § 3 des Lohnfortzahlungsgesetzes	x	x	
	Beratung der Bezugsperson(en)	x	x	x
	Beratung, auch mittels Fernsprecher	x	x	x
	Beratung, einschl. symptombezogener klinischer Untersuchung	x	x	x
	Blutentnahme durch Venenpunktion	x	x	
	Chemo-chirurgische Behandlung eines Basalioms	x	x	
	Chemo-chirurgische Behandlung spitzer Kondylome oder chemo-chirurgische Behandlung von Präkanzerosen	x	x	
	Definierte Kreislauffunktionsprüfung nach standardisierten Methoden einschl. Dokumentation	x	x	
	Differenzierende Analyse und graphische Darstellung des Bewegungsablaufes beider Augen (mindestens 9 bzw. 36 Blickrichtungen je Auge)		x	
	Szintigraphische Untersuchung von Speicheldrüsen, Intestinaltrakt, Leber (einschl. Milz), Gallenwegen oder Pankreas mit radioaktiv markierten Substanzen			x
	Szintigraphische Untersuchungen eines Skelettteils, ggf. einschl. der kontralateralen Seite, mittels radioaktiv markierter osteotroper Substanzen			x
	Szintigraphische Untersuchungen mehrerer Skelettteile mittels radioaktiv markierter osteotroper Substanzen			x

6.2. Der Arzt kann Praxisteile nur unter engen Voraussetzungen stilllegen

Häufig ist die Auffassung vertreten worden, dass kein Arzt verpflichtet sein könne, unrentable Leistungen in seiner Vertragspraxis anzubieten. Es müsse ihm daher möglich sein, solche Leistungen aus seinem Leistungsangebot zu streichen. Eine Kassenärztliche Vereinigung hatte sogar eine dahingehende Regelung in ihre Satzung aufgenommen mit dem Wortlaut:
„Ärztliche Leistungen, die vom einzelnen Vertragsarzt nicht kostendeckend erbracht werden können, müssen von ihm nicht erbracht werden." Das Bundessozialgericht hat in einer Serie von Entscheidungen am 14.3.2001 klargestellt, dass eine solche Auffassung unzulässig ist. Es hat deutlich gemacht, dass ein Vertragsarzt durch die Zulassung verpflichtet ist, an der vertragsärztlichen Versorgung teilzunehmen, und dass diese Teilnahmeverpflichtung in dem Fachgebiet, für das er zugelassen ist, zur Folge hat, dass er **die wesentlichen Leistungen seines Fachgebietes im Rahmen der vertragsärztlichen Versorgung auch tatsächlich anbieten und erbringen muss.** Diese Verpflichtung besteht natürlich nicht für Leistungsbereiche, für deren Erbringung und Abrechnung dem Arzt die besondere Qualifikation/Genehmigung fehlt (BSG, Urt. vom 14.3.2000, B 6 KA 36/00 R, B 6 KA 54/00 R, B 6 KA 67/00 R).
In der Praxis könnte es Probleme bereiten, den Begriff „wesentliche Leistungen" eines Fachgebietes zu definieren. Dies obläge aufgrund gesetzlicher Aufgabenzuweisung den Landesärztekammern. Erfahrungen in konkreten Fällen zeigen aber, dass diese sich mit Festlegungen in konkreten Fällen nicht immer leicht tun. Somit ist auch in Zukunft trotz dieser generellen Klarstellung durch das Bundessozialgericht doch gelegentlich mit Streitfällen um eben diese Frage zu rechnen.

6.3. Leistungen für einen bestimmten Personenkreis

Bei der nach der o. g. Rechtsprechung verbleibenden Möglichkeit, Leistungsbereiche, die nicht zu den wesentlichen Leistungen eines Fachgebietes gehören, aus dem Leistungsangebot der Praxis herauszunehmen, ist zu beachten, dass diese Leistungen dann für Versicherte auch nicht privat angeboten werden dürfen. Sollen solche Leistungen in einer Praxis durchgeführt werden, ist das Angebot für alle Patienten – egal ob Privatpatient oder GKV-Versicherter – vorzuhalten.
Wenn der Kassenpatient aber trotz des Angebotes, die Leistung zu Lasten seiner Kasse erhalten zu können, gleichwohl eine private Behandlung wünscht – aus welchen Gründen auch immer – und die unter Punkt 4 genannten Kriterien bezüglich Eigeninitiative des Patienten und Aufklärung vorliegen, kann ein privatrechtlicher Behandlungsvertrag vereinbart werden. Dabei ist bei dieser Fallgestaltung besonderes Augenmerk auf die Aufklärung und Indizierung des „Wunsches" des Patienten zu richten. In einem solchen Fall ist eine erhöhte Aufmerksamkeit auf die Aufklärung des Patienten und auf eine entsprechende Dokumentation. Gerade solche Fälle es sind, die später gerne Anlass für Beschwerden geben, da wechselseitig die Äußerungen missverstanden wurden.

6.4. Patienten aller Kassenarten müssen gleich behandelt werden

Die Entscheidung des Arztes über die Erbringung bestimmter Leistungen auf vertragsärztlicher oder privatärztlicher Basis darf im Übrigen nach den obigen Ausführungen folgerichtig auch nicht von der mit einer einzelnen Kassenart abgeschlossenen Vergütungsvereinbarung abhängig gemacht und unterschiedlich gehandhabt werden.

7. Sonderfall Kostenerstattung

Das Gesetz der sozialen Krankenversicherung sieht selber unter bestimmten Voraussetzungen die Möglichkeit der Kostenerstattung anstelle des Sachleistungsprinzips vor. Diese Möglichkeiten sind im § 13 SGB V geregelt (s. II. Privatliquidation bei GKV-Versicherten).

7.1. GKV-Versicherte können sich auf Privatrechnung behandeln lassen

Ein Sonderfall ist die Behandlung von gesetzlich krankenversicherten Patienten, die Kostenerstattung (§ 13 Absatz 2 SGB V s.o.) gewählt haben. Diese Möglichkeit steht allen Mitgliedern einer gesetzlichen Krankenkasse offen. Wird von einem Mitglied einer gesetzlichen Krankenkasse von dieser Wahlmöglichkeit Gebrauch gemacht, erhält der Patient vom behandelnden Arzt eine Privatrechnung auf Basis der GOÄ, die er zur (Teil-)Kostenerstattung bei seiner Krankenkasse einreichen kann.

7.2. Übersicht über die Möglichkeiten der Privatliquidation

Auch der Kostenerstattungs-Patient ist nach wie vor Versicherter der GKV. Er ist daher **kein echter Privatpatient.** Dies hat zur Folge, dass der Arzt in seiner Funktion als Vertragsarzt tätig wird und daher auch im Rahmen der Kostenerstattung **nur die Leistungen erbringen** (und damit liquidieren) **kann**, die zum Leistungsumfang der GKV gehören. Ein niedergelassener Arzt, der ausschließlich

eine Praxis für Privatpatienten führt und nicht von Kassen und Kassenärztlicher Vereinigung als Vertragarzt zugelassen ist, darf GKV-Patienten im Rahmen der Kostenerstattung **nur ausnahmsweise und nach vorheriger Zustimmung der Krankenkasse** behandeln.
Die Aufstellung im Kapitel III Seite 108 zeigt die nicht im Leistungskatalog der GKV enthaltenen Leistungen bzw. Leistungsbereiche.
Diese festgeschriebenen Leistungen dürfen weder im Rahmen der allgemeinen vertragsärztlichen Tätigkeit noch im Rahmen der Kostenerstattung erbracht oder gar abgerechnet werden.

7.3. Erklärung des Patienten über die Wahlentscheidung zur Kostenerstattung nach § 13 Abs. 2 SGB V und Musterformular

Voraussetzung für die Kostenerstattung ist, dass der Versicherte gegenüber seinem Arzt und seiner Krankenkasse vor Beginn der (Kostenerstattungs-) Behandlung eine entsprechende Erklärung abgibt. Ein Muster hierfür finden Sie nachfolgend. An die Wahlentscheidung ist der Versicherte je nach Satzung seiner Krankenkasse gegebenenfalls für einen bestimmten Zeitraum, mindestens jedoch für ein Jahr, gebunden. Die Wahl der Kostenerstattung liegt alleine und ausschließlich im Ermessen des Patienten. Wie bei der Vereinbarung einer Privatbehandlung (siehe Punkt 4) gilt daher auch hier, dass dem Patienten nicht die Kostenerstattung aufgedrängt werden darf. Dem Vertragsarzt steht eine Wahlmöglichkeit – Behandlung „auf Krankenversicherungskarte" oder über Kostenerstattung – nicht zu. Er ist an die entsprechende Entscheidung seines Patienten gebunden.
Zur Vermeidung späterer Unstimmigkeiten oder Streitigkeiten sollte der Arzt jeden Kostenerstattungspatienten eine Erklärung unterschreiben lassen, aus der hervorgeht, dass die Erklärung über die Wahl der Kostenerstattung gegenüber der Krankenkasse abgegeben wurde und für welche Leistungsbereiche gegebenenfalls die Wahlentscheidung gelten soll (siehe vorheriges Muster).
Im Übrigen hat ein Patient, der Kostenerstattung gewählt hat und der dies dem Arzt auch zur Kenntnis bringt, keineswegs gleichzeitig einer Privatbehandlung, die über den obengenannten Umfang hinausgeht, zugestimmt!
Für die Liquidation von nur privatärztlich erbringbaren Leistungen gelten deshalb zusätzlich die gleichen Voraussetzungen, wie sie oben für die Privatliquidation bei „normalen" GKV-Versicherten dargelegt wurden.

7.4. Auswirkungen der Kostenerstattung

Da die Erstattungsleistungen der Kassen nicht höher ausfallen dürfen als die Kosten, die bei Sachleistung anfallen würden (also bei Abrechnung im üblichen Weg über die KV), wird der Kostenerstattungspatient in aller Regel einen unter Umständen erheblichen Teil der Rechnung selbst tragen müssen. So können die Krankenkassen einen Abschlag für nicht durchgeführte Wirtschaftlichkeitsprüfung vom möglichen Erstattungsbetrag vornehmen. Der Selbstbehalt des Patienten kann jedoch auch bedeutend höher ausfallen, je nach dem, welcher Steigerungssatz der GOÄ der Rechnung zugrunde gelegt wird. Zudem sind vorgesehene Zuzahlungen (z. B. die Praxisgebühr) von der Kasse in Abzug zu bringen.
Die Leistungen der Krankenkassen für Kostenerstattungen können von den an die jeweilige KV zu zahlenden Gesamtvergütungen abgezogen werden und würden damit das zur Verteilung zur Verfügung stehende Honorarvolumen schmälern. Angesichts des geringen Anteils der freiwillig Versicherten, die diesen Weg wählen, spielt diese Aufrechnung mit der vertragsärztlichen Gesamtvergütung in der Praxis keine signifikante Rolle. Auch nachdem die Wahlmöglichkeit für die Kostenerstattung von den freiwillig Versicherten auf alle Versicherten erweitert wurde, hat sich daran nichts geändert.
Für jeden dieser Patienten ist eine gesonderte Privatrechnung auszustellen, für die das Inkassorisiko beim Arzt liegt.
Kostenerstattungspatienten reduzieren die Berechnungsgrundlage für die in den meisten Honorarverteilungsmaßstäben der Kassenärztlichen Vereinigungen vorgesehenen Regelleistungsvolumina bzw. vergleichbarer Instrumente, da der Kostenerstattungspatient weder als Fall noch mit seinen Fallpunktzahlen bei der Berechnung zählt.

Musterformular

Erklärung über die Wahlentscheidung zur Kostenerstattung nach § 13 Abs. 2 SGB V

Vom Patienten auszufüllen

....
Name

....
Geburtsdatum

....
Krankenkasse

Ich erkläre hiermit, dass ich von der Möglichkeit der Kostenerstattung nach § 13 Abs. 2 SGB V Gebrauch machen will. Meine Krankenkasse habe ich von der Inanspruchnahme dieses Wahlrechts bereits unterrichtet.
Mir ist bekannt, dass ich für die von mir beanspruchten ärztlichen Leistungen von meiner behandelnden Ärztin/meinem behandelnden Arzt eine Privatliquidation auf der Grundlage der GOÄ erhalte. Für diese Rechnung bin ich unabhängig von der Erstattung meiner Krankenkasse **in voller Höhe** zahlungspflichtig. Mir ist bekannt, dass die Erstattung meiner Krankenkasse nicht den vollen Betrag der Privatliquidation erreicht.

Meine Wahlentscheidung gilt für (Zutreffendes bitte ankreuzen):

- sämtliche ärztliche Behandlungsmaßnahmen
- sämtliche Verordnungen
- folgende Bereiche/Leistungen

GOÄ-Nr.	Leistung	1fach-Satz in €	Steigerungssatz	Endbetrag in €

Sollte ich meine Wahlentscheidung gegenüber meiner Krankenkasse widerrufen, werde ich meine behandelnde Ärztin/meinen behandelnden Arzt unverzüglich schriftlich informieren. Bis zum Zugang dieser Information bin ich an diese Erklärung gebunden.

....
Ort Datum

....
Unterschrift des Patienten Unterschrift des Arztes

8. Unzulässige Privatliquidation und unzulässiges Verlangen von Zuzahlungen

(Wahlentscheidung zur Kostenerstattung nach § 13 Abs. 2 SGB V) Das verständliche Bestreben vieler Ärzte, in Zeiten enger finanzieller Möglichkeiten infolge der Budgetierungen und stagnierenden Gesamtvergütungszuflüssen ihre Einkommenssituation durch vermehrte Angebote privatärztlicher Behandlungen zu verbessern, hat dazu geführt, dass einige Versicherer und Krankenkassen gegen dieses Vorgehen Einwände erhoben haben. Die Folge waren Präzisierungen der Grenzen der zulässigen Privatliquidation durch die Gerichte der Sozialgerichtsbarkeit.

8.1. Keine Privatliquidation bei Ausschöpfung des Regelleistungsvolumen (RLV)

Im Laufe der Zeit sind vermehrt Fälle bekannt geworden, in denen mit dem Argument, bestimmte Leistungen würden von den Kassen nicht mehr oder nur noch teilweise bezahlt, Zuzahlungen bzw. Privathonorare verlangt wurden. Als Gründe wurden angeführt:

- Budgetausschöpfung/Ausschöpfung des Regelleistungsvolumen
- die Unterbewertung von Leistungen

- von Abstaffelungen betroffene Leistungsbereiche
- Leistungspauschalen oder Leistungskomplexe
- Mengen- bzw. Fallzahlbegrenzungen.

Die sozialgerichtliche Rechtsprechung hat derartigen Versuchen in einer Reihe von Entscheidungen unter Hinweis auf die Mischkalkulation der vertragsärztlichen Gebührenordnung eine eindeutige **Absage** erteilt.

In allen genannten Fällen sind deshalb Honorarvereinbarungen auf privater Basis oder das Verlangen von Zuzahlungen unzulässig.

Unzulässig ist darüber hinaus die Privatliquidation von Leistungen, die Bestandteil von Leistungskomplexen sind, wie sie der EBM vorsieht.

Dies deshalb, weil die betreffende Leistung bereits anteilig in der Bemessung der Punktzahl des Leistungskomplexes enthalten ist. Eine Privatvereinbarung über diese Leistung würde daher eine Doppelhonorierung sowohl auf privater als auch auf vertragsärztlicher Basis bedeuten.

9. Vermeiden Sie Ärger mit Ihren Patienten!

An dieser Stelle sei noch einmal besonders betont, dass es sich hier um einen Bereich handelt, in dem es immer wieder zu Missverständnissen bis hin zu Konflikten zwischen Arzt – Patient – Krankenkassen – Kassenärztlicher Vereinigung kommt, da Patienten nicht selten nach Erhalt der Privatliquidation ihre Entscheidung für die Privatbehandlung „bedauern" und ihre Krankenkasse um Kostenerstattung bitten. Sind dann die obigen Abläufe (Aufklärung, Beratung, schriftliche Einwilligungserklärung) nicht sorgfältig beachtet und dokumentiert, kann es zu Problemen kommen. Die Privatliquidation bei Versicherten ohne Vorliegen der obigen Voraussetzungen wird als Verletzung vertragsärztlicher Pflichten angesehen und kann zu einem Disziplinarverfahren, im Extremfall auch zur Zulassungsentziehung führen.

Zwei Beispiele mögen erläutern, dass die Konfliktträchtigkeit in diesem Bereich nicht zu unterschätzen ist:

1. Beispiel

Eine Mutter möchte, dass der Kinderarzt bei ihrer Tochter, die keine gesundheitlichen Probleme oder Beschwerden hat, eine zusätzliche Früherkennungsuntersuchung zwischen der U 7 (21. – 24. Monat) und der U 8 (43. – 48. Monat) durchführt, da sie sich besonders fürsorglich um das gesundheitliche Wohlergehen ihres Kindes sorgt. Der Kinderarzt erläutert ihr, dass nach den Bestimmungen der Kinder-Richtlinien eine solche zusätzliche Untersuchung von der Kasse nicht getragen wird, dass aber auch er es durchaus für sinnvoll halte, sie durchzuführen. Wegen der dadurch entstehenden Kosten solle sie sich keine Sorgen machen. Im Übrigen könne sie ja versuchen, die Kosten ganz oder teilweise von ihrer Krankenkasse erstattet zu bekommen. Der Inhalt dieses Gesprächs wurde nicht dokumentiert. Die Mutter ist einverstanden, aber es kommt nicht zu einer schriftlichen Einverständniserklärung der Mutter, wonach sie die Leistung als Privatbehandlung wünsche, weil der Kinderarzt dies wegen der völligen Übereinstimmung für überflüssig hält. Nach Erhalt der Privatrechnung kommen ihr angesichts der Höhe doch Bedenken. Sie erinnert sich, dass der Kinderarzt ihr geraten habe, sich wegen einer Kostenerstattung an ihre Kasse zu wenden.

Das tut sie und muss erfahren, dass die Kasse die Kosten für diese Untersuchung nicht erstatten darf. Der fürsorgliche Kassenmitarbeiter fragt sie, ob sie denn der Privatbehandlung schriftlich zugestimmt habe, und erfährt, dass das nicht der Fall ist. Somit wird dieser Ablauf Gegenstand einer Beschwerde der Krankenkasse bei der für den Kinderarzt zuständigen Kassenärztlichen Vereinigung wegen Verstoßes gegen die Bestimmungen des Bundesmantelvertrages (Erfordernis einer schriftlichen Einwilligungserklärung). In der Korrespondenz des Kinderarztes mit der KV muss er erfahren, dass die mündliche Übereinkunft zwischen ihm und der Mutter nicht ausreicht, um die Privatliquidation aufrecht zu erhalten. Die KV rät ihm, die Rechnung zu stornieren. Eine Abrechnung zu Lasten der Kasse scheidet aber auch aus.

Fazit: Wegen der vermeintlich kleinen Unachtsamkeit, sich die aus Sicht des Arztes bestehende Übereinkunft zwischen ihm und der Mutter nicht schriftlich bestätigen zu lassen, erhält er für seine Leistungen kein Honorar.

Musterformular

Erklärung über die Wahlentscheidung zur privatärztlichen Behandlung gemäß § 18 Abs. 8 Bundesmantelvertrag-Ärzte bzw. § 21 Abs. 8 Bundesmantelvertrag Ärzte/Ersatzkassen

Ich wünsche, durch meine behandelnde Ärztin/meinen behandelnden Arzt die folgende(n) Leistung(en) auf privatärztlicher Basis in Anspruch zu nehmen:

GOÄ-Nr.	Leistung	1fach-Satz in €	Steigerungssatz	Endbetrag in €

Dieser Wunsch ist auf meine eigene Initiative zustande gekommen. Ausschlaggebend für meine Entscheidung war dabei folgender Sachverhalt (Zutreffendes bitte ankreuzen):

- Die von mir gewünschte Behandlung ist nicht Bestandteil der vertragsärztlichen Versorgung.
- Die von mir gewünschten Leistungen sind zwar Bestandteil der vertragsärztlichen Versorgung, ich wünsche jedoch aus persönlichen Gründen eine privatärztliche Behandlung und Liquidation.

Ich bestätige Frau/Herrn Dr. .... hiermit, dass sie/er mir ausführlich erläutert hat,

- wie sie/er meine Erkrankung, meine Beschwerden zu Lasten meiner Krankenkasse behandeln kann, und
- welche Behandlungsmöglichkeiten es noch gibt, die aber keine Leistung der gesetzlichen Krankenversicherung sind, weil sie nicht dem Wirtschaftlichkeitsgebot des § 12 des Sozialgesetzbuches V entsprechen oder nicht zu Lasten meiner Krankenkasse erbracht werden dürfen.

Ich habe mich freiwillig für die Behandlungsmöglichkeit als Privatpatient entschieden. Die Rechnung über diese Behandlung nach den Bestimmungen der Gebührenordnung für Ärzte (GOÄ) werde ich nach Zugang bezahlen. Mir ist bekannt, dass ich als Mitglied einer gesetzlichen Krankenkasse auf diese Privatrechnung und für privat verordnete Arznei-, Heil- und Hilfsmittel keine Kostenerstattung von meiner Krankenkasse erhalten kann.

....	....
Ort	Datum
....	....
Unterschrift des Patienten	Unterschrift des Arztes

2. Beispiel:
Ein Arzt hat die Überzeugung gewonnen, dass Schulterbeschwerden, jedenfalls soweit ihnen Knochenrisse zugrunde liegen, am optimalsten durch gezielte Cortison-Infiltrationen unter sonographischer Führungshilfe behandelt werden können. Eine Abrechnung dieser Behandlung zu Lasten der Krankenkassen wird vom Prüfungsausschuss als unwirtschaftlich beanstandet. Daraufhin stellt er für diese Behandlungen Privatrechnungen aus, ohne allerdings zuvor die dafür notwendige schriftliche Zustimmung der Patienten eingeholt zu haben. In einem Gespräch hat die zuständige KV ihn über die Notwendigkeit der Einhaltung der Bestimmungen der Bundesmantelverträge unterrichtet. In der Folgezeit setzt der Arzt die Erstellung von Privatrechnungen fort und legt auf entsprechende Anfragen auch schriftliche Erklärungen der Patienten bei, wonach diese über kassenärztliche Behandlungsmöglichkeiten informiert wurden und „nicht notwendige privatärztliche Zusatzbehandlung nach GOÄ" wünschen.
In einem Disziplinarverfahren stellt sich heraus, dass durch die vom Arzt gewählte Form der Aufklärung die Patienten nicht in der Lage gewesen sind, eine echte freie Wahl zwischen der Privatbehandlung und der Behandlung zu Lasten der GKV zu treffen, da sie sich „gezwungen" sehen, sich im Interesse ihrer Gesundheit für die von ihrem Arzt angebotene privatärztliche Behandlung zu entscheiden, da ihnen die aufgezeigte Alternative einer „Kassenbehandlung" als ineffizient und ihrer Gesundheit nicht förderlich erscheinen muss.

10. Zusammenfassung

Zusammenfassend bleibt festzustellen, dass in einzelnen konkreten Fallkonstellationen unter Beachtung bestimmter Kriterien eine Privatliquidation auch im Bereich von Leistungen zulässig ist, die im Leistungskatalog der GKV enthalten sind. Die Praxis zeigt, dass diese Fälle immer wieder Gegenstand von Auseinandersetzungen in dem Gefüge „Arzt – Patient – Kasse – KV" werden. Aus diesem Grunde ist eine erhöhte Aufmerksamkeit auf die Einhaltung der zuvor genannten Voraussetzungen und die Dokumentation der Vorgänge zu legen. Nur so kann sich der einzelne Vertragsarzt erfolgreich gegen die immer wieder von Patienten oder Krankenkassen erhobenen Vorwürfe zur Wehr setzen, er habe unzulässigerweise bei einem GKV-Versicherten eine Privatvergütung gefordert.

Darüber hinaus bleibt es jedoch bei dem Grundsatz, dass die gesetzlich Krankenversicherten einen umfassenden Sachleistungsanspruch haben. In diesem Rahmen kann weder eine Privatliquidation noch eine Zuzahlung über die gesetzlich ausdrücklich festgelegten Fälle hinaus in Betracht kommen.

Inzwischen haben auch einige Kassenärztliche Vereinigungen für ihre Mitglieder Informationen zur Privatliquidation bei GKV-Patienten erstellt – und damit in der Regel auch zum Thema IGeL-Leistungen. Beispielhaft sei hier nur genannt die Information der KV Bayerns (als pdf-Datei zu finden unter www.kvb.de/servlet/PB/menu/1004793/index.html). Es empfiehlt sich deshalb auf jeden Fall auch eine Nachfrage bei der eigenen KV.

III. Nicht im Leistungskatalog der Gesetzlichen Krankenversicherung enthaltene Leistungen bzw. Leistungsbereiche

Für die Aufstellung des Leistungskataloges im Rahmen von GKV-Leistungen ist ein Selbstverwaltungsorgan der Ärzte und Krankenkassen - der Gemeinsame Bundesausschuss - verantwortlich. Der Ausschuss hat eine Reihe von Behandlungsmethoden, für die bisher eine medizinische Wirksamkeit nicht sicher nachgewiesen werden konnte, zusammengefasst.

In den Richtlinien des Gemeinsamen Bundesausschusses zu Untersuchungs- und Behandlungsmethoden in der vertragsärztlichen Versorgung (Richtlinie Methoden vertragsärztlicher Versorgung) werden die Kriterien festgelegt, nach denen Untersuchungsund Behandlungsmethoden in den Katalog der zu Lasten der Gesetzlichen Krankenversicherung abrechenbaren Leistungen aufgenommen werden können. Die Prüfung neuer Untersuchungs- und Behandlungsmethoden durch den Gemeinsamen Bundesausschuss erfolgt auf Antrag der Kassenärztlichen Bundesvereinigung, einer kassenärztlichen Vereinigung oder eines Spitzenverbandes der Krankenkassen.

In den Richtlinien finden sich in den Anlagen

I Anerkannte Untersuchungs- oder Behandlungsmethoden

II Methoden, die nicht als vertragsärztliche Leistungen zu Lasten der Krankenkassen erbracht werden dürfen

Im Internet finden Sie die vollständigen Richtlinien des Gemeinsamen Bundesausschusses zu Untersuchungs- und Behandlungsmethoden in der vertragsärztlichen Versorgung (Richtlinie Methoden vertragsärztlicher Versorgung) unter: http://www.g-ba.de oder http://daris.kbv.de/daris.asp.

Ärztliche Untersuchungs- und Behandlungmethoden, die nicht zu Lasten der GKV abgerechnet werden können, müssen gemäß der Rechtslage dem Versicherten unter Beachtung der im vorherigen Abschnitt dargelegten Voraussetzungen auf der Basis der GOÄ in Rechnung gestellt werden. Hierbei handelt es sich um die „klassischen" IGeL-Leistungen. Auf dem Markt finden sich mittlerweile differenzierte Leistungsverzeichnisse und Gebühren sowie Honorarverzeichnisse für IGeL-Leistungen von Kassenärztlichen Vereinigungen, ärztlichen Berufsverbänden, einzelnen Vertragsärzten und Organisationen, die unter dem Stichwort IGEL im Internet einfach zu recherchieren sind (s. Literaturverzeichnis **IGeL-Leistungen im Internet).**

Nachfolgend geben wir Ihnen eine Zusammenstellung der derzeit wichtigsten Bereiche, die für individuelle Gesundheitsleistungen in Frage kommen.

P. Hermanns, G. Filler, B. Roscher (Hrsg.), *GOÄ 2013*
Erfolgskonzepte Praxis- & Krankenhaus-Management,
DOI 10.1007/978-3-642-29292-7_15, © Springer-Verlag Berlin Heidelberg 2013

Nicht im Leistungskatalog der GKV enthaltene Leistungen

1. Auslandsimpfungen, sofern der Auslandsaufenthalt nicht beruflich bedingt ist, sowie tropenmedizinsche Beratungen.

2. **Vorsorgliche Untersuchungen**, soweit sie nicht zur Abklärung eines Krankheitsverdachtes dienen und nicht aufgrund besonderer Bestimmungen (z. B. der KrebsvorsorgeRichtlinien des Gemeinsamen Bundesausschusses) als GKV-Leistungen gelten, zum Beispiel
- vorsorgliche **Thoraxuntersuchung bei Rauchern**
- **HDL/LDL-Cholesterin – Bestimmung ohne Krankheitsverdacht** bei Gesundheitsuntersuchungen
- Gesundheitsuntersuchungen und Krebsfrüherkennungsuntersuchungen außerhalb der gesetzlichen Regelungen
- **Triple-Test** (zur Abschätzung des Risikos einer Chromosomenalteration bei Schwangeren)
- Neuroblastomscreening
- **Osteodensitometrie**, sofern kein klinischer Verdacht auf Osteoporose besteht
- U10 Vorsorgeuntersuchung Jugendliche (von den Autoren eingefügt).

3. **Schwangerschafts-Test**, sofern dieser negativ ist und nicht zur differential-diagnostischen Abklärung einer Krankheit dient
4. **Ausdruck von Sonographie-Bildern** (zum Beispiel des Feten im Mutterleib) für das private Fotoalbum
5. **Videoaufnahmen oder -kopien** von Operationen zum Verbleib beim Patienten
6. **Rein kosmetische Maßnahmen**, die nicht im Zusammenhang mit einer Krankenbehandlung stehen
7. **Behandlung von Besenreiservarizen**
8. **Fußpflege** (zum Beispiel Hühneraugen- oder Hornhautentfernung)
9. **Troponin-T-Test**
10. **Fußreflexzonenmassage**
11. **Stoßwellenbehandlung des orthopädischen Fachgebietes**
12. **Rituelle Circumcision**
13. **Berufseinstellungsuntersuchungen** (mit Ausnahme der Jugend-ArbeitsschutzUntersuchung)
14. **Tauglichkeitsuntersuchungen und Atteste** (zum Beispiel fliegerärztliche Untersuchungen, Sporttauglichkeitsuntersuchungen, augenärztliche Untersuchungen zur Erlangung des Führerscheins, auch Kontrollen der Leberwerte bei Entzug des Führerscheins infolge von Alkoholkonsum, Wehrdiensttauglichkeit, Taucheruntersuchungen)
15. **Bescheinigungen für den Arbeitgeber** (mit Ausnahme der Arbeitsunfähigkeitsbescheinigung nach dem Lohnfortzahlungsgesetz)
16. **Bescheinigungen oder Atteste für Versicherungen, Behörden oder Gerichte** (zum Beispiel die Bescheinigung über die ärztliche Untersuchung von Bewerbern für ein Adoptivkind, Bescheinigungen für Kindergarten- oder Schulunfähigkeit, Bescheinigungen für Versorgungsämter, Atteste für das Arbeitsamt für den Vorruhestand, Zeugnisse für Altenheime).
17. **Bescheinigungen für Erholungsverschickung oder Kuraufenthalte**, wenn sie nicht für die Krankenkasse bestimmt sind (auch Kur- und Reisefähigkeitsbescheinigungen für Rentenversicherungsträger)
18. **Leichenschau und Ausstellung des Totenscheines**
19. **Sämtliche nach den Richtlinien des Gemeinsamen Bundesausschusses zu Untersuchungs- un d Behandlungsmethoden in der vertragsärztlichen Versorgung (Richtlinie Methoden vertragsärztlicher Versorgung) ausgeschlossene Methoden:**
(Anlage II der Richtlinien des Gemeinsamen Bundesausschusses zu Untersuchungsund Behandlungsmethoden in der vertragsärztlichen Versorgung (Richtlinie Methoden vertragsärztlicher – Versorgung), Stand 24.11.2011

Methoden, die nicht als vertragsärztliche Leistungen zu Lasten der Krankenkassen erbracht werden dürfen
1. **Elektro-Akupunktur nach Voll**
2. **„Heidelberger Kapsel" (Säurewertmessung im Magen durch Anwendung der Endoradiosonde)**
3. **Intravasale Insufflation bzw. andere parenterale Infiltration von Sauerstoff und anderen Gasen**
4. **Oxyontherapie (Behandlung mit ionisiertem Sauerstoff-/Ozongemisch)**

5. Behandlung mit niederenergetischem Laser (Soft- und Mid-Power-Laser)
6. Sauerstoff-Mehrschritt-Therapie nach von Ardenne
7. Immuno-augmentative Therapie
8. Lymphozytäre Autovaccine-Therapie bei HIV-Patienten
9. Magnetfeldtherapie ohne Verwendung implantierter Spulen
10. Autohomologe Immuntherapie nach Kief
11. Haifa-Therapie
12. Doman-Delacato bzw. BIBIC-Therapie
13. Verfahren der refraktiven Augenchirurgie
14. Hyperthermiebehandlung der Prostata
15. nicht besetzt
16. Hyperbare Sauerstofftherapie
17. Bioresonanzdiagnostik, Bioresonanztherapie, Mora-Therapie und vergleichbare Verfahren
18. Autologe Target Cytokine-Behandlung nach Klehr (ATC)
19. nicht besetzt
20. nicht besetzt
21. Hochdosierte, selektive UVA1-Bestrahlung
22. Colon-Hydro-Therapie und ihre Modifikationen
23. Extrakorporale Stoßwellentherapie (ESWT) bei orthopädischen, chirurgischen und schmerztherapeutischen Indikationen
24. Pulsierende Signaltherapie (PST)
25. Niedrigdosierter, gepulster Ultraschall
26. Neurotopische Therapie nach Desnizza und ähnliche Therapien mit Kochsalzlösungsinjektionen
27. nicht besetzt
28. Autologe Chondrozytenimplantation bzw. -transplantation
29. Aktiv-spezifische Immuntherapie (ASI) mit autologer Tumorzellvakinze
30. Uterus-Ballon-Therapie
31. Akupunktur mit Ausnahme der in Anlage I aufgeführten Indikationen
32. Ultraviolettbestrahlung des Blutes (UVB)
33. Hämatogene Oxidationstherapie (HOT)-Blutwäsche nach Wehrli
34. Oxyvenierungstherapie nach Regelsberger Synonym u. a.
    - intravenöse Sauerstoffinsufflation
    - Sauerstoff-Infusions-Therapie (SIT)
    - Komplexe intravenöse Sauerstofftherapie (KIS)
35. Ozon-Therapie, Ozon-Eigenbluttherapie, Sauerstoff-Ozon-Eigenbluttherapie, Oxyontherapie, Hyperbare Ozontherapie
36. CO_2-Insufflationen (Quellgasbehandlung)
37. Behandlung mit ionisiertem Sauerstoff
38. Selektive UVA1-Bestrahlung
39. Positronen-Emission-Tomographie (PET) mit Ausnahme der in Anlage I Nr. 14 anerkannten Indikationen
40. Atlastherapie nach Arlen
41. Systemische Krebs-Mehrschritt-Therapie nach von Ardenne (sKMT)
42. Hyperthermie (u. a. Ganzkörperhyperthermie, Regionale Tiefenhyperthermie, Oberflächenhyperthermie, Hyperthermie in Kombination mit Radiatio und/oder Chemotherapie)
43. Laserinduzierte interstitielle Thermotherapie (LITT)
44. Die beiden Hybrid-Laser-Verfahren Kalium Titanyl Phosphat/Neodymium yttrium aluminium garnet (KTP/Nd:YAG) und Kontakt-Laser-Ablation/Visuelle Laser-Ablation (CLAPA/I-AP) zur Behandlung des benignen Prostatasyndroms (BPS)
45. Interstitielle Laserkoagulation (ILK) zur Behandtung des Bps
46. Holmium-Laserablation (HoLAp) zur Behandlung des BpS
47. Holmium-Laser Blasenhalsinzision (HoBNI) zur Behandlung des Bps
48. Transurethrale Radiofrequente Nadelablation (TUNA) zur Behandlung des BPS
49. Fokussierter Ultraschall hoher Intensität (HIFU) zur Behandlung des BpS
50. wasserinduzierte Thermotherapie (wlr) zur Behandlung oes gps
51. Transurethrale Ethanolablation (TEAP) zur Behandrung des Bps
52. Thulium-Laserablation (TmtAP) zur Behandlung des benignen Prostatasyndroms (BPS)

Informationen zur Beihilfe

Hinweise des BMI zu § 6 Beihilfefähige Aufwendungen bei Krankheit
Wie im Bereich der GKV kennt auch die Beihilfe Ausschlüsse von Untersuchungen und Behandlungen. Diese besonders in den Anlagen zum § 6 BBhV geregelten Ausschlüsse oder Teilausschlüsse sollten dem Arzt bekannt sein.
Es sei daraufhin gewiesen, dass in den einzelnen Bundesländern für die Landesbeamten regionale Beihilfeverordnungen mit geringen Abweichungen zur BBhV des Bundes existieren.

§ 6 Beihilfefähigkeit von Aufwendungen (Bundesbeihilfeverordnung – BBhV)
(http://www.buzer.de/gesetz/8634/a159937.htm)

(1) Beihilfefähig sind grundsätzlich nur notwendige und wirtschaftlich angemessene Aufwendungen. Andere Aufwendungen sind ausnahmsweise beihilfefähig, soweit diese Verordnung die Beihilfefähigkeit vorsieht.

(2) Die Notwendigkeit von Aufwendungen für Untersuchungen und Behandlungen setzt grundsätzlich voraus, dass diese nach einer wissenschaftlich anerkannten Methode vorgenommen werden. Als nicht notwendig gelten in der Regel Untersuchungen und Behandlungen, soweit sie in der Anlage 1 ausgeschlossen werden.

(3) Wirtschaftlich angemessen sind grundsätzlich Aufwendungen für ärztliche, zahnärztliche und psychotherapeutische Leistungen, wenn sie dem Gebührenrahmen der Gebührenordnungen für Ärzte, Zahnärzte sowie für Psychologische Psychotherapeuten und Kinder- und Jugendlichenpsychotherapeuten entsprechen. Als nicht wirtschaftlich angemessen gelten Aufwendungen aufgrund einer Vereinbarung nach § 2 Abs. 2 der Gebührenordnung für Ärzte, nach § 2 Abs. 3 der Gebührenordnung für Zahnärzte oder nach den Sätzen 2 bis 4 der allgemeinen Bestimmungen des Abschnitts G der Anlage zur Gebührenordnung für Zahnärzte. Wirtschaftlich angemessen sind auch Leistungen, die auf Grund von Vereinbarungen gesetzlicher Krankenkassen nach dem Fünften Buch Sozialgesetzbuch oder auf Grund von Verträgen von Unternehmen der privaten Krankenversicherung mit Leistungserbringerinnen oder Leistungserbringern erbracht worden sind, wenn dadurch Kosten eingespart werden. Die Aufwendungen für Leistungen von Heilpraktikerinnen und Heilpraktikern sind angemessen, wenn sie die zwischen dem Bundesministerium des Innern und den Heilpraktikerverbänden vereinbarten Höchstbeträge nach Anlage 2 nicht übersteigen.

Verordnung über Beihilfe in Krankheits-, Pflege- und Geburtsfällen (Bundesbeihilfeverordnung – BBhV) – Vom 13. Februar 2009 (BGBl. S. 326) zuletzt geändert durch die dritte Verordnung zur Änderung der Bundesbeihilfeverordnung vom 8. September 2012 (BGBl. S. 1935) – Im Internet unter: http://www.bmi.bund.de/cae/servlet/contentblob/368016/publicationFile/17666/bbhv.pdf

Anlage 1 (zu § 6 Absatz 2)
Ausgeschlossene und teilweise ausgeschlossene Untersuchungen und Behandlungen

Abschnitt 1 Völliger Ausschluss

1.1 Anwendung tonmodulierter Verfahren, Audio-Psycho-Phonologie-Therapie (zum Beispiel nach Tomatis, Hörtraining nach Volf, audiovokale Integration und Therapie, Psychophonie-Verfahren zur Behandlung einer Migräne)
1.2 Atlastherapie nach Arlen
1.3 autohomologe Immuntherapien
1.4 autologe-Target-Cytokine-Therapie nach Klehr
1.5 ayurvedische Behandlungen, zum Beispiel nach Maharishi
2.1 Behandlung mit nicht beschleunigten Elektronen nach Nuhr
2.2 Biophotonen-Therapie
2.3 Bioresonatorentests
2.4 Blutkristallisationstests zur Erkennung von Krebserkrankungen
2.5 Bogomoletz-Serum
2.6 brechkraftverändernde Operation der Hornhaut des Auges (Keratomileusis) nach Barraquer
2.7 Bruchheilung ohne Operation

P. Hermanns, G. Filler, B. Roscher (Hrsg.), *GOÄ 2013*,
Erfolgskonzepte Praxis- & Krankenhaus-Management,
DOI 10.1007/978-3-642-29292-7_16, © Springer-Verlag Berlin Heidelberg 2013

3.1 Chelat-Therapie
3.2 Colon-Hydro-Therapie und ihre Modifikationen
3.3 computergestütztes Gesichtsfeldtraining zur Behandlung nach einer neurologischbedingten Erkrankung oder Schädigung
3.4 cytotoxologische Lebensmitteltests
4.1 DermoDyne-Therapie (DermoDyne-Lichtimpfung)
5.1 Elektroneuralbehandlungen nach Croon
5.2 Elektronneuraldiagnostik
5.3 epidurale Wirbelsäulenkathetertechnik nach Racz
6.1 Frischzellentherapie
7.1 Ganzheitsbehandlungen auf bioelektrisch-heilmagnetischer Grundlage (zum Beispiel Bioresonanztherapie, Decoderdermographie, Elektroakupunktur nach Voll, elektronische Systemdiagnostik, Medikamententests nach der Bioelektrischen Funktionsdiagnostik, Mora-Therapie)
7.2 gezielte vegetative Umstimmungsbehandlung oder gezielte vegetative Gesamtumschaltung durch negative statische Elektrizität
8.1 Heileurhythmie
8.2 Höhenflüge zur Asthma- oder Keuchhustenbehandlung
8.3 Hyperthermiebehandlung
9.1 immunoaugmentative Therapie
9.2 Immunseren (Serocytol-Präparate)
9.3 isobare oder hyperbare Inhalationstherapien mit ionisiertem oder nichtionisiertem Sauerstoff oder Ozon einschließlich der oralen, parenteralen oder perkutanen Aufnahme (zum Beispiel hämatogene Oxidationstherapie, Sauerstoff-Darmsanierung, Sauerstoff-Mehrschritt-Therapie nach von Ardenne)
10.1 (frei)
11.1 Kariesdetektor-Behandlung
11.2 kinesiologische Behandlung
11.3 Kirlian-Fotografie
11.4 kombinierte Serumtherapie (zum Beispiel Wiedemann-Kur)
11.5 konduktive Förderung nach Petö
12.1 Laser-Behandlung im Bereich der physikalischen Therapie
13.1 modifizierte Eigenblutbehandlung (zum Beispiel nach Garthe, Blut-Kristall-Analyse unter Einsatz der Präparate Autohaemin, Antihaemin und Anhaemin) und sonstige Verfahren, bei denen aus körpereigenen Substanzen der Patientin oder des Patienten individuelle Präparate gefertigt werden (zum Beispiel Gegensensibilisierung nach Theurer, Clustermedizin)
14.1 neurotopische Diagnostik und Therapie
14.2 niedrig dosierter, gepulster Ultraschall
15.1 osmotische Entwässerungstherapie
16.1 Psycotron-Therapie
16.2 pulsierende Signaltherapie
16.3 Pyramidenenergiebestrahlung
17.1 (frei)
18.1 radiale Stoßwellentherapie – 50 –
18.2 Regeneresen-Therapie
18.3 Reinigungsprogramm mit Megavitaminen und Ausschwitzen
18.4 Rolfing-Behandlung
19.1 Schwingfeld-Therapie
20.1 Thermoregulationsdiagnostik
20.2 Trockenzellentherapie
21.1 (frei)
22.1 Vaduril-Injektionen gegen Parodontose
22.2 Vibrationsmassage des Kreuzbeins
23.1 (frei)
24.1 (frei)
25.1 (frei)
26.1 Zellmilieu-Therapie

Abschnitt 2: Teilweiser Ausschluss

1. Chirurgische Hornhautkorrektur durch Laserbehandlung
Aufwendungen sind nur beihilfefähig, wenn eine Korrektur durch Brillen oder Kontaktlinsen nach augenärztlicher Feststellung nicht möglich ist. Vor Aufnahme der Behandlung ist die Zustimmung der Festsetzungsstelle einzuholen.

2. Extrakorporale Stoßwellentherapie (ESWT) im orthopädischen und schmerztherapeutischen Bereich
Aufwendungen sind nur beihilfefähig bei Behandlung verkalkender Sehnenerkrankung (Tendinosis calcarea), nicht heilender Knochenbrüche (Pseudarthrose), des Fersensporns (Fasziitis plantaris) oder der therapieresistenten Achillessehnenentzündung (therapiefraktäre Achillodynie). Auf der Grundlage des Beschlusses der Bundesärztekammer zur Analogbewertung der ESWT sind Gebühren nach Nummer 1800 der Anlage zur Gebührenordnung für Ärzte beihilfefähig. Daneben sind keine Zuschläge beihilfefähig.

3. Hyperbare Sauerstofftherapie (Überdruckbehandlung)
Aufwendungen sind nur beihilfefähig bei Behandlung von Kohlenmonoxidvergiftung, Gasgangrän, chronischen Knocheninfektionen, Septikämien, schweren Verbrennungen, Gasembolien, peripherer Ischämie oder von Tinnitusleiden, die mit Perzeptionsstörungen des Innenohres verbunden sind.

4. Klimakammerbehandlung
Aufwendungen sind nur beihilfefähig, wenn andere übliche Behandlungsmethoden nicht zum Erfolg geführt haben und die Festsetzungsstelle auf Grund des Gutachtens von einer Ärztin oder einem Arzt, die oder den sie bestimmt, vor Beginn der Behandlung zugestimmt hat.

5. Lanthasol-Aerosol-Inhalationskur
Aufwendungen sind nur beihilfefähig, wenn die Aerosol-Inhalationskuren mit hochwirksamen Medikamenten, zum Beispiel Aludrin, durchgeführt werden.

6. Magnetfeldtherapie
Aufwendungen sind nur beihilfefähig bei Behandlung von atrophen Pseudarthrosen, bei Endoprothesenlockerung, idiopathischer Hüftnekrose und verzögerter Knochenbruchheilung, wenn die Magnetfeldtherapie in Verbindung mit einer sachgerechten chirurgischen Therapie durchgeführt wird, sowie bei psychiatrischen Erkrankungen.

7. Ozontherapie
Aufwendungen sind nur beihilfefähig bei Gasinsufflationen, wenn damit arterielle Verschlusserkrankungen behandelt werden. Vor Aufnahme der Behandlung ist die Zustimmung der Festsetzungsstelle einzuholen.

8. Therapeutisches Reiten (Hippotherapie)
Aufwendungen sind nur beihilfefähig bei ausgeprägten cerebralen Bewegungsstörungen (Spastik) oder schwerer geistiger Behinderung, sofern die ärztlich verordnete Behandlung von Angehörigen der Gesundheits- oder Medizinalfachberufe (zum Beispiel Krankengymnastin oder Krankengymnast) mit entsprechender Zusatzausbildung durchgeführt wird. Die Aufwendungen sind nach den Nummern 4 bis 6 der Anlage 9 beihilfefähig.

9. Thymustherapie und Behandlung mit Thymuspräparaten
Aufwendungen sind nur beihilfefähig bei Krebsbehandlungen, wenn andere übliche Behandlungsmethoden nicht zum Erfolg geführt haben.

■ Rechtsprechung

Hyperthermiebehandlung bei Mammakarzinom
Die Hyperthermiebehandlung eines Mammakarzinoms erfüllt nicht die Voraussetzungen einer wissenschaftlich allgemein anerkannten Behandlungsmethode; zumindest dann, wenn sie nicht zusammen mit anderen schulmedizinischen Methoden erfolgt. Wenn daher die Therapie mit herkömmlichen Behandlungsmethoden möglich ist, sind die Aufwendungen für eine Hyperthermiebehandlung nicht beihilfefähig.
Aktenzeichen: VG Karlsruhe, 20.10.2011, AZ: 9 K 1098/10
Entscheidungsjahr: 2011

Galvanotherapie
Die Beihilfefähigkeit von Kosten für eine Galvanotherapie zur Behandlung eines metastasierenden Mammakarzinoms wird verneint, da die Methode nicht allgemein wissenschaftlich anerkannt und daher nicht medizinisch notwendig ist.
Nach der Rechtsprechung des Bundesverwaltungsgerichts ist bei der Prüfung der medizinischen Notwendigkeit einer Behandlung in der Regel die Beurteilung des behandelnden Arztes maßgeblich; ausgenommen davon sind jedoch wissenschaftlich nicht anerkannte Heilmethoden.
Auch im Rahmen der Beihilfe ist die Behandlung mit einer alternativen Heilmethode nicht grundsätzlich ausgeschlossen, wenn eine ernst zu nehmende Aussicht auf Erfolg besteht.
Dazu die Grundsätze des Bundesverwaltungsgerichts: eine wissenschaftlich allgemein anerkannte Methode hat sich noch nicht gebildet oder kann beim Patienten nicht angewendet werden; oder sie ist bisher ohne Erfolg eingesetzt worden. Daneben besteht die Aussicht, dass die neue Heilmethode bald wissenschaftlich anerkannt wird.
Diese Voraussetzungen liegen bei einer Galvanotherapie nicht vor.
Aktenzeichen: VG Regensburg, 11.04.2011, AZ: RO 8 K 11.403
Entscheidungsjahr: 2011

Beihilfe für Abmagerungsmittel Xenical
Bei einer behandlungsbedürftiger Adipositas besteht ein Anspruch auf Beihilfe für das Abmagerungsmittel Xenical.
Der Anspruch wäre nicht gegeben, wenn das Arzneimittel nur zur Verbesserung der Lebensqualität verschrieben wird oder dies auch bei einem medizinischen Hintergrund im Vordergrund steht. Wenn es sich aber zuvorderst um eine medizinisch notwendige und krankheitsbedingte Behandlung handelt, die nebenbei auch die Lebensqualität steigert, sind die Aufwendungen für das Arzneimittel beihilfefähig.
Aktenzeichen: VerwG Potsdam, 30.09.2011, AZ: 2 K 883/08
Entscheidungsjahr: 2011

Elektromobil
Ein Elektromobil – hier: Cityliner 412 – ist kein beihilfefähiges Hilfsmittel.
Aktenzeichen: VGH Baden-Württemberg, 10.10.2011, AZ: 2 S 1369/11
Entscheidungsjahr: 2011

Analogabrechnung nach § 6 GOÄ und Anwendung des Schwellenwertes nach § 5 GOÄ bei beihilfeberechtigten Patienten
Wenn ein Arzt eine Leistung gemäß § 6 Abs. 2 GOÄ analog abrechnen kann, ist die Höhe des Gebührensatzes innerhalb des durch § 5 Abs. 2 GOÄ gegebenen Rahmens nach billigem Ermessen vorzunehmen. Innerhalb der Regelspanne des 1 fachen bis 2,3fachen Satzes hat der Arzt die Gebühr zu bestimmen; in der Praxis orientiert sich die Mehrzahl der Fälle am 2,3 fachen Satz. Dies wird von der Rechtsprechung grundsätzlich akzeptiert; vgl. BGH, 08.11.2007, AZ: III ZR 54/07.
Diese ärztlichen Leistungen sind nach der Beihilfeverordnung beihilfefähig. Wenn eine analoge Berechnung vorgenommen wird und der 2,3 fache Gebührensatz abgerechnet wird, besteht für den Arzt auch bei beihilfeberechtigten Patienten keine Begründungspflicht. Diese Verpflichtung besteht nur dann, wenn dies in der GOÄ vorgesehen ist, § 12 Abs. 3 GOÄ.
Aktenzeichen: VerwGer.Hof Baden-Württemberg, 28.01.2010, AZ: 10 S 2582/08
Entscheidungsjahr: 2010

Abrechnungsprobleme bei der Beihilfe – z. B. BayBhV
Nach § 7 Abs. 1 S. 1 BayBhV sind beihilfefähig Aufwendungen, wenn die dem Grunde nach medizinisch notwendig, sie der Höhe nach angemessen sind und die Beihilfefähigkeit nicht ausdrücklich ausgeschlossen ist.
Die Angemessenheit der Aufwendungen für ärztliche Leistungen beurteilt sich ausschließlich nach dem Gebührenrahmen der GOÄ.
Aktenzeichen: VG Ansbach, 30.06.2010, AZ: AN 15 K 09.01745
Entscheidungsjahr: 2010

Beihilfe bei Analog – Abrechnung durch Arzt
In § 6 Abs. 2 GOÄ ist die Zulässigkeit einer sog. Analog – Abrechnung aufgeführt. Analogleistungen sind von der Beihilfefähigkeit nicht grundsätzlich ausgeschlossen.
Die BÄK gibt regelmäßig ein Analogverzeichnis heraus. Für Leistungen, die in diesem Verzeichnis aufgeführt sind, besteht eine Regelvermutung in der Art, dass diese angemessen im Sinne der Bei-

hilfevorschriften sind. Eine Festsetzungsstelle hat daher die Angemessenheit idR nicht mehr gesondert zu prüfen.
Wenn aber die ärztliche Leistung nicht in dem Verzeichnis der BÄK enthalten ist, hat die Festsetzungsstelle zu prüfen, ob die Voraussetzungen des § 6 Abs. 2 GOÄ vorliegen.
Aktenzeichen: OVG Sachsen-Anhalt, 24.11.2010, AZ: 1 L 146/10
Entscheidungsjahr: 2010

Beihilfefähigkeit – Analogabrechnung eines psychiatrischen Gesprächs
Wenn ein psychiatrisches Gespräch nach GOÄ-Nr. 886 analog („ spezifisches psychiatrisches Gespräch, länger als 40 Minuten") abgerechnet wird, ist es für die Beihilfestelle grundsätzlich zulässig, eine Umwandlung in die GOÄ-Nr. 806 vorzunehmen, denn die Analogbewertung ist nicht im Verzeichnis der BÄK aufgenommen. Für einen erheblichen Zeitaufwand kann dann ein erhöhter Steigerungssatz (3,5fach) angesetzt werden.
Ist eine Analogabrechnung nicht im Verzeichnis der BÄK aufgenommen, ist die Beihilfestelle verpflichtet, bei der BÄK nach der Vertretbarkeit der Abrechnung nachzufragen. Eine Ablehnung der Beihilfe ohne diese Nachfrage widerspricht der Fürsorgepflicht des Dienstherrn.
Aktenzeichen: VG Arnsberg, 28.12.2010, AZ: 13 K 3055/09
Entscheidungsjahr: 2010

Vom Arzt nachgereichte Begründung für Überschreiten des Schwellenwertes
Der Arzt kann die Begründung für das Überschreiten des 2,3fachen Gebührensatzes (Schwellenwert) ergänzen, nachholen oder korrigieren. Dies kann auch noch im Verlaufe eines verwaltungsgerichtlichen Verfahrens geschehen. Für den Beihilfeanspruch ist allein maßgeblich, ob das Überschreiten des Schwellenwertes sachlich gerechtfertigt ist. An die schriftliche Begründung, die der Arzt bei dem Überschreiten des Schwellenwertes zu fertigen hat, sind keine überzogenen Anforderungen zu stellen. Es genügt in der Regel, stichwortartig das Vorliegen von Umständen, die das Überschreiten des Schwellenwertes rechtfertigen, darzustellen.
Aktenzeichen: OVG Lüneburg, 12.08.2009, AZ: 5 LA 368/08
Entscheidungsjahr: 2009

Gebührenverzeichnis für ärztliche Leistungen

A. Gebühren in besonderen Fällen

Für die nachfolgend genannten Leistungen dürfen Gebühren nach Maßgabe des § 5 nur bis zum Zweieinhalbfachen des Vergütungssatzes bemessen werden:

Kapitel	Leistungsbereiche	GOÄ-Nrn.
B	Grundleistungen u. allgemeine Leistungen	2* und 56*
C	Nichtgebietsbezogene Sonderleistungen	250*, 250a*, 402*, 403*
E	Physikalisch-medizinische Leistungen	alle Leistungen dieses Abschnittes
F	Innere Medizin / Kinderheilkunde Dermatologie	602*, 605*–617*, 620*–624*, 635*–647*, 650*, 651*, 653*, 654*, 657*–661*, 665*–666*, 725*, 726*, 759*–761*
G	Neurologie / Psychiatrie u. Psychotherapie	855*–857*
H	Geburtshilfe und Gynäkologie	1001* und 1002*
I	Augenheilkunde	1255*–1257*, 1259*, 1260*, 1262*, 1263*, 1268*–1270*
J	Hals-, Nasen-, Ohrenheilkunde	1401*, 1403*–1406*, 1558*–1560*
N	Histologie, Zytologie und Zytogenentik	4850*–4873*
O	Strahlendiagnostik, Nuklearmedizin, Magnet resonanztomographie u. Strahlentherapie	alle Leistungen dieses Abschnittes
M	Laboratoriumsuntersuchungen	alle Leistungen
C	Nichtgebietsbezogene Sonderleistungen	nur Nr. 437*

Hinweis auf GOÄ-Ratgeber der BÄK:

► **„Gebühren in besonderen Fällen" – Abschnitt A übersehen?**
Dr. med. Anja Pieritz – in: Deutsches Ärzteblatt 104, Heft 38 (21.09.2007), Seite A-2608 oder im GOÄ Ratgeber www.baek.de/page.asp?his=1.108.4144
Im Abschnitt A der GOÄ unter der Überschrift „Gebühren in besonderen Fällen" sind alle Leistungen aufgeführt, die nach § 5 GOÄ nur bis zum Zweieinhalbfachen des Vergütungssatzes berechnet werden dürfen. Dr. Pieritz erklärt dazu, dass diese ... „Einschränkung des Gebührenrahmens zu begründen sei mit einem überdurchschnittlich hohen Sachkostenanteil der Leistungen und der Möglichkeit, diese mithilfe von Hilfskräften oder Apparaten erbringen zu lassen..."

P. Hermanns, G. Filler, B. Roscher (Hrsg.), *GOÄ 2013*,
Erfolgskonzepte Praxis- & Krankenhaus-Management,
DOI 10.1007/978-3-642-29292-7_17, © Springer-Verlag Berlin Heidelberg 2013

B. Grundleistungen und allgemeine Leistungen

Allgemeine Bestimmungen

1. Als Behandlungsfall gilt für die Behandlung derselben Erkrankung der Zeitraum eines Monats nach der jeweils ersten Inanspruchnahme des Arztes.

Hinweis auf GOÄ-Ratgeber der BÄK:

► **Der Behandlungsfall (2): Schwierige Definition**
Dr. med. Anja Pieritz – (in: Deutsches Ärzteblatt 103, Heft 15 (14.04.2006), Seite A-1027) – www.baek.de/page.asp?his=1.108.4144.4228.4234
Die Autorin erläutert den Begriff **Behandlung derselben Erkrankung** an einem Beispiel;
...„Tritt etwa bei der Behandlung einer verschmutzten Schnittwunde eine Infektion auf, die antibiotisch behandelt werden muss, so ist dies als derselbe „Behandlungsfall" zu werten. Tritt jedoch bei einem Grundleiden eine deutliche Verschlechterung ein, erleidet etwa ein Patient mit einer bekannten Arteriosklerose eine transitorisch ischämische Attacke, so handelt es sich um einen neuen „Behandlungsfall", da erneut eine Aufklärung und Beratung medizinisch notwendig werden. Ein ähnlicher Fall liegt vor, wenn bei einem Patienten mit bekanntem Diabetes mellitus eine Polyneuropathie neu festgestellt wird..."

Beschluss BÄK:

Beschluss des Gebührenausschusses der BÄK (5. Sitzung vom 13. März 1996): Definition des Behandlungsfalles

Der Behandlungsfall ist (in Bezug auf eine Erkrankung) dann verstrichen, wenn sich der Monatsname geändert und das Datum um mindestens eins erhöht hat.
Mit jeder **neuen** Diagnose beginnt ein **neuer** Behandlungsfall.

Kommentar:

Für den Behandlungsfall ist der Zeitraum „eines Monats" zu verstehen, damit ist der Kalendermonat gemeint. Im Bürgerlichen Gesetzbuch (BGB) wird die Monatsfrist in § 188 Abs. 2 so definiert, dass der Tag des Behandlungsbeginns bei der Berechnungsfrist nicht mitzählt.

§ 188 BGB Fristende

(2) Eine Frist, die nach Wochen, nach Monaten oder nach einem mehrere Monate umfassenden Zeitraum – Jahr, halbes Jahr, Vierteljahr – bestimmt ist, endigt im Falle des § 187 Abs. 1 mit dem Ablauf desjenigen Tages der letzten Woche oder des letzten Monats, welcher durch seine Benennung oder seine Zahl dem Tage entspricht, in den das Ereignis oder der Zeitpunkt fällt, im Falle des § 187 Abs. 2 mit dem Ablauf desjenigen Tages der letzten Woche oder des letzten Monats, welcher dem Tage vorhergeht, der durch seine Benennung oder seine Zahl dem Anfangstag der Frist entspricht.

Wird ein Patient wegen einer z. B. ersten oder einer weiteren Erkrankung erstmalig am 17. Juli 2012 behandelt, so beginnt bei der Fortführung dieser Behandlung gebührenrechtlich ein neuer „Behandlungsfall" am 18. August 2012, der nächste Behandlungsfall am am 18. September 2012 usw.
Bei mehreren „Behandlungsfällen" ist es sinnvoll in der Rechnung hinter die jeweils neue Diagnose in Klammern (neuer Behandlungsfall) am ersten Behandlungstag zu setzen.

2. Die Leistungen nach den Nummern 1 und/oder 5 sind neben Leistungen nach den Abschnitten C bis O im Behandlungsfall nur einmal berechnungsfähig.

Kommentar:

Die GOÄ versteht unter dem „Behandlungsfall" den einzelnen Krankheitsfall, der – wenn es keine Überlagerung mit einer weiteren neuen Erkrankung gibt – einzeln zu liquidieren ist.
So kann z.B. als erste Krankheit eine Bronchitis Anfang Dezember diagnostiziert werden, und gegen Ende Dezember wird als zweite Krankheit und damit als zweiter Behandlungsfall eine Gastroenteritis behandelt. In beiden Fällen ist die Nr. 1 neben anderen GOÄ-Nrn. abrechenbar.
Es gelten die Einschränkungen, die sich aus den Ausschlüssen ergeben.

3. Die Leistungen nach den Nummern 1, 3, 5, 6, 7 und/oder 8 können an demselben Tag nur dann mehr als einmal berechnet werden, wenn dies durch die Beschaffenheit des Krankheitsfalls geboten war. Bei mehrmaliger Berechnung ist die jeweilige Uhrzeit der Leistungserbringung in der Rechnung anzugeben. Bei den Leistungen nach den Nummern 1, 5, 6, 7 und/oder 8 ist eine mehrmalige Berechnung an demselben Tag auf Verlangen, bei der Leistung nach Nummer 3 generell zu begründen.

P. Hermanns, G. Filler, B. Roscher (Hrsg.), *GOÄ 2013*,
Erfolgskonzepte Praxis- & Krankenhaus-Management,
DOI 10.1007/978-3-642-29292-7_18,

Kommentar:

Bei mehrfachem Ansatz der Nrn. 1, 5, 6, 7 und/oder 8 müssen zwar die Uhrzeiten angegeben werden, aber im Gegensatz zum mehrfachen Ansatz der Nr. 3 ist nicht generell eine Begründung erforderlich, sondern diese ist nur auf Verlangen zu geben, d.h. in der Regel bei Beanstandung der Rechnung durch die private Krankenversicherung.

4. **Die Leistungen nach den Nummern 1, 3, 22, 30 und/oder 34 sind neben den Leistungen nach den Nummern 804 bis 812, 817, 835, 849, 861 bis 864, 870, 871, 886 sowie 887 nicht berechnungsfähig.**
5. **Mehr als zwei Visiten an demselben Tag können nur berechnet werden, wenn sie durch die Beschaffenheit des Krankheitsfalls geboten waren. Bei der Berechnung von mehr als zwei Visiten an demselben Tag ist die jeweilige Uhrzeit der Visiten in der Rechnung anzugeben. Auf Verlangen ist die mehr als zweimalige Berechnung einer Visite an demselben Tag zu begründen. Anstelle oder neben der Visite im Krankenhaus sind die Leistungen nach den Nummern 1, 3, 4, 5, 6, 7, 8 und/oder 15 nicht berechnungsfähig.**
6. **Besuchsgebühren nach den Nummern 48, 50 und/oder 51 sind für Besuche von Krankenhaus- und Belegärzten im Krankenhaus nicht berechnungsfähig.**
7. **Terminvereinbarungen sind nicht berechnungsfähig.**
8. **Neben einer Leistung nach den Nummern 5, 6, 7 oder 8 sind die Leistungen nach den Nummern 600, 601, 1203, 1204, 1228, 1240, 1400, 1401 und 1414 nicht berechnungsfähig.**

Hinweise auf GOÄ-Ratgeber der BÄK:

► Abrechnung von Untersuchungsleistungen

Dipl.-Verw.-Wiss. Martin Ulmer – Deutsches Ärztblatt 107, Heft 45 (12.11.2010), S. A-2256 – http://www.bundesaerztekammer.de/page.asp?his=1.108. 4144.4228.8863

Ulmer führt zu den „körperlichen Untersuchungen" nach den Geb.Ziffern 5 bis 8 aus:

Die Gesundheitsuntersuchung zur Früherkennung von Krankheiten bei einem Erwachsenen nach der Nr. 29 GOÄ können nur von den Arztgruppen abgerechnet werden, die auch zur Erhebung des Ganzkörperstatus nach GOÄ Nr. 8 berechtigt sind; dazu gehören praktische Ärzte, Allgemeinärzte, Internisten, Kinderärzte und Chirurgen. Die Leistungen nach GOÄ Nrn. 6 und 7 sind speziellen Fachgebieten zugeordnet.

Ulmer führt weiter aus: ...„Da eine Kombination oder ein Mehrfachansatz der Nummern 5 bis 8 GOÄ ausgeschlossen ist, kann die medizinisch erforderliche Untersuchung mehrerer Organsysteme bei der Anwendung des Steigerungsfaktors, gegebenenfalls auch oberhalb des Schwellenwerts, berücksichtigt werden..."

► Palliativmedizinische Versorgung I

Dr. med. Anja Pieritz – Deutsches Ärzteblatt 108, Heft 14 (08.04.2011), S. A-808 – http://www.bundesaerztekammer.de/page.asp? his=1.108.4144. 4228.9214

► Palliativmedizinische Leistungen II

Dr. med. Anja Pieritz – Deutsches Ärzteblatt 108, Heft 16 (22.04.2011), S. A-920 – http://www.bundesaerztekammer.de/page.asp?his=1.108.4144. 4228.9215

Während in der GKV Leistungenpositionen bei der palliative Versorgung vorhanden sind, ist dies in der GOÄ nicht der Fall.

Da neben einem Hausbesuch die Leistung nach Nr. 3 ausgeschlossen ist, kann eine zeitaufwendige Beratung beim Hausbesuch nur – mit entsprechender Begründung – mit einem gesteigerten Abrechnungsfaktor der Besuchsleistung nach Nr. 50 GOÄ abgerechnet werden. Die Leistung nach Nr. 34 ist nicht ausgeschlossen; aber die vorgeschriebene Mindestdauer von 20 Min. ist zu beachten **und** in der Liquidation anzugeben.

Eine medizinisch erforderliche „Erhebung der Fremdanamnese" nach GOÄ Nr. 4 ist ansetzbar.

Dr. Pieritz weist daraufhin: „Beratungsleistungen, mit Ausnahme der Nr. 4 GOÄ, sind grundsätzlich nicht nebeneinander berechnungsfähig. Sollten bei diesen besonderen Patienten zwei Gespräche (wie eine telefonische und eine Beratung im Rahmen eines Hausbesuchs oder in einer Praxis) an einem Tag notwendig sein, so können durch die Angabe der Uhrzeiten zu den Leistungen auf der Rechnung Missverständnisse und Rückfragen vermieden werden..."

Im Rahmen einer palliativmedizinischen Versorgung sind psychotherapeutische Behandlungen nach GOÄ Nr. 849 (Dauer mindestens 20 Minuten) durch den behandelnden Hausarzt oder Facharzt ggf. erforderlich. Eine Diagnose ist anzugeben.

Die GOÄ Nr. 60 kann für die konsiliarische Erörterung zwischen zwei oder mehr liquidationsberechtigten Ärzten, von jedem beteiligten Arzt (...„Gespräche des Haus- oder Facharztes mit dem behandelnden Krankenhausarzt, dem Palliativarzt und anderen Fachärzten...") abgerechnet werden. Nicht abrechenbar ist die Leistung für Ärzte ...„einer Gemeinschaftspraxis oder Praxisgemeinschaft mit ähnlichen Fachrichtungen (wie Allgemeinmedizin und Innere Medizin) nach den ergänzenden Bestimmungen zur Nr. 60 GOÄ..."

Dr. Pieritz stellt fest. „..Die Nr. 60 GOÄ kann neben der Nr. 50 GOÄ angesetzt werden, wenn der Patient im Krankenhaus vom Haus- oder Facharzt besucht wird. Dieser Besuch kann im Rahmen der palliativmedizinischen Versorgung durch Haus- und Fachärzte notwendig und sinnvoll sein, damit die reibungslose Überleitung des Patienten vom Krankenhaus in die häusliche Umgebung oder in ein Hospiz gelingt..."

Die Nr. 15 GOÄ ist nach der Legende nur einmal je Kalenderjahr abrechenbar. Dies bedeutet aber nach Dr. Pieritz nicht, ...„dass diese Leistung erst nach Ablauf eines Jahres angesetzt werden kann, sondern die Berechnung kann sinnvollerweise zu Beginn der Betreuung und Einleitung der entsprechenden Maßnahmen im Rahmen der palliativmedizinischen Versorgung angesetzt werden..."

Der Ansatz der GOÄ Nr. 78 GOÄ (Behandlungsplan für die Chemotherapie und/oder schriftlicher Nachsorgeplan für einen tumorkranken Patienten, individuell für den einzelnen Patienten aufgestellt) ist bei der Versorgung tumorkranker Patienten ggf. erforderlich.
Dr. Pieritz verweist auf den Kommentar von **Brück**: „Eine Analogabrechnung der Nr. 78 kommt nur in Betracht, wenn die Schwierigkeit der Erstellung eines solchen Behandlungsplans mit den in der Leistungslegende zu Nr. 78 genannten Anlässen vergleichbar wäre (zum Beispiel schwerer rheumatischer Systemerkrankung)."
Ein ausführlicher individueller, schriftlicher Behandlungsplan ...„der dem Inhalt der GOÄ Nr. 78 gleichwertig ist und damit die Kriterien für einen analogen Ansatz der Nr. 78 GOÄ erfüllt..." kann auch bei nicht tumorbedingten Erkrankungen nötig sein.

I Allgemeine Beratungen und Untersuchungen

IGeL – Umweltmedizinische Grundleistungen

Empfehlung der Ärztekammer Nordrhein zur Abrechnung ärztlicher umweltmedizinischer Leistungen nach der Gebührenordnung für Ärzte (GOÄ)

In der gegenwärtigen Situation werden zunehmend umweltmedizinische Leistungen nachgefragt und auch qualitativ hochwertig erbracht. Aus Gründen der Rechtssicherheit sowohl für die Auftraggeber, wie auch für die ärztlichen Auftragnehmer ist es notwendig, dass die erbrachten ärztlichen umweltmedizinischen Leistungen angemessen vergütet werden. Grundlage hierzu ist die GOÄ, soweit keine anderen gesetzlichen Vereinbarungen bestehen. Empfehlungen der Bundesärztekammer zur Abrechnung umweltmedizinischer Leistungen liegen derzeit nicht vor. Die Ärztekammer Nordrhein empfiehlt daher folgendes Vorgehen nach GOÄ *(von den Autoren wurde die Tab. modifiziert wiedergegeben):*

1. Umweltmedizinische Grundleistungen

Beratungen[1]	**GOÄ-Nr. u. Legende**	**Betrag in €**
Umweltmedizinische Beratung, auch Tel., ggf. inkl. der Zusendung von Informationsmaterial u./o. des	**Nr. 1** Beratung – auch mittels Fernsprecher	10,72 € (2,3facher Satz)
umweltmedizinischen Patientenfragebogens mit Begleitbrief	Sachkosten gemäß § 10 GOÄ (Porto)	
Umweltmedizinisches Beratungsgespräch unter Auswertung des Patientenfragebogens zur Umweltanamnese, ggf. unter Bewertung von Vorbefunden und Berücksichtigung spezifischer, biologischer Wirkung von Umweltfaktoren, mit einer **Dauer von mehr als 10 min**	**Nr. 3:** „Eingehende das gewöhnliche Maß übersteigende Beratung – auch mittels Tel. –" *(Mindestdauer 10 min)*	**20,11 €** (2,3facher Satz)
Eine deutlich längere Gesprächsdauer kann über den Gebührenrahmen (Faktor 2,4–3,5) berücksichtigt werden.		**30,60 €** (3,5facher Satz)
Bei außergewöhnlich langer Gesprächsdauer besteht im Einzelfall nach persönlicher Absprache die Möglichkeit einer Honorarvereinbarung gemäß § 2 GOÄ mit Überschreiten des 3,5fachen Faktors.		

Untersuchung	**GOÄ-Nr. u. Legende**	**Betrag in €**
Körperliche umweltmedizinische Untersuchung -Ganzkörperstatus (umweltmedizinisch immer vollständig inkl. orientierender neurologischer Prüfung) mit Dokumentation bei besonderer Berücksichtigung spezifischer, biologischer Wirkung von Umweltfaktoren	**Nr. 8:** „Untersuchung zur Erhebung des Ganzkörperstatus, ggf. einschließlich Dokumentation" *Der Ganzkörperstatus beinhaltet die Untersuchung der Haut, der sichtbaren Schleimhaut, der Brust- und Bauchorgane, der Stütz- und Bewegungsorgane sowie eine orientierende neurologische Untersuchung*	**34,86 €** (2,3facher Satz)
Bericht[1]	**GOÄ-Nr. u. Legende**	**Betrag in €**
Umweltmedizinischer Bericht (bis 2 Seiten DIN A 4) mit einer umweltmedizinischen gutachterlichen Beurteilung – ggf. unter Einbeziehung umweltmedizinischer Messergebnisse -	**Nr. 80:** „Schriftliche gutachterliche Äußerung	**40,22 €** (3,5facher Satz)
Ein deutlich längerer Bericht kann über den Gebührenrahmen (Faktor 2,4–3,5) berücksichtigt werden.		**61,20 €** (3,5facher Satz)
	Nr. 95: „Schreibgebühr, je angefangene DIN A 4-Seite"	**3,50 €**

Vorortbegehung: Die ärztliche Vorortbegehung erfordert spezielle fachübergreifende Kenntnis und eine geeignete Ausstattung, eine Qualitätssicherung mit Zertifizierung sollte vorliegen (ISO 9002 2000)

Vorortbegehung[1]	**GOÄ-Nr. u. Legende**	**Betrag in €**
Vorortbegehung mit dem Patienten, bei Auffälligkeit mit Fotodokumentation	**Nr. 50:** „Besuch einschließlich Beratung und symptombezogene Untersuchung"	**42,19 €** (2,3facher Satz)
Eine längere Begehung (z. B. **mehr als 30 Min.)** kann über den Gebührenrahmen (Faktor 2,4–3,5) berücksichtigt werden.		**65,28 €** (3,5facher Satz)
Messung der raumklimatischer Parameter und der Materialfeuchte, ggf. einschl. Probenahme und dem Freilegen von Baumaterialien	**Nr. 651 analog:** „EKG in Ruhe – auch ggf. nach Belastung – mit Extremitäten- und Brustwandableitungen (mind. 9 Ableitungen)"	**26,54€** (2,3facher Satz)
Schriftl. Ergebnisbericht mit gutachterlicher Beurteilung und ggf. mit Darstellung des weiteren Vorgehens.	Nr. 80 „Schriftl. Gutachterliche Äußerung"	**40,22 €** (2,3facher Satz)
Sachkosten gemäß § 10 GOÄ (Fotos)		

[1] **Ausschlüsse:** Die Nr. 3 GOÄ für die Beratung ist für die gleiche Sitzung (den gleichen Arzt-PatientenKontakt) neben den folgenden Gebührennummern bzw. Leistungen **nicht** berechnungsfähig: Nr. 1 GOÄ, Nr. 80 GOÄ, Nr. 50 GOÄ, Laboruntersuchungen und Allergietests.

Fahrtkosten bis 25 Km (Wegegeld): bis zu 2 Km 3,58 €,
mehr als 2 Km bis zu 5 Km 6,65 €,
mehr als 5 Km bis zu 10 Km 10,23 €,
mehr als 10 Km bis zu 25 Km 15,34 €.
Bei Nacht gilt ein höheres Wegegeld, siehe § 8 GOÄ.

Fahrtkosten über 25 Km (Reiseentschädigung): 26 Cent pro zurückgelegtem Kilometer bei Benutzung des eigenen Kraftwagens, bei Benutzung anderer Verkehrsmittel die tatsächlichen Aufwendungen. Zudem bei Abwesenheit bis zu 8 Stunden 51,13 €, bei Abwesenheit von mehr als 8 Stunden 102,26 €.

2. Weitere zur Diagnose führenden Sonderleistungen, einschließlich Laborleistungen sind den entsprechenden Kapiteln der GOÄ zu entnehmen.

3. Anmerkungen:

Bei Erbringen dieser umweltmedizinischen Leistungen bei gesetzlich versicherten Patienten sind die Vorschriften des Bundesmantelvertrag-Ärzte (§§ 3 und 18 für die RVO-Kassen bzw. §§ 2 und 21 für die Ersatzkassen) zu beachten.

Kommentar:

Zu den Beratungs-/Untersuchungsleistungen nach den GOÄ **Nrn. 1, 3, 4, 5, 6, 7, 8** sind in bestimmten Fällen, so für Unzeiten und am Wochenende, die Zuschläge nach A bis D berechnungsfähig.
Diese Zuschläge sind **nur mit dem einfachen Gebührensatz** und einmal je Inanspruchnahme des Arztes berechnungsfähig.
Die „Unzeit" für die Zuschläge A, B und C oder D **darf nicht durch die Praxisorganisation** (z. B. lange Wartezeiten) oder durch eine festgeschriebene Sprechstunde (auf Arztschild) , die regelmäßig zur Unzeit stattfindet, **verursacht sein,**
A bis D und K1 sind **nicht** während einer Inanspruchnahme des Arztes neben E bis J sowie K2 berechenbar.

GOÄ-Nr.		Punktzahl 1fach	2,3 / *1,8 3,5 / *2,5
1	**Beratung – auch mittels Fernsprecher**	**80** 4,66	10,72 16,32

Ausschluss: Neben Nr. 1 sind folgende Nrn. nicht abrechnungsfähig: 2, 3, 21 – 34, 45, 46, 48, 50, 51, 376 – 378, 435, 448, 449, 804, 806 – 808, 812, 817, 835, 849, 861 – 864, 870, 871, 886, 887, K1

Beschluss BÄK: **Beschluss des Gebührenausschusses der Bundesärztekammer Berechenbarkeit der GOÄ Nr. 4 neben Nr. 1 GOÄ (6. Sitzung vom 21. Mai 1997)**

Die Nrn. 4 und 1 der GOÄ sind nicht nebeneinander berechenbar, wenn sich sämtliche Bestandteile der Legenden zu den Nrn. 1 und 4 (Anamnese, Beratung, Fremdanamnese, Unterweisung) an ein und dieselbe Person richten, wie dies zum Beispiel der Fall ist bei Mutter und Kleinkind oder Betreuer und schwerst kommunikationsgestörten Patienten. In allen anderen Fällen ist die Nebeneinanderberechenbarkeit möglich.

Hinweis LÄK: **Anmerkung der Bayerischen Landesärztekammer vom 30.9.2003 (Quelle: GOÄ-Datenbank www.blaek.de) – Behandlung neben Sonderleistungen –**

Als Behandlungsfall gilt für die Behandlung derselben Erkrankung der Zeitraum eines Monats nach der jeweils ersten Inanspruchnahme des Arztes (Faustregel: der Behandlungsfall ist dann verstrichen, wenn sich der Monatsname geändert und das Datum um mindestens 1 erhöht hat).

Kommentar: Neben der Leistung nach Nr. 1 sind z.B. die Leistungen nach den Nrn. 5, 6, 7, 8, 11, 70, 75, 76, 80, 252, 253, 548, 551, 650, 651, 652, 800, 801, zu Unzeiten Zuschläge A-D abrechenbar.

Die Nr. 1 kann neben Leistungen aus den Abschnitten C bis O nur einmal im Behandlungsfall berechnet werden. Bei Neuerkrankungen – nicht beim Rezidiv einer vorbestehenden Erkrankung – ist die Beratungsgebühr jederzeit zusätzlich zu den Leistungen der Abschnitte C bis O berechnungsfähig.

Wird die Beratung nach Nr. 1 außerhalb der Sprechstunde, zwischen 20 und 22 Uhr oder zwischen 6 und 8 Uhr, in der Nacht zwischen 22 und 6 Uhr oder an Sonn- und Feiertagen erbracht, so sind die entsprechenden Zuschläge A, B, C oder D abzurechnen.

Die Nr. 1 darf nicht neben oder anstelle einer Visite oder Zweitvisite nach Nrn. 45, 46 berechnet werden.

Die Nr. 1 kann, wenn erforderlich mehrmals am Tage abgerechnet werden – Uhrzeitangabe erforderlich.

Es ist nicht empfehlenswert, eine Beratung oder Untersuchung analog abzurechnen, da es unerheblich ist, ob z.B. eine Beratung oder Untersuchung nach „homöopathischen", „neuraltherapeutischen" oder „chinesischen" Grundsätzen erfolgt.

Wenn eine Beratung mind. 10 Minuten dauert und aus Abrechnungsgründen nicht nach der Nr. 3 abgerechnet werden kann, so ist nach Kommentar von **Brück** ein höherer Steigerungsfaktor möglich (Begründung für die Überschreitung des Schwellenwertes ist die Zeitdauer).

IGeL: Nr. 1 ist eine typische Beratungsleistung, die im Rahmen fast aller IGeL-Leistungen erbracht wird. Siehe auch ausgedehnte Hinweise bei GOÄ-Nr. 3.

2*	**Ausstellung von Wiederholungsrezepten und/oder Überweisungen und/oder Übermittlung von Befunden oder ärztlichen Anordnungen – auch mittels Fernsprecher – durch die Arzthelferin und/oder Messung von Körperzuständen (z.B. Blutdruck, Temperatur) ohne Beratung, bei einer Inanspruchnahme des Arztes**	**30** 1,75	3,15 4,37

Die Leistung nach Nummer 2 darf anlässlich einer Inanspruchnahme des Arztes nicht zusammen mit anderen Gebühren berechnet werden.

Ausschluss: Neben Nr. 2 sind keine weiteren Nrn. abrechnungsfähig.

Beschluss BÄK: **Beschluss des Gebührenausschusses der Bundesärztekammer: Berechnung bei ambulanter Behandlung (7. Sitzung vom 12. September 1996)**

Die „Inanspruchnahme des Arztes" in der Legende der Nr. 2 ist zu verstehen als „Inanspruchnahme der Praxis", da die Helferin auf Anweisung des Arztes tätig wird. Nr. 2 GOÄ ist deshalb nur als alleinige Leistung berechenbar.

Berechnung im stationären Bereich (12. Sitzung vom 4. November 1997)

Die Leistung nach Nr. 2 GOÄ-Gebührenordnungsverzeichnis ist im Rahmen der wahlärztlichen Behandlung im stationären Bereich in der Regel nicht berechenbar.

Dadurch, dass die Legende der Nr. 2 auf eine „Inanspruchnahme des Arztes" abgestellt ist und die Berechenbarkeit der Nr. 2 anlässlich einer Inanspruchnahme des Arztes nicht zusammen mit anderen Gebühren be-

GOÄ-Nr.		Punktzahl 1fach	2,3 / *1,8 3,5 / *2,5

rechnet werden darf (Anmerkung zu Nr. 2 GOÄ), sieht der Ausschuss die Messung von Körperzuständen als persönlich zu erbringende Leistung des Wahlarztes oder des ständigen ärztlichen Vertreters und hält eine Delegation dieser Leistung im Krankenhaus für ausgeschlossen.

Kommentar: Die Übermittlung von Befunden oder ärztlichen Behandlungsanweisungen z.B. durch die Arzthelferin darf auch telefonisch erfolgen und ist dann mit der Nr. 2 abrechnungsfähig. Ist der Arzt für die Übermittlung erforderlich, so ist die Nr. 1 abrechnungsfähig.
Die Übermittlung von Befunden oder Anweisungen durch den Arzt ist auch dann abrechnungsfähig, wenn sie an eine Bezugsperson, die den Patienten betreut oder pflegt, erfolgt.
Werden Kontrollen der Körperzustände – z.B. Blutdruck, Pulsmessung, Temperaturmessung, Gewichtskontrolle – durch die Arzthelferin durchgeführt, so kann die Nr. 2 angesetzt werden. Nach dem Kommentar von Wezel/Liebold genügt schon die Messung eines Zustandes zum Ansatz der Nr. 2.

3 Eingehende, das gewöhnliche Maß übersteigende Beratung – auch mittels Fernsprecher

150 20,11
8,74 30,60

Die Leistung nach Nummer 3 (Dauer mindestens 10 Minuten) ist nur berechnungsfähig als einzige Leistung oder im Zusammenhang mit einer Untersuchung nach den Nummern 5, 6, 7, 8, 800 oder 801. Eine mehr als einmalige Berechnung im Behandlungsfall bedarf einer besonderen Begründung.

Ausschluss: Neben Nr. 3 sind außer Nrn. 5, 6, 7, 8, 800 oder 801 keine weiteren Nrn. abrechnungsfähig.

Beschluss BÄK: **Beschluss des Gebührenausschusses der Bundesärztekammer – Abrechnungsbestimmung (9. Sitzung vom 13. März 1997)**
Der Ausschuss sieht keine Grundlage dafür, der mancherorts vertretenen Auslegung zu folgen, neben der Nr. 3 außer Leistungen nach Nrn. 5 bis 8, 800, 801 weitere Leistungen (zum Beispiel Sonderleistungen) berechnen zu können. Somit wird die bisherige Auffassung der Bundesärztekammer, wonach Nr. 3 entweder nur alleine oder nur und ausschließlich neben den in der Anmerkung genannten Nummern berechnet werden kann, bestätigt. Damit ist auch klargestellt, dass Nr 3 nicht neben Nr. 50 (Besuch) abrechenbar ist. Dass die Nr. 3 in der Anmerkung zur Nr. 50 fehlt, beruht einzig darauf, dass die Anmerkung zur Nr. 3 erst apät im Verordnungsverfahren (durch den Bundesrat) eingebracht wurde und deshalb redaktionell in der Anmerkung zu Nr. 50 „vergessen" wurde.

GOÄ-Ratgeber der BÄK: ► Siehe unter Nr. 849 – Kein Geld für eingehende Beratung – Dr. med. Regina Klakow-Franck in: Deutsches Ärzteblatt 99, Heft 37 (13.09.2002), Seite A-2437) – http://www.baek.de/page.asp?his=1.108.4144.4228.4241&all=true

Kommentar: Die mehr als einmalige Berechnung der Nr. 3 im Behandlungsfall bedarf einer besonderen Begründung. Mögliche Begründungen könnten sein:

- Symptome unklarer Genese
- Symptomvielfalt
- Kontrollbedürftiger Befund
- Aufklärung vor OP
- Aufklärung zur OP-Indikation
- Schwierige differentialdiagnostische-diagnostische-therapeutische Überlegung
- Medikamentöse Umstellung bei Therapieversagen oder Therapieressistenz
- Non-compliance
- Arzneimittelinteraktionen
- Akute Verschlechterung
- Zusätzliche, telefonische Inanspruchnahme, ausgelöst durch den Patienten/Patientin oder deren Bezugsperson
- Nach dem Kommentar von **Brück** ist die Nr. 3 auch während stationärer Behandlung bei einem Aufklärungsgespräch vor der Durchführung eines operativen Eingriffs abrechenbar, wenn das Gespräch außerhalb der Visite erfolgt.

Auf einen Blick: **Beratungen zu Unzeiten**
Alle Zuschläge (A, B, C, D) dürfen nach GOÄ nur mit dem 1fachen Satz berechnet werden
[1)] Nr. 3 nicht neben Sonderleistungen gestattet

Beratung – auch telefonisch			
GOÄ Nr.	Kurzlegende	1fach €	1-/2,3fach €[1)]
1+A	außerhalb der Sprechstunde	4,66 + 4,08	**10,73 + 4,08**
1+B+D	telefonisch am Samstag 20.30 Uhr	4,66 + 10,49 + 12,82	**10,73 + 10,49 + 12,82**
1+b+D	nachts 20 – 22 Uhr, 6 – 8 Uhr am Wochenende oder Feiertag	4,66 + 10,49 + 12,82	**10,73 + 10,49 + 12,82**
1+B	in der Nacht 20 – 22 Uhr, 6 – 8 Uhr	4,66 + 10,49	**10,73 + 10,49**
1+C	in tiefer Nacht 22 – 6 Uhr	4,66 + 18,65	**10,73 + 18,65**
1+C+D	in tiefer Nacht 22 – 6 Uhr am Wochenende o. Feiertag	4,66 + 18,65 + 12,82	**10,73 + 18,65 + 12,82**
1+D	tagsüber am Wochenende	4,66 + 12,82	**10,93 + 12,82**
Eingehende Beratungen – auch telefonisch			
3[1)]+A	außerhalb der Sprechstunde	8,74 + 4,08	**20,11 + 4,08**
3[1)]+B+D	am Samstag 20.30	8,74 + 10,49 + 12,82	**20,11 + 10,49 + 12,82**
3[1)]+B	in der Nacht 20 – 22 Uhr, 6 – 8 Uhr	8,74 + 10,49	**20,11 + 10,49**
3[1)]+B+D	nachts 20 – 22 Uhr, 6 – 8 Uhr am Wochenende	8,74 + 10,49 + 12,82	**20,11 + 10,49 + 12,82**
3[1)]+C	in tiefer Nacht 22 – 6 Uhr	8,74 + 18,65	**20,11 + 18,65**
3[1)]+C+D	in tiefer Nacht 22 – 6 Uhr am Wochenende o. Feiertag	8,74 + 18,65 + 12,82	**20,11 + 18,65 + 12,82**
3[1)]+D	am Wochenende	8,74 + 12,82	**20,11 + 12,82**
Beratungen in regelmäßiger Samstagssprechstunde			
1+1/2 D	Beratung in regelmäßiger Samstagssprechstunde	4,66 + 6,41	**10,73 + 6,41**
3[1)]+1/2 D	Eingehende Beratung in regelmäßiger Samstagssprechstunde	8,74 + 6,41	**20,11 + 6,41**

Tipp:

- Wird die Beratung nach Nr. 3 außerhalb der Sprechstunde, zwischen 20 und 22 Uhr oder zwischen 6 und 8 Uhr, in der Nacht zwischen 22 und 6 Uhr oder an Sonn- und Feiertagen erbracht, so sind die entsprechenden Zuschläge A, B, C oder D abzurechnen.
- Wird die eingehende Beratung bei einem Kind bis zum vollendetem 4. Lebensjahr zusätzlich zu den Nrn. 5, 6, 7 oder 8 erbracht, so ist der Zuschlag nach K1 abzurechnen.
- Die Nr. 3 darf nicht anstelle einer Visite (Nr. 45) oder Zweitvisite (Nr. 46) berechnet werden.

IGeL:

Die Nr. 3 ist – wie auch die GOÄ-Nr. 1 – eine typische Beratungsleistung, die im Rahmen vieler IGeL-Leistungen erbracht wird.
Beratungen, die z. B. abhängig von der Beratungsintensität und Dauer nach den GOÄ Nrn. 1 oder 3 abgerechnet werden können:

- Beratung vor einer **Anti-Aging-Behandlung**
- Beratung vor einer gewünschten **Arzneimittel-Behandlung**, z. B. „Life-Style"-Medikation, Aufbaupräparate (Mineralien, Vitamine), zur Potenzförderung, zur Gewichtsreduktion, gegen androgenetischen Haarausfall, Laxantien, Medikamente zur Stressprophylaxe
- **Beratungen außerhalb von GKV Leistungen**
- **Ernährungs-/Diätberatung**
- Beratung zur Zusammenstellung und Anwendung einer **Haus- oder Reiseapotheke**
- Spezielle **Impfberatung** (Impfungen außerhalb der GKV)
- Beratung vor **kosmetischen Behandlungen oder Eingriffen**
- Beratung im Zusammenhang mit der Veranlassung von **Laboruntersuchungen** auf Wunsch des Patienten – z. B. PSA Bestimmung

GOÄ-Nr. Punktzahl 1fach 2,3 / *1,8 3,5 / *2,5

- **Medizinisch-kosmetische Beratung**
- **Reisemedizinische Beratung** (Impfungen, Reiseapotheke)
- **Sonnenlicht- und Hauttypberatung**
- **Sportmedizinische Beratung**
- **Umweltmedizinisch orientierende Beratung**, z. B. bezogen auf berufliche oder private Kontakte mit umweltschädlichen Stoffen
- Beratung zur Ausweitung von **Vorsorgeuntersuchungen**

4 **Erhebung der Fremdanamnese über einen Kranken und/oder Unterweisung und Führung der Bezugsperson(en) – im Zusammenhang mit der Behandlung eines Kranken.** **220** 12,82 29,49 44,88

Die Leistung nach Nummer 4 ist im Behandlungsfall nur einmal berechnungsfähig.

Die Leistung nach Nummer 4 ist neben den Leistungen nach den Nummern 30, 34, 801, 806, 807, 816, 817 und/oder 835 nicht berechnungsfähig.

Ausschluss: Neben Nr. 4 sind folgende Nrn. nicht abrechnungsfähig: 3, 15, 20, 21, 25, 26, 30, 31, 34, 45, 46, 70, 435, 448, 449, 801, 806, 807, 816, 817, 835

Beschluss BÄK: **Beschluss des Gebührenausschusses der Bundesärztekammer Berechenbarkeit der GOÄ Nr. 4 neben Nr. 1 GOÄ (6. Sitzung vom 21. Mai 1996)**

Die Nrn. 4 und 1 der GOÄ sind nicht nebeneinander berechenbar, wenn sich sämtliche Bestandteile der Legenden zu den Nrn. 1 und 4 (Anamnese, Beratung, Fremdanamnese, Unterweisung) an ein und dieselbe Person richten, wie dies zum Beispiel der Fall ist bei Mutter und Kleinkind oder Betreuer und schwerstkommunikationsgestörten Patienten. In allen anderen Fällen ist die Nebeneinanderberechenbarkeit möglich.

GOÄ-Ratgeber der BÄK: ► **Zur Einbeziehung der Bezugsperson „aus einem außergewöhnlichen Grund“**

Dipl.-Verw.-Wiss. Martin Ulmer in: Deutsches Ärzteblatt 106, Heft 25 (19.06.2009), S. A1328 – www.bundesaerztekammer.de/page.asp?his=1.108.4144.4228.7580

Über die GOÄ Nr. 4 kann die häufig schwierige und aufwendige Unterstützung von Angehörigen/Bezugspersonen bei der Anamnese abgerechnet werden, wenn der Patient selber nicht zu einer sinnvollen Kommunikation in der Lage ist.

Ulmer führt aus: „...Der Ansicht, dass bei der Behandlung von Kindern generell der Ansatz von Nr. 4 unzulässig sei, ist aber zu widersprechen. Das Landgericht Karlsruhe hat nach Ulmer in einem Urteil vom 14. März 2001 (Az.: 1 S 90/99) ausgeführt:

...„Bei der Behandlung eines Säuglings oder Kleinkindes könne die Nr. 4 statt der Nr. 1 GOÄ nicht regelhaft abgerechnet werden, da die Anamneseerhebung über eine Bezugsperson bei normalem Gesundheitszustand den Regelfall darstelle und deshalb mit der Nr. 1 abgegolten sei. Nr. 4 sei jedoch berechnungsfähig, wenn der zweite Leistungsbestandteil, nämlich die Unterweisung und Führung der Bezugsperson(en), vom Arzt erbracht werde...

Bei der Fremdanamnese finde Nr. 4 GOÄ Anwendung, wenn bei komplexen Krankheitsbildern eine aufwendige Fremdanamnese bei den Eltern des Patienten durchgeführt werden müsse, die vom Zeitaufwand her eine deutliche Abgrenzung zu den allgemeinen Beratungen erlaube.

Kommentar: Die Leistung nach Nr. 4 kann auch telefonisch erbracht werden. Es findet sich in der Gebührenordnung an keiner Stelle ein Ausschluss.

Die Nr. 4 ist im Behandlungsfall nur 1 x abrechenbar. Der Behandlungsfall für die Behandlung **derselben** Erkrankung ist nach GOÄ (B. Allgemeine Bestimmungen) der Zeitraum eines Monats. Nach einem Kalendermonat ist die Nr. 4 erneut abrechenbar, aber auch wenn 2 verschiedene Erkrankungen in einem Monat auftreten, kann Nr. 4 entsprechend 2 x abgerechnet werden.

Die Nr. 4 darf nicht neben oder anstelle einer Visite oder Zweitvisite berechnet werden.

1. Beispiel:

Datum	GOÄ Nrn.	Diagnose
03.02.06	800 – **4**	Apoplex
04.03.06	800 – **4**	Apoplex (Kontrolluntersuchung)
Nach 4 Wochen beginnt am 3.3.02 ein neuer Behandlungsfall!		

2. Beispiel:

03.02.06	800 – **4**	TIA
15.02.06	7 + **4**	Herzinsuff, Alkoholabusus
Bei **neuer Erkrankung** beginnt ein **neuer Behandlungsfall**!		

Tipp:
- Neben der Leistung nach Nr. 4 sind z.B. die Leistungen nach den Nrn. 5 – 8, 11 und die Zuschläge A-D abrechenbar.
- Neben Nr. 4 sind möglich z.B. Nrn. 5, 6, 7, 8, Hausbesuche, 800, 801, 804, 806, 812, 816, 849!!
- Typisch sind folgende Situationen zur indirekten Beratung über dritte Personen:
  - Hausbesuch (Familienmitglieder, Freunde, Nachbarn)
  - Krankenhaus (Familienmitglieder, Freunde, Nachbarn
  - Pflegeheim (Familienmitglieder, Pfleger, Schwester)
  - Nach ambulanter Operation (Familienmitglieder, Freunde)
  - Gynäkologie (Lebenspartner)
- Wird die Leistung zu besonderen Zeiten erbracht, sind Zuschläge nach den Buchstaben A, B, C, D abrechenbar.

5 Symptombezogene Untersuchung

	80	10,72
	4,66	16,32

Die Leistung nach Nummer 5 ist neben den Leistungen nach den Nummern 6 bis 8 nicht berechnungsfähig.

Ausschluss: Neben Nr. 5 sind folgende Nrn. nicht abrechnungsfähig: 6 – 8, 23 – 29, 45, 46, 50, 51, 61, 435, 448, 449, 600, 601, 1203, 1204, 1210 – 1213, 1217, 1228, 1240, 1400, 1401, 1414

Beschluss BÄK: **Beschlüsse des Gebührenausschusses der Bundesärztekammer – Zuschlag A im Zusammenhang mit Besuchsleistungen (Sitzung 13.3.96)**
Wenn neben der Leistung nach Nr. 50 GOÄ (Hausbesuch) eine berechenbare Untersuchungsleistung (z.B. nach Nr. 7) im Rahmen eines Hausbesuches „außerhalb der Sprechstunde“ (z. B. am Mittwochnachmittag) erbracht wird, ist zur Nr. 7 damit auch der Zuschlag nach Buchstabe A berechenbar.

Mehrfachberechnung (7. Sitzung vom 12. September 1996)
Auch wenn sich die symptombezogene Untersuchung auf unterschiedliche Organsysteme beziehungsweise unterschiedliche Erkrankungen bezieht, ist Nr. 5 nur einmal im Rahmen desselben Arzt-Patienten-Kontaktes berechnungsfähig. Die Leistungslegende zu Nr. 5 unterscheidet nicht, ob sie sich auf die Untersuchung eines oder mehrere Organsysteme beziehungsweise Erkrankungen bezieht. Seinen formalen Niederschlag findet dies in der GOÄ auch durch die Allgemeine Bestimmung Nr. 3 zu Abschnitt B I, wonach bei Mehrfachansatz der Nr. 5 an demselben Tag die **„jeweilige Uhrzeit“** anzugeben ist. Auch kann es nicht als sachgerecht angesehen werden, dass bei Mehrfachansatz der Nr. 5 eine höhere Bewertung als zum Beispiel für den Ganzkörperstatus nach Nr. 8 resultiert. Ist die vom Arzt durchgeführte symptombezogene Untersuchung besonders aufwendiger Art dadurch, dass im Bereich mehrere Organsysteme untersucht wird, so ist gegebenenfalls eine Abrechnung unter Überschreitung des Schwellenwertes angemessen.

Leitung der postnarkotischen Überwachungsphase (13. Sitzung vom 3. Februar 1998)
Der Ausschuss sieht keine klare Abgrenzungsmöglichkeit von der (nicht berechenbaren) postoperativen Leistungstätigkeit beispielsweise des Chirurgen und keine klare inhaltliche Beschreibung des Leistungsgeschehens. Hinzu kommt, dass in dem Falle, dass der Anästhesist postnarkotisch beim Patienten verweilt, ohne dass währenddessen andere berechnungsfähige Leistungen anfallen, die Verweilgebühr nach Nr. 56 GOÖ abrechenbar ist.
In dem Falle, dass der Anästhesist beispielsweise Herz/Kreislauf, Atmung und Ausscheidung des Patienten kontrollieren muss, sind diese Leistungen mit GOÄ-Positionen erfassbar (zum Beispiel Untersuchungsleistungen). Somit ist die Voraussetzung des § 6 Abs. 2 GOÄ „nicht in der GOÄ enthalten“ nicht gegeben. Zu berücksichtigen ist auch, dass in der GOÄ Patientenübergaben (vgl. Anmerkung nach Nr. 60 GOÄ) und eine Rufbereitschaft sowie das Bereitstehen eines Arztes ausdrücklich nicht berechnungsfähig sind (vgl. § 4 Abs. 2a GOÄ). Der Ausschuss sieht deshalb diese Leistung als nicht eigenständig – auch nicht analog – berechenbar an.

Hinweis LÄK: **Anmerkung der Bayerischen Landesärztekammer** vom 30.9.2003 (Quelle: GOÄ-Datenbank www.blaek. de)
Aufgrund der Allgemeinen Bestimmungen B- 1. – der GOÄ, sind die Leistungen nach den Nummern 1 und/ oder 5 neben Leistungen aus den Abschnitten C bis O im Behandlungsfall nur einmal berechnungsfähig. Dies ist keine Interpretation, sondern „Text“ der Amtlichen Gebührenordnung! Diese Bestimmung betrifft sowohl die Nr. 1 als auch Nr. 5!

Beratung neben Sonderleistungen
Als Behandlungsfall gilt für die Behandlung derselben Erkrankung der Zeitraum eines Monats nach der jeweils ersten Inanspruchnahme des Arztes (Faustregel: der Behandlungsfall ist dann verstrichen, wenn sich der Monatsname geändert und das Datum um mindestens 1 erhöht hat).

Kommentar: Die Nr. 5 kann neben Leistungen aus den Abschnitten C bis O nur einmal im Behandlungsfall berechnet werden. Bei Neuerkrankungen – nicht beim Rezidiv einer vorbestehenden Erkrankung – ist die Beratungsgebühr jederzeit zusätzlich zu den Leistungen der Abschnitte C bis O berechnungsfähig.

GOÄ-Nr. Punktzahl 2,3 / *1,8
1fach 3,5 / *2,5

Wird die Beratung nach Nr. 5 außerhalb der Sprechstunde, zwischen 20 und 22 Uhr oder zwischen 6 und 8 Uhr, in der Nacht zwischen 22 und 6 Uhr oder an Sonn- und Feiertagen erbracht, so sind die entsprechenden Zuschläge A, B, C oder D abzurechnen. Wird die Beratung bei einem Kind bis zum vollendeten 4. Lebensjahr zusätzlich zu den Nrn. 5, 6, 7 oder 8 erbracht, so ist der Zuschlag nach K1 abzurechnen.
Wird die symptombezogene Untersuchung im Zusammenhang mit einem Hausbesuch erbracht und dieser z.B. durchgeführt

- unverzüglich oder
- zu speziellen Zeiten wie in der Legende der Zuschläge F, G und H angegeben oder
- bei einem Kind bis zum 4. Lebensjahr,

so sind die entsprechenden Zuschläge nach den Buchstaben E bis H, J, K2 zusätzlich abrechenbar. **Ein Zuschlag nach dem Buchstaben A kann im Zusammenhang mit einem Hausbesuch abgerechnet werden.** (Siehe unter Nr. 5, Beschluss der BÄK)
Die Nr. 5 darf nicht neben oder anstelle einer Visite (Nr. 45) oder Zweitvisite (Nr. 46) berechnet werden.

Tipp:
- Die Leistung nach Nr. 5 ist z.B. kombinierbar mit Leistungen nach den Nrn. 1, 3, 4, 11, 800, 801 und den Zuschlägen A – K1.
- Wird die Leistung zu besonderen Zeiten oder bei Kindern bis zum vollendeten 4. Lebensjahr erbracht, sind Zuschläge nach den Buchstaben A, B, C, D, K1 abrechenbar.

Der Chefarztbrief (Ausgabe 7/2011) rät bei der Untersuchung beider Mammae und ggf. der regionären Lymphknoten die GOÄ Nr. 5 mit einem erhöhten Faktor anzusetzen. Die Nr. 7 kann nach ihrem Legendentext nicht für diese Untersuchung abgerechnet werden.

IGeL: Abklärungsdiagnostik auf Wunsch des Patienten zur Beweissicherung nach Schädigung durch Dritte z.B. nach

- Schlägerei
- HWS-Schleudertrauma
- Unfall z.B. Ausgerutscht auf Schnee, weil nicht gestreut oder freigeschaufelt

6 **Vollständige körperliche Untersuchung mindestens eines der folgenden Organsysteme: alle Augenabschnitte, der gesamte HNO-Bereich, das stomatognathe System, die Nieren und ableitenden Harnwege (bei Männern auch gegebenenfalls einschließlich der männlichen Geschlechtsorgane) oder Untersuchung zur Erhebung eines vollständigen Gefäßstatus – gegebenenfalls einschließlich Dokumentation.** **100** 13,41 / 5,83 20,40

Die vollständige körperliche Untersuchung eines Organsystems nach der Leistung nach Nr 6 beinhaltet insbesondere:

- bei den **Augen:** beidseitige Inspektion des äußeren Auges,beidseitige Untersuchung der vorderen und mittleren Augenabschnitte sowie des Augenhintergrunds;
- bei dem **HNO-Bereich**: Inspektion der Nase, des Naseninnern, des Rachens, beider Ohren, beider äußerer Gehörgänge und beider Trommelfelle, Spiegelung des Kehlkopfs;
- bei dem **stomatognathen System**: Inspektion der Mundhöhle, Inspektion und Palpation der Zunge und beider Kiefergelenke sowie vollständiger Zahnstatus;
- bei den **Nieren und ableitenden Harnwegen**: Palpation der Nierenlager und des Unterbauchs, Inspektion des äußeren Genitale sowie Digitaluntersuchung des Enddarms, bei Männern zusätzlich Digitaluntersuchung der Prostata, Prüfung der Bruchpforten sowie Inspektion und Palpation der Hoden und Nebenhoden;
- bei dem **Gefäßstatus**: Palpation und gegebenenfalls Auskultation der Arterien an beiden Handgelenken, Ellenbeugen, Achseln, Fußrücken, Sprunggelenken, Kniekehlen, Leisten sowie der tastbaren Arterien an Hals und Kopf, Inspektion und gegebenenfalls Palpation der oberflächlichen Bein- und Halsvenen.

Die Leistung nach Nummer 6 ist neben den Leistungen nach den Nummern 5, 7 und/oder 8 nicht berechnungsfähig.

Ausschluss: Neben Nr. 6 sind folgende Nrn. nicht abrechnungsfähig: 5, 7, 8, 11 eventuell, s. Kommentar, 25 – 29, 45, 46, 61, 435, 448, 449, 600, 601, 1203, 1204, 1210 – 1213, 1217, 1228, 1240, 1400, 1401, 1414

Beschluss BÄK:

Beschluss des Gebührenausschusses der Bundesärztekammer
Leitung der postnarkotischen Überwachungsphase (13. Sitzung vom 3. Februar 1998)
Der Ausschuss sieht keine klare Abgrenzungsmöglichkeit von der (nicht berechenbaren) postoperativen Leistungstätigkeit beispielsweise des Chirurgen und keine klare inhaltliche Beschreibung des Leistungsgeschehens.
Hinzu kommt, dass in dem Falle, dass der Anästhesist postnarkotisch beim Patienten verweilt, ohne dass währenddessen andere berechnungsfähige Leistungen anfallen, die Verweilgebühr nach Nr. 56 GOÄ abrechenbar ist.
In dem Falle, dass der Anästhesist beispielsweise Herz/Kreislauf, Atmung und Ausscheidung des Patienten kontrollieren muss, sind diese Leistungen mit GOÄ-Positionen erfassbar (zum Beispiel Untersuchungsleistungen). Somit ist die Voraussetzung des § 6 Abs. GOÄ „nicht in der GOÄ enthalten" nicht gegeben.
Zu berücksichtigen ist auch, dass in der GOÄ Patientenübergaben (vgl. Anmerkung nach Nr. 60 GOÄ) und eine Rufbereitschaft sowie das Bereitstehen eines Arztes ausdrücklich nicht berechnungsfähig sind (vgl. § 4 Abs. 2a GOÄ).
Der Ausschuss sieht deshalb diese Leistung als nicht eigenständig – auch nicht analog – berechenbar an.

GOÄ-Ratgeber der BÄK:

► Die korrekte Abrechnung einer HNO-Untersuchung
Tina Wiesener (in: Deutsches Ärzteblatt 107, Heft 41 (15.10.2010), S. A2012) – http://www.bundesaerztekammer.de/page.asp?his=1.108.4144.4285.8790
Der Autorin stellt fest: „Neben der Nr. 6 GOÄ kann die Nr. 1415 GOÄ „Binokularmikroskopische Untersuchung des Trommelfells und/oder der Paukenhöhle zwecks diagnostischer Abklärung, als selbstständige Leistung" bei entsprechender Leistungserbringung als weiterführende Untersuchung in Ansatz gebracht werden. Durch die mittels Ohrmikroskop erreichte Vergrößerung (sechs- bis zwölffach) wird eine erheblich sicherere Beurteilung und somit Diagnosestellung im Bereich des Gehörgangs, des Trommelfells und – bei Trommelfelldefekt – der Paukenhöhle erreicht..."
Bei einer beidseitigen binokularmikroskopischer Untersuchung des Trommelfells kann die GOÄ Nr. 1415 zweimal berechnet werden.
Neben der GOÄ Nr. 6 können die Leistungen nach GOÄ Nrn. 1418 und 1530 als weiterführende Diagnostik berechnet werden.

Kommentar:

Die Nr. 11 kann nicht neben Nr. 6 berechnet werden, wenn die Nieren und harnableitenden Wege bei einem Mann untersucht wurden, da die digitale Untersuchung dazugehört.
Wird die Untersuchung nach Nr. 6 bei einem Kind bis zum vollendeten 4. Lebensjahr erbracht, so ist der Zuschlag nach K1 abzurechnen.
Wird die Untersuchung im Zusammenhang mit einem Hausbesuch erbracht und dieser z.B.
- unverzüglich durchgeführt oder-
- zu speziellen Zeiten, wie in der Legende der Zuschläge F, G und H angegeben, oder
- bei einem Kind bis zum 4. Lebensjahr,

so sind die entsprechenden Zuschläge nach den Buchstaben E bis H, J, K2 zusätzlich abrechenbar.
Die Nr. 6 darf nicht neben oder anstelle einer Visite (Nr. 45) oder Zweitvisite (Nr. 46) berechnet werden.
Ein **Zuschlag nach** dem Buchstaben A kann im Zusammenhang mit einem Hausbesuch abgerechnet werden. (Siehe unter Nrn. 5 und 7: Beschluss der BÄK)
Siehe auch Kommentar unter „II. Zuschläge zu Beratungen und Untersuchungen nach den Nrn. 1, 3, 4, 5, 6, 7 oder 8".

Tipp:

- Die Leistung nach Nr. 6 ist z.B. kombinierbar mit Leistungen nach den Nrn. 1, 3, 4, 11, 800, 801 und den Zuschlägen A-K1.
- Wird die Leistung zu besonderen Zeiten oder bei Kindern bis zum vollendeten 4. Lebensjahr erbracht, sind Zuschläge nach den Buchstaben A, B, C, D, K1 abrechenbar

IGeL:

Alle Untersuchungen auf Patientenwunsch, z.B.
- zusätzlicher Organ-Check-up, z.B. Niere, Leber, Haut
- Facharzt-Check-up, z.B. Augen, Haut, HNO etc.
- Abklärungsdiagnostik bei Schädigung durch Dritte, ggf mit Labor- und apparativer Diagnostik

GOÄ-Nr.		Punktzahl 1fach	2,3 / *1,8 3,5 / *2,5
7	**Vollständige körperliche Untersuchung mindestens eines der folgenden Organsysteme: das gesamte Hautorgan, die Stütz- und Bewegungsorgane, alle Brustorgane, alle Bauchorgane, der gesamte weibliche Genitaltrakt (gegebenenfalls einschließlich Nieren und ableitende Harnwege) – gegebenenfalls einschließlich Dokumentation**	**160** 9,33	21,45 32,64

Die vollständige körperliche Untersuchung eines Organsystems nach der Leistung nach Nummer 7 beinhaltet insbesondere:

- bei dem Hautorgan: Inspektion der gesamten Haut, Hautanhangsgebilde und sichtbaren Schleimhäuten, gegebenenfalls einschließlich Prüfung des Demographismus und Untersuchung mittels Glasspatel;
- bei den Stütz- und Bewegungsorganen: Inspektion, Palpation und orientierende Funktionsprüfung der Gelenke und der Wirbelsäule einschließlich Prüfung der Reflexe;
- bei den Brustorganen: Palpation, Perkussion von Herz und Lunge sowie Blutdruckmessung;
- bei den Bauchorganen: Palpation, Perkussion und Auskultation der Bauchorgane einschließlich palpatorischer Prüfung der Bruchpforten und der Nierenlager;
- bei dem weiblichen Genitaltrakt: bimanuelle Untersuchung der Gebärmutter und der Adnexe, Inspektion des äußeren Genitale, der Vagina und der Portio uteri, Digitaluntersuchung des Enddarms, gegebenenfalls Palpation der Nierenlager und des Unterbauchs.Die Leistung nach

Nummer 7 ist neben den Leistungen nach den Nummern 5, 6 und/oder 8 nicht berechnungsfähig.

Ausschluss: Neben Nr. 7 sind folgende Nrn. nicht abrechnungsfähig: 5, 6, 8, 23 – 29, 45, 46, 61, 435, 448, 449, 600, 601, 1203, 1204, 1228, 1240, 1400, 1401, 1414, 1730

Beschluss BÄK: **Beschlüsse des Gebührenausschusses der Bundesärztekammer**

Zuschlag A im Zusammenhang mit Besuchsleistungen (Sitzung vom 13. März)

Wenn neben der Leistung nach Nr. 50 GOÄ (Hausbesuch) eine berechenbare Untersuchungsleistung (z.B. nach Nr. 7) im Rahmen eines Hausbesuches „außerhalb der Sprechstunde" (z. B. am Mittwochnachmittag) erbracht wird, ist zur Nr. 7 damit auch der Zuschlag nach Buchstabe A berechenbar.

Zuschlag F bei späterem Besuchsantritt (5. Sitzung vom 13. März 1996)

In Fällen, in denen ein Besuch vor 20.00 Uhr bestellt, aber erst nach 20.00 Uhr ausgeführt wird, ist der Zuschlag „F" berechenbar. Die Verzögerung muss jedoch sachlich begründet sein und darf nicht im Ermessen des Arztes liegen.

Leitung der postnarkotischen Überwachungsphase (13. Sitzung vom 3. Februar 1998)

Der Ausschuss sieht keine klare Abgrenzungsmöglichkeit von der (nicht berechenbaren) postoperativen Leistungstätigkeit beispielsweise des Chirurgen und keine klare inhaltliche Beschreibung des Leistungsgeschehens.

Hinzu kommt, dass in dem Falle, dass der Anästhesist postnarkotisch beim Patienten verweilt, ohne dass währenddessen andere berechnungsfähige Leistungen anfallen, die Verweilgebühr nach Nr. 56 GOÄ abrechenbar ist.

In dem Falle, dass der Anästhesist beispielsweise Herz/Kreislauf, Atmung und Ausscheidung des Patienten kontrollieren muss, sind diese Leistungen mit GOÄ-Positionen erfassbar (zum Beispiel Untersuchungsleistungen). Somit ist die Voraussetzung des § 6 Abs. 2 GOÄ „nicht in der GOÄ enthalten" nicht gegeben.

Zu berücksichtigen ist auch, dass in der GOÄ Patientenübergaben (vgl. Anmerkung nach Nr. 60 GOÄ) und eine Rufbereitschaft sowie das Bereitstehen eines Arztes ausdrücklich nicht berechnungsfähig sind (vgl. § 4 Abs. 2a GOÄ.

Der Ausschuss sieht deshalb diese Leistung als nicht eigenständig – auch nicht analog – berechenbar an.

Kommentar: Wird die Untersuchung nach Nr. 7 bei einem Kind bis zum vollendeten 4. Lebensjahr erbracht, so ist zusätzlich der Zuschlag nach K1 abzurechnen. Wird die Untersuchung im Zusammenhang mit einem Hausbesuch erbracht und dieser z.B.

- unverzüglich durchgeführt oder
- zu speziellen Zeiten, wie in der Legende der Zuschläge F, G und H angegeben, oder
- bei einem Kind bis zum 4. Lebensjahr,

so sind die entsprechenden Zuschläge nach den Buchstaben E bis H, J, K2 zusätzlich abrechenbar.

Die Nr. 7 darf nicht neben oder anstelle einer Visite (Nr. 45) oder Zweitvisite (Nr. 46) berechnet werden.

Ein Zuschlag nach Buchstabe A kann im Zusammenhang mit einem Hausbesuch abgerechnet werden. (Siehe unter Nr. 7: Beschluss der BÄK)

Siehe auch Kommentar unter „II. Zuschläge zu Beratungen und Untersuchungen nach den Nrn. 1, 3, 4, 5, 6, 7 oder 8 „.

Tipp:
- Die Leistung nach Nr. 7 ist kombinierbar z.B. mit Leistungen nach den Nrn. 1, 3, 4, 11, 252, 253, 548, 551, 800, 801, Sonographie, EKG, Belastungs EKG, Allergologie, Lungenfunktion etc. und Labor und mit den Zuschlägen A-K1.
- Wird die Leistung zu besonderen Zeiten oder bei Kindern bis zum vollendeten 4. Lebensjahr erbracht, sind Zuschläge nach den Buchstaben A, B, C, D, K1 abrechenbar

IGeL: Untersuchungen auf Patientenwunsch (außerhalb der GKV- und PKV-Erstattungspflicht), z.B.
- Facharzt-Check-up, z.B. Früherkennung von Hautkrebs, Osteoporose, Kontrolle bei starkem Raucher
- Sportmedizinischer Check-up (Herz/Kreislauf)
- Anti-Aging-Check-up vor Behandlungen
- IUP-LagekontrolleGgf. erforderliche Labor- und/oder apparative Diagnostik ist abrechenbar.

Siehe auch unter GOÄ Nr. 8.

8 Untersuchung zur Erhebung des Ganzkörperstatus, gegebenenfalls einschließlich Dokumentation

260 34,86
15,15 53,04

Der Ganzkörperstatus beinhaltet die Untersuchung der Haut, der sichtbaren Schleimhäute, der Brust- und Bauchorgane, der Stütz- und Bewegungsorgane, sowie eine orientierende neurologische Untersuchung.
Die Leistung nach Nummer 8 ist neben den Leistungen nach den Nummern 5, 6, 7 und/oder 800 nicht berechnungsfähig.

Ausschluss: Neben Nr. 8 sind folgende Nrn. nicht abrechnungsfähig: 5 – 7, 25, 26 – 29, 45, 46, 61, 435, 448, 449, 600, 601, 715, 800, 801, 1203, 1204, 1228, 1240, 1400, 1401, 1414

Kommentar: Wird die Untersuchung nach Nr. 8 bei einem Kind bis zum vollendeten 4. Lebensjahr erbracht, so ist zusätzlich der Zuschlag nach K1 abzurechnen. Wird die Untersuchung im Zusammenhang mit einem Hausbesuch erbracht und dieser z.B.
- unverzüglich durchgeführt oder
- zu speziellen Zeiten, wie in der Legende der Zuschläge F, G und H angegeben, oder
- bei einem Kind bis zum 4. Lebensjahr,

so sind die entsprechenden Zuschläge nach den Buchstaben E bis H, J, K2 zusätzlich abrechenbar.
Die Nr. 8 darf nicht neben oder anstelle einer Visite (Nr. 45) oder Zweitvisite (Nr. 46) berechnet werden.
Ein Zuschlag nach Buchstabe A kann im Zusammenhang mit einem Hausbesuch abgerechnet werden. (Siehe unter Nr. 7: Beschluss der BÄK)

Tipp:
- Wird im Rahmen eines Ganzkörperstatus auch die digitale Untersuchung des Mastdarmes und/oder der Prostata durchgeführt, so kann zusätzlich die Nr. 11 abgerechnet werden. Es ist nicht empfehlenswert, eine Beratung oder Untersuchung analog abzurechnen, da es unerheblich ist, ob z.B. eine Beratung oder Untersuchung nach 'homöopathischen', 'neuraltherapeutischen' oder 'chinesischen' Grundsätzen erfolgt.
- Wird die Leistung zu besonderen Zeiten oder bei Kindern bis zum vollendeten 4. Lebensjahr erbracht, sind Zuschläge nach den Buchstaben A, B, C, D, K1 abrechenbar.

IGeL:
- z.B. General Check-up
- vollständiger sportmedizinischer Check-up (z.B. Flug-, Tauchtauglichkeit)
- Berufseignungsuntersuchungen
- Untersuchung vor großen Reisen

11 Digitaluntersuchung des Mastdarms und/oder der Prostata

60 8,04
3,50 12,24

Ausschluss: Neben Nr. 11 sind folgende Nrn. nicht abrechnungsfähig: 23, 24, 27, 28, 435, 770, 3230

Tipp: Die Leistung nach Nr. 11 ist kombinierbar z.B. mit den Leistungen 1, 5, 6, 7, 8, 264, 316, 319, 690, 698, 699, 705, 763 – 766 und 768, wenn die digitale Untersuchung nicht schon Bestandteil der Organuntersuchung ist (z.B. Nr. 6 = Urologie, Nr. 7 = Gynäkologie) und nicht zur Früherkennungsuntersuchung nach Nr. 28 angewendet wird..

GOÄ-Nr.		Punktzahl / 1fach	2,3 / *1,8 / 3,5 / *2,5
15	**Einleitung und Koordination flankierender therapeutischer und sozialer Maßnahmen während der kontinuierlichen ambulanten Betreuung eines chronisch Kranken**	**300** / 17,49	40,22 / 61,20

Die Leistung nach Nummer 15 darf nur einmal im Kalenderjahr berechnet werden.
Neben der Leistung nach der Nummer 15 ist die Leistung nach Nummer 4 im Behandlungsfall nicht berechnungsfähig.

Ausschluss: Neben Nr. 15 sind folgende Nrn. nicht abrechnungsfähig: 4, 20, 33, 34, 45, 46, 60, 435

GOÄ-Ratgeber der BÄK: ► **Grundsätzliches zur Nummer 15 GOÄ**
Dr. med. Anja Pieritz – in: Deutsches Ärzteblatt 106, Heft 13 (27.03.2009), S. A-626 – www.bundesaerztekammer.de/page.asp?his=1.108.4144.4228.7064

► **Spezielles zur Nummer 15 GOÄ**
Dr. med. Anja Pieritz – in: Deutsches Ärzteblatt 106, Heft 15 (10.04.2009), S. A-732 – www.bundesaerztekammer.de/page.asp?his=1.108.4144.4228.7112

Mit der Nr. 15 GOÄ werden die Koordinationsaufgaben des Arztes bei der Begleitung chronisch Kranker honoriert, z. B. Gespräche mit anderen behandelnden Ärzten, Vor- und Nachbereitung von Krankenhausaufenthalten, Überprüfung der Medikation, Kontakte zu sozialen Einrichtungen (z. B. Pflegeheim, Sozialarbeiter, Kureinrichtungen, Krankenversicherungen etc.). Nr. 15 GOÄ kann einmal pro Kalenderjahr angesetzt werden. Leistungsvoraussetzung ist eine kontinuierliche ambulante Betreuung des Patienten. Eine kontinuierliche Betreuung erfordert eine fortlaufende Information des Arztes über den Stand der therapeutischen und sozialen Maßnahmen. Nicht von Bedeutung ist es, ob der Schwerpunkt der Koordinationstätigkeit bei den therapeutischen oder den sozialen Maßnahmen liegt.
Eine chronische Erkrankung dürfte dann vorliegen, wenn eine kontinuierliche ärztliche Koordination von therapeutischen und sozialen Maßnahmen über den Zeitraum von einem Jahr erforderlich ist.
Dr. Pieritz hebt hervor, dass die Koordinationsleistungen von sozialen/therapeutischen Maßnahmen im Ausnahmefall auch von mehreren Ärzten parallel wahrgenommen werden können. Die Autorin führt als Beispiel die Koordinationsleistung für ein schwer geistig behindertes Kind an, die beim Kinderarzt und mit anderem Schwerpunkt beim z,B. betreuenden Neurologen liegen. Beide Ärzte können GOÄ Nr. 15 GOÄ abrechnen.
In ihrem 2. Ratgeber-Artikel **Spezielles zur Nummer 15 GOÄ** ergänzt die Autorin noch: „An dem Tag, an dem die Nr. 15 GOÄ angesetzt wurde, muss nicht zwingend ein Arzt-Patienten-Kontakt stattgefunden haben. Häufige Arzt-Patienten-Kontakte sind demnach keine Voraussetzung, um den Leistungsinhalt der Nr. 15 GOÄ erfüllen zu können..."

Kommentar: Die Nummer 15 darf nicht im Krankenhaus berechnet werden.
Die Leistung kann nur 1x im Kalenderjahr abgerechnet werden.
Nach der Leistungslegende ist eine kontinuierliche ambulante Betreuung des chronisch kranken Patienten erforderlich (kontinuierlich = 1 Behandlungsfall = 1 Monat).
Wir gehen davon aus, dass auch bei Patientenwechsel der neue Arzt nach kurzer Zeit die Nr. 15 abrechnen kann, wenn er flankierende therapeutische und soziale Maßnahmen bei dem neuen Patienten mit einer chronischen Erkrankung durchführen muss.
Typische chronische Erkrankungen sind z.B.:

- Diabetes mellitus
- Rheumatische Erkrankungen
- Z.n. Apoplex (Verordnung Physiotherapie)
- KHK
- Hypertonie
- M. Parkinson
- Malignome
- Multiple Sklerose

Die Organisation eines Pflegedienstes, ggf. auch behördliche Maßnahmen fallen unter „soziale Maßnahmen".
Die Leistung nach Nr. 15 ist nicht an einen Arzt-/Patientenkontakt gebunden, da zur Einleitung und Koordination von Maßnahmen sicher zahlreiche Telefonate mit Behörden, Pflegestationen, Angehörigen erforderlich sind, die nicht im Rahmen eines Arzt-/Patientenkontaktes geführt werden.
Wezel / Liebold kommentiert „...die Gebühr soll die laufenden Gespräche mit Erziehungsberechtigten, mit Pflegeperson und ggf. mit Lebenspartnern, Angehörigen der Heilberufe, die an der medizinischen Versorgung mitwirken (Krankengymnastinnen, Masseure, Logopäden etc.) sowie mit Betriebs- und Amtsärzten, Sozialbetreuern abgelten. Außerdem ist damit der Aufwand für die Erstellung von Anträgen, Ausfüllung von Fragebögen etc. im Zusammenhang mit der Einleitung solcher Maßnahmen in soweit mit abgegolten, als es hier für nicht expressis verbis eigene Abrechnungspositionen gibt ..."

Tipp:
- Die Leistung nach Nr. 15 ist kombinierbar z.B. mit Leistungen nach den Nrn. 5, 6, 7, 8, 252, 253, 800 und 801.
- Vermerken Sie das Datum, an dem Sie die Nr. 15 erbracht haben, deutlich! Wird z.B. am 30.12.05 die Leistung nach Nr. 15 erbracht, kann sie am 2.1.06 erneut erbracht und abgerechnet werden.

II Zuschläge zu Beratungen und Untersuchungen nach den Nummern 1, 3, 4, 5, 6, 7 oder 8

Allgemeine Bestimmungen

Die Zuschläge nach den Buchstaben A bis D sowie K1 sind nur mit dem einfachen Gebührensatz berechnungsfähig. Sie dürfen unabhängig von der Anzahl und Kombination der erbrachten Leistungen je Inanspruchnahme des Arztes nur einmal berechnet werden. Neben den Zuschlägen nach den Buchstaben A bis D sowie K1 dürfen die Zuschläge nach den Buchstaben E bis J sowie K2 nicht berechnet werden. Die Zuschläge nach den Buchstaben B bis D dürfen von Krankenhausärzten nicht berechnet werden, es sei denn, die Leistungen werden durch den liquidationsberechtigten Arzt oder seinen Vertreter nach § 4 Abs. 2 Satz 3 erbracht.
Die Zuschläge sind in der Rechnung unmittelbar im Anschluss an die zugrunde liegende Leistung aufzuführen.

Hinweise auf GOÄ-Ratgeber der BÄK:

▶ **Beratung/Untersuchung: Zuschläge A-D für „Unzeiten“**
Dr. med. Anja Pieritz – (in: Dt. Ärzteblatt 103, Heft 19 (12.05.2006), Seite A-1321) – www.baek.de/page.asp?his=1.108.4144.4228.4236

▶ **Zuschläge A bis D: Besonderheiten, Beleg- und Krankenhausärzte**
Dr. med. Anja Pieritz – (in: Dt. Ärzteblatt 103, Heft 21 (26.05.2006), Seite A-1477) – www.baek.de/page.asp?his=1.108.4144.4228.4237

▶ **Wann ist Zuschlag A berechnungsfähig?**
Deutsches Ärzteblatt 108, Heft 28–29 (18.07.2011), S. A-1598 – http://www.bundesaerztekammer.de/page.asp?his=1.108.4144.4228.9682

▶ **Visiten/Besuche: Zuschläge E bis H zu Unzeiten**
Dr. med. Anja Pieritz – (in: Dt.Ärzteblatt 103, Heft 23 (09.06.2006), Seite A-1627) – www.baek.de/page.asp?his=1.108.4144.4228.4238

▶ **Zuschläge für Kinder**
Dr. med. Anja Pieritz – (in: Dt.Ärzteblatt 103, Heft 27 (07.07.2006), Seite A-1919) – www.baek.de/page.asp?his=1.108.4144.4228.4239

▶ **Zuschläge kombinieren**
Dr. med. Anja Pieritz – (in: Dt.Ärzteblatt 103, Heft 30 (28.07.2006), Seite A-2057) – www.baek.de/page.asp?his=1.108.4144.4228.4240

Die ausführlichen Aussagen von Dr. Pieritz in den verschiedenen Veröffentlichungen sind von den Autoren schon innerhalb ihrer Kommentare umgesetzt gewesen.

Kommentar:

Brück gibt in seinem Kommentar (Kommentar zur Gebührenordnung für Ärzte, GOÄ 2011, Deutscher Ärzteverlag Köln 2011) einen Sonderfall des Besuches außerhalb der Sprechstunde an: „...Die Zuschläge nach Abschnitt B II wurden nicht für die Berechnung neben Besuchsleistungen konzipiert. Dies geht aus der Formulierung eines gesonderten Abschnittes B V hervor. Der auf die Zuschläge der Abschnitte B II und B V bezogene Abrechnungsausschluss in Satz 3 der Allgemeinen Bestimmungen zu Abschnitt B II lässt allerdings auch den Schluss zu, dass bei Abrechnung von Grundleistungen aus den Abschnitten B I und B IV nebeneinander dem Arzt ein Wahlrecht für die Abrechnung des Zuschlags zusteht. Aus diesem Grund gibt es den (vom Verordnungsgeber möglicherweise nicht vorgesehenen) Sonderfall des „Besuchs außerhalb der Sprechstunde“, der gekennzeichnet ist durch die Abrechnung der Besuchsleistung einerseits sowie der Untersuchungsleistung nebst Buchstabe A als Zuschlag andererseits (z.B. Abrechnung der Nrn. [7, A, 50).

Diese Kombination kann abgerechnet werden, wenn der Besuch außerhalb der üblichen Sprechstunde, jedoch nicht zu den in den Zuschlägen nach den Buchstaben B, C und D aufgeführten Zeiten stattfindet (z.B. Besuch am Mittwochnachmittag oder an einem Wochentag zwischen 19 und 20 Uhr, wenn der Arzt zu dieser Zeit üblicherweise keine Sprechstunde abhält). Handelt es sich hingegen in den genannten Zeiten um einen dringend abgeforderten und unverzüglich erfolgten Besuch, so wird ohnehin anstelle des Zuschlages A zur Beratungs- oder Untersuchungsleistung der deutlich höher bewertete Zuschlag E zur Besuchsleistung abgerechnet...". Einen weiteren Sonderfall kommentiert Brück: „...Ein weiterer Sonderfall liegt vor, wenn die Beratungs- bzw. Untersuchungsleistung nach den Nrn. 1 bzw. 5 aufgrund der Nr. 2 der Allgemeinen Bestimmungen zu Abschnitte B entfällt. Hat der Arzt also etwa neben einem EKG nach Nr. 651 eine Beratung und eine symptombezogene Untersuchung nach den Nrn. 1 und 5 vorgenommen und ist bereits einmal zuvor im Behandlungsfall eine der Nrn. 1 oder 5 neben einer Leistung nach den Abschnitten C bis O zur Abrechnung gelangt, so entfällt neben der Abrechnung der Nr. 651 der Ansatz der (niedriger als die Nr. 651 bewerteten) Nrn. 1 und 5. Wurden die betreffenden Leistungen jedoch zu den in den Zuschlägen nach den Buchstaben A bis D genannten Zeiten erbracht, so kann der betreffende Zuschlag neben der Sonderleistung abgerechnet werden, ohne dass die zugrundeliegende Beratungs- oder Untersuchungsleistung gleichfalls angesetzt wird (im genannten Beispiel also z.B.: „B, 651"). Dies ist deswegen gerechtfertigt, weil es sich bei Nr. 2 der Allgemeinen Bestimmungen zu Abschnitt B um eine rein honorarbegrenzende, keine medizinisch-sachlich gerechtfertigte Regelung handelt. Dieser honorarbegrenzende Berechnungsausschluss für tatsächlich erbrachte Leistungen bezieht sich jedoch nicht auf die Zuschläge, so dass hier der Sonderfall der Berechnung eines Zuschlages ohne gleichzeitige Berechnung der ebenfalls erbrachten „Grundleistung" vorliegt. In der Rechnung sollte in diesen Fällen vermerkt werden, dass die zugrundeliegende Beratungs- oder Untersuchungsleistung erbracht, jedoch nicht abgerechnet wurde..."

Zuschläge	**Niedergelassener Arzt + Belegarzt**	**Krankenhausarzt**
A (außerhalb der Sprechstunde erbrachte Leistungen) – nicht neben B, C und D berechenbar auch für eine telefonische Beratung	**ja**	**nein**
B (in der Zeit zwischen 20 und 22 Uhr oder 6 und 8 Uhr außerhalb der Sprechstunde erbrachte Leistungen)	**ja**	**ja, aber** nur wenn die Leistung vom liquidations-berechtigten Wahlarzt o. seinem Vertreter (gemäß § 4 Absatz 2 Satz 3 GOÄ) erbracht wurde. Leistungen anderer KH-Ärzte, die zu Unzeiten erbracht wurden, sind nicht zuschlagsfähig.
C (in der Zeit zwischen 22 und 6 Uhr) auch bei nur tel. Beratung auch für eine telefonische Beratung	ja	
D (an Sams-, Sonn- oder Feiertagen) mit den Zuschlägen B oder C kombinierbar – Bei regelmäßigen Sprechstunden o.Telefonsprechstunden an Samstagen sind nur 50% der Höhe von D abrechenbar	**ja**	**nein**
K1 auch für eine telefonische Beratung	ja	**nein**

A Zuschlag für außerhalb der Sprechstunde erbrachte Leistungen 70
4,08 –

Der Zuschlag nach dem Buchstaben A ist neben den Zuschlägen nach den Buchstaben B, C, D, E bis J sowie K2 nicht berechnungsfähig.
Der Zuschlag ist nicht für Krankenhausärzte abrechenbar

Beschluss BÄK: **Beschluss des Gebührenausschusses der Bundesärztekammer Zuschlag A im Zusammenhang mit Besuchsleistungen (5. Sitzung vom 13. März 1996)**
Wenn neben der Leistung nach Nr. 50 GOÄ (Hausbesuch) eine berechenbare Untersuchungsleistung (z.B. nach Nr. 7) im Rahmen eines Hausbesuches „außerhalb der Sprechstunde" (z.B. am Mittwochnachmittag) erbracht wird, ist zur Nr. 7 damit auch der Zuschlag nach Buchstabe A berechenbar.

Kommentar: Auch bei telefonischer Erbringung der Beratungen nach den Nrn. 1 und 3 können die Zuschläge nach A – D berechnet werden. Für liquidationsberechtigte Ärzte oder ihre Vertreter gilt dies auch für Zuschläge B, C und D.
Nach **Brück** steht die Abrechnungsbestimmung im Anschluss an die Nr. 3 („...ist nur berechnungsfähig als einzige Leistung oder im Zusammenhang mit einer Untersuchung nach den Nrn. 5, 6, 7, 8, 800, 801...") der Berechnung eines Zuschlages nicht entgegen!
Da die Abrechnung der Nr. 2 in den Allgemeinen Bestimmungen unter B II. zu den Zuschlägen zu Beratungen und Untersuchungen nicht genannt ist, ist sie auch nicht neben den Zuschlägen A – D ansetzbar.
Auch im geregelten Notdienst können zu den zuschlagsberechtigten Leistungen die Zuschläge nach A – D berechnet werden.

Tipp: Neben dem Buchstaben A sind die Nrn. 1, 3 bis 8 und ggf. der Zuschlag K1 abrechenbar.

B Zuschlag für in der Zeit zwischen 20 und 22 Uhr oder 6 und 8 Uhr außerhalb der Sprechstunde erbrachte Leistungen

180
10,49 –

Ausschluss: Der Zuschlag nach dem Buchstaben B ist neben den Zuschlägen nach den Buchstaben A, C oder E bis J sowie K2 nicht berechnungsfähig.

Kommentar: Auch bei telefonischer Erbringung der Beratungen nach den Nrn. 1 und 3 können die Zuschläge nach A – D berechnet werden.
Für liquidationsberechtigte Ärzte oder ihre Vertreter gilt dies auch für Zuschläge B, C und D.
Nach **Brück** steht die Abrechnungsbestimmung im Anschluss an die Nr. 3 („...ist nur berechnungsfähig als einzige Leistung oder im Zusammenhang mit einer Untersuchung nach den Nrn. 5, 6, 7, 8, 800, 801...") der Berechnung eines Zuschlages nicht entgegen!
Da die Abrechnung der Nr. 2 in den Allgemeinen Bestimmungen unter B II. zu den Zuschlägen zu Beratungen und Untersuchungen nicht genannt ist, ist sie auch nicht neben den Zuschlägen A – D ansetzbar.
Auch im geregelten Notdienst können zu den zuschlagsberechtigten Leistungen die Zuschläge nach A – D berechnet werden.

Tipp: Neben dem Buchstaben B sind die Nrn. 1, 3 bis 8, Zuschläge D und K1 abrechenbar.

C Zuschlag für in der Zeit zwischen 22 und 6 Uhr erbrachte Leistungen

320
18,65 –

Neben dem Zuschlag nach Buchstabe C ist der Zuschlag nach Buchstabe B nicht berechnungsfähig.

Ausschluss: Der Zuschlag nach dem Buchstaben C ist neben den Zuschlägen nach den Buchstaben A, B, E bis J sowie K2 nicht berechnungsfähig.

Kommentar: Auch bei telefonischer Erbringung der Beratungen nach den Nrn. 1 und 3 können die Zuschläge nach A – D berechnet werden.
Für liquidationsberechtigte Ärzte oder ihre Vertreter gilt dies auch für Zuschläge B, C und D.
Nach **Brück** steht die Abrechnungsbestimmung im Anschluss an die Nr. 3 (..."ist nur berechnungsfähig als einzige Leistung oder im Zusammenhang mit einer Untersuchung nach den Nrn. 5, 6, 7, 8, 800, 801...") der Berechnung eines Zuschlages nicht entgegen!Da die Abrechnung der Nr. 2 in den Allgemeinen Bestimmungen unter B II. zu den Zuschlägen zu Beratungen und Untersuchungen nicht genannt ist, ist sie auch nicht neben den Zuschlägen A – D ansetzbar.
Auch im geregelten Notdienst können zu den zuschlagsberechtigten Leistungen die Zuschläge nach A – D berechnet werden.

Tipp: Neben dem Buchstaben C sind die Nrn. 1, 3 bis 8, Zuschläge D und K1 abrechenbar.

GOÄ-Nr.		Punktzahl 1fach	2,3 / *1,8 3,5 / *2,5
D	**Zuschlag für an Samstagen, Sonn- oder Feiertagen erbrachte Leistungen**	**220** 12,82	–

Werden Leistungen innerhalb einer Sprechstunde an Samstagen erbracht, so ist der Zuschlag nach Buchstabe D nur mit dem halben Gebührensatz berechnungsfähig.
Werden Leistungen an Samstagen, Sonn- oder Feiertagen zwischen 20 und 8 Uhr erbracht, ist neben dem Zuschlag nach Buchstabe D ein Zuschlag nach Buchstabe B oder C berechnungsfähig.
Der Zuschlag nach Buchstabe D ist für Krankenhausärzte im Zusammenhang mit zwischen 8 und 20 Uhr erbrachten Leistungen nicht berechnungsfähig.

Ausschluss: Der Zuschlag nach dem Buchstaben D ist neben den Zuschlägen nach den Buchstaben A oder E bis J sowie K2 nicht berechnungsfähig.

Kommentar: Auch bei telefonischer Erbringung der Beratungen nach den Nrn. 1 und 3 können die Zuschläge nach A – D berechnet werden.
Für liquidationsberechtigte Ärzte oder ihre Vertreter gilt dies auch für Zuschläge B, C und D.
Nach **Brück** steht die Abrechnungsbestimmung im Anschluss an die Nr. 3 (..“ist nur berechnungsfähig als einzige Leistung oder im Zusammenhang mit einer Untersuchung nach den Nrn. 5, 6, 7, 8, 800, 801...“) der Berechnung eines Zuschlages nicht entgegen!Da die Abrechnung der Nr. 2 in den Allgemeinen Bestimmungen unter B II. zu den Zuschlägen zu Beratungen und Untersuchungen nicht genannt ist, ist sie auch nicht neben den Zuschlägen A – D ansetzbar.
Auch im geregelten Notdienst können zu den zuschlagsberechtigten Leistungen die Zuschläge nach A – D berechnet werden.

Tipp: Neben dem Buchstaben D sind die Nrn. 1, 3 bis 8, Zuschläge B, C und K1 abrechenbar.

K1	**Zuschlag zu den Untersuchungen nach den Nummern 5, 6, 7 und 8 bei Kindern bis zum vollendeten 4. Lebensjahr**	**120** 6,99	–

Ausschluss: Der Zuschlag nach dem Buchstaben K1 ist neben den Zuschlägen nach den Buchstaben E, F, G, H, J und K2 sowie nach den Nrn. 435, 790, 791, 792, 793 nicht berechnungsfähig.

III Spezielle Beratungen und Untersuchungen

20	**Beratungsgespräch in Gruppen von 4 bis 12 Teilnehmern im Rahmen der Behandlung von chronischen Krankheiten, je Teilnehmer und Sitzung (Dauer mindestens 50 Minuten)**	**120** 6,99	16,09 24,48

Neben der Leistung nach Nummer 20 sind die Leistungen nach den Nummern 847, 862, 864, 871 und/oder 887 nicht berechnungsfähig.

Ausschluss: Neben Nr. 20 sind folgende Nrn. nicht abrechnungsfähig: 1, 3, 4, 15, 30, 33, 34, 435, 847, 862, 864, 871, 887

Hinweis LÄK: **Auszug aus einer Anmerkung der Bayerischen Landesärztekammer vom** 30.9.2003 (Quelle: GOÄ-Datenbank www.blaek.de) – **Diabetikerschulung** Die Nr. 20 (...) kann für eine Diabetikerschulung berechnet werden.
Auch bei einer erheblich längeren Dauer als 50 Minuten ist die Nr. 20 im Rahmen einer Sitzung nicht mehrfach berechnungsfähig. Ein außergewöhnlicher Zeitaufwand kann nur über den Gebührenrahmen abgerechnet werden.

Kommentar: Die Beratungsgespräche in Gruppen müssen ärztlich geleitet sein. Dies schließt allerdings nach **Brück** „...nicht aus, dass Teile insbesondere von Schulungsprogrammen von entsprechend ausgebildeten Hilfspersonen (in der Regel Sprechstundenhelferinnen, aber auch z.B. Diätassistentinnen) unter Aufsicht des Arztes übernommen werden...“.

IGeL: Im Rahmen von IGeL-Leistungen sind nicht nur Einzel-, sondern auch Gruppenberatungen bei zahlreichen Krankheitsbildern sinnvoll. Bilden Sie Patientengruppen z.B. für
- Adipositas
- Asthma bronchiale im Kindesalter

- Diabetes
- Hypercholesterinämie
- Hypertonie
- Parkinson
- Multiple Sklerose
- Schlafstörungen

Die individuellen Schulungen von Einzelpersonen sind nach Nr. 33 abrechenbar.

21 **Eingehende humangenetische Beratung, je angefangene halbe Stunde und Sitzung** **360** 48,26
20,98 73,44

Die Leistung nach Nummer 21 darf nur berechnet werden, wenn die Beratung in der Sitzung mindestens eine halbe Stunde dauert.
Die Leistung nach Nummer 21 ist innerhalb eines halben Jahres nach Beginn des Beratungsfalls nicht mehr als viermal berechnungsfähig.
Neben der Leistung nach Nummer 21 sind die Leistungen nach den Nummern 1, 3, 4, 22 und 34 nicht berechnungsfähig.

Ausschluss: Neben Nr. 21 sind folgende Nrn. nicht abrechnungsfähig: 1, 3, 4, 22, 34, 435

Kommentar: Nach einer humangenetischen Beratung des Patienten von 30 Minuten kann die Nr. 21 abgerechnet werden. Von der 31. Minute an beginnt die zweite angefangene halbe Stunde und die Nr. 21 kann 2x abgerechnet werden.
Die Formulierung, dass die Leistung nach Nr. 21 innerhalb eines halben Jahres nach Beginn des Beratungsfalles nicht mehr als viermal berechnungsfähig ist, muss so gedeutet werden, dass die humangenetische Beratung nach Nr. 21 bei 4 Arzt- und Patienten-Kontakten erbracht werden kann, dass aber in den Fällen, in denen die Beratung z.B. eine Stunde dauert, natürlich der zweifache Ansatz möglich ist pro Arzt – Patientenkontakt.
Werden z.B. an drei verschiedenen Tagen humangenetische Beratungen durchgeführt, die jeweils eine Stunde dauern, so kann an jedem der 3 Tage die Nr. 21 zweimal abgerechnet. Eine ähnliche Kommentierung findet sich im **Wezel / Liebold** „...Wenn die Leistung innerhalb eines halben Jahres seit Beginn des Beratungsfalles auf viermal begrenzt ist, so heißt das nicht, dass Nr. 21 nur viermal berechnet werden darf. Hat z.B. jede Sitzung 40 Minuten gedauert, kann viermal je zweimal Nr. 21 berechnet werden ...“

Tipp: Neben Nr. 21 ist die Nr. 85 abrechenbar.

22 **Eingehende Beratung einer Schwangeren im Konfliktfall über die Erhaltung oder den Abbruch der Schwangerschaft – auch einschließlich Beratung über soziale Hilfen, gegebenenfalls auch einschließlich Beurteilung über das Vorliegen einer Indikation für einen nicht rechtswidrigen Schwangerschaftsabbruch** **300** 40,22
17,49 61,20

Neben der Leistung nach Nummer 22 sind die Leistungen nach den Nummern 1, 3, 21 oder 34 nicht berechnungsfähig.

Ausschluss: Neben Nr. 22 sind folgende Nrn. nicht abrechnungsfähig: 1, 3, 4, 21, 34, 435, 804, 806, 807 – 808, 812, 817, 835, 849, 861 – 864, 870, 871, 886, 887

Kommentar: Eine schriftliche Feststellung, ob eine Indikation zu einem Schwangerschaftsabbruch vorliegt oder nicht vorliegt, ist nach Nr. 90 abrechenbar.
Nach § 219 Abs. 1 StGB dürfen die Leistungen nach den Nrn. 22 und 90 nicht von dem Arzt erbracht und abgerechnet werden, der bei der Patientin den Schwangerschaftsabbruch durchführen wird.

Tipp: Neben Nr. 22 ist sind die Nrn. 5, 7, 90, 415, 3528, 3529, 4081, 4082 abrechenbar.

GOÄ-Nr.		Punktzahl / 1fach	2,3 / *1,8 / 3,5 / *2,5
23	**Erste Vorsorgeuntersuchung in der Schwangerschaft mit Bestimmung des Geburtstermins – einschließlich Erhebung der Anamnese und Anlegen des Mutterpasses sowie Beratung der Schwangeren über die Mutterschaftsvorsorge, einschließlich Hämoglobinbestimmung**	**300** 17,49	40,22 61,20

Neben der Leistung nach Nummer 23 sind die Leistungen nach den Nummern 1, 3, 5, 7 und/oder 3550 nicht berechnungsfähig.

Ausschluss: Neben Nr. 23 sind folgende Nrn. nicht abrechnungsfähig: 1, 3, 5, 7, 11, 435, 3550

Kommentar: Die in der Leistungslegende angegebenen Leistungen sollen möglichst an einem Tag erbracht werden. Ist dies nicht möglich, so müssen die Leistungen an unterschiedlichen Tagen erbracht werden, kann trotzdem nur insgesamt einmal die Nr. 23 berechnet werden und keinesfalls die jeweilige Einzelleistung.

Tipp: Neben Nr. 23 sind die Nrn. 415, 3528, 3529, 4081, 4082 abrechenbar.
Allgemeinmediziner und Praktische Ärzte können neben der Nr. 23 auch die Untersuchungsleistungen nach den Nrn. 6 und 8 abrechnen.
Für Gynäkologen sind diese Untersuchungsleistungen (nur mit Ausnahme der Untersuchung von Nieren und harnableitenden Wegen) fachfremde Leistungen. Die Untersuchung der Nieren und harnableitenden Wege überschneidet sich aber nach Kommentierung von **Brück** mit der Vorsorgeleistung nach Nr. 23 „...in einem Maße", so dass ein Nebeneinanderabrechnen gemäß GOÄ § 4 Abs. 2a nicht möglich ist.

24	**Untersuchung im Schwangerschaftsverlauf – einschließlich Beratung und Bewertung der Befunde, gegebenenfalls auch im Hinblick auf Schwangerschaftsrisiken**	**200** 11,66	26,81 40,80

Neben der Leistung nach Nummer 24 sind die Leistungen nach den Nummern 1, 3, 5 und/oder 7 nicht berechnungsfähig.

Ausschluss: Neben Nr. 24 sind folgende Nrn. nicht abrechnungsfähig: 1, 3, 5, 7, 11, 435

Kommentar: Da im Rahmen der GOÄ keine Mutterschaftsrichtlinien zum zeitlichen Ablauf der Kontrollen bestehen, ist es sinnvoll, sich an den entsprechenden Richtlinien des Bundesausschusses für Ärzte und Krankenkassen der GKV zu orientieren, da fast alle privaten Krankenkassen und die entsprechenden Beihilfeträger des Bundes und der Länder die Bestimmungen zu den Vorsorgeuntersuchungen der Schwangeren von der GKV übernommen haben. Die Mutterschaftsrichtlinien sehen

- in den ersten 32 Schwangerschaftswochen Kontrollen des Schwangerschaftsablaufes im Abstand von 4 Wochen vor und
- in den letzten 8 Schwangerschaftswochen Kontrollen im Abstand von 2 Wochen.

Natürlich sind bei Risikoschwangerschaften Kontrollen in kürzeren Zeitabständen erforderlich und abrechenbar. Nach der Entbindung sollte

- eine Untersuchung innerhalb der ersten Woche
- und eine Abschlussuntersuchung 6 bis 8 Wochen nach der Entbindung

durchgeführt werden.
In den Mutterschaftsrichtlinien des Bundesausschusses der Ärzte und Krankenkassen sind während des Schwangerschaftsverlaufes auch 3 Ultraschalluntersuchungen vorgesehen. Diese Untersuchung kann jeweils mit der Nr. 415 zusätzlich zu den Untersuchungen nach Nr. 23 oder 24 abgerechnet werden.
Bei einer Risikoschwangerschaft sind ggf. mehrere Sonographien erforderlich.
Nicht zu vergessen ist, dass auch die Eintragung der Untersuchungsergebnisse im Mutterpass ein Bestandteil der Leistung nach Nr. 24 ist.

Rechtsprechung: Siehe Rechtsprechung unter Nr. 415.

Tipp: Neben Nr. 24 ist die Nr. 415 abrechenbar.

IGeL: Alle zusätzlichen Untersuchungen auf Wunsch der Patientin außerhalb von GKV- und PKV-Erstattungspflicht, z.B.

- Triple Test (Risikoabschätzung M. Down)
- Toxoplasmose

GOÄ-Nr. Punktzahl 2,3 / *1,8
1fach 3,5 / *2,5

- AFP bei Verdacht auf Fehlbildungen
- Ggf zusätzliche Sonographie

25 **Neugeborenen-Erstuntersuchung – gegebenenfalls einschließlich Beratung der Bezugsperson(en)** **200** 11,66 26,81 40,80

Neben der Leistung nach Nummer 25 sind die Leistungen nach den Nummern 1, 3, 4, 5, 6, 7 und/ oder 8 nicht berechnungsfähig.

Ausschluss: Neben Nr. 25 sind folgende Nrn. nicht abrechnungsfähig: 1, 3, 4, 5 – 7, 8, 435, Zuschläge K1, K2

Beschluss BÄK: **Privatliquidation von Früherkennungsleistungen bei Neugeborenen**
Beschlüsse des Ausschusses 'Gebührenordnung' der Bundesärztekammer
10. Sitzung vom 18. Juli 1997 – veröffentlicht in: Deutsches Ärzteblatt 96, Heft 36 (10.09.1999), Seite A-2242 – A-2244

Bei der Geburt ist die Behandlung des Kindes nicht von der Behandlung der Mutter zu trennen. Damit gilt, daß das Kind grundsätzlich wie die Mutter versichert ist, es sei denn, Anderslautendes wird vorher ausdrücklich geäußert. In den Fällen, in denen die Mutter privatversichert, das Kind jedoch später gesetzlich krankenversichert ist, ist diese Auffassung im Widerspruchsfall jedoch rechtlich umstritten. Deshalb sollte nach Möglichkeit dieser Punkt mit der Mutter oder dem Vater vorher geklärt werden, zum Beispiel durch Aufnahme eines entsprechenden Passus in den Wahlarztvertrag und ausdrücklichen Hinweis auf diesen Passus.

Kommentar: Nach Wezel/Liebold kann ein Kinderarzt, der nicht regelmäßig an der Klinik tätig ist und von extern zur Untersuchung gebeten wird, zusätzlich zur Nr. 25 den Besuch nach Nr. 50 abrechnen.

Auf einen Blick: **Abrechnungsbeispiele für Vorsorgeuntersuchungen bei einem Kind**

Wichtige Ausschlüsse: Nr. 715 nicht neben Nr. 26 und Nr. 1555 nicht neben den Nrn. 715, 717.

Vorsorgeuntersuchung	**Abrechnung/Leistungen/GOÄ Nrn.**
U1	**25** (Neugeborenen-Erstuntersuchung)
U2	**26** (Vorsorgeuntersuchung) – **714** (Voita) – **413** (Sono der Hüftgelenke) – **250** (Guthrie)
U2 (Hausbesuch)	**50** (Hausbesuch) – **K2** (Zuschlag Kind) – bei Bedarf Zuschläge aus dem Bereich E – H (Wegegeld) – **26 – 714 – 250**
U3	**26 – 714 – 716 (x4)** (Entwicklungsprüfung) bzw. **718** (Höchstwert; hier sind die Untersuchungsarten anzugeben) – **413** (Hüftsono)
U4	**26 – 714 – 716 (x4) bzw. 718 – 1216** (Strabismusuntersuchung) – evtl. **413**
U5	**26 – 714 – 716 (x4) bzw. 718 – 1216 – 413**
U6	**26 – 714 – 716 (x4) bzw. 718 – 1216**
U7	**26 – 716 (2x) – 717 (x2) bzw. 718 – 1216 – 1400** (Hörprüfung)
3. LJ	**26 – 716 (x2) – 717 (x2) bzw. 718 – 1216 – 1400**
U8 1.Teil	**1406** (Kinderaudiometrie) – **1217** (Sehtest, apparativ) – **1228** (Farbsinnprüfung) – **1555** (Untersuchung d. Sprache) – **3511** (Untersuchung Urin) – **384** (Tuberkulinstempeltest) – **410 – 420 (x3)** (Sono Abdomen)
U8 2.Teil	**26 – 857** (Test: Haus-Baum-Mensch)
U9 1.Teil	**1406** (Kinderaudiometrie) – **1217** (Sehtest, apparativ) – **1228** (Farbsinnprüfung) – **1555** (Untersuchung d. Sprache) – **3511** (Untersuchung Urin) – **384** (Tuberkulinstempeltest) – **410 – 420 (x3)** (Sono Abdomen)
U9 2.Teil	**26 – 857** (Test: Haus-Baum-Mensch)
6.-10. LJ	**26 + 857**
U10	**26 + 857**

Tipp: Wird eine TSH-Bestimmung durchgeführt, so ist diese zusätzlich nach Nr. 4030 berechnungsfähig.

GOÄ-Nr.		Punktzahl 1fach	2,3 / *1,8 3,5 / *2,5
26	**Untersuchung zur Früherkennung von Krankheiten bei einem Kind bis zum vollendeten 14. Lebensjahr (Erhebung der Anamnese, Feststellung der Körpermaße, Untersuchung von Nervensystem, Sinnesorganen, Skelettsystem, Haut, Brust, Bauch- und Geschlechtsorganen) gegebenenfalls einschließlich Beratung der Bezugsperson(en)**	**450** 26,23	60,33 91,80

Die Leistung nach Nummer 26 ist ab dem vollendeten 2. Lebensjahr je Kaldenderjahr höchstens einmal berechnungsfähig. Neben der Leistung nach Nummer 26 sind die Leistungen nach den Nummern 1, 3, 4, 5, 6, 7 und/oder 8 nicht berechnungsfähig.

Ausschluss: Neben Nr. 26 sind folgende Nrn. nicht abrechnungsfähig: 1, 3 – 8, 435, 715, 800, 801, Zuschläge K1, K2

Auf einen Blick: Früherkennungsuntersuchungen bei Kindern und Jugendlichen

Untersuchungen zur Früherkennung von Krankheiten bei einem Kind bzw. Jugendlichen nach der GKV und PKV

Untersuchungsstufe	EBM 2010	GOÄ Nr.	Zeitraum	Toleranzgrenze	Besondere Maßnahmen
U1[1]	**01711**	**25**	Unmittelbar nach der Geburt		
U2	**01712**	**26**	3. – 10. Lebenstag	3. – 14. Lebenstag	TSH-Screenung
U3	**01713**	**26**	4. – 5. Lebenswoche	3. – 8. Lebenswoche	ggf. zusätzlich sonographische Screeninguntersuchung der Säuglingshüfte
U4	**01714**	**26**	3. – 4. Lebensmonat	2. – 4 1/2 Lebensmonat	
U5	**01715**	**26**	6. – 7. Lebensmonat	5. – 8. Lebensmonat	
U6	**01716**	**26**	10. – 12. Lebensmonat	9. – 13. Lebensmonat	
U7	**01717**	**26**	21. – 24. Lebensmonat	20. – 27. Lebensmonat	
U7a	**01723**	**26**	34. – 36. Lebensmonat	33. – 38. Lebensmonat	Allergien?, Verhaltensstörungen?, Übergewicht?, Sprachstörungen?, ZMK-Anomalien?
U8	**01718**	**26**	43. – 46. Lebensmonat	43. – 50. Lebensmonat	Harnuntersuchung auf Eiweiss, Nitrit und ph
U9	**01719**	**26**	60. – 64. Lebensmonat	58. – 66. Lebensmonat	Harnuntersuchung auf Eiweiss, Nitrit und ph, Stereotest
U10	**	**26**	7. – 8. Lebensjahr	–	Entwicklungsstörungen (z.B. Lesen-Rechtschreiben-Rechnen), Störungen der motor. Entwicklung u. Verhaltensstörungen (z.B. ADHS)
U11	**	**26**	9. – 10. Lebensjahr	–	Schulleistungs- u./o. Verhaltensstörungen?, Suchtmitteln?, Ernährungs-, Bewegungs-, Stress-, Sucht- u. Medienberatung
J1*	**01720**		12. – 14. Lebensjahr	–	
J2	**–**		16. – 18. Lebensjahr	–	Pubertäts- und Sexualitätstörungen?, Haltungstörungen, Kropf?, Diabetes-Vorsorge, Beratung bei der Berufswahl

GOÄ: Untersuchungen von Kindern nach dem vollendeten 14. Lebensjahr sind nach GOÄ Nr. 26 analog (Empfehlung nach Kommentar von Brück et. alii) abzurechnen.

* In der Gebührenordnung EBM unter der Nr. 01720 lautet die Leistungslegende „Jugendgesundheitsuntersuchung“.

** Die Genehmigungen und EBM-Abrechnungsnrn für U10, U11 sollten bei Ihrer zuständigen KV erfragt werden.

[1] im EBM auch: Nr. 01707 Erweitertes Neugeborenen-Screening gemäß der Kinder-Richtlinien. Nach GOÄ entsprechend GOÄ Nr. 25 ggf. mit erhöhtem Faktor.

Kommentar: Für die gesetzlichen Krankenkassen endet die Früherkennung von Krankheiten bei Kindern nach dem 64. Lebensmonat.

Im Bereich der GOÄ hingegen können Früherkennungsuntersuchungen bei Kindern bis zum vollendetem 14. Lebensjahr durchgeführt werden. Für das 1. Lebensjahr gelten dabei keine Einschränkungen der Untersuchungszahl. Ab dem 2. Lebensjahr bis zum

vollendeten 14. Lebensjahr dürfen diese Untersuchungen allerdings nur einmal je Kalenderjahr berechnet werden.
Die Abrechnung zusätzlicher „kurativer Leistungen“ – z.B. Labor, Ultraschall, EKG etc. – ist möglich, wenn im Rahmen der Leistung nach Nr. 26 Auffälligkeiten oder Verdacht auf eine Erkrankung festgestellt wird.
Siehe auch Abrechnungsbeispiele unter Nr. 25.

IGeL:
- Als „Kinder-Intervall-Check“ bei GKV-Patienten außerhalb der festgelegten Früherkennungsuntersuchungen, d.h. als „zusätzliche“ Früherkennungsuntersuchung.
- Nr. 26 analog ansetzen bei Früherkennungsuntersuchungen auf Wunsch der Eltern oder des Patienten zwischen dem 14. und dem vollendeten 18. Lebensjahr im Rahmen von IGeL-Leistungen.

26 analog **Abrechnung von Früherkennungsuntersuchungen zwischen dem 14. und 18. Lebensjahr (analog Nr. 26)** **450** 26,23 60,33 91,80

Untersuchung zur Früherkennung von Krankheiten bei einem Kind bis zum vollendeten 14. Lebensjahr (Erhebung der Anamnese, Feststellung der Körpermaße, Untersuchung von Nervensystem, Sinnesorganen, Skelettsystem, Haut, Brust, Bauch- und Geschlechtsorganen) gegebenenfalls einschließlich Beratung der Bezugsperson(en)

Ausschluss: Neben Nr. 26 analog sind folgende Nrn. nicht abrechnungsfähig: 1, 3–8, 435, 715, 800, 801, Zuschläge K1, K2

Kommentar: Für die gesetzlichen Krankenkassen endet die Früherkennung von Krankheiten bei Kindern nach dem 64. Lebensmonat. Im Bereich der GOÄ hingegen können Früherkennungsuntersuchungen bei Kindern bis zum vollendetem 14. Lebensjahr durchgeführt werden.
Für die Untersuchung eines Kindes nach dem vollendeten 14. Lebensjahr wird die GOÄ Nr. 26 analog angesetzt gemäß Beschluss des Gebührenordnungsausschusses der BÄK in seiner 4. Sitzung (Amtsperiode 2011/2015) am 19. März 2012 – Dtsch. Arztebl 2012; 109(19): A-987/B-851/C-843:
Die Abrechnung zusätzlicher „kurativer Leistungen“ – z. B. Labor, Ultraschall, EKG etc. – ist möglich, wenn im Rahmen der Leistung nach Nr. 26 Auffälligkeiten oder Verdacht auf eine Erkrankung festgestellt wird. Siehe auch GOÄ Nr. 26.

27 **Untersuchung einer Frau zur Früherkennung von Krebserkrankungen der Brust, des Genitales, des Rektums und der Haut – einschließlich Erhebung der Anamnese, Abstrichentnahme zur zytologischen Untersuchung, Untersuchung auf Blut im Stuhl und Urinuntersuchung auf Eiweiß, Zucker und Erythrozyten, einschließlich Beratung –** **320** 18,65 42,90 65,28

Mit der Gebühr sind die Kosten für Untersuchungsmaterialien abgegolten.
Neben der Leistung nach Nummer 27 sind die Leistungen nach den Nummern 1, 3, 5, 6, 7, 8, 297, 3500, 3511, 3650 und/oder 3652 nicht berechnungsfähig.

Ausschluss: Neben Nr. 27 sind folgende Nrn. nicht abrechnungsfähig: 1, 3, 5 – 8, 11, 297, 435, 3500, 3511, 3650, 3652

Kommentar: Im Rahmen der GOÄ gibt es keine Krebsfrüherkennungs-Richtlinien wie sie der Bundesausschuss (G – BA) der Ärzte und Krankenkassen für GKV-Patienten aufgestellt hat. Immer mehr private Krankenkassen und auch die Beihilfen orientieren sich aber an den Bestimmungen und vorgeschriebenen Leistungen der gesetzlichen Krankenversicherungen. Hier gelten für die präventiven Untersuchungen folgende Daten:
- Frauen ab 20. Lebensjahr = Früherkennungsuntersuchung Genitalkrebs
- Frauen ab 30. Lebensjahr = Früherkennungsuntersuchung Genitalkrebs und Brustkrebs und Krebserkrankung der Haut
- Frauen ab 45. Lebensjahr = Früherkennungsuntersuchung Genital-, Brust-, Haut-, Rektum- und Dickdarmkrebs.

Tipp: Ergeben sich bei der Untersuchung Auffälligkeiten oder der Verdacht auf eine Erkrankung, so können alle erforderlichen Leistungen – z.B. Ultraschall, EKG, Lungenfunktion etc.- neben der Früherkennungsuntersuchung abgerechnet werden.

GOÄ-Nr.		Punktzahl / 1fach	2,3 / *1,8 / 3,5 / *2,5
28	**Untersuchung eines Mannes zur Früherkennung des Rektums, der Prostata, des äußeren Genitales und der Haut – einschließlich Erhebung der Anamnese, Urinuntersuchung auf Eisweiß, Zucker und Erythrozyten sowie Untersuchung auf Blut im Stuhl, einschließlich Beratung**	**280** / 16,32	37,54 / 57,12

Mit der Gebühr sind die Kosten für die Untersuchungsmaterialien abgegolten.
Neben der Leistung nach Nummer 28 sind die Leistungen nach den Nummern 1, 3, 5, 6, 7, 8, 11, 3500, 3511, 3650 und/oder 3652 nicht berechnungsfähig.

Ausschluss: Neben Nr. 28 sind nicht abrechnungsfähig: 1, 3, 5 – 8, 11, 435, 3500, 3511, 3650, 3652

Kommentar: Wie schon im Kommentar zur Krebsvorsorge der Frau ausgeführt, richten sich die privaten Krankenversicherungen und Beihilfestellen immer mehr nach den Richtlinien und Leistungsumfängen der Krebsfrüherkennungsrichtlinien des Bundesausschusses der Ärzte und Krankenkassen für GKV-Versicherte. Hier gilt als Leistungsumfang und Altersangabe für Männer: Männer ab dem 45. Lebensjahr = Kolon-, Prostata-, äußeres Genitale- und Hautkrebs.

Tipp: Ergeben sich bei der Untersuchung Auffälligkeiten oder der Verdacht auf eine Erkrankung, so können alle erforderlichen Leistungen – z.B. Ultraschall, EKG, Lungenfunktion etc. – neben der Früherkennungsuntersuchung abgerechnet werden.

IGeL: Untersuchung zusätzlich zum GKV- oder PKV-Früherkennungsangebot, ggf mit PSA-Bestimmung (Nr. 3908.H3) und transrektaler Sonographie (Nrn 403 + 410).

29	**Gesundheitsuntersuchung zur Früherkennung von Krankheiten bei Erwachsenen – einschließlich Untersuchung zur Erhebung des vollständigen Status (Ganzkörperstatus), Erörterung des individuellen Risikoprofils und verhaltensmedizinisch orientierter Beratung –**	**440** / 25,65	58,99 / 89,76

Neben der Leistung nach Nummer 29 sind die Leistungen nach den Nummern 1, 3, 5, 6, 7 und/oder 8 nicht berechnungsfähig.

Ausschluss: Neben Nr. 29 sind folgende Nrn. nicht abrechnungsfähig: 1, 3, 5 – 8, 11, 27, 28, 33, 34, 435

Hinweis LÄK: **Anmerkung der Bayerischen Landesärztekammer vom 25.11.2003** (Quelle: GOÄ-Datenbank www.blaek.de) – **Abrechnung durch Dermatologen**

Die Nr. 29 ist nur dann abrechenbar, wenn der volle Leistungsinhalt – Untersuchung zur Früherkennung von Krankheiten, Ganzkörperstatus, Erörterung des individuellen Risikoprofils und verhaltensmedizinische Beratung – erfüllt ist. Eine Zusatzqualifikation zur Erbringung dieser Leistung ist nicht gefordert.
Ein Ganzkörperstatus beinhaltet die Untersuchung der Haut, der sichtbaren Schleimhäute, der Brust- und Bauchorgane, der Stütz- und Bewegungsorgane sowie eine orientierende neurologische Untersuchung. Die Untersuchung durch den Dermatologen wird sich aber nur auf die Untersuchung der Haut bzw. Schleimhäute beziehen, so dass der Ganzkörperstatus nicht vollständig erbracht wird. Die Gesundheitsuntersuchung nach Nr. 29 gehört damit nicht in das Spektrum des Dermatologen. Die Bayerische Landesärztekammer steht der Abrechnung deshalb kritisch gegenüber.

Hinweis BÄK: **Beratung/Untersuchung:** Zuschläge A-D für „Unzeiten“
www.baek.de/page.asp?his=1.108.4144.4228.4236

Zu den Beratungs- und Untersuchungsleistungen der Nummern (Nrn.) 1, 3, 5, 6, 7, 8 der Amtlichen Gebührenordnung für Ärzte (GOÄ) sind in bestimmten Fällen, so beispielsweise für „Unzeiten“ (ab 20Uhr), die Zuschläge nach A bis K1 berechnungsfähig. Diese Zuschläge sind, so ist es in den Allgemeinen Bestimmungen des Abschnitts B II GOÄ bestimmt, immer nur mit dem einfachen Gebührensatz undjeweils nur einmal je Inanspruchnahme berechnungsfähig. Der unterschiedlichen Schwierigkeit wird beiden Zuschlägen durch die jeweilige Höhe der Punktzahl Rechnung getragen – auch wenn einige dieser Zuschläge in ihrer Höhe dringend angehoben werden müssten. Manche der Zuschläge können kombiniertwerden, andere auf keinen Fall.
Der Zuschlag A „außerhalb der Sprechstunde erbrachte Leistungen“ ist gedacht für Leistungen, die außerhalbder Sprechstunde, aber eben noch nicht zu „Unzeiten“ erbracht werden. Die Bundesärztekammer hatnoch ein weiteres Beispiel hinzugefügt: „Wenn neben der Leistung nach Nummer (Nr.) 50 GOÄ (Hausbesuch)eine berechenbare Untersuchungsleistung (zum Beispiel nach Nr. 7 GOÄ) im Rahmen eines Hausbesuchesaußerhalb der Sprechstunde (zum Beispiel am Mittwoch nachmittag) erbracht wird, ist zur Nr. 7[GOÄ] damit auch der Zuschlag nach Buchstabe A berechenbar.“ Der Zuschlag A ist neben den Zuschlägen B, C und D nicht berechnungsfähig.
Der Zuschlag B „Zuschlag für in der Zeit zwischen 20 und 22 Uhr oder 6 und 8 Uhr außerhalb der Sprechstundeerbrachte Leistungen“ ist für Beratungs-/Untersuchungsleistungen außerhalb der Sprechstundenzeitenge-

dacht. Dies kann der Fall sein, wenn ein Patient um 7 Uhr in der Praxis erscheint, die Sprechstundeerst um 9 Uhr beginnt, der Arzt aber bereits anwesend ist.
Der Zuschlag C „Zuschlag für in der Zeit zwischen 22 und 6 Uhr" kann zusätzlich zu Beratungs-/Untersuchungsleistungenangesetzt werden, wenn die Beratung des Patienten etwa um 23 Uhr stattfindet; dabeikann es sich auch um eine telefonische Beratung handeln.
Der Zuschlag D „Zuschlag für an Sams-, Sonn- oder Feiertagen erbrachte Leistungen" ist, je nach Uhrzeit,mit den Zuschlägen B oder C kombinierbar. Für die Zuschläge A bis C gilt, dass, wenn der Arzt seine Sprechstunde beispielsweise regelmäßig „zu Unzeiten" abhält (etwa „Donnerstags bis 21 Uhr" oder „Montags ab 7 Uhr"), er diese Zuschläge für die festen Sprechstundenzeiten nicht berechnen kann. Andersist es beim Zuschlag D, der in der halben Höhe berechnet werden kann, wenn am Samstag eine Sprechstunde

Beschluss BÄK: Siehe unter GOÄ Nr. 612 analog.

Kommentar: Nach der GKV kann ab dem 35. Lebensjahr die Gesundheitsuntersuchung jedes 2. Jahr in Anspruch genommen werden. Diese zeitlich einschränkende Bestimmung wurde im Rahmen der GOÄ nur von der Beihilfe übernommen. **Brück** hält in seinem Kommentar die Gesundheitsuntersuchung allerdings für ..." sinnvoll ab dem 18. Lebensjahr und dann jährlich..."

IGeL: Brück formuliert weiter zur Frage medizinisch nicht zwingend erforderlicher Gesundheitsleistungen: ..."
Wünscht der Patient darüber hinaus z.B. aus einem persönlichen Sicherheitsbedürfnis heraus weitere Untersuchungsleistungen, die aus medizinischer Sicht im Sinne des § 1 Abs. 2 GOÄ medizinisch nicht zwingend erforderlich sind, so sind diese individuellen Gesundheitsleistungen nur dann berechnungsfähig, wenn der Patient diese Leistungen ausdrücklich verlangt. Der Arzt sollte sich dieses ausdrückliche Verlangen schriftlich bestätigen lassen. Zu derartigen Leistungen gehören beispielsweise

- ein – ohne entsprechende Krankheitszeichen durchgeführter – sonographischer Check-up der Abdominalorgane nach den Nr. 410 und 420
- ein – ohne entsprechende Krankheitszeichen – zur Früherkennung durchgeführtes Belastungs-EKG nach Nr. 652
- die Duplex-Sonographie der hirnversorgenden Gefäße (Schlaganfall-Vorsorge) nach Nr. 645
- die Ösophagus-Gastroskopie zur Früherkennung von Speiseröhren- und Magenkrebs (z.B. Nr. 685)
- die Glaukom-Früherkennung mittels Tonometrie, Ophthalmoskopie und Perimetrie (Erblindungsvorsorge)
- die sportmedizinische Untersuchung und Beratung, ggf. einschl. Belastungs-EKG und Lungenfunktionsdiagnostik
- die Bestimmung der Blutkörperchen-Senkungsgeschwindigkeit (Nrn. 3501 oder 3711), z.B.im Zusammenhang mit den Früherkennungsuntersuchungen nach den Nrn. 27, 28 oder 29
- die TSH-Untersuchung bei Frauen über 45 Jahren (Schilddrüsenvorsorge)
- die Bestimmung des Prostata-spezifischen Antigens (PSA) zur Früherkennung des Prostata-Karzinoms

Derartige aus ärztlicher Sicht sinnvolle, jedoch medizinisch nicht immer notwendige individuelle Gesundheitsleistungen sind auch bei gesetzlich Krankenversicherten auf der Grundlage eines privatärztlichen Behandlungsvertrages nach GOÄ berechnungsfähig..."
Im Rahmen der GKV-Gesundheitsuntersuchung ist nur jedes 2. Jahr eine Untersuchung vorgesehen. Die privaten Kassen haben sich dieser Meinung angeschlossen. Da aber auch eine jährliche Untersuchung im Rahmen der PKV nicht explizit ausgeschlossen ist, kann sie in der Regel erbracht und abgerechnet werden. Der Privatpatient sollte aber darauf hingewiesen werden, dass ggf. die Privatkasse bzw. die Beihilfe die jährliche Untersuchung nicht zahlen.
Die Untersuchung erfordert ärztliche Verrichtung ohne Spezifität für bestimmte Fachgebiete und kann deshalb z.B. auch von Chirurgen, Dermatologen und Gynäkologen abgerechnet werden.
Wird neben der Gesundheitsuntersuchung auch eine Krebsvorsorge abgerechnet, so können je nach Geschlecht des Patienten die Nrn. 27 oder 28 zusätzlich abgerechnet werden.

Die Untersuchung auf Blut im Stuhl kann im Zusammenhang mit einer Krebsvorsorgeuntersuchung nicht zusätzlich berechnet werden, da diese Untersuchung Bestandteil der Leistungslegende der Nrn. 27 und 28 ist.

Tipp: Überall dort, wo erschwerte Untersuchungen oder besondere Untersuchungsverhältnisse vorliegen, ist eine Erhöhung vom Schwellenwert 2,3fach auf den 3,5fachen Satz möglich und bei Leistungen mit reduziertem Gebührenrahmen (mit * gekennzeichnet) ist eine Erhöhung. vom Schwellenwert 1,8*fach auf den 2,5fachen Satz möglich. Zusätzlich zur Nr. 29 können die unter „Auf einem Blick“ angegebenen Leistungen abgerechnet werden.

Auf einen Blick:

Die „große“ Gesundheitsuntersuchung

Die nachfolgende Tabelle zeigt die häufigsten Leistungen, die bei der „großen Gesundheitsuntersuchung“ von Patienten nachgefragt werden.
Diese Übersicht beruht auf einer Befragung zahlreicher Allgemeinmedizinern und fachärztlich tätiger Internisten.

GOÄ-Nr.	Kurz-Legende	1-fach	2,3-fach
29	Gesundheitsuntersuchung eines Erwachsenen	25,65	**59,00**
651	EKG	14,75	**26,54**
652	Belastungs-EKG	25,94	**59,66**
605*	Lungenfunktionüberprüfung	14,11	**25,39**
423	Echokardiographie (B-Mode)	29,14	**67,03**
424	Echokardiographie, Duplex-Verfahren	40,80	**93,84**
410	Ultraschalluntersuchung eines Organs	11,66	**26,81**
420	Ultraschalluntersuchung von bis zu 3 weiteren Organen, je Organ	4,66	**10,72**
705	Proktoskopie	8,86	**20,37**
690	Rektoskopie	20,40	**46,92**
250*	Blutabnahme Vene	2,33	**4,20**
Laboruntersuchungen			
3501*	BKS	**3,50**	**4,03**
3741*	CRP (Ligandenassay)	**11,66**	**13,41**
3531*	Urinsediment	**4,08**	**4,69**
3563.H1*	Cholesterin	**2,33**	**2,68**
3565.H1*	Triglyceride	**2,33**	**2,68**
3583.H1*	Harnsäure	**2,33**	**2,68**
3585.H1*	Kreatinin	**2,33**	**2,68**
3587.H1*	Alkalische Phosphatase	**2,33**	**2,68**
3592.H1*	Gamma-GT	**2,33**	**2,68**
3595.H1*	GPT	**2,33**	**2,68**
3555*	Kalzium	**2,33**	**2,68**
3557*	Kalium	**1,75**	**2,01**
3550*	Blutbild	**3,50**	**4,03**
3551*	Differentialblutbild	**1,17**	**1,35**

Daneben sind (2,3fach bemessen):

- GOÄ-Nr. 27 Krebsvorsorge: Frau 42,90 Euro
- GOÄ-Nr. 28 Krebsvorsorge: Mann 37,54 Euro

aber auch weiterführende Diagnostik möglich z.B.: Sonographie, Doppler, Lungenfunktion und weitere Labarparameter wie z.B. Blutbild, HDL, LDL, Gamma-GT; auch möglich sind Leistungen der Psychosomatik.

Vergleich von Inhalt/Umfang verschiedener umfassender Vorsorge-Untersuchungen – auch als General-Check-up bezeichnet

Wichtig: Nicht alle aufgeführten Untersuchungen sind bei einem Arzt-/Patientenkon-takt abrechenbar.

General-Check-up

Arztliche Leistungen	General-Check (IGeL)	DKD**	Mayo-Clinic	GOA-Nrn.	*1,8/2,3-fach €
1. Klinische Untersuchungen					
Eingehende Anamnese und Internistische Ganzkörperuntersuchung		V	V	**29** **alternativ 8**	**58,99** **15,15**
Überprüfung des Impfstatus	√	?	?	**3**	**20,11**
Hörprüfung	fakultativ	√	fakultativ	**1400**	**10,19**
Augenuntersuchung	fakultativ	√	fakultativ		
Gynäkologische Vorsorge-Untersuchung	fakultativ	√	fakultativ	**27**	**42,90**
2. Apparative-diagnostische Untersuchungen					
EKG und Belastungs-EKG	√	√	ab 40 J. Ruhe-EKG	**651*** **652**	**26,55** **59,66**
Langzeit-EKG				**659***	**41,97**
Langzeit-Blutdruckmessung				**654***	**15,74**
Lungenfunktionsprüfung	√	√	bei Rauchern	**605*** **605a**	**25,39** **14,69**
3. Endoskopische Untersuchungen					
– Rektoskopie	fakultativ	ab 50 J.	fakultativ	**690**	**46,92**
– Sigmoidoskopie				**689**	**93,83**
– Gastroskopie	fakultativ	–	–	**682**	**113,95**
– Coloskopie				**687**	**201,09**
4. Ultraschall-Untersuchungen/Doppler					
Sono Innere Organe – ein Organ	√	√	fakultativ	**410**	**26,81**
– weitere bis zu 3 Organe, je Organ	√	√	fakultativ	**420**	**10,73**
– Schilddrüse		**417**	**28,15**		
– Gynäkologische Sonographie		**410**	**26,81**		
weitere bis zu 3 Organe, je Organ		**420**	**10,73**		
– Transvaginale Sonographie		**410**	**26,81**		
– Transrektale Sonographie Prostata	fakultativ	–	–	**410**	**26,81**
– Zuschlag bei transkavitärer Sono	fakultativ	–	–	**403***	**15,74***
– Doppler-Sonographie (Hirngefäße)	fakultativ	√	√	**645***	**68,20**
– Duplex-Sonographie (Hirngefäße) GOÄ Nrn. 645+410+420 (420 bis zu 3x)		**645*** **+410** **+420**	**68,20** **26,81** **10,73**		
5. Röntgenuntersuchungen					
Brustorgane (Thorax)	fakultativ	√	√	**5137***	**47,21**
Ärztliche Leistungen	GeneralCheck (IGeL)	DKD**	Mayo-Clinic	GOÄ-Nrn.	*1,8/2,3-fach €
Mammographie	fakultativ	fakul-tativ	ab 40 J. alle 2 J./ab 50 J. jährlich	**5265*** **5266*** **5267***	**31,48** **47,21** **15,74**
Mammasonographie		**418** **420**	**28,15 10,72**		

General-Check-up

Arztliche Leistungen	General-Check (IGeL)	DKD**	Mayo-Clinic	GOA-Nrn.	*1,8/2,3-fach €
Osteodensitometrie mit quant. CT oder digitaler Röntgentechnik	fakultativ	–	–	**5380***	**31,48**
Osteodensitometrie mittels Dual-Photonen-Absorptionstechnik		**5475***	**31,48**		
6. Laboruntersuchungen					**1,15fach (L)**
Blutentnahme		√	√	**250***	**5,36 (L)**
BSG		√	–	**3501***	**4,02 (L)**
CRP				**3741***	**13,41 (L)**
Differenzialblutbild	√	√	√	**3551***	**1,345 (L)**
Glukose	√	√	√	**3560***	**2,68 (L)**
HbA1c				**3561***	**13,41 (L)**
Elektrolyte	√	√	√		
– Natrium				**3558***	**2,01 (L)**
– Kalium				**3557***	**2,01 (L)**
Blutfette	√	√	√		
– Cholesterin				**3562.H1***	**2,68 (L)**
– Triglyceride				**3565.H1***	**2,68 (L)**
– HDL-Cholesterin				**3563.H1***	**2,68 (L)**
– LDL-Cholesterin				**3564.H1***	**2,68 (L)**
Leberwerte	√	√	√		
– Alkalische Phosphatase				**3587.H1***	**2,68 (L)**
– Bilirubin gesamt				**3581.H1***	**2,68 (L)**
– Serumelektrophorese				**3574***	**13,41 (L)**
– Gesamteiweiss				**3573.H1***	**2,01 (L)**
– Gamma – GT				**3592.H1***	**2,68 (L)**
– GLDH				**3593.H1***	**3,35 (L)**
– GOT				**3594.H1***	**2,68 (L)**
– GPT				**3595.H1***	**2,68 (L)**
Nierenwerte	√	√	√		
– Kreatinin				**3585.H1***	**2,68 (L)**
Harnsäure	√	√	√	**3583.H1**	**2,68 (L)**
Schilddrüsenfunktion					
– T3	√	?	√	**4022.H4***	**16,76 (L)**
– T4	√	?	√	**4023.H4***	**16,76 (L)**
– TSH	√	?	√	**4030.H4***	**16,76 (L)**
Prostata-spezifisches Antigen (Männer)	fakultativ	√	-	**3908***	**20,11 (L)**
Teststreifen zur Feststellung: Blut im Stuhl	√	√	√	**3500***	**6,03 (L)**
Urinteststreifen	√	√	√	**3511***	**3,35 (L)**
Atemtest auf H. pylori	fakultativ	-	-	**4234***	**6,03 (L)**
7. Abschließende Maßnahmen					
Ausführliche Erörterung der Untersuchungsergebnisse	√	√	√	**34**	**78,66**

General-Check-up

Ärztliche Leistungen	General-Check (IGeL)	DKD**	Mayo-Clinic	GOÄ-Nrn.	1,15fach € (L)
Beratung-Angebote, z. B. mehr Bewegung, Gewichtsreduktion, Alkoholreduktion, Nikotinabstinenz				**3**	**20,11**
– Abschlussbericht	√	√	√	**80**	**40,22**
Kosten in Euro ca.	**180,– bis 360,–**	**895,– 1.500,–**	**ca. 1.530,–**		

(Kursiv sind die zusätzlichen Vorschläge der Autoren gekennzeichet

* 1,8facher Satz (L) = Labor 1,15facher Satz

** Manager-Check- DKD (Deutsche Klinik für Diagnostik, Wiesbaden)
*** Executive Health Programm (Mayo-Klinik, Rochester, Minnesota, USA)

Tipp: Überall dort, wo erschwerte Untersuchungen oder besondere Untersuchungsverhältnisse vorliegen, ist eine Erhöhung vom Schwellenwert 2,3fach auf den 3,5fachen Satz möglich und bei Leistungen mit reduziertem Gebührenrahmen (mit * gekennzeichnet) ist eine Erhöhung vom Schwellenwert 1,8*fach auf den 2,5fachen Satz möglich.

IGeL: Die Autoren haben beispielhaft zahlreiche Leistungsangebote zur Prävention einiger Kliniken aus dem Internet zusammengetragen und nachfolgend – teilweise im gekürzten Auszug – aufgeführt.
Diese Übersicht dürfte niedergelassenen Ärzten und Klinikern helfen, ihren Patienten auch ein seriöses Leistungsangebot zum General- oder Manager Check up unter Einbezug von Kollegen verschiedener Fachrichtungen aus **Praxis und Klinik** anzubieten.

Deutsche Klinik für Diagnostik, Wiesbaden – www.dkd-wiesbaden.de
Diese Klinik hat als eine der ersten in Deutschland den General-oder Manager Check eingeführt und bietet ihre Leistungen wie nachfolgend an.

Basisprogramm (Stand im Internet: 18.10.2012)
http://www.rhoen-klinikum-ag.com/rka/cms/dkd_2/deu/68768.html

- **Eingangsgespräch/-untersuchung**
- **Laboruntersuchungen**
- **Urologische Untersuchung** mit 3D-Ultraschall der Prostata
- **EKG, in Ruhe und Belastung**
- **Ultraschall Herz (Echokardiographie in Ruhe)**
- **Ultraschall (Duplex) hirnversorgende Arterien**
- **Ultraschall-Bauchorgane**
- **Lungenfunktion (Ruhe-Spirometrie)**
- **Hörtest (Audiometrie)** –, wenn der Patient älter als 40 Jahre ist
- **Augen-fachärztliche-Basisuntersuchung**
- **Sigmoidoskopie** (Dickdarmspiegelung 60 cm) –, wenn der Patient älter als 50 Jahre ist
- **Totale Koloskopie** (Spiegelung gesamter Dickdarm)bei Patienten, die älter als 55 Jahre sind, wird an Stelle einer Sigmoidoskopie die Spiegelung des gesamten Dickdarms empfohlen.
- **Frauenärztliche Untersuchung/Beratung** mit z. B. Mammographie beidseits, wenn Patientin älter als 50 Jahre- Mammasonographie beidseits, wenn Patientin älter als 50 Jahre ist
- **Abschlussgespräch und Beratung durch den „Persönlichen Arzt“**
- **Arztbrief mit Anlagen** – der Arztbrief wird grundsätzlich nur dem Patienten geschickt

Klassische Herz-Kreislauf-Risikofaktoren sind:

- Fettstoffwechselstörung
- Rauchen

- Diabetes
- Bluthochdruck
- Geschlecht (alle Männer und Frauen nach dem Wechsel)

vorzeitiger Herzinfarkt in der Familie (vor dem 65. Lebensjahr bei männlichen und vor dem 55. Lebensjahr bei weiblichen Verwandten 1. Grades

Die DKD merkt auf ihren Seiten an:
„Persönlicher Arzt"
Jeder Patient hat einen verantwortlichen „Persönlichen Arzt"; er führt die Eingangsuntersuchung durch und koordiniert den weiteren Ablauf; bei ihm laufen alle Ergebnisse zusammen; er berät abschließend den Patienten und steht auch nach Abschluss stets als Ansprechpartner zur Verfügung.

Individuelle Prävention bei Erwachsenen und Kindern
Diagnostik-Zentrum Fleetinsel, Hamburg – www.diagnostik-zentrum.de

Die Übersicht über den Basis-Check up ((Stand im Internet: 18.10.2012) ist unserer Meinung die für Patienten übersichtlichste Darstellung aller hier vorgestellten Internetauftritte; denn auf einen Blick ist hier zu erkennen, welche Untersuchungen in welchem Zeitrahmen durchgeführt werden:

08.00 Uhr	**Einführungsgespräch** Auswertung des Fragebogens zur medizinischen Vorgeschichte und körperliche Untersuchung
08.45 Uhr	**Blutentnahme** Großes Blutbild, Leber-, Gallen-, Nierenwerte, Blutfette, Blutzucker, Schilddrüsenwerte, Tumormarker etc.
09.00 Uhr	**Untersuchung der Bauchorgane und Schilddrüse** Farbultraschall-Untersuchungen von Leber, Milz, Nieren, Bauchspeicheldrüse, Prostata (Männer), Uterus (Frauen) und der Schilddrüse
10.00 Uhr	**Gefäßdiagnostik** Farbultraschall-Untersuchung der großen Arterien (Hirn-, Bein-Arterien, sowie Bauchhauptschlagader)
10.30 Uhr	**Herz-Kreis- und Lungen-Diagnostik** Farbultraschall des Herzen, (3D Echokardiographie), EKG in Ruhe und unter Belastung, Prüfung der körperlichen Fitness (Spiroergometrie, Lungenfunktionsprüfung (Spirometrie), Körperfettgehalt (Body-Mass-Index)
11.30 Uhr	**Hautvorsorge** Vollständige Inspektion der Haut, Melanomscreening, Hauttypbestimmung
12.00 Uhr	**Augen und Ohren** Prüfung der Sehschärfe und des Gesichtsfeldes, Spiegelung des Augenhintergrundes, Messung des Augeninnendrucks, Gehörprüfung
13.00 Uhr	**Ergänzende Zusatzuntersuchungen** wie Darmkrebsvorsorge (Coloskopie), Lungenscreening für Raucher (CT-Thorax)
14.30 Uhr	**Abschlussgespräch** Besprechung der Befunde ggf. Vorschlag weiterführender Maßnahmen

Ergänzende Untersuchungen im Rahmen des Checks:

- **Lungenscreening** (low-dose CT), bei Rauchern
- **Darmspiegelung**, Patienten über 45 Jahre alt und bisher noch keine Untersuchung auf Darmkrebs durchgeführt wurde
- bei höherem Herz-Kreislauf Risikoprofil **Kalk-Scoring** der Herzkranzgefäße **ggf. CT-/MRDiagnostik** der Arterien.
- Gynäkologische Vorsorgeuntersuchung für Frauen inkl. **Mammographie**
- **Magenspiegelung** (Gastroskopie) bei Oberbauchbeschwerden durch unseren Facharzt für Gastroenterologie
- Funktionsprüfung des Bewegungsapparates bei Wirbelsäulen- und Gelenk-Beschwerden durch Fachärzte für **Orthopädie**
- **Knochendichtemessung** inkl. Analyse der Osteoporose-Risikofaktoren durch das Osteoporosezentrum Hamburg
- Abklärung von **rheumatologischen Fragestellung** durch den Facharzt für Rheumatologie

- Individuelle **Ernährungsberatung** z. B. zur Gewichtsreduktion, mit einem auf Sie persönlich zugeschnittenen Trainingskonzept
- **Zahnärztliche Untersuchung**, Abklärung von Zusammenhängen mit orthopädischen oder HNO-Erkrankungen
- **HNO-Untersuchung** von Nase, Rachen und Kehlkopf, Allergietestung
- **Neurologische Untersuchung** zur Eruierung der Ursachen von z. B. Kopfschmerzen, Migräne und Schwindel
- **Psychologische Gesprächsangebote** zum Thema Schlafstörung, **Stressbewältigung** und **Entspannungsmethoden**
- **Brain-Check** zur Überprüfung von Gedächtnis und Konzentration

In einem ausführlichen Abschlussgespräch werden vom leitenden Arzt alle Ergebnisse zusammengefasst, erläutert und bewertet und ggf. weiterführende Untersuchungen besprochen.

Ca. 14 Tage nach dem Check-Up erhalten die Patienten einen ausführlichen schriftlichen Bericht mit allen Ergebnissen und Daten.

Honorar

Das Honorar beträgt laut Angaben auf der Internetseite für den Basis Check-Up (nach GOÄ)

für Männer € 1.490,00
für Frauen € 1.470,00.

Unternehmen werden **Sonderkonditionen** für den Medical Check-Up Ihrer Führungskräfte angeboten.

GOÄ-Nr.	Leistung	Punktzahl / 1fach	2,3 / *1,8 / 3,5 / *2,5
30	**Erhebung der homöopathischen Erstanamnese mit einer Mindestdauer von einer Stunde nach biographischen und homöopathisch-individuellen Gesichtspunkten mit schriftlicher Aufzeichnung zur Einleitung einer homöopathischen Behandlung – einschließlich homöopathischer Repertorisation und Gewichtung der charakteristischen psychischen, allgenmeinen und lokalen Zeichen und Symptome des jeweiligen Krankheitsfalles, unter Berücksichtigung der Modalitäten, Alternanzen. Kausal- und Begleitsymptome, zur Auffindung des homöopathischen Einzelmittels, einschließlich Anwendung und Auswertung standardisierter Fragebogen –**	**900** 52,46	120,65 183,60

Dauert die Erhebung einer homöopathischen Erstanamnese bei einem Kind bis zum vollendeten 14. Lebensjahr weniger als eine Stunde, mindestens aber eine halbe Stunde, kann die Leistung nach Nummer 30 bis entsprechender Begründung mit der Hälfte der Gebühr berechnet werden.

Die Leistung nach Nummer 30 ist innerhalb von einem Jahr nur einmal berechnungsfähig.

Neben der Leistung nach Nummer 30 sind die Leistungen nach den Nummern 1, 3 und/oder 34 nicht berechnungsfähig.

Ausschluss: Neben Nr. 30 sind folgende Nrn. nicht abrechnungsfähig: 1, 3, 4, 20, 31, 34, 435, 804, 806 – 808, 812, 817, 835, 849, 861 – 864, 870, 871, 886, 887

Hinweis LÄK: **Anmerkung der Bayerischen Landesärztekammer vom 30.9.2003** (Quelle: GOÄ-Datenbank www.blaek.de) – **Keine Zusatzbezeichnung notwendig**

Die Abrechnung der Nr. 30 GOÄ setzt entsprechende Kenntnisse und Erfahrungen in der Homöopathischen Behandlung voraus. Diese sind jedoch nicht zwingend über die Zusatzbezeichnung „Homöopathie" oder „Naturheilverfahrenn" nachzuweisen.

Private Krankenversicherungen bzw. Beihilfestellen sind nicht berechtigt, die Durchführung der Leistung vom Führen der oben genannten Zusatzbezeichnungen abhängig zu machen.

Kommentar: Im Zusatz zur Leistungslegende wird erläutert, dass die Leistung nach Nr. 30 **innerhalb eines Jahres nur einmal** abgerechnet werden darf. Hier ist nicht das Kalenderjahr gemeint, sondern der Zeitraum von 12 Monaten. Also darf die Leistung am 4.7.06 und dann wieder am 5.7.07 erbracht werden.

Nach § 6 Abs. 2 kann jede Leistung der GOÄ zur Analogberechnung einer anderen nach „Art, Kosten und Zeitaufwand" gleichwertigen Leistung herangezogen werden. **Brück** et alii sehen aber kaum eine andere vergleichbare Anamneseleistung – insbesondere kann nicht jede (nicht-homöopathische) einstündige Anamnese nach Nr. 30 abgerechnet werden. Eine Ausnahme sehen sie allerdings bei der Erstanamnese bei

GOÄ-Nr.		Punktzahl 1fach	2,3 / *1,8 3,5 / *2,5

chronischen Schmerzkranken im Rahmen einer Behandlung durch entsprechend qualifizierte Ärzte. Hier ist eine analoge Abrechnung der Nr. 30 einsetzbar. Inzwischen findet aber allgemein der analoge Ansatz der Nr. 30 bei den nachfolgend aufgezählten IGEL-Leistungen verstärkt Anwendung.

Tipp: Die Leistung nach Nr. 30 ist z.B. mit den Leistungen nach Nrn. 5, 6, 7, 8 kombinierbar.

IGeL: Analoger Ansatz z.B. für Erstanamnese
- bei Umweltmedizinischer Untersuchung
- vor Ayurveda-Therapie
- vor Bachblüten-Therapie
- vor TCM (Traditionelle Chinesische Medizin)

31	**Homöopathische Folgeanamnese mit einer Mindestdauer von 30 Minuten unter laufender Behandlung nach den Regeln der Einzelmittelhomöopathie zur Beurteilung des Verlaufs und Feststellung des weiteren Vorgehens – einschließlich schriftlicher Aufzeichnungen –**	**450** 26,23	60,33 91,80

Die Leistungen nach Nummer 31 ist innerhalb von sechs Monaten höchstens dreimal berechnungsfähig.
Neben der Leistung nach Nummer 31 sind die Leistungen nach den Nummern 1, 3, 4, 30 und/oder 34 nicht berechnungsfähig.

Ausschluss: Neben Nr. 31 sind folgende Nrn. nicht abrechnungsfähig: 1, 3, 4, 30, 34, 435

Tipp: Die Leistung nach Nr. 31 ist z.B. mit den Leistungen nach Nrn. 5, 6, 7, 8 kombinierbar.

32	**Untersuchung nach § 32 bis § 35 und § 42 des Jugendarbeitsschutzgesetzes (eingehende, das gewöhnliche Maß übersteigende Untersuchung – einschließlich einfacher Seh-, Hör- und Farbsinnprüfung –; Urinuntersuchung auf Eiweiß, Zucker und Erythrozyten; Beratung des Jugendlichen; schriftliche gutachtliche Äußerung; Mitteilung für die Personensorgeberechtigten; Bescheinigung für den Arbeitgeber)**	**400** 23,31	53,62 81,60

Bei Leistungserbringung für öffentliche Kostenträger gilt § 11 (Einfachsatz)

Ausschluss: Neben Nr. 32 sind folgende Nrn. nicht abrechnungsfähig: 1, 5 – 7, 70, 75, 80, 95, 435, 3504, 3511, 3652

Kommentar: Unter den in Nr. 3 genannten Ausschlüssen (eingehende Beratung) ist die Nr. 32 nicht enthalten und kann also erbracht werden.
Wird die Leistung nach Nr. 32 für öffentliche Kostenträger erbracht, so ist gemäß § 11 der GOÄ nur der 1fache Gebührensatz berechnungsfähig.
Stellt sich bei der Untersuchung nach Nr. 32 wegen einer bestehenden Symptomatik oder Erkrankung ein weiterer Untersuchungs- oder Beratungsbedarf durch den Arzt dar, so sind die entsprechend zu erbringenden Leistungen abrechnungsfähig. Nach Kommentierung von **Wezel/Liebold** können diese zusätzlichen Leistungen im Zusammenhang mit der Jugendschutzuntersuchung bei öffentlichen Kostenträgern (z. B. Gewerbeaufsichtsamt) nur mit dem einfachen Satz abgerechnet werden.
Wir gehen allerdings davon aus, dass diese Leistungen im Rahmen der kurativen Behandlung abrechenbar sind.

IGeL: Analoger Ansatz für Berufseignungsuntersuchungen, einschl. Berufseignungsberatung auf Wunsch des Patienten.

33	**Strukturierte Schulung einer Einzelperson mit einer Mindestdauer von 20 Minuten (bei Diabetes, Gestationsdiabetes oder Zustand nach Pankreatektomie) – einschließlich Evaluation zur Qualitätssicherung unter diabetologischen Gesichtspunkten zum Erlernen und Umsetzen des Behandlungsmanagements, einschließlich der Auswertung eines standardisierten Fragebogens –**	**300** 17,49	40,22 61,20

Die Leistung nach Nummer 33 ist innerhalb von einem Jahr höchstens dreimal berechnungsfähig.

GOÄ-Nr.		Punktzahl 1fach	2,3 / *1,8 3,5 / *2,5

Neben der Leistung nach Nummer 33 sind die Leistungen nach den Nummern 1, 3, 15, 20, 847, 862, 864, 871 und/ oder 887 nicht berechnungsfähig.

Ausschluss: Neben Nr. 33 sind folgende Nrn. nicht abrechnungsfähig: 1, 3, 15, 20, 34, 435, 847, 862, 864, 871, 887

Kommentar: Die Leistung nach Nr. 33 kann innerhalb **eines Jahres – d.h. in 365 Tagen** - bis zu **3x erbracht und abgerechnet werden**.
Im Gegensatz zu anderen Leistungslegenden ist hier nicht das Kalenderjahr von 1.1. – 31.12. gemeint.
Siehe Nr. A 36 mit der Aufzählung weiterer Krankheitsbilder .

Analog: Die Nr. 33 kann nach Meinung der BÄK auch für evaluierte Schulungsprogramme bei

- chron. rheumatischen Erkrankungen
- Osteoporose
- Fibromyalgiesyndrom
- chron. Antikoagulanzientherapie

analog angesetzt werden.

IGeL: Analoger Ansatz der Nr. 33 GOÄ z.B. bei chron. rheumatischen Erkrankungen, bei Fibromyalgie-Syndrom

34 **Erörterung (Dauer mindestens 20 Minuten) der Auswirkungen einer Krankheit auf die Lebensgestaltung in unmittelbarem Zusammenhang mit der Feststellung oder erheblichen Verschlimmerung einer nachhaltig lebensverändernden oder lebensbedrohenden Erkrankung – gegebenenfalls einschließlich Planung eines operativen Eingriffs und Abwägung seiner Konsequenzen und Risiken; einschließlich Beratung – gegebenenfalls unter Einbeziehung von Bezugspersonen –** | **300** 17,49 | 40,22 61,20

Die Leistungen nach Nummer 34 ist innerhalb von 6 Monaten höchstens zweimal berechnungsfähig.
Neben der Leistung nach Nummer 34 sind die Leistungen nach den Nummern 1, 3, 4, 15, und/ oder 30 nicht berechnungsfähig.

Ausschluss: Neben Nr. 34 sind folgende Nrn. nicht abrechnungsfähig: 1, 3, 4, 15, 20, 21, 22, 30, 31, 33, 435, 804, 806, 807 – 808, 812, 817, 835, 849, 861 – 864, 870, 871, 886, 887

GOÄ-Ratgeber der BÄK: ► **Nachhaltig lebensverändernde Erkrankungen**
Dipl.-Verw. Wiss. Martin Ulmer – (in: Deutsches Ärzteblatt 106, Heft 50 (11.12.2009), S. A-2828) – http://www.bundesaerztekammer.de/page.asp?his=1.108.4144.4228.7941
Ulmer führt zu Nr. 34 an:
„Der GOÄ-Kommentar von Brück führt als nachhaltig lebensverändernde Erkrankungen beispielhaft alle Erkrankungen des rheumatischen Formenkreises und die Lebensgestaltung berührende Erkrankungen wie Diabetes mellitus oder Asthma bronchiale auf. Auch kann von einer mindestens nachhaltig lebensverändernden Erkrankung ausgegangen werden, wenn Risikofaktoren festgestellt werden, die erfahrungsgemäß mit einer deutlichen Lebensverkürzung einhergehen. Dies trifft beispielsweise sowohl auf eine HIV-Infektion als auch auf eine schwere arterielle Hypertonie zu. Entscheidend ist jeweils, dass mit der Erkrankung gravierendere gesundheitliche Einschränkungen verbunden sind, die sich erheblich auf die Lebensgestaltung auswirken und eine entsprechende Erörterung im Sinne der Leistungslegende erforderlich machen.“
Fraglich ist immer wieder die Abrechnung der Nr. 34 für ausführliche Aufklärungsgespräche vor größeren Operationen im Krankenhaus. Dies wird damit begründet, dass ein unmittelbarer Zusammenhang mit der Feststellung der Erkrankung nicht gegeben sei, da die Erkrankung regelmäßig vom einweisenden Arzt, nicht jedoch vom Operateur diagnostiziert werde.
Diese Ansicht ist aber nicht zutreffend. So haben die Amtsgerichte Radolfzell (Az.: 2 C 447/06 und 3 C 1/07) und Wetzlar (Az.: 30 C 127/05) sowie das Landgericht Frankfurt/M. (Az.: 2 – 16 S 170/06) die Nr. 34 für präoperative Aufklärungsgespräche im Zusammenhang mit der Implantation von Knie- beziehungsweise Hüftgelenkendoprothesen sowie der Dekompression von Nervenwurzeln an der Wirbelsäule ausdrücklich anerkannt.

Kommentar: Als **lebensverändernde** Erkrankungen sind z.B. anzusehen:

- Diabetes mellitus
- Rheumatische Erkrankungen
- Asthma bronchiale
- Malignome
- AIDS

- Amputationen
- Hepatitis
- Herzinfarkt
- Rheumatische Erkrankungen
- Hypertonie
- schwere Hypercholesterinämie etc.

Als **lebensbedrohlich** werden angesehen:
- Malignome
- schwere Unfallverletzungen
- Pneunomia (nach Brück)
- AIDS
- schwere arterielle Hypertonie
- Hepatitis
- Niereninsuffizienz
- Herzinfarkt
- Autoimmunerkrankungen

Nr. 34 findet auch Anwendung bei der Planung eines operativen Eingriffs, z.B.
- Bypass-Operation
- Endoprothesesn
- Malignom-Operation
- Hirn-Operation
- Magen-Darm-Operation
- Amputationen

Die Nr. 34 kann vom Operateur, aber auch vom einweisenden Arzt für die ausführliche Aufklärung vor der Operation abgerechnet werden. Während der Zeit der Erörterung evtl. erbrachte Leistungen können nicht abgerechnet werden
Nach der Leistungslegende kann die Nr. 34 innerhalb von 6 Monaten nur 2x erbracht und abgerechnet werden. Ist diese Frist abgelaufen, dann schließt sich nach **Brück** ein weiterer 6-monatiger-Zeitraum an, in dem die Leistung erneut zweimal erbracht werden kann.

Tipp: Die Leistung nach Nr. 34 ist z.B. kombinierbar mit den Leistungen nach Nrn. 5, 6, 7, 8, und Hausbesuchen und Visiten.

IGeL: **Erörterungen, die z. B. nach GOÄ Nr. 34 (meist analoger Ansatz entsprechend § 6 (2) GOÄ**) abgerechnet werden können:
- Erörterung einer **Anti-Aging-Behandlung**, z. B. Risiken einer Hormontherapie
- Erörterung einer gewünschten **Arzneimittel-Behandlung**, z. B. „Life-Style Medikamente" zur Potenzförderung, zur Gewichtsreduktion, gegen Glatzenbildung
- Erörterung einer gesunden **Ernährung/Diät**
- Erörterung vor **kosmetischen Behandlungen oder Eingriffen**
- Erörterung der Ergebnisse im Zusammenhang mit der Veranlassung von **Laboruntersuchungen** auf Wunsch des Patienten
- **Raucherentwöhnung**
- **Second Opinion:** Erörterung von diagnostischen und therapeutischen Maßnahmen, z. B. Operationen, Bestrahlungen,
- Erörterung von **Selbstmedikation** im Rahmen von Prävention und Lebensführung
- Erörterung über **sportliche Betätigungen und deren Grenzen**
- **Umweltmedizinisch orientierende Erörterung** z. B. bezogen auf berufliche oder private Kontakte mit umweltschädlichen Stoffen.

Second Opinion
Die Leistungen nach Nr. 3 oder Nr. 34 sind in der Regel in jeder second opinion die Kernleistungen, dies auch wenn weitere Untersuchungen im gemeinsamen Übereinkommen zwischen Patient und Arzt durchgeführt werden.
In den USA ist es – wenn die eigenen Finanzen es zulassen – üblich, bei lebensverändernden Diagnosen oder vor großen Operationen eine zweite ärztliche Meinung – Second Opinion – einzuholen.

In Österreich und der Schweiz werden die Krankenversicherten sogar angehalten bei bestimmten Erkrankungen eine Second Opinion einzuholen. In der Schweiz erhält der Versicherte dafür sogar einen Rabatt.
Auf einer Internetseite des Schweizer Fernsehns-Bereich: Puls – (http://www.puls.sf.tv/Nachrichten/Archiv/2007/03/26/Gesundheitsthemen/Aerztliche-Zweitmeinung-Second-opinion werden die User informiert:
...„**Zweitmeinung vor Operationen**"
Solche Überlegungen gelten vor allem auch für Operationen, bei denen der Operationstermin innerhalb eines bestimmten Zeitrahmens gewählt werden kann. Man spricht in solchen Fällen von „Wahloperationen". Manche Ärzte raten von sich aus zu einer medizinischen Zweitmeinung, insbesondere bei schweren Eingriffen. Einige Krankenkassen verpflichten ihre Versicherten sogar, vor der Durchführung von gewissen Operationen eine Zweitmeinung einzuholen. Dem Patienten darf durch den zeitlichen Aufschub kein gesundheitlicher Nachteil entstehen. Als Grundregel gilt zudem, dass der zweitbeurteilende Arzt die Operation nicht selber durchführen darf.
In vielen Fällen ist der Hausarzt ein guter Ansprechpartner. Auch er kann beurteilen, ob ein vom Facharzt vorgeschlagenes Vorgehen sinnvoll ist..."
Bei einer Second Opinion geht es dem Patienten darum, eine gestellte Diagnose und/oder eine vorgeschlagene Therapie zu hinterfragen und neu mit einem anderen Mediziner zu diskutieren. Dabei wird – da in der Regel die erhobenen Befunde mitgebracht werden können – nur in wenigen Fällen eine neue oder weiterführende Diagnostik notwendig sein.
Auch die Krankenkassen raten ihren Versicherten zum Einholen einer Zweitmeinung. Im Internet schreibt die Techniker Krankenkasse (TK):
...„Um die Entscheidung für eine Therapie zu überprüfen, muss nicht das gesamte diagnostische Verfahren von vorne beginnen. Der Patient hat das Recht, seine gesamten medizinischen Unterlagen wie etwa Untersuchungsbefunde oder Röntgenbilder einzusehen. Die Praxis kann gegen eine Gebühr gegebenenfalls Kopien zur Verfügung stellen.
Darüber hinaus haben TK-Versicherte die Möglichkeit, sich bei Zweifeln oder Fragen zur Therapie ihres behandelnden Arztes an das TK-ZweitmeinungsTelefon zu wenden. ...
In der Bundesrepublik nehmen Patienten-Nachfrage und Praxis- oder Klinik-Angebot zu. Auch die Krankenkasse sind beratend tätig.
Die Autoren haben einige Beispiele im Internet recherchiert:

Second Opinion, Onkologische Abteilung
http://www.habichtswaldklinik.de/Second_Opinion.html

Zentrum für Krebsmedizin – Prof. Dr. med. Clemens Unger
http://www.zentrum-krebsmedizin.de/leistungen/second-opinion-zweitmeinung-krebstherapie

Zweitmeinung über Therapievorschläge auf orthopädisch-traumatologischem Fachgebiet - Prof. Dr. med. Rudolf Kleining
Facharzt für Chirurgie, Orthopädie u. Unfallchirurgie
Spezielle Unfallchirurgie, Sportmedizin und Physikalische Therapie
http://www.second-opinion-service.de/seiten/person.html

Second-Opinion-Service – Diakoniekrankenhaus Henriettenstiftung gGmbH **Klinik für Diagnostische und Interventionelle Radiologie**
http://www.radiologie-henriettenstiftung.de/cfscripts/main_second-opinion-service.cfm
Angeboten wird, auswärtige radiologische Untersuchungen in der Klinik in Expertenkonferenzen bzw. Qualitätszirkeln zu diskutieren, zusätzlich regelmäßige klinisch-radiologische Konferenzen, zum Teil unter Beteiligung niedergelassener Spezialisten oder Ärzte anderer Krankenhäuser.

Zweitmeinung und onkologische Ansprechpartner
Das Tumorzentrum – CCC Tübingen das Merkblatt „Onkologische Beratung und Konsile" und gibt damit ein hilfreiches Instrument zur Hand, das die telefonische Kontakt-

aufnahme zu den Fachleuten des **Tübinger Universitätsklinikums** bei allen onkologischen Fragestellungen und Problemfällen erleichtert.
http://www.medizin.uni-tuebingen.de/Zuweiser/Patientenzuweisung/Zweitmeinung+und+onkologische+Ansprechpartner.html

Vorsicht Operation ist ein Service der Medexo GmbH – Medical Expert Opinion, Berlin und bietet zahlreiche Spezialisten an
http://www.vorsicht-operation.de/

Ärztliche ZweitMeinung – Ein Portal der AOK Württemberg für Versicherte
http://www.aok.de/baden-wuerttemberg/leistungen-service/80152.php

Die **AOK informiert** ihre Versicherten: Bei diesen Erkrankungen kann eine Ärztliche ZweitMeinung sinnvoll sein

Im Bereich der Onkologie
- bei der Erstdiagnose Krebs
- bei seltenen Tumorerkrankungen
- bei erneutem Tumorwachstum
- bei nicht heilbarer, weit fortgeschrittener Krebserkrankung

Im Bereich der Orthopädie
- bei Wirbelsäulenoperationen
- beim Einsetzen eines künstlichen Gelenks
- bei einer Gelenkspiegelung
- bei Bänder-Operationen am Knie- oder Sprunggelenk
- bei Hallux-Valgus-Operationen
- bei Eingriffen an Schultermuskulatur oder -bändern

Im Bereich der Urologie
- bei gutartigen Prostataerkrankungen
- bei Harninkontinenz
- bei Prostata-, Blasen- und Nierenzellkrebs
- bei Hodentumoren
- bei angeborenen Fehlbildungen des Urogenitaltraktes
- bei kinderurologischen Operationen
- bei Blasenentleerungsstörungen im Rahmen von Querschnittslähmungen
- bei Harnsteintherapien

Second opinion: Wie wird abgerechnet?
Bei der Leistung einer second opinion handelt es sich um eine Wunschleistung der Patienten, die in der Bundesrepublik nicht sicher von seiner Krankenkasse übernommen wird und die der Patient/die Patientin im Sinne einer IGeL-Leistung selbst zu zahlen hat.
Eine entsprechend detaillierte schriftliche Vereinbarung zwischen Arzt und Patient über den verabredeten Leistungsumfang
- Beratungen, Erörterungen
- ggf. weitere apparative Untersuchungen
- Labor
- Röntgen usw.

und über den zu erwartenden Kostenumfang nach GOÄ hilft später Ärger zu vermeiden.
Wenn die Zweitmeinung nur an Hand der Patientenbefunde erbeten wird, dürfte die Einverständniserklärung auf der folgenden Seite reichen.

Wichtig:
Ist der Patient bei einer gesetzlichen Krankenkasse versichert und nimmt der die Second Opinion erbringende Arzt an der vertragsärztlichen Versorgung teil, bitte unbedingt auch an eine mögliche schriftliche Zustimmung zur Privatvergütung nach den Bestimmungen des Bundesmantelvertrages denken!

Einverständniserklärung:

Ich wünsche von .... eine Zweitmeinung (Second Opinion) zu Therapie und/oder Diagnostik folgender Erkrankung:

....

Ich bin damit einverstanden, dass diese Zweitmeinung auf der Basis der von mir zur Verfügung gestellten schriftlichen Befunde und gegebenenfalls weiterer schriftlicher Unterlagen schriftlich erstellt und mir übermittelt wird. Ein unmittelbarer persönlicher Arzt-Patienten-Kontakt findet nicht statt.
Die Rechnung erfolgt nach den Bestimmungen der Gebührenordnung für Ärzte (GOÄ)

....
(Ort/Datum) (Unterschrift)

A 36 **Strukturierte Schulung einer Einzelperson mit einer Mindestdauer von 20 Min. bei Asthma bronchiale, Hypertonie, einschl. Evaluation zur Qualitätssicherung zum Erlernen und Umsetzen des Behandlungsmanagements, einschl. Auswertung standardisierter Fragebögen, je Sitzung (analog Nr. 33 GOÄ) – n. Verzeichnis analoger Bewertungen der Bundesärztekammer** **300** 40,22 17,49 61,20

Ausschluss: Neben Nr. A 36 sind folgende Nrn. nicht abrechnungsfähig: 1, 3, 15, 20, 34, 435, 847, 862, 864, 871, 887

IV Visiten, Konsiliartätigkeit, Besuche, Assistenz

45 **Visite im Krankenhaus** **70** 9,38 4,08 14,28

Die Leistung nach Nummer 45 ist neben anderen Leistungen des Abschnitts B nicht berechnungsfähig.
Werden zu einem anderen Zeitpunkt an demselben Tag andere Leistungen des Abschnitts B erbracht, so können diese mit Angabe der Uhrzeit für die Visite und die anderen Leistungen aus Abschnitt B berechnet werden.
Anstelle oder neben der Visite im Krankenhaus sind die Leistungen nach den Nummern 1, 3, 4, 5, 6, 7, 8, 15, 48, 50 und/oder oder 51 nicht berechnungsfähig.
Wird mehr als eine Visite an demselben Tag erbracht, kann für die über die erste Visite hinausgehenden Visiten nur die Leistung nach Nummer 46 berechnet werden.
Die Leistung nach Nummer 45 ist nur berechnungsfähig, wenn diese durch einen liquidationsberechtigten Arzt des Krankenhauses oder dessen ständigen ärztlichen Vertreter persönlich erbracht wird.

Ausschluss: Neben Nr. 45 sind folgende Nrn. nicht abrechnungsfähig: Der gesamte Abschnitt B Nrn 1-107. Für Visiten gibt es kein Wegegeld.

Kommentar: Die Nr. 45 ist nur für die erste regelmäßige tägliche Visite durch einen Krankenhausarzt oder einen Belegarzt abrechnungsfähig. Eine zweite Visite am selben Tag muss nach Nr. 46 berechnet werden. Die Zuschläge nach den Buchstaben E, F, G und H sind für Krankenhausärzte nicht ansetzbar. Der Zuschlag E ist allerdings ansetzbar bei der Visite durch einen Belegarzt.
Brück weist in seiner Kommentarierung darauf hin, dass nicht jeder Besuch am Krankenbett als Visite anzusehen ist. Werden z. B. nur Laborbefunde mitgeteilt, so hält Brück den Ansatz der Nrn. 45 oder 46 für nicht statthaft. Der Kommentar von Lang, Schäfer, Stiel und Vogt führt aus, was nach Meinung dieser Autoren mit einer Visite verbunden ist...

- Weg zum Krankenbett

- Beratung
- Ggf. Untersuchung
- Prüfung aktueller Befunde
- Feststellung und Überwachung des Krankheitszustandes
- Beratung mit ärztlichem und nichtärztlichem Assistenzpersonal
- Anordnungen zu weiteren diagnostischen oder therapeutischen Maßnahmen..."

Tipp:
- Neben den Visiten nach Nrn. 45 oder 46 sind zwar keine Beratungen und Untersuchungen nach den Nrn. 1, 3 – 8 abrechenbar, dafür aber z.B. Leistungen der Praevention, der Diagnostik, neurologische und psychiatrische Untersuchungen, psychiatrische oder psychosomatische Therapie, Laboruntersuchungen, Röntgen.
- Erbringt allerdings ein **Belegarzt** die Visite entsprechend der Leistungslegende der Nr. E, d.h. die Visite ist dringend angefordert und erfolgt unverzüglich, dann ist die Abrechnung des Zuschlages nach Nr. E möglich.
- Die Zuschläge nach den Buchstaben F bis H sind nicht einsetzbar. Allerdings ist bei Kindern bis zum vollendetem 4. Lebensjahr ein Zuschlag nach K2 möglich.
- Wird ein vom Belegarzt bezahlter Bereitschaftsdienst vorgehalten, so kann der Zuschlag nach dem Buchstaben **J einmal am Tag** zusätzlich abgerechnet werden.
- Wird eine zweite Visite am Tag durchgeführt, so ist diese nach der Nr. 46 zu berechnen; dies gilt auch für weitere am selben Tag erforderliche Zweitvisiten. Mehr als zwei Visiten pro Tag dürfen nur berechnet werden, wenn sie durch die Beschaffenheit des Krankheitsfalles erforderlich waren oder verlangt wurden. Wurde eine Visite verlangt, so ist dies auf der Liquidation anzugeben. Begründungen könnten z.B. sein: Starke Schmerzen, Fieber, akute Verschlechterung, Verdacht Nachblutung. Medikamenten – Unverträglichkeit etc.

46 Zweitvisite im Krankenhaus

50 6,70
2,91 10,20

Die Leistung nach Nummer 46 ist neben anderen Leistungen des Abschnitts B nicht berechnungsfähig.
Werden zu einem anderen Zeitpunkt an demselben Tag andere Leistungen des Abschnitts B erbracht, so können diese mit Angabe der Uhrzeit für die Visite und die anderen Leistungen aus Abschnitt B berechnet werden. Anstelle oder neben der Zweitvisite im Krankenhaus sind die Leistungen nach den Nummern 1, 3, 4, 5, 6, 7, 8, 15, 45, 48, 50 und/oder 51 nicht berechnungsfähig.
Mehr als zwei Visiten dürfen nur berechnet werden, wenn sie durch die Beschaffenheit des Krankheitsfalls geboten waren oder verlangt wurden. Wurde die Visite verlangt, muss dies in der Rechnung angegeben werden.
Die Leistung nach Nummer 46 ist nur berechnungsfähig, wenn diese durch einen liquidationsberechtigten Arzt des Krankenhauses oder dessen ständigen ärztlichen Vertreter persönlich erbracht wird.

Ausschluss: Neben Nr. 46 sind folgende Nrn. nicht abrechnungsfähig: 1, 3 – 8, 15, 45, 48, 50, 51, 435, A, B, C, D, E (für Belegarzt u.U. erlaubt, siehe Kommentar), F, G, H. Für Visiten gibt es kein Wegegeld!

Kommentar: Siehe auch Kommentar zu GOÄ Nr. 45.
Die Zuschläge nach den Buchstaben E, F, G und H sind für Krankenhausärzte nicht ansetzbar. Der Zuschlag E ist allerdings ansetzbar bei der Visite durch einen **Belegarzt,** wenn sie entsprechend der Leistungslegende der Nr. E erfolgt, nämlich dringend angefordert wird und unverzüglich erfolgt.
Werden an einem Tag mehrere Visiten durchgeführt und damit für die 2. und die weiteren Visiten jeweils die Nr. **46** angesetzt, so sollten ab der 3. Visite kurze Begründungen in der Rechnung angegeben werden, um Probleme bei der Zahlung durch den Krankenversicherungsträger auszuschließen.

Tipp:
- Wird die Leistung bei Kindern bis zum vollendeten 4. Lebensjahr erbracht, ist K2 zusätzlich abrechenbar.
- Erbringt allerdings ein Belegarzt die Visite entsprechend der Leistungslegende der Nr. E, d.h. die Visite ist dringend angefordert und erfolgt unverzüglich, dann ist die Abrechnung des Zuschlages nach Nr. E möglich.

- Neben den Visiten nach Nrn. 45 und 46 sind zwar keine Beratungen und Untersuchungen nach den Nrn. 1, 3 – 8 möglich, dafür aber z.B. Leistungen der Prävention, der Diagnostik, neurologische und psychiatrische Untersuchungen, Laborleistungen, Röntgen etc. und auch die Nr. 849.

48 **Besuch eines Patienten auf einer Pflegestation (z.B. in Alten- oder Pflegeheimen) – bei regelmäßiger Tätigkeit des Arztes auf der Pflegestation zu vorher vereinbarten Zeiten** **120** 6,99 16,09 24,48

Die Leistung nach Nummer 48 ist neben den Leistungen nach den Nummern 1, 50, 51 und/oder 52 nicht berechnungsfähig.

Ausschluss: Neben Nr. 48 sind folgende Nrn. nicht abrechnungsfähig: 1, 3, 45, 46, 50, 51, 52, 61, 435, F, H.

Kommentar: Zur Abrechnung der Nr. 48 muss in dem Alten- oder Pflegeheim eine entsprechende Pflegestation vorhanden sein, die sich räumlich abgetrennt vom übrigen Heimbereich befindet.

Die Leistung nach Nr. 48 ist im Vergleich zur Leistung nach Nr. 50 geringer bewertet, weil der Gesetzgeber davon ausgegangen ist, dass der Arzt in der Regel bei einem Besuch mehrere Patienten auf der Pflegestation besucht und entsprechendes Pflegepersonal vorhanden ist.

Wird nach dem Besuch auf der Pflegestation z.B. ein Besuch bei einem Patienten durchgeführt, der in einer abgeschlossenen Wohnung im Altersheim wohnt, so ist die Nr. 50 für diesen Besuch abrechnungsfähig.

Wenn mehrere Patienten im Altersheim besucht werden, die in einer häuslichen Gemeinschaft wohnen, ist ggf. auch die Nr. 51 anzusetzen. Dies nur, wenn es als Anzeichen einer „häuslichen Gemeinschaft“ zentrale Bereiche – z.B. den Küchenbereich oder den Essbereich – gibt, in denen sich Mitbewohner treffen. Zur häuslichen Gemeinschaft siehe weitere Kommentierung bei Nr. 51

50 **Besuch, einschließlich Beratung und symptombezogene Untersuchung** **320** 18,65 42,90 65,28

Die Leistung nach Nummer 50 darf anstelle oder neben einer Leistung nach den Nummern 45 oder 46 nicht berechnet werden.

Neben der Leistung nach Nummer 50 sind die Leistungen nach den Nummern 1, 5, 48 und/oder 52 nicht berechnungsfähig.

Ausschluss: Neben Nr. 50 sind folgende Nrn. nicht abrechnungsfähig: 1, 3, 5, 45, 46, 48, 51, 52, 61, 435, A, B, C, D, E K1.

Kommentar: Ein „Besuch“ liegt vor, wenn der Arzt einen Patienten außerhalb seiner Praxisräume in dessen Wohnung oder an einem anderen Ort, z. B. bei einem Notfall, aufsucht. Der Besuch schließt nach der Legende der Nr. 50 Beratung und symptombezogene Untersuchung mit ein. Psychiatrische oder psychotherapeutischen Behandlungen z. B. nach den Nrn. 804, 806 oder 849 sind von dem Ausschluss der Abrechnung neben Nr. 50 nicht betroffen.

Für einen niedergelassenen Arzt ist somit das Aufsuchen seiner regelmässigen Arbeitsstelle (Praxis) kein Besuch im Sinne der GOÄ Nr. 50. Für den Belegarzt ist das Belegkrankenhaus seine regelmässige Arbeitsstelle.

Nach Kommentar von **Brück** kann ein Arzt, der von dem von ihm betreuten Patienten, um einen Besuch im Krankenhaus gebeten wird, diesen Besuch abrechnen und zwar dies auch, wenn nicht medizinische sondern persönliche oder soziale Gründe Grund der Anforderung waren.

Anästhesisten, die regelmäßig ihre Tätigkeit bei ambulanten Operationen in unterschiedlichen Praxen oder OP-Zentren ausführen, gelten diese Räumlichkeiten als regelmässige Arbeitsstelle. Einem behandelten Patienten können weder Besuchsgebühr noch Wegegeld der Reiseentschädigung berechnet werden (s.a.

Der Arzt kann einen angeforderten Hausbesuch auch dann abrechnen, wenn bei seinem Eintreffen ein anderer Arzt bereits behandelt oder der Patient nicht anwesend ist oder schon verstorben.

Wenn ein Verweilen des Arztes – ohne berechnungsfähige Leistungen – erforderlich ist, kann eine Verweilgebühr nach Nr. 56 berechnet werden.
Besuche auf Wunsch des Patienten oder seiner Angehörigen – ohne medizinische Indikationen – z. B. nur zur Kontrolle „ob noch alles mit dem älteren Angehörigen in Ordnung ist“ sind keine Krankenkassenleistungen sondern fallen unter den Begriff IGeL-Leistungen.

Hinweis LÄK: **Anmerkung der Bayerischen Landesärztekammer vom 7.10.2003** (Quelle: GOÄ-Datenbank http://www.blaek.de/) – **Notarzt-/Blaulichteinsätze – Überschreitung des Regelsatzes**
Nach eingehender Überlegung kommt die Bayerische Landesärztekammer in Bezug auf die Rechnungslegung bei Notarzt-/Blaulichteinsätzen zu folgendem Schluss:
Die Überschreitung des Regelsatzes bei der Besuchsgebühr ist bei Notarzt-/ Blaulichteinsätzen u.E. gerechtfertigt und begründet. „Als Besuch gilt der Weggang des Arztes zum Zwecke des Aufsuchens des Kranken in dessen Wohnung bzw. an dessen Aufenthaltsort (Unfallort).“
Unstrittig werden Besuche bei Notarzt-/ Blaulichteinsätzen unter erschwerten Bedingungen durchgeführt, so dass nach Auffassung der Bayerischen Landesärztekammer hier das Bemessungskriterium „besondere Umstände bei der Leistungserbringung“ ein Überschreiten des Regelsatzes bei der Besuchsgebühr rechtfertigt.
Diese besonderen Umstände enden gewöhnlich mit dem Eintreffen des Arztes beim Patienten. Natürlich können wiederum **neue** Kriterien vorliegen, die **aus anderen Gründen** ebenfalls ein Anheben der Gebührenspanne rechtfertigen würden. Diese neuen Gründe sind dann bei der entsprechenden „Sonderleistung“ anzugeben.
In keinem Fall ist es u.E. vertretbar, bei Notarzt-/ Blaulichteinsätzen bei allen Leistungen – unter Hinweis auf den Notarzt-/ Blaulichteinsatz – den jeweiligen Regelsatz zu überschreiten.

Tipp:
- Wird die Leistung (Besuch) sofort oder zu besonderen Zeiten erbracht, sind Zuschläge nach den Buchstaben E, F, G, H abrechenbar.
- Wird die Leistung bei Kindern bis zum vollendeten 4. Lebensjahr erbracht, ist K2 zusätzlich abrechenbar.
- Neben Nr. 50 z.B. möglich: 6, 7, 8, 4 oder 34 oder 15, Wegegeld, Zuschläge nach E-H, K2, 800, 801, 849 und alle Sonderleistungen.

IGeL:
- Bei Wohnraumbegehung im Rahmen umweltmedizinischer Untersuchungen: Wegegeld nicht vergessen.
- Präventive Hausbesuche auf Patientenwunsch

51 Besuch eines weiteren Kranken in derselben häuslichen Gemeinschaft in unmittelbarem zeitlichen Zusammenhang mit der Leistung nach Nummer 50 – einschließlich Beratung und symptombezogener Untersuchung

250 33,52
14,57 51,00

Die Leistung nach Nummer 51 darf anstelle oder neben einer Leistung nach den Nummern 45 oder 46 nicht berechnet werden.
Neben der Leistung nach Nummer 51 sind die Leistungen nach den Nummern 1, 5, 48 und/oder 52 nicht berechnungsfähig.

Ausschluss: Neben Nr. 51 sind folgende Nrn. nicht abrechnungsfähig: 1, 3, 5, 45, 46, 48, 50, 52, 61, 435, A, B, C, D], E, K1.

Kommentar:
- Gemeinsamer Eingang, gemeinsame Post, gemeinsames Essen, gemeinsames Zimmer, kein eigener Haushalt bedeutet: **dieselbe soziale Gemeinschaft.**
- Dieselbe ‚häusliche Gemeinschaft‘ liegt nicht vor, wenn ein Patient beispielsweise in seiner abgeschlossenen, eigenen Wohnung im Seniorenheim besucht wird. Also: Eigener Schlüssel, eigener Briefkasten, eigene Klingel, eigener Eingang – **nicht dieselbe soziale Gemeinschaft!** Das gilt auch, wenn dieser Patient sein Essen über eine Zentralküche erhält.

Tipp: Wird die Leistung (Besuch/Visite) sofort oder zu besonderen Zeiten erbracht, sind Zuschläge nach den Buchstaben E, F, G, H zum 1/2 Satz abrechenbar.Wird die Leistung bei Kindern bis zum vollendeten 4. Lebensjahr erbracht, ist K2 zusätzlich abrechenbar.

Auf einen Blick:

Wegegelder

Radius	tagsüber EURO	nachts EURO
bis 2,0 km	3,58	7,16
2-5 km	6,64	10,23
5-10 km	10,23	15,34
10-25 km	15,34	25,56
Bei mehr als 25 km erhält der Arzt eine Reiserentschädigung entsprechend § 9 GOÄ		

52 Aufsuchen eines Patienten außerhalb der Praxisräume oder des Krankenhauses durch nicht ärztliches Personal im Auftrag des niedergelassenen Arztes (z.B. zur Durchführung von kapillaren oder venösen Blutentnahmen, Wundbehandlungen, Verbandwechsel, Katheterwechsel) **100** 5,83 –

Die Pauschalgebühr nach Nummer 52 ist nur mit dem einfachen Gebührensatz berechnungsfähig. Sie ist nicht berechnungsfähig, wenn das nicht ärztliche Personal den Arzt begleitet. Wegegeld ist daneben nicht berechnungsfähig.

Ausschluss: Neben Nr. 52 sind folgende Nrn. nicht abrechnungsfähig: 48, 50, 51, 435, A, B, C, D, E, F, G, H, K1, K2

Kommentar: Sucht ein nichtärztlicher Mitarbeiter im Auftrage des Arztes auf einer Hausbesuchsfahrt mehrere Patienten auf, so kann für jeden dieser Patientenbesuche die Nr. 52 angesetzt werden.
Der mehrfache Ansatz der Nr. 52 ist auch möglich, wenn in derselben häuslichen Gemeinschaft mehrere Patienten aufgesucht werden müssen.
Wezel/Liebold ergänzt seinen Kommentar „...Neben der Nummer 52 können keine Leistungen berechnet werden, die durch den Arzt selbst auszuführen sind oder dessen Anwesenheit voraussetzt ...".
Dazu muss gesagt werden, dass in der GOÄ dem Arzt ein breites Spektrum von Möglichkeiten der Delegation an nicht ärzliches Personal gegeben ist.

Tipp: Neben dem Besuch der Helferin sind z.B. abrechenbar:
- Blutabnahmen
- Spritzen
- Verbandswechsel, z.B. Kompressionsverband
- Wundverbände
- EKG

55 Begleitung eines Patienten durch den behandelnden Arzt zur unmittelbar notwendigen stationären Behandlung – gegebenenfalls einschließlich organisatorischer Vorbereitung der Krankenhausaufnahme **500** 29,14 67,03 102,00

Neben der Leistung nach Nummer 55 sind die Leistungen nach den Nummern 56, 60 und/oder 833 nicht berechnungsfähig.

Ausschluss: Neben Nr. 55 sind folgende Nrn. nicht abrechnungsfähig: 3, 56, 60, 61, 435, 833

Kommentar: Wird bei einem Besuch in der Wohnung des Patienten festgelegt, dass eine Krankenhauseinweisung unter ärztlicher Transportbegleitung erforderlich ist, und sind ggf. zu dem Hausbesuch schon die Zuschläge nach den Buchstaben E bis H oder K2 abgerechnet, dann können diese Zuschläge nicht ein zweites Mal für die Transportbegleitung berechnet werden.
Geht der Transport allerdings von der ärztlichen Praxis zum Krankenhaus, so können diese Zuschläge nach E – H und /oder K2 ebenfalls einmal neben Nr. 55 berechnet werden.
Der Gebührenordnungstext legt fest, dass neben Nummer 55 die Leistungen des Verweils nach Nr. 56 und der konsularischen Erörterung nach Nr. 60 nicht abrechnungsfähig sind.
Wird aber ein Konzil nach Nr. 60 eindeutig von der Begleitung des Patienten in eine Klinik zeitlich getrennt durchgeführt, so kann die Nr. 60 entsprechend abgerechnet wer-

den. Es erscheint dabei hilfreich, wenn der abrechnende Arzt hinter der Nr. 60 die entsprechende Uhrzeit angibt, um damit deutlich zu machen, dass das Konzil zu einem anderen Zeitpunkt als die Transportbegleitung des Patienten durchgeführt wurde.

Tipp:
- Wird die Leistung (Besuch/Visite) sofort oder zu besonderen Zeiten erbracht, sind Zuschläge nach den Buchstaben E, F, G, H, abrechenbar.
- Wird die Leistung bei Kindern bis zum vollendeten 4. Lebensjahr erbracht, ist K2 zusätzlich abrechenbar.
- Zusätzlich sind die weiteren erbrachten Leistungen, z.B. Untersuchungen, Injektionen, Verbände, EKT etc., abrechenbar.

56* **Verweilen, ohne Unterbrechung und ohne Erbringung anderer ärztlicher Leistungen – wegen Erkrankung erforderlich –, je angefangene halbe Stunde** **180** 10,49 18,89 26,23

Die Verweilgebühr darf nur berechnet werden, wenn der Arzt nach der Beschaffenheit des Krankheitsfalls mindestens eine halbe Stunde verweilen muss und während dieser Zeit keine ärztliche(n) Leistung(en) erbringt. Im Zusammenhang mit dem Beistand bei einer Geburt darf die Verweilgebühr nur für ein nach Ablauf von zwei Stunden notwendiges weiteres Verweilen berechnet werden.

Ausschluss: Neben Nr. 56 sind folgende Nrn. nicht abrechnungsfähig: 3, 55, 61, 435, 448, 449

Beschluss BÄK: **Beschluss des Gebührenausschusses der Bundesärztekammer Leitung der postnarkotischen Überwachungsphase (13. Sitzung vom 3. Februar 1998)**

Der Ausschuss sieht keine klare Abgrenzungsmöglichkeit von der (nicht berechenbaren) postoperativen Leistungstätigkeit beispielsweise eines Chirurgen und keine klare inhaltliche Beschreibung der Leistungsgeschehens. Hinzu kommt, dass in dem Falle, dass der Anästhesist postnarkotisch beim Patienten verweilt, ohne dass währenddessen andere berechnungsfähige Leistungen anfallen, die Verweilgebühr nach Nr. 56 GOÄ abrechenbar ist.

In dem Falle, dass der Anästhesist beispielsweise Herz/Kreislauf, Atmung und Ausscheidung des Patienten kontrollieren muss, sind diese Leistungen mit GOÄ-Positionen erfassbar (z.B. Untersuchungsleistungen). Somit ist die Voraussetzung des § 6 Abs. 2 GOÄ „nicht in der GOÄ enthalten" nicht gegeben.

Zu berücksichtigen ist auch, dass in der GOÄ Patientenübergaben (vgl. Anmerkung nach Nr. 60 GOÄ) und eine Rufbereitschaft sowie das Bereitstehen eines Arztes ausdrücklich nicht berechnungsfähig sind (vgl. § 4 Abs. 2a GOÄ). Der Ausschuss sieht deshalb diese Leistung als nicht eigenständig – auch nicht analog – berechenbar an.

Kommentar: Nach den Ausführungen im Kapitel **A. Gebühren im besonderen Fällen** kann diese Leistung nur bis zum 2,5fachen Satz bemessen werden.

Nr. 56 kann nur für eine Verweildauer berechnet werden, die nicht durch andere abrechenbare Leistungen unterbrochen wird.

Ist eine Transportbegleitung des Patienten erforderlich, so kann eine Verweilgebühr dann abgerechnet werden, wenn keine ärztlichen Leistungen in dieser Zeit erbracht werden.

Nach einem Verweilen von 30,5 Min. kann die Nr. 56 gleich 2x abgerechnet werden.

Einige Kommentare halten die Verweilgebühr auch für die Rückfahrt zu Einsatzort oder zur Praxis ansetzbar.

Nach **Brück** ist die Leistung der Nr. 56 ist **nicht abrechenbar**

- „... für die **Dauer der Ausführung** einer berechnungsfähigen, aber im Einzelfall länger dauernden Leistung (z.B. Infusion, Operation)
- für **Ausbleiben des bestellten Kranken** (Hess. LSG 28.2.73 – L7 Ka 375 u. 308/71; BSG 18.2.1970 – 6 RKa 29/68)
- für die Betreuung während der postnarkotischen Aufwachphase (Nrn. 448 und 449)
- für die Überwachung einer Regionalanästhesie
- für die Zeit der Vorbereitung für einen Eingriff
- für die Zeit des Wartens auf eine beauftragte Leistung, z.B. Labor, Röntgen, Assistenz, Schnellschnitt-Untersuchung
- im Zusammenhang mit Beistand bei einer Geburt vor Ablauf von 2 Stunden (vgl. Nr. 1021)
- für die „Dienstbereitschaft" (z.B. Geburtshilfe)
- für das immanente Verweilen, das – durch Beratung, Untersuchung etc – mit dem Besuch verbunden ist

GOÄ-Nr. Punktzahl 1fach 2,3 / *1,8 3,5 / *2,5

- für die Beobachtung eines Kranken lediglich zwischen den Behandlungen anderer Kranker (kurzfristiges Hinsehen)
- neben Nr. 790 – 793
- im Rahmen intensivmedizinischer Behandlung durch den die Nr. 435 abrechnenden Arzt..."

Tipp:

- Wird die Leistung sofort oder zu besonderen Zeiten erbracht, sind Zuschläge nach den Buchstaben E, F, G, H abrechenbar.
- Wird die Leistung bei Kindern bis zum vollendeten 4. Lebensjahr erbracht, ist K2 zusätzlich abrechenbar.
- Neben Nr. 56 sind Zuschläge nach E-H, K2 abrechenbar. Ferner sind neben Nr. 56 die Nrn. 833 und 1022 abrechenbar.

60 **Konsiliarische Erörterung zwischen zwei oder mehr liquidationsberechtigten Ärzten, für jeden Arzt** **120** 6,99 16,09 24,48

Die Leistung nach Nummer 60 darf nur berechnet werden, wenn sich der liquidierende Arzt zuvor oder in unmittelbarem zeitlichen Zusammenhang mit der konsiliarischen Erörterung persönlich mit dem Patienten und dessen Erkrankung befasst hat.
Die Leistung nach Nummer 60 darf auch dann berechnet werden, wenn die Erörterung zwischen einem liquidationsberechtigten Arzt und dem ständigen persönlichen ärztlichen Vertreter eines anderen liquidationsberechtigten Arztes erfolgt.
Die Leistung nach Nummer 60 ist nicht berechnungsfähig, wenn die Ärzte Mitglieder derselben Krankenhausabteilung oder derselben Gemeinschaftspraxis oder einer Praxisgemeinschaft von Ärzten gleicher oder ähnlicher Fachrichtung (z.B. praktischer Arzt und Allgemeinarzt, Internist und praktischer Arzt) sind. Sie ist nicht berechnungsfähig für routinemäßige Besprechungen (z.B. Röntgenbesprechung, Klinik- oder Abteilungskonferenz, Team- oder Mitarbeiterbesprechung, Patientenübergabe).

Ausschluss: Neben Nr. 60 ist folgende Nr. nicht abrechnungsfähig: 3, 55, 61

Beschluss BÄK: **Beschlüsse des Gebührenausschusses der Bundesärztekammer Berechnung für den ausgefüllten Konsilschein (10. Sitzung vom 18. Juli 1997)**

Durch die Fassung der Legende zu Nr. 60 GOÄ „konsiliarische Erörterung ..." ist dem Wesen des Konsils entsprechend der Befund- und Meinungsaustausch zwischen den Ärzten in der Konsiliarleistung enthalten.
Nicht festgelegt ist in der GOÄ, in welcher Form dies erfolgt, zum Beispiel mündlich oder schriftlich. In jedem Fall ist aber auch die schriftliche Befunddarstellung und Erörterung Bestandteil der Leistung nach Nr. 60 GOÄ und kann deshalb nicht eigenständig – zum Beispiel mit Nr. 75 GOÄ – neben dem Konsil nach Nr. 60 GOÄ berechnet werden.
Allerdings steht dem Arzt eine Wahlfreiheit zu, ob er in Fällen, in denen der ausgefüllte Konsilschein die Voraussetzungen der Nr. 75 GOÄ in allen Inhalten erfüllt, diese oder Nr. 60 GOÄ berechnet.

Leitung der postnarkotischen Überwachungsphase (13. Sitzung vom 3. Februar 1998)

Der Ausschuss sieht keine klare Abgrenzungsmöglichkeit von der (nicht berechenbaren) postoperativen Leistungstätigkeit beispielsweise des Chirurgen und keine klare inhaltliche Beschreibung des Leistungsgeschehens.
Hinzu kommt, dass in dem Falle, dass der Anästhesist postnarkotisch beim Patienten verweilt, ohne dass währenddessen andere berechnungsfähige Leistungen anfallen, die Verweilgebühr nach Nr. 56 GOÖ abrechenbar ist.
In dem Falle, dass der Anästhesist beispielsweise Herz/Kreislauf, Atmung und Ausscheidung des Patienten kontrollieren muss, sind diese Leistungen mit GOÄ-Positionen erfassbar (zum Beispiel Untersuchungsleistungen). Somit ist die Voraussetzung des § 6 Abs. 2 GOÄ „nicht in der GOÄ enthalten" nicht gegeben.
Zu berücksichtigen ist auch, dass in der GOÄ Patientenübergaben (vgl. Anmerkung nach Nr. 60 GOÄ) und eine Rufbereitschaft sowie das Bereitstehen eines Arztes ausdrücklich nicht berechnungsfähig sind (vgl. § 4 Abs. 2a GOÄ).
Der Ausschuss sieht deshalb diese Leistung als nicht eigenständig – auch nicht analog – berechenbar an.

Hinweis LÄK: **Anmerkung der Bayerischen Landesärztekammer vom 4.12.2003** (Quelle: GOÄ-Datenbank www.blaek.de) – **Konsil**

Unter einem Konsil ist die Beratung zweier oder mehrerer Ärzte zu verstehen, die der Abklärung einer Diagnose und/oder Behandlung dient.
Nicht unter den Begriff des Konsils fällt jedoch eine Besprechung des Anästhesisten mit dem Operateur über die Planung und Durchführung eines operativen Eingriffes.
Davon zu unterscheiden ist jedoch die konsiliarische Abklärung aufgrund vorliegender Grunderkrankungen und dazu evtl. erforderlicher Vorbehandlungen, um überhaupt die Narkosefähigkeit herzustellen. Entsprechendes sollte bereits mit Rechnungslegung deutlich gemacht werden.

GOÄ-Nr.		Punktzahl 1fach	2,3 / *1,8 3,5 / *2,5

Kommentar: Für die konsiliarische Erörterung ist keine Mindestzeit vorgeschrieben. Das Konsilium kann auch telefonisch durchgeführt werden. Die Bestimmungen legen keinen Ort für das Konsil fest.
Jeder der am Konsil beteiligten Ärzte muss den Patienten entweder vor dem Konsil oder „...in unmittelbarem in zeitlichem Zusammenhang" mit dem Konsil untersucht haben. Ein Konsil allein nach Krankenaktenlage ist nicht statthaft.
Die am Konsil teilnehmenden Ärzte müssen liquidationsberechtigt sein oder es muss sich um den ständigen persönlichen ärztlichen Vertreter handeln.
Es sind in der Legende nicht nur Krankenhausärzte, sondern auch niedergelassene Ärzte mit Liquidationsberechtigung gemeint.

Ausgeschlossen vom Konsil sind aber z.B. Amtsärzte, Ärzte des medizinischen Dienstes der Krankenkassen und Betriebsärzte.
Nicht berechnet werden kann ein Konsil, wenn es stattfindet zwischen Ärzten derselben Krankenhausabteilung, derselben Gemeinschaftspraxis – dabei ist es gleich, ob es sich um Ärzte gleicher oder unterschiedlicher Fachrichtungen handelt .

Tipp:
- Wird die Leistung sofort oder zu besonderen Zeiten erbracht, sind Zuschläge nach den Buchstaben E, F, G, H abrechenbar.
- Die Nr. 60 kann telefonisch erbracht werden
- Zum Konsil erforderliche Hausbesuche, Wegegeld, Untersuchungen und Sonderleistungen kann jeder am Konsil beteiligte Arzt für sich abrechnen.
- Muss ein Arzt zum Konsil in die Praxis eines anderen Arztes fahren, so kann er den Besuch und Wegegeld abrechnen.
- Zusätzlich abrechenbar sind z.B. Zuschläge nach E, F, G, H.

61 Beistand bei ärztlicher Leistung eines anderen Arztes (Assistenz), je angefangene halbe Stunde

130	17,43
7,58	26,52

Die Leistung nach Nummer 61 ist neben anderen Leistungen nicht berechnungsfähig.
Die Nummer 61 gilt nicht für Ärzte, die zur Ausführung einer Narkose hinzugezogen werden.
Die Leistung nach Nummer 61 darf nicht berechnet werden, wenn die Assistenz durch nicht liquidationsberechtigte Ärzte erfolgt.

Ausschluss: Neben Nr. 61 dürfen keine weiteren Leistungen berechnet werden.

Kommentar: Mit der Nr. 61 ist die gesamte ärztliche Tätigkeit eines zum Beistand hinzugezogenen Arztes abgegolten, dies gilt auch für Visiten und Besuchsgebühren, die nicht berechnet werden können. Ein Wegegeld ist für den Arzt allerdings berechnungsfähig.
Welcher Art die Assistenzleistung nach Nr. 61 ist, ist nicht genannt – ob operativ oder auch nicht operativ (z.B. sonographische, gastroenterologische oder kardiologische Spezialuntersuchungen).

Muss der zum Beistand geholte Arzt allerdings diagnostische und therapeutische Maßnahmen ausführen, so kann er unter Verzicht auf die Abrechnung Nr. 61 die einzelnen Leistungen natürlich berechnen. Die Leistungen nach Nrn. 61 und 62 sind auch abrechenbar, wenn eine Assistenz weniger als eine halbe Stunde gedauert hat.

Wird der Beistand länger als eine halbe Stunde geleistet, so kann für jede weitere angefangene halbe Stunde die Nr. 61 abgerechnet werden. Es empfiehlt sich allerdings, in der Liquidation die entsprechenden Zeiten anzugeben. **Wezel/Liebold** formuliert in seinem Kommentar „...Zeiten für die Vorbereitungen auf diese Operation (unmittelbare Rüstzeit) können mitberechnet werden, nicht jedoch Zeiten für die An- und Abfahrt und für einleitende Beratungen mit dem behandelnden/operierenden Arzt ...".

Tipp:
- Wird die Leistung sofort oder zu besonderen Zeiten erbracht, sind Zuschläge nach den Buchstaben E, F, G, H abrechenbar.
- Neben Nrn. 61 sind Zuschläge nach E-H abrechenbar.

GOÄ-Nr.		Punktzahl 1fach	2,3 / *1,8 3,5 / *2,5
62	**Zuziehung eines Assistenten bei operativen belegärztlichen Leistungen oder bei ambulanter Operation durch niedergelassene Ärzte, je angefangene halbe Stunde**	**150** 8,74	20,11 30,60

Wird die Leistung nach Nummer 62 berechnet, kann der assistierende Arzt die Leistung nach Nummer 61 nicht berechnen.

Ausschluss: Neben Nr. 62 sind folgende Nrn. nicht abrechnungsfähig: 61, 435

Kommentar: Im Gegensatz zur Nr. 61 ist hier in der Leistungslegende nicht formuliert, dass der Assistent selbständige, diagnostische und therapeutische Leistungen nicht abrechnen kann. Erforderliche Leistungen sind also neben der Nr. 62 berechnungsfähig.
Wird eine Assistenz über längere Zeiten erforderlich, so kann der Assistent für jede angefangene halbe Stunde die Nr. 62 abrechnen. Es erscheint sinnvoll, dass die Uhrzeiten der Assistenz in der Liquidation mit aufgeführt werden.

Tipp:
- Wird die Leistung sofort oder zu besonderen Zeiten erbracht, sind Zuschläge nach den Buchstaben E, F, G, H abrechenbar.
- Neben Nr. 62 sind Zuschläge nach E, F, G, H abrechenbar.
- Anders als bei Nr. 61 kann der Assistent selbständig erbrachte Leistungen neben Nr. 62 berechnen.

62 analog	**Anästhesiologisches Stand-By (analog Nr. 62 GOÄ) – n. Beschluss des Ausschusses „Gebührenordnung" d. BÄK Stand: 04.11.1999**	**150** 8,74	20,11 30,60

Wird die Leistung nach Nummer 62 berechnet, kann der assistierende Arzt die Leistung nach Nummer 61 nicht berechnen.

Ausschluss: Neben Nr. 62 analog sind folgende Nrn. nicht abrechnungsfähig: 61, 435

Beschluss BÄK:
Beschluss des Gebührenordnungsausschusses der BK (4. Nov. 1999)
Anästhesiologisches Stand-by
Das anästhesiologische Stand-by definiert als „Kontinuierliche Überwachung der Vitalfunktionen durch den Arzt für Anästhesiologie während eines diagnostischen und/oder therapeutischen Eingriffs eines anderen Arztes, ohne Narkose, einschl. Bereitstellung der Ausrüstung zur Behandlung von Zwischenfällen", kann je angefangene 30 Minuten analog der **Nr. 62** GO berechnet werden.
Wird im Verlauf der Überwachung eine Narkose/Ansthesie nach den Nrn. **450 – 474 oder 476 – 479** GOÄ erforderlich, so kann dies im Anschluss an die Überwachung berechnet werden.
Die Notwendigkeit beider Verfahren ist zu begründen, und die jeweiligen Zeiten sind in der Rechnung anzugeben. Beide Verfahren sind nach anästhesiologischen Standards zu dokumentieren.

Kommentar: Im Gegensatz zur Nr. 61 ist hier in der Leistungslegende nicht formuliert, dass der Assistent selbständige, diagnostische und therapeutische Leistungen nicht abrechnen kann. Erforderliche Leistungen sind also neben der Nr. 62 berechnungsfähig.
Wird eine Assistenz über lngere Zeiten erforderlich, so kann der Assistent für jede angefangene halbe Stunde die Nr. 62 abrechnen. Es erscheint sinnvoll, dass die Uhrzeiten der Assistenz in der Liquidation mit aufgeführt werden.
Zum Leistungsinhalt der GOÄ Nr. 62 analog gehört die Überwachung der Vitalfunktionen eines Patienten durch einen Anästhesisten bei diagnostischen und/oder therapeutischen Eingriffen, je angefangene 30 Minuten, ab.
Ein Vorgespräch zwischen Patient und Arzt vor einem Eingriff kann getrennt – z. B. nach GOÄ Nrn. 1, 3 (Begrenzungen der Abrechnungsfähigkeit beachten!) oder 34 – abgerechnet werden
Nach Dr. Heck (Stand-by"-Leistung des Anästhesisten – in: Deutsches Ärzteblatt 106, Heft 21 (22.05.2009), S. A-1074 – www.bundesaerztekammer.de/page.asp?his=1.108.4144.4257.7246) sind ...„auch weitere Maßnahmen während des Stand-by, wie beispielsweise Injektionen zur Analgosedierung und/oder Maßnahmen zur Behandlung von Komplikationen, ...zusätzlich berechenbar..."
Auch ggf. erforderliche weitere Massnahmen während des „Stand-by" wie z.B:
- die Einleitung einer Kurznarkose oder Intubationsnarkose (Eingriff nicht anderes medizinisch sinnvoll zu beenden)

sind zusätzlich berechenbar.

Heck weist auch daraufhin, dass wenn zwei Anästhesieverfahren in der Arztrechnung an den Patienten aufgelistet sind, es sinnvoll erscheint, die Uhrzeiten der eingesetzten Anästhesien und eine Begründung für die Notwendigkeit anzugeben.

Tipp:
- Wird die Leistung sofort oder zu besonderen Zeiten erbracht, sind Zuschlge nach den Buchstaben E, F, G, H abrechenbar.
- Neben Nr. 62 analog sind Zuschlge nach E, F, G, H abrechenbar.
- Anders als bei Nr. 61 kann der Assistent selbständig erbrachte Leistungen neben Nr. 62 berechnen.

V Zuschläge zu den Leistungen nach den Nummern 45 bis 62

Allgemeine Bestimmungen

Die Zuschläge nach den Buchstaben E bis J sowie K2 sind nur mit dem einfachen Geführensatz berechnungsfähig. Abweichend hiervon sind die Zuschläge nach den Buchstaben E bis H neben der Leistung nach Nummer 51 nur mit dem halben Gebührensatz berechnungsfähig.
Im Zusammenhang mit Leistungen nach den Nummern 45 bis 55 und 60 dürfen die Zuschläge unabhängig von der Anzahl und Kombination der erbrachten Leistungen je Inanspruchnahme des Artes nur einmal berechnet werden. Neben den Zuschlägen nach den Buchstaben E bis J sowie [K 2] dürfen die Zuschläge nach den Buchstaben A bis D sowie [K 1] nicht berechnet werden.
Die Zuschläge sind in der Rechnung unmittelbar im Anschluss an die zugrundeliegende Leistung aufzuführen.

E **Zuschlag für dringend angeforderte und unverzüglich erfolgte Ausführung** **160** 9,33 –

Der Zuschlag nach Buchstabe E ist neben Leistungen nach den Nummern 45 und/oder 46 nicht berechnungsfähig, es sei denn, die Visite wird durch einen Belegarzt durchgeführt.
Der Zuschlag nach Buchstabe E ist neben Zuschlägen nach den Buchstaben F, G und/oder H nicht berechnungsfähig.

Ausschluss: Neben dem Zuschlag nach den Buchstaben E sind die Nrn. 45, 46 (Ausnahme: Visite durch den Belegarzt) sowie die Zuschläge nach den Buchstaben A-D, K1, F, G und H nicht abrechnungsfähig.

Tipp: Neben dem Buchstaben E sind die Nrn. 48 – 60, Zuschlag K2, 45, 46 (bei Visite durch Belegarzt) abrechenbar. Neben Nr. 51 kann nur der halbe Gebührensatz berechnet werden.

F **Zuschlag für in der Zeit von 20 bis 22 Uhr oder 6 bis 8 Uhr erbrachte Leistungen** **260** 15,15 –

Der Zuschlag nach Buchstabe F ist neben den Leistungen nach den Nummern 45, 46, 48 und 52 nicht berechnungsfähig.

Ausschluss: Neben dem Zuschlag nach dem Buchstaben F sind die Nrn. 45, 46, 48, 52 sowie die Zuschläge nach den Buchstaben A bis D, F, G, und K1 nicht berechnungsfähig.

Beschluss BÄK: Zuschlag F bei späterem Besuchsantritt (5. Sitzung vom 13. März 1996) In Fällen, in denen ein Besuch vor 20.00 Uhr bestellt, aber erst nach 20.00 Uhr ausgeführt wird, ist der Zuschlag F berechtigt. Die Verzögerung muss jedoch sachlich begründet sein und darf nicht im Ermessen des Arztes liegen.

Tipp: Neben dem Buchstaben F sind die Nrn. 50 – 60 sowie die Zuschläge nach den Buchstaben H und K2 abrechenbar.

G **Zuschlag für in der Zeit zwischen 22 und 6 Uhr erbrachte Leistungen** **450** 26,23 –

Der Zuschlag nach Buchstabe G ist neben den Leistungen nach den Nummern 45, 46, 48 und 52 nicht berechnungsfähig. Neben dem Zuschlag nach Buchstabe G ist der Zuschlag nach Buchstabe F nicht berechnungsfähig.

Ausschluss: Neben dem Zuschlag nach dem Buchstaben G sind die Nrn. 45, 46, 48, 52 sowie die Zuschläge nach den Buchstaben A bis D, E, F und K1 nicht berechnungsfähig

Tipp: Neben dem Buchstaben G sind die Nrn. 50, 55 – 60 sowie die Zuschläge nach den Buchstaben H und K2 abrechenbar.

H **Zuschlag für an Samstagen, Sonn- oder Feiertagen erbrachte Leistungen** **340** 19,82 –

Werden Leistungen an Samstagen, Sonn- oder Feiertagen zwischen 20 und 8 Uhr erbracht, darf neben dem Zuschlag nach Buchstabe H ein Zuschlag nach Buchstabe F oder G berechnet werden. Der Zuschlag nach Buchstabe H ist neben den Leistungen nach den Nummern 45, 46, 48 und 52 nicht berechnungsfähig.

Ausschluss: Neben dem Zuschlag nach dem Buchstaben H sind die Nrn. 45, 46, 48, 52 sowie die Zuschläge nach den Buchstaben A bis D, E und K1 nicht berechnungsfähig

Kommentar: Im Gegensatz zum EBM sind in der GOÄ der 24. und der 31. Dezember nicht mit als Feiertage aufgenommen. Daraus folgert, dass ein Zuschlag nach dem Buchstaben H nicht abrechnungsfähig ist, wenn der 24. und 31. auf einen ganz normalen Wochentag und nicht auf einen Samstag oder Sonntag fallen. Neben Nr. 51 kann nur der halbe Gebührensatz berechnet werden.

Tipp: Neben dem Buchstaben H sind die Nrn. 50, 55, 56, 60 – 62 sowie die Zuschläge nach den Buchstaben F, G und K2 abrechenbar.

J **Zuschlag zur Visite bei Vorhalten eines vom Belegarzt zu vergütenden ärztlichen Bereitschaftsdienstes, je Tag** **80** 4,66 –

Ausschluss: Neben dem Zuschlag nach dem Buchstaben J sind die Zuschläge nach den Buchstaben A bis D, E und K1 nicht berechnungsfähig

Tipp: Neben dem Buchstaben J ist die Nr. 45 (bei Durchführung der Visite durch einen Belegarzt) abrechenbar.

K2 **Zuschlag zu den Leistungen nach den Nummern 45, 46, 48, 50, 51, 55 und 56 bei Kindern bis zum vollendeten 4. Lebensjahr** **120** 6,99 –

Ausschluss: Der Zuschlag nach dem Buchstaben K2 ist neben den Zuschlägen nach den Buchstaben A, B, C, D und K1 sowie den Nrn. 790 – 793 nicht berechnungsfähig.

VI Berichte, Briefe

Kommentar:
Berichte und Arztbriefe sind oft mit intensiven Patienten-Beratungen verbunden. Leider kann dafür nicht die Nr. 3 abgerechnet werden. Es stehen aber die Nrn. 1, 4, 15 und 34 zur Verfügung.

Auf einen Blick:
Atteste und Gutachten

GOÄ-Nr.	Leistungslegende	€ 1-facher Satz	€ 2,3facher Satz
70	Arbeitsunfähigkeitsbescheinigung	2,33	5,36
70	Kurze ärztliche Bescheinigung	2,33	5,36
76	Schriftlicher, individueller Diätplan	4,08	9,38
78	Behandlungsplan für Chemotherapie und/oder Nachsorge bei tumorkranken Patienten	10,49	24,13
75	Schriftlicher Krankheits- und Befundbereicht	7,58	17,43
80	Schriftliche gutachterliche Äußerung	17,49	40,22
85	Schriftliche gutachterliche Äußerung bei höherem Aufwand mit wissenschaftlicher Begründung! Je angefangene Stunde Arbeitszeit	29,14	67,03

GOÄ-Nr.	Leistungslegende	€ 1-facher Satz	€ 2,3facher Satz
90	Schriftliche Feststellung über das Vorliegen und Nichtvorliegen einer Indikation für einen Schwangerschaftsabbruch	7,00	16,09
95	Schreibgebühren, je angefangene DIN-A4-Seite . Nur berechnungsfähig neben den Nummern 80, 85 und 90	3,50	–
96	Kopiergebühr, je Kopie. Nur berechnungsfähig neben den Nummern 80, 85 und 90	0,18	–
100	Untersuchung eines Toten, einschl. Leichenschauschein	14,57	33,52

Abrechnungsbeispiele:

- Anfrage einer privaten Krankenversicherung. Eine Untersuchung des Patienten wird nicht gewünscht. Äußerung auf zwei Seiten Vordruck mit Kopie. In diesem Falle sollte zuerst eine Honorarabsprache mit schriftlicher Zusage der Versicherung geführt werden, dann wäre abzurechnen: 80 + 2 x 95 + 2 x 96 + Porto. Porto- und Versandkosten sind gemäß §10 berechnungsfähig.
- Gutachterliche Äußerung nach Studium der Krankenakte für eine Unfallversicherung. Auch hier sollte zuerst eine Honorarabsprache mit der Versicherung geführt werden und dann nach schriftlicher Zusage abgerechnet werden: 85 + 4 x 95 + 4 x 96 + Porto. Porto- und Versandkosten sind gemäß §10 berechnungsfähig.
- Gefordert ist ein Gutachten für eine Lebensversicherung mit körperlicher Untersuchung. Eventuelle Laboruntersuchungen, HIV-Test und EKG sind zusätzlich zu berechnen: 8 + 85 + 4 x 95 + 4 x 96 + Porto. Porto- und Versandkosten sind gemäß § 10 berechnungsfähig.

70 Kurze Bescheinigung oder kurzes Zeugnis, Arbeitsunfähigkeitsbescheinigung — **40** 2,33 — 5,36 8,16

Ausschluss: Neben Nr. 70 sind folgende Nrn. nicht abrechnungsfähig: 3, 95, 96, 435

GOÄ-Ratgeber der BÄK: Siehe Hinweise unter Ratgeber GOÄ zu Nr. 75.

► **Anfragen von privaten Versicherungen: Befundbericht oder Gutachten?**

Dipl.-Verw.-Wiss. Martin Ulmer (in: Deutsches Ärzteblatt 109, Heft 19 (11.12.2012), S. A-992) – http://www.bundesaerztekammer.de/page.asp?his=1.108.4144.4228.10304

Ulmer gibt dazu an: Abgesehen von Einzelfällen, in denen eine kurze Bescheinigung oder ein kurzes Zeugnis im Sinne der Nr. 70 GOÄ ausreichend ist, werden zumeist Fragebogen zur Beantwortung vorgelegt, die den Leistungsinhalt eines Krankheits- und Befundberichts nach der Nr. 75 GOÄ oder einer schriftlichen gutachtlichen Äußerung nach den Nrn. 80 und 85 GOÄ erfüllen. Dabei gilt, dass sich ein Krankheits- und Befundbericht nach der Nr. 75 GOÄ auf die Beschreibung einer zurückliegenden Behandlung mit Wiedergabe der in den Behandlungsunterlagen enthaltenen Daten beschränkt. Eine weitergehende Beurteilung ist – mit Ausnahme der in der Leistungslegende zur Nr. 75 GOÄ ausdrücklich genannten epikritischen Bewertung – nicht vorgesehen.

Werden vom Arzt jedoch medizinische Bewertungen erwartet, die über die Darstellung des bisherigen Behandlungsverlaufs hinausgehen, liegt in der Regel eine gutachtliche Äußerung vor. Z.B bei Fragen nach der mittel- bis langfristigen Prognose einer Erkrankung oder ob die aktuell vorliegenden Beschwerden auf ein Unfallgeschehen zurückzuführen sind oder eher auf zum Unfallzeitpunkt bereits bestehenden Vorerkrankungen beruhen, nur im Rahmen einer gutachtlichen Stellungnahme zu beantworten. Sofern die schriftliche gutachtliche Äußerung einen das gewöhnliche Maß übersteigenden Aufwand erfordert, kann für diese Leistung anstelle der Nr. 80 GOÄ die höher bewertete Nr. 85 GOÄ angesetzt werden. Die Nr. 85 ist dabei je angefangene Stunde Arbeitszeit berechnungsfähig. Von einem das gewöhnliche Maß übersteigenden Aufwand kann im Hinblick auf die Bewertungsrelation zwischen der Nr. 80 und der Nr. 85 dann ausgegangen werden, wenn der Zeitaufwand für das Gutachten mehr als 30 Minuten betragen hat (vgl. Kommentierung nach Brück, Deutscher Ärzte-Verlag). Neben den Nrn. 80 und 85 GOÄ können zusätzlich Schreibgebühren nach der Nr. 95 GOÄ angesetzt werden.

Ist der Aufwand sehr groß die Versicherungsanfrage zu beantworten, kann der Arzt im Rahmen einer Honorarvereinbarung (nach Rücksprache) nach § 2 GOÄ einen höheren Steigerungsfaktor festzulegen.

Hinweis LÄK: **Anmerkung der Bayerischen Landesärztekammer** vom 30.9.2003 (Quelle: GOÄ-Datenbank http://www.blaek.de/) – **Arbeitsunfähigkeitsbescheinigung**

Die Nr. 70 ist für eine Arbeitsunfähigkeitsbescheinigung berechnungsfähig. Die private Krankenversicherung bzw. Beihilfe erstatten dem Versicherten diese Leistung nicht (ergibt sich aus dem Versicherungsvertrag), so dass eine Zahlungsverpflichtung seitens des Patienten besteht, unabhängig von der Erstattung des Kostenträgers.

Leistungskürzungen von Patienten unter dem Hinweis, die Krankenversicherung habe die Nr. 70 nicht erstattet, müssen deshalb nicht hingenommen werden. Die Berechnung der Nr. 70 für eine Arbeitsunfähigkeitsbescheinigung ist gebührenrechtlich nicht zu beanstanden!

Kommentar: Nach Kommentar von **Brück** kann die Nr. 70 neben der Nr. 3 berechnet werden. **Hach** formuliert in seinem Kommentar zur Frage der Abrechnung der Nr. 70 neben der Nr. 3 „...Der Ausschluss neben Leistung nach Nr. 3 (einzige Leistung) kann nicht die notwendige Bescheinigung und Attestierung erfassen. Wird dies zukünftig doch so gesehen, so muss die zusätzliche Leistung in ihrem besonderen Umfang und Schwierigkeitsgrad in die Faktorerhöhung bei der Steigerung (z.B. x 3,35) der Grundleistung (z.B. 3 + 8) einfließen, dies wird den Ausfall mehr als nur kompensieren ...".
Die Befundmitteilung, die Übermittlungen von erhobenen Befunden z.B. EKG, Lungenfunktion, Laborparametern entspricht, kann nicht abgerechnet werden. Sie ist Bestandteil der durchgeführten diagnostischen Leistungen. Wird allerdings ein Befundbericht erwartet, der sich zur Anamnese und zum Verlauf der Krankheit äußert und sozialdiagnostische Erwägungen diskutiert und Therapieansätze, so handelt es sich nicht mehr um einen einfachen Befundbericht, sondern um einen ausführlichen Befundbericht, der nach der Nr. 75 berechnungsfähig ist. Zusätzlich können Porto- und Versandkosten gemäß §10 in Rechnung gestellt werden.

Tipp:
- Mit Entlassungsbericht aus dem Krankenhaus siehe Nr. A 72.
- Mit Nr. 70 können auch berechnet werden:
  - Eintragungen in Allergiepass – Ausstellung Allergiepass – Bescheinigungen zur Sportbefreiung für die Schule – Leichenschauschein für Feuerbestattung – sonstige Schulbescheinigungen – Ausstellung eines neuen Impfausweises (die Eintragung von Impfungen allerdings ist mit der Impfgebühr nach Nrn. 375 – 378 abgegolten)

Auf einen Blick: **Bescheinigungen – Atteste – Gutachten**

Kurzlegende	GOÄ-Nr.	1fach€	2,3fach €
Adoptionsgutachten bei Kindern *(ggf. + Untersuchung)*	75	7,58	**17,43**
Aufnahmeanträge – Altersheim, Kindergarten *(ggf. + Untersuchung*	75	7,58	**17,43**
Arbeitsunfähigkeitsbescheinigung	70	2,33	**5,36**
Attest für Einreisebehörden z. B. USA über erforderliche im Gepäck mitgeführte med. techn. Geräte und/oder Medikamente (z. B. Spritzen, Pen, Insuline) – je nach Aufwand	70 75	2,33 7,58	**5,36** **17,43**
Bescheinigung, kurze ärztliche *z. B. für Schule, Kindergarten, Sportverein*	70	2,33	**5,36**
Behandlungsplan bei tumorkranken Patienten – Chemotherapie und/oder Nachsorge,	78	10,49	**24,13**
Diätplan, individueller schriftlich – *bei langfristigen detaillierten Plänen erscheint ein höherer Steigerungssatz angemessen. Begründung: Erheblicher, das normale Maß übersteigender Aufwand*	76	4,08	**9,38**
Entlassungsbericht im Krankenhaus, vorläufiger	A 72	2,33	**5,36**
Flugtauglichkeitsbescheinigung je nach Aufwand *(ggf. + Untersuchung)*	70 75	2,33 7,58	**5,36** **17,43**
Gesundheitszeugnis z. B. für Visum	75	7,58	**17,43**
Gutachterliche Äußerung, schriftlich + Schreibgebühren	80	17,49	**40,22**
Gutachterliche Äußerung, schriftlich – *bei höherem Aufwand mit wissenschaftlicher Begründung! Je angef. Stunde Arbeitszeit + Schreibgebühren*	85	29,14	**67,03**
Impfbefreiungszeugnis z. B. bei Gelbfieberimpfung	75	7,58	**17,43**
Kindergartenbescheinigung – *Kindergartenunfähigkeit, Wiedergenesung*	70	2,33	**5,36**
Krankheits- und Befundbereicht, schriftlicher – *die vom Patienten oft gewünschte Zusammenfassung der Untersuchungsergebnisse wird von den PKV-Kassen nicht gezahlt.*	75	7,58	**17,43**
Patientenbuch – *Ergänzung von Daten*	70	2,33	**5,36**
Reisefähigkeitsbescheinigung *(ggf. + Untersuchung)*	70	2,33	**5,36**
Reiserücktrittsversicherung, Bescheinigung *(ggf. + Untersuchung)*	75	7,58	**17,43**

GOÄ-Nr. Punktzahl 2,3 / *1,8
1fach 3,5 / *2,5

Kurzlegende	GOÄ-Nr.	1fach€	2,3fach €
Schulbescheinigung z. B. über Schulunfähigkeit, Sportunfähigkeit	70	2,33	**5,36**
Schwangerschaftsabbruch – Indikation für einen Seh., schriftliche Feststellung über das Vorliegen und Nichtvorliegen + Schreibgebühren	90	6,99	**16,09**
Segel- oder Motorführerschein-Tauglichkeit – *Bescheinigung nach Krankenakte ohne neue Untersuchungen*	70	2,33	**5,36**
Sporttauglichkeitsbescheinigung für die Schule *(ggf. + Untersuchung)*	70	2,33	**5,36**
Sportverein-Bescheinigung *(ggf. + Untersuchung)*	70	2,33	**5,36**
Wehrtauglichkeit-Bescheinigung *(ggf. + Untersuchungen)* je nach Umfang	80 85	17,49 29,14	**40,22** **67,03**
Schreibgebühr je angefangene DIN A Seite – nur bei Nrn. 80,85,90	95	**3,50**	
Kopiergebühr, je Kopie	96	**0,18**	

IGeL: Bescheinigung außerhalb der GKV-Erstattungspflicht z.B. für
- Flug- und Tauchtauglichkeit
- Reiseimpfungen
- Reiserücktritt aus Krankheitsgründen
- Schulunfähigkeit
- Sportvereine

A 72 Vorläufiger Entlassungsbericht im Krankenhaus (analog Nr. 70 GOÄ) – n. Verzeichnis analoger Bewertungen d. Bundesärztekammer

40 5,36
2,33 8,16

Kommentar: Bisher gab es keine berechnungsfähige Befundmitteilung, sondern nur den ausführlichen Befundbericht nach Nr. 75.
Der vorläufige Entlassungsbericht wird kurz Diagnose, wichtige Diagnostik, durchgeführte Therapie und weitere Therapie auflisten.

75 Ausführlicher schriftlicher Krankheits- und Befundbericht (einschließlich Angaben zur Anamnese, zu dem(n) Befund(en), zur epikritischen Bewertung und gegebenenfalls zur Therapie

130 17,43
7,58 26,52

Die Befundmitteilung oder der einfache Befundbericht ist mit der Gebühr für die zugrundeliegende Leistung abgegolten.

Ausschluss: Neben Nr. 75 sind folgende Nrn. nicht abrechnungsfähig: 3, 60, 95, 96, 435

Beschluss BÄK: Siehe unter Beschluss zu Kapitel O III Magnetresonanztomographie:
Beschluss des Gebührenausschusses der Bundesärztekammer:
Berechnung für den ausgefüllten Konsilschein (10. Sitzung vom 18. Juli 1997)
Durch die Fassung der Legende zu Nr. 60 GOÄ „konsiliarische Erörterung ..." ist dem Wesen des Konsils entsprechend der Befund- und Meinungsaustausch zwischen den Ärzten in der Konsiliarleistung enthalten. Nicht festgelegt ist in der GOÄ, in welcher Form dies erfolgt, zum Beispiel mündlich oder schriftlich.
In jedem Fall ist aber auch die schriftliche Befunddarstellung und Erörterung Bestandteil der Leistung nach Nr. 60 GOÄ und kann deshalb nicht eigenständig – zum Beispiel mit Nr. 75 GOÄ – neben dem Konsil nach Nr. 60 GOÄ berechnet werden. Allerdings steht dem Arzt eine Wahlfreiheit zu, ob er in Fällen, in denen der ausgefüllte Konsilschein die Voraussetzungen der Nr. 75 GOÄ in allen Inhalten erfüllt, diese oder Nr. 60 GOÄ berechnet.

Kommentar: Die Nr. 75 kann nur abgerechnet werden, wenn ein Arzt-Patientenkontakt stattgefunden hat.

Tipp: Statt der Nr. 60 könnte der Arzt auch die höher bewertete Nr. 75 berechnen, wenn der Inhalt der Legende erfüllt ist. Ein Abrechnen der Nr. 60 neben der Nr. 75 ist nicht möglich!

IGeL: Siehe auch unter Nr. 70. Auf Patientenwunsch Leistungen nach Nr. 75 z.B. für
- Kindergarten
- Schule
- Sportvereine
- Reiserücktrittsversicherung

GOÄ-Nr.		Punktzahl / 1fach	2,3 / *1,8 / 3,5 / *2,5
76	**Schriftlicher Diätplan, individuell für den einzelnen Patienten aufgestellt**	**70** / 4,08	9,38 / 14,28

Ausschluss: Neben Nr. 76 sind folgende Nrn. nicht abrechnungsfähig: 3, 95, 96, 435

Kommentar: Mit Hilfe der Praxis EDV/Textverarbeitung erstellte Diätpläne aus vorgefertigten Textkomponenten dürfen abgerechnet werden, wenn eine individuelle Vervollständigung erfolgt.

Tipp:
- Neben der Nr. 76 können auch weitere Beratungsgespräche z.B. nach Nr. 20 oder eine strukturierte Schulung nach Nr. 33 abgerechnet werden.
- Nr. 76 ist auch neben Nr. 77 ansatzfähig.
- Porto- und Versandkosten können gemäß §10 berechnet werden.

IGeL: Diätplan auf Patientenwunsch. Ggf. zusätzliche Beratungsleistungen nach Nrn. 1, 3, 20 und 33.

77	**Schriftliche, individuelle Planung und Leitung einer Kur mit diätetischen, balneologischen und/oder klimatherapeutischen Maßnahmen unter Einbeziehung gesundheitserzieherischer Aspekte**	**150** / 8,74	20,11 / 30,60

Die Leistung nach Nummer 77 ist für eine im zeitlichen Zusammenhang durchgeführte Kur unabhängig von deren Dauer nur einmal berechnungsfähig.

Ausschluss: Neben Nr. 77 sind folgende Nrn. nicht abrechnungsfähig: 3, 95, 96, 435

Kommentar: Nur der die Kur eines Patienten leitende Arzt kann Nr. 77 abrechnen.
Nicht abrechnungsfähig ist die Leistung für den Arzt, der für den Patienten/Patientin die Kur beantragt hat und Ort und entsprechende Kurmaßnahmen empfohlen hat.

Tipp: Porto- und Versandgebühren können gemäß §10 berechnet werden.

IGeL: Analoger Ansatz bei Maßnahmen/Behandlungen im Rahmen der Umweltmedizin, bei antiallergischen Therapien, Anti-Stresstherapie etc.

78	**Behandlungsplan für die Chemotherapie und/oder schriftlicher Nachsorgeplan für einen tumorkranken Patienten, individuell für den einzelnen Patienten aufgestellt**	**180** / 10,49	24,13 / 36,72

Ausschluss: Neben Nr. 78 sind folgende Nrn. nicht abrechnungsfähig: 3, 95, 96, 435

Kommentar: Ist im Rahmen einer Chemotherapie oder eines Nachsorgeplanes eine Änderung erforderlich, so kann die Nr. 78 entsprechend mehrmals abgerechnet werden. Wird der Plan für die Chemotherapie von einem liquidationsberechtigten Arzt und der schriftliche Nachsorgeplan von einem anderen liquidationsberechtigten Arzt ausgeführt, so kann nach **Brück** jeder dieser Ärzte die Leistung nach Nr. 78 berechnen.
Stellt ein behandelnder Arzt sowohl den Plan für die Chemotherapie als auch den Nachsorgeplan auf, so kann für dieselbe Tumorerkrankung die Nr. 78 nur einmal berechnet werden, auch wenn die Pläne zu unterschiedlichen Zeiten erstellt werden.

Analog: Nach **Brück** kommt ein analoger Ansatz der Nr. 78 z.B. bei der Behandlungsplanung einer schweren rheumatischen systemischen Erkrankung in Betracht.

80	**Schriftliche gutachtliche Äußerung**	**300** / 17,49	40,22 / 61,20

Ausschluss: Neben Nr. 80 sind folgende Nrn. nicht abrechnungsfähig: 3, 435

Hinweis LÄK: **Anmerkung der Bayerischen Landesärztekammer** vom 30.09.2003 (Quelle: GOÄ-Datenbank http://www.blaek.de/) –
Beurteilung von Fremdaufnahmen – analoge Bewertung
Ein Ansatz der Nr. 80 GOÄ ist nicht möglich – auch nicht in Analogie (dies betrifft auch jede andere hierfür analog herangezogene Gebührenordnungsposition).
Zu Abschnitt O der Amtlichen Gebührenordnung heißt es ausdrücklich: „Die Beurteilung von Röntgenaufnahmen oder von Szintigrammen, auch Fremdaufnahmen, als selbständige Leistung ist nicht gesondert berechnungsfähig.“ Für die Auswertung der übermittelten Befunde, die mit Bezug auf den Patienten bzw. seinen Zu-

GOÄ-Nr. Punktzahl 2,3 / *1,8
1fach 3,5 / *2,5

stand durch den behandelnden Arzt erfolgt, kann kein Honorar erhoben werden. Die Beurteilung von mitgebrachten Kernspintomogrammen oder Computertomogrammen kann deshalb nicht zusätzlich in Rechnung gestellt werden – auch nicht über eine Analogiebewertung.

Kommentar: Neben den Leistungen nach den Nrn. 80 oder 85 können die medizinisch erforderlichen Leistungen – wie z. B. klinische Untersuchung, apparative Diagnostik, Sonographie, EKG etc. und Laboratoriumsleistungen – zusätzlich berechnet werden.

Tipp: Erforderliche Schreibgebühren können nach den Nrn. 95 und 96 berechnet werden, leider nur mit dem einfachen Satz.
Porto- und Versandkosten sind gemäß §10 berechnungsfähig.

IGeL: Für eine vom Patienten gewünschte schriftliche gutachterliche Äußerung. Bei kurzen Bescheinigungen siehe auch Nr. 70, Nrn. 80 oder 85 sind für die ärztliche Begutachtung der Wehrtauglichkeit – je nach Aufwand – ansetzbar. Erforderliche Beratungs- oder Untersuchungsleistungen, Labor- und/oder apparative Diagnostik sind zusätzlich berechenbar

85 **Schriftliche gutachtliche Äußerung mit einem das gewöhnliche Maß übersteigenden Aufwand – gegebenenfalls mit wissenschaftlicher Begründung, je angefangene Stunde Arbeitszeit** **500** 67,03
29,14 102,00

Ausschluss: Neben Nr. 85 sind folgende Nrn. nicht abrechnungsfähig: 3, 435

Hinweis LÄK: **Anmerkung der Bayerischen Landesärztekammer** vom 07.10.2003 (Quelle: GOÄ-Datenbank http://www.blaek.de/) – **Gutachten gegenüber Versicherungsgesellschaften**

Der Arzt ist aus seinem Behandlungsvertrag mit seinem Patienten verpflichtet, durch Ausstellen ärztlicher Bescheinigungen dem Patienten bei der Durchsetzung von Schadensersatzansprüchen behilflich zu sein. Diese Nebenverpflichtung besteht insbesondere dann, wenn die Haftpflichtversicherung des Schädigers ihrerseits die Erfüllung von Schadensersatzansprüchen von einer ärztlichen Bescheinigung abhängig macht. Hier besteht eine Verpflichtung unabhängig davon, ob es sich bei dem Patienten um einen Kassenpatienten oder um einen Privatpatienten handelt. In beiden Fällen ist die Abrechnungsgrundlage die Amtliche Gebührenordnung (GOÄ), da auch bei Kassenpatienten das Ausstellen solcher Bescheinigungen nicht Bestandteil der kassenärztlichen Versorgung ist.

Gemäß § 1 der Amtlichen Gebührenordnung bestimmt die GOÄ die Vergütungen für die beruflichen Leistungen der Ärzte, soweit nicht durch Bundesgesetz etwas anderes bestimmt ist. Die Bindung an das Leistungsverzeichnis der GOÄ geht damit über die Voraussetzung der Leistungserbringung gegenüber eine Patienten hinaus. Zwar ist die unmittelbare Arzt-Patienten-Begegnung der Normalfall, der die Abrechnung nach GOÄ auslöst – soweit die Vergütungen nicht durch ein anderes Bundesgesetz bestimmt sind –, es kann nach dieser Formulierung jedoch nicht davon ausgegangen werden, dass Leistungen gegenüber Versicherungen nicht unter den Anwendungsbereich der GOÄ fallen; diese hat mit der Reform aus dem Jahre 1982 ihren subsidiären Charakter verloren und ist seitdem verbindliches Leistungsverzeichnis für die beruflichen Leistungen des Arztes. Dass es sich bei gutachtlichen Stellungnahmen von Ärzten gegenüber Versicherungsgesellschaften um berufliche Leistungen des Arztes handelt, steht u.E. außer Frage. Insofern löst das Tätigwerden gegenüber einer Versicherungsgesellschaft die Anwendung der GOÄ aus.

Voraussetzung für die Ausstellung ärztlicher Bescheinigungen und ärztlicher Gutachten gegenüber einer privaten Versicherungsgesellschaft ist selbstverständlich eine wirksame Entbindung des Arztes von seiner ärztlichen Schweigepflicht und ein ausdrückliches oder zumindest konkludent erklärtes Verlangen des Patienten auf Auskunftserteilung gegenüber der Versicherungsgesellschaft (und nicht gegenüber dem Patienten selbst).

Das Ausfüllen von Formulargutachten mit Hilfe von Musterformularen rechtfertigt normalerweise den Ansatz der Nr. 80 GOÄ – schriftliche gutachterliche Äußerung. Fordert das Ausfüllen des Musterformulars durch offene Rubriken eine eingehende Begründung des Gutachters, so kann auch der Ansatz der Nr. 85 GOÄ gerechtfertigt sein.

Der Ansatz der Gebührendordnungspositionen Nrn. 80 und 85 GOÄ ist selbstverständlich mit einem Steigerungsfaktor im Rahmen des § 5 GOÄ möglich. Eine entsprechende Begründung muss dann allerdings auch hier angegeben werden. Ein besonderer Zeitaufwand kann bei Ansatz der Nr. 85 nicht als Begründung angegeben werden, da diese Leistung „je angefangene Stunde Arbeitszeit" berechnet wird und der Zeitaufwand folglich über den Mehrfachansatz dieser Leistung berücksichtigt wird.

Die Bayerische Landesärztekammer ist ferner der Auffassung, dass von Seiten einer privaten Versicherungsgesellschaft nicht von vorne herein festgelegt werden kann, nach welcher Gebührenposition die Vergütung für entsprechende Gutachten zu erfolgen hat.

Kommentar: Zur Arbeitszeit – die häufig nicht in einem Stück, sondern zu getrennten Zeiten erbracht und damit addiert werden muss – zählt neben der Zeit zur Abfassung des Gutachtens auch die Zeit für entsprechende Recherchen des Aktenmaterials, die Prüfung relevanter medizinischer Sachverhalte und das ggf. erforderliche Literaturstudium.
Siehe auch Kommentierung zur Nr. 80.

GOÄ-Nr.		Punktzahl / 1fach	2,3 / *1,8 / 3,5 / *2,5

Tipp: Erforderliche Schreibgebühren sind neben Nr. 85 nach den Nrn. 95 und 96 berechnungsfähig, leider aber nur nach dem einfachen Satz.

IGeL: Siehe auch Hinweise bei Nrn. 70 und 80.

90 Schriftliche Feststellung über das Vorliegen oder Nichtvorliegen einer Indikation für einen Schwangerschaftsabbruch **120** 16,09 / 6,99 24,48

Ausschluss: Neben Nr. 90 sind folgende Nrn. nicht abrechnungsfähig: 3, 435

Kommentar: Der schriftlichen Feststellung nach Nr. 90 sollte eine eingehende Beratung nach Nr. 22 sicher voraus gehen.
Die für den Abbruch einer Schwangerschaft erforderlichen Leistungen dürfen entsprechend dem Hinweis im § 5a nur bis zum 1,8fachen des Gebührensatzes berechnet werden.
Zu den aufgezählten Leistungen im § 24b SGB V mit reduziertem Gebührensatz zählt Feststellung nach Nr. 90 nicht (siehe § 5a). Diese Leistung kann also entsprechend mit dem 2,3fachen Satz und mit Begründung bis zum 3,5fachen Satz berechnet werden.

Tipp:
- Neben Nr. 90 sind die Nrn. 22, 95 und 96 abrechenbar.
- Porto- und Versandkosten sind gemäß § 10 berechnungsfähig.

95 Schreibgebühr, je angefangene DIN A 4-Seite **60** / 3,50 –

Tipp: Neben Nr. 95 sind die Nrn. 80, 85 und 90 abrechenbar.

96 Schreibgebühr, je Kopie **3** / 0,17 –

Die Schreibgebühren nach den Nummern 95 und 96 sind nur neben den Leistungen nach den Nummern 80, 85 und 90 und nur mit dem einfachen Gebührensatz berechnungsfähig.

Tipp: Porto- und Versandkosten sind gemäß §10 berechnungsfähig.

VII Todesfeststellung

Allgemeine Bestimmungen

Begibt sich der Arzt zur Erbringung einer oder mehrerer Leistungen nach den Nummern 100 bis 107 außerhalb seiner Arbeitsstätte (Praxis oder Krankenhaus) oder seiner Wohnung, kann er für die zurückgelegte Wegstrecke Wegegeld nach § 8 berechnen.

100 Untersuchung eines Toten – einschließlich Feststellung des Todes und Ausstellung des Leichenschauscheines **250** 33,52 / 14,57 51,00

Ausschluss: Neben Nr. 100 sind folgende Nrn. nicht abrechnungsfähig: 1 – 8. Siehe aber zusätzlich Ausnahme unter Kommentar.

Hinweis LÄK: **Anmerkung der Bayerischen Landesärztekammer** vom 30.09.2003 (Quelle: GOÄ-Datenbank http://www.blaek.de/) – **Leichenschau**
Die Kosten für eine Leichenschau werden weder durch die gesetzliche Krankenversicherung, noch durch eine private Krankenversicherung oder Beihilfestelle erstattet. Die Rechnungslegung erfolgt nach der Amtlichen Gebührenordnung für Ärzte (GOÄ).
Die Leichenschau wird über die Nr. 100 GOÄ abgerechnet. Zusätzlich kann gemäß § 8 GOÄ ein Wegegeld berechnet werden. Ein Besuch (Nr. 50) kann neben der Leichenschau nicht berechnet werden, wenn zum Zeitpunkt des Anrufes schon mit Sicherheit feststand, dass der Patient bereits verstorben war. Ein Besuch ist also nur in den Fällen abrechenbar, in denen bei Anforderung der Patient noch als 'lebend' eingestuft werden kann; bei gesetzlich krankenversicherten Patienten geht der Besuch dabei zu Laten der gesetzlichen Krankenversicherung.

Kommentar: Die BÄK erklärt im Deutschen Ärzteblatt 06 / 01. „Im Rahmen des öffentlichen Rettungsdienstes wird wegen der im Regelfall unvollständigen Leichenschau der Ansatz

der Nr. 100 GOÄ nicht für sachgerecht gehalten. Die ärztlichen Teilleistungen sind in diesem Fall gesondert berechnungsfähig, z.B. mit den Nrn. 7 für die Untersuchung und 70 analog für die ‚Ausstellung eines vorläufigen Leichenscheins'. Die Schaffung einer angemessenen Bewertung der Leichenschau wird bei einer Weiterentwicklung der GOÄ als notwendig vermerkt..."
Im Deutschen Ärzteblatt 12/01 erklärt Dr.med. Klakow-Franck: „....Wer sich – wie in ‚Medical Tribune' empfohlen – dazu verleiten lässt, weiterhin regelhaft die Nr. 50 neben der Nr. 100 anzusetzen, weil ‚der kleine Betrag des Arztes im großen Grundrauschen der Bestattungskosten untergeht', läuft Gefahr, sich mit dem Vorwurf des Abrechnungsbetruges auseinander setzen zu müssen. Nach Rechtsprechung des Bundesarbeitsgerichtes wird die Ausstellung eines Leichenscheins im Rahmen der stationären Behandlung nicht als ärztliches Gutachten, sondern nur als Bescheinigung gewertet. Der angestellte Krankenhausarzt ist nach seinem Arbeitsvertrag zur Ausstellung des Leichenscheins verpflichtet. Eine Liquidation der Nr. 100 gegenüber den Angehörigen des Verstorbenen kann ein angestellter Krankenhausarzt dann durchführen, wenn ihm die Zustimmung des Krankenhausträgers dazu vorliegt."

Rechtsprechung: **Aushändigung Leichenschauschein gegen Barzahlung**
Die Leichenschau ist eine vom Arzt durchzuführende Untersuchung der verstorbenen Person zum Zwecke der Feststellung des Todes, des Todeszeitpunktes und der Todesursache. Nach § 10 FBG muss diese Untersuchung vor der Bestattung durchgeführt werden.
Verlangt ein Arzt, dass vor der Aushändigung des Leichenschauscheins und vor Rechnungsstellung ein Barbetrag, z. B. Euro 200.–, zu entrichten ist, liegt ein eindeutiger Verstoß gegen das Gebührenrecht vor. Denn: fällig wird ein Betrag erst, wenn eine Rechnung nach § 12 GOÄ erteilt worden ist; gemäß § 12 Abs. 2 GOÄ ist eine Pauschalforderung auch unzulässig. Die Abrechnung der Gebühren hat auf der Grundlage der GOÄ- Geb.Nr. 100 zu erfolgen.
Bei diesem Sachverhalt liegt auch ein vorsätzlicher Verstoß gegen die berufsrechtlichen Pflichten eines Arztes vor.
Ferner verstößt nach der Rechtsprechung der Berufsgerichte ein Arzt gegen die Pflicht zur gewissenhaften Berufsausübung, wenn er Anschreiben der Standesvertretung, wie.z. B. Ärztekammer, nicht zeitnah und sachlich beantwortet.
Aktenzeichen: VG Gießen, 15.02.2010, AZ: 21 K 1466/09. Gl. B
Entscheidungsjahr: 2010

Tipp:
- Wird ein 2. Leichenschauschein z.B. für eine Feuerbestattung ausgestellt, kann Nr. 70 berechnet werden.
- Ein Besuch nach GOÄ Nr. 50 ist nur abrechenbar, wenn ein Patient zum Zeitpunkt der Anforderung des Hausbesuches noch lebte.
- Wegegeld berechnen.

102 Entnahme einer Körperflüssigkeit bei einem Toten

150	20,11
8,74	30,60

Ausschluss: Neben Nr. 102 sind folgende Nrn. nicht abrechnungsfähig: 250, 251, Leistungen des Abschnitts C.III. (Punktionen).

Tipp:
- Neben Nr. 102 ist die Nr. 100 abrechenbar.
- Die Nr. 102 kann für jede entnommene Flüssigkeit einzeln berechnet werden, z.B. 102 (2x) – Blut und Urin

104 Bulbusentnahme bei einem Toten

250	33,52
14,57	51,00

Ausschluss: Neben Nr. 104 sind folgende Nrn. nicht abrechnungsfähig: 105, 1339, 1346 oder Kapitel L

Tipp: Neben Nr. 104 ist die Nr. 100 abrechenbar.

GOÄ-Nr.		Punktzahl 1fach	2,3 / *1,8 3,5 / *2,5
105	**Hornhautentnahme aus einem Auge bei einem Toten**	**230** 13,41	30,83 46,92

Ausschluss: Neben Nr. 105 sind folgende Nrn. nicht abrechnungsfähig: 104, 1339, 1346.

Tipp: Neben Nr. 105 ist die Nr. 100 abrechenbar.

107	**Entnahme eines Herzschrittmachers bei einem Toten**	**220** 12,82	29,49 44,88

Ausschluss: Neben Nr. 107 sind folgende Nrn. nicht abrechnungsfähig: 3096, 3097

Tipp: Neben Nr. 107 ist die Nr. 100 abrechenbar.

C Nichtgebietsbezogene Sonderleistungen

I Anlegen von Verbänden

Allgemeine Bestimmungen

Wundverbände nach Nummer 200, die im Zusammenhang mit einer operativen Leistung (auch Ätzung, Fremdkörperentfernung), Punktion, Infusion, Transfusion oder Injektion durchgeführt werden, sind Bestandteil dieser Leistung.

Kommentar:
Wundverbände nach Nr. 200 können im Zusammenhang mit den in den Allgemeinen Bestimmungen genannten operativen Leistungen, Ätzungen, Punktionen, Infusionen, Transfusionen und Injektionen nicht berechnet werden, denn sie sind nach Brück nur „Teilleistungen" der oben beschriebenen Leistungen.
Erforderliche Kompressionsverbände nach Nr. 204 sind neben operativen Leistungen berechnungsfähig.
Nach Beschluss des Gebührenausschusses der Bundesärztekammer sind neben den Leistungen nach den Nrn. 2000 bis 2005 Wundverbände nach Nr. 200 nicht abrechnungsfähig. Siehe hierzu den Beschluss der BÄK unter Nr. 200.

200	**Verband – ausgenommen Schnell- und Sprühverbände, Augen-, Ohrenklappen oder Dreiecktücher**	**45** 2,62	6,03 9,18

Ausschluss: Neben Nr. 200 sind folgende Nrn. nicht abrechnungsfähig: 435, alle operativen Leistungen (auch Ätzung, Fremdkörperentfernung), Punktionen, Infusionen, Transfusionen oder Injektionen)

Beschluss BÄK:
Beschlüsse des Gebührenausschusses der Bundesärztekammer
Keine Berechnung neben Nrn. 2000 bis 2005 (7. Sitzung vom 12. September 1996)
Die Leistungen nach den Nrn. 2001, 2002, 2004 und 2005 stellen operative Leistungen dar, da in den Legenden auf „Naht" und/oder „Umschneidung" abgestellt ist. Die Leistungen nach den Nrn. 2000 und 2003 beinhalten im Leistungsumfang („Erstversorgung") im wesentlichen den Verband. Eine Berechnung der Nr. 200 neben den Nrn. 2001 oder 2003 würde deshalb den Leistungsinhalt doppelt berücksichtigen.
(1. Sitzung vom 30. August 1991) Anders dagegen bei der Nr. 2006, daneben ist Nr. 200 berechenbar
Photodynamische Therapie (PDT) von Hautläsionen
Bei topischer Applikation des Photosensibilisators berechnungsfähig: Nr. 209 GOÄ für das Auftragen des Photosensibilisators sowie **Nr. 200 GOÄ** (Okklusionsverband) und Nr. 530 GOÄ (Kaltpackung) – siehe auch unter Nrn. 5800 bis 5803.

Kommentar: Der Wundverband ist eine delegierbare ärztliche Leistung und ist somit auch vom Praxispersonal erbringbar.
Es können mehrere Verbände nebeneinander berechnet werden. Jede medizinisch notwendige Bedeckung einer Körperstelle zu therapeutischen Zwecken (z.B. auch Salicylpflasterverbände) ist dann ein abrechnungsfähiger Verband, wenn er einzeln angelegt wird. Die Körperstelle kann relativ klein sein (Zehe, Finger).

Tipp:
- Die Leistung nach Nr. 200 ist kombinierbar z.B. mit den Leistungen nach den Nrn. 201, 204, 206, 207, 208, 209, 210, 211, 212, 213ff.
- Die Nr. 200 kann mehrmals abgerechnet werden bei einem Patientenkontakt, wenn an mehreren Körperstellen ein Verband erforderlich ist.
- Auch für Salbenverband abrechenbar.

Beispiele:
Wird bei einer Verletzung von vier Fingern am 2. Tag jeder Finger einzeln verbunden, so wäre 4 x die Nr. 200 (bei Sekundärheilung 4x die Nr. 2006) anzusetzen.
- Wird bei einer Sprunggelenksdistorsion wegen des Hämatoms ein Salbenverband angelegt und zusätzlich wegen der Instabilität des Bandapparates ein Stützverband, so sind beide Verbände nebeneinander abrechnungsfähig. Das gleiche gilt bei Salben- und Gipsverband und bei Salben- und Schienenverband.
- Verschiedenartige Verbände können bei unterschiedlichen therapeutischen Zielen nebeneinander erforderlich sein und somit abgerechnet werden. Wundverbände als Bestandteil einer operativen Leistung sind nicht abrechenbar.

P. Hermanns, G. Filler, B. Roscher (Hrsg.), *GOÄ 2013*,
Erfolgskonzepte Praxis- & Krankenhaus-Management,
DOI 10.1007/978-3-642-29292-7_19, © Springer-Verlag Berlin Heidelberg 2013

GOÄ-Nr.		Punktzahl	2,3 / *1,8
		1fach	3,5 / *2,5

- Müssen postoperativ am gleichen Tag mehrere Verbandswechsel durchgeführt werden, so sind diese mit Angabe von Begründung und Uhrzeit abrechnungsfähig. Dies gilt auch in der Praxis für den Zustand nach einer Wundversorgung, wenn z.B. durchblutende Verbände Stunden später einer Erneuerung bedürfen. Auch hier ist die mehrfache Abrechnung mit Uhrzeit und Begründungsangaben nötig.

201	**Redressierender Klebeverband des Brustkorbs oder dachziegelförmiger Klebeverband – ausgenommen Nabelverband**	**65** / 3,79	8,71 / 13,26

Ausschluss: Neben Nr. 201 ist folgende Nr. nicht abrechnungsfähig: 435

Kommentar: Ein Dachziegelverband bei Zehenfraktur ist nach Nr. 201 abrechnungsfähig.
Werden Tape-Verbände über Gelenken angelegt, so sind sie nach den Nrn. 206 (kleines Gelenk) oder 207 (großes Gelenk) zu berechnen.
Umfasst ein Tape-Verband allerdings **kein** Gelenk, so kann die Nr. 201 berechnet werden.

Tipp: Neben der Nr. 201 ist die Nr. 208 abrechenbar.

204	**Zirkulärer Verband des Kopfes oder des Rumpfes (aus als Wundverband); stabilisierender Verband des Halses, des Schulter- oder Hüftgelenks oder einer Extremität über mindestens zwei große Gelenke; Schanz'scher Halskrawattenverband; Kompressionsverband**	**95** / 5,54	12,74 / 19,38

Ausschluss: Neben Nr. 204 ist folgende Nr. nicht abrechnungsfähig: 435

Kommentar: Die genannten Verbände können entweder im Rahmen der Wundversorgung als Wundverbände oder zur Ruhigstellung angelegt werden. Nach **Wezel/Liebold** fallen unter die Kompressionsverbände z. B. Schaumgummikompressionsverband, Bisgaard, Braun-Falco, Fischer, Gibney, Pütter, Sigg.
Wezel/Liebold hält die Leistungsbeschreibung auch für erfüllt, wenn bei Kompressionsverbänden keine Gelenke einbezogen sind.
Rucksack-, Désault- oder Gilchristverbände sind ebenfalls nach Nr. 204 berechnungsfähig.
Der Gebührenausschuss der Bundesärztekammer hat 1998 entschieden, dass es sich beim Anmessen von Kompressionsstrümpfen um keine selbstständig abrechnungsfähige Leistung handelt.

Tipp:
- Ein Kompressionsverband kann zusätzlich zu einem Salbenverband und zusätzlich zu Punktionen und Operationen abgerechnet werden: z.B. 301 + 204 oder 2000 – 2006 + 204.
- Ferner ist Nr. 204 neben den Nrn. 208, 209 abrechenbar.
- Auch für entstauende Kompressionsverbände bei Thromboseprophylaxe sowie Gilchrist- und Desault-Verband an der Schulter; ggf. höherer Steigerungsfaktor beim Desault Verband. Begründung: Schwierige Bindenführung.

206	**Tape-Verband eines kleinen Gelenks**	**70** / 4,08	9,38 / 14,28

Ausschluss: Neben Nr. 206 sind folgende Nrn. nicht abrechnungsfähig: 201, 435

Kommentar:
- Als kleine Gelenke werden alle Gelenke bezeichnet, die nicht in den nachfolgenden Nrn. 212 oder 213 als große Gelenke genannt werden, z.B. Zehen und Finger.
- Auch für entstauende Kompressionsverbände bei Thromboseprophylaxe sowie Gilchrist- und Desault-Verband an der Schulter; ggf. höherer Steigerungsfaktor beim Desault-Verband. Begründung: schwierige Bindenführung.

GOÄ-Nr.		Punktzahl / 1fach	2,3 / *1,8 / 3,5 / *2,5
207	**Tape-Verband eines großen Gelenks oder Zinkleimverband**	**100** / 5,83	13,41 / 20,40

Ausschluss: Neben Nr. 207 sind folgende Nrn. nicht abrechnungsfähig: 201, 204, 435.

Kommentar: Zu großen Gelenken zählen Schulter-, Ellenbogen-, Hand-, Knie- und Fußgelenk. Siehe dazu Leistungslegende Nr. 212.

Tipp: Bei Zinkleimverbänden ggf. zusätzlich Nrn. 200 bzw 204 abrechenbar.

208	**Stärke- oder Gipsfixation, zusätzlich zu einem Verband**	**30** / 1,75	4,02 / 6,12

Ausschluss: Neben Nr. 208 sind folgende Nrn. nicht abrechnungsfähig: 210 – 240, 435.

Kommentar: Die Leistungslegende schreibt nur Verstärkung eines bestehenden Verbandes mit Stärke- oder Gipsbinden vor. Es wird keine Herstellung eines Gipsverbandes gefordert. Ein Gipsverband wäre nach den Nrn. 225ff abzurechnen.

Tipp:
- Neben Nr. 208 sind die Nrn. 200, 201, 204 abrechenbar.
- Auch die Verstärkung eines Gipsverbandes durch weitere Gipsbinden oder die Reparatur kann nach Nr. 208 berechnet werden.

209	**Großflächiges Auftragen von Externa (z.B. Salben, Cremes, Puder, Lotionen, Lösungen) zur Behandlung von Hautkrankheiten mindestens einer Körperregion (Extremität, Kopf, Brust, Bauch, Rücken), je Sitzung**	**150** / 8,74	20,11 / 30,60

Ausschluss: Neben Nr. 209 ist folgende Nr. nicht abrechnungsfähig: 435

Beschluss BÄK: **Beschluss des Gebührenordnungsausschusses der BÄK - Photodynamische Therapie (PDT) von Hautläsionen**
Bei topischer Applikation des Photosensibilisators berechnungsfähig: **Nr. 209 GOÄ** für das Auftragen des Photosensibilisators sowie Nr. 200 GOÄ (Okklusionsverband) und Nr. 530 GOÄ (Kaltpackung) – siehe auch unter Nrn. 5800 bis 5803

Kommentar: Auch wenn in einer Sitzung, d. h. in einem Arzt-Patienten-Kontakt, mehrere großflächige Körperregionen therapiert werden, so ist Nr. 209 nur einmal abrechnungsfähig. Nach der Leistungslegende muss es sich um die Behandlung von Hautkrankheiten handeln, und daraus folgert, dass Entzündungen oder Wundheilungsstörungen nicht nach Nr. 209 abgerechnet werden können.
Allerdings gehen die Autoren im Kommentar zur Gebührenordnung für Ärzte (Deutscher Ärzteverlag Köln) davon aus, dass bei großflächigen Brandverletzungen die Nr. 209 zumindest analog angesetzt werden kann. Daraus ist ihrer Meinung nach auch zu folgern, dass die Nr. 209 nicht nur für Hautärzte, Allgemeinärzte, Kinderärzte und praktische Ärzte abrechnungsfähig ist, sondern – auf Ausnahmefälle begrenzt – auch für andere Fachgruppen.

Tipp:
- Neben Nr. 209 sind die Nrn. 200, 204 abrechenbar.
- Abrechenbar ist Nr. 209 z.B. bei
  - Dekubitus
  - Ulcus cruris
  - Thrombophlebitis
  - Lymphangitis

210	**Kleiner Schienenverband – auch als Notverband bei Frakturen**	**75** / 4,37	10,05 / 15,30

Ausschluss: Neben Nr. 210 sind folgende Nrn. nicht abrechnungsfähig: 200, 208, 228, 229, 237, 238, 435

Kommentar: Schienenverbände und auch Kompressionsverbände dürfen natürlich neben jeder am selben Tage durchgeführten chirurgischen Leistung berechnet werden. Sie sind auch zusätzlich zu jedem anderen Verband berechnungsfähig. Nr. 210 ist abrechenbar für:
- Cramer-Schiene (modellierbares Material),
- Stacksche Schiene

GOÄ-Nr.		Punktzahl 1fach	2,3 / *1,8 3,5 / *2,5

- Pneumatische Unfallschiene
- ‚Kleiner Schienenverband' = Schienenverband über ein Gelenk (oder mehrere kleiner Gelenke, z. B. Finger, Zehe).

211 **Kleiner Schienenverband – bei Wiederanlegung derselben, gegebenenfalls auch veränderten Schiene –** **60** 3,50 — 8,04 12,24

Ausschluss: Neben Nr. 211 sind folgende Nrn. nicht abrechnungsfähig: 200, 208, 228, 229, 237, 238, 435

Kommentar: Wird der Schienenverband z. B. zu einer erforderlichen Wundversorgung entfernt und nach der Versorgung erneut angelegt, ohne dass Veränderungen am Schienenmaterial durchgeführt werden sollen, so ist nur die Nr. 211 berechnungsfähig.
Wird allerdings die Schiene nicht wieder verwendet und eine neue Schiene erforderlich, so ist die Nr. 210 abrechenbar.
Kleinere Auspolsterungen wie z. B. wegen Druckstellen oder geringe Korrekturen an der Schienenform sind nicht nach Nr. 211 berechnungsfähig, sondern fallen unter die Nr. 210.

212 **Schienenverband mit Einschluss von mindestens zwei großen Gelenken (Schulter-, Ellenbogen-, Hand-, Knie-, Fußgelenk) – auch als Notverband bei Frakturen –** **160** 9,33 — 21,45 32,64

Ausschluss: Neben Nr. 212 sind folgende Nrn. nicht abrechnungsfähig: 200, 208, 228, 229, 237, 238

Kommentar: Die Leistung nach Nr. 212 ist nicht für den Wundverband berechenbar.

213 **Schienenverband mit Einschluss von mindestens zwei großen Gelenken (Schulter-, Ellenbogen-, Hand-, Knie-, Fußgelenk) – bei Wiederanlegung derselben, gegebenenfalls auch veränderten Schiene –** **100** 5,83 — 13,41 20,40

Ausschluss: Neben Nr. 213 sind folgende Nrn. nicht abrechnungsfähig: 200, 208, 228, 229, 237, 238

Kommentar: Stellt sich beim Wiederanlegen des Schienenverbandes nach Nr. 213 heraus, dass die Modellierung einer neuen Schiene medizinisch erforderlich ist, so kann statt der Nr. 213 die Nr. 212 angesetzt werden.

214 **Abduktionsschienenverband – auch mit Stärke- oder Gipsfixation –** **240** 13,99 — 32,17 48,96

Ausschluss: Neben Nr. 214 sind folgende Nrn. nicht abrechnungsfähig: 200, 208, 228, 229, 237, 238

Kommentar: Nr. 214 beinhaltet Schienenverbände in Abduktionsstellung zur Ruhigstellung, z.B.
- des Schultergelenks
- des Oberarms
- Spreizvorrichtung im Bereich der Hüftgelenke (nach Hoffmann-Daimler), jedoch nicht sog. Aktivspreizhöschen

Die Leistung nach Nr. 214 kann nicht als Wundverband abgerechnet werden.

217 **Streckverband** **230** 13,41 — 30,83 46,92

Ausschluss: Neben Nr. 217 sind folgende Nrn. nicht abrechnungsfähig: 200, 208

Kommentar: Streckverbände sind als selbständige, eine Frakturbehandlung begleitende Leistung zu betrachten und daneben abrechenbar. (Oberschenkelfraktur bei Kindern, Heftpflasterstreckverbände).
Die Leistung nach Nr. 217 kann nicht als Wundverband abgerechnet werden

GOÄ-Nr.		Punktzahl 1fach	2,3 / *1,8 3,5 / *2,5

218 Streckverband mit Nagel- oder Drahtextension

660 88,48
38,47 134,64

Ausschluss: Neben Nr. 218 sind folgende Nrn. nicht abrechnungsfähig: 200, 208, 217, 2356

Kommentar: Die perkutane Einbringung von Nagel oder Draht ist Teil der Leistung nach Nr. 218. Für deren Entfernung ist die Nr. 2063 analog abrechenbar.

Analog: Nr. 2063 analog für Entfernung eines Nagels oder Drahtes bei Beendigung der Extensionsbehandlung. – Empfehlung nach Kommentar **Brück**

225 Gipsfingerling

70 9,38
4,08 14,28

Ausschluss: Neben Nr. 225 sind folgende Nrn. nicht abrechnungsfähig: 200, 208, 247

Kommentar: Die Leistung nach Nr. 225 kann nicht als Wundverband abgerechnet werden. Eine ggf. vor dem Gipsverband erforderliche Abdeckung der Haut (Mullbinden, Trikotschlauch) oder Polsterung kann nicht gesondert berechnet werden

Tipp: Für alle Gipsverbände gilt – wie auch für Verbandsmaterialien und Schienen – , dass das Material entweder über Privatrezept rezeptiert werden kann oder nach GOÄ § 10 Abs. 1 als Auslagen in Rechnung gestellt werden darf.

227 Gipshülse mit Gelenkschienen

300 40,22
17,49 61,20

Ausschluss: Neben Nr. 227 sind folgende Nrn. nicht abrechnungsfähig: 200, 208, 226, 230 – 236, 247

Kommentar: Die Leistung nach Nr. 227 kann nicht als Wundverband abgerechnet werden.
An demselben Tag sind neben der Leistung nach Nr. 227 erforderliche Veränderungen des Gipsverbandes, wie Fensterung, Spaltung, Gehbügel, Abrollsohle nicht berechnungsfähig.
Eine ggf. vor dem Gipsverband erforderliche Abdeckung der Haut (Mullbinden, Trikotschlauch) oder Polsterung kann nicht gesondert berechnet werden.

228 Gipsschienenverband oder Gipspantoffel

190 25,47
11,07 38,76

Ausschluss: Neben Nr. 228 sind folgende Nrn. nicht abrechnungsfähig: 200, 208, 210 – 214, 237, 238

Kommentar: Nach der Nr. 228 werden Gipsschienen des Unterarmes, des Unterschenkels oder einzelner Finger abgerechnet. Eine Vorschrift, wieviele Gelenke ein Schienenverband einbeziehen muss, ist in der Legende nicht formuliert. Die Leistung nach Nr. 228 kann nicht als Wundverband abgerechnet werden.
An demselben Tag sind neben der Leistung nach Nr. 228 erforderliche Veränderungen des Gipsverbandes, wie Fensterung, Spaltung, Gehbügel, Abrollsohle nicht berechnungsfähig.
Eine ggf. vor dem Gipsverband erforderliche Abdeckung der Haut (Mullbinden, Trikotschlauch) oder Polsterung kann nicht gesondert berechnet werden.

229 Gipsschienenverband – bei Wiederanlegung derselben, gegebenenfalls auch veränderten Schiene

130 17,43
7,58 26,52

Ausschluss: Neben Nr. 229 sind folgende Nrn. nicht abrechnungsfähig: 200, 208, 210 – 214, 237, 238

Kommentar: Die Leistung nach Nr. 229 kann nicht als Wundverband abgerechnet werden.
Eine ggf. vor dem Gipsverband erforderliche Abdeckung der Haut (Mullbinden, Trikotschlauch) oder Polsterung kann nicht gesondert berechnet werden.
Siehe Kommentierung zur Nr. 211, die gleichwertig für Nr. 229 anzusetzen ist.

GOÄ-Nr.		Punktzahl / 1fach	2,3 / *1,8 / 3,5 / *2,5
230	**Zirkulärer Gipsverband – gegebenenfalls als Gipstutor –**	**300** / 17,49	40,22 / 61,20

Ausschluss: Neben Nr. 230 sind folgende Nrn. nicht abrechnungsfähig: 200, 208, 231 – 236, 247

Kommentar: Die Leistung nach Nr. 230 kann nicht als Wundverband abgerechnet werden.
An demselben Tag sind neben der Leistung nach Nr. 230 erforderliche Veränderungen des Gipsverbandes, wie Fensterung, Spaltung, Gehbügel, Abrollsohle nicht berechnungsfähig.
Eine ggf. vor dem Gipsverband erforderliche Abdeckung der Haut (Mullbinden, Trikotschlauch) oder Polsterung kann nicht gesondert berechnet werden.

231	**Zirkulärer Gipsverband des Unterschenkels**	**360** / 20,98	48,26 / 73,44

Ausschluss: Neben Nr. 231 sind folgende Nrn. nicht abrechnungsfähig: 200, 208, 212, 213, 230, 247

Kommentar: Siehe Kommentar GOÄ Nr. 230

232	**Zirkulärer Gipsverband mit Einschluss von mindestens zwei großen Gelenken (Schulter-, Ellenbogen-, Hand-, Knie-, Sprunggelenk)**	**430** / 25,06	57,65 / 87,72

Ausschluss: Neben Nr. 232 sind folgende Nrn. nicht abrechnungsfähig: 200, 208, 212, 213, 230, 231, 239, 247

Kommentar: Siehe Kommentar GOÄ Nr. 230

235	**Zirkulärer Gipsverband des Halses einschließlich Kopfstütze – auch mit Schultergürtel –**	**750** / 43,72	100,55 / 153,00

Ausschluss: Neben Nr. 235 sind folgende Nrn. nicht abrechnungsfähig: 200, 208, 230, 247

Kommentar: Siehe Kommentar GOÄ Nr. 230

236	**Zirkulärer Gipsverband des Rumpfes**	**940** / 54,79	126,02 / 191,77

Ausschluss: Neben Nr. 236 sind folgende Nrn. nicht abrechnungsfähig: 200, 208, 230, 240, 247, 3316

Kommentar: Die Leistung nach Nr. 236 kann nicht als Wundverband abgerechnet werden.
An demselben Tag sind neben der Leistung nach Nr. 236 erforderliche Veränderungen des Gipsverbandes, wie Fensterung, Spaltung, Gehbügel, Abrollsohle nicht berechnungsfähig.
Eine ggf. vor dem Gipsverband erforderliche Abdeckung der Haut (Mullbinden, Trikotschlauch) oder Polsterung kann nicht gesondert berechnet werden.
Ist ein Gipsbett oder eine Nachtschale für den Rumpf anzufertigen, so ist dies nach Nr. 240 abzurechnen. Der ggf. erforderliche Gipsabdruck für den Rumpf kann nach Nr. 3316 berechnet werden.

237	**Gips- oder Gipsschienenverband mit Einschluss von mindestens zwei großen Gelenken (Schulter-, Ellenbogen-, Hand-, Knie-, Fußgelenk)**	**370** / 21,57	49,60 / 75,48

Ausschluss: Neben Nr. 237 sind folgende Nrn. nicht abrechnungsfähig: 200, 208, 210 – 214, 228, 229

Kommentar: Die Leistung nach Nr. 237 kann nicht als Wundverband abgerechnet werden.
An demselben Tag sind neben der Leistung nach Nr. 237 erforderliche Veränderungen des Gipsverbandes, wie Fensterung, Spaltung, Gehbügel, Abrollsohle nicht berechnungsfähig.
Eine ggf. vor dem Gipsverband erforderliche Abdeckung der Haut (Mullbinden, Trikotschlauch) oder Polsterung kann nicht gesondert berechnet werden.

GOÄ-Nr.		Punktzahl 1fach	2,3 / *1,8 3,5 / *2,5
238	**Gipsschienenverband mit Einschluss von mindestens zwei großen Gelenken (Schulter-, Ellenbogen-, Hand-, Knie-, Fußgelenk) – bei Wiederanlegung derselben, gegebenenfalls auch veränderten Schiene –**	**200** 11,66	26,81 40,80

Ausschluss: Neben Nr. 238 sind folgende Nrn. nicht abrechnungsfähig: 200, 208, 210 – 214, 228, 229

239	**Gipsverband für Arm mit Schulter oder Bein mit Beckengürtel**	**750** 43,72	100,55 153,00

Ausschluss: Neben Nr. 239 sind folgende Nrn. nicht abrechnungsfähig: 200, 208, 213, 230, 231, 232, 247, 3314, 3315

Kommentar: Die Leistung nach Nr. 239 kann nicht als Wundverband abgerechnet werden.
An demselben Tag sind neben der Leistung nach Nr. 239 erforderliche Veränderungen des Gipsverbandes, wie Fensterung, Spaltung, Gehbügel, Abrollsohle nicht berechnungsfähig.
Eine ggf. vor dem Gipsverband erforderliche Abdeckung der Haut (Mullbinden, Trikotschlauch) oder Polsterung kann nicht gesondert berechnet werden.

240	**Gipsbett oder Nachtschale für den Rumpf**	**940** 54,79	126,02 191,77

Ausschluss: Neben Nr. 240 sind folgende Nrn. nicht abrechnungsfähig: 200, 208, 230, 236, 247, 3316, 3317

Kommentar: Die Leistung nach Nr. 240 kann nicht als Wundverband abgerechnet werden.
Eine ggf. vor dem Gipsverband erforderliche Abdeckung der Haut (Mullbinden, Trikotschlauch) oder Polsterung kann nicht gesondert berechnet werden.
An demselben Tag sind neben der Leistung nach Nr. 240 erforderliche Veränderungen des Gipsverbandes, wie Fensterung, Spaltung, Gehbügel, Abrollsohle nicht berechnungsfähig.

245	**Quengelverband zusätzlich zum jeweiligen Gipsverband**	**110** 6,41	14,75 22,44

Tipp: Neben Nr. 245 sind die Nrn. 225 – 236, 239, 240 abrechenbar.

246	**Abnahme des zirkulären Gipsverbandes**	**150** 8,74	20,11 30,60

Kommentar: Es handelt sich bei Nr. 246 ausschließlich um zirkuläre Gipsverbände. Die Abnahme von Abduktionsverbänden, Gipsschienenverbänden u. ä. ist nicht berechnungsfähig.

Tipp: Neben Nr. 246 sind die Nrn. 225 – 236, 239, 240 abrechenbar.

247	**Fensterung, Spaltung, Schieneneinsetzung, Anlegung eines Gehbügels oder einer Abrollsohle bei einem nicht an demselben Tag angelegten Gipsverband**	**110** 6,41	14,75 22,44

Ausschluss: Neben Nr. 274 sind folgende Nrn. nicht abrechnungsfähig: 224- 240, 435.

Kommentar: Mit dem Kommentar nach **Hach** sind wir der Meinung, daß z.B. die Nr. 247 bei Änderungen am Gips und zusätzlichem Anbringen einer Abrollsohle 2 x berechnet werden kann.
Dieser Meinung hat sich inzwischen auch der Kommentar zur GOÄ von **Brück** et alii angeschlossen und schreibt, dass bei mehreren verschiedenen Änderungen, z. B. Fensterung und Anlegen eines Gehbügels oder Fensterung an zwei verschiedenen Stellen bei derselben Inanspruchnahme, die Nr. 247 entsprechend mehrfach abrechenbar ist.

II Blutentnahmen, Injektionen, Infiltrationen, Infusionen, Transfusionen, Implantation, Abstrichentnahmen

Allgemeine Bestimmungen:

Die Leistungen nach den Nummern 252 bis 258 und 261 sind nicht mehrfach berechnungsfähig, wenn anstelle einer Mischung mehrere Arzneimittel bei liegender Kanüle im zeitlichen Zusammenhang nacheinander verabreicht werden.

Die Leistungen nach den Nummern 270, 273 bis 281, 283, 286 sowie 287 können jeweils nur einmal je Behandlungstag berechnet werden.

Die Leistungen nach den Nummern 271 oder 272 sind je Gefäßzugang einmal, insgesamt jedoch nicht mehr als zweimal je Behandlungstag berechnungsfähig.

Die zweimalige Berechnung der Leistungen nach den Nummern 271 oder 272 setzt gesonderte Punktionen verschiedener Blutgefäße voraus.

Gegebenenfalls erforderliche Gefäßpunktionen sind Bestandteil der Leistungen nach den Nummern 270 bis 287 und mit den Gebühren abgegolten.

Die Leistungen nach den Nummern 271 bis 276 sind nicht nebeneinander berechnungsfähig.

Kommentar:
Zur Abrechnung der Leistungen nach Nr. 252 bis 261 ist es gleichgültig, ob die Injektionen manuell oder z. B. durch Injektionspumpen durchgeführt werden. Wird allerdings bei mittels mechanischem Druck erfolgten Injektionen eine Spritzdauer von 5 Minuten überschritten oder eine mehr als 30 ml umfassende Injektionsmenge injiziert, so handelt es sich nicht mehr um eine Injektion, sondern um eine Infusion, und diese wird nach den Leistungen nach den Nrn. 270 bis 284 abgerechnet.
Laboruntersuchungen sind an dem Tag abzurechnen, an dem auch die Blutentnahme durchgeführt wurde, und nicht an dem Tag, an dem der Laborbefund der Laborgemeinschaft in der Praxis eingeht.

Tipp:
- Bei schlechten Venenverhältnissen ist mit entsprechender Begründung der Ansatz eines höheren Multiplikators gerechtfertigt.
- Ist nach einer Blutentnahme wegen starker Nachblutung ein Kompressionsverband erforderlich, so kann dieser mit der Nr. 204 zusätzlich abgerechnet werden.

250* **Blutentnahme mittels Spritze, Kanüle oder Katheter aus der Vene** — 40 / 4,20 / 2,33 / 5,83

Ausschluss: Neben Nr. 250 sind folgende Nrn. nicht abrechnungsfähig: 200, 204, 250a, 262, 284, 285, 288, 289, 435, 451, 452, 478, 479, 1012 – 1014, 2029

Kommentar: Die Nr. 250 ist auch nur dann einmal abrechenbar, wenn bei derselben Entnahmesitzung eine weitere, erneute Punktion zur Blutgewinnung erforderlich ist. Sind allerdings am selben Tag zu unterschiedlichen Zeiten Blutentnahmen erforderlich, so können diese auch einzeln abgerechnet werden. Es erscheint sinnvoll bei Ansetzung der Leistungsziffer, die Uhrzeit und den Grund z. B. Funktionsprüfung, mit anzugeben.
Werden Blutentnahmen aus forensischen Gründen für Gerichtsgutachten oder Polizei durchgeführt, kann die Blutentnahme nicht nach GOÄ abgerechnet werden, sondern nach den Vergütungen, die das Gesetz für die Entschädigung von Zeugen und Sachverständigen festlegt.

Tipp: Neben Nr. 250 ist die Nr. 2800 abrechenbar.

IGeL: Bei z.B. Sauerstoff- und Eigenbluttherapien etc.

250* analog **Legen einer Verweilkanüle (analog Nr. 250 GOÄ) – n. Empfehlung von Analog-Ziffern der PVS** — 40 / 4,20 / 2,33 / 5,83

Ausschluss: Neben Nr. 250*analog sind folgende Nrn. nicht abrechnungsfähig: 200, 250, 262, 285, 288, 289, 435, 1012 – 1014, 2029

GOÄ-Nr.		Punktzahl 1fach	2,3 / *1,8 3,5 / *2,5
250a*	**Kapillarblutentnahme bei Kindern bis zum vollendeten 8. Lebensjahr**	**40** 2,33	4,20 5,83

Ausschluss: Neben Nr. 250a sind folgende Nrn. nicht abrechnungsfähig: 200, 250, 262, 285, 288, 289, 435, 1012 – 1014, 2029

Hinweis LÄK: **Anmerkung der Bayerischen Landesärztekammer** vom 30.09.2003 (Quelle: GOÄ-Datenbank http://www.blaek.de/) – **Kapillarblutentnahme beim Erwachsenen – nicht berechnungsfähig**
Für die Kapillarblutentnahme bei einem Erwachsenen kann die Nr. 250 nicht berechnet werden – auch nicht in Analogie.

251	**Blutentnahme mittels Spritze oder Kanüle aus der Arterie**	**60** 3,50	8,04 12,24

Ausschluss: Neben Nr. 251 sind folgende Nrn. nicht abrechnungsfähig: 200, 204, 284, 285, 288, 289, 435, 1012 – 1014, 2029

Kommentar: Im Gegensatz zum EBM, in dem eine Mindestmenge von 250 ml vorgeschrieben ist, gibt es in der GOÄ keine festgelegte Mindestmenge.
Werden vor einem operativen Eingriff Eigenblutkonserven hergestellt, so ist die Abrechnung der Nr. 251 zur Zeit noch zweifelhaft. Nach dem Text der Gebührenordnung § 1 Abs. 2 würde es sich um eine medizinisch nicht notwendige ärztliche Versorgung handeln. Es kann daher evtl. bei der Erstattung zu Schwierigkeiten mit der privaten Krankenversicherung oder den Beihilfestellen kommen.
Der Aderlass von mindestens 200 ml wird nach Nr. 285 abgerechnet.

Tipp:
- Ist nach einer arteriellen Blutentnahme ein Kompressions- oder Druckverband erforderlich, so kann dieser entsprechend nach Nr. 204 zusätzlich berechnet werden.
- Ein normaler Pflaster- oder Bindenverband nach Nr. 200 kann bei den Nrn. 250, 250a und 251 nicht zusätzlich abgerechnet werden, da er fakultativer Bestandteil der Blutentnahme ist.
- Müssen bei demselben Arzt-Patienten-Kontakt venöse und kapilläre und/oder arterielle Blutentnahmen durchgeführt werden, so sind die entsprechenden Nummern dieser Leistungen zusätzlich abrechenbar.

252	**Injektion, subkutan, submukös, intrakutan oder intramuskulär**	**40** 2,33	5,36 8,16

Ausschluss: Neben Nr. 252 sind folgende Nrn. nicht abrechnungsfähig: 200, 270, 303, 375 – 378, 383 – 391, 435, 490 – 495

Kommentar: Nach **Lang, Schäfer, Stiel** und **Vogt** sind die Nrn. 263, 266 neben Nr. 252 ausgeschlossen. **Brück** und wir sind der Meinung, dass bei erbrachter Leistung kein Ausschluss in der GOÄ ersichtlich ist.
Mit der neuen GOÄ 1996 müssen Impfungen endlich nicht mehr mit der Nr. 252 abgerechnet werden, sondern können mit den Impf-Nrn. 375, 377 oder 378 abgerechnet werden.

Tipp:
- Werden mehr i.m./i.c./s.c. Injektionen durchgeführt mit verschiedenen Medikamenten, so ist die Nr. 252 mehrmals abrechenbar.
- Die intrakutane Reiztherapie (Quaddelbehandlung) ist nach der höher bewerteten Nr. 262 abzurechnen, die Hyposensibilisierungsbehandlung nach der höher bewerteten Nr. 263.

IGeL: Injektionen auf Patientenwunsch (z.B. Vitamin-, Mineralientherapie) zuzüglich Medikamentenkosten.

253	**Injektion, intravenös**	**70** 4,08	9,38 14,28

Ausschluss: Neben Nr. 253 sind folgende Nrn. nicht abrechnungsfähig: 200, 204, 271 – 274, 345 – 247, 435, 451, 452, 478, 479, 2029

Kommentar: Die Nr. 253 kann nur einmal berechnet werden, wenn über eine gelegte Kanüle mehrere Medikamente injiziert werden.

Tipp:
- Ist aus medizinischen Gründen – z.B. Notfallbehandlung, starke Schmerzzustände, Bewegungseinschränkung – die Rezeptierung des Medikamentes zu Lasten des Patienten nicht möglich und muss das Medikament aus dem Bestand der Praxis genommen werden, so sind die Kosten für das Arzneimittel entsprechend § 10 Abs. 1.(1.) den Patienten gesondert in Rechnung zu stellen.
- Neben Nr. 253 ist die Nr. 2800 abrechenbar.

IGeL: Injektionen auf Patientenwunsch (z.B. Vitamin-, Mineralientherapie) zuzüglich Medikamentenkosten.

254 Injektion, intraarteriell

80 10,72
4,66 16,32

Ausschluss: Neben Nr. 254 sind folgende Nrn. nicht abrechnungsfähig: 200, 204, 258, 277, 278, 350 – 361, 435, 2029

Tipp: Ist nach der intraarteriellen Injektion ein Kompressionsverband nötig, so kann dieser nach Nr. 204 zusätzlich berechnet werden.

255 Injektion, intraartikulär oder perineural

95 12,74
5,54 19,38

Ausschluss: Neben Nr. 255 sind folgende Nrn. nicht abrechnungsfähig: 200, 204, 267 – 268, 300 – 303, 305, 305a, 372, 373, 435, 493

Kommentar: Wird nur eine Injektion in das Gelenk durchgeführt, so ist auch nur die Abrechnung der Nr. 255 möglich. Handelt es sich allerdings um eine Injektion, die im Zusammenhang mit einer zuvor durchgeführten Punktion, z. B. eines Ergusses, erfolgt, so kann die höher bewertete Nummer nach den Nrn. 300 – 302 berechnet werden. Eine Abrechnung der Nr. 255 ist dann nicht neben der Punktionsnummer möglich.

Tipp:
- Vergessen Sie nicht die Infiltrationsanästhesie nach Nr. 490 oder 491.
- Neben Nr. 255 sind die Nrn. 204, 490 abrechenbar.
- Ist ein Kompressionsverband erforderlich, so kann dieser zusätzlich nach Nr. 204 abgerechnet werden.

256 Injektion in den Periduralraum

185 24,80
10,78 37,74

Ausschluss: Neben Nr. 256 sind folgende Nrn. nicht abrechnungsfähig: 200, 305, 305a, 435, 469 – 475

Kommentar: Wird bei der Injektion in den Periduralraum ein Lokalanästhetikum injiziert, so ist statt der Nr. 256 die Nrn. 470ff abzurechnen, da es sich um eine Periduralanästhesie handelt.

Tipp: Neben Nr. 256 sind die Nrn. 204, 490 abrechenbar.

257 Injektion in den Subarachnoidalraum

400 53,62
23,31 81,60

Ausschluss: Neben Nr. 257 sind folgende Nrn. nicht abrechnungsfähig: 200, 305, 305a, 340, 370, 435, 470 – 475

Kommentar: Wird in den Subarachnoidalraum ein Lokalanästhetikum injiziert, so sind die Nr. 472 ff abzurechnen, da es sich um eine subarachnoidale Spinalanästhesie handelt.

Tipp: Neben Nr. 257 sind die Nrn. 204, 490 abrechenbar

258 Injektion, intraaortal oder intrakardial – ausgenommen bei liegendem Aorten- oder Herzkatheter –

180 24,13
10,49 36,72

Ausschluss: Neben Nr. 258 sind folgende Nrn. nicht abrechnungsfähig: 200, 254, 350, 355 – 361, 435, 2029

Tipp: Neben Nr. 258 ist die Nr. 204 abrechenbar.

GOÄ-Nr.		Punktzahl 1fach	2,3 / *1,8 3,5 / *2,5

259 **Legen eines Periduralkatheters – in Verbindung mit der Anlage eines subkutanen Medikamentenreservoirs –** **600** 34,97 80,44 122,40

Ausschluss: Neben Nr. 259 sind folgende Nrn. nicht abrechnungsfähig: 200, 435, 470 – 475.

260 **Legen eines arteriellen Katheters oder eines zentralen Venenkatheters – einschließlich Fixation –** **200** 11,66 26,81 40,80

Die Leistung nach Nummer 260 ist neben Leistungen nach den Nummern 355 bis 361, 626 bis 632 und/oder 648 nicht berechnungsfähig.

Ausschluss: Neben Nr. 260 sind folgende Nrn. nicht abrechnungsfähig: 200, 355 -358, 360, 361, 435, 626 – 632, 648

Kommentar: Nach der Leistungslegende ist nur das Legen des Katheters beschrieben. Wird über diesen zentralen Venenkatheter infundiert, so sind neben der Nr. 260 die Nrn. der Infusion nach 271 oder 272 je nach Dauer abrechnungsfähig.

Tipp: Die Kosten für den zentralen Venenkatheter (Einmalkatheter) sind als Auslagen nach §10 GOÄ gesondert abrechnungsfähig.

261 **Einbringung von Arzneimitteln in einem parenteralen Katheter** **30** 1,75 4,02 6,12

Die Leistung nach den Nummern 261 ist im Zusammenhang mit einer Anästhesie/Narkose nicht berechnungsfähig für die Einbringung von Anästhetika, Anästhesieadjuvantien und Anästhesieantidoten.
Wird die Leistung nach Nummer 261 im Zusammenhang mit einer Anästhesie/Narkose berechnet, ist das Medikament in der Rechnung anzugeben.

Ausschluss: Neben Nr. 261 sind folgende Nrn. nicht abrechnungsfähig: 200, 250 – 254, 256, 258, 345 – 361, 435, 473 – 475

Kommentar: Nach dem Kommentar zur GOÄ von **Brück et alii** zählen hierzu sowohl die nur wenige Zentimeter in das Blutgefäß eingebrachten flexiblen Venen-Verweilkanülen (z. B. vom Typ Braunüle) als auch die deutlich längeren Zentral-Venenkatheter.
Werden im zeitlichen Zusammenhang mehrere unterschiedliche Medikamente in den Katheter eingebracht, so sind diese Leistungen nicht mehrfach abrechenbar. Nur wenn über einen längeren Zeitraum verteilt und daher nicht zum selben Zeitpunkt Arzneimitteleinbringungen erforderlich sind, so können diese entsprechend auch mehrfach abgerechnet werden. Werden Arzneimittel in einen Infusionsschlauch injiziert und nicht in die Infusionslösung gegeben, so ist diese Einbringung nach Nr. 261 abrechenbar. Während der Zeit der Einbringung ist es erforderlich, dass der Infusionsfluss unterbrochen wird.
Arzneimittel, die direkt in eine Infusionslösung gegeben werden, können nicht nach Nr. 261 berechnet werden.

262 **Transfemorale venöse Blutentnahme mittels Katheter aus dem Bereich der Nierenvene(n)** **450** 26,23 60,33 91,80

Ausschluss: Neben Nr. 262 sind folgende Nrn. nicht abrechnungsfähig: 200, 260, 345 – 347, 355 – 361, 435, 626 – 630

263 **Subkutane Hyposensibilisierungsbehandlung (Desensibilisierung), je Sitzung** **90** 5,25 12,07 18,36

Ausschluss: Neben Nr. 263 sind folgende Nrn. nicht abrechnungsfähig: 56, 200, 435

Kommentar: Nach **Lang, Schäfer, Stiel** und **Vogt** ist die Nr. 263 neben der Nr. 252 ausgeschlossen. **Brück** und wir sind der Meinung, dass bei erbrachter Leistung kein Ausschluss in der GOÄ ersichtlich ist.
Für die in der Regel nach einer Hyposensibilisierungsbehandlung angesetzte Wartezeit des Patienten in der Praxis kann keine Verweilgebühr berechnet werden. Verweilgebühr kann nur dann berechnet werden, wenn sich eine allergische Reaktion beim Patienten

GOÄ-Nr.		Punktzahl 1fach	2,3 / *1,8 3,5 / *2,5

einstellt und somit der Arzt in einem Zeitraum von mehr als 30 Minuten beim Patienten verweilt, um ihn vor evtl. erforderlichen therapeutischen Eingriffen zu beobachten. Werden therapeutische Eingriffe, z.B. Injektionen oder Infusionen, erforderlich, so ist eine Verweildauer nicht anzusetzen.

Tipp: Bei jeder Hyposensibilisierung nach Nr. 263 könnte eine Beratung sowie eine Kurzuntersuchung zum Ausschluss eines relevanten Infektes sinnvoll sein. Damit wäre also die Kombination der Nrn. 1 + 5 bei Neubeginn eines Behandlungsfalles möglich.

264 Injektions- und/oder Infiltrationsbehandlung der Prostata, je Sitzung

120 16,09
6,99 24,48

Ausschluss: Neben Nr. 264 sind folgende Nrn. nicht abrechnungsfähig: 267, 319, 435

265 Auffüllung eines subkutanen Medikamentenreservoirs oder Spülung eines Ports, je Sitzung

60 8,04
3,50 12,24

Ausschluss: Neben Nr. 265 sind folgende Nrn. nicht abrechnungsfähig: 200, 252, 253, 303, 435

Tipp: Abrechenbar sind
- Implantation eines Medikamentenreservoirs nach Nr. 2421
- Implantation eines Ports nach Nr. 2801

265a Auffüllung eines Hautexpanders, je Sitzung

90 12,07
5,25 18,36

Ausschluss: Neben Nr. 265a sind folgende Nrn. nicht abrechnungsfähig: 200, 252, 253, 303, 435

266 Intrakutane Reiztherapie (Quaddelbehandlung), je Sitzung

60 8,04
3,50 12,24

Ausschluss: Neben Nr. 266 sind folgende Nrn. nicht abrechnungsfähig: 200, 390, 391, 435, 490, 491

Kommentar: Nach **Lang, Schäfer, Stiel** und **Vogt** ist die Nr. 266 neben den Nrn. 252, 267 und 268 ausgeschlossen. **Brück** und wir sind der Meinung, dass bei erbrachter Leistung kein Ausschluss in der GOÄ ersichtlich ist.
Die **Quaddelbehandlung** kann mit Lokalanästhesie auch im Rahmen einer Schmerztherapie angewendet werden. Ist die Quaddelung eher an zahlreichen verschiedenen Stellen nötig, so kann der besondere Aufwand durch einen entsprechend höher gewählten Multiplikator bei der Abrechnung ausgeglichen werden.

IGeL: Neuraltherapie

267 Medikamentöse Infiltrationsbehandlung im Bereich einer Körperregion – auch paravertebrale oder perineurale oder perikapsuläre oder retrobulbäre Injektion und/oder Infiltration, je Sitzung

80 10,72
4,66 16,32

Ausschluss: Neben Nr. 267 sind folgende Nrn. nicht abrechnungsfähig: 200, 268, 390, 391, 435, 490, 491, 493 – 495

Analog: Analoger Ansatz der Nr. 267 für die Injektion in den Glaskörper.

Kommentar: Nach **Lang, Schäfer, Stiel** und **Vogt** ist die Nr. 267 neben den Nrn. 252 und 266 ausgeschlossen. **Brück** und wir sind der Meinung, dass bei erbrachter Leistung kein Ausschluss in der GOÄ ersichtlich ist.

Auf einen Blick: **Medikamentöse Infiltrationsbehandlung**

Kurzlegende	GOÄ-Nr.	mehrfache Infiltration GOÄ-Nr.
Prostata Infiltration	267	268
Quaddelbehandlung	266	

Kurzlegende	GOÄ-Nr.	mehrfache Infiltration GOÄ-Nr.
Infiltration einer Körperregion	267	268
Paravertebrale Infiltration		
Perineurale Infiltration		
Perikapsuläre Infiltration		
Retrobulbäre Infiltration		
Epidurale Infiltration		
Peridurale Infiltration		
Gewebeerhärtende Infiltration	290[1]	

[1] Nr. 290 mehrfach ansetzbar!

268 Medikamentöse Infiltrationsbehandlung im Bereich mehrerer Körperregionen (auch eine Körperregion beidseitig), je Sitzung

130 17,43
7,58 26,52

Ausschluss: Neben Nr. 268 sind folgende Nrn. nicht abrechnungsfähig: 200, 267, 390, 391, 435, 491, 493 – 495

Kommentar: Ein Ausschluss der Nrn. 267 / 268 zur Nr. 490 ist in der GOÄ nicht formuliert. Zu berücksichtigen ist lediglich, dass es sich nicht um die gleiche Leistung handeln darf. Dies wäre der Fall, wenn in beiden Fällen mit einem Lokalanästhetikum behandelt wurde. In diesem Fall könnte aber, wenn mehrere kleine Bezirke behandelt wurden, die Nr. 490 mehrfach berechnet werden. Wird kein Lokalanästhetikum, sondern ein anderes Medikament infiltriert, ist bei mehrfacher Applikation an verschiedenen Stellen die Nr. 267 nicht mehrfach, sondern einmalig Nr. 268 berechnungsfähig.

IGeL: Neuraltherapie auf Patientenwunsch zuzüglich Medikamentenkosten.

269 Akupunktur (Nadelstich-Technik) zur Behandlung von Schmerzen, je Sitzung

200 26,81
11,66 40,80

Ausschluss: Neben Nr. 269 ist folgende Nr. nicht abrechnungsfähig: 269a

Kommentar: Nach der Leistungslegende der Nr. 269 und Nr. 269a ist nur die Nadelstich-Technik abrechnungsfähig. Andere Formen der Akupunktur wie z. B. Moxibustion (Moxa) und Laserakupunktur sind analog gemäß § 6 Abs. 2 nach den Nrn. 269 oder 269a abrechenbar. Die Kosten für die Akupunkturnadeln sind zusätzlich gesondert abrechnungsfähig. Immer häufiger werden von den Kassen entsprechende Qualifikationsnachweise des Arztes gefordert.
Im Kommentar zur GOÄ gibt **Brück** an „...die deutschsprachigen Akupunkturgesellschaften fordern eine stufenweise Ausbildung über mehrere Kurse mit einer Gesamtdauer von mindestens 150 Stunden ...“
Die Elektroakupunktur nach Voll fällt nicht unter die Leistungen nach den Nrn. 269 und 269a, sondern ist analog nach der Nr. 832 berechnungsfähig. Interessanterweise führen die Autoren Brück et alii in ihrem Kommentar zur GOÄ aus: „...Der Analogabgriff in der GOÄ muss unabhängig davon möglich sein, dass die Elektroakupunktur nach Voll keine wissenschaftlich allgemein anerkannte Leistung darstellt. ...“
Eine durchgehende Anwesenheit des Arztes während der Akupunktur ist nicht erforderlich. Das Setzen der Nadeln allerdings ist eine ärztliche Leistung, die betrifft auch evtl. durchgeführte Stimulationen. Auch die kurze Beobachtung des Patienten während einer Akupunktur gilt als ärztliche Leistung. Nach der festgelegten Akupunkturdauer allerdings kann die Entfernung von ausgebildeten und angeleiteten Helferinnen gemacht werden.
Da eine dauernde Anwesenheit des Arztes nicht erforderlich ist, ist es nur natürlich, dass eine Verweildauer keineswegs angesetzt werden kann.

Tipp: Die Kosten für die Akupunkturnadeln können gemäß § 10 Abs. 1 berechnet werden.

IGeL: Einsatz auf Patientenwunsch z.B. zur Schmerz- bzw. Allergiebehandlung. Analoger Ansatz der Nummern 269, 269a bei Moxibustion und Laserakupunktur. Nr. 269 für die

Elektroakupunktur nach Voll analog abrechenbar. Auch für „Raucherakupunktur", „Suchtakupunktur".

269 analog	**Allergie Akupunktur (analog Nr.269 GOÄ) – n. Empfehlung von Analog-Ziffern der PVS**	**200** 11,66	26,81 40,80

269a	**Akupunktur (Nadelstich-Technik) mit einer Mindestdauer von 20 Minuten zur Behandlung von Schmerzen, je Sitzung**	**350** 20,40	46,92 71,40

Neben der Leistung nach Nummer 269a ist die Leistung nach Nummer 269 nicht berechnungsfähig.

Ausschluss: Neben Nr. 269a ist folgende Nr. nicht abrechnungsfähig: 269

Kommentar: Nach der Leistungslegende der Nr. 269 und Nr. 269a ist nur die Nadelstich-Technik abrechnungsfähig. Andere Formen der Akupunktur wie z. B. Moxibustion (Moxa) und Laserakupunktur sind analog gemäß § 6 Abs. 2 nach den Nrn. 269 oder 269a abrechenbar. Die Kosten für die Akupunkturnadeln sind zusätzlich gesondert abrechnungsfähig. Immer häufiger werden von den Kassen entsprechende Qualifikationsnachweise des Arztes gefordert.
Im Kommentar zur GOÄ gibt **Brück** an „...die deutschsprachigen Akupunkturgesellschaften fordern eine stufenweise Ausbildung über mehrere Kurse mit einer Gesamtdauer von mindestens 150 Stunden ..."
Die Elektroakupunktur nach Voll fällt nicht unter die Leistungen nach den Nrn. 269 und 269a, sondern ist analog nach der Nr. 832 berechnungsfähig. Interessanterweise führen die Autoren Brück et alii in ihrem Kommentar zur GOÄ aus: „...Der Analogabgriff in der GOÄ muss unabhängig davon möglich sein, dass die Elektroakupunktur nach Voll keine wissenschaftlich allgemein anerkannte Leistung darstellt. ..."
Eine durchgehende Anwesenheit des Arztes während der Akupunktur ist nicht erforderlich. Das Setzen der Nadeln allerdings ist eine ärztliche Leistung, die betrifft auch evtl. durchgeführte Stimulationen. Auch die kurze Beobachtung des Patienten während einer Akupunktur gilt als ärztliche Leistung. Nach der festgelegten Akupunkturdauer allerdings kann die Entfernung von ausgebildeten und angeleiteten Helferinnen gemacht werden.
Da eine dauernde Anwesenheit des Arztes nicht erforderlich ist, ist es nur natürlich, dass eine Verweildauer keineswegs angesetzt werden kann.

IGeL: Siehe Hinweise unter Nr. 269.

269a analog	**Allergie Akupunktur, mind. 20 Min. (analog Nr. 269a GOÄ) – n. Empfehlung der BÄK**	**350** 20,40	46,92 71,40

270	**Infusion, subkutan**	**80** 4,66	10,72 16,32

Ausschluss: Neben Nr. 270 sind folgende Nrn. nicht abrechnungsfähig: 200, 204, 252, 263, 303, 435, 435, 2009

Kommentar: Erforderliche Gefäßpunktionen können nicht zusätzlich abgerechnet werden, da sie Bestandteil der Leistungen nach den Nrn. 270 bis 287 sind.

Tipp: Die Kosten für die Infusionslösung mit Infusionsbesteck können nach GOÄ § 10 als Auslagen berechnet werden.

IGeL: Infusionen auf Wunsch des Patienten, sogen. „Aufbaukuren" mit Vitaminen und Spurenelemente und anderen z.B. nicht zu Lasten der GKV oder PKV verordnungsfähigen Medikamenten.

271	**Infusion, intravenös, bis zu 30 Minuten Dauer**	**120** 6,99	16,09 24,48

Ausschluss: Neben Nr. 271 sind folgende Nrn. nicht abrechnungsfähig: 200, 204, 253, 261, 272, 273, 274, 275, 276, 345 – 347, 435, 451, 452, 478, 479, 2009, 2029

Hinweis LÄK: **Anmerkung der Bayerischen Landesärztekammer** vom 07.10.2003 (Quelle: GOÄ-Datenbank http://www.blaek.de/) – **Infusion – Mehrfachberechnung**
Aufgrund der Allgemeinen Bestimmungen zu Abschnitt C II. Blutentnahmen, Injektionen, Infiltrationen, Infusionen, Transfusionen, Implantation, Abstrichentnahmen der GOÄ kann die Leistung nach Nummer 272 je Gefäßzugang einmal, insgesamt jedoch nicht mehr als zweimal je Behandlungstag berechnet werden (die Bestimmung gilt ebenso für Nr. 271).
Bei nur einem Gefäßzugang kann die Nr. 272 also insgesamt nur einmal am selben Behandlungstag abgerechnet werden, unabhängig davon wie viele Infusionen nach Nr. 272 tatsächlich erfolgt sind – der besondere Aufwand könnte nur über den Gebührenrahmen geltend gemacht werden.

Kommentar: Wird in den parenteralen Katheter ein Arzneimittel eingebracht und während dieser Zeit der Fluss der Infusion unterbrochen, so kann zusätzlich die Nr. 261 abgerechnet werden. Wichtig ist, dass das Arzneimittel unmittelbar in die Vene gegeben wird und nicht durch Verdünnung in der Infusionslösung langsam in die Vene fließt.
Neu wurde mit der zum Januar 1996 veröffentlichten GOÄ der Begriff des Behandlungstages eingeführt. Bei der bisher bekannten Begrenzung der Abrechnung auf einen Tag wurde jeweils von „je Tag“ gesprochen. Nach dem Kommentar zur GOÄ von **Brück** et alii sollte aus Gründen der Vereinfachung auch beim Behandlungstag „vom Zeitraum zwischen 0 bis 24 Uhr ausgegangen werden“.
Die Regelungen zur Nr. 271 und Nr. 272 sehen vor, dass am selben Behandlungstag Infusionen zu unterschiedlichen Zeiten die Nrn. 271 und 272 jeweils zweimal berechnet werden. Voraussetzung dieser Abrechnungsweise ist aber, dass gesonderte Punktionen verschiedener Blutgefäße durchgeführt werden. Erforderliche Gefäßpunktionen können nicht zusätzlich abgerechnet werden, da sie Bestandteil der Leistungen nach den Nrn. 270 bis 287 sind.

Tipp:
- Die Kosten für die Infusionslösung mit Infusionsbesteck können nach GOÄ § 10 als Auslagen berechnet werden oder durch Verordnung zu Lasten des Patienten.
- Neben Nr. 271 ist die Nr. 2800 abrechenbar.

IGeL: Siehe Hinweise unter Nr. 270.

272 Infusion, intravenös, von mehr als 30 Minuten Dauer

180 24,13
10,49 36,72

Ausschluss: Neben Nr. 272 sind folgende Nrn. nicht abrechnungsfähig: 200, 204, 253, 261, 271, 273, 274, 275, 276, 345 – 347, 435, 451, 452, 478, 479, 2009, 2029

Hinweis LÄK: **Anmerkung der Bayerischen Landesärztekammer** vom 30.09.2003 (Quelle: GOÄ-Datenbank http://www.blaek.de/) – **Infusion – Mehrfachberechnung**
Aufgrund der Allgemeinen Bestimmungen zu Abschnitt C II. Blutentnahmen, Injektionen, Infiltrationen, Infusionen, Transfusionen, Implantation, Abstrichentnahmen, der GOÄ kann die Leistung nach Nummer 272 je Gefäßzugang einmal, insgesamt jedoch nicht mehr als zweimal je Behandlungstag berechnet werden (die Bestimmung gilt ebenso für Nr.271).
Bei nur einem Gefäßzugang kann die Nr. 272 also insgesamt nur einmal am selben Behandlungstag abgerechnet werden, unabhängig davon wie viele Infusionen nach Nr. 272 tatsächlich erfolgt sind – der besondere Aufwand könnte nur über den Gebührenrahmen geltend gemacht werden.

Kommentar: Neu wurde mit der zum Januar 1996 veröffentlichten GOÄ der Begriff des Behandlungstages eingeführt. Bei der bisher bekannten Begrenzung der Abrechnung auf einen Tag wurde jeweils von „je Tag“ gesprochen. Nach dem Kommentar zur GOÄ von **Brück** et alii sollte aus Gründen der Vereinfachung auch beim Behandlungstag „vom Zeitraum zwischen 0 bis 24 Uhr ausgegangen werden“.
Die Regelungen zur Nr. 271 und Nr. 272 sehen vor, dass am selben Behandlungstag Infusionen zu unterschiedlichen Zeiten die Nrn. 271 und 272 jeweils zweimal berechnet werden. Voraussetzung dieser Abrechnungsweise ist aber, dass gesonderte Punktionen verschiedener Blutgefäße durchgeführt werden.
Erforderliche Gefäßpunktionen können nicht zusätzlich abgerechnet werden, da sie Bestandteil der Leistungen nach den Nrn. 270 bis 287 sind.

Tipp:
- Neben Nr. 272 ist die Nr. 2800 abrechenbar.
- Die Kosten für die Infusionslösung mit Infusionsbesteck können nach GOÄ § 10 als Auslagen berechnet werden oder durch Verordnung zu Lasten des Patienten.

IGeL: Siehe Hinweise unter Nr. 270.

GOÄ-Nr.		Punktzahl 1fach	2,3 / *1,8 3,5 / *2,5

273 **Infusion, intravenös – gegebenenfalls mittels Nabelvenenkatheter oder in die Kopfvene-, bei einem Kind bis zum vollendeten 4. Lebensjahr** — **180** / 10,49 — 24,13 / 36,72

Die Leistungen nach den Nummern 271, 272 und 273 sind im Zusammenhang mit einer Anästhesie/Narkose nicht berechnungsfähig für die Einbringung von Anästhetika, Anästhesieadjuvantien und Anästhesieantidoten.
Werden die Leistungen nach Nummern 271, 272 oder 273 im Zusammenhang mit einer Anästhesie/Narkose berechnet, ist das Medikament in der Rechnung anzugeben.

Ausschluss: Neben Nr. 273 sind folgende Nrn. nicht abrechnungsfähig: 200, 204, 253, 261, 271, 272, 274, 275, 276, 345 – 347, 435, 451, 452, 2009

Kommentar:
- Erforderliche Gefäßpunktionen können nicht zusätzlich abgerechnet werden, da sie Bestandteil der Leistungen nach den Nrn. 270 bis 287 sind.
- Die Leistung nach Nr. 273 ist nur einmal je Behandlungstag berechnungsfähig

Tipp:
- Neben Nr. 273 ist die Nr. 2800 abrechenbar.
- Die Kosten für die Infusionslösung mit Infusionsbesteck können nach GOÄ § 10 als Auslagen berechnet werden

274 **Dauertropfinfusion, intravenös, von mehr als 6 Stunden Dauer – gegebenenfalls einschließlich Infusionsplan und Bilanzierung –** — **320** / 18,65 — 42,90 / 65,28

Neben der Leistung nach Nummer 274 sind die Leistungen nach den Nummern 271 bis 273, 275 und/oder 276 nicht berechnungsfähig.

Ausschluss: Neben Nr. 274 sind folgende Nrn. nicht abrechnungsfähig: 200, 204, 253, 261, 271, 272, 273, 275, 276, 345 – 347, 435, 451, 452, 478, 479, 2009, 2029

Kommentar: Erforderliche Gefäßpunktionen können nicht zusätzlich abgerechnet werden, da sie Bestandteil der Leistungen nach den Nrn. 270 bis 287 sind.
Die Leistung nach Nr. 274 ist nur einmal je Behandlungstag berechnungsfähig

Tipp:
- Neben Nr. 274 ist die Nr. 2800 abrechenbar.
- Die Kosten für die Infusionslösung mit Infusionsbesteck können nach GOÄ § 10 als Auslagen berechnet werden oder durch Verordnung zu Lasten des Patienten..

275 **Dauertropfinfusion von Zystostatika, von mehr als 90 Minuten Dauer** — **360** / 20,98 — 48,26 / 73,44

Ausschluss: Neben Nr. 275 sind folgende Nrn. nicht abrechnungsfähig: 200, 204, 253, 261, 271, 272, 273, 274, 276, 435, 2009, 2029

Kommentar: Erforderliche Gefäßpunktionen können nicht zusätzlich abgerechnet werden, da sie Bestandteil der Leistungen nach den Nrn. 270 bis 287 sind.
Die Leistung nach Nr. 275 ist nur einmal je Behandlungstag berechnungsfähig

Tipp:
- Neben Nr. 275 ist die Nr. 2800 abrechenbar.
- Die Kosten für die Infusionslösung mit Infusionsbesteck können nach GOÄ § 10 als Auslagen berechnet werden.

276 **Dauertropfinfusion von Zystostatika, von mehr als 6 Stunden Dauer** — **540** / 31,48 — 72,39 / 110,16

Ausschluss: Neben Nr. 276 sind folgende Nrn. nicht abrechnungsfähig: 200, 204, 253, 261, 271, 272, 273, 274, 275, 435, 2009, 2029

Kommentar: Erforderliche Gefäßpunktionen können nicht zusätzlich abgerechnet werden, da sie Bestandteil der Leistungen nach den Nrn. 270 bis 287 sind.
Die Leistung nach Nr. 276 ist nur einmal je Behandlungstag berechnungsfähig

Tipp:
- Neben Nr. 276 ist die Nr. 2800 abrechenbar.
- Die Kosten für die Infusionslösung mit Infusionsbesteck können nach GOÄ § 10 als Auslagen berechnet werden.

GOÄ-Nr.		Punktzahl 1fach	2,3 / *1,8 3,5 / *2,5
277	**Infusion, intraarteriell, bis zu 30 Minuten Dauer**	**180** 10,49	24,13 36,72

Ausschluss: Neben Nr. 277 sind folgende Nrn. nicht abrechnungsfähig: 200, 204, 254, 258, 261, 278, 350 – 361, 435, 2009, 2029

Kommentar: Erforderliche Gefäßpunktionen können nicht zusätzlich abgerechnet werden, da sie Bestandteil der Leistungen nach den Nrn. 270 bis 287 sind.
Die Leistung nach Nr. 277 ist nur einmal je Behandlungstag berechnungsfähig.

Tipp: Die Kosten für die Infusionslösung mit Infusionsbesteck können nach GOÄ § 10 als Auslagen berechnet werden.

278	**Infusion, intraarteriell, von mehr als 30 Minuten Dauer**	**240** 13,99	32,17 48,96

Ausschluss: Neben Nr. 278 sind folgende Nrn. nicht abrechnungsfähig: 200, 204, 254, 258, 261, 277, 350 – 361, 435, 2009, 2029

Kommentar: Erforderliche Gefäßpunktionen können nicht zusätzlich abgerechnet werden, da sie Bestandteil der Leistungen nach den Nrn. 270 bis 287 sind.
Die Leistung nach Nr. 278 ist nur einmal je Behandlungstag berechnungsfähig. Dies gilt auch, wenn die Infusionen über unterschiedliche Gefäßzugänge zugeführt werden.

Tipp: Die Kosten für die Infusionslösung mit Infusionsbesteck können nach GOÄ § 10 als Auslagen berechnet werden.

279	**Infusion in das Knochenmark**	**180** 10,49	24,13 36,72

Ausschluss: Neben Nr. 279 sind folgende Nrn. nicht abrechnungsfähig: 200, 204, 311, 312, 435, 2009

Kommentar: Erforderliche Gefäßpunktionen können nicht zusätzlich abgerechnet werden, da sie Bestandteil der Leistungen nach den Nrn. 270 bis 287 sind.

280	**Transfusion der ersten Blutkonserve (auch Frischblut) oder des ersten Blutbestandteilpräparats – einschließlich Identitätssicherung im ABO-System (bedside-test) und Dokumentation der Konserven- bzw. Chargen-Nummer –**	**330** 19,23	44,24 67,32

Die Infusion von Albumin oder von Präparaten, die als einzigen Blutbestandteil Albumin enthalten, ist nicht nach der Leistung nach Nummer 280 berechnungsfähig.

Ausschluss: Neben Nr. 280 sind folgende Nrn. nicht abrechnungsfähig: 200, 204, 253, 271 – 273, 281, 286 – 287, 435, 2009, 2029

Kommentar: Erforderliche Gefäßpunktionen können nicht zusätzlich abgerechnet werden, da sie Bestandteil der Leistungen nach den Nrn. 270 bis 287 sind.

Tipp: Neben Nr. 280 ist die Nr. 282 abrechenbar.

281	**Transfusion der ersten Blutkonserve (auch Frischblut) oder ersten Blutbestandteilpräparats bei einem Neugeborenen – einschließlich Nabelvenenkatheterismus, Identitätssicherung im ABO-System (bedside-test) und Dokumentation der Konserven- bzw. Chargen-Nummer**	**450** 26,23	60,33 91,80

Die Infusion von Albumin oder von Präparaten, die als einzigen Blutbestandteil Albumin enthalten, ist nicht nach der Leistung nach Nummer 281 berechnungsfähig.

Ausschluss: Neben Nr. 281 sind folgende Nrn. nicht abrechnungsfähig: 200, 204, 253, 271 – 273, 280, 286 – 287, 435, 2009, 2029

Kommentar:
- Neugeborenes: Säugling bis zum vollendeten 28. Lebenstag.
- Erforderliche Gefäßpunktionen können nicht zusätzlich abgerechnet werden, da sie Bestandteil der Leistungen nach den Nrn. 270 bis 287 sind.

Tipp: Neben Nr. 281 ist die Nr. 282 abrechenbar.

GOÄ-Nr.		Punktzahl 1fach	2,3 / *1,8 3,5 / *2,5
282	**Transfusion jeder weiteren Blutkonserve (auch Frischblut) oder jedes weiteren Blutbestandteilpräparats im Anschluss an die Leistungen nach den Nummern 280 und 281 – einschließlich Identitätssicherung im ABO-System(bedside-test) und Dokumentation der Konserven- bzw. Chargen-Nummer –**	**150** 8,74	20,11 30,60

Die Infusion von Albumin oder von Präparaten, die als einzigen Blutbestandteil Albumin enthalten, ist nicht nach der Leistung nach Nummer 282 berechnungsfähig.

Ausschluss: Neben Nr. 282 sind folgende Nrn. nicht abrechnungsfähig: 200, 204, 253, 271 – 273, 286 – 287, 435, 2009, 2029

Kommentar: Nach der Allgemeinen Bestimmung zur Nr. 282 kann auch eine zweite oder dritte Transfusion im großen zeitlichen Abstand zur ersten am selben Behandlungstag leider nur nach der Nr. 282 abgerechnet werden.
Ist allerdings eine neue Venenpunktion oder das Legen eines zentralen Venenkatheters nach der ersten Transfusion erforderlich für eine zweite Transfusion, so kann dies unserer Meinung nach neu nach Nr. 282 abgerechnet werden. Alle weiteren jetzt über den Zugang gelegten Transfusionen sind allerdings nach der Nr. 282 abzurechnen.
Erforderliche Gefäßpunktionen können nicht zusätzlich abgerechnet werden, da sie Bestandteil der Leistungen nach den Nrn. 270 bis 287 sind.

Tipp: Neben Nr. 282 sind die Nrn. 280, 281 abrechenbar.

283	**Infusion in die Aorta bei einem Neugeborenen mittels transumbilikalem Aortenkatheter – einschließlich der Anlage des Katheters –**	**500** 29,14	67,03 102,00

Ausschluss: Neben Nr. 283 sind folgende Nrn. nicht abrechnungsfähig: 200, 254, 261, 273, 277, 278, 350 – 361, 435

Kommentar: Erforderliche Gefäßpunktionen können nicht zusätzlich abgerechnet werden, da sie Bestandteil der Leistungen nach den Nrn. 270 bis 287 sind.
Die Leistung nach Nr. 283 ist nur einmal je Behandlungstag berechnungsfähig.

284	**Eigenbluteinspritzung – einschließlich Blutentnahme –**	**90** 5,25	12,07 18,36

Ausschluss: Neben Nr. 284 sind folgende Nrn. nicht abrechnungsfähig: 200, 250, 251, 252, 253, 285 – 289, 435

Kommentar: Erforderliche Gefäßpunktionen können nicht zusätzlich abgerechnet werden, da sie Bestandteil der Leistungen nach den Nrn. 270 bis 287 sind.
Mit der Gebühr nach der Leistung Nr. 284 sind sowohl die Blutentnahme als auch Manipulationen am Blut vor der Rückinjektion wie z. B. Medikamentengaben, homöopathische Potenzierung und die Leistung der Einspritzung abgegolten. **Brück** bemerkt in seinem Kommentar, dass „...mögliche Erschwernisse bei der Leistungserbringung über den Gebührenrahmen abgegolten werden können...“, d. h. durch einen höheren Multiplikator.

IGeL: Eigenblutbehandlung auf Patientenwunsch , z.B. bei
- Immunsystemstimulation
- Allergien

285	**Aderlass aus der Vene oder Arterie mit Entnahme von mindestens 200 Milliliter Blut – gegebenenfalls einschließlich Verband –**	**110** 6,41	14,75 22,44

Ausschluss: Neben Nr. 285 sind folgende Nrn. nicht abrechnungsfähig: 200, 204, 250, 251, 262, 284, 288, 289, 435, 2009, 2029

Kommentar: Wird bei einem Aderlass ein geringeres Volumen als 200 ml Blut entnommen, ist die Abrechnung nach 285 nicht möglich, es bleibt nur die Abrechnung nach Nr. 250.
Erforderliche Gefäßpunktionen können nicht zusätzlich abgerechnet werden, da sie Bestandteil der Leistungen nach den Nrn. 270 bis 287 sind.

Tipp: Neben Nr. 285 ist die Nr. 2800 (Venae sectio) abrechenbar.

IGeL: Bei
- Hämatogener Oxidationstherapie (HOT)
- Ozon-Therapie
- Sauerstoff-Therapien

mit entsprechenden weiteren Leistungen .

286 Reinfusion der ersten Einheit (mindestens 200 Milliliter) Eigenblut oder Eigenplasma – einschließlich Identitätssicherung im ABO-System (bedside-test)

220 29,49
12,82 44,88

Ausschluss: Neben Nr. 286 sind folgende Nrn. nicht abrechnungsfähig: 200, 204, 253, 271 – 273, 280, 282, 435, 2009, 2029

Kommentar: Die Nrn. 286, 286a und 288 sind analog berechnungsfähig für die Ozon-Therapie (nach Brück auch als ‚große Blutwäsche' bezeichnet) entsprechend der 'alten' GOÄ Nr. 290 und für die HOT, z.B. Nr. 288 analog für Blutentnahme für HOT.
Erforderliche Gefäßpunktionen können nicht zusätzlich abgerechnet werden, da sie Bestandteil der Leistungen nach den Nrn. 270 bis 287 sind.

Tipp: Neben Nr. 286 sind die Nrn. 286a, 288, 289 abrechenbar.

IGeL: Nr. 286 analog für HOT abrechenbar.

286a Reinfusion jeder weiteren Einheit (mindestens 200 Milliliter) Eigenblut oder Eigenplasma im Anschluss an die Leistung nach der Nummer 286 – einschießlich Identitätssicherung im ABO-System (bedside-test) –

100 13,41
5,83 20,40

Ausschluss: Neben Nr. 286a sind folgende Nrn. nicht abrechnungsfähig: 200, 204, 253, 271, 273, 280, 282, 435, 2009, 2029

Kommentar: Siehe Kommentar Nr. 286

287 Blutaustauschtransfusion (z.B. bei schwerster Intoxikation)

800 107,25
46,63 163,20

Ausschluss: Neben Nr. 287 sind folgende Nrn. nicht abrechnungsfähig: 200, 204, 250, 251, 285, 286, 286a, 288, 289, 2009, 2029

Kommentar: Erforderliche Gefäßpunktionen können nicht zusätzlich abgerechnet werden, da sie Bestandteil der Leistungen nach den Nrn. 270 bis 287 sind.
Die Leistung nach Nr. 287 ist nur einmal je Behandlungstag berechnungsfähig.

Tipp: Neben Nr. 287 ist die Nr. 2800 abrechenbar.

288 Präoperation Entnahme einer Einheit Eigenblut (mindestens 400 Milliliter) zur späteren Retransfusion bei Aufbewahrung als Vollblutkonserve – gegebenenfalls einschließlich Konservierung –

230 30,83
13,41 46,92

Ausschluss: Neben Nr. 288 sind folgende Nrn. nicht abrechnungsfähig: 200, 204, 250, 251, 289, 435, 2009, 2029

Kommentar: Die Nrn. 286, 286a und 288 sind analog berechnungsfähig für die Ozon-Therapie (nach Brück auch als ‚große Blutwäsche' bezeichnet) entsprechend der 'alten' GOÄ Nr. 290 und für die HOT, z.B. Nr. 288 analog für Blutentnahme für HOT.

Tipp: Neben Nr. 288 ist die Nr. 2800 abrechenbar.

289 Präoperative Entnahme einer Einheit Eigenblut (mindestens 400 Milliliter) zur späteren Retransfusion – einschließlich Auftrennung des Patientenblutes in ein Erythrozytenkonzentrat und eine Frischplasmakonserve, Versetzen des Erythrozytenkonzentrats mit additiver Lösung und anschließender Aufbewahrung bei + 2 °C bis + 6 °C sowie Schockgefrieren des Frischplasmas und anschließender Aufbewahrung bei – 30 °C oder darunter –

350 46,92
20,40 71,40

GOÄ-Nr. | Punktzahl 1fach | 2,3 / *1,8 3,5 / *2,5

Ausschluss: Neben Nr. 289 sind folgende Nrn. nicht abrechnungsfähig: 200, 204, 250, 251, 288, 435, 2009, 2029

Tipp: Neben Nr. 289 ist die Nr. 2800 abrechenbar.

290 **Infiltration gewebehärtender Mittel** — **120** 6,99 — 16,09 24,48

Ausschluss: Neben Nr. 290 sind folgende Nrn. nicht abrechnungsfähig: 200, 252, 264, 266, 390, 391, 435, 764

Kommentar: Werden Infiltrationen gewebehärtender Mittel an mehreren Stellen durchgeführt, so ist die Nr. 290 auch mehrfach berechnungsfähig.

291 **Implantation von Hormonpresslingen** — **70** 4,08 — 9,38 14,28

Ausschluss: Neben Nr. 291 sind folgende Nrn. nicht abrechnungsfähig: 200, 252, 265, 435, 2421

Analog: Nr. 291 analog für die Implantation von Antibiotikaketten abrechnen.

297 **Entnahme und Aufbereitung von Abstrichmaterial zur zytologischen Untersuchung – gegebenenfalls einschließlich Fixierung** — **45** 2,62 — 6,03 9,18

Mit der Gebühr sind die Kosten abgegolten.

Ausschluss: Neben Nr. 297 sind folgende Nrn. nicht abrechnungsfähig: 27, 298, 435, 4850, 4870 – 4873

Beschluss BÄK: **Beschluss des Gebührenausschusses der Bundesärztekammer**

Nrn 297 und 298 nebeneinander bzw. Mehrfachberechnung (10. Sitzung vom 18. Juli 1997)

Die Nrn. 297 und 298 GOÄ stellen auf die jeweilige Abstrichentnahme eines Materials aus derselben Körperregion ab. Die Einschränkung, dass es sich um Abstriche „eines Materials“ handelt, ergibt sich aus dem Leistungsziel und der Art der Durchführung (die jeweils getrennte Entnahme, Aufbereitung und weitere Untersuchung). Bei unterschiedlichen Materialien (Abstrichentnahme aus verschiedenen Körperregionen) können die Nrn. 297 und 298 auch jeweils mehrfach zur Abrechnung kommen.

Die in GOÄ-Kommentaren vertretene Auffassung, dass dann, wenn aus derselben Körperregion Abstriche sowohl zur zytologischen als auch zur mikrobiologischen Untersuchung entnommen werden, die mikrobiologische Abstrichentnahme eine „unselbständige Teilleistung“ der Nr. 297 im Sinne des § 4 Abs. 2a Satz 1 GOÄ wäre, wird vom Ausschuss abgelehnt.

Die Abstriche werden getrennt entnommen und aufbereitet. Geringfügige Leistungsüberschneidungen (hinsichtlich Lagerung des Patienten und Einstellung des Abstrichsgebietes) sind durch die unterschiedlichen Bewertungen der Nrn. 297 und 298 GOÄ berücksichtigt.

Tipp: Neben Nr. 297 sind die Nrn. 7, 4851, 4852 abrechenbar.

298 **Entnahme und gegebenenfalls Aufbereitung von Abstrichmaterial zur mikrobiologischen Untersuchung – gegebenenfalls einschließlich Fixierung –** — **40** 2,33 — 5,36 8,16

Mit der Gebühr sind die Kosten abgegolten.

Ausschluss: Neben Nr. 298 sind folgende Nrn. nicht abrechnungsfähig: 297, 435

Beschluss BÄK: **Beschluss des Gebührenausschusses der Bundesärztekammer**

Nrn. 297 und 298 nebeneinander bzw. Mehrfachberechnung (10. Sitzung vom 18. Juli 1997)

Die Nrn. 297 und 298 GOÄ stellen auf die jeweilige Abstrichentnahme eines Materials aus derselben Körperregion ab. Die Einschränkung, dass es sich um Abstriche „eines Materials“ handelt, ergibt sich aus dem Leistungsziel und der Art der Durchführung (die jeweils getrennte Entnahme, Aufbereitung und weitere Untersuchung). Bei unterschiedlichen Materialien (Abstrichentnahme aus verschiedenen Körperregionen) können die Nrn. 297 und 298 auch jeweils mehrfach zur Abrechnung kommen.

Die in GOÄ-Kommentaren vertretene Auffassung, dass dann, wenn aus derselben Körperregion Abstriche sowohl zur zytologischen als auch zur mikrobiologischen Untersuchung entnommen werden, die mikrobiologische Abstrichentnahme eine „unselbständige Teilleistung“ der Nr. 297 im Sinne des § 4 Abs. 2a Satz 1 GOÄ wäre, wird vom Ausschuss abgelehnt.

Die Abstriche werden getrennt entnommen und aufbereitet. Geringfügige Leistungsüberschneidungen (hinsichtlich Lagerung des Patienten und Einstellung des Abstrichsgebietes) sind durch die unterschiedlichen Bewertungen der Nrn. 297 und 298 GOÄ berücksichtigt.

III Punktionen

Allgemeine Bestimmungen:

Zum Inhalt der Leistungen für Punktionen gehören die damit im Zusammenhang stehenden Injektionen, Instillationen, Spülungen sowie Entnahme z.B. von Blut, Liquor, Gewebe.

Auf einen Blick:

Alle Punktionen

Punktion	GOÄ-Nr.
Abszess	**303**
Adnextumor (einschl. Douglaspunktion)	**317**
Augenhöhle	**304**
Bauchhöhle	**307**
Douglasraum	**316**
Drüse	**303**
Ellenbogengelenk	**301**
Fingergelenk	**300**
Ganglion	**303**
Gehirn bei vorhandener Trepanationsöffnung	**306**
Hämatom	**303**
Handgelenk	**300**
Harnblase	**318**
Herzbeutel	**310**
Hoden	**315**
Hüftgelenk	**302**
Hygrom	**303**
Kniegelenk	**301**
Knochenmark	**311**
Knochenstanze	**312**
Körperteile, -oberflächliche	**303**
Leber	**315**
Liquorräume	**305**
Liquorräume durch die Fontanelle	**305A**
Lunge	**306**
Lymphknoten	**314**
Mamma	**314**
Milz	**315**
Niere	**315**
Organ, z.B. Leber, Milz, Nieren, Hoden	**315**
Pleura	**308**
Pleuraraum	**307**
Prostata	**319**
Schilddrüse	**319**
Schleimbeutel	**303**
Schultergelenk	**302**
Serom	**303**
Sprunggelenk	**300**

Punktion	GOÄ-Nr.
Sternalpunktion	311
Wasserbruch	318
Wirbelgelenk	301
Zehengelenk	300

300 **Punktion eines Gelenks** **120** 16,09
6,99 24,48

Ausschluss: Neben Nr. 300 sind folgende Nrn. nicht abrechnungsfähig: 200, 301 – 303, 373, 2189 – 2196, 5050, 5060, 5070

Kommentar: Die Punktion nach Nr. 300 betrifft Finger-, Zehengelenke, Handgelenk und Sprunggelenk. Andere Gelenkpunktionen sind in den folgenden Nrn. 301 und 302 beschrieben. Nach der Kommentierung von **Brück** zur Punktion eines Schultergelenkes nach Nr. 302 sind Punktionen im Bereich des inneren Schlüsselbeingelenkes (Sterno-Claido-Claviculargelenk) und des äußeren Schlüsselbeingelenkes (Arcromyoclavikulargelenk) ebenfalls nach den Nrn. 300 zu berechnen und nicht nach Nr. 302.

301 **Punktion eines Ellenbogen-, Knie- oder Wirbelgelenks** **160** 21,45
9,33 32,64

Ausschluss: Neben Nr. 301 sind folgende Nrn. nicht abrechnungsfähig: 200, 373, 2189 – 2196, 5050, 5070

Tipp:
- Vergessen Sie nicht die Infiltrationsanästhesie nach Nrn. 490 oder 491.
- Wenn erforderlich, zusätzlich Kompressionsverband nach Nr. 204.

302 **Punktion eines Schulter- oder Hüftgelenks** **250** 33,52
14,57 51,00

Ausschluss: Neben Nr. 302 sind folgende Nrn. nicht abrechnungsfähig: 200, 373, 2189 – 2196, 5050, 5060, 5070

Kommentar: Siehe Kommentierung zu den Schlüsselbeingelenken unter Nr. 300.

IGeL: Anwendung für die Stoßwellentherapie bei orthopädischen Erkrankungen, z.B. Pseudarthrosen, Tendinosis calcarea, Epicondylitis (therapieresistent), Fersensporn (therapieresistent).

302 analog **Radiale Stoßwellentherapie bei orthopädischen, chirurgischen und schmerztherapeutischen Indikationen (analog Nr. 302 GOÄ) – n. Empfehlung der BÄK** **250** 33,52
14,57 51,00

Bei Behandlung verschiedener Körperareale in einer Sitzung ist die Nr. 302A pro Sitzung nur einmal berechnungsfähig. Der Ausschuss „Gebührenordnung“ geht von einer durchschnittlichen Anzahl von zwei bis drei, maximal vier Sitzungen pro Behandlungsfall aus.

Ausschluss: Neben Nr. 302analog sind folgende Nrn. nicht abrechnungsfähig: 200, 373, 2189 – 2196, 5050, 5060, 5070

Beschluss BÄK: **Beschluss des Gebührenausschusses der BÄK – veröffentlicht in DÄ, Heft 7, 15.2.02**
Radiale Stoßwellentherapie bei orthopädischen Indikationen
Radiale Stoßwellentherapie bei orthopädischen, chirurgischen und schmerztherapeutischen Indikationen analog Nr 302 GOÄ (250 Punkte).

303 **Punktion einer Drüse, eines Schleimbeutels, Ganglions, Seroms, Hygroms, Hämatoms oder Abzesses oder oberflächiger Körperteile** **80** 10,72
4,66 16,32

Ausschluss: Neben Nr. 303 sind folgende Nrn. nicht abrechnungsfähig: 200, 321, 370

Beschluss BÄK: **Beschluss des Gebührenausschusses der Bundesärztekammer: Berechnung der Blutgasanalyse (5. Sitzung vom 13. März 1996)**

Die Berechnung auf Grundlage der Nr. 3710 GOÄ (Speziallabor) ist zwingend. Die Berechnung daneben der Nr. **303** GOÄ (Punktion oberflächiger Körperteile) sowie der Nr. 3715 (Bikarbonatbestimmung) ist nicht zulässig, da die Leistung nach Nr. **303** nicht vorliegt und die Bikarbonatbestimmung einzig rechnerisch erfolgt, demnach gemäß der Allgemeinen Bestimmung Nr. 5 vor Abschnitt M nicht berechenbar ist.
Die Messung und Berechnung nach Nr. 602 GOÄ (Oxymetrie) ist möglich, da diese zwar grundsätzlich aus der Blutgasanalyse unter Einbezug des Hb-Wertes berechenbar ist, dieser aber aktuell nicht vorliegt. Die Messung ist sachlich allerdings nur bei bestimmten Indikationen sinnvoll, zum Beispiel Anämie. In diesen Fällen ist Nr. 602 neben Nr. 3710 berechenbar. Die Leistung nach Nr. 614 (transcutane Messung(en) des Sauerstoffpartialdrucks) ist zeitgleich mit der Blutgasanalyse nicht berechenbar, da der Sauerstoffpartialdruck bereits mit der Blutgasanalyse gemessen wird. Möglich ist jedoch die Berechnung der Nrn. 614 und 3710 in den Fällen, in denen die Leistungen zeitgleich getrennt erbracht werden müssen.

Tipp:
- Infiltrationsanästhesie nach Nrn. 490 oder 491.
- Ggf. zusätzlich Kompressionsverband nach Nr. 204.

304 Punktion der Augenhöhle

160 21,45
9,33 32,64

Ausschluss: Neben Nr. 304 sind folgende Nrn. nicht abrechnungsfähig: 200, 267, 495

Tipp:
- Infiltrationsanästhesie nach Nrn. 490 oder 491.
- Ggf. zusätzlich Kompressionsverband nach Nr. 204.

305 Punktion der Liquorräume (Subokzipital- oder Lumbalpunktion)

350 46,92
20,40 71,40

Ausschluss: Neben Nr. 305 sind folgende Nrn. nicht abrechnungsfähig: 200, 256, 257, 259, 268, 305a, 340

Kommentar: Für die Punktion von endokrinen Drüsen sind die Leistungen nach den Nrn. 315 und 319 zu berechnen. Die verschiedenen Speicheldrüsen fallen unter den Begriff „Drüse" in der Leistungslegende der Nr. 303.
Werden nebeneinander Subokzipital- und Lumbalpunktionen erbracht, ist die Leistung nach Nr. 305 entsprechend zweimal abrechenbar.

Tipp:
- Infiltrationsanästhesie nach Nrn. 490 oder 491.
- Ggf. zusätzlich Kompressionsverband nach Nr. 204.

305a Punktion der Liquorräume durch die Fontanelle

250 33,52
14,57 51,00

Ausschluss: Neben Nr. 305a sind folgende Nrn. nicht abrechnungsfähig: 200, 256, 257, 259, 268, 305, 340

Tipp:
- Infiltrationsanästhesie nach Nrn. 490 oder 491.
- Ggf. zusätzlich Kompressionsverband nach Nr. 204.

306 Punktion der Lunge – auch Abszess- oder Kavernenpunktion in der Lunge – oder Punktiom des Gehirns bei vorhandener Trepanationsöffnung

500 67,03
29,14 102,00

Ausschluss: Neben Nr. 306 sind folgende Nrn. nicht abrechnungsfähig: 200, 303, 370, 2972, 2992, 2993

Kommentar: Punktionen des Pleuraraumes sind nach Nr. 307 abzurechnen und Gewebeentnahmen aus der Pleura, ggf. einschl. Punktion, nach Nr. 308.

Tipp:
- Infiltrationsanästhesie nach Nrn. 490 oder 491.
- Ggf. zusätzlich Kompressionsverband nach Nr. 204.

307 Punktion des Pleuraraums oder der Bauchhöhle

250 33,52
14,57 51,00

Ausschluss: Neben Nr. 307 sind folgende Nrn. nicht abrechnungsfähig: 200, 306, 308, 370

Kommentar: Die spezielle Punktion des Douglasraumes kann sowohl nach Nr. 307 als auch nach Nr. 316 abgerechnet werden. Beide Leistungen sind gleich bewertet.

Tipp:
- Infiltrationsanästhesie nach Nrn. 490 oder 491.
- Ggf. zusätzlich Kompressionsverband nach Nr. 204.

GOÄ-Nr.		Punktzahl 1fach	2,3 / *1,8 3,5 / *2,5
308	**Gewebeentnahme aus der Pleura – gegebenenfalls einschließlich Punktion –**	**350** 20,40	46,92 71,40

Ausschluss: Neben Nr. 308 sind folgende Nrn. nicht abrechnungsfähig: 200, 307, 370, 2992, 2993

Tipp:
- Infiltrationsanästhesie nach Nrn. 490 oder 491.
- Ggf. zusätzlich Kompressionsverband nach Nr. 204.

310	**Punktion des Herzbeutels**	**350** 20,40	46,92 71,40

Ausschluss: Neben Nr. 310 sind folgende Nrn. nicht abrechnungsfähig: 200, 258

Tipp:
- Infiltrationsanästhesie nach Nrn. 490 oder 491.
- Ggf. zusätzlich Kompressionsverband nach Nr. 204.

311	**Punktion des Knochenmarks – auch Sternalpunktion –**	**200** 11,66	26,81 40,80

Ausschluss: Neben Nr. 311 sind folgende Nrn. nicht abrechnungsfähig: 200, 279, 312

Kommentar: Werden mehrere Punktionen an unterschiedlichen Körperstellen durchgeführt, so sind diese einzeln berechnungsfähig.

Tipp:
- Infiltrationsanästhesie nach Nrn. 490 oder 491.
- Ggf. zusätzlich Kompressionsverband nach Nr. 204.

312	**Knochenstanze – gegebenenfalls einschließlich Entnahme von Knochenmark –**	**300** 17,49	40,22 61,20

Ausschluss: Neben Nr. 312 sind folgende Nrn. nicht abrechnungsfähig: 200, 279, 311

Tipp:
- Infiltrationsanästhesie nach Nrn. 490 oder 491.
- Ggf. zusätzlich Kompressionsverband nach Nr. 204.

314	**Punktion der Mamma oder Punktion eines Lymphknotens**	**120** 6,99	16,09 24,48

Ausschluss: Neben Nr. 314 ist folgende Nr. nicht abrechnungsfähig: 200

Kommentar: Die Leistungslegende beschreibt hinsichtlich der Mamma keine besondere Struktur, so dass nicht nur die Punktion von Mammagewebe, sondern auch die Punktion einer Mammazyste nach Nr. 314 zu berechnen ist.

Tipp:
- Infiltrationsanästhesie nach Nrn. 490 oder 491.
- Ggf. zusätzlich Kompressionsverband nach Nr. 204.

315	**Punktion eines Organs (z.B. Leber, Milz, Niere, Hoden)**	**250** 14,57	33,52 51,00

Ausschluss: Neben Nr. 315 sind folgende Nrn. nicht abrechnungsfähig: 200, 1767, 1830

Hinweis LÄK: **Anmerkung der Bayerischen Landesärztekammer** vom 09.02.2004 (Quelle: GOÄ-Datenbank http://www.blaek.de/) -
Follikelentnahme (In-vitro-Fertilisation)
Die Nr. 315 ist je Ovar einmal für die Follikelentnahme berechnungsfähig, auch wenn je Ovar mehr als en Follikel entnommen wird. Die Berechnung der Nr. 297 für die Entnahme des einzelnen Follikels neben Nr. 315 für die Punktion des Ovars ist nicht zulässig (§ 4 Abs. 2a GOÄ).
Empfehlung des Ausschusses „Gebührenordnung“ der Bundesärztekammer – die mit dem Verband der privaten Krankenversicherung, dem BMG, BMI abgestimmt wurde.

Tipp:
- Infiltrationsanästhesie nach Nrn. 490 oder 491.
- Ggf. zusätzlich Kompressionsverband nach Nr. 204.

GOÄ-Nr. Punktzahl 1fach 2,3 / *1,8 3,5 / *2,5

316 Punktion des Douglasraums

250 | 14,57 | 33,52 | 51,00

Ausschluss: Neben Nr. 316 sind folgende Nrn. nicht abrechnungsfähig: 200, 307, 317

Hinweis LÄK: **Anmerkung der Bayerischen Landesärztekammer** vom 09.03.2004 (Quelle: GOÄ-Datenbank http://www.blaek.de/) –
Punktion des Douglasraums zwecks Asservation ggf.weiterer Follikel (In-vitro-Fertilisation)
Die Punktion des Douglasraums zwecks Asservation ggf. weiterer Follikel ist nach Nr. 316 ansatzfähig. Die Nr. 316 ist im Behandlungsfall nur einmal berechnungsfähig.

Kommentar: Die spezielle Punktion des Douglasraumes kann sowohl nach Nr. 307 als auch nach Nr. 316 abgerechnet werden. Beide Leistungen sind gleich bewertet.

Tipp:
- Infiltrationsanästhesie nach Nrn. 490 oder 491.
- Ggf. zusätzlich Kompressionsverband nach Nr. 204.

317 Punktion eines Adnextumors – auch einschließlich Douglaspunktion –

350 | 20,40 | 46,92 | 71,40

Ausschluss: Neben Nr. 317 sind folgende Nrn. nicht abrechnungsfähig: 200, 307, 316

Tipp:
- Infiltrationsanästhesie nach Nrn. 490 oder 491.
- Ggf. zusätzlich Kompressionsverband nach Nr. 204.

318 Punktion der Harnblase oder eines Wasserbruchs

120 | 6,99 | 16,09 | 24,48

Ausschluss: Neben Nr. 318 sind folgende Nrn. nicht abrechnungsfähig: 200, 1795

Tipp:
- Infiltrationsanästhesie nach Nrn. 490 oder 491.
- Ggf. zusätzlich Kompressionsverband nach Nr. 204.

319 Punktion der Prostata oder Punktion der Schilddrüse

200 | 11,66 | 26,81 | 40,80

Ausschluss: Neben Nr. 319 sind folgende Nrn. nicht abrechnungsfähig: 200, 264

Hinweis BÄK: **Abrechnungsempfehlung des Ausschusses „Gebührenordnung der Bundesärztekammer"** Veröffentlicht: Dt. Ärzteblatt, Heft 39, 30.09.2005
Punktion der Prostata mit Platzierung der Hohlnadel/n zur Seed Ablage.
Die Nr. 319 kann im Rahmen der Prostata-Seed-Implantation (PSI) einmal je Hohlnadel angesetzt werden. Eine parallel durchgeführte Sonographie nach den Nrn. 410 und ggf. 420 GOÄ ist unter Beachtung der Allgemeinen Bestimmungen zu C VI. neben der Nr. 319 GOÄ für die PSI ansatzfähig. Sowohl die durchgeführte Zystographie nach Nr. 5230 GOÄ als auch die Zystourethroskopie nach Nr. 1787 GOÄ sind neben der Nr. 319 für die PSI ansatzfähig. Die Lokalanästhesie der Harnröhre und/oder Blase nach Nr. 488 GOÄ und das Einlegen eines Harnblasenverweilkatheters oder Spülen der Harnblase über einen (liegenden) Harnblasenkatheter nach den Nrn. 1732, 1729 und 1733 GOÄ sind neben der Nr. 319 GOÄ für die PSI nicht ansatzfähig.

Hinweis LÄK: **Anmerkung der Bayerischen Landesärztekammer** vom 27.01.2004 (Quelle: GOÄ-Datenbank http://www.blaek.de/)
Abrechnung von Stanzbiopsien im Rahmen der Prostatakarzinom-Früherkennung
Werden im Rahmen einer Prostatakarzinom-Früherkennung mehrere Stanzbiopsien aus der Prostata entnommen, so ist die Gebührenordnungsposition Nr. 319 (Punktion der Prostata) je Behandlungsfall maximal bis zu sechsmal ansatzfähig.
(Ausschuss „Gebührenordnung" der Bundesärztekammer, Mai 2003)
Werden über die Sextantenbiopsie hinaus weitere Proben entnommen, so ist der gesteigerte Aufwand über die Wahl eines adäquaten Steigerungsfaktors abzubilden.

GOÄ-Ratgeber der BÄK: ► **Stanzbiopsien der Prostata**
Dr. med. Hermann Wetzel M. Sc. – (in: Deutsches Ärzteblatt 107, Heft 22 (04.06.2010), S. A 1132) – http://www.bundesaerztekammer.de/page.asp?his=1.108.4144.4245.8613
Dr. Wetzel erläutert, dass für die Gewebsentnahme bei Verdacht auf Prostatakarzinom die GOÄ Nr. 319, **Punktion der Prostata oder Punktion der Schilddrüse**, angesetzt werden kann.
„... Als maßgeblich für die Häufigkeit der Gewebeproben kann die „Interdisziplinäre Leitlinie der Qualität S3 zur Früherkennung, Diagnose und Therapie der verschiedenen Stadien des Prostatakarzinoms", Version 1.0 vom September 2009, herausgegeben von der Deutschen Gesellschaft für Urologie, angesehen werden. In

dieser Leitlinie findet man auch zur Stanzbiopsie der Prostata eine Reihe evidenzbasierter Empfehlungen. Hinsichtlich der zur Diagnostik notwendigen Anzahl der Gewebeproben wird konstatiert, dass bei der Stanzbiopsie der Prostata in der Regel zehn bis zwölf Gewebezylinder entnommen werden sollten (www.urologen-portal.de).
Zusammenfassend erscheint eine fixe zahlenmäßige Beschränkung der Berechnung von Prostatabiopsien durch private Krankenversicherungen und Beihilfestellen nach der GOÄ nicht gerechtfertigt. Vor dem Hintergrund eines nachgewiesenen diagnostischen Zusatznutzens einer auf die lateralen peripheren Zonen erweiterten Prostatabiopsie sollte die tatsächliche Anzahl der durchgeführten Prostatagewebeproben erstattet werden...."

Tipp:
- Infiltrationsanästhesie nach Nrn. 490 oder 491.
- Ggf. zusätzlich Kompressionsverband nach Nr. 204.

321 Untersuchung von natürlichen Gängen oder Fisteln mittels Sonde oder Einführung eines Fistelkatheters – einschließlich anschließender Injektion oder Instillation **50** 6,70
2,91 10,20

Ausschluss: Neben Nr. 321 sind folgende Nrn. nicht abrechnungsfähig: 200, 370

Kommentar: Für die Sondierung einer Fistel mittels Sonde und die spätere Einführung eines Fistelkatheters kann die Leistung nach der Nr. 321 zweimal berechnet werden.
Wird Kontrastmittel eingebracht, so ist nur die Nr. 370 berechnungsfähig.
Die Einbringung eines Fistelkatheters kann nicht gesondert berechnet werden. Wird allerdings zuerst eine Sondierung einer Fistel mittels Sonde durchgeführt und dann erst Kontrastmittel gespritzt, so handelt es sich um zwei selbstständige Leistungen und die Abrechnung der Nrn. 321 und 370 nebeneinander ist nach **Brück** möglich.

IV Kontrastmitteleinbringungen

Allgemeine Bestimmungen

Die zur Einbringung des Kontrastmittels erforderlichen Maßnahmen wie Sondierungen, Injektionen, Punktionen, Gefäßkatheterismus oder Probeinjektionen und gegebenenfalls anschließende Wundnähte und Entfernung(en) des Kontrastmittels sind Bestandteile der Leistungen und nicht gesondert berechnungsfähig. Dies gilt auch für gegebenenfalls notwendige Durchleuchtungen zur Kontrolle der Lage eines Katheters oder einer Punktionsnadel.

Tipp:
Wenn erforderlich, sind neben den Leistungen der Kontrastmitteleinbringung (Nrn. 340 – 374) Anästhesieleistungen nach den Nrn. 469 bis 479 und 483 bis 495 berechnungsfähig.
Die Kosten für das Kontrastmittel sind nach § 10 GOÄ als Auslagen berechnungsfähig.

Auf einen Blick:

Kontrastmitteleinbringung (KM) und entsprechende radiologischen Leistung (ohne CT und NMR)

Ort der KM-Einbringung/Art der Untersuchung	GOÄ Nr. der KM-Einbringung	GOÄ Nr. und Kurzlegende der Röntgenleistung
Arterien	**350A 353351**	**5300*f.** Serienangiographie: Schädel, Brust und Bauchraum 5306* f. Serienangiographie: Becken u. beide Beine
Arthrographie	**373**	**5050*** KM Untersuchung: Hüftgelenk, Kniegelenk, Schultergelenk **5060*** KM Untersuchung: Kiefergelenk, **5070** KM Untersuchung der übrigen Gelenke
Bauchraum, Venographie	**344-347**	**5329 f.** Venographie: Brust- und Bauchraum
Bronchographie	**368**	**5285*** Bronchographie

GOÄ-Nr. Punktzahl 1fach 2,3 / *1,8 3,5 / *2,5

Kontrastmitteleinbringungen

Ort der KM-Einbringung/Art der Untersuchung	GOÄ Nr. der KM-Einbringung	GOÄ Nr. und Kurzlegende der Röntgenleistung
Brustraum, Venographie	**344-347**	**5329 f.** Venographie: Brust- und Bauchraum
Diskographie	**372**	**5260*** RÖ-Untersuchung natürlicher, künstlicher oder krankhaft entstandener Gänge, Gangsysteme, Hohlräume oder Fisteln
Dünndarm	**374**	**5163*** Dünndarm-Kontrast-Untersuchung
Galaktographie	**370**	**5260*** RÖ-Untersuchung natürlicher, künstlicher oder krankhafter entstandener Gänge, Gangsysteme, Hohlräume oder Fisteln
Gallenblase, Gallenwege	**344-347**	**5170*** KM-Untersuchung: Gallenblase, Gallenwege, Pankreasgänge
Gehirnarterien	**351**	**5300* f.** Serienangeiographie: Schädel, Brust und Bauchraum
Gehirn u. Rückenmark	**340**	**5280*** Myelographie
Harntrakt	**344-347**	**5200* f.** Harntrakt-Kontrastuntersuchung
Herz und Aorta, Herzkatheter	**355-357 360, 361**	**5303* f.** Serienangeiographie im Bereich von Schädel, Brust- und Bauchraum im zeitlichen Zusammenhang Leistungen nach Nrn. 5315* bis 5327*5315* f. Angiographie beider Herzhälften
Kavernographie	**370**	**5303*** RÖ-Untersuchung natürlicher, künstlicher oder krankhaft entstandener Gänge, Gangsysteme, Hohlräume oder Fisteln
Koronararterien	**360, 361**	**5324* f.** Selektive Koronarangiographie
Lymphographie	**365**	**5338* f.** Lymphographie, Extremität
Myelographie	**340**	**5280*** Myelographie
Pankreasgänge	**344-347**	**5170*** KM-Untersuchung: Gallenblase, Gallenwege, Pankreasgänge
Refluxzystographie	**370**	**5235*** Refluxzystographie, einschl. retrograder KM-Verabreichung
Sialographie	**370**	**5260*** RÖ-Untersuchung natürlicher, künstlicher oder krankhaft entstendener Gänge, Gangsysteme, Hohlräume oder Fisteln
Urethrozystographie	**370**	**5230*** Harnröhren-, Harnblasen-KM-Untersuchung (Urethrozystographie), einschl. retrograder KM-Verabreichung
Uterus-, Tuben-KM-Untersuchung	**370**	**5250*** Gebärmutter-, Eileiter-KM-Untersuchung
Venographie Brust- und Bauchraum	**344-347**	**5329 f.** Venographie: Brust- und Bauchraum
Venographie	**344-347**	**5330* f.** Venographie einer Extremität
Vesikulographie	**370**	**5260*** RÖ-Untersuchung natürlicher, künstlicher oder krankhaft entstandener Gänge, Gangsysteme, Hohlräume oder Fisteln
Zystokopie m. Harnleitersondierung	**1790**	**5220*** Harntrakt-Kontrastuntersuchung, einschl. retrograder KM-Verabreichung

340 **Einbringung des Kontrastmittels in die zerebralen und spinalen Liquorräume** **400** 23,31 53,62 81,60

Ausschluss: siehe Allg. Bestimmungen zu IV. Kontrastmitteleinbringungen

Tipp: Neben Nr. 340 ggf. Nrn. 5090, 5370, 5410, 5411, 5430 abrechnen. siehe Allg. Bestimmungen zu IV. Kontrastmitteleinbringungen

GOÄ-Nr.		Punktzahl 1fach	2,3 / *1,8 3,5 / *2,5
344	**Intravenöse Einbringung des Kontrastmittels mittels Injektion oder Infusion, bis zu 10 Minuten Dauer**	**100** 5,83	13,41 20,40
Ausschluss:	Neben Nr. 344 sind folgende Nrn. nicht abrechnungsfähig: 5353 – 5355, 5359, 5360 Siehe Allg. Bestimmungen zu IV. Kontrastmitteleinbringungen		
Tipp:	Neben Nr. 344 ggf. Nrn. 5300 – 5313, 5329, 5330,. 5370 bis 5375 abrechnen. siehe Allg. Bestimmungen zu IV. Kontrastmitteleinbringungen		
345	**Intravenöse Einbringung des Kontrastmittels mittels Injektion oder Infusion, von mehr als 10 Minuten Dauer**	**130** 7,58	17,43 26,52
Ausschluss:	Neben Nr. 345 sind folgende Nrn. nicht abrechnungsfähig: 5353 – 5355, 5359, 5360 siehe Allg. Bestimmungen zu IV. Kontrastmitteleinbringungen		
Tipp:	• Neben Nr. 345 ggf. Nrn. 5300 – 5313, 5329, 5330,. 5370 bis 5375 abrechnen. • siehe Allg. Bestimmungen zu IV. Kontrastmitteleinbringungen		
346	**Intravenöse Einbringung des Kontrastmittels mittels Hochdruckinjektion**	**300** 17,49	40,22 61,20
Ausschluss:	Neben Nr. 346 sind folgende Nrn. nicht abrechnungsfähig: 5353 – 5355, 5359, 5360 siehe Allg. Bestimmungen zu IV. Kontrastmitteleinbringungen		
Tipp:	• Neben Nr. 346 ggf. Nrn. 347, 5300 – 5313, 5329, 5330,. 5370 bis 5375. • siehe Allg. Bestimmungen zu IV. Kontrastmitteleinbringungen		
347	**Ergänzung für jede weitere intravenöse Kontrastmitteleinbringung mittels Hochdruckinjektion bei bestehendem Zugang – im Zusammenhang mit der Leistung nach Nummer 346 –**	**150** 8,74	20,11 30,60
Ausschluss:	• Neben Nr. 347 sind folgende Nrn. nicht abrechnungsfähig: 5353 – 5355, 5359, 5360 • siehe Allg. Bestimmungen zu IV. Kontrastmitteleinbringungen		
Tipp:	Neben Nr. 347 ggf. Nr. 346. Siehe Allg. Bestimmungen zu IV. Kontrastmitteleinbringungen		
350	**Intraarterielle Einbringung des Kontrastmittels**	**150** 8,74	20,11 30,60
Ausschluss:	Neben Nr. 350 sind folgende Nrn. nicht abrechnungsfähig: 5345, 5346, 5348, 5349, 5355 – 5358 siehe Allg. Bestimmungen zu IV. Kontrastmitteleinbringungen		
Tipp:	• Neben Nr. 350 ggf. Nrn. 5300 – 5313. • siehe Allg. Bestimmungen zu IV. Kontrastmitteleinbringungen		
351	**Einbringung des Kontrastmittels zur Angiographie von Gehirnarterien, je Halsschlagader** Die Leistung nach Nummer 351 ist je Sitzung nicht mehr als zweimal berechnungsfähig.	**500** 29,14	67,03 102,00
Tipp:	• Neben Nr. 351 ggf. Nrn. 5300 – 5305, 5358, 5460. • siehe Allg. Bestimmungen zu IV. Kontrastmitteleinbringungen		
A 353	**Einbringung eines Kontrastmittels mittels intraarterieller Hochdruckinjektion zur selektiven Arteriographie (z.B. Nierenarterie) einschl. Röntgenkontrolle und ggf. einschl. fortlaufender EKG-Kontrolle, je Arterie (analog Nr. 351 GOÄ) – n. Verzeichnis analoger Bewertungen d. Bundesärztekammer**	**500** 29,14	67,03 102,00

GOÄ-Nr.		Punktzahl / 1fach	2,3 / *1,8 / 3,5 / *2,5
355	**Herzkatheter-Einbringung(en) und anschließende intrakardiale bzw. intraarterielle Einbringung(en) des Kontrastmittels mittels Hochdruckinjektion zur Darstellung des Herzens und der herznahen Gefäße (Aorta ascendens, Arteria pulmonalis) – einschließlich Röntgenkontrolle und fortlaufender EKG-Kontrolle –, je Sitzung**	**600** 34,97	80,44 122,40

Die Leistung nach Nummer 355 ist neben den Leistungen nach den Nummern 626 und/oder 627 nicht berechnungsfähig.
Wird die Leistung nach Nummer 355 im zeitlichen Zusammenhang mit der Leistung nach Nummer 360 erbracht, ist die Leistung nach Nummer 355 mit dem einfachen Gebührensatz berechnungsfähig.

Ausschluss: Neben Nr. 355 sind folgende Nrn. nicht abrechnungsfähig: 260, 626, 627, 629, 630, 632, 5345, 5346, 5348, 5349, 5355 – 5357
Siehe auch Allg. Bestimmungen zu IV. Kontrastmitteleinbringungen

Tipp:
- Neben Nr. 355 ggf. Nrn. 356, 357, 360, 628, 5315 – 5317, 5327, 5420, 5421
- Siehe auch Allg. Bestimmungen zu IV. Kontrastmitteleinbringungen

356	**Zuschlag zu der Leistung nach Nummer 355 bei Herzkatheter-Einbringung(en) zur Untersuchung sowohl des linken als auch des rechten Herzens über jeweils gesonderte Gefäßzugänge während einer Sitzung**	**400** 23,31	53,62 81,60

Die Leistung nach Nummer 356 ist neben den Leistungen nach den Nummern 626 und/oder 627 nicht berechnungsfähig.
Wird die Leistung nach Nummer 356 im zeitlichen Zusammenhang mit der Leistung nach Nummer 360 erbracht, ist die Leistung nach Nummer 356 nur mit dem einfachen Gebührensatz berechnungsfähig.

Ausschluss: Neben Nr. 356 sind folgende Nrn. nicht abrechnungsfähig: 626, 627, 629, 630, 632, 5345, 5346, 5348, 5349, 5355 – 5357
Siehe auch Allg. Bestimmungen zu IV. Kontrastmitteleinbringungen.

Tipp:
- Neben Nr. 356 ggf. Nrn. 355, 360
- Siehe auch Allg. Bestimmungen zu IV. Kontrastmitteleinbringungen.

357	**Intraarterielle Einbringung(en) des Kontrastmittels über einen Katheter mittels Hochdruckinjektion zur Übersichtsangiographie der Brust- und/oder Bauchaorta – einschließlich Röntgenkontrolle und gegebenenfalls einschließlich fortlaufender EKG-Kontrolle-, je Sitzung**	**500** 29,14	67,03 102,00

Wird die Leistung nach Nummer 357 im Zusammenhang mit der Leistung nach Nummer 351 erbracht, ist die Leistung nach Nummer 357 nur mit dem einfachen Gebührensatz berechnungsfähig.

Ausschluss: Neben Nr. 357 sind folgende Nrn. nicht abrechnungsfähig: 5345, 5346, 5348, 5349, 5355 – 5357
Siehe auch Allg. Bestimmungen zu IV. Kontrastmitteleinbringungen.

Tipp: Neben Nr. 357 ggf. Nrn. 355, 360, 5300 – 5305. Siehe auch Allg. Bestimmungen zu IV. Kontrastmitteleinbringungen

360	**Herzkatheter-Einbringung(en) und anschließende intraarterielle Einbringung(en) des Kontrastmittels nach selektiver arterieller Katheterplazierung zur selektiven Koronarangiographie – einschließlich Röntgenkontrolle und fortlaufender EKG- Kontrolle –, je Sitzung**	**1000** 58,29	134,06 204,01

Die Leistung nach Nummer 360 kann je Sitzung nur einmal berechnet werden.
Die Leistung nach Nummer 360 ist neben den Leistungen nach den Nummern 626 und/oder 627 nicht berechnungsfähig.

GOÄ-Nr.		Punktzahl 1fach	2,3 / *1,8 3,5 / *2,5
Ausschluss:	Neben Nr. 360 sind folgende Nrn. nicht abrechnungsfähig: 626, 627, 630, 632, 5345, 5346, 5348, 5349, 5355 – 5357 Siehe auch Allg. Bestimmungen zu IV. Kontrastmitteleinbringungen		
Tipp:	• Neben Nr. 360 ggf. Nrn. 355, 361, 628, 5324 – 5326. • Siehe auch Allg. Bestimmungen zu IV. Kontrastmitteleinbringungen		
361	**Intraarterille Einbringung(en) des Kontrastmittels nach erneuter Einbringung eines Herzkatheters zur Sondierung eines weiteren Gefäßes – im Anschluß an die Leistung nach Nummer 360 –** Die Leistung nach Nummer 361 ist je Sitzung nicht mehr als zweimal berechnungsfähig.	**600** 34,97	80,44 122,40
Ausschluss:	Neben Nr. 361 sind folgende Nrn. nicht abrechnungsfähig: 260, 626, 627, 630, 632, 5345, 5346, 5348, 5349, 5355 – 5357 Siehe auch Allg. Bestimmungen zu IV. Kontrastmitteleinbringungen		
Tipp:	Neben Nr. 361 ggf. Nrn. 355, 360, 5325, 5326. Siehe auch Allg. Bestimmungen zu IV. Kontrastmitteleinbringungen		
365	**Einbringung des Kontrastmittels zur Lymphographie, je Extremität**	**400** 23,31	53,62 81,60
Tipp:	Neben Nr. 365 ggf. Nrn. 5338, 5339. Siehe auch Allg. Bestimmungen zu IV. Kontrastmitteleinbringungen		
368	**Einbringung des Kontrastmittels zur Bronchographie**	**400** 23,31	53,62 81,60
Tipp:	• Neben Nr. 368 ggf. Nr. 5285. • Siehe auch Allg. Bestimmungen zu IV. Kontrastmitteleinbringungen		
370	**Einbringung des Kontrastmittels zur Darstellung natürlicher, künstlicher oder krankhaft entstandener Gänge, Gangsysteme, Hohlräume oder Fisteln – gegebenenfalls intraoperativ –**	**200** 11,66	26,81 40,80
Ausschluss:	Neben Nr. 370 ist folgende Nr. nicht abrechnungsfähig: 5361 Siehe auch Allg. Bestimmungen zu IV. Kontrastmitteleinbringungen		
Tipp:	Neben Nr. 370 ggf. Nrn. 5230, 5235, 5250, 5260. Siehe auch Allg. Bestimmungen zu IV. Kontrastmitteleinbringungen		
372	**Einbringung des Kontrastmittels in einen Zwischenwirbelraum**	**280** 16,32	37,54 57,12
Ausschluss:	Neben Nr. 372 sind folgende Nrn. nicht abrechnungsfähig: 5050, 5060, 5070 Siehe auch Allg. Bestimmungen zu IV. Kontrastmitteleinbringungen		
Kommentar:	Wird Kontrastmittel in mehrere Zwischenräume gespritzt, kann die Nr. 372 mehrmals berechnet werden. Neben Nr. 372 ggf. Nrn. 5100, 5105, 5374. Siehe auch Allg. Bestimmungen zu IV. Kontrastmitteleinbringungen		
373	**Einbringung des Kontrastmittels in ein Gelenk**	**250** 14,57	33,52 51,00
Ausschluss:	Neben Nr. 373 sind folgende Nrn. nicht abrechnungsfähig: 5050, 5060, 5070 Siehe auch Allg. Bestimmungen zu IV. Kontrastmitteleinbringungen.		
Tipp:	Neben Nr. 373 ggf. Nr. 5373. Siehe auch Allg. Bestimmungen zu IV. Kontrastmitteleinbringungen.		

374 **Einbringung des Kontrastmittels in den Dünndarm mittels im Dünndarm endender Sonde** **150** 8,74 20,11 30,60

Tipp: Neben Nr. 374 ggf. Nr. 5163. Siehe auch Allg. Bestimmungen zu IV. Kontrastmitteleinbringungen.

V Impfungen und Testungen

Allgemeine Bestimmungen

1. Als Behandlungsfall gilt für die Behandlung derselben Erkrankung der Zeitraum eines Monats nach der jeweils ersten Inanspruchnahme des Arztes.

2. Erforderliche Nachbeobachtungen am Tag der Impfung oder Testung sind in den Leistungsansätzen enthalten und nicht gesondert berechnungsfähig.

3. Neben den Leistungen nach den Nummern 376 bis 378 sind die Leistungen nach den Nummern 1 und 2 und die gegebenenfalls erforderliche Eintragung in den Impfpass nicht berechnungsfähig.

4. Mit den Gebühren für die Leistungen nach den Nummern 380 bis 382, 385 bis 391 sowie 395 und 396 sind die Kosten abgegolten.

5. Mit den Gebühren für die Leistungen nach den Nummern 393, 394, 397 und 398 sind die Kosten für serienmäßig lieferbare Testmittel abgegolten.

Kommentar:
Die Bestimmung legt fest, dass die zur Testung erforderlichen Pflaster, Salben, Lösungen, aber auch Lanzetten und Pricknadeln sowie Mulltupfer, Pflaster und ggf. weitere im Rahmen der Testung verwendete Materialien nicht berechnungsfähig sind. Besonderheiten zur Berechnungsfähigkeit siehe aber unter Kommentar zu Nr. 384.

Tipp:
Die Neu-Ausstellung eines Impfpasses kann mit Nr. 70 berechnet werden.
Unter der Internet-Adresse des Robert-Koch-Institutes http://www.rki.de veröffentlicht die Ständige Impfkommission (Stiko) die jeweils aktuellen Impfempfehlungen. Diese Empfehlungen gelten auch für Reisen in außereuropäische Länder und bieten daher ein schnelles Nachschlagewerk im Praxisalltag.

375 **Schutzimpfung (intramuskulär, subkutan) – gegebenenfalls einschließlich Eintragung in den Impfpaß** **80** 4,66 10,72 16,32

Ausschluss: Neben Nr. 375 ist folgenden Nr. nicht abrechnungsfähig: 2

Beschluss BÄK: **Beschluss des Gebührenausschusses der Bundesärztekammer zu Nrn. 375, 376, 377**
Subkutane neben oraler Impfung (7. Sitzung vom 12. September 1996)
Dadurch, dass es in der Nr. 377 heißt „Zusatzinjektion", ist eine erste Injektion vorausgesetzt. Die Impfleistung Polio/D/T ist demnach mit der Kombination der Nrn. 375 und 376 berechenbar.

Tipp:
- Die Nr. 375 kann mit einer Beratung nach Nr. 1 kombiniert werden.
- Muss vor einer Impfung eine Untersuchung zur Feststellung der Impffähigkeit durchgeführt werden, so ist diese abrechnungsfähig.
- Mit der Impfung beginnt ein neuer eigener Behandlungsfall.
- Die Kosten für die Impfstoffe können entweder gemäß § 10 entsprechend berechnet oder aber zu Lasten des Patienten rezeptiert werden.

IGeL: Reise-Impf-Prophylaxe

376 **Schutzimpfung (oral) – einschließlich beratendem Gespräch –** **80** 4,66 10,72 16,32

Ausschluss: Neben Nr. 376 ist folgenden Nr. nicht abrechnungsfähig: 1, 2.

Beschluss BÄK: **Beschluss des Gebührenausschusses der Bundesärztekammer zu Nrn. 375, 376, 377**
Subkutane neben oraler Impfung (7. Sitzung vom 12. September 1996)

Dadurch, dass es in der Nr. 377 heißt „Zusatzinjektion", ist eine erste Injektion vorausgesetzt. Die Impfleistung Polio/D/T ist demnach mit der Kombination der Nrn. 375 und 376 berechenbar.

Analog: Die Nr. 376 kann nach Auffassung der BÄK analog im Rahmen der oralen Methadon-Substitution berechnet werden.

Tipp:
- Muss vor einer Impfung eine Untersuchung zur Feststellung der Impffähigkeit durchgeführt werden, so ist diese abrechnungsfähig.
- Mit der Impfung beginnt ein neuer eigener Behandlungsfall.
- Auch die Rachitis-Prophylaxe kann nach Nr. 376 abgerechnet werden.
- Die Kosten für die Impfstoffe können entweder gemäß § 10 entsprechend berechnet oder aber zu Lasten des Patienten rezeptiert werden.

IGeL: Reise-Impf-Prophylaxe

376 analog — Methadongabe (analog Nr. 376 GOÄ) – n. Empfehlung von Analog Ziffern der PVS

80	10,72
4,66	16,32

377 — Zusatzinjektion bei Parallelimpfung

50	6,70
2,91	10,20

Ausschluss: Neben Nr. 377 sind folgende Nrn. nicht abrechnungsfähig: 1, 2.

Hinweis BÄK: **Beschluss des Gebührenausschusses der Bundesärztekammer zu Nrn. 375, 376, 377**
Subkutane neben oraler Impfung (7. Sitzung vom 12. September 1996)
Dadurch, dass es in der Nr. 377 heißt „Zusatzinjektion", ist eine erste Injektion vorausgesetzt. Die Impfleistung Polio/D/T ist demnach mit der Kombination der Nrn. 375 und 376 berechenbar.

Tipp:
- Muss vor einer Impfung eine Untersuchung zur Feststellung der Impffähigkeit durchgeführt werden, so ist diese abrechnungsfähig.
- Mit der Impfung beginnt ein neuer eigener Behandlungsfall.
- Die Kosten für die Impfstoffe können entweder gemäß § 10 entsprechend berechnet oder aber zu Lasten des Patienten rezeptiert werden.

IGeL: Reise-Impf-Prophylaxe

378 — Simultanimpfung (gleichzeitige passive und aktive Impfung gegen Wundstarrkrampf)

120	16,09
6,99	24,48

Ausschluss: Neben Nr. 378 sind folgende Nrn. nicht abrechnungsfähig: 1, 2, 375, 377

Tipp:
- Muss vor einer Impfung eine Untersuchung zur Feststellung der Impffähigkeit durchgeführt werden, so ist diese abrechnungsfähig.
- Mit der Impfung beginnt ein neuer eigener Behandlungsfall.
- Die Kosten für die Impfstoffe können entweder gemäß § 10 entsprechend berechnet oder aber zu Lasten des Patienten rezeptiert werden.

380 — Epikutantest, je Test (1. bis 30. Test je Behandlungsfall)

30	4,02
1,75	6,12

Kommentar: Gemäß den Allgemeinen Bestimmungen zu **V. Impfungen und Testungen** sind Kosten für Testsubstanzen nur dann berechnungsfähig, wenn sie für den entsprechenden Patienten individuell hergestellt wurden. Die Kosten für serienmäßig lieferbare Testmittel sind mit den Gebühren abgegolten.
Nach allen relevanten Kommentierungen sind die Testungen sogenannter „Kontrollen oder Leerwerte" (z. B. Vaseline) berechnungsfähig.

Tipp: Weitere Tests (31 bis 50) nach Nr. 381, (51 bis 100) nach Nr. 382 zusätzlich neben Nr. 380 abrechenbar.

IGeL:
- Testung zur Verträglichkeit von Kosmetika, Testung zum Ausschluss von Metall-Allergien (z.B. Amalgam), ohne dass anamestische oder klinische Hinweise auf eine Krankheit vorliegen.
- Siehe ggf. auch Nrn. 381, 382, 383.

GOÄ-Nr.		Punktzahl 1fach	2,3 / *1,8 3,5 / *2,5
381	**Epikutantest, je Test (31. bis 50. Test je Behandlungsfall)**	**20** 1,17	2,68 4,08

Kommentar: Gemäß den Allgemeinen Bestimmungen zu **V. Impfungen und Testungen** sind Kosten für Testsubstanzen nur dann berechnungsfähig, wenn sie für den entsprechenden Patienten individuell hergestellt wurden. Die Kosten für serienmäßig lieferbare Testmittel sind mit den Gebühren abgegolten.
Nach allen relevanten Kommentierungen sind die Testungen sogenannter „Kontrollen oder Leerwerte" (z. B. Vaseline) berechnungsfähig.

Tipp: Weitere Tests (51 bis 100) nach Nr. 382 zusätzlich neben Nr. 381 abrechenbar.

382	**Epikutantest, je Test (51.bis 100. Test je Behandlungsfall)**	**15** 0,87	2,01 3,06

Mehr als 100 Epikutantests sind je Behandlungsfall nicht berechnungsfähig.

Kommentar: Gemäß den Allgemeinen Bestimmungen zu **V. Impfungen und Testungen** sind Kosten für Testsubstanzen nur dann berechnungsfähig, wenn sie für den entsprechenden Patienten individuell hergestellt wurden. Die Kosten für serienmäßig lieferbare Testmittel sind mit den Gebühren abgegolten.
Nach allen relevanten Kommentierungen sind die Testungen sogenannter „Kontrollen oder Leerwerte" (z. B. Vaseline) berechnungsfähig.

383	**Kutane Testung (z. B. von Pirquet, Moro)**	**30** 1,75	4,02 6,12

Kommentar: Da die Leistungslegende nur von einer kutanen Testung, aber nicht von einer späteren Beratung spricht, kann zu einem späteren Zeitpunkt die Beratungsleistung abgerechnet werden.

384	**Tuberkulinstempeltest, Mendel-Mantoux-Test oder Stempeltest mit mehreren Antigenen (sog. Batterietests)**	**40** 2,33	5,36 8,16

Kommentar: Die im Rahmen der Leistungserbringung nach Nr. 384 erforderlichen Testsubstanzen können gesondert berechnet oder auf Rezept zu Lasten des Patienten rezeptiert werden.

385	**Pricktest, je Test (1. bis 20. Test je Behandlungsfall)**	**45** 2,62	6,03 9,18

Ausschluss: Neben Nr. 385 ist folgende Nr. nicht abrechnungsfähig: 56

Tipp:
- Weitere Tests (21 bis 40) nach Nr. 386, (41 bis 80) nach Nr. 387 zusätzlich neben Nr. 385 abrechenbar.
- Die Testungen sogenannter „Kontrollen oder Leerwerte" (z. B. Histamin, NaCl-Lösung) sind berechnungsfähig

386	**Pricktest, je Test (21. bis 40. Test je Behandlungsfall)**	**30** 1,75	4,02 6,12

Ausschluss: Neben Nr. 386 ist folgende Nr. nicht abrechnungsfähig: 56

Tipp:
- Neben Nr. 386 sind die Nrn. 385, 387 abrechenbar.
- Die Testungen sogenannter „Kontrollen oder Leerwerte" (z. B. Histamin, NaCl-Lösung) sind berechnungsfähig

387	**Pricktest, je Test (41. bis 80. Test je Behandlungsfall)**	**20** 1,17	2,68 4,08

Mehr als 80 Pricktests sind je Behandlungsfall nicht berechnungsfähig.

Ausschluss: Neben Nr. 387 ist folgende Nr. nicht abrechnungsfähig: 56

GOÄ-Nr.		Punktzahl / 1fach	2,3 / *1,8 / 3,5 / *2,5
Tipp:	• Neben Nr. 387 sind die Nrn. 385, 386 abrechenbar. • Die Testungen sogenannter „Kontrollen oder Leerwerte“ (z. B. Histamin, NaCl-Lösung) sind berechnungsfähig		
388	**Reib-, Scratch- oder Skarifikationstest, je Test (bis zu 10 Tests je Behandungsfall)**	**35** 2,04	4,69 7,14
Ausschluss:	Neben Nr. 388 ist folgende Nr. nicht abrechnungsfähig: 56		
Tipp:	• Neben Nr. 388 sind die Nrn. 1, 389 abrechenbar. • Die Testungen sogenannter „Kontrollen oder Leerwerte“ (z. B. Histamin, NaCl-Lösung) sind berechnungsfähig		
389	**Reib-, Scratch- oder Skarifikationstest, jeder weitere Test**	**25** 1,46	3,35 5,10
Ausschluss:	Neben Nr. 389 ist folgende Nr. nicht abrechnungsfähig: 56		
Tipp:	• Neben Nr. 389 ist die Nr. 388 abrechenbar. • Die Testungen sogenannter „Kontrollen oder Leerwerte“ (z. B. Histamin, NaCl-Lösung) sind berechnungsfähig		
390	**Intrakutantest, je Test (1. bis 20. Test je Behandlungsfall)**	**60** 3,50	8,04 12,24
Ausschluss:	Neben Nr. 390 ist folgende Nr. nicht abrechnungsfähig: 56		
Tipp:	• Neben Nr. 390 sind die Nrn. 1 und 391 abrechenbar. • Die Nr. 390 ist analog abrechenbar für die Austestung von Medikamenten. Die Testungen sogenannter „Kontrollen oder Leerwerte“ (z. B. Histamin, NaCl-Lösung) sind berechnungsfähig		
391	**Intrakutantest, jeder weitere Test**	**40** 2,33	5,36 8,16
	Mehr als 80 Intrakutantests sind je Behandlungsfall nicht berechnungsfähig.		
Ausschluss:	Neben Nr. 391 ist folgende Nr. nicht abrechnungsfähig: 56		
Tipp:	• Neben Nr. 391 ist die Nr. 390 abrechenbar. • Die Testungen sogenannter „Kontrollen oder Leerwerte“ (z. B. Histamin, NaCl-Lösung) sind berechnungsfähig		
393	**Beidseitiger nasaler oder konjunkivaler Provokationstest zur Ermittlung eines oder mehrerer auslösender Allergene mit Einzel- oder Gruppenextrakt, je Test**	**100** 5,83	13,41 20,40
Ausschluss:	Neben Nr. 393 sind folgende Nrn. nicht abrechnungsfähig: 394, 1417		
Tipp:	• Neben Nr. 393 ist die Nr. 1 abrechenbar. • Die Testungen sogenannter „Kontrollen oder Leerwerte“ (z. B. Histamin, NaCl-Lösung) sind berechnungsfähig		
394	**Höchstwert für Leistungen nach Nummer 393, je Tag**	**300** 17,49	40,22 61,20
Ausschluss:	Neben Nr. 394 sind folgende Nrn. nicht abrechnungsfähig: 56, 393, 1417		
Tipp:	Neben Nr. 394 ist die Nr. 1 abrechenbar.		

GOÄ-Nr.		Punktzahl 1fach	2,3 / *1,8 3,5 / *2,5
395	**Nasaler Schleimhautprovokationstest (auch beidseitig) mit mindestens dreimaliger apparativer Registrierung zur Ermittlung eines oder mehrerer auslösender Allergene mit Einzel- oder Gruppenextrakt, je Test**	**280** 16,32	37,54 57,12

Ausschluss: Neben Nr. 395 sind folgende Nrn. nicht abrechnungsfähig: 56, 396, 1417

Tipp: Neben Nr. 395 ist die Nr. 1 abrechenbar.

IGeL: Bioresonanztherapie (BRT) – jetzt meist als Biophysikalische Informationstherapie (BIT) bezeichnet.

396	**Höchstwert für Leistungen nach Nummer 395, je Tag**	**560** 32,64	75,07 114,24

Ausschluss: Neben Nr. 396 sind folgende Nrn. nicht abrechnungsfähig: 56, 395, 1417

Tipp: Neben Nr. 396 ist die Nr. 1 abrechenbar.

397	**Bronchialer Provokationstest zur Ermittlung eines oder mehrerer auslösender Allergene mit Einzel- oder Gruppenextrakt mit apparativer Registrierung, je Test**	**380** 22,15	50,94 77,52

Ausschluss: Neben Nr. 397 sind folgende Nrn. nicht abrechnungsfähig: 56, 398, 603 – 609

Tipp:
- Neben Nr. 397 ist die Nr. 1 abrechenbar.
- Die Testungen sogenannter „Kontrollwerte“, z. B. Histamin, Acetylcholin, Aludrin, NaCl-Lösun sind berechnungsfähig..

398	**Höchstwert für Leistungen nach Nummer 397, je Tag**	**760** 44,30	101,89 155,04

Ausschluss: Neben Nr. 398 sind folgende Nrn. nicht abrechnungsfähig: 56, 397, 603 – 609

Tipp: Neben Nr. 398 ist die Nr. 1 abrechenbar.

399	**Oraler Provokationstest, auch Expositionstest bei Nahrungsmittel- oder Medikamentenallergien – einschließlich Überwachung zur Erkennung von Schockreaktionen**	**200** 11,66	26,81 40,80

Ausschluss: Neben Nr. 399 ist folgende Nr. nicht abrechnungsfähig: 56

Tipp: Neben Nr. 399 sind die Nrn. 1, 272, 5163 abrechenbar.

VI Sonographische Leistungen

Allgemeine Bestimmungen

1. Die Zuschläge nach den Nummern 401, sowie 404 bis 406 sind nur mit dem einfachen Gebührensatz berechnungsfähig.

Auf einen Blick:

Zuschläge zu sonographischen Untersuchungen

GOÄ-Nr.	Zuschlag zu	1fach €	*1,8fach €
401	Sonographien nach Nrn. 410 bis 418 bei zusätzlicher Anwendung des Duplex-Verfahrens – ggf. einschl. Farbkodierung	23,81	–
402*	Sonographien bei transösophagealer Untersuchung	14,57	26,23
403*	Sonographien bei transkavitärer Untersuchung	8,74	15,74
404	Doppler-sonographischen Leistungen bei zusätzlicher Frequenzspektrumanalyse – einschl. graphischer oder Bilddokumentation	14,57	–
405	Leistung nach Nr. 415 oder 424 – bei zusätzlicher Untersuchung mit cw-Doppler	11,66	–
406	Leistung nach Nr. 424 – bei zusätzlicher Farbkodierung	11,66	-

2. Die Zuschläge bzw. Leistungen nach den Nummern 401 bis 418 sowie 422 bis 424 sind je Sitzung jeweils nur einmal berechnungsfähig.

Kommentar:
Werden mehrere Organe untersucht, so können die höher bewerteten Leistungen nach den Nrn. 410 ? 418 mit der Leistung nach Nr. 420, die für die Untersuchung weiterer Organe vorgesehen ist, nebeneinander berechnet werden.
Dies bedeutet z. B. dass die Untersuchung **einer** Mamma nach Nr. 418 abzurechnen ist, die Untersuchung **der zweiten** Mamma aber nach Nr. 420.

3. Die Zuschläge bzw. Leistungen nach den Nummern 410 bis 418 sind nicht nebeneinander berechnungsfähig.

4. Die Leistungen nach den Nummern 422 bis 424 sind nicht nebeneinander berechnungsfähig.

5. Mit den Gebühren für die Zuschläge bzw. Leistungen nach den Nummern 401 bis 424 ist die erforderliche Bilddokumentation abgegolten.

6. Als Organe im Sinne der Leistungen nach den Nummern 410 und 420 gelten neben den anatomisch definierten Organen auch der Darm, Gelenke als Funktionseinheiten sowie Muskelgruppen, Lymphknoten und/oder Gefäße einer Körperregion. Als Organ gilt die jeweils untersuchte Körperregion unabhängig davon, ob nur Gefäße oder nur Lymphknoten bzw. Weichteile untersucht werden. Die Darstellung des Darms gilt als eine Organuntersuchung unabhängig davon, ob der gesamte Darm, mehrere Darmabschnitte oder nur ein einziger Darmabschnitt untersucht werden.

Kommentar:
Nach Kommentierung von **Lang, Schäfer, Stiel** und **Vogt** kann auch eine Untersuchung von Organen, die aus anatomischen Gründen, z. B. durch Überlagerung von Fettgewebe schlecht darstellbar sind, abgerechnet werden. Ähnliches muss für die schlechte Darstellbarkeit bei erheblicher Luftüberlagerung gelten.

7. Die sonographische Untersuchung eines Organs erfordert die Differenzierung der Organstrukturen in mindestens zwei Ebenen und schließt gegebenenfalls die Untersuchung unterschiedlicher Funktionszustände und die mit der gezielten Organuntersuchung verbunde Darstellung von Nachbarorganen mit ein.

Kommentar:
Nach Kommentar von **Lang, Schäfer, Stiel** und **Voigt** kann bei einer Restharnuntersuchung die Leistung nach Nr. 410 nur einmal angesetzt werden und die zusätzliche Leistung nach Nr. 420 nicht angesetzt werden, obwohl **eine Untersuchung** jeweils **vor** und **eine Untersuchung nach Blasenentleerung** durchgeführt wurde.

Hinweise auf GOÄ-Ratgeber der BÄK:

▶ **Ultraschall: Begriff der Sitzung**
Dr. med. Anja Pieritz – (in: Dt. Ärzteblatt 102, Heft 47 (25.11.2005), Seite A-3282) – www.baek.de/page.asp?his=1.108.4144.4245.4246
Dr. Pieritz gibt an: Der Begriff „Je Sitzung" bedeutet: vom Eintreten des Patienten in die Praxis bis zum Verlassen der Praxis. Der Begriff „je Sitzung" kann als gleichbedeutend mit dem Begriff „Arzt-Patienten-Kontakt" und „Inanspruchnahme" gesehen werden – so auch der Kommentar von Brück.
Bei der Inanspruchnahme/Sitzung muss immer das Untersuchungsziel berücksichtigt werden. So gilt auch als eine Sitzung/Inanspruchnahme, wenn der Patient aus praxisorganisatorischen oder medizinischen Gründen zwischen den einzelnen Untersuchungen den Raum verlässt, im Wartezimmer wartet oder sogar die Praxis verlässt. Diese Regel soll eine Stückelung der „Sitzung" oder Inanspruchnahme verhindern.

▶ **Ultraschalluntersuchung – Allgemeines**
Dr. med. Anja Pieritz – (in: Dt. Ärzteblatt 102, Heft 14 (08.04.2005), Seite A-1000) – www.baek.de/page.asp?his=1.108.4144.4245.4246.4247
Die Autorin gibt ein Beispiel: „...Werden beispielsweise Leber, Milz, Niere rechts, Niere links, Harnblase, Pankreas und Gallenblase geschallt, so kann einmal die Nummer 410 GOÄ und dreimal die Nummer 420 GOÄ angesetzt werden. Die dargestellten Organe müssen in der Rechnung angegeben werden. In dem genannten Fall wurden sieben Organe dargestellt. Dies geht über den normalen Zeitaufwand hinaus. Der erhöhte Zeitbedarf kann über den Gebührenrahmen (§ 5 Absatz 2) mit der Wahl eines höheren Steigerungsfaktors berücksichtigt werden. Die Begründung sollte sich auf den Zeitbedarf für die drei zusätzlich mittels Ultraschall dargestellten Organe beziehen."

▶ Unendliche Geschichte: „Gynäkologischer Raum"
Dr. med. Anja Pieritz – (in: Dt. Ärzteblatt 101, Heft 36 (03.09.2004), Seite A-2410) – www.baek.de/page.asp?his=1.108.4144.4245.4256
Dr. Pieritz gibt folgende Erläuterung: „... Bei der Durchführung der Sonographie im kleinen Becken der Frau werden je nach Indikation unterschiedliche Organe geschallt." Anatomisch definierte Organe im kleinen Becken der Frau sind laut gängigem Anatomiebuch:

- Harnblase
- Eierstock rechts
- Eierstock links
- Eileiter rechts
- Eileiter links
- Gebärmutter
- Enddarm.

Werden beispielsweise folgende Organe des kleinen Beckens sonographiert:

- Uterus
- Blase
- Eierstock rechts
- Eierstock links ...,

so können die Nummer 410 GOÄ und dreimal die Nummer 420 GOÄ in Rechnung gestellt werden.... „

▶ Doppler-Duplex-Verfahren (1)
Dr. med. Anja Pieritz – (in: Deutsches Ärzteblatt 102, Heft 16 (22.04.2005), Seite A-1155)
Zu diesem Thema gibt die Autorin eine Übersicht der Ultraschall-Doppler-Untersuchungen nach den GOÄ Legenden:

- **GOÄ Nr. 643: Periphere Arterien- beziehungsweise Venendruck- und/oder Strömungsmessung** [Dr. Pieritz fügt hinzu: „für die nicht oder undirektionale Doppler-Sonographie..."]
- **GOÄ Nr. 644: Untersuchung der Strömungsverhältnisse in den Extremitätenarterien beziehungsweise -venen mit direktionaler Ultraschall-Doppler-Technik – einschließlich graphischer Registrierung –**
- **GOÄ Nr. 645: Untersuchung der Strömungsverhältnisse in den hirnversorgenden Arterien und den Periorbitalarterien mit direktionaler Ultraschall-Doppler-Technik – einschließlich graphischer Registrierung –**
- **GOÄ Nr. 649: Transkranielle, Doppler-sonographische Untersuchung – einschließlich graphischer Registrierung –**
- **GOÄ Nr. 1754: Direktionale Doppler-sonographische Untersuchung der Strömungsverhältnisse in den Penisgefäßen und/oder Skrotalfächern – einschließlich graphischer Registrierung –**

Die Autorin weist auf mögliche Zuschläge hin:
„...Bei Verwendung eines Continuous-wave-Dopplers gibt es einen Zuschlag:
Nummer 405: Zuschlag zu den Leistungen nach Nummer 415 oder 424 – bei zusätzlicher Untersuchung mit cw-Doppler
Die Kombination von zweidimensionalem Ultraschallbild (B-Mode) und Doppler ergibt das Duplex-Verfahren. In der GOÄ ist nur eine eigene Gebührenposition zum Duplex-Verfahren enthalten:

- Nummer 424: Zweidimensionale Doppler-echokardiographische Untersuchung mit Bilddokumentation – einschließlich der Leistung nach Nummer 423 – (Duplex-Verfahren)

Für alle anderen per Duplex-Verfahren durchgeführten Ultraschalluntersuchungen gibt es (theoretisch) einen Zuschlag:

- Nummer 401: Zuschlag zu den sonographischen Leistungen nach den Nummern 410 bis 418 bei zusätzlicher Anwendung des Duplex-Verfahrens – gegebenenfalls einschließlich Farbkodierung –

Zur Nummer 401 GOÄ sind direkt zahlreiche (medizinisch unsinnige) Ausschlüsse vermerkt. Eine Berechnung des Zuschlages ist für die Nummern 406 (Zuschlag Farbkodierung), 422 (eindimensionales Herzecho) bis 424 (zweidimensionales Herzecho mit Doppler), 644 (Doppler Extremitäten), 645 (Doppler extrakranialer Hirnarterien), 649 (transkranieller Doppler) und/oder 1754 GOÄ (Penisgefäße) ausgeschlossen..."

▶ Die Bundesärztekammer informiert: GOÄ-Abrechnung von Duplex-Sonographien
Dt. Ärzteblatt 1996, 93 (28–29) A-1923/B-1655/C-1537
...„Die Duplex-Sonographie ist in der neuen GOÄ in Form eines Zuschlags nach Nr. 401 enthalten. Bei der Sonographie abdomineller Gefäße (Nrn. 410 und 420) ist der Zuschlag berechenbar, in der Anmerkung zum Zuschlag ist aber die Berechnung neben den doppler-sonographischen Leistungen nach den Nrn. 644 (Doppler-Sonographie der Extremitätengefäße), 645 (Doppler-Sonographie der Hirngefäße) und 649 (transkranielle Doppler-Sonographie mit Registrierung) ausgeschlossen. Diese Ausschlüsse des Zuschlages nach Nr. 401 – gleiches trifft für Nr. 404 (Zuschlag bei Frequenzspektrumanalyse) zu – sind n nicht sachgerecht. Der Ausschuss „Gebührenordnung" der Bundesärztekammer hat deshalb in seiner 6. Sitzung am 21.5.1996 die GOÄ-Abrechung der Duplex-Sonographie von Gefäßen beraten und ist zu folgendem Ergebnis gekommen:
Ein analoger Abgriff einer anderen Position des Gebührenverzeichnisses (zum Beispiel nach der Nr. 424, Echokardiographie) ist nicht möglich, da die Duplex-Sonographie durch den Zuschlag nach Nr. 401 in der GOÄ enthalten ist. Die Voraussetzung für eine analoge Abrechnung nach § 6 Abs. 2 GOÄ – das Fehlen der Leistung in der GOÄ – ist damit nicht erfüllt.
Nach der Allgemeinen Bestimmung Nr. 6 zum Abschnitt C.VI. – Sonographische Leistungen gelten als Organe im Sinne der Leistungen nach den Nrn. 410 und 420 GOÄ auch die Gefäße einer Körperregion. Unter Berücksichtigung dieser Definition läßt die GOÄ für die Duplex-Sonographie der Gefäße folgende Abrechung zu: Doppler-Sonographie nach den Nrn. 644 oder 645 oder 649 plus B-Bild-Untersuchungen nach Nr. 410 oder Nr. 420. Damit ergeben sich die in den Tabellen 1 bis 4 dargestellten Abrechnungsmöglichkeiten. Durch die Verwendung der Frequenzanalysetechnik in Duplex-Geräten entsteht dem Arzt aufgrund der hiermit verbundenen erschwerten Kurvenableitung und -auswertung ein gravierender zeitlicher Mehraufwand. Demzufolge ist bei Verwendung dieser Technik ein Überschreiten der Begründungsschwelle ebenso gerechtfertigt wie zum Beispiel bei einem erforderlichen erhöhten Zeitaufwand infolge multipler Stenosen..."

GOÄ-Nr. Punktzahl 2,3 / *1,8
1fach 3,5 / *2,5

Tabelle 1
1. Duplex-sonographische Untersuchungen abdomineller Venen oder Arterien

GOÄ-Nr.	Kurztext	Punkte	1-facher Satz
410	Ultraschalluntersuchung eines Organs	200	11,66
420	Ultraschalluntersuchung von bis zu drei weiteren Organen	3 x 80	3 x 4,66
401	Zuschlag Duplex	400	23,32
404	Zuschlag Frequenzspektrumanalyse	250	14,57

Tabelle 2
2. Ultraschalluntersuchung von Extremitätenarterien bzw.- venen

GOÄ-Nr.	Kurztext	Punkte	1-facher Satz
410	Ultraschalluntersuchung eines Organs	200	11,66
420	Ultraschalluntersuchung von bis zu drei weiteren Organen	3 x 80	3 x 4,66
644	Extremitätendoppler	180	10,49

Tabelle 3
3. Duplex-Sonographie hirnversorgender Gefäße

GOÄ- Nr.	Kurztext	Punkte	1-facher Satz
410	Ultraschalluntersuchung eines Organs	200	11,66
420	Ultraschalluntersuchung von bis zu drei weiteren Organen	3 x 80	3 x 4,66
645	Doppler hirnversorgender Arterien	650	37,89

Tabelle 4
4. Transkranielle Duplex-Sonographie

GOÄ-Nr.	Kurztext	Punkte	1-facher Satz
410	Ultraschalluntersuchung eines Organs	200	11,66
420	Ultraschalluntersuchung von bis zu drei weiteren Organen	3 x 80	3 x 4,66
649	Transkranieller Doppler	650	37,89

401

Zuschlag zu den sonographischen Leistungen nach den Nummern 410 bis 418 bei zusätzlicher Anwendung des Duplex-Verfahrens – gegebenenfalls einschließlich Farbkodierung **400** 23,31 –

Der Zuschlag nach Nummern 401 ist neben den Leistungen nach den Nummern 406, 422 bis 424, 644, 645, 649 und/oder 1754 nicht berechnungsfähig.

Ausschluss: Neben Nr. 401 sind folgende Nrn. nicht abrechnungsfähig: 406, 420, 422, 423, 424, 435, 644, 645, 649, 1754

Kommentar: Siehe Hinweise VI. Sonographische Leistungen

402*

Zuschlag zu den sonographischen Leistungen bei transösophagealer Untersuchung **250** 14,57 26,23 36,43

Der Zuschlag nach Nummer 402 ist neben den Leistungen nach den Nummern 403 sowie 676 bis 692 nicht berechnungsfähig.

Ausschluss: Neben Nr. 402 sind folgende Nrn. nicht abrechnungsfähig: 403, 435, 676 – 692

Kommentar: **Aus den Beschlüsse des Zentralen Konsultationsausschusses für Gebührenordnungsfragen bei der Bundesärztekammer zur Privatliquidation herzchirurgischer Leistungen Nr. 679 oder 680 GOÄ neben Nr. 402 GOÄ**

Neben Nr. 402 GOÄ (Zuschlag zu sonographischen Leistungen bei transösophagealer Untersuchung) kann für die Einführung einer transösophagealen Echokardiographie-Sonde nicht nochmals Nr. 679 (Mediastinoskopie) oder Nr. 680 (Ösophagoskopie)

GOÄ analog neben Nr. 402 berechnet werden. Mit Nr. 402 ist nicht nur der erhöhte Schwierigkeitsgrad bei der Beschallung berücksichtigt, sondern auch die Einführung der Sonde.

Tipp: • Der Zuschlag nach Nr. 402 kann mit dem 1,8–2,5fachen Satz berechnet werden. Neben Nr. 402 sind die Nrn. 410, 417, 422–424 abrechenbar.

403* **Zuschlag zu den sonographischen Leistungen bei transkavitärer Untersuchung** **150** 8,74 15,74 21,86

Der Zuschlag nach Nummer 403 ist neben den Leistungen nach den Nummern 402 sowie 676 bis 692 nicht berechnungsfähig.

Ausschluss: Neben Nr. 403 sind folgende Nrn. nicht abrechnungsfähig: 402, 435, 676–692

Kommentar: Der Zuschlag nach Nr. 403 kann mit dem 1,8–2,5fachen Satz berechnet werden. Neben Nr. 403 sind die Nrn. 410, 415, 417 abrechenbar.

Tipp: **Abrechnungsbeispiel** einer gynäkologischen Untersuchung:
410 (Ut) + 420 (Ov-r) + 420 (Ov-l) + 420 (Hbl) + 403* (Zuschlag transkavitäre Untersuchung) (Sonographie 2,3fach; Zuschlag nur 1,8fach)

404 **Zuschlag zu Doppler-sonographischen Leistungen bei zusätzlicher Frequenzspektrumanalyse – einschließlich graphischer oder Bilddokumentation** **250** 14,57 –

Der Zuschlag nach Nummer 404 ist neben den Leistungen nach den Nummern 422, 423, 644, 645, 649 und/oder 1754 nicht berechnungsfähig.

Ausschluss: Neben Nr. 404 sind folgende Nrn. nicht abrechnungsfähig: 422, 423, 435, 644, 645, 649, 1754

GOÄ-Ratgeber der BÄK: ► **Problematischer Zuschlag**
Dr. med. Beate Heck – (in: Deutsches Ärzteblatt 107, Heft 31–32, (09.08.2010), S. A 1544)
http://www.bundesaerztekammer.de/page.asp?his=1.108.4144.4245.8693
Dr. Heck gibt folgenden Hinweis: Problematisch ist im Zusammenhang mit der Berechnung der Nr. 404 GOÄ die gleichzeitige Erbringung einer Echokardiographie nach Nr. 424 GOÄ und einer Duplex-Sonographie der hirnversorgenden Gefäße im Rahmen eines Arzt-Patienten-Kontaktes. Zusammenfassend wird festgestellt: ...“ Der Ansatz der Nr. 404 GOÄ erfolgte nicht „neben“ der Gebührenposition 645 GOÄ (dies wäre nach den Ausschlussbestimmungen der Nr. 404 GOÄ nicht zulässig), sondern „neben“ und mit Bezug auf die Leistung nach Nr. 424 GOÄ...“

Kommentar: Siehe Hinweise VI. Sonographische Leistungen

Tipp: Der Zuschlag nach Nr. 404 ist neben Nr. 424 abrechenbar.

405 **Zuschlag zu der Leistung nach Nummer 415 oder 424 – bei zusätzlicher Untersuchung mit cw-Doppler –** **200** 11,66 –

Ausschluss: Neben Nr. 405 sind folgende Nrn. nicht abrechnungsfähig: 410, 422, 423, 435, 644, 645, 649, 1754

Tipp: Neben Nr. 405 sind die Nrn. 415, 424 abrechenbar.

406 **Zuschlag zu der Leistung nach Nummer 424 – bei zusätzlicher Farbkodierung** **200** 11,66 –

Ausschluss: Neben Nr. 406 sind folgende Nrn. nicht abrechnungsfähig: 401, 410, 422, 423, 435, 644, 645, 649, 1754

Analog: Neben Nr. 406 darf Ihr Arzt die Nr. 424 abrechnen.

Tipp: Neben Nr. 406 ist die Nr. 424 abrechenbar.

408 **Transluminale Sonographie von einem oder mehreren Blutgefäße(en) nach Einbringung eines Gefäßkatheters, je Sitzung** **200** 11,66 26,81 40,80

Ausschluss: Neben Nr. 408 sind folgende Nrn. nicht abrechnungsfähig: 355 – 361, 435

GOÄ-Nr. | Punktzahl 1fach | 2,3 / *1,8 3,5 / *2,5

A 409 A-Bild-Sonographie (analog Nr. 410 GOÄ) – n. Verzeichnis analoger Bewertungen der Bundesärztekammer

200 26,81
11,66 40,80

410 Ultraschalluntersuchung eines Organs

200 26,81
11,66 40,80

Das untersuchte Organ ist in der Rechnung anzugeben.

Ausschluss: Neben Nr. 410 sind folgende Nrn. nicht abrechnungsfähig: 405, 406, 412, 413, 415, 417, 418, 435

GOÄ-Ratgeber der BÄK: ► **Ultraschall der Nasennebenhöhlen**

Dr. med. Tina Wiesener – Deutsches Ärzteblatt 108, Heft 30 (29.07.2011), S. A-1656 – http://www.bundesaerztekammer.de/page.asp? his=1.108.4144.4285.9701

Dr. Wiesener führt aus: „.... Paarige Organe (zum Beispiel Nieren etc.) gelten bei der Ultraschalluntersuchung als zwei jeweils eigenständige Organe. Daher ist es durchaus vertretbar, die linke und die rechte Kieferhöhle jeweils als ein Organ im Sinne der Nrn. 410 und 420 GOÄ aufzufassen. Wenn zum Beispiel sowohl die Kieferhöhlen beidseits und zusätzlich eine nicht paarig angelegte Stirnhöhle in einer Sitzung geschallt werden, so sind diese Leistungen..." mit den Nrn. 410 und 420 GOÄ (2 ×) abzurechnen.

...„Bei Durchführung der Nasennebenhöhlen-Sonographie im A-Scan-Verfahren ist der Ansatz der Nr. A 409 (analog nach Nr. 410 GOÄ) für die Untersuchung des ersten Organs heranzuziehen. Falls weitere Ultraschalluntersuchungen notwendig werden, wäre hierfür wiederum der zusätzliche Ansatz der Nr. 420 GOÄ (im Regelfall 2 ×) analog zutreffend..."

Auf einen Blick: **Abrechnung von Ultraschalluntersuchungen (Real-time), mögliche Zuschläge und ggf. weitere Abrechnungsmöglichkeiten**

Bereich	GOÄ-Nr. der Grundleistung und Bereich	Zuschläge zu den Grundleistungen und ggf. weitere Abrechnungsmöglichkeiten
Organ	**410** – ein Organ **413** – Hüftgelenk beim Kind **417** – Schilddrüse **418** – eine Brustdrüse	• bis zu 3 weitere Organe: Nr. 420 • transkavitär: Nrn. 402, 403 • Duplex-Verfahren: Nr. 401
Herz	**423** – Zweidimensionale Echokardiographie	• 1 Organ: Nr. 410 • Nr. 420 bis zu 3 weiteren Organen • transösophageal: Nr. 402 • cw-Doppler: Nr 405 • Duplex-Verfahren: Nr. 424 • Duplex farbcodiert: Nr. 406
Fetus	**415**	• Untersuchung bis zu 3 weiteren Organen der Mutter: Nr. 420 • transkavitär: Nr. 403 • cw-Doppler: Nr. 405 • Duplex-Verfahren: Nr. 401

Tipp:
- Die Leistung nach Nr. 410 ist z.B. kombinierbar mit Nr. 1011 und natürlich auch mit dem Check-up nach Nr. 29 etc.
- Ferner ist Nr. 410 neben Nrn. 400, 402, 403, 420 abrechenbar.

IGeL: Sono-Check von Organen auf Wunsch des Patienten – außerhalb der GKV- und PKV-Erstattungspflicht auch z.B. zusätzliche IUP-Lagekontrolle erfolgt häufig. Abrechnungsempfehlung: Nrn. 1, 3 (Ausschlüsse beachten), 5, 410, 420 ggf. 3x.

412 Ultraschalluntersuchung des Schädels bei einem Säugling oder Kleinkind bis zum vollendeten 2. Lebensjahr

280 37,54
16,32 57,12

Ausschluss: Neben Nr. 412 sind folgende Nrn. nicht abrechnungsfähig: 405, 406, 410, 413, 415, 417, 418, 435, 669

Tipp: Neben Nr. 412 sind die Nrn. 401, 420 abrechenbar.

GOÄ-Nr.		Punktzahl 1fach	2,3 / *1,8 3,5 / *2,5

413 Ultraschalluntersuchung der Hüftgelenke bei einem Säugling oder Kleinkind bis zum vollendeten 2. Lebensjahr

280 | 37,54
16,32 | 57,12

Ausschluss: Neben Nr. 413 sind folgende Nrn. nicht abrechnungsfähig: 404 – 406, 410, 412, 415, 417, 418, 435

Kommentar: Bei Kindern nach dem vollendeten 2. Lebensjahr ist wie bei Erwachsenen für die Untersuchung beider Hüftgelenke die **Nr. 410 für das erste** und zusätzlich die **Nr. 420 für das zweite Hüftgelenk** abzurechen.

Tipp: Neben Nr. 413 sind die Nrn. 401, 420 abrechenbar.

415 Ultraschalluntersuchung im Rahmen der Mutterschaftsvorsorge – gegebenenfalls einschließlich Biometrie und Beurteilung der Organentwicklung –

300 | 40,22
17,49 | 61,20

Ausschluss: Neben Nr. 415 sind folgende Nr. nicht abrechnungsfähig: 406, 410, 412, 413, 417, 418, 435

Kommentar: Die vom Gebührenausschuss der BÄK beschlossenen weiterführenden Untersuchungen zur Fetaldiagnostik A 1006, A 1007 und A 1008 ergänzen das Leistungsspektrum im Rahmen der Mutterschaftsvorsorge. Sie finden unter den angegebenen Nrn weitere Informationen.
Neben Nr. 415 sind die Nrn. 401, 403, 420 abrechenbar.

Rechtsprechung: **Ultraschalluntersuchung bei Schwangerenvorsorge**
Ultraschalluntersuchungen bei der Schwangerenvorsorge sind in erster Linie orientierender Art; ein Ultraschall – Screening ist daher keine Fehlbildungsdiagnostik. Wenn sich aber Hinweise auf Entwicklungsstörungen oder Fehlbildungen bei einem Screening ergeben, besteht eine Indikation für eine Ultraschalldiagnostik.
Wenn bei einem zweiten Screening die erzielten Messergebnisse im normalen Bereich liegen, ist keine Indikation für eine spezielle Pränataldiagnostik gegeben.
Aktenzeichen: OLG Hamm, 28.04.2010, AZ: I-3 U 84/09
Entscheidungsjahr: 2010

IGeL: Patientinnen lieben **Baby-Bilder (und Pauschalhonorare)**
Nummer 415 GOÄ sog. „Baby-Fernsehen: Ultraschalluntersuchung im Rahmen der Mutterschaftsvorsorge“ (300 Punkte = 1facher Satz: 17,49 €).
Multipliziert man den Einfachsatz mit dem Faktor 2,28705, ergibt dies den Betrag von 40,00 €.
So wird **kein nach GOÄ verbotenes „Pauschalhonorar“** berechnet, sondern ein legales GOÄ Honorar mit frei gewähltem Steigerungsfaktor!
Es wäre auch nicht korrekt, den 2,3fachen Satz in Rechnung zu stellen (ergibt 40,22 €) und bei der Zahlung auf 22 Cent zu verzichten.
Klingt kompliziert, lässt sich aber für die IGeL-Leistungen, die eine Praxis anbietet, problemlos errechnen.

417 Ultraschalluntersuchung der Schilddrüse

210 | 28,15
12,24 | 42,84

Ausschluss: Neben Nr. 417 sind folgende Nrn. nicht abrechnungsfähig: 405, 406, 410, 412, 413, 415, 418, 435

Tipp: Neben Nr. 417 sind die Nrn. 401, 402, 403, 420 abrechenbar.

418 Ultraschalluntersuchung einer Brustdrüse – gegebenenfalls einschließlich der regionalen Lymphknoten

210 | 28,15
12,24 | 42,84

Ausschluss: Neben Nr. 418 sind folgende Nrn. nicht abrechnungsfähig: 404 – 406, 410, 412, 413, 415, 417, 435

Tipp: Neben Nr. 418 sind die Nrn. 401, 420 abrechenbar.

GOÄ-Nr.		Punktzahl / 1fach	2,3 / *1,8 / 3,5 / *2,5
420	**Ultraschalluntersuchung von bis zu drei weiteren Organen im Anschluss an eine der Leistung nach den Nummern 410 bis 418, je Organ**	**80** / 4,66	10,72 / 16,32

Die untersuchten Organe sind in der Rechnung anzugeben.
Die Leistung nach Nummer 420 kann je Sitzung höchstens dreimal berechnet werden.

Ausschluss: Neben Nr. 420 sind folgende Nrn. nicht abrechnungsfähig: 401 – 406, 435

Beschluss BÄK: **Beschluss des Gebührenausschusses der Bundesärztekammer**
Höchstens dreimalige Berechnung in einer Sitzung (7. Sitzung vom 12. September 1996):
Nr. 420 GOÄ ist maximal dreimal auf je ein Organ bezogen mit je 80 Punkten, höchstens also mit 240 Punkten berechenbar.

Kommentar: Siehe Allgemeine Bestimmungen VI. Sonographische Leistungen

Tipp: Es soll der gesamte Oberbauch untersucht werden:
13.5. 410 (I) + 420 (Gbl) + 420 (Aor) + 420 (Vec)
14.5. 410 (N-r) + 420 (Pan) + 420 (N-l) + 420 (Mll)
Da nur 4 Organe bei einer Untersuchung bezahlt werden, wurde der Oberbauch an 2 Tagen untersucht.
Dies ist aber im Rahmen der Patienten-Einbestellung sicher nur selten möglich.
- Neben Nr. 420 sind die Nrn. 410 – 418 abrechenbar

422	**Eindimensionale echokardiographische Untersuchung mittels Timo-Motion-Diagramm, mit Bilddokumentation – gegebenenfalls einschließlich gleichzeitiger EKG-Kontrolle –**	**200** / 11,66	26,81 / 40,80

Ausschluss: Neben Nr. 422 sind folgende Nrn. nicht abrechnungsfähig: 401, 404 – 406, 423, 424, 435, 650 – 655

Kommentar: Neben Ultraschalluntersuchung des Herzens nach den Nrn. 422 – 424 sind Untersuchungen übriger Organe abrechenbar.

Tipp: Neben Nr. 422 sind die Nrn. 402, 410 abrechenbar.

423	**Zweidimensionale echokardiographische Untersuchung mittels Real-Time-Verfahren (B-Mode), mit Bilddokumentation – einschließlich der Leistung nach Nummer 422**	**500** / 29,14	67,03 / 102,00

Ausschluss: Neben Nr. 423 sind folgende Nrn. nicht abrechnungsfähig: 401, 404, 422, 424, 435, 650 – 655

Tipp: Neben Nr. 423 sind die Nrn. 402, 410 abrechenbar.

424	**Zweidimensionale Doppler-echokardiographische Untersuchung mit Bilddokumentation – einschließlich der Leistung nach Nummer 423 – (Duplex-Verfahren)**	**700** / 40,80	93,84 / 142,80

Ausschluss: Neben Nr. 424 sind folgende Nrn. nicht abrechnungsfähig: 401, 422, 423, 435, 650 – 655

Kommentar: Neben Ultraschalluntersuchung des Herzens nach den Nrn. 422 – 424 sind Untersuchungen übriger Organe abrechenbar.

Analog: Die Nr. 424 wird analog verwendet für die Untersuchung der Strömungsverhältnisse mit Ultraschall-Doppler-Technik (Duplex Verfahren).

Tipp: Neben Nr. 424 z.B. möglich: 5, 6, 7, 8, 402, 404, 406, 410, 420

GOÄ-Nr.		Punktzahl	2,3 / *1,8
		1fach	3,5 / *2,5

VII Intensivmedizinische und sonstige Leistungen

Tipp:
Der **Berufsverband Deutscher Anästhesisten e.V. (BDA)** gibt im Internet z. Zt. noch: **Hinweise zur Abrechnung von anästhesiologischen GOÄ-Nummern** – Stand Oktober 2006 – Erstellt unter Mitwirkung von Dr. A. Schleppers – Referat für Gebührenfragen im Berufsverband Deutscher Anästhesisten e.V. und der Versicherungskammer Bayern: www.bda.de/downloads/21_0Leitlinie-Anaesthesieabrechnungen-Okt-2006.pdf

ferner stellt der BDA im Internet zur Verfügung:
Anästhesiekommentar zur GOÄ
A. Schleppers – W. Weißauer
Hrsg. Berufsverband Deutscher Anästhesisten e.V
1. Auflage 2. Ergänzungslieferung, 2003
www.bda.de/21_1kommentar_goae.htm#anker1

Gerade in diesem Werk werden zahlreiche fachspezifische Abrechnungshinweise und analoge Bewertungen vorgestellt.

427 **Assistierte und/oder kontrollierte apparative Beatmung durch Saug-Druck-Verfahren bei vitaler Indikation, bis zu 12 Stunden Dauer** — **150** / 8,74 — 20,11 / 30,60

Ausschluss: Neben Nr. 427 sind folgende Nrn. nicht abrechnungsfähig: 428, 429, 435, 462, 463, 501

Hinweis LÄK: **Anmerkung der Bayerischen Landesärztekammer** vom 09.02.2004 (Quelle: GOÄ-Datenbank http://www.blaek.de/) –
Anpassung von nCPAP- oder BiPAP-Beatmungsmasken (Schlafmedizinische Leistungen)
Die Anpassung von nCPAP- oder BiPAP-Beatmungsmasken kann über die Nr. 427 analog berechnet werden. Empfehlung des Ausschusses „Gebührenordnung" der Bundesärztekammer – die mit dem Verband der privaten Krankenversicherung, dem BMG, BMI abgestimmt wurde.

Tipp: Neben Nr. 427 ist die Nr. 1529 abrechenbar.

427 analog **Kontrolle der Beatmung unter nCPAP oder BiPAP (s. Leistungskomplex Schlaflabor) (analog Nr. 427 GOÄ) – n. Beschluss des Gebührenordnungsauschusses der BÄK** — **150** / 8,74 — 20,11 / 30,60

Ausschluss: Neben Nr. 427analog sind folgende Nrn. nicht abrechnungsfähig: 428, 429, 435, 462, 463, 501.

428 **Assistierte und/oder kontrollierte apparative Beatmung durch Saug-Druck-Verfahren bei vitaler Indikation bei mehr als 12 Stunden Dauer, je Tag** — **220** / 12,82 — 29,49 / 44,88

Neben den Leistungen nach den Nummern 427 und 428 sind die Leistungen nach Nummern 462, 463 und/oder 501 nicht berechnungsfähig.

Ausschluss: Neben Nr. 428 sind folgende Nrn. nicht abrechnungsfähig: 427, 435, 462, 463, 501

Tipp: Neben Nr. 428 ist die Nr. 1529 abrechenbar.

429 **Wiederbelebungsversuch – einschließlich künstlicher Beatmung und extrathorakaler indirekter Herzmassage, gegebenenfalls einschließlich Intubation –** — **400** / 23,31 — 53,62 / 81,60

Ausschluss: Neben Nr. 429 sind folgende Nrn. nicht abrechnungsfähig: 427, 435, 1040, 1529

Tipp:
- Die Leistung nach Nr. 429 ist kombinierbar z.B. mit den Leistungen nach den Nrn. 7, 8, 50, 55, 56, Wegegeld, Visiten.
- Ferner ist Nr. 429 neben Nrn. 253, 254, 258, 271, 272, 430, 431, 433, 650 abrechenbar.

GOÄ-Nr.		Punktzahl 1fach	2,3 / *1,8 3,5 / *2,5

430 **Extra- oder intrathorakale Elektro-Defibrillation und/oder Stimulation des Herzens** — **400** / 23,31 — 53,62 / 81,60

Die Leistung nach Nummer 430 ist auch bei mehrfacher Verabfolgung von Stromstößen in engem zeitlichen Zusammenhang zur Erreichung der Defibrillation nur einmal berechnungsfähig.

Ausschluss: Neben Nr. 430 ist folgende Nr. nicht abrechnungsfähig: 435

Beschluss BÄK: **Aus den Beschlüsse des Zentralen Konsultationsausschusses für Gebührenordnungsfragen bei der Bundesärztekammer zur Privatliquidation herzchirurgischer Leistungen**

Nr. 430 analog für das elektrisch induzierte Kammerflimmern neben Nr. 3089

Für die Kardioplegie ist Nr. 3052 GOÄ (Perfusion der Koronararterien, zusätzlich zu Nr. 3050) eigenständig berechenbar, wird der Herzstillstand durch elektrische Induktion herbeigeführt, trifft Nr. 430 GOÄ zu.

Muss zusätzlich zur Kardioplegie ein Kammerflimmern induziert werden (nicht routinemäßig erforderlich), ist Nr. 430 GOÄ (extra- oder intrathorakale Elektro-Defibrillation und/oder Stimulation des Herzens) nicht eigenständig berechenbar. Die Berücksichtigung des erweiterten Leistungsumfangs ist im Rahmen des § 5 GOÄ (Steigerungsfaktor) möglich. Für die Wiederherstellung des normalen Herzrhythmus am Ende der Herzoperation ist Nr. 430 GOÄ berechenbar.

Nur in den Fällen, in denen die Induktion des Herzstillstandes (ohne Kardioplegie) und die Wiederherstellung des normalen Herzrythmus durch Defibrillation und/oder Stimulation erreicht wird, ist Nr. 430 insgesamt zweimal berechnungsfähig.

Tipp: Neben Nr. 430 sind die Nrn. 429, 431, 650 abrechenbar.

430 analog **Elektrisch induziertes Kammerflimmern (neben Nr. 3089) (analog Nr. 430 GOÄ) – n. Beschluss des Gebührenordnungsauschusses der BÄK** — **400** / 23,31 — 53,62 / 81,60

Ausschluss: Neben Nr. 430analog ist folgende Nr. nicht abrechnungsfähig: 435.

431 **Elektrokardioskopie im Notfall** — **100** / 5,83 — 13,41 / 20,40

Ausschluss: Neben Nr. 431 sind folgende Nrn. nicht abrechnungsfähig: 435, 650 – 655.
Siehe unter Nrn. 650 und 651: mögliche Ausnahmen in den Kommentaren.

Kommentar: Ist auch eine graphische Darstellung des Monitorbildes möglich, ohne dass neue Elektroden angelegt werden müssen, so kann die höher bewertete Leistung nach Nr. 650 statt der Nr. 431 abgerechnet werden.
Neben der Nr. 431 könnnen die Nrn. 650, 651 nicht berechnet werden.
Würde sich allerdings beim Schreiben eines EKGs nach den Nrn. 650 und 651 eine Situation einstellen, die eine Elektrokardioskopie erforderlich macht, ist eine Abrechnung der Leistungen nach den Nrn. 650 und 651 neben Nr. 431 mit entsprechender Begründung möglich. **Brück** formuliert für diesen Fall „...allerdings erfordert die Nebeneinanderberechnnung eine im Zeitablauf jeweils indizierte und eigenständig über unterschiedliche Elektroden erfolgte Untersuchung...“

Tipp:
- Die Leistung nach Nr. 431 ist kombinierbar z.B. mit den Leistungen nach den Nrn. 7, 8, 50, 55, 429, Wegegeld, Visiten
- Ferner ist Nr. 431 neben Nrn. 429, 430 abrechenbar.

433 **Aussspülung des Magens – auch mit Sondierung der Speiseröhre und des Magens und/oder Spülung des Duodenums** — **140** / 8,16 — 18,77 / 28,56

Ausschluss: Neben Nr. 433 sind folgende Nrn. nicht abrechnungsfähig: 435, 670, 682 – 684, 691, 692

Kommentar: Werden mehrere Spülungen zu einem Zeitpunkt hintereinander durchgeführt, so kann die Leistung nach Nr. 433 nur einmal abgerechnet werden. Sind allerdings mehrere Magenspülungen zu unterschiedlichen Zeiten erforderlich, so können diese auch entsprechend einzeln ebgerechnet werden.
Die Nr. 433 ist nicht abrechenbar für Spülungen im Rahmen endoskopischer Untersuchungen des oberen Gastrointestinaltraktes und auch nicht für das routinemäßige Legen einer Magensonde, wie es im Rahmen von Anästhesievorbereitungen geschieht.

Tipp: Neben Nr. 433 ist die Nr. 429 abrechenbar.

GOÄ-Nr.		Punktzahl 1fach	2,3 / *1,8 3,5 / *2,5
435	**Stationäre intensivmedizinische Überwachung und Behandlung eines Patienten auf einer dafür eingerichteten gesonderten Betteneinheit eines Krankenhauses mit spezieller Personal- und Geräteausstattung – einschließlich aller im Rahmen der Intensivbehandlung erbrachten Leistungen, soweit deren Berechnungsfähigkeit nachfolgend ausgeschlossen ist –, bis zu 24 Stunden Dauer**	**900** 52,46	120,65 183,60

Neben der Leistung nach Nummer 435 sind für die Dauer der stationären intensivmedizinischen Überwachung und Behandlung Leistungen nach den Abschnitten C III und M, sowie die Leistungen nach den Nummern 1 bis 56, 61 bis 96, 200 bis 211, 247, 250 bis 268, 270 bis 286 a, 288 bis 298, 401 bis 424, 427 bis 433, 483 bis 485, 488 bis 490, 500, 501, 505, 600 bis 609, 634 bis 648, 650 bis 657, 659 bis 661, 665 bis 672, 1529 bis 1532, 1728 bis 1733 und 3055 nicht berechnungsfähig.

Diese Leistungen dürfen auch nicht anstelle der Leistung nach Nummer 435 berechnet werden. Teilleistungen sind auch dann mit der Gebühr abgegolten, wenn sie von verschiedenen Ärzten erbracht werden. Die Leistung nach Nummer 60 kann nur von dem Arzt berechnet werden, der die Leistung nach Nummer 435 nicht berechnet.

Mit der Gebühr für die Leistung nach Nummer 435 sind die Leistungen zur Untersuchung und/oder Behandlung von Störungen der Vitalfunktionen, der zugrundeliegenden Erkrankung und/oder sonstiger Erkrankungen abgegolten.

Ausschluss: Neben Nr. 435 sind folgende Nrn. nicht abrechnungsfähig: CII-Abschnitt, M-Abschnitt, 1 – 8, 11, 15, 20 – 34, 45, 46, 48, 50 – 52, 55, 56, 61, 62, 70, 75 – 78, 80, 85, 90, 95, 96, 200, 201, 204, 206 – 211, 247, 250, 250a, 251, 252, 254 – 268, 270 -286a, 288 – 291, 297, 298, 401 – 408, 410, 412, 413, 415, 417, 418, 420, 422 – 424, 427 – 431, 433, 483 – 485, 488 – 501, 505, 600 – 609, 634 – 648, 650 – 657, 659 – 661, 665, 666, 669 – 672, 1529, 1530, 1532, 1728 – 1733, 3055, 3500 – 3971, 4020 – 4469

GOÄ-Ratgeber der BÄK: ► **Schmerztherapieleistungen neben Anästhesieleistungen, PCA-Pumpe**

Dr. med. Beate Heck in: Deutsches Ärzteblatt 106, Heft 9 (27.02.2009), S. A-428 – www.bundesaerztekammer.de/page.asp?his=1.108. 4144.4257.7022

Wenn ein Periduralkatheter bereits vor der Operation gelegt wird, ist die Anlage auch neben der Intubationsnarkose berechenbar, wenn die Indikation zur Anlage dieses Katheters in der postoperativen Schmerztherapie zu sehen ist.

„...Wird der Patient für die postoperative Schmerztherapie mit einer patientenkontrollierten Infusionspumpe (PCA-Pumpe) versorgt, kann die Anlage mit der Nr. 784 GOÄ – Erstanlegen einer externen Medikamentenpumpe einschließlich Einstellung sowie Beratung und Schulung des Patienten, gegebenenfalls in mehreren Sitzungen – abgegolten werden. Die Nr. 784 GOÄ bildet auch die Programmierung der PCA-Pumpe mit ab...„

Für die Abrechnung weiterer Gebührenziffern gibt Dr. Heck an: „...Nr. 45 GOÄ für die notwendige Überwachung („Schmerzvisite") der PCA-Pumpe. Nr. 261 GOÄ für eine Wiederauffüllung und Umprogrammierung der PCA-Pumpe. „Da die Wiederauffüllung und gegebenenfalls Umprogrammierung der Pumpe eine im Vergleich zur Injektion in einen parenteralen Katheter aufwendigere Leistung darstellt, ist die Wahl eines erhöhten Steigerungsfaktors bei Nr. 261 GOÄ gerechtfertigt."

Kommentar: Die Leistung nach Nr. 435 kann nur von dem für stationäre intensivmedizinische Überwachung und Behandlung verantwortlichen Arzt abgerechnet werden. Nach Kommentierung von **Wezel/Liebold** sind mit der Komplexgebühr nach Nr. 435 auch einzelne von Konsiliarärzten erbrachte Leistungen aus diesem Komplex abgegolten. Ein Ausgleich kann hier nur durch Verrechnung der an der Leistung beteiligten Ärzte im Innenverhältnis erfolgen.

Da Leistungen aus dem Kapitel M nicht einzeln abgerechnet werden können, ist dafür die Komplexgebühr nach Nr. 437* anzusetzen. Nach Nr. 437* sind auch Laborleistungen abgegolten (nach **Lang, Schäfer, Stiel und Vogt**), die für die Vorbereitung eines operativen Eingriffes erforderlich sind

Der mit 24 Stunden angegebene Zeitraum bezieht sich nicht auf den Kalendertag, sondern auf den Zeitraum zwischen Aufnahme des Patienten auf der Intensivstation und Entlassung bzw. Verlegung.

Beispiel: Aufnahme des Patienten am Montag um 15 Uhr auf der Intensivstation und Entlassung, d.h. Verlegung auf normale Station, am Mittwoch um 9 Uhr. Daraus ergibt sich eine Aufenthaltsdauer von 42 Stunden und damit die zweimalige Abrechnungsfähigkeit der Nr. 435.

Sinnvoll ist es, in der Liquidation die entsprechenden Zeiten für Aufnahme und Entlassung bzw. Verlegung anzugeben.

Rechtsprechung: **Laborleistungen im Rahmen einer Intensivbehandlung, GOÄ Nrn. 435,437 GOÄ**
Die Komplexgebühr der Geb. Ziffer 437 GOÄ für Laborleistungen im Rahmen einer Intensivbehandlung nach Geb. Ziffer 435 GOÄ rechtfertigt auch für externe Ärzte keine Einzelabrechnung der von ihnen erbrachten Leistungen, soweit es sich nicht um Leistungen nach den Abschnitten M III 13 und M IV des Gebührenverzeichnisses handelt.
Aktenzeichen: BGH, 10.05.2007, AZ: III ZR 291/06
Entscheidungsjahr: 2007

437* **Laboratoriumsuntersuchungen im Rahmen einer Intensivbehandlung nach Nummer 435, bis zu 24 Stunden Dauer** **500** 33,52 / 29,14 37,89

Neben der Leistung nach Nummer 437* sind die Leistungen nach Abschnitt M – mit Ausnahme von Leistungen nach den Abschnitten M III 13 (Blutgruppemmerkmale, HLA-System) und M IV (Untersuchungen zum Nachweis und zur Charakterisierung von Krankheitserregern) – nicht berechnungsfähig.

Ausschluss: Neben Nr. 437* sind folgende Nrn. nicht abrechnungsfähig: 3500 – 3971, 4020 – 4468, M-Abschnitt

Rechtsprechung: Siehe auch Rechtsprechung zur Nr. 435

Tipp: Neben Nr. 437* sind die Nrn. 435, 3980 – 4014, 4500 – 4787 abrechenbar.

VIII Zuschläge zu ambulanten Operations- und Anästhesieleistungen

Allgemeine Bestimmungen

1. **Bei ambulanter Durchführung von Operations- und Anästhesieleistungen in der Praxis niedergelassener Ärzte oder in Krankenhäusern können für die erforderliche Bereitstellung von Operationseinrichtungen und Einrichtungen zur Vor- und Nachsorge (z.B. Kosten für Operations- oder Aufwachräume oder Gebühren bzw. Kosten für wiederverwendbare Operationsmaterialien bzw. -geräte) Zuschläge berechnet werden. Für die Anwendung eines Operationsmikroskops oder eines Lasers im Zusammenhang mit einer ambulanten operativen Leistung können Zuschläge berechnet werden, wenn die Anwendung eines Operationsmikroskops oder eines Lasers in der Leistungsbeschreibung der Gebührennummer für die operative Leistung nicht beinhaltet ist.**
2. **Die Zuschläge nach den Nummern 440 bis 449 sind nur mit dem einfachen Gebührensatz berechnungsfähig.**
3. **Die Zuschläge nach den Nummern 440, 441, 442, 443, 444 und 445 sind operative Leistungen nach den Nummer 679, 695, 700, 701, 765 in Abschnitt F,**
   - **nach den Nummern 1011, 1014, 1041, 1043 bis 1045, 1048 1052, 1055, 1056, 1060, 1085, 1086, 1089, 1097 bis 1099, 1104, 1111 bis 1113, 1120 bis 1122, 1125, 1126, 1129, 1131, 1135 bis 1137, 1140, 1141, 1145, 1155, 1156, 1159, 1160 in Abschnitt]**
   - **nach den Nummern 1283 bis 1285, 1292, 1299, 1301, 1302, 1304 bis 1306, 1310, 1311, 1321, 1326, 1330 bis 1333, 1341, 1345, 1346, 1348 bis 1361, 1365, 1366, 1367, 1369 bis 1371, 1374, 1375, 1377, 1382, 1384, 1386 in Abschnitt I,**
   - **nach den Nummern 1428, 1438, 1441, 1445 bis 1448, 1455, 1457, 1467 bis 1472, 1485, 1486, 1493, 1497, 1513, 1519, 1520, 1527, 1528, 1534, 1535, 1576, 1586, 1588, 1595, 1597, 1598, 1601, 1610 bis 1614, 1622, 1628, 1635 bis 1637 in Abschnitt J,**
   - **nach den Nummern 1713, 1738, 1740, 1741, 1753, 1755, 1756, 1760, 1761, 1763 bis 1769, 1782, 1797, 1800, 1802, 1815, 1816, 1827, 1851 in Abschnitt K**
   - **oder nach den Nummern 2010, 2040, 2041, 2042 bis 2045, 2050 bis 2052, 2062, 2064 bis 2067, 2070, 2072 bis 2076, 2080 bis 2084, 2087 bis 2089, 2091, 2092, 2100 bis 2102, 2105, 2106, 2110 bis 2112, 2117 bis 2122, 2130; 2131, 2133 bis 2137, 2140, 2141, 2156 bis 2158, 2170 bis 2172, 2189 bis 2191,**

GOÄ-Nr.		Punktzahl 1fach	2,3 / *1,8 3,5 / *2,5

2193, 2210, 2113, 2216, 2219, 2220, 2223 bis 2225, 2230, 2235, 2250, 2253, 2254, 2256, 2257, 2260, 2263, 2268, 2269, 2273, 2279, 2281 bis 2283, 2291, 2293 bis 2297, 2325, 2339, 2340, 2344, 2345, 2347 bis 2350, 2354 bis 2356, 2380 bis 2386, 2390, 2392 bis 2394, 2396, 2397, 2402, 2404, 2405, 2407, 2408, 2410 bis 2412, 2414 bis 2421, 2427, 2430 bis 2432, 2440 bis 2442, 2454, 2540, 2541, 2570, 2580, 2581, 2583, 2584, 2586 bis 2589, 2597, 2598, 2620, 2621, 2625, 2627, 2640, 2642, 2650, 2651, 2655 bis 2658, 2660, 2670, 2671, 2675 bis 2677, 2682, 2687, 2688, 2690, 2692 bis 2695, 2698, 2699, 2701, 2705, 2706, 2710, 2711, 2730, 2732, 2751 bis 2754, 2800, 2801, 2803, 2809, 2823, 2881 bis 2883, 2887, 2890, 2891, 2895 bis 2897, 2950 bis 2952, 2970, 2990 bis 2993, 3095 bis 3097, 3120, 3156, 3173, 3200, 3208, 3219 bis 3224, 3237, 3240, 3241, 3283 bis 3286, 3300 in Abschnitt L zuzuordnen.

4. **Die Zuschläge nach den Nummern 446 und 447 sind anästhesiologischen Leistungen des Abschnitts D zuzuordnen. Die Zuschlage nach den Nummern 448 und 449 dürfen nur im Zusammenhang mit einer an einen Zuschlag nach den Nummern 442 bis 445 gebundenen ambulanten Operation und mit einer an einen Zuschlag nach den Nummern 446 bis 447 gebundenen Anästhesie bzw. Narkose berechnet werden. Die Zuschläge sind in der Rechnung unmittelbar im Anschluss an die zugeordnete operative bzw. anästhesiologische Leistung aufzuführen.**
5. **Maßgeblich für den Ansatz eines Zuschlages nach den Nummern 442 bis 445 sowie 446 oder 447 ist die erbrachte Operations- bzw. Anästhesieleistung mit der höchsten Punktzahl. Eine Zuordnung des Zuschlags nach den Nummer 442 bis 445 sowie 446 bis 447 zu der Summe der jeweils ambulant erbrachten einzelnen Operations- bzw. Anästhesieleistung ist nicht möglich.**
6. **Die Leistungen nach den Nummern 448 und 449 sind im Zusammenhang mit derselben Operation nur von einem der an dem Eingriff beteiligten Ärzte und nur entweder neben den Leistungen nach den Nummern 442 bis 445 oder den Leistungen nach den Nummern 446 bis 447 berechnungsfähig. Neben den Leistungen nach den Nummern 448 oder 449 darf die Leistung nach Nummer 56 nicht berechnet werden.**
7. **Die Zuschläge nach den Nummern 442 bis 449 sind nicht berechnungsfähig, wenn der Patient an demselben Tag wegen derselben Erkrankung in stationäre Krankenhausbehandlung aufgenommen wird; das gilt nicht, wenn die stationäre Behandlung wegen unvorhersehbarer Komplikationen während oder nach der ambulanten Operation notwendig und entsprechend begründet wird.**

Kommentar:
Die Anwendung eines höheren Multiplikators bei den Zuschlägen Nrn. 440–447 ist nach den Allgemeinen Bestimmungen zu Abschnitt C nicht möglich. Die Möglichkeit einer Abdingung allerdings erscheint zulässig, da die Zuschläge von keinem der Ausschlüsse im GOÄ § 2 Abs. 1 betroffen sind.

GOÄ-Nr.	Leistung	Punktzahl / 1fach	2,3 / *1,8 / 3,5 / *2,5
440	**Zuschlag für die Anwendung eines Operationsmikroskops bei ambulanten operativen Leistungen**	**400** 23,31	– –

Der Zuschlag nach Nummer 440 ist je Behandlungstag nur einmal berechnungsfähig.

GOÄ-Nr.	Leistung	Punktzahl / 1fach	2,3 / *1,8 / 3,5 / *2,5
441	**Zuschlag für die Anwendung eines Lasers bei ambulanten operativen Leistungen, je Sitzung**	**0** 0,00	0,00 0,00

Der Zuschlag nach Nummer 441 beträgt 100 v.H. des einfachen Gebührensatzes der betreffenden Leistung, jedoch nicht mehr als 67,49 Euro.
Der Zuschlag nach Nummer 441 ist je Behandlungstag nur einmal berechnungsfähig.

IGeL:
- Laserbehandlungen auf Patientenwunsch – außerhalb der GKV- und PKV-Erstattungspflicht.
- Siehe auch unter Nrn 745, 755, 764, 2403, 2404, 2440.

GOÄ-Nr.	Leistung	Punktzahl / 1fach	2,3 / *1,8 / 3,5 / *2,5
442	**Zuschlag bei ambulanter Durchführung von operativen Leistungen, die mit Punktzahlen von 250 bis 449 Punkten bewertet sind**	**400** 23,31	– –

Der Zuschlag nach Nummer 442 ist je Behandlungstag nur einmal berechnungsfähig.
Der Zuschlag nach Nummer 442 ist neben den Zuschlägen nach den Nummern 443 bis 445 nicht berechnungsfähig.

GOÄ-Nr. Punktzahl 2,3 / *1,8
1fach 3,5 / *2,5

Ausschluss: Neben Nr. 442 sind folgende Nrn. nicht abrechnungsfähig: 443 – 445

Tipp: Neben Nr. 442 sind folgende Nrn. abrechenbar: 695, 765, 1011, 1014, 1044, 1085, 1086, 1089, 1097, 1098, 1112, 1113, 1131, 1136, 1140, 1292, 1301, 1321, 1341, 1356, 1357, 1377, 1428, 1438, 1441, 1445, 1457, 1467, 1468, 1472, 1493, 1513, 1527, 1534, 1576, 1586, 1713, 1740, 1741, 1755, 1764, 1767, 1797, 1816, 2010, 2062, 2065, 2066, 2072, 2080, 2223, 2250, 2256, 2293, 2295, 2339, 2347, 2354, 2380, 2381, 2402, 2405, 2427, 2430, 2431, 2432, 2441, 2660, 2671, 2694, 2800, 2801, 2890, 3120, 3156, 3219, 3220, 3221, 3237

443 **Zuschlag bei ambulanter Durchführung von operativen Leistungen, die mit Punktzahlen von 500 bis 799 Punkten bewertet sind** **750** 43,72 –

Der Zuschlag nach Nummer 443 ist je Behandlungstag nur einmal berechnungsfähig.
Der Zuschlag nach Nummer 443 ist neben den Zuschlägen nach den Nummern 442, 444 und/oder 445 nicht berechnungsfähig.

Ausschluss: Neben Nr. 443 sind folgende Nrn. nicht abrechnungsfähig: 442, 444, 445

Tipp: Neben Nr. 443 sind folgende Nrn. abrechenbar: 1043, 1052, 1099, 1104, 1111, 1120, 1122, 1129, 1135, 1141, 1283, 1299, 1305, 1330, 1331, 1333, 1359, 1446, 1455, 1469, 1470, 1519, 1528, 1535, 1588, 1622, 1628, 1635, 1738, 1753, 1761, 1763, 1765, 1802, 2040, 2041, 2045, 2051, 2052, 2073, 2092, 2101, 2105, 2110, 2120, 2130, 2253, 2254, 2279, 2294, 2325, 2340, 2348, 2382, 2384, 2386, 2393, 2397, 2404, 2410, 2421, 2580, 2597, 2620, 2650, 2651, 2656, 2657, 2658, 2670, 2677, 2688, 2711, 2730, 2751, 2809, 2950, 2970, 3222, 3240, 3300

444 **Zuschlag bei ambulanter Durchführung von operativen Leistungen, die mit Punktzahlen von 800 bis 1199 Punkten bewertet sind** **1300** 75,77 –

Der Zuschlag nach Nummer 444 ist je Behandlungstag nur einmal berechnungsfähig.
Der Zuschlag nach Nummer 444 ist neben den Zuschlägen nach den Nummern 442, 443 und/oder 445 nicht berechnungsfähig.

Ausschluss: Neben Nr. 444 sind folgende Nrn. nicht abrechnungsfähig: 442, 443, 445

Tipp: Neben Nr. 442 sind folgende Nrn. abrechenbar: 679, 700, 701, 1041, 1045, 1055, 1060, 1125, 1155, 1156, 1284, 1302, 1304, 1306, 1311, 1326, 1332, 1348, 1353, 1355, 1358, 1360, 1365, 1366, 1370, 1384, 1353, 1355, 1358, 1360, 1365, 1366, 1370, 1384, 1485, 1486, 1520, 1597, 1612, 1636, 1756, 1782, 1815, 2042, 2064, 2074, 2075, 2076, 2081, 2087, 2088, 2091, 2102, 2106, 2111, 2134, 2140, 2157, 2171, 2172, 2213, 2224, 2225, 2230, 2257, 2273, 2291, 2296, 2297, 2344, 2345, 2349, 2355, 2383, 2392, 2392a, 2396, 2408, 2411, 2417, 2418, 2420, 2440, 2442, 2454, 2581, 2583, 2655, 2675, 2690, 2710, 2881, 2951, 2952, 2990, 3096, 3223, 3224, 3241, 3283

445 **Zuschlag bei ambulanter Durchführung von operativen Leistungen, die mit Punktzahlen von 1200 und mehr Punkten bewertet sind** **2200** 128,23 –

Der Zuschlag nach Nummer 445 ist je Behandlungstag nur einmal berechnungsfähig.
Der Zuschlag nach Nummer 445 ist neben den Zuschlägen nach den Nummmern 442 bis 444 nicht berechnungsfähig.

Ausschluss: Neben Nr. 445 sind folgende Nrn. nicht abrechnungsfähig: 442 – 444

Tipp: Neben Nr. 442 sind folgende Nrn. abrechenbar: 1048, 1056, 1121, 1126, 1137, 1145, 1159, 1160, 1285, 1310, 1345, 1346, 1349, 1350, 1351, 1352, 1354, 1361, 1367, 1369, 1371, 1374, 1375, 1382, 1386, 1447, 1448, 1471, 1497, 1595, 1598, 1601, 1610, 1611, 1613, 1614, 1637, 1760, 1766, 1768, 1769, 1800, 1827, 1851, 2043, 2044, 2050, 2067, 2070, 2082, 2083, 2089, 2112, 2117, 2119, 2121, 2131, 2133, 2135, 2136, 2137, 2141, 2189, 2190, 2191, 2193, 2216, 2219, 2220, 2235, 2260, 2263, 2268, 2269, 2281, 2282, 2283, 2350, 2356, 2385, 2390, 2394, 2407, 2412, 2414, 2415, 2416, 2419, 2540, 2541,

GOÄ-Nr.		Punktzahl 1fach	2,3 / *1,8 3,5 / *2,5
	2570, 2584, 2586, 2587, 2588, 2589, 2598, 2621, 2625, 2627, 2640, 2642, 2676, 2682, 2687, 2692, 2693, 2695, 2698, 2699, 2701, 2705, 2706, 2732, 2752, 2753, 2754, 2803, 2823, 2882, 2883, 2887, 2891, 2895, 2896, 2897, 2991, 2992, 2993, 3095, 3097, 3173, 3200, 3208, 3284, 3285, 3286		
446	**Zuschlag bei ambulanter Durchführung von Anästhesieleistungen, die mit Punktzahlen von 200 bis 399 Punkten bewertet sind** Der Zuschlag nach Nummer 446 ist je Behandlungstag nur einmal berechnungsfähig. Der Zuschlag nach Nummer 446 ist neben dem Zuschlag nach Nummer 447 nicht berechnungsfähig.	**300** 17,49	–
Ausschluss:	Neben Nr. 446 ist folgende Nr. nicht abrechnungsfähig: 447		
447	**Zuschlag bei ambulanter Durchführung von Anästhesieleistungen, die mit 400 und mehr Punkten bewertet sind** Der Zuschlag nach Nummer 447 ist je Behandlungstag nur einmal berechnungsfähig. Der Zuschlag nach Nummer 447 ist neben dem Zuschlag nach Nummer 446 nicht berechnungsfähig.	**650** 37,89	–
Ausschluss:	Neben Nr. 447 ist folgende Nr. nicht abrechnungsfähig: 446		
Tipp:	Neben Nr. 446 sind folgende Nrn. abrechenbar: 460, 462, 470, 471, 472, 473, 474, 475, 481		
448	**Beobachtung und Betreuung eines Kranken über mehr als zwei Stunden während der Aufwach- und/oder Erholungszeit bis zum Eintritt der Transportfähigkeit nach zuschlagsberechtigten ambulanten operativen Leistungen bei Durchführung unter zuschlagsberechtigten ambulanten Anästhesien bzw. Narkosen** Der Zuschlag nach Nummer 448 ist je Behandlungstag nur einmal berechnungsfähig. Der Zuschlag nach Nummer 448 ist neben dem Zuschlag nach den Nummern 1 bis 8 und 56 sowie dem Zuschlag nach Nummer 449 nicht berechnungsfähig.	**600** 34,97	–
Ausschluss:	Neben Nr. 448 sind folgende Nrn. nicht abrechnungsfähig: 1 – 8, 56, 449		
449	**Beobachtung und Betreuung eines Kranken über mehr als vier Stunden während der Aufwach- und/oder Erholungszeit bis zum Eintritt der Transportfähigkeit nach zuschlagsberechtigten ambulanten operativen Leistungen bei Durchführung unter zuschlagsberechtigten ambulanten Anästhesien bzw. Narkosen** Der Zuschlag nach Nummer 449 ist je Behandlungstag nur einmal berechnungsfähig. Der Zuschlag nach Nummer 449 ist neben den Leistungen nach den Nummern 1 – 8 und 56 sowie dem Zuschlag nach Nummer 448 nicht berechnungsfähig.	**900** 52,46	–
Ausschluss:	Neben Nr. 449 sind folgende Nrn. nicht abrechnungsfähig: 1 – 8, 56, 448		

Auf einen Blick: Schmerztherapie

Schmerztherapie wir von zahlreichen Ärzten in unterschiedlicher Intensität betrieben z. B. von Hausärzten, Fachärzten für Anästhesiologie, für Innere Medizin, Kinder- und Jugendmedizin, Chirurgie und Orthopädie, Neurologie und Psychiatrie, Neurochirurgie und für Physikalische und Rehabilitative Medizin. Neben den Leistungen der Schmerztherapie sind in der Regel zuvor entsprechende beratende, diagnostische und/oder therapeutische Maßnahmen erforderlich.

Die folgende Aufstellung zeigt die in der Regel angewendeten Leistungen. Natürlich sind die Abrechnungsbestimmungen der jeweiligen Leistungen (meist in den Legenden ausgewiesen) zur Abrechnung zu beachten.

GOÄ Nr.	Kurzegende	*1,8/ 2,3-fach in Euro
B. I. Beratungen und Untersuchungen		
1	**Beratung – auch tel.**	10,72
3	**Eingehende Beratung – auch tel.**, Dauer mind. 10 Min. Ausschlüsse beachten!	20,11
4	**Erhebung der Fremdanamnese** und/oder **Unterweisung der Bezugsperson(en)** Ausschlüsse beachten!	29,49
5	**Symptombezogene Untersuchung**	10,72
6	Untersuchung mind. eines der folgenden Organsysteme: **Augen, HNO-Bereich, stomatognathe System, Nieren u. ableitenden Harnwege oder vollständiger Gefäßstatus**	13,41
7	Untersuchung mind. eines der folgenden Organsysteme: **Haut, die Stütz- u. Bewegungsorgane, Brustorgane, Bauchorgane, weibliche Genitaltrakt**	21,45
8	**Untersuchung zur Erhebung des Ganzkörperstatus**	34,86
15	**Einleitung und Koordination flankierender Maßnahmen während Betreuung eines chron. Kranken** 1x im Kalenderjahr	40,22
B. II. Zuschläge zu den Nrn. 1, 3, 4, 5, 6, 7 oder 8		
A	**Zuschlag für außerhalb der Sprechstunde**	4,08
B	**Zuschlag für in der Zeit zwischen 20 und 22 Uhr oder 6 und 8 Uhr**	10,49
C	Zuschlag für in der Zeit zwischen 22 und 6 Uhr	18,65
D	Zuschlag für an Samstagen, Sonn- oder Feiertagen erbrachte Leistungen	12,82
B. III. Spezielle Beratungen und Untersuchungen		
30	**Erhebung einer Schmerzanamnese bei chronischen Schmerzen –** Analoger Ansatz entsprechend § 6 (2): **GOÄ Nr. 30:** *Erhebung der homöopathischen Erstanamnese – Mindestdauer 1 Stunde* – 1 x im Jahr	120,65
31	**Erhebung einer Folgeanamnese bei chronischen Schmerzen –** Analoger Ansatz entsprechend § 6 (2): **GOÄ Nr. 31:** *Homöopathische Folgeanamnese – Mindestdauer 30 Minuten* – innerhalb von 6 Monaten 3x berechnungsfähig	120,65
34	**Erörterung (Dauer mind. 20 Min.) der Auswirkungen einer nachhaltig lebensverändernden/-bedrohenden Erkrankung auf die Lebensgestaltung** innerhalb von 6 Monaten 2 x berechnungsfähig	40,22
C. II. Injektionen, Infiltrationen, Akupunktur, Infusionen		
252	**Injektion, s. c., submukös, intrakutan oder i.m.** **Tipp:** Die intrakutane Reiztherapie (Quaddelbehandlung) ist nach der höher bewerteten Nr. 266 abzurechnen.	5,36

GOÄ Nr.	Kurzegende	*1,8/ 2,3-fach in Euro
253	**Injektion, intravenös** Nr. 253 kann nur einmal berechnet werden, wenn über eine gelegte Kanüle mehrere Medikamente injiziert werden.	9,38
254	**Injektion, intraarteriell**	10,72
255	**Injektion, intraartikulär oder perineural** **Tipp:** Ggf. Infiltrationsanästhesie nach Nr. 490 oder 491 nicht vergessen.	12,74
256	**Injektion in den Periduralraum** Wird ein Lokalanästhetikum gespritzt, ist eine der Nrn. der Periduralanästhesie 470 ff. abzurechnen.	24,80
257	**Injektion in den Subarachnoidalraum** Wird ein Lokalanästhetikum gespritz, ist, ist eine der Nrn. 472 ff. (subarachnoidalwe Spinalanästhesie) abzurechnen.	53,62
259	**Legen eines Periduralkatheters** – in Verbindung mit der Anlage eines subkutanen Medikamentenreservoirs	80,44
261	**Einbringung von Arzneimitteln in parenteralen Katheter**	4,02
265	**Auffüllung eines subkutanen Medikamentenreservoirs oder Spülung eines Ports**, je Sitzung – Abrechenbar sind Implantation eines Medikamentenreservoirs nach Nr. 2421 und Implantation eines Ports nach Nr. 2801.	8,04
265a	**Auffüllung eines Hautexpanders**, je Sitzung	12,07
266	**Intrakutane Reiztherapie (Quaddelbehandlung)**, je Sitzung	8,04
267	**Medikamentöse Infiltrationsbehandlung im Bereich einer Körperregion** – auch paravertebrale oder perineural oder perikapsuläre oder retrobulbäre Injektion und/oder Infiltration, je Sitzung	10,72
268	**Medikamentöse Infiltrationsbehandlung im Bereich mehrerer Körperregionen** (auch eine Körperregion beidseitig), je Sitzung Ein Ausschluss der Nrn. 267/268 zur Nr. 490 ist in der GOÄ nicht formuliert. Zu berücksichtigen ist lediglich, dass es sich nicht um die gleiche Leistung handeln darf, z. B. wenn in beiden Fällen mit einem Lokalanästhetikum behandelt wurde. In diesem Fall könnte aber, wenn mehrere kleine Bezirke behandelt wurden, die Nr. 490 mehrfach berechnet werden. Wird kein Lokalanästhetikum, sondern ein anderes Medikament infiltriert, ist bei mehrfacher Applikation an verschiedenen Stellen die Nr. 267 nicht mehrfach, sondern einmalig nur Nr. 268 berechnungsfähig.	17,43
269	**Akupunktur** (Nadelstich-Technik) zur Behandlung von Schmerzen, je Sitzung Bei Moxibustion und Laserakupunktur analoger Ansatz der Nrn. 269 oder 269a.	26,81
269a	**Akupunktur** (Nadelstich-Technik) mit einer Mindestdauer von 20 Min. zur Behandlung von Schmerzen, je Sitzung – Nach der Leistungslegende der Nr. 269 und Nr. 269a ist nur die Nadelstich-Technik abrechnungsfähig. Andere Formen der Akupunktur wie z. B. Moxibustion (Moxa) und Laserakupunktur sind analog gemäß § 6 Abs. 2 nach den Nrn. 269 oder 269a abrechenbar. Die Elektroakupunktur nach **Voll** fällt nicht unter die Leistungen nach Nrn. 269 und 269a, sondern ist analog nach der Nr. 832 berechnungsfähig.	46,92
270	**Infusion, subkutan**	10,72
271	**Infusion, intravenös**, bis zu 30 Minuten Dauer	16,09
272	**Infusion, intravenös**, mehr als 30 Minuten Dauer	24,13
274	**Dauertropfinfusion, intravenös**, mehr als 6 Std.	42,90
277	**Infusion, intraarteriell**, bis zu 30 Minuten Dauer	24,13
278	**Infusion, intraarteriell**, mehr als 30 Minuten Dauer	32,17

GOÄ Nr.	Kurzegende	*1,8/ 2,3-fach in Euro
D. Anästhesieleistungen		
469	**Kaudalanästhesie** Bei ambulanter Anästhesie oder Schmerztherapie den Zuschlag nach Nr. 446 nicht vergessen.	33,52
470	**Einleitung und Überwachung einer einzeitigen subarachnoidalen Spinalanästhesie (Lumbalanästhesie) oder einzeitigen periduralen (epiduralen) Anästhesie**, bis zu einer Stunde	53,62
471	**Einleitung und Überwachung einer einzeitigen subarachnoidalen Spinalanästhesie (Lumbalanästhesie) oder einzeitigen periduralen (epiduralen) Anästhesie**, bis zu zwei Stunden	80,44
472	**Einleitung und Überwachung einer einzeitigen subarachnoidalen Spinalanästhesie (Lumbalanästhesie) oder einzeitigen periduralen (epiduralen) Anästhesie**, bei mehr als zwei Stunden	107,25
473	**Einleitung/Überwachung einer kontinuierlichen subarachnoidalen Spinalanästhesie (Lumbalanästhesie) oder periduralen (epiduralen) Anästhesie mit Katheter**, bis zu fünf Stunden	80,44
474	**Einleitung und Überwachung einer kontinuierlichen subarachnoidalen Spinalanästhesie (Lumbalanästhesie) oder periduralen (epiduralen) Anästhesie mit Katheter**, bei mehr als fünf Stunden **Tipp:** Bei ambulanter Anästhesie oder Schmerztherapie Zuschlag Nr. 447 nicht vergessen. Die Wirbelsäulenkathetertechnik nach Ratz ist nach Nrn. 474 und 475 abzurechnen	120,65
475	**Überwachung einer kontinuierlichen subarachnoidalen Spinalanästhesie (Lumbalanästhesie) oder periduralen epiduralen) Anästhesie mit Katheter**, zusätzlich zur Leistung nach Nr. 474 für den zweiten und jeden weiteren Tag, je Tag **Tipp zu Nrn. 471–475:** Bei ambulanter Anästhesie oder Schmerztherapie den Zuschlag nach Nr. 447 nicht vergessen.	60,33
476	**Einleitung und Überwachung einer supraklavikulären oder axillären Armplexus- oder Paravertebralanästhesie**, 1 Stunde Dauer **Tipp:** Bei ambulanter Anästhesie oder Schmerztherapie den Zuschlag nach Nr. 446 nicht vergessen.	50,94
477	**Überwachung einer supraklavikulären oder axillären Armplexus- oder Paravertebralanästhesie**, jede weitere angefangene Stunde	25,47
490	**Infiltrationsanästhesie kleiner Bezirke**	8,18
491	**Infiltrationsanästhesie großer Bezirke** analoge Anwendung für die Schmerzbehandlung.	16,22
497	**Blockade des Trucus sympatikus (lumbaler Grenzstrang oder Ganglion stellatum) mittels Anästhetika –** analoge Berechnung für die Analgesie eines oder mehrerer Spinalnerven	29,49
498	**Blockade des Trucus sympatikus (thorakaler Grenzstrang oder Plexus solaris) mittels Anästhetika** Bei ambulanter Anästhesie oder Schmerztherapie den Zuschlag nach Nr. 446 nicht vergessen.	40,22
E. Physikalisch-medizinische Leistungen		
506*	**Krankengymnastische Übungen**	12,59
551* analog	**TENS**	5,04
558* analog	**Geräte-Sequenztraining** analog Nr. 558* *Apparative Muskelfunktionsdiagnostik*- enspre-chend § 6 (2) GOÄ – nach Beschluss der BÄK – 1)	12,59
G. Neurologie und Psychiatrie		
800	**Eingehende neurologische Untersuchung** (Ausschlüsse beachten)	26,14

GOÄ Nr.	Kurzegende	*1,8/ 2,3-fach in Euro
801	**Eingehende psychiatrische Untersuchung**	33,52
804	**Psychiatrische Behandlung durch eingehendes therapeutisches Gespräch**	20,11
806	**Psychiatrische Behandlung durch gezielte Exploration und eingehendes therapeutisches Gespräch** Mindestdauer 20 Minuten	33,52
842 analog	**Eingangsuntersuchung zur medizinischen Trainingstherapie**, einschl.biomechanischer Funktionsanalyse der Wirbelsäule, spezieller Schmerzanamnese u. ggf. anderer funktionsbezogener Messverfahren, Dokumentation – analog Nr. 842 *Apparative isokinetische Muskelfunktionsdiagnostik*- ensprechend § 6 (2) GOÄ – nach Beschluss der BÄK Einmal pro Sitzung berechnungsfähig, max. 25 Sitzungen – 1)	67,03
846 analog	**Medizinische Traningstherapie** analog Nr. 846 *Übende Verfahren z. B. Autogenes Training-oparative Muskelfunktionsdiagnostik*- ensprechend § 6 (2) GOÄ – nach Beschluss der BÄK – 1)	
849	**Psychotherapeutische Behandlung bei psychoreaktiven, psychosomatischen oder neurotischen Störungen**, Dauer mind. 20 Minuten	30,83

1) Analogbewertung der medizinischen Trainingstherapie
Beschluss des Ausschusses „Gebührenordnung" der Bundesärztekammer
Stand: 18.01.2002 – veröffentlicht in: Deutsches Ärzteblatt 99, Heft 3 (18.01.2002), Seite A-144–145

D Anästhesieleistungen

Allgemeine Bestimmungen

Bei der Anwendung mehrerer Narkose- oder Anästhesieverfahren nebeneinander ist nur die jeweils höchstbewertete dieser Leistungen berechnungsfähig; eine erforderliche Prämedikation ist Bestandteil dieser Leistung. Als Narkosedauer gilt die Dauer von zehn Minuten vor Operationsbeginn bis zehn Minuten nach Operationsende.

Beschluss BÄK:

Beschluss des Gebührenordnungsausschusses der BÄK (4. Nov. 1999)

Anästhesiologisches Stand-by

Das anästhesiologische Stand-by, definiert als „Kontinuierliche Überwachung der Vitalfunktionen durch den Arzt für Anästhesiologie während eines diagnostischen und/oder therapeutischen Eingriffs eines anderen Arztes, ohne Narkose, einschl. Bereitstellung der Ausrüstung zur Behandlung von Zwischenfällen", kann je angefangene 30 Minuten analog der Nr. 62 GOÄ berechnet werden.
Wird im Verlauf der Überwachung eine Narkose/Anästhesie nach den Nrn. **450 – 474 oder 476 – 479** GOÄ erforderlich, so kann dies im Anschluss an die Überwachung berechnet werden.
Die Notwendigkeit beider Verfahren ist zu begründen, und die jeweiligen Zeiten sind in der Rechnung anzugeben. Beide Verfahren sind nach anästhetologischen Standards zu dokumentieren.

Beschluss des Gebührenordnungsausschusses der Bundesärztekammer (17.12.98)

Die Aufrechterhaltung der normalen Körpertemperatur bei einer Narkose ist nicht als selbstständige Leistung (auch nicht analog) berechenbar. Die besondere Schwierigkeit bei der Durchführung der Narkose und der erhöhte Zeitaufwand sind durch die Anwendung eines Steigerungsfaktors oberhalb des Schwellenwertes erfassbar.

Hinweis auf GOÄ-Ratgeber der BÄK:

Abrechnung der Überwachung nach ambulanten Operationen

Dr. med. Beate Heck (in: Deutsches Ärzteblatt 109; Heft 45(09.11.2012), S. A-2270) – http://www.bundesaerztekammer.de/page.asp?his=1.108.4144.4257.10951
Dr. Heck führt aus, dass abhängig vom gewählten Anästhesieverfahren, dem operativem Eingriff und ggf. bestehender Vorerkrankungen die Länge einer Überwachungsphase – bis zur Verlegung auf eine Station – erheblich variieren kann.
Eine mind. zweistündige Überwachung kann nach GOÄ Nr. 448 abgerechnet werden und eine mind. vierstündige Überwachung mit der GOÄ Nr. 449. (s. zur Abrechenbarkeit der GOÄ Nrn. 448 und 449 die Allgemeinen Bestimmungen des Kapitels C VIII „Zuschläge zu ambulanten Operations- und Anästhesieleistungen") und siehe auch die Ausschlüsse zu den Nrn. 448 und 449.
...„Muss der Patient aufgrund während oder nach der Operation aufgetretener Komplikationen im Krankenhaus bleiben, sind die Nrn. 448 oder 449 GOÄ berechnungsfähig. Bei dieser Konstellation ist jedoch eine Begründung zum Ansatz der Nrn. 442–449 erforderlich (siehe Nr. 6 der Allgemeinen Bestimmungen zu Kapitel C VIII. „Zuschläge zu ambulanten Operations- und Anästhesieleistungen [GOÄ]")..."
Zur Frage der Abrechnung einer kürzeren postoperativen Überwachung als 2 Stunden nach ambulanten Operationen führt Dr. Heck aus: ...„Besteht die Notwendigkeit, dass der Anästhesist nach der Narkosedauer mindestens 30 Minuten bei dem Patienten verweilt, ohne dass währenddessen weitere honorarfähige Leistungen erbracht werden, ist Nr. 56 GOÄ anzuwenden. Werden während der Überwachung weitere honorarfähige Leistungen erbracht, ist eine Berechnung mit Nr. 56 GOÄ aufgrund der Formulierung in der Leistungslegende nicht möglich. Die während der Überwachungsphase erbrachten Einzelleistungen, zum Beispiel das Beratungsgespräch vor der Entlassung, die körperliche Untersuchung, Injektionen zur Schmerztherapie oder Maßnahmen zur Behebung von Komplikationen, können mit den entsprechenden Gebührenpositionen abgegolten werden..."

Kommentar:

Die Leistungen nach den Nrn. 469 bis 477 und 490 bis 494 dieses Kapitels beziehen sich auch auf die Schmerztherapie. Dies wird in den Leistungslegenden beschrieben.

Tipp:

Der **Berufsverband Deutscher Anästhesisten e.V. (BDA)** informiert im Internet:
Hinweise zur Abrechnung von anästhesiologischen GOÄ-Nummern – (S. weitere Infos unter VII Intensivmedizinische und sonstige Leistungen)
www.bda.de/downloads/21_0Leitlinie-Anaesthesieabrechnungen-Okt-2006.pdf

Anästhesiekommentar zur GOÄ
www.bda.de/21_1kommentar_goae.htm#anker1

P. Hermanns, G. Filler, B. Roscher (Hrsg.), *GOÄ 2013*,
Erfolgskonzepte Praxis- & Krankenhaus-Management,
DOI 10.1007/978-3-642-29292-7_20, © Springer-Verlag Berlin Heidelberg 2013

GOÄ-Nr.		Punktzahl / 1fach	2,3 / *1,8 / 3,5 / *2,5
450	**Rauschnarkose – auch mit Lachgas –**	**76** / 4,43	10,19 / 15,50

Kommentar: Siehe Beschluss der BÄK unter D. Anästhesieleistungen „Allgemeine Bestimmungen".

451	**Intravenöse Kurznarkose**	**121** / 7,05	16,22 / 24,68

Kommentar: Siehe Beschluss der BÄK unter D. Anästhesieleistungen „Allgemeine Bestimmungen".

452	**Intravenöse Narkose (mehrmalige Verabreichung des Narkotikums)**	**190** / 11,07	25,47 / 38,76

Kommentar: Siehe Beschluss der BÄK unter D. Anästhesieleistungen „Allgemeine Bestimmungen".

453	**Vollnarkose**	**210** / 12,24	28,15 / 42,84

Kommentar: Siehe Beschluss der BÄK unter D. Anästhesieleistungen „Allgemeine Bestimmungen".

Tipp: Bei ambulanter Anästhesie den Zuschlag nach Nr. 446 nicht vergessen.

460	**Kombinationsnarkose mit Maske, Gerät – auch Insufflationsnarkose –, bis zu einer Stunde**	**404** / 23,55	54,16 / 82,42

Kommentar: Mit den Leistungen nach den Nrn. 460 – 463 sind die in Verbindung mit der Narkose zu erbringenden Leistungen abgegolten. Die Behandlung eingetretener Komplikationen ist demgegenüber gesondert berechnungsfähig. Allerdings empfehlen wir, dies in der Liquidation entsprechend zu dokumentieren. Eine Nebeneinanderberechnung ist nur dann möglich, wenn mehrere auch unterschiedliche Anästhesie-Verfahren nacheinander durchgeführt werden müssen.

Nach den Allg. Bestimmungen des Kapitels D gilt als Narkosedauer die Dauer von 10 Minuten vor Operationsbeginn bis 10 Minuten nach Operationsende. Daraus folgt für die Leistung nach Nr. 461, dass bei einem Überschreiten der Operationsdauer von

- 40 Minuten (d.h. z.B. 10 Min. vor OP-Beginn + **45 Min. Operation** + 10 Min. nach OP-Ende = 65 Min.)
- oder 70 Min. (d.h. z.B. 10 Min. vor OP-Beginn + **72 Min. Operation** + 10 Min. nach OP-Ende = 92 Min.)
- oder 100 Min. usw. die Leistung nach Nr. 461 mehrfach anzusetzen ist.

Tipp: Bei ambulanter Anästhesie den Zuschlag nach Nr. 447 nicht vergessen.

461	**Kombinationsnarkose mit Maske, Gerät – auch Insufflationsnarkose-, jede weitere angefangene halbe Stunde**	**202** / 11,77	27,08 / 41,21

Kommentar: Siehe Kommentar zu Nr. 460

Tipp: Bei ambulanter Anästhesie den Zuschlag nach Nr. 446 nicht vergessen.

462	**Kombinationsnarkose mit endotrachealer Intubation, bis zu einer Stunde**	**510** / 29,73	68,37 / 104,04

Ausschluss: Neben Nr. 462 sind folgende Nrn. nicht abrechnungsfähig: 270 – 274, 279, 427, 428, 1529, 1532

Kommentar: Siehe Kommentar zu Nr. 460

Tipp:
- Bei ambulanter Anästhesie den Zuschlag nach Nr. 447 nicht vergessen.
- Die Messung des Cuffdrucks ist unter Berücksichtigung des zusätzlichen Aufwandes bei einer Intubation mit einem erhöhten Steigerungssatz abzurechnen.

GOÄ-Nr.		Punktzahl 1fach	2,3 / *1,8 3,5 / *2,5
462 analog	**Kombinationsnarkose mit Larynxmaske bis zu einer Stunde (analog Nr. 462 GOÄ) – n. Empfehlung der BÄK**	**510** 29,73	68,37 104,04

463	**Kombinationsnarkose mit endotrachealer Intubation, jede weitere angefangene halbe Stunde**	**348** 20,28	46,65 70,99

Ausschluss: Neben Nr. 463 sind folgende Nrn. nicht abrechnungsfähig: 270 – 274, 279, 427, 428, 1532

Kommentar: Siehe Kommentar zu Nr. 460

Tipp: Bei ambulanter Anästhesie den Zuschlag nach Nr. 446 nicht vergessen.

463 analog	**Kombinationsnarkose mit Larynxmaske, jede weitere angefangene halbe Stunde – n. Empfehlung der BÄK**	**348** 20,28	46,65 70,99

469	**Kaudalanästhesie**	**250** 14,57	33,52 51,00

Ausschluss: Neben Nr. 469 sind folgende Nrn. nicht abrechnungsfähig: 266 – 268

Tipp: Bei ambulanter Anästhesie den Zuschlag nach Nr. 446 nicht vergessen.

470	**Einleitung und Überwachung einer einzeitigen subarachnoidalen Spinalanästhesie (Lumbalanästhesie) oder einzeitigen periduralen (epiduralen) Anästhesie, bis zu einer Stunde Dauer**	**400** 23,31	53,62 81,60

Ausschluss: Neben Nr. 470 sind folgende Nrn. nicht abrechnungsfähig: 256, 257, 471 – 474

Kommentar: Anders als bei Narkoseleistungen nach den Nrn. 460 bis 463 gilt bei den ab Nr. 470 ff. Anästhesieleistungen die **Zeit von der Einleitung der Anästhesie bis zum Ende der Überwachung** . Wenn diese Zeit allerdings die in den Legenden Nr. 470 bis Nr. 479 angegebenen Zeiträume überschreitet, so sind z.B. statt Nr. 470 die Nr. 471 oder entsprechende folgende Nrn. anzusetzen. Gilt auch für Schmerztherapie

Tipp: Bei ambulanter Anästhesie den Zuschlag nach Nr. 447 nicht vergessen.

471	**Einleitung und Überwachung einer einzeitigen subarachnoidalen Spinalanästhesie (Lumbalanästhesie) oder einzeitigen periduralen (epiduralen) Anästhesie, bis zu zwei Stunden Dauer**	**600** 34,97	80,44 122,40

Ausschluss: Neben Nr. 471 sind folgende Nrn. nicht abrechnungsfähig: 256, 257, 470, 472 – 474.

Kommentar: Siehe Kommentar zu Nr. 470

Tipp: Bei ambulanter Anästhesie den Zuschlag nach Nr. 447 nicht vergessen.

472	**Einleitung und Überwachung einer einzeitigen subarachnoidalen Spinalanästhesie (Lumbalanästhesie) oder einzeitigen periduralen (epiduralen) Anästhesie, bei mehr als zwei Stunden Dauer**	**800** 46,63	107,25 163,20

Ausschluss: Neben Nr. 472 sind folgende Nrn. nicht abrechnungsfähig: 256, 257, 470, 471, 473, 474

Kommentar: Siehe Kommentar zu Nr. 470

Tipp: Bei ambulanter Anästhesie den Zuschlag nach Nr. 447 nicht vergessen.

473	**Einleitung und Überwachung einer kontinuierlichen subarachnoidalen Spinalanästhesie (Lumbalanästhesie) oder periduralen (epiduralen) Anästhesie mit Katheter, bis zu fünf Stunden Dauer**	**600** 34,97	80,44 122,40

Ausschluss: Neben Nr. 473 sind folgende Nrn. nicht abrechnungsfähig: 256, 257, 261, 470 – 472, 474

Kommentar: Siehe Kommentar zu Nr. 470

GOÄ-Nr.		Punktzahl / 1fach	2,3 / *1,8 / 3,5 / *2,5
474	**Einleitung und Überwachung einer kontinuierlichen subarachnoidalen Spinalanästhesie (Lumbalanästhesie) oder periduralen (epiduralen) Anästhesie mit Katheter, bei mehr als fünf Stunden Dauer**	**900** 52,46	120,65 183,60

Ausschluss: Neben Nr. 474 sind folgende Nrn. nicht abrechnungsfähig: 256, 257, 261, 470 – 473

Kommentar: Siehe Kommentar zu Nr. 470
Im Deutschen Ärzteblatt Jg 100/Heft 42 wird im GOÄ-Ratgeber ausgeführt, dass die Wirbelsäulenkathetertechnik nach Racz auf der Basis der Nrn. 474 und 475 abzurechnen ist.

Tipp: Bei ambulanter Anästhesie den Zuschlag nach Nr. 447 nicht vergessen.

475	**Überwachung einer kontinuierlichen subarachnoidalen Spinalanästhesie (Lumbalanästhesie) oder periduralen (epiduralen) Anästhesie mit Katheter, zusätzlich zur Leistung nach Nummer 474 für den zweiten und jeden weiteren Tag, je Tag**	**450** 26,23	60,33 91,80

Ausschluss: Neben Nr. 475 ist folgende Nr. nicht abrechnungsfähig: 261

Kommentar: Siehe Kommentar zu Nr. 470
Im Deutschen Ärzteblatt Jg 100/Heft 42 wird im GOÄ-Ratgeber ausgeführt, dass die Wirbelsäulenkathetertechnik nach Racz auf der Basis der Nrn. 474 und 475 abzurechnen ist.

Tipp: Bei ambulanter Anästhesie den Zuschlag nach Nr. 447 nicht vergessen.

476	**Einleitung und Überwachung einer supraklavikulären oder axillären Armplexus- oder Paravertebralanästhesie, bis zu einer Stunde Dauer**	**380** 22,15	50,94 77,52

GOÄ-Ratgeber der BÄK: ► **Supraklavikulärer Plexuskatheter**
Dr. Beate Heck – Deutsches Ärzteblatt 107, Heft 47 (26.11.2010), S. A2360 – http://www.bundesaerztekammer.de/page.asp? his=1.108.4144.4257.8866
Die Autorin weist darauf hin, dass für die postoperative supraklavikuläre Plexusanästhesie (z. B. Lokalanästhetikum + Opioid) in der GOÄ keine Leistungsposition aufgeführt ist. Im GOÄ – Ratgeber wird zur Abrechnung auf die GOÄ Nr. 476 verwiesen.
Weiter wird darauf hingewiesen, dass wenn das Lokalanästhetikum über eine Medikamentenpumpe fortlaufend gegeben wird, dann für die Anlage der Medikamentenpumpe die Gebührenposition 784 GOÄ in Ansatz gebracht werden.
Die weiteren Abrechnungstipps im Ratgeber: erhöhter Steigerungssatz für Einleitung und Überwachung der Plexusanästhesie; analoge Abrechnung der Nr. 476 bei laufender Plexusanästhesie über mehrere Tage.

Kommentar: Siehe Kommentar zu Nr. 470

Tipp: Bei ambulanter Anästhesie den Zuschlag nach Nr. 446 nicht vergessen.

477	**Überwachung einer supraklavikulären oder axillären Armplexus- oder Paravertebralanästhesie, jede weitere angefangene Stunde**	**190** 11,07	25,47 38,76

Kommentar: Siehe Kommentar zu Nr. 470

478	**Intravenöse Anästhesie einer Extremität, bis zu einer Stunde Dauer**	**230** 13,41	30,83 46,92

Ausschluss: Neben Nr. 478 sind folgende Nrn. nicht abrechnungsfähig: 253, 261, 271 – 274, 2029

Tipp: Bei ambulanter Anästhesie den Zuschlag nach Nr. 446 nicht vergessen.

479	**Intravenöse Anästhesie einer Extremität, jede weitere angefangene Stunde**	**115** 6,70	15,42 23,46

Ausschluss: Neben Nr. 479 sind folgende Nrn. nicht abrechnungsfähig: 253, 261, 271 – 274, 2029

GOÄ-Nr.		Punktzahl / 1fach	2,3 / *1,8 / 3,5 / *2,5
480	**Kontrollierte Blutdrucksenkung während der Narkose**	**222** / 12,94	29,76 / 45,29
481	**Kontrollierte Hypothermie während der Narkose**	**475** / 27,69	63,68 / 96,90
A 482	**Relaxometrie während und/oder nach einer Allgemeinanästhesie bei Vorliegen von der Wirkungsdauer von Muskelrelaxatien verändernden Vorerkrankungen (z.B. AChE-Hemmer-Mangel) oder gravierenden pathophysiologischen Zuständen z.B. Unterkühlung (analog Nr. 832 GOÄ) – n. Verzeichnis analoger Bewertungen der Bundesärztekammer**	**158** / 9,21	21,18 / 32,23
483	**Lokalanästhesie der tieferen Nasenabschnitte – gegebenenfalls einschließlich des Rachens –, auch beidseitig**	**46** / 2,68	6,17 / 9,38
Ausschluss:	Neben Nr. 483 ist folgende Nr. nicht abrechnungsfähig: 435		
Kommentar:	Die Oberflächenanästhesie des Rachens zur nachfolgenden endoskopischen Untersuchung des Ösophagus, Magens oder des Herzens ist nach Nr. 483 berechnungsfähig.		
484	**Lokalanästhesie des Kehlkopfes**	**46** / 2,68	6,17 / 9,38
Ausschluss:	Neben Nr. 484 ist folgende Nr. nicht abrechnungsfähig: 435		
485	**Lokalanästhesie des Trommelfells und/oder der Paukenhöhle**	**46** / 2,68	6,17 / 9,38
Ausschluss:	Neben Nr. 485 ist folgende Nr. nicht abrechnungsfähig: 435		
488	**Lokalanästhesie der Harnröhre und/oder Harnblase**	**46** / 2,68	6,17 / 9,38
Ausschluss:	Neben Nr. 488 sind folgende Nrn. nicht abrechnungsfähig: 435, 1700, 1728, 1729, 1730 – 1733		
489	**Lokalanästhesie des Bronchialgebietes – gegebenenfalls einschließlich des Kehlkopfes und des Rachens –**	**145** / 8,45	19,44 / 29,58
Ausschluss:	Neben Nr. 489 ist folgende Nr. nicht abrechnungsfähig: 435, 483, 484		
490	**Infiltrationsanästhesie kleiner Bezirke**	**61** / 3,56	8,18 / 12,44
Ausschluss:	Neben Nr. 490 sind folgende Nrn. nicht abrechnungsfähig: 252, 266, 267, 268, 435, 5050, 5060, 5070		
Kommentar:	Die Leistungen nach Nrn. 490 und 491 werden sowohl als Lokalanästhesie zu erforderlichen kleinen operativen Eingriffen verwendet als auch zur Schmerzbehandlung. Die mehrfache Infiltrationsanäthesie mehrerer kleiner Bezirke ist entsprechend mehrfach abrechnungsfähig. Dies wird auch im Kommentar von **Brück** zur ‚alten' GOÄ erläutert: „...Die gegenteilige Auffassung, die der Pluralformulierung ‚kleiner Bezirke' den Status eines einzuhaltenden Leistungserfordernisses zuweist, ist bereits deshalb unhaltbar, weil auf diese Weise eine in der Regel medizinisch sinnlose Leistungsanforderung festgeschrieben und die Infiltrationsanästhesie lediglich eines kleinen Bezirkes von Berechnung ausgeschlossen sein würde..."		

Die Begriffe ‚kleiner Bezirk‘ und in der Nr. 491 ‚großer Bezirk‘ sind ungenau und daher der subjektiven Meinung des Arztes überlassen. Nach **Brück** können als Infiltrationsanästhesien kleiner Bezirke gelten „...die Lokalanästhesien vor einer Punktion des Kniegelenkes, vor dem Anlegen eines venösen Zuganges oder vor Versorgung einer kleinen Wunde...“

491 **Infiltrationsanästhesie großer Bezirke – auch Parazervikalanästhesie** **121** 16,22 / 7,05 24,68

Ausschluss: Neben Nr. 491 sind folgende Nrn. nicht abrechnungsfähig: 252, 266, 267, 268, 435, 5050, 5060, 5070

Tipp: Die Nr. 491 findet auch analog Anwendung für die Schmerzbehandlung.

493 **Leitungsanästhesie, perineural – auch nach Oberst –** **61** 8,18 / 3,56 12,44

Kommentar: **Brück** führt zu dieser Leistung in seinem Kommentar (vgl. Brück Nr. 493, Anm. 2) aus:“...Die Nr. 493 ist je Leitungsanästhesie einmal berechnungsfähig. Dies gilt hier grundsätzlich auch für die oberstsche Anästhesie im Bereich eines Fingers oder einer Zehe, sodass die in diesem Zusammenhang erforderlichen Leitungsanästhesien von bis zu vier Nerven eines Fingers oder einer Zehe aufgrund des expliziten Hinweises in der Leistungslegende („auch nach Oberst“) je einzelner perineuraler Leitungsanästhesie – im Bereich eines Fingers oder einer Zehe, also bis zu viermal – berechnungsfähig sein müssten. Allerdings handelt es sich vom praktischen Ablauf her, je Finger oder Zehe, um lediglich zwei getrennte Injektionen, wobei auf jeder Seite zwei Depots in unmittelbarer Nähe für die beiden Nerven einer Seite appliziert werden. Aus diesem Grund ist die Abrechnung der Nummer 493 auf einer Seite eines Fingers oder einer Zehe – höchstens also zweimal je Finger oder Zehe – zu begrenzen...“

Tipp: Die Nr. 493 findet nach **Brück** auch analog Anwendung für die Intercostalnervenblockade.

494 **Leitungsanästhesie, endoneural – auch Pudendusanästhesie –** **121** 16,22 / 7,05 24,68

Tipp: Die Nr. 494 kann Ihr Arzt auch analog für die transkutane elektrische Nervenstimulation (TENS) anwenden.

495 **Leitungsanästhesie, retrobulbär** **121** 16,22 / 7,05 24,68

Ausschluss: Neben Nr. 495 sind folgende Nrn. nicht abrechnungsfähig: 490, 491, 493, 494

A 496 **Drei-in-eins-Block, Knie- oder Fußblock (analog Nr. 476 GOÄ) – n. Verzeichnis analoger Bewertungen der Bundesärztekammer** **380** 50,94 / 22,15 77,52

Tipp: Bei ambulanter Anästhesie einen Zuschlag nach Nr. 446 berechnen.

497 **Blockade des Trucus sympatikus (lumbaler Grenzstrang oder Ganglion stellatum) mittels Anästhetika** **220** 29,49 / 12,82 44,88

Ausschluss: Neben Nr. 497 sind folgende Nrn. nicht abrechnungsfähig: 266 – 268, 490 – 494

Kommentar: Für die Analgesie eines oder mehrerer Spinalnerven ist die analoge Berechnung der Nr. 497 anwendbar.

498 **Blockade des Trucus sympatikus (thorakaler Grenzstrang oder Plexus solaris) mittels Anästhetika** **300** 40,22 / 17,49 61,20

Ausschluss: Neben Nr. 498 sind folgende Nrn. nicht abrechnungsfähig: 266 – 268, 490 – 494

E Physikalisch-medizinische Leistungen

Allgemeine Bestimmungen

In den Leistungen des Abschnitts E sind alle Kosten enthalten mit Ausnahme der für Inhalationen sowie für die Photochemotherapie erforderlichen Arzneimittel.

I Inhalationen

500* **Inhalationstherapie – auch mittels Ultraschallvernebelung –** **38** 3,99 2,21 5,54

Ausschluss: Neben Nr. 500* sind folgende Nrn. nicht abrechnungsfähig: 427, 428, 429, 435, 501, 1560

Kommentar: Im Kommentar zur Gebührenordnung für Ärzte (GOÄ), 5. Ergänzungslieferung 1.2.2000, erschienen im Deutschen Ärzteverlag Köln, weisen die Autoren **Brück et alii** darauf hin „...im Rahmen der Pflegeleistung sind es solche Verrichtungen, die auch postoperativ ausschließlich das Pflegepersonal erbringt, weshalb sie der Arzt nicht in Rechnung stellen kann. ...“
Die Nrn. 500* bis 501* sind nicht im Rahmen einer Narkose berechnungsfähig.

Tipp:
- Die für die Inhalation erforderlichen Medikamente können per Rezept zu Lasten des Patienten verordnet werden oder dem Patienten als Auslagen mit der Liquidation berechnet werden.
- Die Nr. 500* findet Anwendung bei der Aromatherapie.

IGeL: Aromatherapie

501* **Inhalationstherapie mit intermittierender Überdruckbeatmung (z.B. Bird-Respirator)** **86** 9,02 5,01 12,53

Neben der Leistung nach Nummer 501 sind die Leistungen nach den Nummern 500 und 505 nicht berechnungsfähig.

Ausschluss: Neben Nr. 501 sind folgende Nrn. nicht abrechnungsfähig: 427, 428, 435, 500, 505, 1040, 1559, 1560

Kommentar: Nicht nach der Nr. 501 abrechenbar sind:
Siehe auch Kommentierung zu Nr. 500.

Tipp: Die für die Inhalation erforderlichen Medikamente können per Rezept zu Lasten des Patienten verordnet werden oder dem Patienten als Auslagen mit der Liquidation berechnet werden

II Krankengymnastik und Übungsbehandlungen

505* **Atmungsbehandlung – einschließlich aller unterstützenden Maßnahmen –** **85** 8,92 4,95 12,39

Ausschluss: Neben Nr. 505 sind folgende Nrn. nicht abrechnungsfähig: 427, 428, 435, 500, 501, 725, 1559, 1560

IGeL: Die Nr. 505* findet auch analog Anwendung bei:
- Atemtherapie
- Sauerstofftherapie nach Ardenne + 508, 602, 643 (analog)
- Sauerstoff-Inhalation
- Sauerstoffzelt
- Qi Gong-Atmungsbehandlung

P. Hermanns, G. Filler, B. Roscher (Hrsg.), *GOÄ 2013*,
Erfolgskonzepte Praxis- & Krankenhaus-Management,
DOI 10.1007/978-3-642-29292-7_21, © Springer-Verlag Berlin Heidelberg 2013

GOÄ-Nr.		Punktzahl 1fach	2,3 / *1,8 3,5 / *2,5
506*	**Krankengymnastische Ganzbehandlung als Einzelbehandlung – einschließlich der erforderlichen Massage(n) –**	**120** 6,99	12,59 17,49
Ausschluss:	Neben Nr. 506 ist folgende Nr. nicht abrechnungsfähig: 507, 508, 509, 520, 521, 523, 725		
Kommentar:	Siehe **Beschluss** unter Kapitel G. Nr. 842 Medizinische Trainingstherap.).		
507*	**Krankengymnastische Teilbehandlung als Einzelbehandlung – einschließlich der erforderlichen Massage(n) –**	**80** 4,66	8,39 11,66
Ausschluss:	Neben Nr. 507 sind folgende Nrn. nicht abrechnungsfähig: 506, 508, 509, 520, 521, 523, 725		
IGeL:	Für Shiatsu Nr. 507 analog abrechnen.		
508*	**Krankengymnastische Ganzbehandlung als Einzelbehandlung im Bewegungsbad**	**110** 6,41	11,54 16,03
Ausschluss:	Neben Nr. 508 sind folgende Nrn. nicht abrechnungsfähig: 506, 507, 509, 725		
509*	**Krankengymnastik in Gruppen (Orthopädisches Turnen) – auch im Bewegungsbad –, bei mehr als drei bis acht Teilnehmern, je Teilnehmer**	**38** 2,21	3,99 5,54
Ausschluss:	Neben Nr. 509 sind folgende Nrn. nicht abrechnungsfähig: 506, 507, 508, 725		
510*	**Übungsbehandlung, auch mit Anwendung medikomechanischer Apparate, je Sitzung** Neben der Leistung nach Nummer 510 ist die Leistung nach Nummer 521 nicht berechnungsfähig.	**70** 4,08	7,34 10,20
Ausschluss:	Neben Nr. 510 sind folgende Nrn. nicht abrechnungsfähig: 521, 642, 652, 725		
IGeL:	Apparative isotonische Muskelfunktionsdiagnostik und -therapie		
514*	**Extensionsbehandlung kombiniert mit Wärmetherapie und Massage mittels Gerät**	**105** 6,12	11,02 15,30
Ausschluss:	Neben Nr. 514 sind folgende Nrn. nicht abrechnungsfähig: 515, 516, 520, 521, 522, 530, 535, 536, 538, 725		
Tipp:	Die Nr. 514 findet auch analog Anwendung für die Wärmetherapie.		
515*	**Extensionsbehandlung (z.B. Glissonschlinge)**	**38** 2,21	3,99 5,54
Ausschluss:	Neben Nr. 515 sind folgende Nrn. nicht abrechnungsfähig: 514, 516, 714, 725		
516*	**Extensionsbehandlung mit Schrägbett, Extensionstisch, Perlgerät**	**65** 3,79	6,82 9,47
Ausschluss:	Neben Nr. 516 sind folgende Nrn. nicht abrechnungsfähig: 514, 515, 725		
Tipp:	Die Nr. 516* findet analog Anwendung für die Übungsbehandlung und Entspannungsübungen.		
518*	**Prothesengebrauchsschulung des Patienten – gegebenenfalls einschließlich seiner Betreuungsperson –, auch Fremdkraftprothesenschulung, Mindestdauer 20 Minuten, je Sitzung**	**120** 6,99	12,59 17,49
Ausschluss:	Neben Nr. 518 ist folgende Nr. nicht abrechnungsfähig: 725		
Hinweis LÄK:	**Anmerkung der Bayerischen Landesärztekammer** vom 09.02.2004 (Quelle: GOÄ-Datenbank http://www.blaek.de/) – **Anpassung von Beatmungsmasken und Schulung des Patienten im Gebrauch der nCPAP- oder BiPAP-Beatmungsmaske (Schlafmedizinische Leistungen)** Für die Anpassung von Beatmungsmasken und Schulung des Patienten im Gebrauch der nCPAP- oder BiPAP-Beatmungsmaske kann analog die Nr. 518berechnet werden. Die Leistung ist je Sitzung nur einmal berechnungsfähig.		

GOÄ-Nr.		Punktzahl / 1fach	2,3 / *1,8 / 3,5 / *2,5
	Empfehlung des Ausschusses „Gebührenordnung“ der Bundesärztekammer – die mit dem Verband der privaten Krankenversicherung, dem BMG, BMI abgestimmt wurde.		
Analog:	Nr. 518 für eine Anus-praeter-Schulung ansetzen.		
A 518*	**Anpassung von Beatmungsmasken u. Schulung des Pat. (s. Leistungskomplex Schlaflabor) (analog Nr. 518) – n. Beschluss des Gebührenordnungsauschusses der BÄK**	**120** 6,99	12,59 17,49
Ausschluss:	Neben Nr. A518* ist folgende Nr. nicht abrechnungsfähig: 725.		

III Massagen

520*	**Teilmassage (Massage einzelner Körperteile)**	**45** 2,62	4,72 6,56
Ausschluss:	Neben Nr. 520 sind folgende Nrn. nicht abrechnungsfähig: 505, 506, 507, 514, 521, 523, 527, 725		
521*	**Großmassage (z.B. Massage beider Beine, beider Arme, einer Körperseite, des Schultergürtels, eines Armes und eines Beines, des Rückens und eines Beines, des Rückens und eines Armes, beider Füße, beider Hände, beider Knie, beider Schultergelenke und ähnliche Massagen mehrerer Körperteile), je Sitzung**	**65** 3,79	6,82 9,47
Ausschluss:	Neben Nr. 521 sind folgende Nrn. nicht abrechnungsfähig: 506, 507, 510, 514, 520, 523, 725.		
523*	**Massage im extramuskulären Bereich (z.B. Bindegewebsmassage, Periostmassage, manuelle Lymphdrainage)**	**65** 3,79	6,82 9,47
Ausschluss:	Neben Nr. 523 sind folgende Nrn. nicht abrechnungsfähig: 506, 507, 544, 725		
IGeL:	Die Reflexzonenmassage kann mit Nr. 523 abgerechnet werden. Die Nr. 523 ist analog abrechenbar bei: • Akupressur Tsubo • Bindegewebsmassage • Bürstenmassage • Darmmassage (Empfehlung der BÄK) • Fingerdruckbehandlung • Lymphdrainage, manuelle • Nervenpunkttherapie • Reflexzonenmassage • Schröpfkopfmassage • Tuina-Therapie (Empfehlung der BÄK)		
525*	**Intermittierende apparative Kompressionstherapie an einer Extremität, je Sitzung**	**35** 2,04	3,67 5,10
Ausschluss:	Neben Nr. 525 ist folgende Nr. nicht abrechnungsfähig: 725		
526*	**Intermittierende apparative Kompressionstherapie an mehreren Extremitäten, je Sitzung**	**55** 3,21	5,77 8,01
Ausschluss:	Neben Nr. 526 ist folgende Nr. nicht abrechnungsfähig: 725		
527*	**Unterwasserdruckstrahlmassage (Wanneninhalt mindestens 400 Liter, Leistung der Apparatur mindestens 4 bar)**	**94** 5,48	9,86 13,70
Ausschluss:	Neben Nr. 527* ist folgende Nr. nicht abrechnungsfähig: 725		

IV Hydrotherapie und Packungen

530*	**Kalt- oder Heißpackung(en) oder heiße Rolle, je Sitzung**	**35** / 2,04	3,67 / 5,10

Kommentar: Mit der Nr. 530* werden Packungen aller Art abgerechnet, z.B. die lokale Eisbehandlung.

531*	**Leitung eines ansteigenden Teilbades**	**46** / 2,68	4,83 / 6,70

Ausschluss: Neben Nr. 531 sind folgende Nrn. nicht abrechnungsfähig: 532, 553, 554

532*	**Leitung eines ansteigenden Vollbades (Überwärmungsbad)**	**76** / 4,43	7,97 / 11,07

Ausschluss: Neben Nr. 532 sind folgende Nrn. nicht abrechnungsfähig: 553, 554

Tipp: Die Nr. 532* findet analog Anwendung für das Moorbad.

533*	**Subaquales Darmbad**	**150** / 8,74	15,74 / 21,86

IGeL: Für Colon-Hydro-Therapie und Fasteneinlauf Nr. 533* analog ansetzen.

V Wärmebehandlung

535*	**Heißluftbehandlung eines Körperteils (z.B. Kopf oder Arm)**	**33** / 1,92	3,46 / 4,81

Ausschluss: Neben Nr. 535 sind folgende Nrn. nicht abrechnungsfähig: 514, 535, 536, 538, 539, 548, 551, 552, 725

Kommentar: Obwohl der nachfolgende Beschluss sich auf die Nr. 551 bezieht, fügen wir die Definition der „Körperteile“ auch hier für Sie ein.
Beschluss des Gebührenausschusses der Bundesärztekammer: Definition der „Körperteile“ im Zusammenhang mit der Leistung nach Nr. 551 (Reizstromtherapie) (15. Sitzung vom 21. Juli 1998)
Als Körperteile sind anzusehen:

- Schultergürtel mit Hals,
- Übrige dorsale Rumpfseite,
- Übrige ventrale Rumpfseite,
- Rechte oder linke Schulter mit Oberarm, rechter oder linker Ellenbogen mit Oberarm und Unterarm,
- Rechte oder linke Hand mit Unterarm,
- Rechte oder linke Hüfte mit Oberschenkel,
- Rechtes oder linkes Knie mit Oberschenkel und Unterschenkel,
- Rechter oder linker Fuß mit Unterschenkel.

536*	**Heißluftbehandlung mehrerer Körperteile (z.B. Rumpf oder Beine)**	**51** / 2,97	5,35 / 7,43

Ausschluss: Neben Nr. 536 sind folgende Nrn. nicht abrechnungsfähig: 514, 535, 725

Kommentar: Siehe Kommentar zu Nr. 535

GOÄ-Nr.		Punktzahl 1fach	2,3 / *1,8 3,5 / *2,5
538*	**Infrarotbehandlung, je Sitzung**	**40** 2,33	4,20 5,83

Ausschluss: Neben Nr. 538 sind folgende Nrn. nicht abrechnungsfähig: 514, 560 – 562, 725

Kommentar: Siehe Kommentar zu Nr. 535

IGeL: Für Elektrotherapie Nr. 538* analog ansetzen.

539*	**Ultraschallbehandlung**	**44** 2,56	4,62 6,41

Ausschluss: Neben Nr. 539 ist folgende Nr. nicht abrechnungsfähig: 725

Kommentar: Siehe Kommentar zu Nr. 535

IGeL: Für Elektrotherapie Nr. 539* analog ansetzen.

VI Elektrotherapie

548*	**Kurzwellen-, Mikrowellenbehandlung (Anwendung hochfrequenter Ströme)**	**37** 2,16	3,88 5,39

Ausschluss: Neben Nr. 548* sind folgende Nrn. nicht abrechnungsfähig: 549, 551, 725

Kommentar: Siehe Kommentar zu Nr. 535

IGeL: Für Elektrotherapie Nr. 548* analog ansetzen.

549*	**Kurzwellen-, Mikrowellenbehandlung (Anwendung hochfrequenter Ströme) bei Behandlung verschiedener Körperregionen in einer Sitzung**	**55** 3,21	5,77 8,01

Ausschluss: Neben Nr. 549 sind folgende Nrn. nicht abrechnungsfähig: 548, 551, 725

Kommentar: Siehe Kommentar zu Nr. 535

551*	**Reizstrombehandlung (Anwendung niederfrequenter Ströme) – auch bei wechselweiser Anwendung verschiedener Impuls- oder Stromformen und gegebenenfalls unter Anwendung von Saugelektroden –**	**48** 2,80	5,04 6,99

Wird Reizstrombehandlung nach Nummer 551 gleichzeitig neben einer Leistung nach den Nummern 535, 536, 538, 539, 548, 549, 552 oder 747 an demselben Körperteil oder an denselben Körperteilen verabreicht, so ist nur die höherbewertete Leistung berechnungsfähig; dies gilt auch bei Verwendung eines Apparatesystems an mehreren Körperteilen.

Ausschluss: Neben Nr. 551 ist folgende Nr. nicht abrechnungsfähig: 725

Kommentar: Siehe Kommentar zu Nr. 535

Die transkutane elektrische Nervenstimulation (TENS) wird häufig in der Schmerztherapie zur Behandlung chronischer oder akuter Schmerzen angewandt.

Für die Anwendung des TENS-Geräts in der Praxis ist die Nr. 551 anzusetzen. Ein Gebrauch zu Hause durch den Patienten kann nicht berechnet werden.

Zur Einweisung des Patienten können abhängig von der Beratungsdauer die GOÄ Nrn. 1 oder 3 angesetzt werden. Die Leistung nach Nr. 3 darf allerdings nicht berechnet werden, wenn in derselben Sitzung eine TENS-Behandlung nach GOÄ Nr. 551 GOÄ durchgeführt wird.

Es könnte aber bei einer ausgedehnten Beratung die Nr. 1 mit erhöhtem Steigerungsfaktor in Ansatz gebracht werden.

GOÄ-Nr.		Punktzahl 1fach	2,3 / *1,8 3,5 / *2,5

552* **Iontophorese** **44** 4,62
2,56 6,41

Ausschluss: Neben Nr. 552 sind folgende Nrn. nicht abrechnungsfähig: 413, 725

Kommentar: Die für die Iontophorese erforderlichen Arzneimittel können entsprechend der Allgemeinen Bestimmungen zum Kapitel E nicht extra berechnet werden. Siehe auch Kommentar zu Nr. 535.

553* **Vierzellenbad** **46** 4,83
2,68 6,70

Ausschluss: Neben Nr. 553 sind folgende Nrn. nicht abrechnungsfähig: 554, 725

554* **Hydroelektrisches Vollbad (Kataphoretisches Bad, Stanger-Bad)** **91** 9,55
5,30 13,26

Ausschluss: Neben Nr. 554 sind folgende Nrn. nicht abrechnungsfähig: 553, 725

IGeL: Die Nr. 554* findet analog Anwendung für die Moxibustionsbehandlung und auch für die Hochton-Therapie

555* **Gezielte Niederfrequenzbehandlung bei spastischen und/oder schlaffen Lähmungen, je Sitzung** **120** 12,59
6,99 17,49

Ausschluss: Neben Nr. 555 ist folgende Nr. nicht abrechnungsfähig: 725

Hinweis BÄK: **Pulsierende Signaltherapie (PST) 14.01.2009 –**
www.blaek.de/beruf_recht/goae/goae_datenbank_details.cfm?id_daten=112
Stellungnahme der Bundesärztekammer vom 24.08.2005:
Magnetfeldtherapien ohne implantierten Überträger haben laut Bericht des Arbeitsausschusses Ärzte und Krankenkassen vom 02.02.2000 in die vertragsärztliche Versorgung in Deutschland keinen Eingang gefunden, mit der Begründung, dass nicht genügend erprobte und qualitätsgesicherte Methoden die Versichertengemeinschaft nicht belasten sollten. Aus diesem Grund wird die PST häufig als IGeL-Leistung angeboten und sowohl auf Grund der häufigen subjektiven Besserung der Beschwerden als auch wegen ihrer Nebenwirkungs- und Schmerzfreiheit und dem Fehlen von Infektionsrisiken (da kein Eingriff notwendig ist) in Anspruch genommen.
Im Rahmen einer privatärztlichen Behandlung bei einem Privatversicherten oder als IGeL-Leistung auf Verlangen eines GKV-Versicherten muss eine Abrechnung auf Grundlage der GOÄ erfolgen und – da die Leistung im Gebührenverzeichnis nicht enthalten ist – eine analoge Berechnung vorgenommen werden.
Die in früheren Stellungnahmen der Bundesärztekammer aus den Jahren 1997/98 vorgenommene Zuordnung zu neurologischen Untersuchungs-Leistungen nach Nr. 832 (Befunderhebung am Nervensystem durch Faradisation und/oder Galvanisation; 158 Punkte) bzw. Nr. 838 (Elektromyographische Untersuchung zur Feststellung peripherer Funktionsstörungen der Nerven und Muskeln; 550 Punkte) halten wir im Hinblick auf die bei der Bildung einer Analogbewertung zu berücksichtigenden Kriterien der Gleichwertigkeit für nicht mehr vertretbar, da die zur Diskussion stehenden Leistungen keine diagnostische, sondern therapeutische Leistungen darstellen und die Zuordnung zu Kapitel G (Neurologie, Psychiatrie und Psychotherapie) nicht nachvollziehbar ist.
Die zur Diskussion stehenden Leistungen stellen vollständig an medizinisches Assistenzpersonal delegierbare physikalisch-medizinische Leistungen dar und sind daher den mit einem „kleinen Gebührenrahmen" ausgestatteten Leistungen des Kapitels E der GOÄ zuzuordnen.
Die analoge Abrechnung von ärztlichen Leistungen bei der Therapie mit pulsierenden elektromagnetischen Feldern sollte auf Grund des oben Dargestellten analog GOÄ-Nr. 558 (apparative, isokinetische Muskelfunktionstherapie, je Sitzung; 120 Punkte) oder analog Nr. 555 (Gezielte Niederfrequenzbehandlung bei spastischen und/oder schlaffen Lähmungen, je Sitzung; 120 Punkte) berechnet werden

Kommentar: Ansetzbar bei Therapie mit Spasmotrin-Gerät.

558* **Apparative isokinetische Muskelfunktionstherapie, je Sitzung** **120** 12,59
6,99 17,49

Kommentar: Siehe auch **Beschluss der BÄK** in Kapitel G. Nr. 842 (Trainingstherapie) – Siehe auch Nr. 846 analog.

IGeL: Die Nr. 558* analog ansetzen für

- Apparative isotontische Muskelfunktionsdiagnostik und -therapie
- Elektrotherapie

GOÄ-Nr.		Punktzahl 1fach	2,3 / *1,8 3,5 / *2,5
558* analog	**Zuzüglich zusätzliches Geräte-Sequenztraining (analog Nr. 558 GOÄ) (je Sitzung) – n. Beschluss des Gebührenordnungsausschusses der BÄK**	**120** 6,99	12,59 17,49

Kommentar: Siehe Nrn. 842 analog und 846 analog.

VII Lichttherapie

560*	**Behandlung mit Ultraviolettlicht in einer Sitzung**	**31** 1,81	3,25 4,52

Werden mehrere Kranke gleichzeitig mit Ultraviolettlicht behandelt, so darf die Nummer 560 nur einmal berechnet werden.

Ausschluss: Neben Nr. 560* sind folgende Nrn. nicht abrechnungsfähig: 538, 561, 562, 761

IGeL:
- Lichttherapie und UV-Bestrahlung aus kosmetischen Gründen
- UV-Bestrahlung zur Anregung des Vitamin-D-Stoffwechsels (Osteoporose-Prophylaxe)

561*	**Reizbehandlung eines umschriebenen Hautbezirkes mit Ultraviolettlicht**	**31** 1,81	3,25 4,52

Ausschluss: Neben Nr. 561 sind folgende Nrn. nicht abrechnungsfähig: 538, 560, 562, 761

562*	**Reizbehandlung mehrerer umschriebener Hautbezirke mit Ultraviolettlicht in einer Sitzung**	**46** 2,68	4,83 6,70

Die Leistungen nach den Nummern 538, 560, 561 und 562 sind nicht nebeneinander berechnungsfähig.

Ausschluss: Neben Nr. 562 sind folgende Nrn. nicht abrechnungsfähig: 538, 560, 561, 761

563	**Quarzlampendruckbestrahlung eines Feldes**	**46** 2,68	4,83 6,70

Ausschluss: Neben Nr. 563 ist folgende Nr. nicht abrechnungsfähig: 564

564*	**Quarzlampendruckbestrahlung mehrerer Felder in einer Sitzung**	**91** 5,30	9,55 13,26

Tipp: Die Nr. 564* findet analog Anwendung für Moxibustionsbehandlung.

IGeL: Mora-Therapie nach Nr. 564* analog berechnen.

565*	**Photochemotherapie, je Sitzung**	**120** 6,99	12,59 17,49

Analog: Analog abrechenbar für die Farblichtbehandlung.

Tipp: Die Kosten für die Medikamente, die zur Photochemotherapie erforderlich sind, sind in der Gebühr für die Leistung nicht enthalten. Sie sind zu Lasten des Patienten per Rezept zu verordnen.

566*	**Phototherapie eines Neugeborenen, je Tag**	**500** 29,14	52,46 72,86

Beschluss BÄK:
Beschluss des Gebührenordnungsausschusses der BÄK
Photodynamische Therapie (PDT) von Hautläsionen
Photodynamische Lichtbestrahlung von Hautläsionen analog Nr. 566 GOÄ (500 Punkte) bis zu zweimal im Behandlungsfall, zuzüglich Ersatz von Auslagen für die pro Patient verbrauchte photosensibilisierende Substanz nach § 10 GOÄ.

GOÄ-Nr.		Punktzahl	2,3 / *1,8
		1fach	3,5 / *2,5

Hinweis LÄK: **Anmerkung der Bayerischen Landesärztekammer** vom 30.09.2003 (Quelle: GOÄ-Datenbank http://www.blaek.de/) – **Synchrone Balneo-Phototherapie**

Für die synchrone Balneo-Phototherapie ist nach Auffassung der Bayerischen Landesärztekammer der analoge Ansatz der Nr. 566 GOÄ sachgerecht. Auch die Berechnung „je Tag" wird dabei als übertragbar angesehen, da in der Regel drei bis fünf Behandlungen pro Woche erfolgen.

GOÄ-Ratgeber der BÄK: ▶ **Phototherapie im Krankenhaus**

Dr. med. Anja Pieritz – in: Dt. Ärzteblatt 101, Heft 48 (26.11.2004), Seite A-3287 – www.baek.de/page.asp?his=1.108.4144.4258.4260

Dr. Pieritz merkt an: „... Die Phototherapie von Neugeborenen (Nummer 566 GOÄ) ist Bestandteil der Weiterbildung des Facharztes für Kinder- und Jugendmedizin, aber nicht des Facharztes für Physikalische und Rehabilitative Medizin. Die Photochemotherapie (Nummer 565 GOÄ), die Balneophototherapie (Nummern 565 beziehungsweise 567 GOÄ), die photodynamische Therapie und der Photo-Patch-Test (Nummer 569 GOÄ) der Haut sind Bestandteil der Weiterbildung des Facharztes für Haut- und Geschlechtskrankheiten..."

IGeL: Die Bright-light-Therapie der saisonalen Depression nach Nr. 566* analog berechnen

566* analog	**Photodynamische Lichtbestrahlung von Hautläsionen, bis zu zweimal im Behandlungsfall (analog Nr. 566 GOÄ) – n. Beschluss des Gebührenordnungsauschusses der BÄK – und ferner auch für Balneo-Foto-Therapie (synchron) (analog Nr. 566 GOÄ) – n. Empfehlung von Analog Ziffern der PVS**	**500** 29,14	52,46 72,86
567*	**Phototherapie mit selektivem UV-Spektrum, je Sitzung**	**91** 5,30	9,55 13,26

Hinweis LÄK: **Anmerkung der Bayerischen Landesärztekammer** vom 30.09.2003 (Quelle: GOÄ-Datenbank http://www.blaek.de/) – **Asynchrone Balneo-Phototherapie**

Die asynchrone Balneo-Phototherapie kann über die Nr. 567 analog abgerechnet werden.

IGeL: Die Nr. 567 findet analog Anwendung für

- Laser-Flächenbestrahlung
- Sauerstofftherapie

569*	**Photo-Patch-Test (belichteter Läppchentest), bis zu drei Tests je Sitzung, je Test**	**30** 1,75	3,15 4,37

F Innere Medizin, Kinderheilkunde, Dermatologie

IGeL – Innere Medizin und Kinderheilkunde

Leistungen aus der Inneren Medizn werden bei Hausärzten, Internisten und Kinderärzten von Patienten oft nachgefragt. Im Gegensatz z. B. zu den operativen Fachgebieten der Augenheilkunde, der Dermatologie und plastischen Chirurgie sind diese aber nicht so kostenintensiv.

Häufig erbracht werden auf Patientenwunsch präventive zusätzliche Untersuchungen z. B.:

Wunschleistung des Patienten*	GOÄ Nrn.**
Gastro Check	682, 683, 684, 685 Labor: 250*, 3511*,4234*,
Gefäß-Chek der Extremitäten	643*, 644*
Check up der hirnversorgenden Gefäße	645, 649, 410, 420 bis zu 3x
Herz-Kreislauf-Check als Herzinfarkt- und Schlaganfall-Prävention	651*, 652, 659*, 654*, 423, 424, 423*+ A796 (Stress-Echokardiographie), 5137* Labor: 250*, 3562.H1*, 3563.H1*, 3564.H1*, 3565.H1, 3560*, A 4084*, 3933*, 3730*, 3741*, 3550*
Leber-Check	410, 420 bis zu 3x Labor: 250*, 3587.H1*, 3581.H1*, 3589.H1, 3574*, 3573.H1*, 3592.H1*, 3593.H1*, 3594.H1*, 3605*, 3550*
Lungenfunktions-Check	605*, 605a*, 608*, 610*, 5137*, 505 analog (Atmungsunterweisung naloger Ansatz Nr. 505
Check up der Nieren und harnableitenden Wege	410, 420 bis zu 3x, 403 Labor: 250*, 3583.H1*, 3584.H1*, 3585.H1*, 3557*, 3558*, 3615*, 3511*, 3736*, 3760*
Schilddrüsen Check up	417 Labor: 250*, 4022.H4*, 4023.H4*, 4030.H4*
Stoffwechsel-Check 1. Diabetes -Check	Labor: 250*, 3560*, 3561*, 3612*, 3613*, 3652*
2. Lipid- u. Gicht-Check	Labor: 250*, 3562.H1*, 3563.H1*, 3564.H1, 3730*, 3565.H1*, 3583.H1*

*** Beratungs- und Untersuchungsleistungen nicht vergessen!**

Beratungsleistungen	1, 3, 33, 34, 20, 76, 77
Untersuchungsleistungen	5, 6, 7, 8, 11, 27, 28, 29, 800,

** die hier beispielhaft aufgeführten GOÄ Nrn. sind in der Regel nicht alle bei einem Arzt-Patienten Kontakt abrechenbar

Angaben zum kleinen oder großen Check up finden Sie bei GOÄ Nr. 29.

600 **Herzfunktionsprüfung nach Schellong einschließlich graphischer Darstellung** **73** 9,79
4,25 14,89

Ausschluss: Neben Nr. 600* sind folgende Nrn. nicht abrechnungsfähig: 5 – 8, 650 – 652, 435

Kommentar: Wird mit Fahrrad- oder Laufbandergometer eine ergometrische Funktionsprüfung durchgeführt, so ist diese nach den Empfehlungen der Bundesärztekammer analog der Nr. 650 mit der GOÄ-Nr. A 796 abrechenbar.

601 **Hyperventilationsprüfung** **44** 5,90
2,56 8,98

Ausschluss: Neben Nr. 601 sind folgende Nrn. nicht abrechnungsfähig: 5 – 8, 435, 827, 827 a,

P. Hermanns, G. Filler, B. Roscher (Hrsg.), *GOÄ 2013*,
Erfolgskonzepte Praxis- & Krankenhaus-Management,
DOI 10.1007/978-3-642-29292-7_22, © Springer-Verlag Berlin Heidelberg 2013

GOÄ-Nr.		Punktzahl 1fach	2,3 / *1,8 3,5 / *2,5

Kommentar: Bei der Hyperventilationsprüfung handelt es sich nach unserer Meinung, aber auch nach Meinung des Kommentars zur Gebührenordnung für Ärzte von **Brück** um eine absolut obsolete Leistung.

602*	**Oxymetrische Untersuchung(en) (Bestimmung der prozentualen Sauerstoffsättigung im Blut) – gegebenenfalls einschließlich Bestimmung(en) nach Belastung**	**152** 8,86	15,95 22,15

Ausschluss: Neben Nr. 602 sind folgende Nrn. nicht abrechnungsfähig: 435, 606, 626 – 630, 632

Beschluss BÄK:
Beschluss des Gebührenausschusses der Bundesärztekammer
Berechnung der Blutgasanalyse (5. Sitzung vom 13. März 1996)
Die Berechnung auf Grundlage der Nr. 3710 GOÄ (Speziallabor) ist zwingend. Die Berechnung daneben der Nr. 303 GOÄ (Punktion oberflächiger Körperteile) sowie der Nr. 3715 (Bikarbonatbestimmung) ist nicht zulässig, da die Leistung nach Nr. 303 nicht vorliegt und die Bikarbonatbestimmung einzig rechnerisch erfolgt, demnach gemäß der Allgemeinen Bestimmung Nr. 5 vor Abschnitt M nicht berechenbar ist.
Die Messung und Berechnung nach Nr. **602** GOÄ (Oxymetrie) ist möglich, da diese zwar grundsätzlich aus der Blutgasanalyse unter Einbezug des Hb-Wertes berechenbar ist, dieser aber aktuell nicht vorliegt. Die Messung ist sachlich allerdings nur bei bestimmten Indikationen sinnvoll, zum Beispiel Anämie. In diesen Fällen ist Nr. **602** neben Nr. 3710 berechenbar.
Die Leistung nach Nr. 614 (transcutane Messung(en) des Sauerstoffpartialdrucks) ist zeitgleich mit der Blutgasanalyse nicht berechenbar, da der Sauerstoffpartialdruck bereits mit der Blutgasanalyse gemessen wird. Möglich ist jedoch die Berechnung der Nrn. 614 und 3710 in den Fällen, in denen die Leistungen zeitgleich getrennt erbracht werden müssen.

Analog: Die Nr. 602 findet analog Anwendung für die Sauerstofftherapie nach Ardenne.

Tipp: Neben Nr. 602 ist die Abrechnung der Nr. 614 möglich.

603	**Bestimmung des Atemwegswiderstandes (Resistance) nach der Oszillationsmethode oder der Verschlussdruckmethode – gegebenenfalls einschließlich fortlaufender Registrierung –**	**90** 5,25	12,07 18,36

Neben der Leistung nach Nummer 603 ist die Leistung nach Nummer 608 nicht berechnungsfähig.

Ausschluss: Neben Nr. 603 sind folgende Nrn. nicht abrechnungsfähig: 435, 604, 608

604	**Bestimmung des Atemwegswiderstandes (Resistance) nach der Oszillationsmethode oder der Verschlussdruckmethode vor oder nach Applikation pharmakodynamisch wirkender Substanzen – gegebenenfalls einschließlich Phasenwinkelbestimmung und gegebenenfalls einschließlich fortlaufender Registrierung –**	**160** 9,33	21,45 32,64

Mit der Gebühr sind die Kosten abgegolten.
Neben der Leistung nach Nummer 604 sind die Leistungen nach den Nummern 603 und 608 nicht berechnungsfähig.

Ausschluss: Neben Nr. 604 sind folgende Nrn. nicht abrechnungsfähig: 435, 603, 608

Kommentar: Zur Untersuchung der Auswirkung pharmako-dynamischer Substanzen mit bronchokonstriktorischer oder broncholytischer Wirkung können zusätzlich die Sekundenkapazität nach Nr. 609 und die ganzkörperplethysmographische Bestimmung der Sekundenkapazität und des Atemwegswiderstandes nach Nr. 612 berechnet werden.
Neben der Leistung nach Nr. 612 kann allerdings die Leistung nach Nr. 609 nicht berechnet werden.

605*	**Ruhespirographische Untersuchung (im geschlossenen oder offenen System) mit fortlaufend registrierenden Methoden**	**242** 14,11	25,39 35,26

Ausschluss: Neben Nr. 605 sind folgende Nrn. nicht abrechnungsfähig: 435, 606, 608, 610, 612, 629

Kommentar: Werden nach Broncholyse Kontrolluntersuchungen durchgeführt, sind diese nicht durch einen weiteren Ansatz der Nrn. 605 und 605a berechnungsfähig. Der bei der Untersuchung entstandene besondere Aufwand kann nur über einen erhöhten Multiplikator der Leistungen nach Nr. 605 oder Nr. 605a berechnet werden. Die Darstellung der Flussvolumenkurve ist zusätzlich abrechnungsfähig.

GOÄ-Nr. Punktzahl 1fach 2,3 / *1,8 3,5 / *2,5

IGeL: Bei General Check-up zur Früherkennung pulmonaler Erkrankungen, bei entspr. sportmedizinischen Untersuchungen und bei Sauerstofftherapien (hier: analoger Ansatz)

605a* **Darstellung der Flussvolumenkurve bei spirographischen Untersuchungen – einschließlich graphischer Registrierung und Dokumentation** **140** 8,16 14,69 20,40

Ausschluss: Neben Nr. 605a ist folgende Nr. nicht abrechnungsfähig: 435

Kommentar: Siehe unter Nrn. 605 und 612. Die Darstellung der Flussvolumenkurve ist als weiterführende spirographische Untersuchung neben den Nrn. 605, 606 und 608 abrechenbar.

Tipp: Neben Nr. 605 sind die Nrn. 605, 606, 608 abrechenbar.

606* **Spiroergometrische Untersuchung – einschließlich vorausgegangener Ruhespirographie und gegebenenfalls einschließlich Oxymetrie –** **379** 22,09 39,76 55,23

Ausschluss: Neben Nr. 606 sind folgende Nrn. nicht abrechnungsfähig: 435, 602, 605, 608

Kommentar: Die Darstellung der Flussvolumenkurve ist zusätzlich abrechnungsfähig.

IGeL: Bei General Check-up zur Früherkennung pulmonaler Erkrankungen, bei entsprechenden sportmedizinischen Untersuchungen.

607* **Residualvolumenbestimmung (Fremdgasmethode)** **242** 14,11 25,39 35,26

Ausschluss: Neben Nr. 607* ist folgende Nr. nicht abrechnungsfähig: 435

Kommentar: Gezielte Bestimmung des Residualvolumens.

608* **Ruhespirographische Teiluntersuchung (z.B. Bestimmung des Atemgrenzwertes, Atemstoßtest), insgesamt** **76** 4,43 7,97 11,07

Ausschluss: Neben Nr. 608 sind folgende Nrn. nicht abrechnungsfähig: 435, 603, 604, 605, 606, 610, 612

Kommentar: In der Regel führt der Patient die Peak-Flow-Messung selbst durch und daher ist die Abrechnung nur im Ausnahmefall möglich – siehe Tipp.
Die Unterrichtung des Patienten über den Umgang mit dem Peak-Flowmeter kann nach der Beratungsleistung nach Nr. 1 berechnet werden. Müssen entsprechende Kontrollmessungen und weitere Patienteninformationen durchgeführt werden, ist ggf. die Nr. 2 ansetzbar. Die Darstellung der Flussvolumenkurve ist zusätzlich abrechnungsfähig.

Tipp: Die Peak-Flowmeter-Messung ist – nach **Wezel/Liebold** nur, wenn im Ausnahmefall als ärztliche Leistung erforderlich – mit Nr. 608 abrechenbar.

609* **Bestimmung der absoluten und relativen Sekundenkapazität vor und nach Inhalation pharmakodynamisch wirksamer Substanzen** **182** 10,61 19,09 26,52
Mit der Gebühr sind die Kosten abgegolten.

Ausschluss: Neben Nr. 609 sind folgende Nrn. nicht abrechnungsfähig: 397, 398, 435, 608, 610, 612

Kommentar: Die Leistung nach Nr. 609 ist für eine getestete Substanz nur einmal abrechenbar. Werden allerdings im Rahmen einer Untersuchung mehrere Substanzen getestet, so ist die Leistung nach Nr. 609 entsprechend der Zahl der getesteten Substanzen mehrfach abrechenbar.

610* **Ganzkörperplethysmographische Untersuchung (Bestimmung des intrathorakalen Gasvolumens und des Atemwegwiderstandes) – gegebenenfalls mit Bestimmung der Lungendurchblutung –** **605** 35,26 63,47 88,16
Neben der Leistung nach Nummer 610 sind die Leistungen nach den Nummern 605 und 608 nicht berechnungsfähig.

Ausschluss: Neben Nr. 610 sind folgende Nrn. nicht abrechnungsfähig: 605, 608, 612

GOÄ-Nr.			Punktzahl	2,3 / *1,8
			1fach	3,5 / *2,5

Tipp:
- Neben der Nr. 610 ist die Abrechnung der Nr. 611 möglich.
- Die Leistungen der Nrn. 609 + 610 entsprechen der Leistung nach Nr. 612, sie bringen bei **getrennter Berechnung** aber mehr als die Nr. 612.

611*	Bestimmung der Lungendehnbarkeit (Compliance) – einschließlich Einführung des Ösophaguskatheters –	605	63,47
		35,26	88,16

Ausschluss: Neben Nr. 611 sind folgende Nrn. nicht abrechnungsfähig: 680, 681

Tipp: Die Leistungen nach Nrn. 610 und 611 sind nebeneinander berechnungsfähig.

612*	Ganzkörperplethysmographische Bestimmung der absoluten und relativen Sekundenkapazität und des Atemwegwiderstandes vor und nach Applikation pharmakodynamisch wirksamer Substanzen	757	79,42
		44,12	110,31

Mit der Gebühr sind die Kosten abgegolten.
Neben der Leistung nach Nummer 612 sind die Leistungen nach den Nummern 605, 608, 609 und 610 nichtberechnungsfähig.

Ausschluss: Neben Nr. 612 sind folgende Nrn. nicht abrechnungsfähig: 605, 608 – 610

Hinweis BÄK: Die **BÄK** antwortet auf die Anfrage eines Berufsverbandes:
„...Die Testung der unspezifischen bronchialen Hyperreagibilität stellt eine weiterführende, umfassende Lungenfunktionsdiagnostik dar, die bei besonderen Indikationen (u.a. Husten unklarer Genese nach Ausschluss anderer Ursachen oder Atemnot ohne klinisches oder lungenfunktionsanalytisches Korrelat) sowie im Zusammenhang mit arbeitsmedizinischen und anderen gutachterlichen Fragestellungen durchgeführt wird. Allgemein empfohlen wird die so genannte Reservoirmethode, als Testsubstanzen werden wahlweise Metacholin oder Carbachol in maximal fünf Stufen verabreicht. Der Untersuchungsablauf setzt sich zusammen aus einer Body-Plethysmographie, stufenweiser Darstellung der Flussvolumenkurve sowie abschließender Body-Plethysmographie bei Erreichen der letzten Stufe. Eine stufenweise Wiederholung der kompletten Body-Plethysmographie ist medizinisch nicht erforderlich.
Der Leistungsumfang der Testung der unspezifischen bronchialen Hyperreagibilität übersteigt den Leistungsumfang der Untersuchung nach **Nr. 612** GOÄ. Auch in der – wenn auch nur mit Einschränkungen – formal vergleichbaren Gebührenposition des EBM (Nr. 357 EBM, bronchialer Provokationstest zum Nachweis von Allergenen, allerdings mit weiterem Leistungsumfang als der bronchiale Provokationstest zur Ermittlung von Allergenen nach Nr. 397 GOÄ) ist in der Leistungsbeschreibung eine mindestens zweimalige Durchführung einer Ganzkörper-plethysmographischen Lungenfunktionsdiagnostik gefordert. Orientiert am Untersuchungsschema ist aus Sicht der Bundesärztekammer ein **zweimaliger Ansatz der Nr. 612** sowie der ggf. **mehrfache Ansatz der Nr. 605a** entsprechend der Anzahl der pro Stufe dargestellten Flussvolumenkurven sachgerecht und aufwandsentsprechend. Ein mehr als zweimaliger Ansatz der **Nr. 612** ist nicht zulässig, auch wenn je Stufe über die Flussvolumenkurve hinaus weitere Lungenfunktionsparameter mit den Möglichkeiten der Body-Plethysmographie bestimmt werden, da diese für die Erfüllung des Leistungsziels des unspezifischen bronchialen Provokationstests unverzichtbar sind. Die für **Nr. 612** GOÄ geltenden Bestimmungen (neben der Leistung nach Nr. 612 sind die Leistungen nach den Nrn. 605, 609 und 610 nicht berechnungsfähig) sind zwingend auch bei der Berechnung des unspezifischen bronchialen Provokationstests nach Nr. 612 zu beachten. Auch sind mit der Gebühr nach Nr. 612 die Kosten, d.h. auch die Kosten für die Testsubstanzen abgegolten...".

612* analog	Videosystem-gestützte Untersuchung und Bilddokumentation von Muttermalen, einschließlich digitaler Bildweiterverarbeitung und -auswertung (z.B. Vergrößerung und Vermessung), (analog Nr. 612 GOÄ) – n. Empfehlung der BÄK	757	79,42
		44,12	110,31

Beschluss BÄK:
▶ **Abrechnung des Hautkrebsscreenings in Kombination mit einer Gesundheitsuntersuchung zur Früherkennung von Krankheiten in einer Sitzung**
Beschluss des Ausschusses „Gebührenordnung" der Bundesärztekammer
Stand: 19.03.2012 – veröffentlicht in: Deutsches Ärzteblatt 109, Heft 19 (11.05.2012), Seite A-987 – http://www.bundesaerztekammer.de/page.asp?his=1.108.4689.4871.4899.10668&all=true
Die Gesundheitsuntersuchung (einschl. Erörterung) zur Früherkennung von Krankheiten wird nach GOÄ Nr. 29 abgerechnet. Auch wenn gleichzeitig eine Beratung zum Hautkrebsscreening erfolgt, kann diese nicht extra abgerechnet werden.
Der zeitliche Mehraufwand aufgrund der kombinierten Beratungsleistung kann über einen erhöhten Gebührensatz berücksichtigt werden.
Neben der Beratungsleistung ist im Rahmen des Hautkrebsscreenings die Nr. 750 GOÄ (Auflichtmikroskopie der Haut) oder die Nr. 612 GOÄ analog (soweit eine videogestützte Untersuchung und Dokumentation erfolgt) zusätzlich abrechenbar.

Beschluss des Gebührenausschusses der Bundesärztekammer:
Videodokumentation von Muttermalen (16. Sitzung vom 29. September 1998)
Die analoge Berechnung mit der Nr. 612 GOÄ (Ganzkörperplethysmographie, 757 Punkte, Kleiner Gebührenrahmen) ist als angemessen anzusehen.
Die Berechnung erfolgt dabei im Sinne der Mischkalkulation. Eine Berechnung der Untersuchung jedes einzelnen Muttermales (z.B. mit Nr. 1415 GOÄ analog) würde in Fällen vieler Muttermale zu unangemessenhohen Beträgen führen. Die Berechnung ist einmal je Sitzung möglich. Eine Abdingung verbietet sich aus dem Text des § 2 GOÄ (Nr. 612 GOÄ ist im Abschnitt A enthalten).
Ein neuer Beschluss der BÄK (Januar 2002) zur Videodokumentation von Muttermalen lautet:
Videosystem-gestützte Untersuchung und Bilddokumentation von Muttermalen, einschl. digitaler Bildweiterverarbeitung und -auswertung (z.B. Vergrößerung und Vermessung), analog Nr. 612 GOÄ 757 Punkte). Die Analogempfehlung zur Videodokumentation von Muttermalen bedurfte einer Klarstellung, da sowohl seitens der Leistungserbringer als auch aufseiten der privaten Krankenversicherungen Unsicherheit darüber bestand, um welche spezielle Untersuchungstechnik im Gegensatz zur konventionellen Dermatoskopie es sich hier handelt.

GOÄ-Ratgeber der BÄK: ► **Digitale Diagnostik: Neue Leistungen auf dem Weg zur Analogbewertung (Ausschnitt 1. Teil)**
Dr. med. Regina Klakow-Franck in: Deutsches Ärzteblatt 98, Heft 50 (14.12.2001), Seite A-3391) – http://www.baek.de /page.asp?his=1.108.4144.4261.4262
Die Autorin stellt fest: „...Die Empfehlung der Nr. 612 analog ist ausschließlich auf hochauflösende digitale Systeme zugeschnitten, und auch wenn die gesamte Körperoberfläche untersucht wird, ist die empfohlene Analognummer nur einmal ansatzfähig. Die Untersuchung besonders vieler Naevi muss über den Steigerungssatz abgebildet werden, beispielsweise, wie vom Berufsverband der Deutschen Dermatologen e. V. vorgeschlagen, mit dem 1,2fachen Multiplikator bei drei Naevi, mit dem 1,5fachen Steigerungssatz bei bis zu sechs Muttermalen und bei einer noch größeren Anzahl von Naevi mit dem 1,8fachen Schwellenwert."

Tipp: Bei Problematik der Differentialdiagnostik wegen Mimikry ggf. erhöhten Steigerungssatz ansetzen.

614* Transkutane Messung(en) des Sauerstoffpartialdrucks

150 15,74
8,74 21,86

Beschluss BÄK: **Beschluss des Gebührenausschusses der Bundesärztekammer**
Berechnung der Blutgasanalyse (5. Sitzung vom 13. März 1996)
Die Berechnung auf Grundlage der Nr. 3710 GOÄ (Speziallabor) ist zwingend. Die Berechnung daneben der Nr. 303 GOÄ (Punktion oberflächiger Körperteile) sowie der Nr. 3715 (Bikarbonatbestimmung) ist nicht zulässig, da die Leistung nach Nr. 303 nicht vorliegt und die Bikarbonatbestimmung einzig rechnerisch erfolgt, demnach gemäß der Allgemeinen Bestimmung Nr. 5 vor Abschnitt M nicht berechenbar ist.
Die Messung und Berechnung nach Nr. 602 GOÄ (Oxymetrie) ist möglich, da diese zwar grundsätzlich aus der Blutgasanalyse unter Einbezug des Hb-Wertes berechenbar ist, dieser aber aktuell nicht vorliegt. Die Messung ist sachlich allerdings nur bei bestimmten Indikationen sinnvoll, zum Beispiel Anämie. In diesen Fällen ist Nr. 602 neben Nr. 3710 berechenbar.
Die Leistung nach Nr. 614 (transcutane Messung(en) des Sauerstoffpartialdrucks) ist zeitgleich mit der Blutgasanalyse nicht berechenbar, da der Sauerstoffpartialdruck bereits mit der Blutgasanalyse gemessen wird. Möglich ist jedoch die Berechnung der Nrn. **614** und 3710 in den Fällen, in denen die Leistungen zeitgleich getrennt erbracht werden müssen.

IGeL: Sauerstofftherapien

615* Untersuchung der CO-Diffusionskapazität mittels Ein-Atemzugmethode (single-breath)

227 23,82
13,23 33,08

Ausschluss: Neben Nr. 615 ist folgende Nr. nicht abrechnungsfähig: 616

616* Untersuchung der CO-Diffusionskapazität als fortlaufende Bestimmung (steady state) in Ruhe oder unter Belastung

303 31,79
17,66 44,15

Neben der Leistung nach Nummer 616 ist die Leistung nach Nummer 615 nicht berechnungsfähig.

Ausschluss: Neben Nr. 616 sind folgende Nrn. nicht abrechnungsfähig: 615, 617 – 624

Tipp: Wird eine Bestimmung der Diffusionskapazität in Ruhe und zusätzlich auch unter Belastung durchgeführt, so ist die Nr. 616 zweimal abrechenbar.

IGeL: Sauerstofftherapien

GOÄ-Nr.		Punktzahl 1fach	2,3 / *1,8 3,5 / *2,5
617*	**Gasanalyse in der Exspirationsluft mittels kontinuierlicher Bestimmung mehrerer Gase**	**341** 19,88	35,78 49,69
Kommentar:	Nr. 617 ist dann abrechnungsfähig, wenn eine kontinuierliche Messung der Konzentration von mindestens zwei Gasen in der Exspiration erforderlich ist. Dabei ist es unerheblich, wenn z.B. während einer Narkose diese lfd. Messung durch das laufende Narkosegerät erfolgt, in das diese Funktion mit integriert ist.		
IGeL:	Sauerstofftherapien		
A 618*	**H2 Atemtest (z.B. Laktosetoleranztest), einschl. Verabreichung der Testsubstanz, Probeentnahmen und Messungen der H2-Konzentration, einschl. Kosten (analog Nr. 617 GOÄ) – n. Verzeichnis analoger Bewertungen der Bundesärztekammer**	**341** 19,88	35,78 49,69
A 619*	**Durchführung des 13C-Harnstoff-Atemtests, einschl. Verabreichung der Testsubstanz und Probeentnahmen (analog Nr. 615 GOÄ) – n. Verzeichnis analoger Bewertungen der Bundesärztekammer**	**227** 13,23	23,82 33,08
Kommentar:	Die Kosten für die Testsubstanz können nach § 10 gesondert berechnet werden. Die Auswertung einer oder mehrerer Atemproben eines 13-C-Harnstoff-Atemtests nach Nr.614 sind nach Empfehlung der Bundesärztekammer analog nach der Nr.3783 zu berechnen		
620*	**Rheographische Untersuchung der Extremitäten** Mit der Gebühr sind die Kosten abgegolten.	**152** 8,86	15,95 22,15
Kommentar:	Unabhängig vom Umfang (z.B. Rheographie in Ruhe und nach Belastung) der rheographischen Untersuchung zur Diagnostik von peripheren Gefäßprozessen kann Nr. 620 nur 1x je Patientenbegegnung zum Ansatz gebracht werden. Hier ist evtl. ein Leistungsausgleich mit dem Ansatz eines höheren Multiplikators möglich.		
IGeL:	Sauerstofftherapien		
621*	**Mechanisch-oszillographische Untersuchung (Gesenius- Keller)**	**127** 7,40	13,32 18,51
Kommentar:	Unabhängig vom Umfang der durchgeführten Leistung ist Nr. 621 nur 1x je Arzt/Patientenbegegnung ansatzfähig (siehe Nr. 620 und 622). Dies trifft auch dann zu, wenn die Leistung unter Einschluss von Belastungsuntersuchungen durchgeführt wird. Die Nr. 621 kann – ebenso wie die Nrn. 620 und 622 – dann mit einem höheren Multiplikator abgerechnet werden.		
622*	**Akrale infraton-oszillographische Untersuchung**	**182** 10,61	19,09 26,52
Kommentar:	Siehe Kommentar Nr. 621*		
623*	**Temperaturmessung(en) an der Hautoberfläche (z.B. der Brustdrüse) mittels Flüssig-Kristall-Thermographie (Plattenthermographie) einschließlich der notwendigen Aufnahmen** Die Leistung nach Nummer 623 zur Temperaturmessung an der Hautoberfläche der Brustdrüse ist nur bei Vorliegen eines abklärungsbedürftigen mammographischen Röntgenbefundes berechnungsfähig.	**140** 8,16	14,69 20,40
Ausschluss:	Neben Nr. 623 ist folgende Nr. nicht abrechnungsfähig: 624		
Analog:	Nr. 623 analog für plattenthermographische Untersuchungen anderer Hautbereiche ansetzen.		

GOÄ-Nr.		Punktzahl 1fach	2,3 / *1,8 3,5 / *2,5
Tipp:	Wird die Temperaturmessung an beiden Brustdrüsen durchgeführt, so ist die Nr. 623 auch 2x abrechenbar.		
624*	**Thermographische Untersuchung mittels elektronischer Infrarotmessung mit Schwarzweiß-Wiedergabe und Farbthermogramm einschließlich der notwendigen Aufnahmen, je Sitzung**	**330** 19,23	34,62 48,09
	Neben der Leistung nach Nummer 624 ist die Leistung nach Nummer 623 nicht berechnungsfähig.		
Ausschluss:	Neben Nr. 624 ist folgende Nr. nicht abrechnungsfähig: 623		
626	**Rechtsherzkatheterismus einschließlich Druckmessungen und oxymetrischer Untersuchungen sowie fortlaufender EKG und Röntgenkontrolle**	**1000** 58,29	134,06 204,01
	Die Leistung nach Nummer 626 ist je Sitzung nur einmal berechnungsfähig. Neben der Leistung nach Nummer 626 sind die Leistungen nach den Nummern 355, 356, 360, 361, 602, 648, 650, 651, 3710 und 5295 nicht berechnungsfähig.		
Ausschluss:	Neben Nr. 626 sind folgende Nrn. nicht abrechnungsfähig: 260, 355, 356, 360, 361, 602, 648, 650, 651, 3710, 5295		
627	**Linksherzkatheterismus – einschließlich Druckmessungen und oxymetrischer Untersuchungen sowie fortlaufender EKG- und Röntgenkontrolle**	**1500** 87,43	201,09 306,01
	Die Leistung nach Nummer 627 ist je Sitzung nur einmal berechnungsfähig. Neben der Leistung nach Nummer 627 sind die Leistungen nach den Nummern 355, 356, 360, 361, 602, 648, 650, 651, 3710 und 5295 nicht berechnungsfähig.		
Ausschluss:	Neben Nr. 627 sind folgende Nrn. nicht abrechnungsfähig: 260, 355, 356, 360, 361, 602, 648, 650, 651, 3710, 5295		
Beschluss BÄK:	**Aus den Beschlüssen des Zentralen Konsultationsausschusses für Gebührenordnungsfragen bei der Bundesärztekammer zur Privatliquidation herzchirurgischer Leistungen** **Nr. 627 GOÄ (Linksherzkatheterismus) intraoperativ** Nr. 627 GOÄ (Linksherzkatheterismus) – gleiches gilt für die Nr. 628 GOÄ – ist intraoperativ nicht für intraoperative Funktionsmessungen berechenbar. Zutreffend ist hier Nr. 3060 GOÄ (intraoperative Funktionsmessungen am und/oder im Herzen). **Nr. 627 oder Nr. 629 neben Nr. 3060** Wird beim Abschluss der Operation ein Linksherzkatheter zur Druckmessung und fortlaufender Registrierung und oxymetrischen Untersuchungen eingebracht, so ist hierfür Nr. 627, gegebenenfalls Nr. 629 GOÄ berechenbar. Noch intraoperativ erfolgte Messungen sind aber mit der Nr. 3060 GOÄ abgegolten und nicht zusätzlich berechenbar. (Vergleiche auch zu 10.) Der gegenüber der vollständigen perkutanen Erbringung der Leistung (Nrn. 627 / 629) geminderte Aufwand muß sich gebührenmindernd auswirken. Die Berechnung mit dem 1,8fachen Gebührensatz wird als sachgerecht angesehen.		
628	**Herzkatheterismus mit Druckmessungen und oxymetrischen Untersuchungen – einschließlich fortlaufender EKG- und Röntgenkontrolle – im zeitlichen Zusammenhang mit Leistungen nach den Nummern 355 und/oder 360**	**800** 46,63	107,25 163,20
	Die Leistung nach Nummer 628 ist je Sitzung nur einmal berechnungsfähig. Neben der Leistung nach Nummer 628 sind die Leistungen nach den Nummern 602, 648, 650, 651, 3710 und 5295 nicht berechnungsfähig.		
Ausschluss:	Neben Nr. 628 sind folgende Nrn. nicht abrechnungsfähig: 260, 602, 648, 650, 651, 3710, 5295		
Kommentar:	Werden die Herzkammern und großen Gefäße im Rahmen einer Angiokardiographie dargestellt, kann zusätzlich für die Gefäßdarstellung die Nr. 355 und für die Darstellung der beiden Herzkammern auch die Nr. 356 berechnet werden. Schließt sich an die Untersuchung nach Nr. 628 zusätzlich eine Koronarangiographie nach erneutem Einbringen eines Herzkatheters an, so wird diese nach den Nrn. 360 oder 361 berechnet.		

GOÄ-Nr.		Punktzahl / 1fach	2,3 / *1,8 / 3,5 / *2,5
628 analog	**Endokardiales Kathermapping bei supraventrik. Tachykardien (s. Leistungskomplex Schlaflabor) – (analog Nr. 628 GOÄ) – n. Abrechnungsempfehlung der BÄK**	**800** / 46,63	107,25 / 163,20

Ausschluss: Neben Nr. 628 analog sind folgende Nrn. nicht abrechnungsfähig: 260, 602, 648, 650, 651, 3710, 5295

629	**Transseptaler Linksherzkatheterismus – einschließlich Druckmessungen und oxymetrischer Untersuchungen sowie fortlaufender EKG- und Röntgenkontrolle**	**2000** / 116,57	268,12 / 408,01

Die Leistungen nach Nummer 629 ist je Sitzung nur einmal berechnungsfähig.
Neben der Leistung nach Nummer 629 sin die Leistungen nach den Nummern 355, 356, 602, 648, 650, 651, 3710 und 5295 nicht berechnungsfähig.

Ausschluss: Neben Nr. 629 sind folgende Nrn. nicht abrechnungsfähig: 260, 355, 356, 602, 648, 650, 651, 3710, 5295

Kommentar: Wird ggf. vor der Erbringung der Leistung Nr. 629 ein Rechtsherzkatheterismus nach Nr. 626 durchgeführt, so kann die Nr. 626 ebenfalls berechnet werden.

Analog: Nr. 629 analog für die Stress-Echokardiographie einsetzen.

629 analog	**Stressechokardiographie – (analog Nr. 629 GOÄ) – n. Abrechnungsempfehlung der BÄK**	**2000** / 116,57	268,12 / 408,01

GOÄ-Ratgeber der BÄK: ► **Stressechokardiografie – analoge Empfehlung noch gültig**
Dr. med. Anja Pieritz in: Deutsches Ärzteblatt 105, Heft 22 (30.05.2008), S. A-1250 – www.bundesaerztekammer.de/page.asp?his=1.108.4144.4261.6403
Dr. Pieritz weist auf eine frühere Empfehlung der BÄK hin: „...Der Ausschuss „Gebührenordnung" der BÄK hat in seiner 12. Sitzung vom 4. November 1997 die analoge Bewertung der Stressechokardiografie nach Nummer 629 GOÄ „Transseptaler Linksherzkatheterismus (...)" empfohlen.
„Hin und wieder tauchen andere analoge Bewertungen für die Stressechokardiografie auf. Die Empfehlung der Bundesärztekammer hat jedoch den Vorteil, dass sie in der Mehrzahl der Fälle Anerkennung bei den erstattenden Stellen findet, auch wenn damals keine Einigung erzielt werden konnte..."

630	**Mikro-Herzkatheterismus unter Verwendung eines Einschwemmkatheters – einschließlich Druckmessungen nebst fortlaufender EKG-Kontrolle –**	**908** / 52,92	121,73 / 185,24

Die Kosten für den Einschwemmkatheter sind mit der Gebühr abgegolten.
Neben der Leistung nach Nummer 630 sind die Leistungen nach den Nummern 355, 356, 360, 361, 602, 648, 650, 651, 3710 und 5295 nicht berechnungsfähig.

Ausschluss: Neben Nr. 630 sind folgende Nrn. nicht abrechnungsfähig: 260, 355, 356, 360, 361, 602, 626, 628, 632, 648, 650, 651, 3710, 5295

Beschluss BÄK: **Aus den Beschlüsse des Zentralen Konsultationsausschusses für Gebührenordnungsfragen bei der Bundesärztekammer zur Privatliquidation herzchirurgischer Leistungen**
Nrn. 630 oder 631 für die intraoperative Elektrodenversorgung, gegebenenfalls mit Testung und Probestimulation
Nur dann, wenn die Elektroden tatsächlich zur Stimulation des Herzens benutzt werden, ist Nr. 631 GOÄ (transvenöser Schrittmacher, 1100 Punkte) analog zum Einfachsatz – unabhängig von der Zahl der verwendeten Elektroden einmal im Rahmen einer Operation – anwendbar. Die prophylaktische, temporäre intraoperative Elektrodenversorgung ist nicht gesondert berechenbar.

Tipp: Wird zusätzlich zu der Untersuchung eine Oxymetrie durchgeführt, so ist statt der Nr. 630 die höher bewertete Nr. 632 abzurechnen.

631	**Anlegung eines transvenösen temporären Schrittmachers – einschließlich Venenpunktion, Elektrodeneinführung, Röntgendurchleuchtung des Brustkorbes und fortlaufender EKG- Kontrolle –**	**1110** / 64,70	148,81 / 226,45

Ausschluss: Neben Nr. 631 sind folgende Nrn. nicht abrechnungsfähig: 260, 650, 651, 652, 5295

Beschluss BÄK: **Aus den Beschlüssen des Zentralen Konsultationsausschusses für Gebührenordnungsfragen bei der Bundesärztekammer zur Privatliquidation herzchirurgischer Leistungen:**

Nrn. 630 oder 631 für die intraoperative Elektrodenversorgung, gegebenenfalls mit Testung und Probestimulation

Nur dann, wenn die Elektroden tatsächlich zur Stimulation des Herzens benutzt werden, ist Nr. 631 GOÄ (transvenöser Schrittmacher, 1100 Punkte) analog zum Einfachsatz – unabhängig von der Zahl der verwendeten Elektroden einmal im Rahmen einer Operation – anwendbar. Die prophylaktische, temporäre intraoperative Elektrodenversorgung ist nichtgesondert berechenbar.

Mehrkammersysteme:
Der Ansatz der Nr. 631 GOÄ ist nur einmal möglich, auch bei Mehrkammersystemen. Siehe auch Text unter Nrn. 630

Kommentar: Implantation und Schrittmacher: Nrn. 3095 bis 3097.

631 analog Intraoperative Elektrodenversorgung – (analog Nr. 631 GOÄ) – n. Beschlüssen d. Zentralen Konsultationsausschusses bei d. BÄK
1110   148,81
64,70   226,45

632 Mikro-Herzkatheterismus unter Verwendung eines Einschwemmkatheters – einschließlich Druckmessungen und oxymetrischer Untersuchungen nebst fortlaufender EKG- Kontrolle, gegebenenfalls auch unter Röntgen-Kontrolle –
1210   162,21
70,53   246,85

Die Kosten für den Einschwemmkatheter sind mit der Gebühr abgegolten.
Neben der Leistung nach Nummer 632 sind die Leistungen nach den Nummern 355, 356, 360, 361, 602, 648, 650, 651, 3710 und 5295 nicht berechnungsfähig.

Ausschluss: Neben Nr. 632 sind folgende Nrn. nicht abrechnungsfähig: 260, 355, 356, 360, 361, 602, 630, 648, 650, 651, 3710, 5295

634 Lichtreflex-Rheographie
120   16,09
6,99   24,48

Ausschluss: Neben Nr. 634 ist folgende Nr. nicht abrechnungsfähig: 435
Kommentar: Nur 1x abrechenbar pro Arzt/Patientenkontakt auch bei zeitaufwendigem Untersuchungsumfang (z.B. mehrere Extremitäten).

635* Photoelektrische Volumenpulsschreibung an mindestens vier Punkten
227   23,82
13,23   33,08

Ausschluss: Neben Nr. 635 sind folgende Nrn. nicht abrechnungsfähig: 435, 636

636* Photoelektrische Volumenpulsschreibung mit Kontrolle des reaktiven Verhaltens der peripheren Arterien nach Belastung (z.B. mit Temperaturreizen)
379   39,76
22,09   55,23

Ausschluss: Neben Nr. 636 sind folgende Nrn. nicht abrechnungsfähig: 435, 635
Analog: Nr. 636 analog für die computerisierte Kniebandmessung einsetzen, analog auch für die Frequenzvariabilitätsanalyse (eigenständig indiziert, neben Langzeit-EKG nach Nr. 659*).

636* analog Frequenzvariabilitätsanalyse – (analog Nr. 636 GOÄ) – n. Empfehlung von Analog Ziffern der PVS
379   39,76
22,09   55,23

637* Pulswellenlaufzeitbestimmung – gegebenenfalls einschließlich einer elektrokardiographischen Kontrollableitung –
227   23,82
13,23   33,08

Ausschluss: Neben Nr. 637 ist folgende Nr. nicht abrechnungsfähig: 435

GOÄ-Nr.		Punktzahl 1fach	2,3 / *1,8 3,5 / *2,5
638*	**Punktuelle Arterien- und/oder Venenpulsschreibung**	**121** 7,05	12,69 17,63

Ausschluss: Neben Nr. 638 ist folgende Nr. nicht abrechnungsfähig: 435

Kommentar: Die Leistung nach Nr. 638 ergibt sich zum Beispiel aus Carotispulskurve und Jugularispulskurve, d. h. aus der Gesamtheit aller im zeitlichen Zusammenhang erfolgten Pulsmessungen.

639*	**Prüfung der spontanen und reaktiven Vasomotorik (photoplethysmographische Registrierung der Blutfüllung und photoplethysmographische Simultanregistrierung der Füllungsschwankungen peripherer Arterien an mindestens vier peripheren Gefäßabschnitten sowie gleichzeitige Registrierung des Volumenpulsbandes)**	**454** 26,46	47,63 66,16

Ausschluss: Neben Nr. 639 ist folgende Nr. nicht abrechnungsfähig: 435

640*	**Phlebodynamometrie**	**650** 37,89	68,20 94,72

Ausschluss: Neben Nr. 640 ist folgende Nr. nicht abrechnungsfähig: 435

641*	**Venenverschluß-plethysmographische Untersuchung**	**413** 24,07	43,33 60,18

Ausschluss: Neben Nr. 641 sind folgende Nrn. nicht abrechnungsfähig: 435, 642

GOÄ-Ratgeber der BÄK: ► **Zur Abrechnung der Venenverschlussplethysmographie**
Dr. med. Stefan Gorlas (in: Deutsches Ärzteblatt 109, Heft 15 (13.04.2012), S. A-780) – http://www.bundesaerztekammer.de/page.asp?his=1.108.4144.4261.10246
Dr. Gorlas fasst seine Anmerkungen in einem Punkt zusammen:
Der Ansatz der Nummern 641 und 642 GOÄ pro Extremität ist bei einer Venenverschlussplethysmographie nicht möglich.
Ergänzend gibt der Autor an, dass auch bei den GOÄ Nrn. 643* und 644* eine Abrechnung pro Extremität nicht möglich ist.

642*	**Venenverschluss-plethysmographische Untersuchung mit reaktiver Hyperämiebelastung**	**554** 32,29	58,12 80,73

Ausschluss: Neben Nr. 642 sind folgende Nrn. nicht abrechnungsfähig: 435, 641

Analog: Die Nr. 642 ist die analoge Ziffer für die Extremitätenverschluss-plethysmographische Untersuchung ohne und mit reaktiver Hyperämie (§ 6 Abs. 2 GOÄ).

GOÄ-Ratgeber der BÄK: Siehe GOÄ Ratgeber zu Nr. 641.

643*	**Periphere Arterien- bzw. Venendruck- und/oder Strömungsmessung**	**120** 6,99	12,59 17,49

Ausschluss: Neben Nr. 643 sind folgende Nrn. nicht abrechnungsfähig: 401, 404, 435, 644, 645

GOÄ-Ratgeber der BÄK: Siehe GOÄ Ratgeber zu Nr. 641.

Kommentar: Unter peripherer Druck-/Strömungsmessung ist die nicht-direktionale Doppler-sonographische Untersuchung der peripheren Gefäße, hauptsächlich der Extremitätengefäße, zu verstehen.
Wird während eines Arzt-/Patientenkontaktes die nicht-direktionale Untersuchung sowohl im Bereich der peripheren Arterien als auch im Bereich der peripheren Venen durchgeführt, so ist die Nr. 643 auch 2x abrechenbar. (siehe Tipp zu Nr. 644*) Die Nr. 643 kann in Ruhe und nach Belastung – also 2x – abgerechnet werden.
Nicht direktionale Untersuchungen der Penisgefäße u./o. Skrotalfächer werden analog nach Nr. 643 berechnet. Direktionale Doppler-sonographische Untersuchungen der

Strömungsverhältnisse in den Penisgefäßen u./o. Skrotalfächern werden nach Nr. 1754 berechnet.
Eine Nebeneinanderabrechnung beider Leistungen ist dann möglich, wenn zusätzlich zur direktionalen Doppler-sonographischen Untersuchung der Strömungsfverhältnisse eine nicht direktionale Druckmessung der Gefäße erfolgt. Die Bestimmung des systolischen Druckes an definierten Punkten mittels Doppler-Technik ist mit Nr. 643 nicht abrechnungsfähig. Diese Leistung zählt zu den Blutdruckmeßmethdoen und ist somit lediglich auf der Grund der Allgemeinen Bestimmungen Kapitel B Bestandteil einer Beratungsleistung.

Tipp: Der Chefarztbrief (Ausgabe 7/2011) empfiehlt zur Abrechnung von intraoperativen Blut-Durchflussmessung mit nicht-endovasculaeren Verfahren (z.B. Transonic TM) den analogen Ansatz der GOÄ Nr. 644 , wenn eine graphische Auswertung erfolgt. Ohne graphische Auswertung ist der analoge Ansatz der Nr. 643 zu wählen.

644* **Untersuchung der Strömungsverhältnisse in den Extremitätenarterien bzw. -venen mit direktionaler Ultraschall-Doppler-Technik – einschließlich graphischer Registrierung –** **180** 10,49 18,89 26,23

Ausschluss: Neben Nr. 644 sind folgende Nrn. nicht abrechnungsfähig: 401, 404, 435, 643

GOÄ-Ratgeber der BÄK: Siehe GOÄ Ratgeber zu Nr. 641.

Hinweis LÄK: **Anmerkung der Bayerischen Landesärztekammer** vom 30.09.2003 (Quelle: GOÄ-Datenbank http://www.blaek.de/) – **Mehrfachberechnung**
Der Plural „Arterien bzw. Venen" begründet, dass bei Messung an mehreren Punkten die Berechnungsfähigkeit je Gefäßsystem nur einmal möglich ist. Ebenso begründet der Plural den nur einmaligen Ansatz bei Messung an mehreren Extremitäten.
Bei Messung an Venen und Arterien ist die Nr. 644 demzufolge zweimal berechnungsfähig; Messungen an mehreren Messpunkten und Extremitäten sind über den Steigerungsfaktor zu berücksichtigen.
Die Messung an den Arterien des rechten und linken Beines rechtfertigt nicht den mehrfachen Ansatz der Nr. 644 !

Tipp:
- Die Nr. 644 ist 2x abrechnungsfähig bei Untersuchungen sowohl der Extremitätenarterien als auch der Extremitätenvenen, d.h. bei Untersuchungen von Venen + Arterien in Ruhe und Belastung insgesamt 4x abrechenbar.
- Siehe Hinweise C VI. Sonographische Leistungen

645* **Untersuchung der Strömungsverhältnisse in den hirnversorgenden Arterien und den Periorbitalarterien mit direktionaler Ultraschall-Doppler-Technik – einschließlich graphischer Registrierung** **650** 37,89 68,20 94,72

Ausschluss: Neben Nr. 645 sind folgende Nrn. nicht abrechnungsfähig: 401, 404, 435, 643

Kommentar: Siehe Hinweise VI. Sonographische Leistungen. Der Leistungsumfang umfasst folgende hirnversorgende Arterien: – Carotis communis, bds. – Carotis externa, bds. – Carotis interna, bds. – Arteria vertebralis, bds. – Periorbitalarterien (ausschl. Darstellung der Strömungsrichtung)
Für eine nicht-direktionale Doppler-sonographische Untersuchung der hirnversorgenden Arterien gibt es keine Abrechnungsziffer. Eine transkranielle Doppler-sonographische Untersuchung der intrakraniellen Arterien wird nach Nr. 649 abgerechnet. Nach **Brück** ist eine mehrfache Berechnung pro Sitzung auch bei beidseitiger Untersuchung nicht möglich.

IGeL: Auf Patientenwunsch, wenn es anamnestisch und klinisch kein Hinweis oder Verdacht auf eine Erkrankung gibt.

GOÄ-Nr.		Punktzahl / 1fach	2,3 / *1,8 / 3,5 / *2,5
646*	**Hypoxietest (Simultanregistrierung des Atemvolumens und des Gasaustausches, der Arterialisation sowie der peripheren Vasomotorik mit gasanalytischen und photoelektrischen Verfahren)**	**605** / 35,26	63,47 / 88,16

Ausschluss: Neben Nr. 646 ist folgende Nr. nicht abrechnungsfähig: 435

Kommentar: Dieser Test findet heute kaum noch Anwendung.

647*	**Kardiologische und/oder hepatologische Kreislaufzeitmessung(en) mittels Indikatorverdünnungsmethoden – einschließlich Kurvenschreibung an verschiedenen Körperstellen mit Auswertung und einschließlich Applikation der Testsubstanz –**	**220** / 12,82	23,08 / 32,06

Ausschluss: Neben Nr. 647 ist folgende Nr. nicht abrechnungsfähig: 435

Kommentar: Die Leistung nach Nr. 647 ist je Sitzung nur 1x berechnungsfähig, gleichgültig wie viele Messungen erfolgt sind. Ggf. kann mit Begründung bei schwieriger Untersuchungstechnik der 2,5fache Satz berechnet werden.

Tipp: Der Chefarztbrief empfiehlt zur Überwachung von Dialyseshunts mit Einsatz einer Indikatorverduennungsmethode den analogen Ansatz der Nr. 647.

647* analog	**Bestimmung des Herzzeitvolumens mittels Thermodilutionsmethode – (analog Nr. 647 GOÄ) – n. Empfehlung von Analog-Ziffern der PVS**	**200** / 11,66	20,98 / 29,14

648	**Messung(en) des zentralen Venen- oder Arteriendrucks, auch unter Belastung – einschließlich Venen- oder Arterienpunktion, Kathetereinführung(en) und gegebenenfalls Röntgenkontrolle –**	**605** / 35,26	81,11 / 123,42

Ausschluss: Neben Nr. 648 sind folgende Nrn. nicht abrechnungsfähig: 260, 435, 626 – 630, 632, 5135 – 5140, 5295

Tipp: Werden sowohl zentraler Venen- als auch zentraler Arteriendruck gemessen, ist die Nr. 648 zweimal berechnungsfähig.

649	**Transkranielle, Doppler-sonographische Untersuchung – einschließlich graphischer Registrierung**	**650** / 37,89	87,14 / 132,60

Ausschluss: Neben Nr. 649 sind folgende Nrn. nicht abrechnungsfähig: 401, 404

Kommentar: Siehe Hinweise VI. Sonographische Leistungen

650*	**Elektrokardiographische Untersuchung zur Feststellung einer Rhythmusstörung und/oder zur Verlaufskontrolle – gegebenenfalls als Notfall-EKG –**	**152** / 8,86	15,95 / 22,15

Ausschluss: Neben Nr. 650 sind folgende Nrn. nicht abrechnungsfähig: 435, 600, 626 – 630, 632, 651 – 653, 655, 656, 659, 661

Beschluss BÄK: **Diagnostische Leistungen in der Schlafmedizin nach GOÄ**
http://www.baek.de/page.asp?his=1.108.4689.4871.4934 – weitere Beschlüsse:

Polygraphische Vigilanzmessung am Tag
Beschluss des Ausschusses „Gebührenordnung" der Bundesärztekammer
Stand: 20.02.2004 -veröffentlicht in: Deutsches Ärzteblatt 101, Heft 8 (20.02.2004), Seite A-526 – A-527 Der Leistungskomplex der polygraphischen Vigilanzmessung am Tag setzt sich aus folgenden Leistungen zusammen:

- EEG nach Nr. 827, einmal pro Untersuchungstag.
- EOG nach Nr. 1237, einmal pro Untersuchungstag.
- EMG nach Nr. 838, einmal pro Untersuchungstag.

Die Messung der Hirn- und Muskelaktivitäten durch EEG, EOG und EMG über jeweils mindestens 20 Minuten müssen an einem Untersuchungstag mindestens viermal in jeweils zweistündigem Abstand gemessen werden.

Anpassung von nCPAP- oder BiPAP-Beatmungsmasken
Beschluss des Ausschusses „Gebührenordnung" der Bundesärztekammer
Stand: 20.02.2004 -veröffentlicht in: Deutsches Ärzteblatt 101, Heft 8 (20.02.2004), Seite A-526 – A-527 analog Nr. 427.

Anpassung von Beatmungsmasken und Schulung des Patienten im Gebrauch der nCPAP- oder BiPAP-Beatmungsmaske
Beschluss des Ausschusses „Gebührenordnung" der Bundesärztekammer
Stand: 20.02.2004 eröffentlicht in: Deutsches Ärzteblatt 101, Heft 8 (20.02.2004), Seite A-526 – A-527

analog Nr. 518 je Sitzung.

Einsatz neuropsychologischer Testverfahren zur schlafmedizinischen Diagnostik
Beschluss des Ausschusses „Gebührenordnung" der BundesärztekammerStand: 20.02.2004 veröffentlicht in: Deutsches Ärzteblatt 101, Heft 8 (20.02.2004), Seite A-526 – A-527

analog Nr. 856.
Die Anerkennung der Leistung setzt voraus, dass mindestens zwei neuropsychologische Testverfahren, gegebenenfalls einschließlich psychometrischer und projektiver Verfahren, eingesetzt werden.

Beschluss BÄK:

Aus den Beschlüssen des Zentralen Konsultationsausschusses für Gebührenordnungsfragen bei der Bundesärztekammer zur Privatliquidation herzchirurgischer Leistungen
Berechnung Nr. 650 GOÄ (EKG) intraoperativ durch den Operateur
Die Berechnung der Nr. 650 (EKG) ist intraoperativ weder vom Chirurgen noch vom Anästhesisten für die reine Monitorüberwachung möglich. Nr. 650 GOÄ setzt eine entsprechende Indikation, Ausdrucke des EKGs und deren Auswertung voraus.

Hinweis LÄK:

2 Anmerkungen der Bayerischen Landesärztekammer
vom 04.12.2003
(Quelle: GOÄ-Datenbank http://www.blaek.de/) – **Carotisdruckversuch**
Der Carotisdruckversuch stellt eine Modifikation der elektrokardiografischen Untersuchung dar, die je nach Ausführung mit den Nrn. 650 bzw. 651 in Rechnung gestellt werden kann. Ein besonderer Aufwand kann dabei über den Gebührenrahmen der genannten Gebührenordnungspositionen geltend gemacht werden.
Eine analoge Bewertung ist nach Auffassung der Bayerischen Landesärztekammer – wie auch der Bundesärztekammer – nicht gerechtfertigt, da entsprechend § 6 Abs. 2 GOÄ analoge Bewertungen nur für Leistungen gebildet werden können, die nicht in der GOÄ enthalten sind.
vom 09.02.2004 (Quelle: GOÄ-Datenbank http://www.blaek.de/) – **Polysomnographie („Großes Schlaflabor")** Empfehlung des Ausschusses „Gebührenordnung" der Bundesärztekammer – die mit dem Verband der privaten Kranenversicherung, dem BMG, BMI abgestimmt wurde.

Der Leistungskomplex der Polysomnographie (‚großes Schlaflabor') setzt sich aus den nachfolgenden Leistungen zusammen:
- EEG-Aufzeichnung über mindestens 6 Stunden, Zuordnung zu Nr. 827
- EOG-Registrierung über mindestens 6 Stunden, Zuordnung zu Nr. 1237
- EKG-Registrierung über mindestens 6 Stunden, analog Nr. 653
- Kontinuierliche Messung der Sauerstoffsättigung über mindestens 6 Stunden, Zuordnung zu Nr. 602
- Kontinuierliche Atemflussmessung an Mund und Nase über mindestens 6 Stunden; Zuordnung zu Nr. 605
- Kontinuierliche EMG-Registrierung an wenigstens zwei Muskelgruppen über mindestens 6 Stunden, analog Nr. 839
- Kontinuierliche Körperlagebestimmung mittels Lagesensoren über mindestens 6 Stunden, analog Nr. 714
- Kontinuierliche Videokontrolle der Korrelation von elektrophysiologischen Messdaten und Verhaltensbefund über mindestens 6 Stunden, analog Nr. 5295
- Fakultativ: Kontrolle der Beatmung unter nCPAP-/BiPAP-Bedingungen, analog Nr. 427
- Fakultativ: Schulung und Training des Patienten im Gebrauch einer nCPAP-/oder BiPAP-Beatmungsmaske, analog Nr. 518.

Kommentar:

Nach Kommentierung von **Brück** im Kommentar zur Gebührenordnung für Ärzte (GOÄ) ist die Leistung nach Nr. 650 trotz der in der Leistungslegende festgelegten Indikation „Feststellung einer Rhythmusstörung" für alle Fälle berechnungsfähig, in denen ein EKG mit weniger als neun Ableitungen erforderlich ist und durchgeführt wird. Die alleinige Betrachtung der EKGs auf einem Monitor ohne graphische Darstellung ist nur im Notfall nach der Nr. 431 (Elektrokardioskopie im Notfall) abrechenbar.
Ist auch eine graphische Darstellung des Monitorbildes möglich, ohne dass neue Elektroden angelegt werden müssen, so kann die höher bewertete Leistung nach Nr. 650 statt der Nr. 431 abgerechnet werden.
Neben Nr. 431 können die Nrn. 650, 651 nicht berechnet werden.
Würde sich allerdings beim Schreiben eines EKGs nach den Nrn. 650 und. 651 eine Situation einstellen, die eine Elektrokardioskopie erforderlich macht, ist eine Abrechnung der Leistungen nach Nrn. 650 oder 651 neben Nr. 431 mit entsprechender Begründung

möglich. Brück formuliert für diesen Fall: „...allerdings erfordert die Nebeneinanderberechnung eine im Zeitablauf jeweils indizierte und eigenständig über unterschiedliche Elektroden erfolgte Untersuchung...“

650* analog **Event-Recorder-EKG – (analog Nr. 650* GOÄ) – n. Empfehlung von Analog Ziffern der PVS** — **152** / 8,86 — 15,95 / 22,15

651* **Elektrokardiographische Untersuchung in Ruhe – auch gegebenenfalls nach Belastung – mit Extremitäten- und Brustwandableitungen (mindestens neun Ableitungen)** — **253** / 14,75 — 26,54 / 36,87

Ausschluss: Neben Nr. 651 sind folgende Nrn. nicht abrechnungsfähig: 435, 600, 626 – 630, 632, 650, 652, 653, 656, 659, 661

Kommentar: Werden im Rahmen der Leistung nach Nr. 651 zusätzliche Leistungen erbracht, die nicht in der Legende genannt werden wie z.B. Schreiben eines Rhythmusstreifens, EKG nach Injektion eines Medikamentes und/oder Carotis-Sinus-Druckversuch, kann die Leistung nach Nr. 651 nicht mehrmals abgerechnet werden, sondern die Mehrleistung kann nur durch die Wahl eines höheren Multiplikators ausgeglichen werden. Eine Begründung für die Wahl des höheren Multiplikators ist anzugeben.
Brück et al. formulieren in ihrem Kommentar zur Gebührenordnung für Ärzte (GOÄ): Wenn „... – z.B. im Rahmen der Diagnostik zum Ausschluss, zur Bestätigung oder zur Verlaufskontrolle eines Herzinfarktes – mehrfach im zeitlichen Zusammenhang eine jeweils eigenständig indizierte und in sich abgeschlossene elektrographische Untersuchung erforderlich ist, ist eine Mehrfachberechnung der Nr. 651 möglich.
Siehe auch Kommentar zu Nr. 650.

IGeL: Im Rahmen eines General Check-up. Bei sportmedizinischen Untersuchungen. Bei Wunsch des Patienten zur Überprüfung der Leistungsfähigkeit

652 **Elektrokardiographische Untersuchung unter fortschreibender Registrierung (mindestens 9 Ableitungen) in Ruhe und bei physikalisch definierter und reproduzierbarer Belastung (Ergometrie) – gegebenenfalls auch Belastungsänderung** — **445** / 25,94 — 59,66 / 90,78

Ausschluss: Neben Nr. 652 sind folgende Nrn. nicht abrechnungsfähig: 435, 600, 650, 651, 653, 656, 659, 661

Tipp: Im Gegensatz zu Nr. 651 muß die Nr. 652 nicht mit einem reduzierten Gebührenrahmen (1,8/2,5fach) abgerechnet werden. Hier kann bis zum 2,3fachen und nach Begründung bis zum 3,5fachen Satz liquidiert werden.

IGeL: Siehe Hinweis bei Nr. 651*.

652 analog **Pedographische Druckverteilungsmessung (analog Nr. 652 GOÄ) – n. Beschluss des Gebührenausschusses der BÄK** — **445** / 25,94 — 59,66 / 90,78

Hinweis LÄK: **Anmerkung der Bayerischen Landesärztekammer** vom 07.10.2003 (Quelle: GOÄ-Datenbank http://www.blaek.de/) – **Berechnung der pedographischen Druckverteilung – analog**
Die Berechnung der pedografischen Druckverteilung kann analog über die Nummer 652 berechnet werden (Beschluss des GOÄ-Ausschusses der Bundesärztekammer vom 30.01.97).
Der Beschluss bezieht sich auf das Verfahren der Abnahme sehr vieler (ca.1000) Messpunkte während des Laufens über Druckmessfolien sowie die rechnerische Aufarbeitung zum einfach codierten Druckbild zur Herstellung eines optimal druckentlastenden Schuhs.
Die Leistung ist insgesamt nur einmal berechnungsfähig, auch bei Untersuchung beider Füße.

653* **Elektrokardiographische Untersuchung auf telemetrischem Wege** — **253** / 14,75 — 26,54 / 36,87

Die Leistungen nach den Nummern 650 bis 653 sind nicht nebeneinander berechnungsfähig.

Ausschluss: Neben Nr. 653 sind folgende Nrn. nicht abrechnungsfähig: 435, 650, 651, 652

Hinweis LÄK: **Anmerkung der Bayerischen Landesärztekammer** vom 09.02.2004 (Quelle: GOÄ-Datenbank http://www.blaek.de/) – **Kardiorespiratorische Polygraphie („Kleines Schlaflabor“)**

Empfehlung des Ausschusses „Gebührenordnung" der Bundesärztekammer – die mit dem Verband der privaten Krankenversicherung, dem BMG, BMI abgestimmt wurde.
Der Leistungskomplex der kardiorespiratorischen Polygraphie (‚kleines Schlaflabor') setzt sich aus den nachfolgenden Leistungen zusammen:

- EKG über mindestens 6 Stunden Dauer, **analog Nr. 653 GOÄ**
- Messung der Sauerstoffsättigung über mindestens 6 Stunden Dauer, Zuordnung zu Nr. 602 GOÄ
- Kontinuierliche Atemflussmessung an Mund und Nase über mindestens 6 Stunden, Zuordnung zu Nr. 605 GOÄ
- Kontinuierliche Registrierung der Körperlage mittels Lagesensoren über mindestens 6 Stunden, analog Nr. 714 GOÄ
- Fakultativ: Kontinuierliche Videokontrolle der Korrelation von elektrophysiologischer Aufzeichnung und Verhaltensbefund über mindestens 6 Stunden, analog Nr. 5295 GOÄ
- Fakultativ: Kontrolle der Beatmung unter nCPAP- oder BiPAP-Bedingungen, analog Nr. 427 GOÄ

Die Voraussetzungen zur Anerkennung der einzelnen Leistungen im Rahmen der kardiorespiratorischen Polygraphie sind dann erfüllt, wenn jeweils eine kontinuierliche Registrierung bzw. Überwachung über eine mindestens 6-stündige Schlafphase erfolgt. Die jeweilige Dokumentation der einzelnen elektrophysiologischen Messdaten sowie der einfache Befundbericht sind mit den in Ansatz gebrachten Gebührenpositionen abgegolten.

654* Langzeitblutdruckmessung von mindestens 18 Stunden Dauer – einschließlich Aufzeichnung und Auswertung

150 | 15,74
8,74 | 21,86

Ausschluss: Neben Nr. 654 ist folgende Nr. nicht abrechnungsfähig: 435

655 Elektrokardiographische Untersuchung mittels Ösophagusableitung – einschließlich Einführen der Elektrode – zusätzlich zu den Nummern 651 oder 652

152 | 20,38
8,86 | 31,01

Ausschluss: Neben Nr. 655 sind folgende Nrn. nicht abrechnungsfähig: 435, 680, 681

Tipp: Im Gegensatz zu Nr. 651 muss die Nr. 655 nicht mit einem reduzierten Gebührenrahmen (1,8/2,5fach) abgerechnet werden. Hier kann bis zum 2,3fachen und nach Begründung bis zum 3,5fachen Satz liquidiert werden.

656 Elektrokardiographische Untersuchung mittels intrakavitärer Ableitung am Hisschen Bündel einschließlich Röntgenkontrolle

1820 | 243,99
106,08 | 371,29

Ausschluss: Neben Nr. 656 ist folgende Nr. nicht abrechnungsfähig: 435

Kommentar: Die Nr. 656 ist z.B. zur Kontrolle des Stimulationsortes (neben den Anlegen eines temporären Schrittmachers nach Nr. 631 oder nach Nr. 3095 (Anlegen eines permanenten Schrittmachers) nicht abrechenbar, da diese Leistung Teil der Schrittmacherimplantation ist.

656 analog Einbringung eines Elektrodenkatheters bei EPU, je Katheter– (analog Nr. 656 GOÄ) – n. Abrechnungsempfehlung der BÄK

1820 | 243,99
106,08 | 371,29

657* Vektorkardiographische Untersuchung

253 | 26,54
14,75 | 36,87

Ausschluss: Neben Nr. 657 ist folgende Nr. nicht abrechnungsfähig: 435

658 analog Hochverstärktes Oberflächen-EKG aus drei orthogonalen Ableitungen mit Signalermittlung zur Analyse ventrikulärer Spätpotentiale im Frequenz- und Zeitbereich (Spätpotenzial-EKG) (analog Nr. 652 GOÄ) – n. Verzeichnis analoger Bewertungen der Bundesärztekammer)

445 | 46,69
25,94 | 64,84

GOÄ-Nr.		Punktzahl 1fach	2,3 / *1,8 3,5 / *2,5
659*	**Elektrokardiographische Untersuchung über mindestens 18 Stunden (Langzeit-EKG) – gegebenenfalls einschließlich gleichzeitiger Registrierung von Puls und Atmung –, mit Auswertung**	**400** 23,31	41,97 58,29

Ausschluss: Neben Nr. 659 ist folgende Nr. nicht abrechnungsfähig: 435

Kommentar: Wird ein Langzeit-EKG über einen längeren Zeitraum als 18 Stunden geschrieben, so kann die Abrechnungsnr. 659 trotzdem nur einmal berechnet werden. Den besonderen Schwierigkeiten, dem Aufwand und den Kosten kann aber durch eine Erhöhung des Steigerungssatzes Rechnung getragen werden.

1. Die Leistung nach Nr. 659 bezieht sich ausschließlich auf die Langzeit-EKG-Diagnostik und schließt ein:
- optimales Anlegen der Elektroden, möglichst unter Sicht des abgeleiteten EKG's
- technische Vorbereitung und Anschließen des Aufnahmerecorders an den Patienten
- ausführliche und verständliche Instruktion des Patienten im Sinne der Indikation sowie im praktischen Umgang mit dem Gerät
- Abnahme des Aufnahmegerätes
- computergestützte Auswertung
- Beurteilung des Befundes, patientenbezogen.

2. Die Nr. 659 ist sowohl für kontinuierliche als auch für diskontinuierliche Registrierungen abrechenbar. Die Berechnung der Nr. 659 setzt jedoch voraus, dass mindestens 18 Stunden auswertbare Registrierung vorliegen; d. h. sind von einer genau 24-Stunden-Registrierung durch Elektrodenabfall z.B. in der Nacht 3 Stunden nicht auswertbar, dann sind 19-Stunden-Aufzeichnung und damit die Nr. 659 abrechenbar. Nicht abrechenbar ist diese Leistung immer dann, wenn die 18-Stunden-Grenze einer auswertbaren Aufzeichnung unterschritten wird.

3. Nr. 659 beinhaltet die Kosten für eine evtl. Auswertung in einem Fremdinstitut. Die Vergütung: interne private Verrechnung!

659* analog	**Die Nr. 659* ist nach Empfehlung der Bundesärztekammer gemäß § 6 Abs. 2 analog ansetzbar für**	**400** 23,31	41,97 58,29

1. Polysomnographische Schlafüberwachung im Rahmen der Schlaf-Apnoe-Diagnostik eine mindestens 8-stündliche kontinuierliche Registrierung relevanter Parameter wie z.B. Atemfrequenz, O2-Partialdruck arteriell, usw.

2. Signalgemittelte Hochfrequenz-Elektrokardiographie zur Darstellung von Spätpotentialen über mindestens 18 Stunden-Dauer. Werden Langzeit-EKG-Registrierung und signalgemittelte Hochfrequenz-Elektrokardiographische Registrierung – z.B. zur Risikoeinschätzung bei abgelaufenen Herzinfarkt – parallel angelegt (2 Geräte) über mindestens 18 Stunden, dann ist Nr. 659 auch 2x abzurechnen. Wird diese Methode zur Erfassung der Spätpotentiale zeitlich begrenzt angewandt (weniger als 18 Stunden), dann ist dafür analog Nr. 652 ansetzbar.

3. Kontinuierliche Blutzuckermessung über min. 18 Stunden, mit Auswertung

Ausschluss: Neben Nr. 659 ist folgende Nr. nicht abrechnungsfähig: 435*

GOÄ-Ratgeber der BÄK: ► **Abrechnung der kontinuierlichen Blutzuckermessung**

Dr. med. Stefan Gorlas in: Deutsches Ärzteblatt 107, Heft 27(09.07.2010), S. A1374) http://www.bundesaerztekammer.de/page.asp?his=1.108.4144.4261.8660

Der Autor verweist auf den Beschluss des Ausschusses „Gebührenordnung" der Bundesärztekammer Stand: 27.04.2010 veröffentlicht in: Deutsches Ärzteblatt 107, Heft 27 (09.07.2010), Seite A-1372: **Kontinuierliche Blutzuckermessung:**

Kontinuierliche Blutzuckermessung über mindestens 18 Stunden, mit Auswertung analog Nr. 659 GOÄ.

Da die kontinuierliche Blutzuckermessung bislang in der GOÄ nicht enthalten ist, wurde ein Analogabgriff erarbeitet.

„...Die vom Patienten bei der kontinuierlichen Blutzuckermessung mit den vorgenannten Messsystemen verbrauchte Einmal(Nadel-)elektrode kann als Auslage gemäß § 10 in Rechnung gestellt werden. Hierbei ist zu berücksichtigen, dass bei einem Betrag von über 25,56 Euro pro Auslage der Rechnung gemäß § 12 Abs. 2 Nr. 5 GOÄ ein Beleg oder ein sonstiger Nachweis beizufügen ist..."

GOÄ-Nr.		Punktzahl 1fach	2,3 / *1,8 3,5 / *2,5
660*	**Phonokardiographische Untersuchung mit mindestens zwei verschiedenen Ableitpunkten in mehreren Frequenzbereichen – einschließlich einer elektrokardiographischen Kontrollableitung sowie gegebenenfalls mit Karotispulskurve und/oder apexkardiographischer Untersuchung –**	**303** 17,66	31,79 44,15
Ausschluss:	Neben Nr. 660 ist folgende Nr. nicht abrechnungsfähig: 435		
Kommentar:	Carotispuls- oder Apexpulskurven als selbständige Leistungen sind nach Nr. 638 abzurechnen.		
Tipp:	Die Leistung nach Nr. 660 ist neben den Leistungen nach den Nrn. 650 – 659 abrechenbar.		
661*	**Impulsanalyse und EKG zur Überwachung eines implantierten Schrittmachers – gegebenenfalls mit Magnettest –**	**530** 30,89	55,61 77,23
Ausschluss:	Neben Nr. 661 sind folgende Nrn. nicht abrechnungsfähig: 435, 631, 650, 651, 652, 653		
661 analog	**Programmierung Herzschrittmacher – (analog Nr. 661 GOÄ) – n. Empfehlung von Analog Ziffern der PVS**	**530** 30,89	55,61 77,23
665*	**Grundumsatzbestimmung mittels Stoffwechselapparatur ohne Kohlensäurebestimmung**	**121** 7,05	12,69 17,63
Ausschluss:	Neben Nr. 665 ist folgende Nr. nicht abrechnungsfähig: 435		
666*	**Grundumsatzbestimmung mittels Stoffwechselapparatur mit Kohlensäurebestimmung**	**227** 13,23	23,82 33,08
Ausschluss:	Neben Nr. 666 ist folgende Nr. nicht abrechnungsfähig: 435		
669	**Ultraschallechographie des Gehirns (Echoenzephalographie)**	**212** 12,36	28,42 43,25
Ausschluss:	Neben Nr. 669 ist folgende Nr. nicht abrechnungsfähig: 435		
670 analog	**Nasobiläre Sonde i. Zusammenhang mit ERCP – (analog Nr. 670 GOÄ) – n. Empfehlung von Analog Ziffern der PVS**	**120** 6,99	16,09 24,48
670	**Einführung einer Magenverweilsonde zur enteralen Ernährung oder zur Druckentlastung**	**120** 6,99	16,09 24,48
Ausschluss:	Neben Nr. 670 ist folgende Nr. nicht abrechnungsfähig: 435		
671	**Fraktionierte Ausheberung des Magensaftes – auch nach Probefrühstück oder Probemahlzeit**	**120** 6,99	16,09 24,48
Ausschluss:	Neben Nr. 671 ist folgende Nr. nicht abrechnungsfähig: 435		
672	**Ausheberung des Duodenalsaftes – auch mit Gallenreflex oder Duodenalspülung, gegebenenfalls fraktioniert –**	**120** 6,99	16,09 24,48
Ausschluss:	Neben Nr. 672 ist folgende Nr. nicht abrechnungsfähig: 435		
674*	**Anlage Pneumothorax – gegebenenfalls einschließlich Röntgendurchleuchtungen vor und nach der Füllung –**	**370** 21,57	49,60 75,48

GOÄ-Nr.		Punktzahl 1fach	2,3 / *1,8 3,5 / *2,5
675	**Pneumothoraxfüllung – gegebenenfalls einschließlich Röntgendurchleuchtungen vor und nach der Füllung –**	**275** 16,03	36,87 56,10
Ausschluss:	Neben Nr. 675 ist die folgende Nr. nicht abrechnungsfähig: 674		
676	**Magenuntersuchung unter Sichtkontrolle (Gastroskopie) mittels endogastral anzuwendender Kamera einschließlich Aufnahmen** Mit der Gebühr sind die Kosten abgegolten.	**800** 46,63	107,25 163,20
Ausschluss:	Neben Nr. 676 sind folgende Nrn. nicht abrechnungsfähig: 402, 403		
677	**Bronchoskopie oder Thorakoskopie**	**600** 34,97	80,44 122,40
Ausschluss:	Neben Nr. 677 sind folgende Nrn. nicht abrechnungsfähig: 402, 403		
678	**Bronchoskopie mit zusätzlichem operativem Eingriff (z.B. Probeexzision, Katheterbiopsie, periphere Lungenbiopsie, Segmentsondierungen) – gegebenenfalls einschließlich Lavage –**	**900** 52,46	120,65 183,60
Ausschluss:	Neben Nr. 678 sind folgende Nrn. nicht abrechnungsfähig: 306, 315, 402, 403		

Beschluss BÄK:

Beschluss des Gebührenordnungsausschusses der BÄK in seiner 4. Sitzung (Amtsperiode 2011/2015) am 19. März 2012 – Dtsch. Arztebl 2012; 109(19): A-987/B-851/C-843:

Keine (Mehrfach)Abrechnung der Nr. 678 GOÄ analog für eine endoskopisch gesteuerte segmentale Lavage der einzelnen Kolonabschnitte zur Allergiediagnostik bei Nahrungsmittelunverträglichkeit

Je nach Umfang der Leistungserbringung Abrechnung einmalig nach Nr. 687 GOÄ („Hohe Koloskopie bis zum Coecum – gegebenenfalls einschließlich Probeexzision und/oder Probepunktion") oder einmalig nach Nr. 688 GOÄ („Partielle Koloskopie – gegebenenfalls einschließlich Rektoskopie, Probeexzision und/oder Probepunktion").

Berücksichtigung eines erhöhten Zeitbedarfs bei multiplen Sondierungssegmenten über den Gebührenrahmen.

Eine (Mehrfach)Abrechnung nach Nr. 678 GOÄ („Bronchoskopie mit zusätzlichem operativen Eingriff . . .") analog ist nicht möglich, da mit den Nrn. 687 und 688 GOÄ Gebührenpositionen bestehen, die die Kolonuntersuchung abbilden.

Tipp: Bei mehrfachen bronchoskopischen Maßnahmen kann mit Begründung ein höherer Multiplikator angesetzt werden.

679	**Mediastinoskopie – gegebenenfalls einschließlich Skalenoskopie und/oder Probeexzision und/oder Probepunktion –**	**1100** 64,12	147,47 224,41
Ausschluss:	Neben Nr. 679 sind folgende Nrn. nicht abrechnungsfähig: 303, 306 – 310, 314, 315, 402 – 403		

Beschluss BÄK:

Aus den Beschlüsse des Zentralen Konsultationsausschusses für Gebührenordnungsfragen bei der Bundesärztekammer zur Privatliquidation herzchirurgischer Leistungen

Nr. 679 oder 680 GOÄ neben Nr. 402 GOÄ

Neben Nr. 402 GOÄ (Zuschlag zu sonographischen Leistungen bei transösophagealer Untersuchung) kann für die Einführung einer transösophagealen Echokardiographie-Sonde nicht nochmals Nr. 679 (Mediastinoskopie) oder Nr. 680 (Ösophagoskopie) GOÄ analog neben Nr. 402 berechnet werden. Mit Nr. 402 ist nicht nur der erhöhte Schwierigkeitsgrad bei der Beschallung berücksichtigt, sondern auch die Einführung der Sonde.

Tipp: Bei ambulanter OP: Zuschlag nach Nr. 444 nicht vergessen.!

680	**Ösophagoskopie – gegebenenfalls einschließlich Probeexzision und/oder Probepunktion –**	**550** 32,06	73,73 112,20
Ausschluss:	Neben Nr. 680 sind folgende Nrn. nicht abrechnungsfähig: 315, 402 – 403, 655, 681, 682, 683, 684, 685, 691		

Beschluss BÄK: Siehe unter Nr. 679

GOÄ-Nr.		Punktzahl 1fach	2,3 / *1,8 3,5 / *2,5
681	**Ösophagoskopie mit zusätzlichem operativem Eingriff (z.B. Fremdkörperentfernung) – gegebenenfalls einschließlich Probeexzision und/oder Probepunktion –**	**825** 48,09	110,60 168,30

Ausschluss: Neben Nr. 681 sind folgende Nrn. nicht abrechnungsfähig: 315, 402 – 403, 655, 680, 682, 683, 684, 685, 691

Kommentar: Die Sklerosierung von Ösophagusvarizen ist nach Nr. 681 berechnungsfähig.

682	**Gastroskopie unter Einsatz vollflexibler optischer Instrumente – gegebenenfalls einschließlich Probeexzision und/oder Probepunktion –**	**850** 49,54	113,95 173,40

Ausschluss: Neben Nr. 682 sind folgende Nrn. nicht abrechnungsfähig: 315, 402 – 403, 680, 681, 683, 684, 685, 691

Beschluss BÄK: **Bestätigung des Beschlusses des Gebührenausschusses der BÄK zur Analogbewertung bzw. Abrechnung der GOÄ Nr. 5298 durch den Vorstand der BÄK (Wahlperiode 1999/2003) – Videoendoskopie in der Gastroenterologie**

Videoendoskopie-Zuschlag zu den Leistungen Nrn. **682 bis 689 GOÄ** bei der Verwendung eines flexiblen digitalen Viodeoendoskops anstelle eines Glasfaser-Endoskops, ggf. einschl. digitaler Bildweiterverarbeitung (z.B. Vergrößerung) und Aufzeichnung, analog Nr. 5298 GOÄ (*der Zuschlag nach Nr. 5298 beträgt 25 v.H. des Gebührensatzes für die jeweilige Basisleistung*)

Der Zuschlag analog Nr. 5298 ist ausschließlich dann neben Nrn. 682 bis 689 berechnungsfähig, wenn statt eines flexiblen Glasfiber-Endoskops ein digitales Bilderzeugungs- bzw. Verarbeitungssystem eingesetzt wird, das anstelle der konventionellen Lichtoptik einen Videochip verwendet. Der Aufsatz einer Videokamera auf ein konventionelles Glasfiber-Endoskop zur Bildübertragung auf einen Monitor bzw. Videoaufzeichnung ist dagegen nicht zuschlagsfähig.

Tipp: Eventuell zusätzlich Leistung nach Nr. 695 abrechnen.

683	**Gastroskopie einschließlich Ösophagoskopie unter Einsatz vollflexibler optischer Instrumente – gegebenenfalls einschließlich Probeexzision und/oder Probepunktion –**	**1000** 58,29	134,06 204,01

Ausschluss: Neben Nr. 683 sind folgende Nrn. nicht abrechnungsfähig: 315, 402 – 403, 680, 681, 682, 684, 685, 691

Beschluss BÄK: Siehe unter Nr. 682

Tipp: Eventuell zusätzlich Leistung nach Nr. 695 abrechnen.

684	**Bulboskopie – gegebenenfalls einschließlich Ösophago- und Gastroskopie, Probeexzision und/oder Probepunktion –**	**1200** 69,94	160,87 244,81

Ausschluss: Neben Nr. 684 sind folgende Nrn. nicht abrechnungsfähig: 315, 402 – 403, 680, 681, 682, 683, 685, 691

Beschluss BÄK: Siehe unter Nr. 682

Tipp: Eventuell zusätzlich Leistung nach Nr. 695 abrechnen.

685	**Duodeno-/Jejunoskopie – gegebenenfalls einschließlich einer vorausgegangenen Ösophago-/Gastro-/Bulboskopie, Probeexzision und/oder Probepunktion –**	**1350** 78,69	180,98 275,41

Ausschluss: Neben Nr. 685 sind folgende Nrn. nicht abrechnungsfähig: 315, 402 – 403, 680, 681, 682, 683, 684, 691

Beschluss BÄK: Siehe unter Nr. 682

Tipp: Eventuell zusätzlich Leistung nach Nr. 695 abrechnen.

GOÄ-Nr.		Punktzahl 1fach	2,3 / *1,8 3,5 / *2,5
686	**Duodenoskopie mit Sondierung der Papilla Vateri zwecks Einbringung von Kontrastmittel und/oder Entnahme von Sekret – gegebenenfalls einschließlich Probeexzision und/oder Probepunktion –**	**1500** 87,43	201,09 306,01

Ausschluss: Neben Nr. 686 sind folgende Nrn. nicht abrechnungsfähig: 315, 370, 402 – 403, 684, 685, 692

Beschluss BÄK: Siehe unter Nr. 682

Kommentar: Die Gesamtleistung aus endoskopischer Sondierung, Kontrastmitteleinbringung und Röntgenuntersuchung wird als ERCP bezeichnet (endoskopisch-retrogarde Cholangio-Pankreatikographie) und ist mit Nr. 692 abzurechnen.

Tipp: Neben Nr 686 sind die Nrn. 5170, 695 abrechenbar.

687	**Hohe Koloskopie bis zum Coecum – gegebenenfalls einschließlich Probeexzision und/oder Probepunktion**	**1500** 87,43	201,09 306,01

Ausschluss: Neben Nr. 687 sind folgende Nrn. nicht abrechnungsfähig: 315, 402 – 403, 688 – 690

Beschluss BÄK: Siehe unter Nr. 682

Tipp: Eventuell zusätzlich Leistung nach Nr. 695 abrechnen.

688	**Partielle Koloskopie – gegebenenfalls einschließlich Rektoskopie, Probeexzision und/oder Probepunktion –**	**900** 52,46	120,65 183,60

Ausschluss: Neben Nr. 688 sind folgende Nrn. nicht abrechnungsfähig: 315, 402 – 403, 687, 689, 690

Beschluss BÄK: Siehe unter Nr. 682

689	**Sigmoidoskopie unter Einsatz vollflexibler optischer Instrumente – einschließlich Rektoskopie sowie gegebenenfalls einschließlich Probeexzision und/oder Probepunktion –**	**700** 40,80	93,84 142,80

Ausschluss: Neben Nr. 689 sind folgende Nrn. nicht abrechnungsfähig: 315, 402 – 403, 687, 688, 690, 691

Beschluss BÄK: Siehe unter Nr. 682

Tipp: Eventuell zusätzlich Leistung nach Nr. 695 abrechnen.

690	**Rektoskopie – gegebenenfalls einschließlich Probeexzision und/oder Probepunktion –**	**350** 20,40	46,92 71,40

Ausschluss: Neben Nr. 690 sind die folgenden Nrn. nicht abrechnungsfähig: 315, 402 – 403, 687, 688, 689

Tipp: Die Leistung nach Nr. 690 ist kombinierbar z.B. mit den Leistungen nach den Nrn. 696, 698 oder 705.

691	**Ösophago-/Gastro-/Bulboskopie mit nachfolgender Sklerosierung von Ösophagusvarizen – gegebenenfalls einschließlich Probeexzision und/oder Probepunktion**	**1400** 81,60	187,69 285,61

Ausschluss: Neben Nr. 691 sind folgende Nrn. nicht abrechnungsfähig: 315, 402 – 403, 680 – 686

692	**Duodenoskopie mit Sondierung der Papilla Vateri zwecks Einbringung von Kontrastmittel und/oder Entnahme von Sekret – gegebenenfalls einschließlich Probeexzision und/oder Probepunktion – mit Papillotomie (Hochfrequenzelektroschlinge) und Steinentfernung**	**1900** 110,75	254,72 387,61

Ausschluss: Neben der Nr. 692 sind folgende Nrn. nicht abrechnungsfähig: 315, 370, 402 – 403, 672, 680 – 686

GOÄ-Nr.		Punktzahl 1fach	2,3 / *1,8 3,5 / *2,5
692a	**Plazierung einer Drainage in den Gallen- oder Pankreasgang – zusätzlich zu einer Leistung nach den Nummern 685, 686 oder 692**	**400** 23,31	53,62 81,60
Tipp:	Die pH-Messsonden sind nach § 10 GOÄ als Auslagen berechnungsfähig.		
693	**Langzeit-pH-metrie des Ösophagus – einschließlich Sondeneinführung**	**300** 17,49	40,22 61,20
Ausschluss:	Neben Nr. 693 sind folgende Nrn. nicht abrechnungsfähig: 670 – 672, 680, 681		
Tipp:	Die pH-Messsonden sind nach § 10 GOÄ als Auslagen berechnungsfähig.		
694	**Manometrische Untersuchung des Ösophagus**	**500** 29,14	67,03 102,00
Ausschluss:	Neben Nr. 694 sind folgende Nrn. nicht abrechnungsfähig: 670 – 672, 680, 681		
695	**Entfernung eines oder mehrerer Polypen oder Schlingenbiopsie mittels Hochfrequenzelektroschlinge – gegebenenfalls einschließlich Probeexzision und/oder Probepunktion – zusätzlich zu den Nummern 682 bis 685 und 687 bis 689 –**	**400** 23,31	53,62 81,60
Kommentar:	Die Entfernung mehrerer Polypen kann nur einmal abgerechnet werden Wird allerdings mehrmals eine Schlingenbiopsie durchgeführt, kann die Nr. 695 mehrmals angesetzt werden. **Wezel-Liebold** rät: für den Fall, dass Polypen entfernt und auch Schlingenbiopsien entnommen werden, „...beträgt die Zahl der angesetzten Nrn. 695 = Anzahl der Schlingenbiopsien + 1...". Nach **Brück** ist die Leistung je Sitzung nur 1x berechnungsfähig.		
Tipp:	Bei ambulanter OP: Zuschlag nach Nr. 442 nicht vergessen.		
696	**Entfernung eines oder mehrerer Polypen oder Schlingenbiopsie mittels Hochfrequenzelektroschlinge – gegebenenfalls einschließlich Probeexzision und/oder Probepunktion – zusätzlich zu Nummer 690 –**	**200** 11,66	26,81 40,80
697	**Saugbiopsie des Dünndarms – gegebenenfalls einschließlich Röntgenkontrolle, Probeexzision und/oder Probepunktion –**	**400** 23,31	53,62 81,60
698	**Kryochirurgischer Eingriff im Enddarmbereich**	**200** 11,66	26,81 40,80
699	**Infrarotkoagulation im Enddarmbereich, je Sitzung**	**120** 6,99	16,09 24,48
700	**Laparoskopie (mit Anlegung eines Pneumoperitoneums) oder Nephroskopie – gegebenenfalls einschließlich Probeexzision und/oder Probepunktion –**	**800** 46,63	107,25 163,20
Ausschluss:	Neben Nr. 700 sind folgende Nrn. nicht abrechnungsfähig: 307, 315, 701, 1155, 1156, 1852		
Tipp:	Bei ambulanter OP: Zuschlag nach Nr. 444 nicht vergessen.		

GOÄ-Nr.		Punktzahl / 1fach	2,3 / *1,8 / 3,5 / *2,5
701	**Laparaskopie (mit Anlegung eines Pneumoperitoneums) mit intraabdominalem Eingriff – gegebenenfalls einschließlich Probeexzision und/oder Probepunktion**	**1050** / 61,20	140,76 / 214,21
Ausschluss:	Neben Nr. 701 ist folgende Nr. nicht abrechnungsfähig: 700		
Tipp:	Bei ambulanter OP: Zuschlag nach Nr. 444 nicht vergessen.		
703	**Ballonsondentamponade bei blutenden Ösophagus- und/oder Fundusvarizen**	**500** / 29,14	67,03 / 102,00
A 704	**Analtonometrie (analog Nr. 1791 GOÄ) – n. Verzeichnis analoger Bewertungen der Bundesärztekammer**	**148** / 8,63	19,84 / 30,19
705	**Proktoskopie**	**152** / 8,86	20,38 / 31,01
Ausschluss:	Neben Nr. 705 ist folgende Nr. nicht abrechnungsfähig: 766		
Kommentar:	Wird im Rahmen der Proktoskopie eine Licht- oder Laserkoagulation zur Beseitigung von Stenosen oder zur Blutstillung durchgeführt, so kann die Nr. 706 zusätzlich abgerechnet werden. Zu der Frage, ob die GOÄ Nr. 705 neben Nr. 764 berechnet werden kann, äußert sich **Brück** (GOÄ Nr. 764. Anm. 2)**:** „...Neben der Leistung nach Nr. 764 können...und die proktoskopische Untersuchung nach Nr. 705 abgerechnet werden, wenn die Leistung aufgrund eigenständiger diagnostischer Indikationen neben der Verödungsleistung erforderlich waren. Dagegen ist die Proktoskopie als reine Hilfsleistung bei der Durchführung der Sklerosierungsbehandlung nich berechnungsfähig...“		
Tipp:	Neben Nr. 705 ist die Nr. 690 (bei Erstuntersuchung) abrechenbar. Ggf. auch Nr. 11 berechnen.		
706	**Licht- oder Laserkoagulation(en) zur Beseitigung von Stenosen oder zur Blutstillung bei endoskopischen Eingriffen, je Sitzung**	**600** / 34,97	80,44 / 122,40
Kommentar:	Je Sitzung nur 1x berechnungsfähig. Je Sitzung mehrere Koagulationen/verschiedene Orte mit höherem Multiplikator abrechnen.		
Rechtsprechung:	Siehe Urteil unter GOÄ Nr. 1778		
Analog:	Nr. 706 kann analog für alle endoskopisch geführten Lasereinsätze berechnet werden.		
706 analog	**Ballondilatation einer Pankreasgangstenose – (analog Nr. 706 GOÄ) – n. Empfehlung von Analog Ziffern der PVS**	**600** / 34,97	80,44 / 122,40
A 707	**Endoskopie des oberen und unteren Gastrointestinaltraktes – (analog Nr. 684 GOÄ (1200 Pkt.) + Nr. 687 GOÄ (1500 Punkte) = 2700 Punkte – n. Verzeichnis analoger Bewertungen der Bundesärztekammer**	**2700** / 157,38	361,96 / 550,81
Beschluss BÄK:	**Der Zentrale Konsultationnsausschuss für Gebührenordnunngsfragen bei der Bundesärztekammer hat am 8. März 2005 folgenden Beschluss zur Abrechnung der Kapselendoskopie nach GOÄ gefasst:** Analog Nr. 684 GOÄ (1200 P.) + 687 GOÄ (1500 P.) = 2700 P. Voraussetzung für das Erbringen der Kapselendoskopie ist die Gebietsbezeichung Facharzt/Fachärztin für Innere Medizin mit Schwerpunkt Gastroenterologie. Der Zeitaufwand für die Auswertung der Videodokumentation beträgt durchschnittlich zwei Stunden. Ist er im konkreten Fall deutlich niedriger oder deutlich höher, ist dies beim Ansatz des Steigerungsfaktors zu berücksichtigen.		

GOÄ-Nr.		Punktzahl 1fach	2,3 / *1,8 3,5 / *2,5

Fachliche Qualifikation zur Erbringung des Kapselendoskopie (A 707)
Voraussetzung für das Erbringen der Kapselendoskopie ist die Gebietsbezeichung Facharzt/Fachärztin für Innere Medizin mit Schwerpunkt Gastroenterologie (zukünftig Facharzt/Fachärztin für Innere Medizin und Schwerpunkt Gastroenterologie). Ein Arzt oder eine Ärztin, der/die im Rahmen ihrer bisherigen Tätigkeit Kapselendoskopien durchgeführt hat, darf diese Leistungen auch weiterhin erbringen und abrechnen, sofern die für das Erbringen der Kapselendoskopie notwendige fachliche Qualifikation nach der jeweils geltenden Weiterbildungsordnung, insbesondere eingehende Kenntnisse und Erfahrungen mit endoskopischen Verfahren des Gastrointestinaltraktes nachgewiesen wird.

Kommentar: Die Empfehlungen des Zentralen Konsultationsauschusses der BÄK lassen sich wie folgt zusammenfassen:
Zur Bewertung der A 707 wurden in Analogie die Nummern 684 GOÄ plus 687 GOÄ (insgesamt 2 700 Punkte) herangezogen. Neben diesen sind keine weiteren Gebührenpositionen für die technische Ausstattung ansetzbar. Sowohl die Ausstattung als auch die digitale Dokumentation und eine eventuelle Archivierung sind mit der Gebührenposition A 707 abgegolten und können nicht zusätzlich berechnet werden. Die Auslagen für die Kapsel (Einmalartikel) können nach § 10 GOÄ zusätzlich in Rechnung gestellt werden.

714	**Neurokinesiologische Diagnostik nach Vojta (Lagereflexe) sowie Prüfung des zerebellaren Gleichgewichtes und der Statomotorik**	**180** 10,49	24,13 36,72

Kommentar: Vojta-Diagnostik beinhaltet

- Lagereaktionen im Säuglingsalter und darüber hinaus zur Verlaufskontrolle bei pathologischer Entwicklung
- Traktionsversuch
- Kopfabhangversuch nach Peiper-Isbert
- Kopfabhangversuch nach Collis
- Horizontalabhangversuch nach Collis
- Landau-Reaktion
- Axillarhängeversuch

714 analog	**kontinuierliche Körperlagebestimmung mittels Lagesensoren (s. Leistungskomplex Schlaflabor) – n. Beschluss des Gebührenordnungsauschusses der BÄK**	**180** 10,49	24,13 36,72
715	**Prüfung der kindlichen Entwicklung bezüglich der Grobmotorik, der Feinmotorik, der Sprache und des sozialen Verhaltens nach standardisierten Skalen mit Dokumentation des entsprechenden Entwicklungsstandes**	**220** 12,82	29,49 44,88

Neben der Leistung nach Nummer 715 sind die Leistungen nach den Nummern 8 und 26 nicht berechnungsfähig.

Ausschluss: Neben Nr. 715 sind folgende Nrn. nicht abrechnungsfähig: 8, 26, 800, 801, 856, 1555

716	**Prüfung der funktionellen Entwicklung bei einem Säugling oder Kleinkind (z.B. Bewegungs- und Wahrnehmungsvermögen) nach standardisierten Methoden mit Dokumentation des entsprechenden Entwicklungsstandes, je Untersuchungsgang**	**69** 4,02	9,25 14,08

Ausschluss: Neben Nr. 716 sind folgende Nrn. nicht abrechnungsfähig: 718, 725, 800, 801, 856, 857

Kommentar: Siehe Höchstwert-Bestimmung nach 718.
Nach der Nr. 716 können drei Untersuchungen jeweils einzeln abgerechnet werden. Kommt es zu einer vierten Prüfung, so muss statt des mehrmaligen Ansatzes der Nr. 716 die Nr. 718 abgerechnet werden.

GOÄ-Nr.		Punktzahl / 1fach	2,3 / *1,8 / 3,5 / *2,5
717	**Prüfung der funktionellen Entwicklung bei einem Kleinkind (z.B. Sprechvermögen, Sprachverständnis, Sozialverhalten) nach standardisierten Methoden mit Dokumentation des entsprechenden Entwicklungsstandes, je Untersuchungsgang**	**110** / 6,41	14,75 / 22,44

Ausschluss: Neben Nr. 717 sind folgende Nrn. nicht abrechnungsfähig: 718, 800, 801, 856, 857, 1555

Kommentar: Siehe Höchstwert-Bestimmung nach 718.
Nach der Nr. 717 können nur zwei Prüfungen einzeln abgerechnet werden.
Kommt eine dritte Prüfung hinzu, so muß statt des zweimaligen Ansatzes der Nr. 717 der Höchstwert nach Nr. 718 abgerechnet werden.

718	**Höchstwert für die Untersuchungen nach den Nummern 716 und 717, auch bei deren Nebeneinanderberechnung**	**251** / 14,63	33,65 / 51,21

Bei Berechnung des Höchstwertes sind die Arten der Untersuchungen anzugeben.

Ausschluss: Neben Nr. 718 sind folgende Nrn. nicht abrechnungsfähig: 716, 717, 800, 801, 856

Kommentar: Nach der Nr. 716 können drei Untersuchungen jeweils einzeln abgerechnet werden. Kommt es zu einer vierten Prüfung, so muß statt des mehrmaligen Ansatzes der Nr. 716 die Nr. 718 abgerechnet werden.
Nach der Nr. 717 können nur zwei Prüfungen einzeln abgerechnet werden. Kommt eine dritte Prüfung hinzu, so muß statt des zweimaligen Ansatzes der Nr. 717 der Höchstwert nach Nr. 718 abgerechnet werden.

719	**Funktionelle Entwicklungstherapie bei Ausfallerscheinungen in der Motorik, im Sprachbereich und/oder Sozialverhalten, als Einzelbehandlung, Dauer mindestens 45 Minuten**	**251** / 14,63	33,65 / 51,21

Ausschluss: Neben Nr. 719 sind folgende Nrn. nicht abrechnungsfähig: 725, 726

725*	**Systematische sensomotorische Entwicklungs- und Übungsbehandlung von Ausfallerscheinungen am Zentralnervensystem als zeitaufwendige Einzelbehandlung – gegebenenfalls einschließlich individueller Beratung der Betreuungsperson –, Dauer mindestens 45 Minuten**	**300** / 17,49	31,48 / 43,72

Neben der Leistung nach Nummer 725 sind die Leistungen nach den Nummern 505 bis 527, 535 bis 555, 719, 806, 846, 847, 849, 1559 und 1560 nicht berechnungsfähig.

Ausschluss: Neben Nr. 725 sind folgende Nrn. nicht abrechnungsfähig: 505 – 510, 514 – 516, 518, 520, 521, 523, 525 – 527, 535, 536, 538, 539, 548, 549, 551 – 555, 719, 806, 846, 847, 849, 1559, 1560

IGeL: Analoger Ansatz für die Heileurythmie.

726*	**Systematische sensomotorische Behandlung von zentralbedingten Sprachstörungen – einschließlich aller dazugehörender psychotherapeutischer, atemgymnastischer, physikalischer und sedierender Maßnahmen sowie gegebenenfalls auch Dämmerschlaf – als zeitaufwendige Einzelbehandlung, Dauer mindestens 45 Minuten**	**300** / 17,49	31,48 / 43,72

Neben der Leistung nach Nummer 726 sind die Leistungen nach den Nummern 719, 849, 1559 und 1560 nicht berechnungsfähig.
Die Leistung nach Nummer 726 ist neben der Leistung nach Nummer 725 an demselben Tage nur berechnungsfähig, wenn beide Behandlungen zeitlich getrennt voneinander mit einer Dauer von jeweils mindestens 45 Minuten erbracht werden.

Ausschluss: Neben Nr. 726 sind folgende Nrn. nicht abrechnungsfähig: 719, 849, 1559, 1560

Analog: Die Nr. 726* findet analog Anwendung für Bobath.

IGeL – Dermatologie

Dermatologen, die nicht sicher sind, was in ihrem Fachgebiet angeboten werden kann, sollten z.B. auf das folgende dermatologische Angebot schauen und sich Anregungen holen.

Individuelle Gesundheitsleistungen einer dermatologischen Praxis z.B.:

- Entfernung von Milien
- operative Entfernung von Xanthelasmen im Lidbereich
- Entfernung von reizlosen Fibromen
- Entfernung von Angiomen, erweiterten Blutgefäßen
- Entfernung von harmlosen Alterspigmentflecken oder Alterswarzen
- operative Entfernung gutartiger Hauterscheinungen (z.B. Naevi), die kosmetisch störend sind
- Verödung von Besenreiservarizen
- medizinisch-kosmetische Behandlung (mit oder ohne Fruchtsäure)
- Epilation nicht krankhaft verstärkten Haarwuchses
- vorbeugende UV-Konditionierung vor dem Urlaub oder vorbeugende Lichtbestrahlung bei Sonnenallergie
- Ausschluss von Amalgam-Allergien ohne verdächtige Allergieanamnese
- Berufseignungstests
- Erstellung einer Haarwurzelanalyse ohne Krankheitssymptome
- oberflächliches intensives „Chemical Peeling" mit Fruchtsäuren
- Hyaluronsäure-Unterspritzung von Gesichtsfalten
- Botulinumtoxin A – Behandlung zur Korrektur mimischer Gesichtsfalten und zur Therapie von übermäßiger axillärer Schweißbildung
- medizinische Fuß- und Nagelbehandlung
- Narbenkorrektur ohne Funktionsbehinderung
- medizinische Beratung vor Urlaubsreisen (Impfberatung, Lichtschutz)
- Eigenblutbehandlung
- Fotodokumentation von Hauterscheinungen
- Anlegen einer Nagelspange bei eingewachsenen Nägeln
- Gesichtsmassage bei Rosacae und Couperose
- Hautscreening
- Akupunktur
- Vitamin-B-Komplex-Spritzen (i.v.)
- Haut- und Phototypbestimmung mit Kosmetikberatung
- „Anti-Aging"-Beratung
- Abdeckanleitung und dekorative Kosmetik für Problemhaut
- photodynamische Therapie von aktinischen Praekanzerosen und oberflächlichen Basaliomen
- wassergefilterte Infrarot A-Therapie von Warzen und Unterschenkelgeschwüren
- Lasertherapie zur Entfernung von gutartigen Neubildungen, erweiterten Blutgefäßen, Besenreiservarizen, Tätowierungen und zur Haarentfernung
- sterile Ohrlöcher

Akne-Behandlung auf Wunsch des Patienten (nicht im Rahmen der GKV-Leistung)

GOÄ Nr.	Kurzlegende	1fach €	*1,8/2,3fach €
3	Eingehende Beratung (mind. 10 Min.) – nicht neben Sonderleistungen	8,74	**20,11**
1	Beratung	4,66 €	**10,73**
5	Symptombezogene Untersuchung	4,66	**10,73**
520*	Teilmassage	2,62	**4,72**
530*	Kalt- oder Heißpackungen, heiße Rolle je Sitzung	2,04	**3,67**
758*	Stichel, Öffnen, Ausquetschen von Aknepusteln, je Sitzung	4,37	**10,06**

Allergietestung auf Patientenwunsch

GOÄ Nr.	Kurzlegende	1fach €	2,3fach €
3	Eingehende Beratung (mind. 10 Min.) – nicht neben Sonderleistungen	8,74	**20,11**
1	Beratung	4,66 €	**10,73**
5	Symptombezogene Untersuchung	4,66	**10,73**
385	Pricktest, je Test (1. – 20. Test)	2,62	**6,03**
386	Pricktest, je Test (21. – 40. Test)	1,75	**4,02**
387	Pricktest, je Test (41. – 80. Test)	1,17	**2,68**
70	Ärztliche Bescheinigung	2,33	**5,36**
3891*	Einzelallergentest (RAST), bis zu 10 Tests, je Allergen	14,57	**16,76****

** = 1,15facher Satz

Ggf. weiterführende Untersuchungen:

GOÄ Nr.	Kurzlegende	1fach €	2,3fach €
380	Epikutantest (1. – 30. Test) je Test	1,75	**4,02**
381	Epikutantest (31. – 50. Test) je Test	1,17	**2,68**
382	Epikutantest (51. – 100. Test) je Test	0,87	**2,01**

Hauttypberatung

GOÄ Nr.	Kurzlegende	1fach €	*1,8/2,3fach€
3	Eingehende Beratung (mind. 10 Min.) – nicht neben Sonderleistungen	8,74	**20,11**
1	Beratung	4,66	**10,73**
5	SymptombezogeneUntersuchung	4,66	**10,73**
760*	Alkaliresistenzbestimmung	7,05	**12,69**

Naevus-Screening

GOÄ Nr.	Kurzlegende	1 fach €	2,3fach €
3	Eingehende Beratung (mind. 10 Min.) – nicht neben Sonderleistungen	8,74	**20,11**
1	Beratung	4,66	**10,73**
7	Untersuchung Haut	9,33	**21,45**
750	Auflichtmikroskopie der Haut – nicht neben Nr. 612 analog	6,99	**16,09**
612* **analog**	Videodokumentation v. Muttermalen – analog – n.n. Nr. 750	44,15	**79,42**

Testung auf Kosmetika

GOÄ Nr.	Kurzlegende	1fach €	*1,8/2,3fach €
3	Eingehende Beratung (mind. 10 Min.) – nicht neben Sonderleistungen	8,74	**20,11**
1	Beratung	4,66	**10,73**
5	SymptombezogeneUntersuchung	4,66	**10,73**
380	Epikutantest (1 .–30. Test) je Test	1,75	**4,02**

UV-Bestrahlung

z.B. zur Prophylaxe vor Sonnenexposition

GOÄ Nr.	Kurzlegende	1fach €	*1,8/2,3fach €
3	Eingehende Beratung (mind. 10 Min.) – nicht neben Sonderleistungen	8,74	**20,11**
1	Beratung	4,66	**10,73**
7	Untersuchung Haut	9,33	**21,45**
560*	UV- Behandlung, je Sitzung	1,81	**3,25**

GOÄ Nr.	Kurzlegende	1fach €	*1,8/2,3fach €
561*	Reizbehandlung eines umschriebenen Hautbezirkes mit UV-Licht	1,81	**3,25**
562*	Reizbehandlung mehrerer umschriebenen Hautbezirkes mit UV-Licht in einer Sitzung	2,68	**4,83**

Androgenetischen Alopezie bei Männern

Behandlung der androgenetischen Alopezie bei Männern (Glatzenbehandlung) z.B. mit Nicht-GKV-Arzneimitteln (z.B. Propecia)

GOÄ Nr.	Kurzlegende	1fach €	*1,8/2,3fach €
3	Eingehende Beratung (mind. 10 Min.) – nicht neben Sonderleistungen	8,74	**20,11**
5	Symptombezogene Untersuchung	4,66	**10,73**
7	Untersuchung Haut – Dokumentation von ev. Nebenwirkungen	9,33	**21,45**
8	Ganzkörperstatus – Dokumentation von ev. Nebenwirkungen	15,15	**34,86**
612*	Digitale Analyse – epiluminiszenz unterstützte Trichogramm-Analyse – **analog**	44,12	**79,42**
4860	Trichogramm *Ggf. Kontrolluntersuchungen nach einigen Monaten – bei Trichophotogramm höherer Steigerungssatz + Sachkosten der Photodokumentation nach § 10 berechenbar*	9,33	**16,79****

** = 1,15facher Satz

740 Kryotherapie der Haut, je Sitzung

71 9,52
4,14 14,48

GOÄ-Ratgeber der BÄK: ► **Kryotherapie und Lokalanästhesie der Haut mittels Kälteapplikation**
Dr. med. Stefan Gorlas – (in: Deutsches Ärzteblatt 109, Heft 5 (03.02.2012), S. A-230) – http://www.bundesaerztekammer.de/page.asp?his=1.108.4144.4257.10047
Dr. Gorlas führt aus: „„...Die Oberflächenanästhesie der Haut ist auch als Kälteanästhesie („Vereisung") – ebenso wie das Auftropfen eines Lokalanästhetikums auf die Bindehaut und Hornhaut – nicht gesondert berechnungsfähig, sondern in der Berechnung der Hauptleistung enthalten...."

Kommentar: Die Bundesärztekammer führt in ihren Auslegungen der GOÄ zu dieser Leistung aus: „...Für die ‚kryochirurgische Behandlung von Präkanzerosen der Haut' ist aus unserer Sicht die Nr. 740 mit der nur einmaligen Berechenbarkeit ‚je Sitzung' dann anzuwenden, wenn die Therapie durch Applikation von flüssigem Stickstoff erfolgt.
Die Beseitigung einzelner Präkanzerosen der Haut durch Anästhesie und mit den Voraussetzungen der apparativen Kryochirurgie ist dagegen nach Nr. 757 pro Präkanzerose, bei mehreren Sitzungen allerdings auch nur einmal pro Präkanzerose berechenbar..."

Tipp: Kosten für Flüssiggas gemäß § 10 GOÄ berechenbar.

741 Verschorfung mit heißer Luft oder heißen Dämpfen, je Sitzung

76 10,19
4,43 15,50

IGeL: Kosmetische Epilation, siehe auch Nrn. 742, 1323.

742 Epilation von Haaren im Gesicht durch Elektrokoagulation bei generalisiertem krankhaften Haarwuchs infolge Endokrinopathie (z.B. Hirsutismus), je Sitzung

165 22,12
9,62 33,66

Kommentar: Die Leistung der Nr. 742 ist nur erfüllt bei generalisiertem krankhaften Haarwuchs und Durchführung der Epilation mittels Elektrokoagulation,

- Epilation außerhalb des Gesichtes (z.B. an Beinen, Armen einer Frau) analog nach Nr. 742
- Epilation elektrolytisch von Wimpern Nr. 1323
- Epilation mechanisch, nicht berechnungsfähig

GOÄ-Nr.		Punktzahl / 1fach	2,3 / *1,8 / 3,5 / *2,5
742 analog	**Epilation von Haaren – (analog Nr. 742 GOÄ) – n. Empfehlung von Analog Ziffern der PVS**	**165** / 9,62	22,12 / 33,66

743 **Schleifen und Schmirgeln und/oder Fräsen von Bezirken der Haut oder der Nägel, je Sitzung** — **75** / 4,37 — 10,05 / 15,30

Kommentar: Bei Leistungen an Haut **und** Nägeln kann die Leistung nach Nr. 743 insgesamt 2x berechnet werden.

IGeL: Analog abrechenbar für oberflächliches chemisches Peeling aus rein kosmetischen Gründen.

744 **Stanzen der Haut, je Sitzung** — **80** / 4,66 — 10,72 / 16,32

745 **Auskratzen von Wundgranulationen oder Entfernung von jeweils bis zu drei Warzen mit dem scharfen Löffel** — **46** / 2,68 — 6,17 / 9,38

Ausschluss: Neben Nr. 745 ist folgende Nr. nicht abrechnungsfähig: 200

Analog: Nr. 745 für die Warzenentfernung durch Kauterisation oder durch chemische Verfahren analog ansetzen

Tipp: Operative Warzenentfernung nach Nr. 2403 berechnen.

745 analog **chemisch oder kaustische Warzenentfernung – (analog Nr. 745 GOÄ) – n. Empfehlung von Analog Ziffern der PVS** — **46** / 2,68 — 6,17 / 9,38

746 **Elektrolyse oder Kauterisation, als selbstständige Leistung** — **46** / 2,68 — 6,17 / 9,38

Kommentar: Der Begriff „als selbstständige Leistung“ in der Legende weist darauf hin, dass diese Leistung nur abrechnungsfähig ist, wenn sie als primäre selbstständige Leistung, z.B. zur Entfernung von Fibromen, Naevi oder Warzen angewendet wird.
Werden allerdings im Rahmen von anderen Eingriffen die in der Legende beschriebenen Leistungen erbracht, so können sie, da sie dann eine unselbstständige Teilleistung sind, nicht abgerechnet werden.

Auf einen Blick: **Spezielle Kauterisationen**

Kauterisation an Portio u./o. Zerix	Nr. 1083
Kauterisation der Tränenwege	Nr. 1293
Kauterisation im Naseninneren	Nr. 1429
Kauterisation Kehlkopf	Nr. 1527
Kauterisation Gehörgang oder Paukenhöhle	Nr. 1580

747 **Setzen von Schröpfköpfen, Blutegeln oder Anwendung von Saugapparaten, je Sitzung** — **44** / 2,56 — 5,90 / 8,98

Ausschluss: Neben Nr. 747 ist folgende Nr. nicht abrechnungsfähig: 551

748 **Hautdrainage** — **76** / 4,43 — 10,19 / 15,50

Kommentar: Mit der Legende sind Drainagen von Ödemen im Subkutan-Gewebe, nicht aber die nach OP angelegten Wund-(Redon-)Drainagen gemeint.

GOÄ-Nr.		Punktzahl 1fach	2,3 / *1,8 3,5 / *2,5

750 **Auflichtmikroskopie der Haut (Dermatoskopie), je Sitzung** **120** 16,09 / 6,99 24,48

GOÄ-Ratgeber der BÄK: ► **Liquidation des Hautkrebs-Screenings – und Digitale Diagnostik: Neue Leistungen auf dem Weg zur Analogbewertung – siehe bei Nr. 612* analog**

Beschluss BÄK: Siehe auch Beschluss der BÄK bei Nr. 612 analog.

Kommentar: Gemäß Beschluss der Bundesärztekammer (BÄK) ist die Videodokumentation von Muttermalen je Sitzung nach Nr. 612 A zu berechnen.
Die Abrechnung der Nrn. 750 und 612 A ist nebeneinander allerdings nicht möglilch.

IGeL: Betrachtung von Hautveränderungen jeglicher Art.

752 **Bestimmung des Elektrolytgehalts im Schweiß durch Widerstandsmessung – einschließlich Stimulation der Schweißsekretion –** **150** 20,11 / 8,74 30,60

Kommentar: Diese Leistung wird zur Diagnostik der Muskoviszidose angewandt.

755 **Hochtouriges Schleifen von Bezirken der Haut bei schweren Entstellungen durch Naevi, narbigen Restzuständen nach Akne vulgaris und ähnlichen Indikationen, je Sitzung** **240** 32,17 / 13,99 48,96

Kommentar: Unter ‚ähnliche Indikationen' fällt auch die Entfernung von sog. Schmucktätowierungen bei medizinisch-psychologischer Indikationsstellung.
Nur bei medizinisch-psychologischer Indikationsstellung sind diese Leistungen den Kassen gegenüber berechenbar.
Nr. 755 analog für timomechanische Schleifbehandlung.

755 analog **chemisches Peeling – (analog Nr. 755 GOÄ) – n. Empfehlung von Analog Ziffern der PVS** **240** 32,17 / 13,99 48,96

756 **Chemochirurgische Behandlung spitzer Kondylome, auch in mehreren Sitzungen** **121** 16,22 / 7,05 24,68

Ausschluss: Neben Nr. 756 sind folgende Nrn. nicht abrechnungsfähig: 200, 745

Kommentar: Der Leistungsumfang der Nr. 756 umfasst Somit ist Nr. 745 neben Nr. 756 nicht zusätzlich abrechenbar.
Nr. 756 ist erst abrechnungsfähig nach Beendigung der Behandlung. Bei Auftreten eines Rezidivs ist Nr. 756 wieder ansetzbar.
Nach dem Kommentar von **Hach** wird auch die Kryotherapie spitzer Kondylome bisher einvernehmlich mit Nr. 756 abgerechnet.
- Ätzung der spitzen Kondylome
- Entfernung, mechanisch

757 **Chemochirurgische Behandlung maligner Hauttumoren oder einer Präkanzerose** **150** 20,11 / 8,74 30,60

Kommentar: Die **Bundesärztekammer** führt in ihren Auslegungen der GOÄ zu dieser Leistung aus:
„...Für die ‚kryochirurgische Behandlung von Präkanzerosen der Haut' ist aus unserer Sicht die Nr. 740 mit der nur einmaligen Berechenbarkeit ‚je Sitzung' dann anzuwenden, wenn die Therapie durch Applikation von flüssigem Stickstoff erfolgt.
Die Beseitigung einzelner Präkanzerosen der Haut durch Anästhesie und mit den Voraussetzungen der apparativen Kryochirurgie ist dagegen nach Nr. 757 pro Präkanzerose, bei mehreren Sitzungen allerdings auch nur einmal pro Präkanzerose berechenbar..."
Die Mehrfachberechnung der Nr. 757 kann unzweifelhaft gegeben sein, wenn histologisch unterschiedliche Präkanzerosen behandelt werden.

GOÄ-Nr.		Punktzahl 1fach	2,3 / *1,8 3,5 / *2,5

Der Passus ‚einer Präkanzerose' kann auch nicht dahingehend ausgelegt werden, dass bei Auftreten einer histologisch gleichen Präkanzerose an mehreren Lokalisationen die Nr. 757 mehrfach abgerechnet werden kann.
Die Behandlung an mehreren Orten oder bei besonderer Ausdehnung wäre mit einem erhöhten Steigerungsfaktor zu berücksichtigen.

758 **Sticheln oder Öffnen und Ausquetschen von Aknepusteln, je Sitzung** — **75** / 4,37 — 10,05 / 15,30

Ausschluss: Neben Nr. 758 ist folgende Nr. nicht abrechnungsfähig: 200

Kommentar: Die Leistung nach Nr. 758 ist je Sitzung immer nur 1x berechenbar.
Die Leistungslegende zeigt 2 Methoden auf, die zum gleichen Ziel führen. Eine Kombination beider Methoden berechtigt nicht zur zweimaligen Berechnung.
Eine mechanische Behandlung der Akne durch Einreiben mit Cremes oder Sandpasten, Massieren und Abrubbeln der Pusteln ist keine berechnungsfähige Leistung.

Tipp: Zur Behandlung der Akne stehen an Leistungen zur Verfügung: Nrn. 741, 758, 523, 567, 209 und ggf. Nrn. 743 und 530. Mehrere dieser Leistungen sind auch nebeneinander abrechenbar.

759* **Bestimmung der Alkalineutralisationszeit** — **76** / 4,43 — 7,97 / 11,07

760* **Alkaliresistenzbestimmung (Tropfmethode)** — **121** / 7,05 — 12,69 / 17,63

Kommentar: Weitere Funktionstests:
- Bestimmung des Elektrolytgehalts
- Schweißtest im Rahmen der Mukoviszidose-Diagnostik Nr. 752
- Vegetative Funktionsdiagnostik Ninhydrin-Schweißtest Nr. 831

IGeL: Analog nach Nr. 760 z.B. Nirazingelb-Test, Nikotinsäure-Benzylester-Test oder Milchsäure-Stinging-Test abrechnen.

761* **UV-Erythemschwellenwertbestimmung – einschließlich Nachschau –** — **76** / 4,43 — 7,97 / 11,07

762 **Entleerung des Lymphödems an Arm oder Bein durch Abwicklung mit Gummischlauch** — **130** / 7,58 — 17,43 / 26,52

Kommentar: Die Leistung nach Nr. 762 ist eine manuelle Behandlung von Ödemen an einer Extremität. Werden mehrere Extremitäten behandelt, ist Nr. 762 entsprechend mehrfach abrechenbar.
Eine intermittierende apparative Kompressionstherapie an einer Extremität ist mit Nr. 525, an mehreren Extremitäten mit Nr. 526 abzurechnen.
Eine Kompression zur Herstellung einer Blutleere an einer Extremität während OP an dieser Extremität ist Bestandteil der entsprechenden OP-Leistung.

763 **Spaltung oberflächlich gelegener Venen an einer Extremität oder von Hämorrhoidalknoten mit Thrombus-Expressionen – gegebenenfalls einschließlich Naht –** — **148** / 8,63 — 19,84 / 30,19

GOÄ-Ratgeber der BÄK: ► Siehe auch bei GOÄ Nr. 764.

Tipp: Ggf. eine notwendige Lokalanästhesie nach Nrn. 490, 491 abrechnen.

GOÄ-Nr. | Punktzahl 1fach | 2,3 / *1,8 3,5 / *2,5

764 **Verödung (Sklerosierung) von Krampfadern oder Hämorrhoidalknoten, je Sitzung** **190** 11,07 25,47 38,76

GOÄ-Ratgeber der BÄK: ► **Hämorrhoidalchirurgie in der gültigen GOÄ** – Dr. med. Dipl.-Ök. Ursula Hofer (in: Deutsches Ärzteblatt 107, Heft 12 (26. März 2010), S. A-572)

Tabellarische Umsetzung des Beitrags von Dr. Hofer:

Operationsverfahren	GOÄ Nr.
Spaltung von Hämorrhoidalknoten mit Thrombusexpressionen	763
Hämorrhoiden ersten Grades durch Sklerosierung nach Blond oder Blanchard	764
Hämorrhoiden zweien Grades Ligatur nach Barron	766
Die Verfahren nach Nr. 764 und 766 können nebeneinander berechnet werden. Bei zusätzlicher Abtragung hypertropher zirkumanaler Hautfalten (Marisken) kann Nr. 765 GOÄ zusätzlich berechnet wedent	765
Exzisionen von Hämorrhoidalknoten – auch wiederholt – oder mit Eingriffen bei Hämorrhoiden ersten (Nr. 764) und zweiten Grades (Nr. 766) kombiniert	3240
Analprolaps-Operation nach Longo mit dem Zircularstapler techn. modifiziert nache Koblandin – Stapler können bei ambulanter Operation nach § 10 in Rechnung gestellt werden.	3241
plastische Rekonstruktion des Analkanals nach Fansler-Arnold oder Parks	3241
operative Vorgehen bei prolabierenden Hämorrhoiden mit und ohne Analprolaps – Segmentale Resektionen nach Milligan-Morgan oder Ferguson	3241

Die noch in Kommentaren erwähnte Operation nach Langenbeck ist schon lange obsolet.

Kommentar: Bei der Verödung von Hämorrhoidalknoten sind die erforderliche rektale digitale Austastung nach Nr. 11 vor dem Eingriff und die ggf. erforderliche Proktoskopie nach Nr. 705 zusätzlich berechnungsfähig.

Tipp:

- Mehrfach ist die Nr. 764 nur dann berechnungsfähig, wenn in einer Sitzung sowohl Krampfadern als auch Hämorrhoiden verödet werden.
- Wenn weiter Leistungen erforderlich sind, können diese GOÄ Nrn. **zusätzlich abgerechnet** werden z.B.:

Lokalanästhesie	**Nrn. 490, 491**
Digitale Untersuchung	**Nr. 11**
Rektoskopie	**Nr. 690**
Proktoskopie	**Nr. 705**
Ligaturbehandlung	**Nr. 766**
Spaltung von Hämorrhoidalknoten	**Nr. 763**
Kryochirurgischer Eingriff im Enddarmbereich	**Nr. 698**
Infrarotkoagulation im Enddarmbereich	**Nr. 699**
OP der Hämorrhoidalknoten	**Nr. 3240**
Peranale Operative Entfernung einer Mastdarmgeschwulst	**Nr. 3226**
Hohe intraanale Exzision von Hämorrhoidalknoten	**Nr. 3241**

- Wird ein Komprssionsverband angelegt, kann dieser nach Nr. 204 zusätzlich abgerechet werden.

IGeL: Entfernung von Besenreiser-Varizen

765 **Operative Entfernung hypertropher zirkumanaler Hautfalten (Marisquen)** **280** 16,32 37,54 57,12

GOÄ-Ratgeber der BÄK: ► Siehe unter GOÄ Nr. 764.

Kommentar: Wenn weitere Leistungen erforderlich sind, können diese abgerechnet werden z.B.

- Exzision perianale Thrombose (operative Entfernung) Nr. 765
- Inzision (Spaltung) perianale Thrombose Nr. 763
- OP von Hämorrhoidalknoten Nr. 3240
- Hohe intraanale Exzision nach Milligan-Morgan von Hämorrhoidalknoten Nr. 3241

GOÄ-Nr.		Punktzahl 1fach	2,3 / *1,8 3,5 / *2,5

Tipp: Bei ambulanter OP: Zuschlag nach Nr. 442 nicht vergessen!

766 **Ligaturbehandlung von Hämorrhoiden einschließlich Proktoskopie, je Sitzung** **225** 30,16 / 13,11 45,90

GOÄ-Ratgeber der BÄK: ► Siehe unter GOÄ Nr. 764.

Kommentar: Neben Nr. 766 ist eine Proktoskopie nach Nr. 705 nicht abrechnungsfähig, da in der Leistungslegende von „einschließlich Proktoskopie" gesprochen wird.

Tipp: Eine Digital-Untersuchung nach Nr. 411 als auch eine Rektoskopie nach Nr. 690 sind, wenn diagnostisch indiziert, neben Nr. 766 zusätzlich abrechenbar.
Werden in einer Sitzung Hämorrhoiden teils ligiert, teils verödet so sind beide Leistungen nebeneinander berechnungsfähig.

768 **Ätzung im Enddarmbereich, als selbständige Leistung** **50** 6,70 / 2,91 10,20

770 **Ausräumung des Mastdarms mit der Hand** **140** 18,77 / 8,16 28,56

Ausschluss: Neben Nr. 770 ist folgende Nr. nicht abrechnungsfähig: 11

780 **Apparative Dehnung (Sprengung) eines Kardiospasmus** **242** 32,44 / 14,11 49,37

Ausschluss: Neben Nr. 780 sind die folgenden Nrn. nicht abrechnungsfähig: 680, 681, 691, 781

780 analog **Dilatation Anastomosenstenose i. Verbindung mit Endoskopie – (analog Nr. 780 GOÄ) – n. Empfehlung von Analog Ziffern der PVS** **242** 32,44 / 14,11 49,37

781 **Bougierung der Speiseröhre, je Sitzung** **76** 10,19 / 4,43 15,50

Ausschluss: Neben Nr. 781 sind die folgenden Nrn. nicht abrechnungsfähig: 680, 681, 691, 780

784 **Erstanlegen einer externen Medikamentenpumpe – einschließlich Einstellung sowie Beratung und Schulung des Patienten – gegebenenfalls in mehreren Sitzungen –** **275** 36,87 / 16,03 56,10

Beschluss BÄK: **Beschluss des Gebührenordnungsausschusses der BÄK in seiner 4. Sitzung (Amtsperiode 2011/2015) am 19. März 2012 – Dtsch. Arztebl 2012; 109(19): A-987/B-851/C-843:**
Keine Abrechnung der Nr. 784 GOÄ analog für die Nutzung einer Medikamentenpumpe (Verabreichung von Narkose-unabhängigen Medikamenten, z. B. Arterenol®) während einer Anästhesie
Die Verabreichung von narkosenunabhängigen Medikamenten, z. B. Arterenol®, während einer Anästhesie mittels einer Medikamentenpumpe ist nicht nach Nr. 784 GOÄ analog („Erstanlegen einer externen Medikamentenpumpe – einschließlich Einstellung sowie Beratung und Schulung des Patienten – gegebenenfalls in mehreren Sitzungen", 275 Punkte) berechnungsfähig, insbesondere weil wesentliche Leistungsinhalte (Beratung und Schulung des Patienten) dieser Gebührenposition bei einem narkotisierten Patienten naturgemäß nicht erbracht werden können. Dieser Mangel kann auch durch den Ansatz eines niedrigen Gebührensatzes nicht geheilt werden.
Die Abrechnung hat über die Nr. 261 GOÄ („Einbringung von Arzneimitteln in einen parenteralen Katheter") zu erfolgen. Beachte auch Satz 2 der Abrechnungsbestimmung zu Nr. 261 GOÄ: „*Wird die Leistung nach Nummer 261 im Zusammenhang mit einer Anästhesie/Narkose berechnet, ist das Medikament in der Rechnung anzugeben.*"

GOÄ-Ratgeber der BÄK: ► **Schmerztherapieleistungen neben Anästhesieleistungen, PCA-Pumpe**
Dr. med. Beate Heck in: Deutsches Ärzteblatt 106, Heft 9 (27.02.2009), S. A-428 – www.bundesaerztekammer.de/page.asp?his=1.108.4144.4257.7022
Dr. Heck führt aus: Bei länger andauernden Operation ist eine Intubationsnarkose bei nachlassender Wirkung einer Regionalanästhesie berechnungsfähig, da beide Anästhesieleistungen sich nicht auf denselben Zeit-

raum beziehen, sodass eine Nebeneinanderberechnung möglich ist. Die Zeiten der eingesetzten Verfahren Sollten in der Liquidation angegeben werden. Ähnlich zu beurteilen ist die Anlage eines Periduralkatheters zur postoperativen Schmerztherapie vor einer Intubationsnarkose.

„...Wird der Patient für die postoperative Schmerztherapie mit einer patientenkontrollierten Infusionspumpe (PCA-Pumpe) versorgt, kann die Anlage mit der Nr. 784 GOÄ abgegolten werden....“

Kommentar:
- Implantation eines subkutanen Medikamentenreservoirs Nr. 2421
- Auffüllen eines subkutanen Medikamentenreservoirs Nr. A 259
- subkutane Infusion Nr. 280
- Einbringen von Arzneimitteln in einen parenteralen Katheter Nr. 257

Eine externe Medikamentenpumpe ist indiziert bei Insulin-Behandlung, Hormonsubstitutionen oder Opiatanalgesie-Therapie.

785 **Anlage und Überwachung einer Peritonealdialyse einschließlich der ersten Sitzung** **330** 44,24 / 19,23 67,32

Kommentar: Die Spülflüssigkeit kann per Rezept zu Lasten des Patienten verordnet werden.

786 **Peritonealdialyse bei liegendem Katheter einschließlich Überwachung, jede (weitere) Sitzung** **55** 7,37 / 3,21 11,22

790 **Ärztliche Betreuung bei Hämodialyse als Training des Patienten und gegebenenfalls seines Dialysepartners zur Vorbereitung auf Heim- oder Limited-Care-Dialysen (auch als Hämofiltration), je Dialyse** **500** 67,03 / 29,14 102,00

Ausschluss: Neben Nr. 790 sind die folgenden Nrn. nicht abrechnungsfähig: 791 – 793, Leistungen nach den Abschnitten B und C (mit Ausnahme der Leistungen nach Nr. 50 in Verbindung mit einem Zuschlag nach E, F, G und/oder H), 3550, 3555, 3557, 3558, 3562.H1, 3565.H1, 3574, 3580.H1, 3584.H1, 3585.H1, 3587.H1, 3592.H1, 3594.H1, 3595.H1, 3620, 3680, 3761, 4381

Kommentar: Sonographische Untersuchungen des Dialyseshunts während der Dialyse nach den GOÄ Nrn. 790 bis 792 sind nicht abrechenbar – siehe offizielle Anmerkung zur Nr. 793.

790 analog **stat. Vorbereitung CAPD – (analog Nr. 790 GOÄ) – n. Empfehlung von Analog Ziffern der PVS** **500** 67,03 / 29,14 102,00

791 **Ärztliche Betreuung eines Patienten bei Hämodialyse als Heimdialyse oder Limited-Care-Dialyse, auch als Hämofiltration, je Dialyse** **320** 42,90 / 18,65 65,28

Ausschluss: Neben Nr. 791 sind die folgende Nrn. nicht abrechnungsfähig: 790, 792, 793, Leistungen nach den Abschnitten B und C (mit Ausnahme der Leistungen nach Nr. 50 in Verbindung mit einem Zuschlag nach E, F, G und/oder H), 3550, 3555, 3557, 3558, 3562.H1, 3565.H1, 3574, 3580.H1, 3584.H1, 3585.H1, 3587.H1, 3592.H1, 3594.H1, 3595.H1, 3620, 3680, 3761, 4381.

Beschluss BÄK: **Beschluss des Zentralen Konsultationsausschusses für Gebührenordnungsfragen bei der Bundesärztekammer**, veröffentlicht im DA, Heft 40 vom 8.10.1999; redaktionelle Korrektur Heft 3 vom 16.01.2004 – (Quelle: GOÄ-Datenbank http://www. blaek.de/)

Anwendung des Cell-Savers

Die Eigenständigkeit der ärztlichen Leistung bei der Anwendung des Cell-Savers wird übereinstimmend gesehen. Nr. 289 der alten GOÄ (Blutautotransfusion) fehlt in der neuen GOÄ.

Als angemessen wird die analoge Berechnung mit Nr. 791 GOÄ (Ärztliche Betreuung eines Patienten bei Heimdialyse) angesehen. Diese ist nur einmal je Sitzung, unabhängig von der Menge des zurückgewonnenen und retransfundierten Blutes, berechenbar.

Bei (seltenen) postoperativen Anwendungen ist die Berechnung einmal – unabhängig von der Dauer der postoperativen Anwendung – möglich.

Analog: Nr. 781 analog für die Anwendung des Cell-Savers (Beschluss des Zentralen Konsultationsausschusses der BÄK)

GOÄ-Nr.		Punktzahl / 1fach	2,3 / *1,8 / 3,5 / *2,5
791 analog	**Cell-Saver – (analog Nr. 791 GOÄ) – Beschluss des Zentralen Konsultationsausschusses f. Gebührenordnungsauschusses bei der BÄK**	**320** / 18,65	42,90 / 65,28
792	**Ärztliche Betreuung eines Patienten bei Hämodialyse als Zentrums- oder Praxisdialyse (auch als Feriendialyse) – auch als Hämofiltration auch als Hämofiltration oder bei Plasmapherese, je Dialyse bzw. Sitzung**	**440** / 25,65	58,99 / 89,76

Ausschluss: Neben Nr. 792 sind die folgende Nrn. nicht abrechnungsfähig: 790, 791, 793, Leistungen nach den Abschnitten B und C (mit Ausnahme der Leistungen nach Nr. 50 in Verbindung mit einem Zuschlag nach E, F, G und/oder H), 3550, 3555, 3557, 3558, 3562.H1, 3565.H1, 3574, 3580.H1, 3584.H1, 3585.H1, 3587.H1, 3592.H1, 3594.H1, 3595.H1, 3620, 3680, 3761, 4381

Beschluss BÄK: **Beschluss des Zentralen Konsultationsausschusses für Gebührenordnungsfragen bei der Bundesärztekammer zur Privatliquidation herzchirurgischer Leistungen**

Nr. 792 analog für die Anwendung des Cell-Savers

Die Eigenständigkeit der ärztlichen Leistung bei der Anwendung des Cell-Savers wird übereinstimmend gesehen.

Nr. 289 der alten GOÄ (Blutautotransfusion) fehlt in der neuen GOÄ.

Als angemessen wird die analoge Berechnung mit Nr. 791 GOÄ (Ärztliche Betreuung eines Patienten bei Heimdialyse) angesehen.

Diese ist nur einmal je Sitzung, unabhängig von der Menge des zurückgewonnenen und retransfundierten Blutes, berechenbar.

Bei (seltenen) postoperativen Anwendungen ist die Berechnung einmal – unabhängig von der Dauer der postoperativen Anwendung – möglich.

Kommentar: Neben Nr. 792 sind folgende Leistungen nicht berechnungsfähig, wenn sie im Zusammenhang mit der Dialyse erbracht werden:

Leistung nach den Abschnitten

- B (Grundleistungen und Allgemeine Leistungen) – Wichtige Ausnahme ist die Leistung nach Nr. 50 mit einem Zuschlag nach E, F, G und/oder H
- C (Nicht gebietsbezogene Sonderleistungen)

und folgende Laborleistungen:

3550* Blutbild und Blutbildbestandteile
3555* Calcium
3558* Natrium
3562.H1* Cholesterin
3565.H1* Triglyzeride
3574.H1* Proteinelektrophorese im Serum
3580.H1* Anorganisches Phosphat
3584.H1* Harnstoff (Harnstoff-N, BUN)
3585.H1* Kreatinin
3587.H1* Alkalische Phosphatase
3592.H1* Gamma-GT
3594.H1* GOT
3595.H1* GPT
3620* Eisen im Serum oder Plasma
3680* Differenzierung des Blutausstrichs, mikroskopisch
3761* Proteinelektrophorese im Urin
4381* HBs-Antigen

792 analog	**postoperat. Kontrolle von Herzunterstützungssystemen – (analog Nr. 792 GOÄ) – Beschluss des Zentralen Konsultationsausschusses f. Gebührenordnungsauschusses bei der BÄK**	**440** / 25,65	58,99 / 89,76

GOÄ-Nr.		Punktzahl / 1fach	2,3 / *1,8 / 3,5 / *2,5
793	**Ärztliche Betreuung eines Patienten bei kontinuierlicher ambulanter Peritonealdialyse (CAPD), je Tag**	**115** / 6,70	15,42 / 23,46

Der Leistungsinhalt der Nummern 790 bis 793 umfasst insbesondere die ständige Bereitschaft von Arzt und gegebenenfalls Dialysehilfspersonal, die regelmäßigen Beratungen und Untersuchungen des Patienten, die Anfertigung und Auswertung der Dialyseprotokolle sowie die regelmäßigen Besuche bei Heimdialyse-Patienten mit Gerätekontrollen im Abstand von mindestens drei Monaten.

Bei der Zentrums- und Praxisdialyse ist darüber hinaus die ständige Anwesenheit des Arztes während der Dialyse erforderlich.

Leistungen nach den Abschnitten B und C (mit Ausnahme der Leistung nach Nummer 50 in Verbindung mit einem Zuschlag nach den Buchstaben E, F, G und/oder H) sowie die Leistungen nach den Nummern 3550, 3555, 3557, 3558, 3562.H1, 3565.H1, 3574, 3580.H1, 3584.H1, 3585.H1, 3587.H1, 3592.H1, 3594.H1, 3595.H1, 3620, 3680, 3761 und 4381, die in ursächlichem Zusammenhang mit der Dialysebehandlung erbracht werden, sind nicht gesondert berechnungsfähig. Dies gilt auch für Auftragsleistungen.

Kommentar: Die Leistung kann je Tag berechnet werden und ist nicht abhängig von einem festgelegten, besonderen Betreuungsaufwand. In der Leistungslegende sind regelmäßige Besuche aufgeführt und Bestandteil der Leistung und damit gilt , dass „normale“ Besuche nach Nr. 50 nicht zusätzlich abrechenbar, ausgenommen sind aber dringende Besuche und Besuche am Wochenende und an Feiertagen, sowie zur Nacht.
Siehe auch Kommentar zu Nr. 792

A 795	**Kipptisch-Untersuchung mit kontinuierlicher EKG- und Blutdruckregistrierung (analog Nr. 648 GOÄ) – n. Verzeichnis analoger Bewertungen der Bundesärztekammer**	**605** / 35,26	81,11 / 123,42
A 796	**Ergometrische Funktionsprüfung mittels Fahrrad-/oder Laufbandergometer (physikalisch definierte und reproduzierbare Belastungsstufen), einschl. Dokumentation (analog Nr. 650)**	**152** / 8,86	20,38 / 31,01

G Neurologie, Psychiatrie und Psychotherapie

IGeL – Neurologie

Individuelle Gesundheitsleistungen für Nervenärzte

Vorsorge-Untersuchungen
- Fachbezogene Gesundheitsuntersuchung auf Wunsch des Patienten („Facharzt-Check")
- Doppler-Sonographie der hirnversorgenden Gefäße bei fehlenden anamnestischen oder klinischen Auffälligkeiten
- Braincheck zur Früherkennung bei Demenzen

Psychotherapeutische Angebote
- Psychotherapeutische Verfahren zur Selbsterfahrung ohne medizinische Indikation
- Stressbewältigung
- Selbstbehauptungstraining
- Entspannungsverfahren

Präventionsleistung
- Biofeedback-Behandlung
- Kunst- und Körpertherapien, auch als ergänzende Therapieverfahren
- Verhaltenstherapie bei Flugangst

Alternative Heilverfahren
- Akupunktur (z.B. zur Schmerzbehandlung)

Ärztliche Serviceleistungen
- Ärztliche Untersuchungen und Bescheinigungen außerhalb der kassenärztlichen Pflichten auf Wunsch des Patienten (z.B. Bescheinigung für den Besuch von Kindergarten, Schule oder Sportverein oder bei Reiserücktritt)
- Untersuchung zur Überprüfung des intellektuellen und psychosozialen Leistungsniveaus (z.B. Schullaufbahnberatung auf Wunsch der Eltern)
- Gruppenbehandlung bei Adipositas
- Raucherentwöhnung
- Durchführung psychometrischer Tests

Sonstige Wunschleistungen
- Medizinisch nicht indizierte Abklärungsdiagnostik im Rahmen der Beweissicherung nach Drittschädigung

Neuartige Untersuchungs- und Behandlungsverfahren
- Bright-light-Therapie der saisonalen Depression
- Apparative Schlafprofilanalyse zur Diagnostik von Schlafstörungen

Zahlreiche Neurologen besitzen den Facharzt für Neurologie und Psychiatrie oder den Titel. Nervenarzt und sind aus diesem Grunde auch im Fachgebiet der Psychiatrie tätig. Doppler-Sonographie der hirnversorgenden Gefäße bei fehlenden anamnestischen oder klinischen Auffälligkeiten – diese Untersuchung gehört zum Fachgebiet der Neurologie und in wenigen Fällen auch zum Leistungsangebot von Internisten.

Im Bereich der GKV sind Doppler-Sonographie und Duplex-Sonographie in Fällen, in denen weder anamnestische noch klinische Symptome oder Beschwerden auf eine Dauerstenose hinweisen, nicht Bestandteil des Leistungsumfanges. Die auf Wunsch des Patienten als individuelle Gesundheitsleistung durchgeführte **doppler-sonographische Untersuchung der hirnversorgenden Gefäße** bei Patienten,
- bei denen sich Schlaganfälle in der Familienanamnese befinden,
- die schlaganfallähnliche Symptome in der Anamnese aufweisen,
- bei denen eine Karotisstenose sonographisch festgestellt wurde,

hat im Rahmen der präventiven Medizin nur Vorteile.

Kontrolluntersuchungen auch in kürzeren Zeiträumen verbessern die Motivation zur Abstellung von Risikofaktoren – z.B. Alkohol, Bewegungsmangel, Ernährungsfehler und Rauchen – und verbessern auch die Compliance bei Hyperlipidämie und Hypertonie. Eine frühzeitige Feststellung

P. Hermanns, G. Filler, B. Roscher (Hrsg.), *GOÄ 2013*,
Erfolgskonzepte Praxis- & Krankenhaus-Management,
DOI 10.1007/978-3-642-29292-7_23, © Springer-Verlag Berlin Heidelberg 2013

von Karotisstenosen, die über 60% des Gefäßquerschnittes betreffen, können durch frühzeitige operative Maßnahmen zur Verhinderung von Schlaganfällen führen.

- Demenzielle Erkrankungen – Funktionelle Magnet-Resonanz-Tomographie zur Früherkennung (z.B. Morbus Alzheimer)
- Hirnleistungsstörungen – Hirnleistungs-Check mit Anwendung standardisierter Fragebogen („Brain-Check")

Doppler-sonographische Untersuchungen der hirnversorgenden Gefäßen

GOÄ Nr.	Kurzlegende	1 fach €	*1,8/2,3fach €
3	Eingehende Beratung (mind. 10 Min.) – nicht neben Sonderleistungen	8,74	**20,11**
5	Symptombezogene Untersuchung	4,66	**10,73**
800	Neurologische Untersuchung	11,37	**26,14**
645*	Doppler-Sonographie	37,89	**68,20**
649	Transkranielle Doppler-Sonographie	37,89	**68,20**

Brain-Check

GOÄ Nr.	Kurzlegende	1 fach €	2,3fach €
3	Eingehende Beratung (mind. 10 Min.) – nicht neben Sonderleistungen	8,74	**20,11**
1	Beratung	4,66	10,72
7	Untersuchung eines Organsystems	9,33	21,46
800	Neurologische Untersuchung	11,37	26,15
801	Psychiatrische Untersuchung	**14,57**	**33,51**
857	Orientierende Testuntersuchung	**6,76**	**15,55**

IGeL – Psychiatrie

Zahlreiche Psychiater besitzen den Facharzt für Neurologie und Psychiatrie oder den Titel Nervenarzt und sind aus diesem Grunde auch im Fachgebiet der Neurologie tätig. Als typische „IGeL-Leistungen" der Psychiatrie werden im Internet auf den Arztpages am häufigsten angegeben:

1. Kurse für Eltern und Angehörige von **Aufmerksamkeits-Defizit/hyperkinetischen Kindern**
2. **Beratung in Betreuungsfragen** (§ 1896 BGB)
3. Beratung in **Ehe- und Erziehungsfragen**
4. **Entspannungsverfahren** (Autogenes Training, Biofeedback)
5. **Gedächtnis-Sprechstunde** (klein. Untersuchung, apparat. Diagnostik, Test-Diagnostik)
6. Gesprächskreis für **Angehörige Altersdementer**
7. Gesprächskreis für **Angehörige psychisch Kranker**
8. **Gutachten** (Rentenverfahren, Versicherungen, Gerichte, Führerschein)
9. **Intelligenz- und Leistungstests** für Schule und Beruf (mit Beratung)
10. Konfliktberatung
11. **Krisenintervention bei Paar- und Familienkonflikten**
12. **Mediation und Coaching bei Mobbing** (Konflikte an Arbeitsplatz, Schule, Ausbildungsstätte)
13. Analytische **Psychotherapie** zur Selbsterfahrung ohne medizinische Indikation, Selbstbehauptung, Stressbewältigung
14. **Psychotherapeutische Angebote** (diese Angebote machen auch Allg. Mediziner, Internisten, Gynäkologen, Neurologen, Nervenärzten, ärztl. Psychotherapeuten) z.B. Selbstbehauptungstraining, Entspannungsverfahren als Präventionsleistung, Biofeedback-Behandlung, Kunst- u. Körpertherapien – auch als ergänz. Therapieverfahren
15. **Selbstbehauptungstraining und Stressbewältigung** (Beratung, Übungen)
16. **Sozial- und Rentenberatung**
17. **Supervision** für soziale Dienste/Betriebe

Psychotherapeutische Leistungen
Psychotherapeutische Leistungen werden von Allgemeinmedizinern, Internisten, Gynäkologen, Neurologen, Nervenärzten, Psychiatern und ärztlichen Psychotherapeuten mit unterschiedlichen Qualifikationen angeboten.
Zahlreiche psychotherapeutische und/oder verhaltenstherapeutische Techniken werden von den GKV Kassen nicht gezahlt.

Ausgeschlossen sind z. B.
- Gesprächs-Psychotherapie
- Gestalttherapie
- Logotherapie
- Psychodrama
- Respiratorisches Biofeedback
- Transaktionsanalyse

In der GKV regeln die Psychotherapie-Richtlinien des Bundesausschusses für Ärzte und Krankenkassen die Indikationen und Verfahren der Psychotherapie.
Auch im Rahmen der Beihilfe sind zahlreiche Methoden ausgeschlossen – siehe Kapitel: Informationen zur Beihilfe.

Ausgeschlossen ist eine Psychotherapie in der GKV, wenn sie
- nicht der Heilung oder Besserung einer seelischen Krankheit dient, sondern nur zur besseren beruflichen und/oder sozialen Anpassung des Patienten;
- nur zu einer Erziehungs-, Ehe-, Lebens- oder Sexualberatung Anwendung findet.

Die eben genannten, bei der GKV ausgeschlossenen Anwendungsbereiche sind die Ansatzpunkte für IGEL-Angebote:
- Verbesserung der beruflichen Anpassung
- Verbesserung der sozialen Anpassung
- Erziehungsberatung
- Eheberatung
- Lebensberatung
- Konfliktberatung
- Sexualberatung
- Selbsterfahrung
- Stress-Problematik (Erkennen, Bewältigen)

Brück führt als Beispiele für psychotherapeutische Verfahren außerhalb der GKV-Leistungspflicht folgende Therapien an:

1. Humanistische Therapien
- *Gestalttherapie*
- *Gesprächspsychotherapie*
- *Transaktionsanalyse*
- *Psychodrama*
- *Körper- und Bewegungstherapie*
- *Kunst-, Tanz- und Musiktherapie*

2. Psychodynamische Therapie
- *Hochfrequente Psychoanalyse***

3. Kognitiv-behaviorale Therapien
- *Biofeedback*
- *Selbstbehauptungstraining*
- *Stressbewältigungstraining*
- *Sexualtherapie*

4. Interpersonelle Therapien
- *Familientherapie*
- *Paartherapie*

5. Entspannungsverfahren
- *Konzentrierte Meditation*

Therapieverfahren zur Entspannung

GOÄ Nr.	Kurzlegende	1fach €	2,3fach €
3	Eingehende Beratung (mind. 10 Min.) – nicht neben Sonderleistungen	8,74	**20,11**
846	Übende Verfahren, Einzelbehandlung (z.B. autogenes Training), mind. 20 Min.	8,74	**20,11**
847	Übende Verfahren, Gruppenbehandlung, mind. 20 Min., höchstens 12 Teilnehmer, je Teilnehmer	2,62	**6,03**
870	Verhaltenstherapie, Einzelbehandlung, mind. 50 Minuten, ggf. Unterteilung in zwei Einheiten von jeweils mind. 25 Minuten	43,72	**100,55**
871	Verhaltenstherapie, Gruppenbehandlung, mind. 50 Min., höchstens 8 Teilnehmer, je Teilnehmer	8,74	**20,11**

Familienpsychotherapie – Gesprächstherapie – Selbstbehauptungstraining

GOÄ Nr.	Kurzlegende	1fach €	2,3fach €
3	Eingehende Beratung (mind. 10 Min.) – nicht neben Sonderleistungen	8,74	**20,11**
846	Übende Verfahren, Einzelbehandlung (z.B. autogenes Training), mind. 20 Min.	8,74	**20,11**
847	Übende Verfahren, Gruppenbehandlung, mind. 20 Min., höchstens 12 Teilnehmer, je Teilnehmer	2,62	**6,03**
849	Psychotherapeutische Behandlung, mind. 20 Min.	13,41	**30,83**
870	Verhaltenstherapie, Einzelbehandlung, mind. 50 Minuten, ggf. Unterteilung in zwei Einheiten von jeweils mind. 25 Minuten	43,72	**100,55**
871	Verhaltenstherapie, Gruppenbehandlung, mind. 50 Min., höchstens 8 Teilnehmer, je Teilnehmer	8,74	**20,11**

Anti-Stress-Beratung

GOÄ Nr.	Kurzlegende	1fach €	2,3fach €
3	Eingehende Beratung (mind. 10 Min.) – nicht neben Sonderleistungen	8,74	**20,11**
1	Beratung	4,66	**10,72**
8	Ganzkörperstatus	15,15	**34,85**
34	Erörterung mind. 20 Min.	17,49	**40,23**
77	Kurplanung	8,74	**10,10**
20	Beratungsgespräch in Gruppen	34,95	**80,40**
857	Orientierende Testuntersuchungen	6,76	**15,55**

Stress im Beruf und in der Familie ist heute nicht gerade selten. Angebote zur Stressbewältigung z. B.

- Biofeedback
- Quigong
- Feldenkrais
- Musiktherapie
- Farbtherapie

sind nach den Nrn. 846 oder 847 zu berechnen.

Biofeedback-Behandlung

Indikationen zu einer Biofeedback-Behandlung auf Patientenwunsch sind nach **Brück** (Kommentar zur GOÄ) z. B.

- Spannungskopfschmerz
- Migräne
- Schlafstörungen
- chron. Schmerzzustände
- Tinnitus

- Epilepsie
- Depressionen
- Nächtliches Zähneknirschen (Bruxismus)
- Angstanfälle
- Schlaganfall

Angewandte Biofeedback-Verfahren:
- Respiratorisches oder Atem-Biofeedback
- Hautwiderstands-Feedback
- EMG-Feedback
- Blutdruck-Feedback
- Hauttemperatur-Feedback
- Herzfrequenz-Feedback
- Vasomotorisches-Feedback
- EEG-Feedback

GOÄ Nr.	Kurzlegende	1fach €	2,3fach €
846	Biofeedback-Behandlung-Einzelbehandl. – **analog – GOÄ § 6 (2)** Empfehlung der BÄK – GOÄ Kurztext Nr. 846: Übende Verfahren	8,74	**20,11**
847	Biofeedback-Behandlung-Gruppenbehandl. – **analog – GOÄ § 6 (2)** GOÄ Kurztext Nr. 847: Übende Verfahren in Gruppenbehandlung	2,62	**6,03**

Abrechnungshinweis: Sowohl für das Atem-Biofeedback als auch für das EMG-Biofeedback wird die Nr. 846 analog angesetzt. Wegen des hohen apparativen Aufwandes erscheint ein höherer Steigerungsfaktor begründbar.

800 Eingehende neurologische Untersuchung – gegebenenfalls einschließlich der Untersuchung des Augenhintergrundes –

195 26,14
11,37 39,78

Neben der Leistung nach Nummer 800 sind die Leistungen nach den Nummern 8, 26, 825, 826, 830, 835 und 1400 nicht berechnungsfähig.

Ausschluss: Neben Nr. 800 sind folgende Nrn. nicht abrechnungsfähig: 8, 26, 825, 826, 830, 835, 1400.

GOÄ-Ratgeber der BÄK: ► **Eingehende neurologische Untersuchung (Auszug)**
Dr. med. Anja Pieritz – in: Deutsches Ärzteblatt 104, Heft 42 (19.10.2007), Seite A-2904 oder im GOÄ Ratgeber – www.baek.de/page.asp?his=1.108.4144
Eine eingehende neurologischen Untersuchung beinhaltet nach Dr. Pieritz in der Regel: die Untersuchung der Hirnnerven, Reflexe, Motorik, Sensibilität, Koordination, hirnversorgender Gefäße und des Vegetativums.
Der Ansicht einiger Erstattungsstellen (PKV, Beihilfe etc.), die Gebührenziffer 800 könne nur bei vollständiger Erbringung aller aufgeführten Untersuchungen abgerechnet werden, wird von Dr. Pieritz widersprochen. Die Leistung nach Nr. 800 kann nach ihrer Meinung – ebenso formuliert **Brück** – schon dann berechnet werden, wenn mind. 3 der oben aufgelisteten Bereiche untersucht worden sind.

Kommentar: Wir halten die Kommentierung von „... die Leistung nach Nr. 800 ist auf das Fachgebiet Neurologie beschränkt ...“ für falsch, da mehrere verschiedene Fachgebiete zur Diagnostik der Patienten – schon aus forensischen Gründen – eine neurologische Untersuchung durchführen müssen.

Tipp: Im Gegensatz zum EBM, der von der ‘Erhebung des vollständigen neurologischen Status’ spricht, wird hier nur von der eingehenden neurologischen Untersuchung gesprochen. Damit ist klar, dass auch eine „teilneurologische Untersuchung“ mit der Nr. 800 abgerechnet werden kann. Ein vollständig erbrachter neurologischer Status im Sinne der EBM-Nr. 800 ist unserer Meinung nach mit einem höheren Abrechnungsfaktor und mit einer Überschreitung des Schwellenwertes zu versehen.
Wir finden uns hier im Einklang mit: „...Der vollständige neurologische Status des EBM entspricht daher einer besonders aufwendigen eingehenden neurologischen Untersuchung in der GOÄ, für die gemäß § 5 Abs. 2 die Anwendung des Gebührenrahmens, ggf. mit Überschreitung des Schwellenwertes, vorgesehen ist. ...“.
Neben der Nr. 800 ist die Nr. 801 am selben Tag abrechnungsfähig, wenn sowohl eine neurologische als auch eine psychiatrische Untersuchung durchgeführt wurde.

801 **Eingehende psychiatrische Untersuchung – gegebenenfalls unter Einschaltung der Bezugs- und/oder Kontaktperson –** **250** 14,57 33,52 51,00

Neben der Leistung nach Nummer 801 sind die Leistungen nach den Nummern 4, 8, 715 bis 718, 825, 826, 830 und 1400 nicht berechnungsfähig.

Ausschluss: Neben Nr. 801 sind folgende Nrn. nicht abrechnungsfähig: 4, 8, 715 – 718, 807, 825, 826, 830, 1400

GOÄ-Ratgeber der BÄK: ► **Eingehende psychiatrische Untersuchung** Dr. med. Anja Pieritz – in: Deutsches Ärzteblatt 104, Heft 44 (02.11.2007), Seite A-3056 – www.bundesaerztekammer.de/page.asp?his=1.108.4144.4275.5755

Es wird im Ratgeber darauf verwiesen, dass wie bei der neurologischen Untersuchung nach Nr. 800 GOÄ auch bei der psychiatrischen Untersuchung nach Nr. 801 nicht alle, aber die meisten, vorgegebenenTeilbereiche untersucht werden.

Hinsichtlich der Einbeziehung von Bezugs- und/oder Kontaktpersonen sind die Nrn. 4 GOÄ und Nr. 835 GOÄ neben Nr. 801 nicht abrechenbar.

Anamnese und Beratung des Patienten sind ggf. nach GOÄ Nrn. 1 oder 3 GOÄ zu berechnen. Allerdings ist Nr. 3 nur als einzige Leistung neben den Untersuchungsleistungen nach GOÄ Nrn. 5, 6, 7, 8, 800 oder 801 ansetzbar.

Wenn bei Erwachsenen die „Erhebung der biografischen Anamnese unter neurosenpsychologischen Gesichtspunkten ..." notwendig ist, kann GOÄ Nr. 860 neben GOÄ Nr. 801 berechnet werden. Bei Kindern und Jugendlichen könnte nach Dr. Pieritz auch zu Beginn einer Behandlung die Nr. 807 GOÄ „Erhebung einer biografisch psychiatrischen Anamnese ..." angesetzt werden.

Die Kombination der GOÄ Nr. 801 mit der Nr. 804 oder der GOÄ Nr. 806 ist nach Dr. Pieritz außer zu Beginn einer Behandlung, nicht automatisch medizinisch notwendig. Ein erneuter Ansatz der Nr. 801 kann aber im Verlauf der Behandlung gerechtfertigt sein, wenn gravierende Änderungen im Krankheitsbild auftreten oder eine neue Erkrankung vorliegt.

Tipp:

- Neben der Nr. 801 ist z.B. die Abrechnung der Nrn. 3, 5, 6, 7 möglich.
- Ein vollständiger psychiatrischer Status kann mit einem höheren Multiplikator abgerechnet werden.
- Obwohl in der offiziellen Erläuterung nach der Leistungslegende von Nr. 801 nicht aufgeführt, kann die Nr. 801 nicht neben der Nr. 835 abgerechnet werden, denn im Text der Leistungslegende der Nr. 835 wird davon gesprochen, dass die Fremdanamnese nicht ... in einem zeitlichen Zusammenhang mit einer eingehenden Untersuchung ... durchgeführt werden darf. Dies gilt nur für den zeitlichen Zusammenhang bei ein und demselben Arzt-Patienten-Kontakt und Kontakt der Begleitperson.
- Wird am Vormittag die Diagnostik nach Nr. 801 durchgeführt und am Nachmittag die Fremdanamnese nach Nr. 4, so sind beide Nrn. (mit Zeitangabe) berechnungsfähig. Um Schwierigkeiten zu entgehen, ist aber hinter jeder Abrechnungsnummer der Zeitpunkt, an dem die Leistung erbracht wurde, anzugeben.

804 **Psychiatrische Behandlung durch eingehendes therapeutisches Gespräch – auch mit gezielter Exploration –** **150** 8,74 20,11 30,60

Ausschluss: Neben Nr. 804 sind folgende Nrn. nicht abrechnungsfähig: 1, 3, 22, 30, 34, 806, 886.

GOÄ-Ratgeber der BÄK: ► **Psychiatrische Gesprächsleistungen: Die medizinische Notwendigkeit zählt** Ulrich Langenberg – in: Deutsches Ärzteblatt 106, Heft 7 (13.02.2009), S. A-312 – www.bundesaerztekammer.de/page.asp?his=1.108.4144.4275.6988

Zur Frage der Nebeneinanderberechnung der GOÄ Nrn. 801 und 804, 806 führt der Autor ein Urteil des Landgerichts Berlin, AZ 7 S 47/07 an, in dem das Gericht den mehrfachen Ansatz der Kombination der Nrn. 801 und 806 bei einer Patientin (chron. bipolare affektive Störung) für statthaft erklärt hat. Das Gericht betonte ausdrücklich, dass für den mehrfachen Ansatz dieser Kombination eine medizinische Notwendigkeit nachgewiesen werden muss.

Langenberg führt weiterhin aus, dass ein Ansatz der GOÄ Nrn. 804 und 806 nebeneinander (für denselben Arzt-Patienten-Kontakt) nicht möglich ist, da die Leistungslegende der Nr. 806 GOÄ die der Nr. 804 GOÄ vollständig einschließt. ..."Auch ein Ansatz neben Gebührennummern für psychotherapeutische Gesprächsleistungen, zum Beispiel nach den Nrn. 849 und 860 bis 871 GOÄ, ist aus inhaltlichen Gründen nicht möglich..."

Nach Langenberg ist die ..."Voraussetzung für den Ansatz der GOÄ Nrn. 804 oder 806 die Erbringung einer psychiatrischen Behandlung; ein anderes „therapeutisches" oder beratendes Gespräch erfüllt nicht den Leistungsinhalt der Nrn. 804 und 806 GOÄ..."

Siehe auch unter Kommentar zur Nr. 801 die Informationen der BÄK.

Kommentar: Die Leistung nach Nr. 804 ist nach unserer Meinung für alle Arztgruppen abrechnungsfähig. **Brück** kommentiert: „...Nach Auffassung der Bundesärztekammer können die Leistungen nach den Nr. 804 bis 817 der GOÄ unter berufsrechtlichen Aspekten (Weiterbildungsordnung) nur von Neurologen, Nervenärzten, Psychiatern, Kinder- und Jugendpsychiatern, Allgemeinärzten, Praktischen Ärzten und Kinderärzten abgerechnet werden. Insofern ist die Zuordnung psychiatrischer Leistungen zur Arztgruppe der Internisten problematisch. Während eine solche Zuordnung nach dem Weiterbildungsrecht nicht begründet werden kann, sind zumindest die hausärztlich tätigen Internisten faktisch in die psychiatrische Versorgung der von ihnen betreuten Patienten in nicht unerheblichem Maße eingebunden. Da zudem im Rahmen der mindestens 6-jährigen Weiterbildung zum Internisten in wesentlichem Umfang auch Kenntnisse und Erfahrungen auf dem Gebiet der Psychiatrie erworben werden, sollte gegen die Abrechnung psychiatrischer Leistungsansätze durch Internisten nichts eingewendet werden...".

Wezel/Liebold weist in seiner Kommentierung darauf hin, dass die Nrn. 804 und 806 nicht für „präoperative Aufklärungsgespräche oder sonstige zeitaufwendige Beratungsgespräche bei Erkrankungen" abgerechnet werden dürfen, wenn kein psychischer Hintergrund die Leistung erforderlich macht.

Die **Bayerische Landesärztekammer (BLÄK) informiert** zu den Nummern 804 und 806 im Bayerischen Ärzteblatt 9/2001:

„...Der BLÄK ist bekannt, dass in einigen Seminaren zur GOÄ der analoge Ansatz von psychiatrischen Leistungen für „Therapieerörterungen, länger dauernde Gespräche und dergleichen" empfohlen wird. Es muss nochmals darauf hingewiesen werden, dass diese Rechnungslegung unzulässig ist.

Es gilt der Grundsatz, dass eventuell abrechnungstechnische Ausschlüsse bei Beratungsleistungen, welche im Abschnitt B der GOÄ enthalten sind, nicht durch einen Abgriff auf psychiatrische oder psychotherapeutische Leistungsziffern umgangen werden können. Eine „Beratung bleibt eine Beratung", auch wenn diese erheblich vom sonst Üblichen abweicht. Besondere Umstände bei der Ausführung sind lediglich über den Steigerungsfaktor bei der Beratungsleistung erfassbar.

Auch die **Bundesärztekammer** hat dazu bereits eindeutig Stellung bezogen:

„...Der Arzt kann dann Nummern aus dem 800er-Bereich analog heranziehen, wenn er nachvollziehbar begründet, dass die von ihm erbrachte Leistung sich von einer Beratungsleistung nach dem Abschnitt ‚B' der GOÄ derart unterscheidet, dass es sich nicht nur um eine besondere Ausführung der Beratung handelt. Dies dürfte im Einzelfall schwierig sein, da der Begriff der ‚Beratung' sehr umfassend ist. So ist z.B. auch nur nach den Beratungspositionen aus dem Grundleistungskapitel der GOÄ berechenbar. Werden Leistungsnummern nach den 800er-Nummern der GOÄ bei entspechender Diagnose, fachgerechter und vollständiger Leistungslegende erbracht, so sind diese von Ärzten aller Fachrichtungen berechnungsfähig. Dann muss aber auch tatsächlich die ‚800er-Leistung' erbracht worden sein und nicht, wie oben ausgeführt, eine Beratungsleistung."

Tipp: Die Nr. 804 kann neben den Nrn. 800 und 801 berechnet werden.

806	**Psychiatrische Behandlung durch gezielte Exploration und eingehendes therapeutisches Gespräch, auch in akuter Konfliktsituation – gegebenenfalls unter Einschluss eines eingehenden situationsregulierenden Kontaktgesprächs mit Dritten –, Mindestdauer 20 Minuten**	**250** 14,57	33,52 51,00

Ausschluss: Neben Nr. 806 sind folgende Nrn. nicht abrechnungsfähig: 1, 3, 4, 22, 30, 34, 725, 804, 812, 817, 835, 885

Kommentar: Die psychiatrische Behandlung nach Nr. 806 schließt nach der Legende das Gespräch mit dritten Personen ein. Dabei ist es wichtig, dass

1. die Gesamtdauer des Gespräches mit Patient und dritten Personen mindestens 20 Minuten betragen muss und dass
2. das Gespräch mit dem Dritten nicht unbedingt am selben Tag in derselben Situation stattfinden muss.

Wie die Kommentare von **Wezel/Liebold** und **Hach** gehen auch wir davon aus, dass die EBM-Nr. 850 zur differentialdiagnostischen Klärung psychosomatischer Krankheits-

zustände analog mit der GOÄ-Nr. 806 abzurechnen ist. Die GOÄ hat für die Diagnostik psychosomatischer Erkrankungen keine spezielle Abrechnungsnummer.
Siehe auch Kommentar zu Nr. 804.

Analog: Analoger Ansatz der Nr. 806 für die Befunderhebung bei psychosomatischem Krankheitsbild.

Tipp: Die Befunderhebung sollte im Rahmen der GOÄ nach der Nr. 808 abgerechnet werden.

807 **Erhebung einer biographischen psychiatrischen Anamnese bei Kindern oder Jugendlichen unter Einschaltung der Bezugs- und Kontaktpersonen mit schriftlicher Aufzeichnung, auch in mehreren Sitzungen** **400** 23,31 53,62 81,60

Die Leistung nach Nummer 807 ist im Behandlungsfall nur einmal berechnungsfähig.

Ausschluss: Neben Nr. 807 sind folgende Nrn. nicht abrechnungsfähig: 1, 3, 4, 22, 30, 34, 801, 817, 835, 860, 885

Kommentar: Die Leistung nach Nr. 807 ist nur einmal im Behandlungsfall berechnungsfähig. Als Behandlungsfall der GOÄ gilt bei der gleichen Diagnose der Zeitraum eines Monats.

IGeL: Anthroposophische Medizin

808 **Einleitung oder Verlängerung der tiefenpsychologisch fundierten oder der analytischen Psychotherapie – einschließlich Antrag auf Feststellung der Leistungspflicht im Rahmen des Gutachterverfahrens, gegebenenfalls einschließlich Besprechung mit dem nichtärztlichen Psychotherapeuten –** **400** 23,31 53,62 81,60

Ausschluss: Neben Nr. 808 sind folgende Nrn. nicht abrechnungsfähig: 1, 3, 22, 30, 34, 865

812 **Psychiatrische Notfallbehandlung bei Suizidversuch auch anderer psychischer Dekompensation durch sofortige Intervention und eingehendes therapeutisches Gespräch** **500** 29,14 67,03 102,00

Ausschluss: Neben Nr. 812 sind folgende Nrn. nicht abrechnungsfähig: 1, 3, 22, 30, 34, 804, 806, 886

Kommentar: Die Akut- oder Sofortintervention ist im Gegensatz zur psychiatrischen Behandlung nach Nr. 806 mit keinerlei Zeitvorgabe versehen. Werden in der Folge weitere Behandlungen durchgeführt, so sind diese nach den entsprechenden Nrn. 804, 806 oder 849 abzurechnen.
Dies bedeutet nicht, dass, wenn erneut eine psychiatrische Notfallbehandlung notwendig ist, diese auch mehrmals durchgeführt werden kann. Muss eine Notfallbehandlung mehrmals an einem Tag durchgeführt werden, dann ist es sinnvoll, die Uhrzeit anzugeben.

816 **Neuropsychiatrische Behandlung eines Anfallkranken mit Kontrolle der Anfallaufzeichnung – gegebenenfalls mit medikamentöser Ein- oder Umstellung und auch mit Einschaltung von Kontaktpersonen –** **180** 10,49 24,13 36,72

Ausschluss: Neben Nr. 816 sind folgende Nrn. nicht abrechnungsfähig: 1, 3, 4, 34, 804.

Kommentar: Die Abrechnung der psychiatrischen Beratung der Bezugsperson eines psychisch gestörten Kindes oder Jugendlichen erfolgt immer zu Lasten des Kindes oder Jugendlichen. Dies ist auch dann der Fall, wenn es sich um therapeutische Maßnahmen innerhalb einer Familie handelt, wie z.B. Beratung der Eltern, im Hinblick auf die Erläuterung geplanter therapeutischer Maßnahmen.

Tipp: Die Leistung kann mehrmals abgerechnet werden, wenn auch mehrmals die Beratung einer Bezugsperson oder Bezugspersonen erforderlich ist.

GOÄ-Nr.		Punktzahl / 1fach	2,3 / *1,8 / 3,5 / *2,5
817	**Eingehende psychiatrische Beratung der Bezugsperson psychisch gestörter Kinder oder Jugendlicher anhand erhobener Befunde und Erläuterung geplanter therapeutischer Maßnahmen**	**180** / 10,49	24,13 / 36,72
Ausschluss:	Neben Nr. 816 sind folgende Nrn. nicht abrechnungsfähig: 1, 3, 4, 34, 804.		
825	**Genaue Geruchs- und/oder Geschmacksprüfung zur Differenzierung von Störungen der Hirnnerven, als selbständige Leistung**	**83** / 4,84	11,13 / 16,93
Ausschluss:	Neben Nr. 825 sind folgende Nrn. nicht abrechnungsfähig: 800, 801.		
826	**Gezielte neurologische Gleichgewichts- und Koordinationsprüfung – gegebenenfalls einschließlich kalorisch-otologischer Prüfung –** Neben der Leistung nach Nummer 826 ist die Leistung nach Nummer 1412 nicht berechnungsfähig.	**99** / 5,77	13,27 / 20,20
Ausschluss:	Neben Nr. 826 sind folgende Nrn. nicht abrechnungsfähig: 800, 801, 1412		
827	**Elektroenzephalographische Untersuchung – auch mit Standardprovokationen –**	**605** / 35,26	81,11 / 123,42
Ausschluss:	Neben Nr. 827 sind folgende Nrn. nicht abrechnungsfähig: 827a, 828, 1409		

Beschluss BÄK:

► **„Kleines Schlaflabor" – Kardiorespiratorische Polygraphie** Ausschnitt aus Beschluss des Ausschusses „Gebührenordnung" der Bundesärztekammer zum „Kleinen Schlaflabor und Großen Schlaflabor" – Stand: 20.02.2004 veröffentlicht in: Deutsches Ärzteblatt 101, Heft 8 (20.02.2004), Seite A-526–A-527 – www.baek.de/page.asp?his=1.108.4144.4261.4263.4264

„Der Leistungskomplex der kardiorespiratorischen Polygraphie (so genanntes „Kleines Schlaflabor") setzt sich aus folgenden Leistungen zusammen:

- EKG über mindestens sechs Stunden Dauer, analog Nr. 653 GOÄ.
- Messung der Sauerstoffsättigung übermindestens sechs Stunden Dauer, Zuordnung zu Nr. 602 GOÄ.
- Kontinuierliche Atemflussmessung an Mund und Nase über mindestens sechs Stunden, Zuordnung zu Nr. 605 GOÄ.
- Kontinuierliche Registrierung der Körperlage mittels Lagesensoren über mindestens sechs Stunden, analog Nr. 714 GOÄ.
- Fakultativ: Kontinuierliche Videokontrolle der Korrelation von elektrophysiologischer Aufzeichnung und Verhaltensbefund über mindestens sechs Stunden, analog Nr. 5295 GOÄ.
- Fakultativ: Kontrolle der Beatmung unter nCPAP oder BiPAP-Bedingungen, analog Nr. 427.

Die Voraussetzungen zur Anerkennung der einzelnen Leistungen im Rahmen der kardiorespiratorischen Polygraphie sind dann erfüllt, wenn jeweils eine kontinuierliche Registrierung beziehungsweise Überwachung über eine mindestens sechsstündige Schlafphase erfolgt. Die jeweilige Dokumentation der einzelnen elektrophysiologischen Messdaten sowie der einfache Befundbericht sind mit den in Ansatz gebrachten Gebührenpositionen abgegolten.

► **Großes Schlaflabor – Polysomnographie** – www.baek.de/page.asp?his=1.108.4144.4261.4263.4265

Der Leistungskomplex der Polysomnographie (so genanntes „Großes Schlaflabor") setzt sich aus folgenden Leistungen zusammen:

- EEG-Aufzeichnung übermindestens sechs Stunden, Zuordnung zu Nr. 827.
- EOG-Registrierung übermindestens sechs Stunden, Zuordnung zu Nr. 1237.
- EKG-Registrierung über mindestens sechs Stunden, analog Nr. 653.
- Kontinuierliche Messung der Sauerstoffsättigung über mindestens sechs Stunden, Zuordnung zu Nr. 602.
- Kontinuierliche Atemflussmessung an Mund und Nase über mindestens sechs Stunden, Zuordnung zu Nr. 605.
- Kontinuierliche EMG-Registrierung an wenigstens zwei Muskelgruppen über mindestens sechs Stunden, analog Nr. 839.
- Kontinuierliche Körperlagebestimmung mittels Lagesensoren über mindestens sechs Stunden, analog Nr. 714.
- Kontinuierliche Videokontrolle der Korrelation von elektrophysiologischen Messdaten und Verhaltensbefund über mindestens sechs Stunden, analog Nr. 5295.
- Fakultativ: Kontrolle der Beatmung unter nCPAP-/BiPAP-Bedingungen, analog Nr. 427.
- Fakultativ: Schulung und Training des Patienten im Gebrauch einer n-CPAP-/oder BiPAP-Beatmungsmaske, analog Nr. 518.

► **Polygraphische Vigilanzmessung am Tag (Schlafmedizinische Leistungen)**

Empfehlung des Ausschusses „Gebührenordnung" der Bundesärztekammer – die mit dem Verband der privaten Krankenversicherung, dem BMG, BMI abgestimmt wurde:

Der Leistungskomplex der polygraphischen Vigilanzmessung am Tag setzt sich aus den nachfolgenden Leistungen zusammen:

- EEG nach Nr. 827, einmal pro Untersuchungstag
- EOG nach Nr. 1237, einmal pro Untersuchungstag
- EMG nach Nr. 838, einmal pro Untersuchungstag.

Die Messung der Hirn- und Muskelaktivitäten durch EEG, EOG und EMG über jeweils mindestens 20 Minuten muss an einem Untersuchungstag mindestens viermal in jeweils 2-stündigem Abstand gemessen werden.

GOÄ-Ratgeber der BÄK: ► **Videoüberwachung bei idiopathischem Parkinsonsyndrom**

Dipl.-Oek. Dr. med. Ursula Hofer in Deutsches Ärzteblatt 105, Heft 47 (21.11.2008), S. A-2546 – www.bundesaerztekammer.de/page.asp?his=1.108.4144.4275.6833

Dr. Hofer erklärt: ...„Das Videomonitoring bei Patienten mit Parkinsonsyndrom ist einmal pro Tag, maximal 30-mal im einem Kalenderjahr berechnungsfähig und sollte grundsätzlich nicht länger als zwei Tage unterbrochen werden. Pro Sitzung ist die Nr. 827a analog nach § 6 Absatz 2 GOÄ anzusetzen.

Dem variablen Zeitaufwand für anfängliche Patientenschulungen oder bei auftretenden Problemen wird der Gebührenrahmen nach § 5 Absatz 2 GOÄ mit der Wahl des jeweiligen Steigerungsfaktors gerecht..."

IGeL: Analog für apparative Schlafprofilanalyse zur Diagnostik von Schlafstörungen.

827a **Langzeit-elektroenzephalographische Untersuchung von mindestens 18 Stunden Dauer – einschließlich Aufzeichnung und Auswertung** **950** 55,37 127,36 193,81

Ausschluss: Neben Nr. 827a sind folgende Nrn. nicht abrechnungsfähig: 827, 1409

GOÄ-Ratgeber der BÄK: Siehe unter Nr. 827

Beschluss BÄK: **Beschluss des Gebührenordnungsausschusses der BÄK – Dt. Ärzteblatt, Heft 7, 15.2.02**

Prächirurgische Epilepsiediagnostik

Prächirurgische epilepsiediagnostische Langzeitaufzeichnung mittels kontinuierlichem, iktuale und interiktuale Ereignisse registrierenden Vielkanal-Video-EEG-Monitoring und simultaner Doppelbildaufzeichnung unter Benutzung von Oberflächen- und/oder Sphenoidalelektroden einschl. Provokationstests, von mindestens 24 Stunden Dauer, analog Nr. 827a GOÄ (950 Punkte) + analog Nr. 838 GOÄ (550 Punkte) + analog Nr. 860 GOÄ (920 Punkte), bis zu sechsmal im Behandlungsfall.

Prächirurgische Intensivüberwachung eines Epilepsie-Patienten durch den Neurologen im Zusammenhang mit der Durchführung eines iktualen SPECT, einschl. aller diesbezüglich erforderlichen ärztlichen Interventionen, von mindestens 24 Stunden Dauer, **analog Nr. 827a** GOÄ (50 Punkte) bis zu sechsmal im Behandlungsfall.

Prächirurgische epilepsiediagnostische kortikale Elektrostimulation, einschl. Aufzeichnung und Auswertung **analog Nr. 839** GOÄ (700 Punkte).

Unabdingbare Voraussetzung einer operativen Behandlung der Epilepsie ist eine exakte prächirurgische Diagnostik, die sich, abgesehen von der Langzeitbeobachtung unter Intensivüberwachungsbedingungen, aus einem Bündel von ärztlichen Interventionen zusammen setzt. Für die besonderen Maßnahmen, die im Zusammenhang mit der Durchführung eines iktualen SPECT durch den Neurologen erbracht werden müssen, hält der Ausschuss „Gebührenordnung" eine **Analogbewertung nach** Leistungsnummer **827a** GOÄ für sachgerecht. Bei der Messung intracranieller kognitiver Potenziale und der kortikalen Elektrostimulation handelt es sich um fakultative invasive Maßnahmen.

827a analog **Prächirurgische epilepsiediagnostische Langzeitaufzeichnung mittels kontinuierlichem, iktuale und interiktuale Ereignisse registrierenden Vielkanal-Video-EEG-Monitoring und simultaner Doppelbildaufzeichnung unter Benutzung von Oberflächen- und/oder Sphenoidalelektroden einschl. Provokationstests, von mindestens 24 Stunden Dauer, analog Nr. 827a GOÄ (950 Punkte) + analog Nr. 838 GOÄ (550 Punkte) + analog Nr. 860 GOÄ (920 Punkte), bis zu sechsmal im Behandlungsfall.**
Prächirurgische Intensivüberwachung eines Epilepsie-Patienten durch den Neurologen im Zusammenhang mit der Durchführung eines iktualen SPECT, einschl. aller diesbezüglich erforderlichen ärztlichen Interventionen, von mindestens 24 Stunden Dauer, analog Nr. 827a GOÄ (950 Punkte) bis zu sechsmal im Behandlungsfall. – n. Beschlüssen des Ausschusses „Gebührenordnung" der BÄK **950** 55,37 127,36 193,81

GOÄ-Nr.		Punktzahl 1fach	2,3 / *1,8 3,5 / *2,5
828	**Messung visuell, akustisch oder sensosensorisch evozierter Hirnpotentiale (VEP, AEP, SSP)**	**605** 35,26	81,11 123,42
Ausschluss:	Neben Nr. 828 sind folgende Nrn. nicht abrechnungsfähig: 827, 1409		
828 analog	**Elektrophysiologische Stimulation zur Bestimmung der Leitungs- u. Refraktärzeitbestimmung zur Beurteilung der Automatie und/oder Auslösbarkeit von Tachyarrhythmien jeweils pro eingeführtem Elektrokatheter (s. Leistungskomplex – (analog Nr. 828 GOÄ) Elektrophysiologische Untersuchung am Herzen (s Elektrophysiologische Untersuchung am Herzen – (analog Nr. 828 GOÄ) – n. Empfehlung der BÄK Ziffern der PVS**	**605** 35,26	81,11 123,42
829	**Sensible Elektroneurographie mit Oberflächenelektroden – gegebenenfalls einschließlich Bestimmung der Rheobase und der Chronaxie –**	**160** 9,33	21,45 32,64
Ausschluss:	Neben Nr. 829 sind folgende Nrn. nicht abrechnungsfähig: 828, 838 – 840, 1409		
829 analog	**Isolierte Bestimmung der mot. Nervenleitgeschwindigkeit – (analog Nr. 829 GOÄ) – n. Empfehlung von Analog Ziffern der PVS**	**160** 9,33	21,45 32,64
830	**Eingehende Prüfung auf Aphasie, Apraxie, Alexie, Agraphie, Agnosie und Körperschemastörungen**	**80** 4,66	10,72 16,32
Ausschluss:	Neben Nr. 830 sind folgende Nrn. nicht abrechnungsfähig: 800, 801		
831	**Vegetative Funktionsdiagnostik – auch unter Anwendung pharmakologischer Testmethoden (z.B. Minor) einschließlich Wärmeanwendung und/oder Injektionen –**	**80** 4,66	10,72 16,32
832	**Befunderhebung am Nervensystem durch Faradisation und/oder Galvanisation**	**158** 9,21	21,18 32,23
Kommentar:	Die **Bundesärztekammer** stellt fest: die bioelektrische Funktionsdiagnostik wird häufig mit Vega-Test oder ähnlichen Geräten durchgeführt. Sie damit verbundenen Umstände sind u.E. am ehesten durch eine analoge Anwendung der GOÄ-Nr. 832 (Befunderhebung am Nervensystem durch Faradisation und/oder Galvanisation) erfassbar.		
Analog:	Nr. 832 analog für Elektroakupunktur nach Voll (EAV) ansetzen.		
832 analog	**Elektroakupunktur nach Voll (EAV) – (analog Nr. 832 GOÄ) – n. Empfehlung von Analog Ziffern der PVS**	**158** 9,21	21,18 32,23
833	**Begleitung eines psychisch Kranken bei Überführung in die Klinik – einschließlich Ausstellung der notwendigen Bescheinigungen –** Verweilgebühren sind nach Ablauf einer halben Stunde zusätzlich berechnungsfähig.	**285** 16,61	38,21 58,14
Ausschluss:	Neben Nr. 833 ist folgende Nr. nicht abrechnungsfähig: 55		
Tipp:	Wir folgen **Hach** und seinem Kommentar, der ausführt: ‚...Die Verweilgebühr nach Nr. 56 dürfte auch für die Dauer der Rückfahrt anzusetzen sein.‘		
835	**Einmalige, nicht in zeitlichem Zusammenhang mit einer eingehenden Untersuchung durchgeführte Erhebung der Fremdanamnese über einen psychisch Kranken oder über ein verhaltensgestörtes Kind**	**64** 3,73	8,58 13,06
Ausschluss:	Neben Nr. 835 sind folgende Nrn. nicht abrechnungsfähig: 1, 3, 4, 22, 30, 34, 806, 807, 817, 860		

GOÄ-Nr.		Punktzahl / 1fach	2,3 / *1,8 / 3,5 / *2,5
836	**Intravenöse Konvulsionstherapie**	**190** / 11,07	25,47 / 38,76
837	**Elektrische Konvulsionstherapie**	**273** / 15,91	36,60 / 55,69
838	**Elektromyographische Untersuchung zur Feststellung peripherer Funktionsstörungen der Nerven und Muskeln**	**550** / 32,06	73,73 / 112,20
838 analog	**pulsierende Signaltherapie (PST) – (analog Nr. 838 GOÄ) – n. Empfehlung von Analog Ziffern der PVS**	**550** / 32,06	73,73 / 112,20
839	**Elektromyographische Untersuchung zur Feststellung peripherer Funktionsstörungen der Nerven und Muskeln mit Untersuchung der Nervenleitungsgeschwindigkeit**	**700** / 40,80	93,84 / 142,80

Beschluss BÄK: **Beschluss des Gebührenordnungsausschusses der BÄK – Dt. Ärzteblatt, Heft 7, 15.2.02**
Siehe auch unter Nr. 827a

839 analog	**1. Prächirurgische epilepsiediagnostische kortikale Elektrostimulation, einschl. Aufzeichnung und Auswertung (analog Nr. 839 GOÄ) – n. Abrechnungsempfehlung der BÄK –** Unabdingbare Voraussetzung einer operativen Behandlung der Epilepsie ist eine exakte prächirurgische Diagnostik, die sich, abgesehen von der Langzeitbeobachtung unter Intensivüberwachungsbedingungen, aus einem Bündel von ärztlichen Interventionen zusammen setzt. Für die besonderen Maßnahmen, die im Zusammenhang mit der Durchführung eines iktualen SPECT durch den Neurologen erbracht werden müssen, hält der Ausschuss „Gebührenordnung" eine Analogbewertung nach Leistungsnummer 827a GOÄ für sachgerecht. Bei der Messung intracranieller kognitiver Potenziale und der kortikalen Elektrostimulation handelt es sich um fakultative invasive Maßnahmen.	**700** / 40,80	93,84 / 142,80

2. kontinuierl. EMG-Registrierung an mind. zwei Muskelgruppen) (analog Nr. 839 GOÄ) – n. Beschluss des Gebührenordnungsauschusses der BÄK –

3. transkranielle Magnetstimulation (analog Nr. 839 GOÄ) – n. Empfehlung von Analog Ziffern der PVS

840	**Sensible Elektroneurographie mit Nadelelektroden – gegebenenfalls einschließlich Bestimmung der Rheobase und der Chronaxie**	**700** / 40,80	93,84 / 142,80
842	**Apparative isokinetische Muskelfunktionsdiagnostik**	**500** / 29,14	67,03 / 102,00

Die Leistung nach Nummer 842 ist im Behandlungsfall nur einmal berechnungsfähig.

Beschluss BÄK: **Beschluss des Gebührenordnungsausschusses der BÄK (Dt. Ärzteblatt, Heft 3, 18.2.02)**
Analogbewertung der medizinischen Trainingstherapie
Eingangsuntersuchung zur medizinischen Trainingstherapie, einschl. biomechanischer Funktionsanalyse der Wirbelsäule, spezieller Schmerzanamnese und ggf. anderer funktionsbezogener Messverfahren sowie Dokumentation **analog Nr. 842** GOÄ (500 Punkte).
Die Berechnung einer Kontrolluntersuchung **analog Nr. 842** ist nicht vor Abschluss der Behandlungsserie möglich.
Medizinische Trainingstherapie mit Sequenztraining einschl. progressiv-dynamischem Muskeltraining mit speziellen Therapiemaschinen (z.B. MedX-Ce-/ und/oder LE-Therapiemaschinen) **analog Nr. 846** (150 Punk-

te), zuzüglich zusätzliches Geräte-Sequenztraining **analog Nr. 558** GOÄ (je Sitzung, 120 Punkte), zuzüglich begleitende krankengymnastische Übungen nach **Nr. 506** GOÄ (120 Punkte).
Die Nrn. 846 analog, 558 analog und 506 analog sind **pro Sitzung jeweils einmal berechnungsfähig.**
Eine Behandlungsserie kann maximal bis zu 25 Sitzungen umfassen. Die Durchführung jeder einzelnen Trainingssitzung muss unter ärztlicher Aufsicht erfolgen. Unter dem Begriff „Medizinische Trainingstherapie mit Sequenztrainingsgeräten" fallen beispielsweise spporttherapeutische Trainingskonzepte wie die MedX-Therapie, die medizinische Kräftigungstherapie der Gesellschaft für Medizinische Kräftigungstherapie (GMKT) sowie das Trainingskonzept des Forschungs- und Präventionszentrums (FPZ) Köln. Wie bei allen Methoden der physikalischen und rehabilitativen Medizin ist die Durchführung therapeutischer, aber auch diagnostischer Leistungsbestandteile teilweise delegationsfähig an speziell geschultes medizinisches Personal. Allerdings müssen Therapieplanung und Ergebniskontrolle zwinged durch einen Arzt erfolgen; während der therapeutischen Sitzung ist eine ärztliche Aufsicht zu gewährleisten. Fitness- und Krafttrainingsmethoden, die, auch wenn sie an identischen Trainingsgeräten (z.B. MedX-Therapiemaschinen) mit gesundheitsfördernder Zielsetzung durchgeführt werden, nicht den Anforderungen der ärztlich geleiteten medizinischen Trainingstherapie entsprechen, sind nicht als nach GOÄ abrechnungsfähige ärztlichen Leistung anzuerkennen.
Im Deutschen Ärzteblatt (Heft 8, 22.2.02) informiert Dr. R. Klakow-Franck:
„... Die Anerkennung eines Muskeltrainingsprogramms als ärztliche Leistung im Sinne der GOÄ setzt voraus, dass es sich hierbei um eine auf den individuellen Krankheitsfall abgestimmte therapeutische Maßnahme unter ärztlicher Anleitung handelt. In diesem Fall ist die Abrechnung der GOÄ-Nr. 842 analog für die Diagnostik vor Beginn der Behandlungsserie (zwischen 10 und 25 Sitzungen) und der Nr. 846 analog plus Nr. 558 analog plus Nr. 506 für jeweils eine Sitzung der medizinischen Trainingstherapie berechtigt. Dies schließt nicht aus, dass die Überwachung des Trainings teilweise an speziell geschulte Physiotherapeuten delegiert werden kann..."

842 analog **Eingangsuntersuchung zur medizinischen Trainingstherapie, einschl. biomechanischer Funktionsanalyse der Wirbelsäule, spezieller Schmerzanamnese und ggf. anderer funktionsbezogener Messverfahren sowie Dokumentation (analog Nr. 842) – n. Abrechnungsempfehlung der BÄK** — **500** 67,03 / 29,14 102,00

845 **Behandlung einer Einzelperson durch Hypnose** — **150** 20,11 / 8,74 30,60

846 **Übende Verfahren (z.B. autogenes Training) in Einzelbehandlung, Dauer mindestens 20 Minuten** — **150** 20,11 / 8,74 30,60

Ausschluss: Ausschlußnummer: Neben Nr. 846 ist folgende Nr. nicht abrechnungsfähig: 725

Kommentar:
- Die Bio-Feedback-Behandlung kann nach Nr. 846 abgerechnet werden.
- Siehe auch **Beschluss** unter Nr. 842.

Recht-sprechung: **Nicht-ärztliche Leistungen als wahlärztliche Leistungen**
Fraglich ist die Abrechenbarkeit von „übenden Verfahren" nach den Nrn. 846 und 847 GOÄ aus dem Bereich der Psychiatrie und Psychotherapie bei einer stationären Privatbehadlung als wahlärztliche Leistungen, wenn die Leistungen nicht vom Arzt, sondern von nicht-ärztlichen Mitarbeitern erbracht werden. Das OLG Köln hat entschieden, dass die Übertragung solcher Leistungen an nicht-ärztliches Personal zum Verlust der Abrechnungsmöglichkeit als wahlärztliche Leistung führt. Die Leistungen nach den Nrn. 846 und 847 wurden nicht vom Arzt erbracht. Diagnostische und therapeutische Leistungen können nur dann gesondert berechnet werden, wenn sie vom Arzt geleistet werden. Die bloße Anordnung der Leistungen durch den Arzt ist nicht ausreichend. Dem steht auch nicht § 4 Abs. 2 S. 1,3 GOÄ entgegen; denn danach sind nur selbständige ärztliche Leistungen berechenbar, die der Arzt selbst erbracht hat oder unter seiner Aufsicht nach fachlicher Weisung erbracht werden.
Aktenzeichen: OLG Köln, 25.08.2008, AZ: 5 U 243/07
Entscheidungsjahr: 2008

IGeL: Entspannungstechniken, Biofeedback-Therapie, Farbtherapie (analog), Musiktherapie, Quigong. Analog für Feldenkrais-Methode

GOÄ-Nr.		Punktzahl 1fach	2,3 / *1,8 3,5 / *2,5
846 analog	**Medizinische Trainingstherapie mit Sequenztraining einschl. progressi-dynamischem Muskeltraining mit spez. Therapiemaschinen (z.B. MedX-CE- und/oder LE-Therapiemaschinen) – analog Nr. 846 GOÄ (150 Pkt.) zzgl. zusätzliches Gerätesequenztraining analog Nr. 558 GOÄ (120 Pkt.) – je Sitzung), zzgl. begleitende krankengymnastische Übungen nach Nr. 506 GOÄ (120 Pkt.)**	**150** 8,74	20,11 30,60
847	**Übende Verfahren (z.B. autogenes Training) in Gruppenbehandlung, mit höchstens zwölf Teilnehmern, Dauer mindestens 20 Minuten, je Teilnehmer**	**45** 2,62	6,03 9,18

Ausschluss: Neben Nr. 847 sind folgende Nrn. nicht abrechnungsfähig: 20, 33, 725

Kommentar: Wenn in der Leistungslegende von 12 Teilnehmern gesprochen wird, so sind damit alle Patienten unabhängig von ihrem Versicherungsstatus gemeint, die an diesem übenden Verfahren teilnehmen.

Rechtsprechung: Siehe unter Nr. 846

Analog: Die Nr. 847 findet analog Anwendung für die Feldenkrais-Methode.

IGeL: Siehe Hinweise unter Nr. 846.

849	**Psychotherapeutische Behandlung bei psychoreaktiven, psychosomatischen oder neurotischen Störungen, Dauer mindestens 20 Minuten**	**230** 13,41	30,83 46,92

Ausschluss: Neben Nr. 849 sind folgende Nrn. nicht abrechnungsfähig: 1, 3, 22, 30, 34, 725, 726, 804, 806, 812

Hinweis LÄK: **Anmerkung der Bayerischen Landesärztekammer** vom 30.9.2003 (Quelle: GOÄ:Datenbank www.blaek.de) – **Verbale Intervention**

Aufwendungen für eine verbale Intervention (Nr. 849A) sind abrechnungsfähig, wenn die Behandlung von einem Arzt mit der Berechtigung zur Führung der Gebietsbezeichungen Allgemeinmedizin (auch praktischer Arzt), Augenheilkunde, Frauenheilkunde und Geburtshilfe, Haut-und Geschlechtskrankheiten, Innere Medizin, Kinderheilkunde, Kinder-und Jugendpychiatrie, Neurologie, Psychiatrie und Urologie durchgeführt wird. Es muss kein Qualifikationsnachweis gegenüber der Krankenversicherung vorgelegt werden.

Kommentar: **Brück** listet in seinem Kommentar Krankheitsbilder auf, die einer psychosomatischen Grundversorgung besonders bedürfen:

- seelische Krankheiten mit psychischer Symptomatik unterschiedlicher Ätiologie (z.B. psychoreaktive Depression, larvierte Depression)
- neurotische Erkrankungen mit Angst- und Zwangssymptomatik (in diesen Fällen kann die psychosomatische Intervention ggf. in die Einleitung einer Psychotherapie münden)
- seelische Krankheiten mit funktioneller Symptomatik und Organbeschwerden, bei denen eine organische Ursache ausgeschlossen werden konnte (z.B. Oberbauchbeschwerden, Herzbeschwerden)
- psychosomatische Erkrankungen, bei denen eine psychische Verursachung bereits nach allgemeiner ärztlicher Erfahrung scheinlich ist (z.B. Anorexia nervosa, Asthma bronchiale)...

Nach den Beihilfe-Vorschriften ist die Abrechnung nach Nr. 849 nur dann beihilfefähig, wenn die Leistung von einem Arzt erbracht wird, der eine der folgenden Gebietsbezeichnungen führen darf.

Brück kommentiert zu dieser Liste: „...Diese Zusammenstellung berücksichtigt offensichtlich Kriterien der Weiterbildungsordnung; sie ist jedoch unter berufsrechtlichen Gesichtspunkten keineswegs verbindlich. So kann die Nr. 849 auch von Ärzten aus anderen Gebieten erbracht werden, auch wenn die Beihilfestellen in diesen Fällen eine Kostenübernahme ablehnen sollten. Die aus den Beihilfevorschriften des Bundes sich ergebende Auslassung ist jedoch auch aus medizinischen Gründen zweifelhaft, denkt man z.B. nur an die enorme Bedeutung der psychosomatischen Zusammenhänge für Beschwerden des Bewegungsapparates und damit für die orthopädische Behandlung...“.

GOÄ-Nr.		Punktzahl	2,3 / *1,8
		1fach	3,5 / *2,5

In der Medical Tribune vom März 1989 nimmt der Fachanwalt für Sozialrecht Maximilian Guido Broglie zur Frage der Abrechnungsfähigkeit der Nr. 849 Stellung. Diese Nr. 849 ist unverändert vom Text in die GOÄ '96 übernommen worden, so dass die Stellungnahme weiterhin Gültigkeit hat. „...Wenn der Arzt die Leistung nach Nr. 849 erbringt, kann er auch dafür Honorar verlangen. Eine ganz andere Frage ist es, ob der Patient Anspruch auf Erstattung durch die Beihilfestelle hat." In dem Fall, zu dem Broglie Stellung nimmt, handelt es sich um einen Patienten, den die Beihilfestelle zur Überprüfung der Diagnose zum Amtsarzt geschickt hat und auch hier die Abrechnung der Nr. 849 nur ausnahmsweise zulassen und bezahlen wollte, und das auch höchstens 3 x im Krankheitsfall. „...Katathymes Bildererleben und psychotherapeutsche Behandlung zur Lösung von Sozialkonflikten sind nach Nr. 849 abzurechnen."

855*	**Anwendung und Auswertung projektiver Testverfahren (z.B. Rorschach-Test, TAT) mit schriftlicher Aufzeichnung, insgesamt**	**722** 42,08	75,75 105,21

Kommentar: Ebenso wie der Rorschach-Test sind unter der Nr. 855 abzurechnen z.B. : Baumtest, Familie-in-Tieren, Kinder-Apperzeptions-Test (CAT), Mann-Zeichen-Test (MTZ), Rosenzweig P-F, Sceno-Test, Schul-Angst-Test (SAT), Thematischer Apperzeptionstest (TAT), Wartegg-Zeichen-Test (WZT). Testmaterial gemäß GOÄ § 10 berechenbar

856*	**Anwendung und Auswertung standardisierter Intelligenz- und Entwicklungstests (Staffeltests oder HAWIE(K), IST/Amthauer, Bühler-Hetzer, Binet-Simon, Kramer) mit schriftlicher Aufzeichnung, insgesamt**	**361** 21,04	37,88 52,60

Neben der Leistung nach Nummer 856 sind die Leistungen nach den Nummern 715 bis 718 nicht berechnungsfähig.

Ausschluss: Neben Nr. 856 sind folgende Nrn. nicht abrechnungsfähig: 715 – 718

Kommentar:
- Wird ein Intelligenz- und Entwicklungstest nach den Nrn. 856 und 857 zur Klärung einer sozial-psychologischen oder schulischen Fragestellung (nach Brück) durchgeführt, so ist nicht damit zu rechnen, dass die private Krankenversicherung bzw. die Beihilfestellen die Kosten hierfür übernehmen.

Dies sollte dem Patienten bzw. seinen Eltern mitgeteilt werden, denn die haben die Kosten zu zahlen.

- Die Nr. 856* findet analog Anwendung für andere vergleichbare Testverfahren.
- Auch wenn mehrere Tests in einer Sitzung durchgeführt werden, ist die Abrechnung der Nr. 856 nur einmal möglich, da in der Legende der Begriff „insgesamt" dies verdeutlicht.

Weitere Testverfahren nach GOÄ Nr. 856 sind u.a. nach „GOÄ Auszüge und Anregung" des Berufsverbands Deutscher Neurologen (bis vor kurzem zugänglich im Internet) und nach Kommentarwerken zur GOÄ von Brück und Hoffmann/Kleinken z.B.:

Aachener-Aphasie-Test (AAT)
Adaptives IntelligenzDiagnostikum (AID 2)
Begabungs-Test-System (BTS)
Benton
Bilder-Test (BT)
Bochumer Matrizen-Test (BOMAT)
Bonner Postkorb-Module (BPM)
Diagnosticum für Cerebralgeschädigte (DCS)
Diagnostischer Rechtschreibtest (DRT)
Entwicklungs-Test 6-Monate – 6 Jahre (ET6-6)
Fragebogen zum hyperkinetischen Syndrom und Therapieleitfaden (HKS)
Frostigs Entwicklungstest der visuellen Wahrnehmung (FEW)
Göttinger Formreproduktions-Test (GFT)
Griffiths Entwicklungs-Skalen (GES)
Grundintelligenztest (CFT)
Hamburg-Wechsler-Intelligenztest für Erwachsene (HAWIE)
Hamburg-Wechsler-Intelligenztest für Kinder (HAWIK)

Intelligenz-Struktur-Test (IST)
Leipziger Lerntest (LLT-BAK)
Leistungsprüfsystem (LPS)
Leistungsprüfsystem (LPS)
Lincoln-Oseretzky-Skala Kurzform 18 (LOS KF 18)
Kaufmann-Assessment-Battery for Children (K-ABC)
Konzentrations-Leistungs-Test (KLT)
Konzentrations-Verlauf-Test (KVT)
Körper-Koordinationstest für Kinder (KTK)
Kramer-Intelligenztest (KIT)
Mannheimer Intelligenztest (MIT)
Mannheimer Sprachverständnis-Test für Kinder (MSVK)
Osnabrücker Test zur Zahlbegriffsentwicklung (OTZ)
Prüfsystem für die Schul- und Bildungsberatung (PSB)
Schulreifetest (z.B. Hetzer oder Binet-Henry-Simon)
Wiener-Entwicklungs-Test (WET).
Testmaterial gemäß GOÄ § 10 berechenbar.

IGeL: Prüfung des intellektuellen und psychosozialen Leistungsniveaus eines Kindes zur Planung der Schulkarriere (Hauptschule, Realschule, Gymnasium) auf Wunsch der Eltern.

856 analog **Einsatz neurophysiologischer Testverfahren zur Schlafdiagnostik (s. Leistungskomplex Schlaflabor) – (analog Nr. 856 GOÄ) – n. Beschluss des Gebührenordnungsauschusses der BÄK** **361** 21,04 37,88 52,60

857* **Anwendung und Auswertung orientierender Testuntersuchungen (z.B. Fragebogentest nach Eysenck, MPQ oder MPI, Raven-Test, Sceno-Test, Wartegg-Zeichentest, Haus-Baum-Mensch, mit Ausnahme des sogenannten Lüscher-Tests), insgesamt** **116** 6,76 12,17 16,90

Neben der Leistung nach Nummer 857 sind die Leistungen nach den Nummern 716 und 717 nicht berechnungsfähig.

Ausschluss: Neben Nr. 857 sind folgende Nrn. nicht abrechnungsfähig: 716, 717

Kommentar: Auch wenn mehrere Tests in einer Sitzung durchgeführt werden, ist die Abrechnung der Nr. 857 nur einmal möglich, da in der Legende der Begriff „insgesamt“ dies verdeutlicht. Die Nr. 857 reiht zahlreiche Verfahren aneinander, für deren Bearbeitung ein oft erheblich unterschiedlicher Aufwand erforderlich ist.
Wie **Brück et alii** meinen wir, dass eine Hilfestellung für den Arzt, der im Rahmen der GOÄ Testuntersuchungen abrechnet, die Aufstellungen des EBM seit 1987 zu den Testkriterien sein kann.
Testverfahren nach GOÄ Nr. 857 sind u.a. nach „GOÄ Auszüge und Anregung“ des Berufsverbands Deutscher Neurologen (bis vor kurzem zugänglich im Internet) und nach Kommentarwerken zur GOÄ von Hoffmann/Kleinken und Brück z.B.:
16-Persönlichkeits-Faktoren-Test (16 PF)
Aufmerksamkeits-Belastungs-Test (d2)
Beck-Angst-Inventar (BAI)
Beck-Depressions-Inventar (BDI)
Beeinträchtigungs-Schwere-Score (BSS)
Beschwerdenliste (BL)
Borderline-Persönlichkeits-Inventar (BPI)
c.i.-Test
c.i.-Fragebogen
Diagnostischer Elternfragebogen (DEF)
Diagnostisches Interview bei psychischen Störungen (DIPS)
Eppendorfer Schizophrenie-Inventar (ESI)
Eyssenk Personality Profiler
Fragebogen zur Erfassung von gressionsfaktoren (FAF)

GOÄ-Nr. Punktzahl 2,3 / *1,8
1fach 3,5 / *2,5

Freiburger Persönlichkeitsinventar (FPI)
Gießen-Test (GT)
Hamburger Neurotizismus und Extraversionsskala für Kinder und Jugendliche (HANES)
Hamburger Zwangs-Inventar (HZI)
Hamilton-Skala
Kinder-Angst-Test (KAT)
Leistungsmotivationsinventar (LMI)
Lübecker Alkoholabhängigkeits- und Missbrauch-Screening (LAST)
Miller Forensik-Assessment (M-Fast)
Mini-Mental-Status (MMST)
Raven-Test (CPM und SPM)
Reisberg-Skalen
III-R (SKID)
Strukturiertes Tinnitus-Interview (STI)
Syndrom-Kurztest (SKT)
Symptom-Check-Liste (SCL-90)
Uhrentest.
Testmaterial gemäß GOÄ § 10 berechenbar.

Siehe auch unter Kommentar zu Nr. 856.

IGeL: Hirnleistungscheck (sog. Brain Check) zur Früherkennung von Demenzen. Psychometrische Tests

860 **Erhebung einer biographischen Anamnese unter neurosenpsychologischen Gesichtspunkten mit schriftlicher Aufzeichnung zur Einleitung und Indikationsstellung bei tiefenpsychologisch fundierter und analytischer Psychotherapie, auch in mehreren Sitzungen** **920** 123,34 / 53,62 187,69

Die Nummer 860 ist im Behandlungsfall nur einmal berechnungsfähig.
Neben der Leistung nach Nummer 860 sind die Leistungen nach Nummern 807 und 835 nicht berechnungsfähig.

Ausschluss: Neben Nr. 860 sind folgende Nrn. nicht abrechnungsfähig: 807, 835

GOÄ-Ratgeber der BÄK: ► **Biografische Anamnese**
Dr. med. Hermann Wetzel M. Sc. in: Deutsches Ärzteblatt 106, Heft 48 (27.11.2009), S._A-2432 – http://www.baek.de/page.asp?his=1.108.4144.4275.7909
Dr. Wetzel erkärt: ...„Der Text der Leistungslegende bezieht sich zwar auf die Einleitung und Indikationsstellung zu einer tiefenpsychologisch fundierten und analytischen Psychotherapie, doch kann die Nr. 860 GOÄ auch für die Erhebung der biografischen Anamnese und Lerngeschichte im Rahmen einer verhaltenstherapeutischen Behandlung in analoger Weise angesetzt werden.
Der Begriff des Behandlungsfalls bezieht sich hier nicht – wie in Abschnitt B I – auf den Zeitraum eines Monats, sondern auf die jeweils vorliegende Erkrankung oder Krankheitsepisode. Der Ausdruck Behandlungsfall ist daher mit Bezug auf Nr. 860 GOÄ als Krankheitsfall zu verstehen...“

Kommentar: Wenn hier in der Anmerkung von der Berechnungsfähigkeit nur einmal im Behandlungsfall gesprochen wird, so ist hier sicher nicht – wie in den Allgemeinen Bestimmungen B. I ausgeführt – der „Monatsfall“ gemeint, sondern der Zeitraum, den die psychosomatische Behandlung in Anspruch nimmt.
Dies sieht **Wezel/Liebold** in seiner Kommentierung auch so und führt dann weiter aus „...erst nach einer längeren behandlungsfreien Zeit ist die erneute Notwendigkeit einer solchen ausführlichen Anamnese denkbar...“.

IGeL: Analoger Ansatz für Kunst- und Körpertherapie.

861 **Tiefenpsychologisch fundierte Psychotherapie, Einzelbehandlung, Dauer mindestens 50 Minuten** **690** 92,50 / 40,22 140,76

Ausschluss: Neben Nr. 861 sind folgende Nrn. nicht abrechnungsfähig: 1, 3, 22, 30, 34, 862, 863, 864

IGeL: Auch analoger Ansatz der Nr. 861 bei Kunst- und Körpertherapie.

GOÄ-Nr.		Punktzahl / 1fach	2,3 / *1,8 / 3,5 / *2,5
862	**Tiefenpsychologisch fundierte Psychotherapie, Gruppenbehandlung mit einer Teilnehmerzahl von höchstens acht Personen, Dauer mindestens 100 Minuten, je Teilnehmer**	**345** 20,11	46,25 70,38
Ausschluss:	Neben Nr. 862 sind folgende Nrn. nicht abrechnungsfähig: 1, 3, 20, 22, 30, 33, 34, 861, 863, 864		
863	**Analytische Psychotherapie, Einzelbehandlung, Dauer mindestens 50 Minuten**	**690** 40,22	92,50 140,76
Ausschluss:	Neben Nr. 863 sind folgende Nrn. nicht abrechnungsfähig: 1, 3, 22, 30, 34, 861, 862, 864		
864	**Analytische Psychotherapie, Gruppenbehandlung mit einer Teilnehmerzahl von höchstens acht Personen, Dauer mindestens 100 Minuten, je Teilnehmer**	**345** 20,11	46,25 70,38
Ausschluss:	Neben Nr. 864 sind folgende Nrn. nicht abrechnungsfähig: 1, 3, 20, 22, 30, 33, 34, 861, 862, 863		
865	**Besprechung mit dem nichtärztlichen Psychotherapeuten über die Fortsetzung der Behandlung**	**345** 20,11	46,25 70,38
870	**Verhaltenstherapie, Einzelbehandlung, Dauer mindestens 50 Minuten – gegebenenfalls Unterteilung in zwei Einheiten von jeweils mindestens 25 Minuten –**	**750** 43,72	100,55 153,00
Ausschluss:	Neben Nr. 870 sind folgende Nrn. nicht abrechnungsfähig: 1, 3, 22, 30, 34, 871		
IGeL:	Training zur Stressbewältigung oder Selbstbehauptung. Verhaltenstherapie bei Flugangst.		
871	**Verhaltenstherapie, Gruppenbehandlung mit einer Teilnehmerzahl von höchstens 8 Personen, Dauer mindestens 50 Minuten, je Teilnehmer** Bei einer Sitzungsdauer von mindestens 100 Minuten kann die Leistung nach Nummer 871 zweimal berechnet werden.	**150** 8,74	20,11 30,60
Ausschluss:	Neben Nr. 871 sind folgende Nrn. nicht abrechnungsfähig: 1, 3, 20, 22, 30, 33, 34, 870		
Kommentar:	Wenn in der Leistungslegende von 8 Teilnehmern gesprochen wird, so sind damit alle Patienten – unabhängig von ihrem Versicherungsstatus – gemeint, die an dieser Verhaltenstherapie teilnehmen.		
IGeL:	Siehe Hinweis unter Nr. 870.		
885	**Eingehende psychiatrische Untersuchung bei Kindern oder Jugendlichen unter auch mehrfacher Einschaltung der Bezugs- und/oder Kontaktperson(en) unter Berücksichtigung familienmedizinischer und entwicklungspsychologischer Bezüge**	**500** 29,14	67,03 102,00
Ausschluss:	Neben Nr. 885 sind folgende Nrn. nicht abrechnungsfähig: 1, 3, 4, 806, 807, 817		
886	**Psychiatrische Behandlung bei Kindern und/oder Jugendlichen unter Einschaltung der Bezugs- und/oder Kontaktperson(en) unter Berücksichtigung familienmedizinischer und entwicklungspsychologischer Bezüge, Dauer mindestens 40 Minuten**	**700** 40,80	93,84 142,80
Ausschluss:	Neben Nr. 886 sind folgende Nrn. nicht abrechnungsfähig: 1, 3, 22, 30, 34, 804, 806, 812, 817, 887		

GOÄ-Nr.		Punktzahl 1fach	2,3 / *1,8 3,5 / *2,5
887	**Psychiatrische Behandlung in Gruppen bei Kindern und/oder Jugendlichen, Dauer mindestens 60 Minuten, bei einer Teilnehmerzahl von höchstens zehn Personen, je Teilnehmer**	**200** 11,66	26,81 40,80
Ausschluss:	Neben Nr. 887 sind folgende Nrn. nicht abrechnungsfähig: 1, 3, 20, 22, 30, 33, 34, 804, 806, 812, 817, 887		
A 888	**Psychiatrische Behandlung zur Reintegration eines Erwachsenen mit psychopathologisch definiertem Krankheitsbild als Gruppenbehandlung (in Gruppen von 3 bis 8 Teilnehmern) durch syndrombezogene verbale Intervention als therapeutische Konsequenz aus den dokumentierten Ergebnissen der selbsterbrachten Leistung nach Nr. 801, Dauer mindestens 50 Minuten, je Teilnehmern und Sitzung (analog Nr. 887 GOÄ) – n. Verzeichnis analoger Bewertungen der Bundesärztekammer**	**200** 11,66	26,81 40,80

H Geburtshilfe und Gynäkologie

Allgemeine Bestimmungen

Werden mehrere Eingriffe in der Bauchhöhle in zeitlichem Zusammenhang durchgeführt, die jeweils in der Leistung die Eröffnung der Bauchhöhle enthalten, so darf diese nur einmal berechnet werden; die Vergütungssätze der weiteren Eingriffe sind deshalb um den Vergütungssatz nach Nr. 3135 zu kürzen.

Beschluss BÄK:

Abrechnung der In-vitro-Fertilisation

Beschluss des Ausschusses „Gebührenordnung" der Bundesärztekammer
Stand: 20.02.2004 veröffentlicht in: Deutsches Ärzteblatt 101, Heft 8 (20.02.2004), Seite A-526 – A-527 – Internet: http://www.bundesaerztekammer.de/page.asp?his=1.108.4689.4871.4910.4912.4913&all=true

Follikelentnahme nach Nr. 315 GOÄ. Nr. 315 ist je Ovar einmal für die Follikelentnahme berechnungsfähig, auch wenn je Ovar mehr als ein Follikel entnommen wird. Die Berechnung der Nr. 297 für die Entnahme des einzelnen Follikels neben Nr. 315 für die Punktion des Ovars ist nicht zulässig (§ 4 Abs. 2 a GOÄ).

Punktion des Douglasraums zwecks Asservation ggf. weiterer Follikel nach Nr. 316. Nr. 316 ist im Behandlungsfall nur einmal berechnungsfähig.

Mikroskopisch-zytologische Untersuchung der aus dem Ovar entnommenen Follikel analog Nr. 4852. Die Untersuchung analog nach Nr. 4852 ist je entnommenem Follikel berechnungsfähig.

Präparation der Oozyten vor Anlegen der Eizellkulturen analog Nr. 4751. Nr. 4751 analog für die Oozytenpräparation ist im Behandlungsfall nur einmal berechnungsfähig.

Anlegen der Eizell-Spermien-Kulturen analog Nr. 4873. Nr. 4873 analog für die In-vitro-Eizell-Spermien-Kulturen ist nur einmal berechnungsfähig, auch wenn mehr als eine Kultur angelegt wird. Die Analogbewertung nach Nr. 4873 für die Eizell-Spermien-Kultur schließt sämtliche, damit methodisch in Zusammenhang stehende, Maßnahmen ein (unter anderem Umsetzen der gewonnenen Eizellen in vorbereitete Kulturschalen, mikroskopische Kontrolle der Vorkulturen, Ansetzen der eigentlichen Eizell-Spermien-Kulturen, Dokumentation der Entwicklung am folgenden Tag, Putzen der Eizellkumuluskomplexe unter mikroskopischer Kontrolle nach Beendigung der Eizell-Spermien-Kulturen).

Beurteilung des Pronukleus-Stadiums analog Nr. 4852. Nr. 4852 analog für die Beurteilung des PN-Stadiums ist je Eizelle berechnungsfähig und schließt jeweils die Beurteilung, ob ein PN-Stadium erreicht wurde, die Beurteilung etwaiger Auffälligkeiten an der Eizelle sowie die Dokumentation ein.

Ansetzen der Prä-Embryonenkulturen analog Nr. 4873. Die Analogposition ist nur einmal berechnungsfähig, auch wenn mehr als eine Prä-Embryonenkultur angesetzt wird. Die Analogbewertung nach Nr. 4873 für das Anlegen der Prä-Embryonenkulturen schließt alle methodisch damit in Zusammenhang stehenden Maßnahmen ein (unter anderem Ansetzen der Kulturen, Umsetzen der Embryonen in neue Kulturplatten zur Vorbereitung für den Transfer und jeweilige Dokumentation).

Mikroskopische Untersuchung der Prä-Embryonen vor Embryotransfer analog Nr. 4852. Die Analogposition ist je Prä-Embryo berechnungsfähig und schließt alle methodisch damit in Zusammenhang stehenden Maßnahmen ein (unter anderem mikroskopisch-zytologische Untersuchung der Prä-Embryonenkulturen, Grading der Embryonenqualität, Schrift- und Fotodokumentation).

Embryotransfer, einschließlich Einführen eines speziellen Doppelkatheters, analog nach Nr. 1114. Nr. 1114 ist nur einmal berechnungsfähig, auch wenn mehr als ein Embryo übertragen wird.

Über die in diesem Beschluss genannten Leistungen hinaus sind umfangreiche weitere Leistungen bei der Durchführung einer In-vitro-Fertilisation erforderlich. Eine Zusammenstellung der im Rahmen eines IVF-Zyklus in der Regel medizinisch erforderlichen Einzelleistungen (gynäkologische Untersuchungen, Ultraschalluntersuchungen, Hormonlaborbestimmungen, künstliche ovarielle Stimulation, Eizellentnahme, so genanntes spezielles IVF-Labor und Embryotransfer, klinische, sonographische und laborchemische Befundkontrollen nach Embryotransfer) ist auf Anforderung bei der Bundesärztekammer/Dezernat IV erhältlich.

Hinweis auf GOÄ-Ratgeber der BÄK:

► **Gynäkologische Zytologie: Neue Verfahren**

Dr. med. Anja Pieritz – Deutsches Ärzteblatt 103, Heft 33 (18.08.2006), Seite A-2194 – http://www.bundesaerztekammer.de/page.asp?his=1.108.4144.4277.4278

Dr. Pieritz führt aus: „...Die flüssigkeitsgestützte Zytologie (Liquid based Cytology) ist ein Verfahren zum zytologischen Screening des Zervixkarzinoms. ... Es handelt sich um eine selbstständige ärztliche Leistung, die nicht im Gebührenverzeichnis enthalten und daher nach § 6 Abs. 2 GOÄ analog zu bewerten ist. Die Bundesärztekammer empfiehlt eine Abrechnung analog nach der Nummer (Nr.) 4815 GOÄ, da diese nach Art, Kosten und Zeitaufwand gleichwertig ist. Neben der Nr. 4815 GOÄ analog für dieses Verfahren sind die Nrn. 4851 und 4852 GOÄ nicht berechnungsfähig.

Die Nr. 1105 „Gewinnung von Zellmaterial aus der Gebärmutterhöhle und Aufbereitung zur zytologischen Untersuchung – einschließlich Kosten" ist nur dann anzuwenden, wenn Material aus der Gebärmutterhöhle gewonnen wird. Die gezielte zytologische Abstrichentnahme unter Spiegeleinstellung von der Portiooberfläche sowie aus dem Zervikalkanal ist mit der Nr. 297 GOÄ zu bewerten..."

Tipp:

Der Gynäkologe ist bei vielen Frauen gleichzeitig auch der Hausarzt. Er sollte sich daher um den Impfstatus seiner Patientinnen kümmern und die nötigen Impfungen durchführen und auf alle Vorsorge-Untersuchungen, die die Krankenkassen für Patientinnen anbieten, aufmerksam machen.

P. Hermanns, G. Filler, B. Roscher (Hrsg.), *GOÄ 2013*,
Erfolgskonzepte Praxis- & Krankenhaus-Management,
DOI 10.1007/978-3-642-29292-7_24, © Springer-Verlag Berlin Heidelberg 2013

IGeL – Gynäkologie und Geburtshilfe

Gynäkologische Komplett-Vorsorge – „Frauen-Gesundheits-Check"

Der „Frauen-Gesundheits-Check" orientiert sich an der ausgedehnten Krebsvorsorge und bezieht ggf. Mammographie und Sonographie der Mammae mit ein. Zu diesem einfachsten Wunsch-Check-up der Frau gehören

- **Blutdruckmessung**,
- **Blutzuckermessung**
- und auch eine **Kontrolle des Impfstatus** – ggf. Bestimmung Röteln-Antikörper bei ganz jungen Frauen.

Bei z.B. internistisch, dermatologisch oder anderen auffälligen Befunden sollte eine Überweisung zur weiteren Abklärung erfolgen.

GOÄ Nr.	Kurzlegende	1fach €	*1,8/2,3fach €
3	Eingehende Beratung (mind. 10 Min.) – nicht neben Sonderleistungen	8,74	**20,11**
7	Untersuchung weiblicher Genitaltrakt	9,33	**21,45**
410	Ultraschalluntersuchung der Gebärmutter	11,66	**26,81**
420 (2x)	Ultraschalluntersuchung der Ovarien rechts und links	4,66 (2x)	**10,72** (2x)
403*	Transvaginale Ultraschalluntersuchung	8,74	**15,74**
5265*	Mammographie einer Seite, in einer Ebene	17,49	**31,48**
5266*	Mammographie einer Seite, in zwei Ebenen	26,23	**47,21**
5267*	Ergänzende Ebene(n), Spezialprojektion(en), im Abschluss an Nr. 5266	8.74	**15,74**
418	Ultraschalluntersuchung einer Brustdrüse z.B. rechts	12,24	**28,15**
420	+ Ultraschalluntersuchung linke Mamma	4,66	**10,72**
250*	Blutentnahme	2,33	**4,20**
		1fach €	1,15fach €
3508**	Nativpräparat Vaginalsekret	4,66	**5,36**
3550**	Blutbild	3,50	**4,02**
3551**	Differenzial Blutbild	1,17	**1,34**
3511**	Urin-Teststreifen (nicht neben Nr. 27)	2,91	**3,35**
3560*	Glukose	2,33	**2,68**
3500*	Stuhl auf Blut, 3mal	5,25	**6,03**

Einlage Kupfer-IUP

GOÄ Nr.	Kurzlegende	1 fach €	*1,8/2,3fach €
3	Eingehende Beratung (mind. 10 Min.) – nicht neben Sonderleistungen	8,74	**20,11**
1	Beratung	4,66	**10,73**
7	Untersuchung weiblicher Genitaltrakt	9,33	**21,45**
298	Abstrich	2,33	**5,36**
1075	Vaginale Behandlung	2,62	**6,03**
1096	Erweiterung des Gebärmutterhalses	8,63	**19,84**
1091	Einlage oder Wechsel IUP	6,18	**14,21**
410	Ultraschall eines Organs	11,66	**26,81**
420	Ultraschalluntersuchung bis zu 3 weiteren Organen, je Organ	9,32	**21,44**
403*	Zuschlag transcavitäre Untersuchung	8,74	**15,74**

Auslagen: Materialkosten für IUP

IUP-Lagekontrolle mittels Ultraschall außerhalb der GKV-Leistungspflicht

GOÄ Nr.	Kurzlegende	1 fach €	*1,8/2,3fach €
3	Eingehende Beratung (mind. 10 Min.) – nicht neben Sonderleistungen	8,74	**20,11**
410	Ultraschall Gebärmutter	11,66	**26,81**
403*	Zuschlag transcavitäre Untersuchung	8,74	**15,74**

Mammographie zur Früherkennung des Mammakarzinoms

GOÄ Nr.	Kurzlegende	1 fach €	*1,8/2,3fach €
5265*	Mammographie einer Seite, in einer Ebene	17,49	**31,48**
5266*	Mammographie einer Seite, in zwei Ebenen	26,23	**47,21**
5267*	Ergänzende Ebene(n), Spezialprojektion(en), im Abschluss an Nr. 5266	8,74	**15,74**
418	Ultraschalluntersuchung einer Brustdrüse z.B. rechts	12,24	**28,15**
420	+ Ultraschalluntersuchung linke Mamma	4,66	**10,72**

Osteoporose-Vorsorge

Bei Frauen in der Postmenopause wie auch Männern ab dem 50. Lebensjahr und Patienten mit bekannten Risikofaktoren wie

- Menopause vor dem 45. Lebensjahr
- einseitige Ernährung mit Defizit an Kalzium und Vitamin D
- Bewegungsmangel
- starkem Nikotin- und Alkoholabusus
- Chronischen Colonerkrankungen
- Verwandten ersten Grades mit Osteoporose in der Anamnese

ist eine Bestimmung des Osteoporose-Risikos auf Patienten-Wunsch sinnvoll.

Osteodensitometrie (Knochendichtemessung)

GOÄ Nr.	Kurzlegende	Ifach €	1,8fach €
5380*	Osteodensitometrie von Skelettteilen mit quant. CT oder digitaler Röntgentechnik	17,49	**31,48**
5377	Zuschlag f. computergesteuerte Analyse, einschl. 3D-Rekonstruktion	**46,63**	–
5475*	Osteodensitometrie von Skelettteilen mittels Dual-Photonen-Absorptionstechnik	17,49	**31,48**

Abrechnungshinweis: Der Zuschlag nach Nr. 5377 ist nur mit Ifachem Gebührensatz abrechenbar. Der Zuschlag soll nach Vorschlag des Berufsverbandes der Orthopäden den besonderen Aufwand der Auswertung der Messung berücksichtigen

Laborcheck:

Osteoporose- Risiko:

- **kleines Profil:** Knochen-AP, Vitamin D3, Pyridinolin-Crosslinks, Ca, Phosphat.
- **großes Profil, einschließlich hormonelle Ursachen:** Knochen-AP, Calcium, Phosphat, Vitamin D3, Parathormon, Östradiol, Testosteron, Osteocalcin, Pyridinolin-Crosslinks, Ostase.

Osteoporose-Veranlagung/genetisches Risiko: Vitamin-D-Rezeptortyp.

Perimenopausen Status

GOÄ Nr.	Kurzlegende	1fach €	2,3fach €
3	Eingehende Beratung (mind. 10 Min.) – nicht neben Sonderleistungen	8,74	**20,11**
1	Beratung	4,66	**10,73**
		1fach €	1,15fach€
4021*	Follitropin (FSH)	14,57	**16,76**
4039*	Östradiol	20,40	**23,46**

Ausschlussdiagnostik sexuell übertragbarer Krankheiten

GOÄ Nr.	Kurzlegende	1fach €	*1,8/2,3fach €
31 A	Ausführliche Sexualanamnese (30 Minuten) – **analoger Ansatz**	26,23	**60,33**
7	Untersuchung weiblicher Genitaltrakt	9,33	**21,45**
27	Krebsvorsorge (Frau)	18,65	**42,90**
29	Gesundheitssuntersuchung	25,65	**58,99**
34	Erörterung Lebensveränderung (mind. 20 Min.)	17,49	**40,22**
250*	Blutentnahme venös	2,33	**4,20**
		1,0 €	1,15 €
3765*	Sexualhormonbindendes Globulin*	26,23	**30,16**
3908 H3*	PSA	17,49	**20,11**
4021*	FSH	14,57	**16,76**
4039	Ötradiol	20,40	**23,46**
4042	Testosteron	20,40	**23,46**

Sterilitätsvorsorge auf Chlamydia trachomatis

Als Folge von Chlamydien-Infektionen kann es bei der Frau zu Adhäsionen im Tubenbereich bis zum Tubenverschluss und damit zur Sterilität kommen. Bei Männern sind Verklebungen der Samenkanälchen die Folge der Infektion.

GOÄ Nr.	Kurzlegende	1 fach €	2,3fach €
3	Eingehende Beratung (mind. 10 Min.) – nicht neben Sonderleistungen	8,74	**20,11**
1	Beratung	4,66	**10,73**
		1 fach €	1,15fach €
4780*	Isolierung von Nucleinsäuren	52,46	**60,33**
4783*	Amplifizierung von Nuleinsäuren oder -fragmenten	29,14	**33,52**
4785*	Identifizierung von Nuleinsäurenfragmenten	58,29	**67,03**

Ultraschall des Unterbauches auf Wunsch der Patientin

GOÄ Nr.	Kurzlegende	1 fach €	*1,8/2,3fach €
1	Beratung	4,66	**10,73**
7	Untersuchung weiblicher Genitaltrakt	9,33	**21,45**
410	Ultraschalluntersuchung der Gebärmutter	11,66	**26,81**
420	Ultraschalluntersuchung bis zu drei weiteren Organen, je Organ	4,66	**10,73**
403*	Transvaginale Ultraschalluntersuchung	8,74	**15,74**

Geburtshilfe – Schwangerenvorsorge: Zusatzdiagnostik auf Wunsch der Schwangeren

GOÄ Nr.	Kurzlegende	1fach €	*1,8/2,3fach €
23	Erste Vorsorgeuntersuchung in der Schwangerschaft	17,49	40,22
415	Sonographische Untersuchung auf Vitalität des Feten in der 6.–8. Schwangerschaftswoche	17,49	40,22
415	Zusätzliche sonographische Schwangerschaftsuntersuchung auf Wunsch der Schwangeren bei Nicht-Risiko-Schwangerschaften („Baby-Fernsehen") – ggf. einschl. Geschlechtsbestimmung	17,49	40,22
24	Untersuchung im Schwangerschaftsverlauf	11,66	26,81
250*	Blutentnahme	2,33	4,20

GOÄ Nr.	Kurzlegende	1 fach €	*1,15fach €
3982*	Blutgruppen-Bestimmung ABO-Merkmale, Rhesusfaktor	17,49	20,11
3987*	Antikörpersuchtest	8,16	9,38
4395*	HIV-Test Toxoplasmose Zytomegalie Triple-Test zur Risikoabschätzung M. Down und Neuralrohrdefekt	17,49	20,11
3743*	AFP	14,57	16,76
4024*	ß-HCG	14,57	16,76
4027*	Ostriol	14,57	16,76

Antikörperbestimmung in der Schwangerschaft

Bestimmte Infektionskrankheiten können während der Schwangerschaft zur Schädigung des noch ungeborenen Kindes führen. Zur Abklärung der Infektionsrisiken werden von den Krankenkassen gesetzmäßig schon einige Laboruntersuchungen übernommen, andere aber, obwohl sie medizinisch sinnvoll wären, müssen bei der Abklärung von den Schwangeren selbst bezahlt werden.

Untersucht werden sollten:
- Hepatitis C-AK (Anti-HCV) • Herpes simplex Virus (HSV) Typ I- und II
- Parvovirus B19 • Varizella-Zoster-Virus (VZV) • Zytomegalie (CMV)
- Toxoplasma gondii – Diese Untersuchung auf Antikörper gegen Toxoplasmose ist dann eine Kassenleistung, wenn anamnestisch das Risiko einer Infektion mit Toxoplasma gondii besteht z.B. Kontakt mit Katzen, regelmäßiger Genuss von rohem Fleisch, Fleischprodukten.

1001* Tokographische Untersuchung

120 12,59
6,99 17,49

Ausschluss: Neben Nr. 1001 sind folgende Nrn. nicht abrechnungsfähig: 1002, 1003

Kommentar: Ergeben sich bei der Untersuchung Befunde, die weitere tokographische Untersuchungen erforderlich machen, so kann die Leistung nach Nr. 1001 auch mehrmals an einem Tag berechnet werden.

1002* Externe kardiotokographische Untersuchung

200 20,98
11,66 29,14

Ausschluss: Neben Nr. 1002 ist folgende Nr. nicht abrechnungsfähig: 1001, 1003

Kommentar: Auch wenn eine Dauerüberwachung mit CTG erforderlich ist, kann die Leistung nach Nr. 1002 trotzdem nur einmal am Tage berechnet werden, ggf. kann die zeitliche Belastung durch eine Erhöhung des Schwellenwertes ausgeglichen werden.

1003 Interne kardiotokographische Untersuchung – gegebenenfalls einschließlich einer im zeitlichen Zusammenhang des Geburtsvorganges vorausgegangenen externen Kardiotokographie

379 50,81
22,09 77,32

Neben den Leistungen nach den Nummern 1002 und 1003 ist die Leistung nach 1001 nicht berechnungsfähig.

Ausschluss: Neben Nr. 1003 ist folgende Nr. nicht abrechnungsfähig: 1001, 1002

GOÄ-Nr.		Punktzahl 1fach	2,3 / *1,8 3,5 / *2,5
A 1006	**Gezielte weiterführende differentialdiagnostische sonographische Abklärung bei auf Grund einer Untersuchung nach Nr. 415 erhobenem Verdacht auf Schädigung eines Fetus durch Fehlbildung oder Erkrankung oder ausgewiesener besonderer Risikosituation (Genetik, Anamnese, exogene Noxe) unter Verwendung eines Ultraschalluntersuchungsgerätes, das mindestens über 64 Kanäle im Sende- und Empfangsbereich, eine variable Tiefenfokussierung, mindestens 64 Graustufen und eine aktive Vergrößerungsmöglichkeit für Detaildarstellungen verfügt, gegebenenfalls mehrfach, zur gezielten Ausschlussdiagnostik bis zu dreimal im gesamten Schwangerschaftsverlauf, im Positivfall einer fetalen Fehlbildung oder Erkrankung auch häufiger, Anlage Ic zu Abschnitt B. Nr. 4 oder Mutterschafts-Richtlinien in der jeweils geltenden Fassung gilt entsprechend (analog Nr. 5373 GOÄ) – n. Verzeichnis analoger Bewertungen der Bundesärztekammer GOÄ je Sitzung**	**1900** 110,75	254,72 387,61

Die Indikationen ergeben sich aus der Anlage 1c II.2 der Mutterschafts-Richtlinien in der jeweils geltenden Fassung. Die weiterführende sonographische Diagnostik kann gegebenenfalls mehrfach, zur gezielten Ausschlussdiagnostik bis zu dreimal im gesamten Schwangerschaftsverlauf berechnet werden. Im Positivfall einer fetalen Fehlbildung oder Erkrankung ist die Berechnung auch häufiger möglich. Das zur Untersuchung genutzte Ultraschallgerät muss mindestens über 64 Kanäle im Sende- und Empfangsbereich, eine variable Tiefenfokussierung, mindestens 64 Graustufen und eine aktive Vergrößerungsmöglichkeit für Detaildarstellungen verfügen.

GOÄ-Ratgeber der BÄK: ► **Sonographische Fetaldiagnostik: Neue Empfehlungen**

Dr. med. Anja Pieritz – in: Deutsches Ärzteblatt 103, Heft 3 (20.01.2006), Seite A-140 – www.bundesaerztekammer.de/page.asp?his=1.108.4144.4277.4279

Dr. Pieritz gibt an: ...„Die Leistungslegenden der analogen Bewertungen A 1006 bis A 1008 beziehen sich auf unterschiedliche Gebiete und Techniken (Fehlbildung des Fetus per Sonographie = A 1006; Echokardiographie des Fetus = A 1007; Duplex des fetomaternalen Gefäßsystems = A 1008), so dass es keine Überschneidungen gibt. Deshalb wurde der Ausschluss der Nummer A 1007 neben der A 1008 aufgehoben...“

Kommentar: Werden die Leistungen nach den Nrn. A 1006, A 1007 und A 1008 bei Mehrlingen erbracht, so ist entsprechend der Zahl der Feten die jeweilige Leistung auch mehrmals abrechenbar.

Der Nachweis der Fachkunde „Sonographie des Fetus in der Frauenheilkunde“ oder die Weiterbildung „Spezielle Geburtshilfe und Perinatalmedizin“ oder aber einer anderen gleichwertigen Qualifikation sind die Voraussetzung dafür, dass die Leistungen nach den Nrn. 1006 bis 1008 erbracht und abgerechnet werden können.

A 1007	**Farbkodierte Doppler-echokardiographische Untersuchung eines Fetus einschl. Bilddokumentation, einschl. eindimensionaler Dopplerechokardiographischer Untersuchung, gegebenenfalls einschl. Untersuchung mit cw-Doppler und Frequenzspektrumanalyse, gegebenenfalls einschl. zweidimensionaler echokardiographischer Untersuchung mittels Time-Motion-Verfahren (M-Mode), gegebenenfalls zusätzlich zur Leistung nach Nr. A 1006 und A 1008, Anlage 1d zu Abschnitt B. Nr. 4 der Mutterschafts-Richtlinien in der jeweils geltenden Fassung gilt entsprechend. analog Nrn. 424 (700 Pkt.) + 404 (250 Pkt.) + 406 (200Pkt)**	**1150** 67,03	154,17 234,61

Die Indikationen ergeben sich aus der Anlage 1d der Mutterschafts-Richtlinien in der jeweils geltenden Fassung. Die Dopplerechokardiographie kann gegebenenfalls neben den Leistungen nach den Nrn. A 1006 und A 1008 berechnet werden.

Hinweis LÄK: **Anmerkung der Bayerischen Landesärztekammer** vom 28.01.2004 (Quelle: GOÄ-Datenbank http://www.blaek.de/) – **Fetalsonographie – Weiterführende sonographische Diagnostik**

Gezielte weiterführende sonographische Untersuchung zur differenzialdiagnostischen Abklärung und/oder der Überwachung bei aufgrund einer Untersuchung nach Nr. 415 GOÄ erhobenem Verdacht auf pathologi-

sche Befunde (Schädigung eines Fetus durch Fehlbildung oder Erkrankung oder ausgewiesener besonderer Risikosituation aufgrund der Genetik, Anamnese oder einer exogenen Noxe.
-> analog Nr. 5373 GOÄ je Sitzung (1900 Punkte).
Die Indikationen ergeben sich aus der Anlage 1c II.2 der Mutterschaftsrichtlinien in der jeweils geltenden Fassung. Die weiterführende sonographische Diagnostik kann gegebenenfalls mehrfach, zur gezielten Ausschlussdiagnostik bis zu dreimal im gesamten Schwangerschaftsverlauf berechnet werden. Im Positivfall einer fetalen Fehlbildung oder Erkrankung ist die Berechnung auch häufiger möglich. Das zur Untersuchung genutzte Ultraschallgerät muss mindestens über 64 Kanäle im Sende und Empfangsbereich, eine variable Tiefenfokussierung, mindestens 64 Graustufen und eine aktive Vergrößerungsmöglichkeit für Detaildarstellungen verfügen.
Bei Mehrlingen sind die Leistungen nach den Nrn. A 1006, A 1007 und A 1008 entsprechend der Zahl der Mehrlinge mehrfach berechnungsfähig.
Voraussetzung für das Erbringen der Leistungen nach Nrn. A 1006, A 1007 und A 1008 ist das Vorliegen der Qualifikation zur Durchführung des fetalen Ultraschalls im Rahmen der Erkennung von Entwicklungsstörungen, Fehlbildungen und Erkrankungen des Fetus nach der jeweils für die Ärztin/den Arzt geltenden Weiterbildungsordnung.
Es ist zu beachten, dass der analoge Abgriff – also die Nr. 5373 – dem Abschnitt O der Gebührenordnung entstammt. Das bedeutet, dass hiernur der 'kleine Gebührenrahmen' zur Anwendung kommen kann (1,8fach). Auch bei einer analogen Bewertung bleiben nämlich die Rahmenbedingungen der GOÄ erhalten !

Kommentar: Werden die Leistungen nach den Nrn. A 1006, A 1007 und A 1008 bei Mehrlingen erbracht, so ist entsprechend der Zahl der Feten die jeweilige Leistung auch mehrmals abrechenbar.
Der Nachweis der Fachkunde „Sonographie des Fetus in der Frauenheilkunde“ oder die Weiterbildung „Spezielle Geburtshilfe und Perinatalmedizin“ oder aber einer anderen gleichwertigen Qualifikation sind die Voraussetzung dafür, dass die Leistungen nach den Nrn. 1006 bis 1008 erbracht und abgerechnet werden können.

A 1008 Weiterführende differentialdiagnostische sonographische Abklärung des fetomaternalen Gefäßsystems mittels Duplexverfahren, gegebenenfalls farbkodiert und/oder direktionale Dopplersonographische Untersuchung im fetomaternalen Gefäßsystem, einschl. Frequenzspektrumanalyse, gegebenenfalls zusätzlich zu den Untersuchungen nach den Nrn. 415 oder A 1006, Anlage 1d zu Abschnitt B. Nr. 4 der Mutterschafts-Richtlinien in der jeweils geltenden Fassung gilt entsprechend (analog Nr. 649 GOÄ)

700 93,84
40,80 142,80

Die Indikationen ergeben sich aus der Anlage 1d der Mutterschafts-Richtlinien in der jeweils geltenden Fassung. Die Duplex-sonographische Untersuchung nach A 1008 kann gegebenenfalls neben den Leistungen nach den Nrn. 415, A 1006 und A 1007 berechnet werden. Bei Mehrlingen sind die Leistungen nach den Nrn. A 1006, A 1007 und A 1008 entsprechend der Zahl der Mehrlinge mehrfach berechnungsfähig. Voraussetzung für das Erbringen der Leistungen nach Nr. A 1006, A 1007 und A 1008 ist das Vorliegen der Qualifikation zur Durchführung des fetalen Ultraschalls im Rahmen der Erkennung von Entwicklungsstörungen, Fehlbildungen und Erkrankungen des Fetus nach der jeweils für die Ärztin/den Arzt geltenden Weiterbildungsordnung
Bei Mehrlingen sind die Leistungen nach den Nrn. A 1006, A 1007 und A 1008 entsprechend der Zahl der Mehrlinge mehrfach berechnungsfähig.

Hinweis LÄK: Siehe unter Nr. 1007

Kommentar: Werden die Leistungen nach den Nrn. A 1006, A 1007 und A 1008 bei Mehrlingen erbracht, so ist entsprechend der Zahl der Feten die jeweilige Leistung auch mehrmals abrechenbar.
Der Nachweis der Fachkunde „Sonographie des Fetus in der Frauenheilkunde“ oder die Weiterbildung „Spezielle Geburtshilfe und Perinatalmedizin“ oder aber einer anderen gleichwertigen Qualifikation sind die Voraussetzung dafür, dass die Leistungen nach den Nrn. 1006 bis 1008 erbracht und abgerechnet werden können.

1010 Amnioskopie

148 19,84
8,63 30,19

Ausschluss: Neben Nr. 1010 ist die folgende Nr. nicht abrechnungsfähig: 1014

GOÄ-Nr.		Punktzahl 1fach	2,3 / *1,8 3,5 / *2,5
1011	**Amniozentese – einschließlich Fruchtwasserentnahme**	**266** 15,50	35,66 54,27

Ausschluss: Neben Nr. 1011 sind folgende Nrn. nicht abrechnungsfähig: 307, 315, 410, 415

Tipp:
- Bei ambulanter OP: Zuschlag nach Nr. 442 nicht vergessen.
- Für die unter Ultraschall durchgeführte Amniozentese kann die entsprechende Ultraschallabrechnungsnr. 410 abgerechnet werden.
- Ist aus einem medizinischem Grund die Darstellung mütterlicher Organe (z.B. der Blase) erforderlich, so kann die Nr. 410 (ggf. auch Nr. 420) abgerechnet werden.
- Wird die transabdominelle Blutentnahme unter Ultraschallkontrolle durchgeführt, ist die entsprechende Ultraschallleistung nach Nr. 410 abrechnungsfähig.
- Bei zusätzlicher Abrechnung der Nr. 420 sollte begründet werden, warum weitere Organe zur Darstellung kommen.

1012	**Blutentnahme beim Fetus**	**74** 4,31	9,92 15,10

Ausschluss: Neben Nr. 1012 sind folgende Nrn. nicht abrechnungsfähig: 250, 251, 307, 315, 410, 415

1013	**Blutentnahme beim Fetus – einschließlich pH-Messung(en) im Blut –**	**178** 10,38	23,86 36,31

Ausschluss: Neben Nr. 1013 sind folgende Nrn. nicht abrechnungsfähig: 250, 251, 307, 315, 410, 415, 3710

1014	**Blutentnahme beim Fetus mittels Amnisokopie – einschließlich pH-Messung(en) im Blut**	**296** 17,25	39,68 60,39

Ausschluss: Neben Nr. 1014 sind die folgenden Nrn. nicht abrechnungsfähig: 250, 251, 307, 315, 410, 415, 1010, 1011, 1012, 1013, 3710

Tipp: Bei ambulanter OP: Zuschlag nach Nr. 442 nicht vergessen!

1014 analog	**Transabdominelle Blutentnahme aus der Nabelschnur (unter Ultraschallsicht) Nabelschnurpunktion- (analog Nr. 1014 GOÄ) – n. Empfehlung von Analog Ziffern der PVS**	**296** 17,25	39,68 60,39

1020	**Erweiterung des Gebärmutterhalses durch Dehnung im Zusammenhang mit einer Geburt – gegebenenfalls einschließlich Eipollösung –**	**148** 8,63	19,84 30,19

Ausschluss: Neben Nr. 1020 sind folgende Nrn. nicht berechnungsfähig: 1050, 1052, 1055, 1056, 1060

1021	**Beistand von mindestens zwei Stunden Dauer bei einer Geburt, die auf natürlichem Wege nicht beendet werden kann, ausschließlich Kunsthilfe**	**266** 15,50	35,66 54,27

Ausschluss: Neben Nr. 1021 ist die folgende Nr. nicht abrechnungsfähig: 1022

Kommentar: Als Beistand gilt die dauernde tätige Bereitschaft ohne Ausübung einer abrechnungsfähigen Leistung.

Als Geburt wird in den Gebührenordnungen ein Vorgang von Wehenbeginn bis zum Ende der Nachgeburt bezeichnet.

Neben der Gebühr für den Beistand ist eine Verweilgebühr abrechenbar, wenn nach Ablauf von 2 Stunden ein weiteres Verweilen medizinisch erforderlich ist – Nr. 56 für jede weitere halbe Stunde.

Muss die Plazenta durch einen inneren Eingriff entfernt werden, so können neben der Nr. 1021 die entsprechenden Nrn. 1025 bis 1030 und zusätzlich die Nr. 1041 abgerechnet werden.

GOÄ-Nr.		Punktzahl 1fach	2,3 / *1,8 3,5 / *2,5
1022	**Beistand bei einer Geburt, auch Risikogeburt, regelwidriger Kindslage, Mehrlingsgeburt, ausschließlich Kunsthilfe, sofern der Arzt die Geburt auf natürlichem Wege bis zur Beendigung geleitet hat**	**1300** 75,77	174,28 265,21

Ausschluss: Neben Nr. 1022 sind folgende Nrn. nicht abrechnungsfähig: 1021, 1032.

Kommentar: Als Beistand gilt die dauernde tätige Bereitschaft ohne Ausübung einer abrechnungsfähigen Leistung.
Als Geburt wird in den Gebührenordnungen ein Vorgang von Wehenbeginn bis zum Ende der Nachgeburt bezeichnet.
Neben der Gebühr für den Beistand ist eine Verweilgebühr abrechenbar, wenn nach Ablauf von 2 Stunden ein weiteres Verweilen medizinisch erforderlich ist – Nr. 56 für jede weitere halbe Stunde.
Muss die Plazenta durch einen inneren Eingriff entfernt werden, so können neben der Nr. 1021 die entsprechenden Nrn. 1025 bis 1030 und zusätzlich die Nr. 1041 abgerechnet werden.
Wenn nach einer natürlich beendeten Geburt (Spontanlösung der Plazenta) die Nachtastung beendet ist und dann plötzlich der Verdacht besteht, dass die Plazentalösung unvollständig war, kann die Nr. 1041 berechnet werden.

1025	**Entbindung durch Manualextraktion am Beckenende**	**554** 32,29	74,27 113,02

Ausschluss: Neben Nr. 1025 sind folgende Nrn. nicht abrechnungsfähig: 1026, 1027

1026	**Entbindung durch Vakuumextraktion**	**832** 48,50	111,54 169,73

Ausschluss: Neben Nr. 1026 sind folgende Nrn. nicht abrechnungsfähig: 1025, 1027

Tipp: Neben der Leistung nach Nr. 1026 kann jeweils eine Leistung nach der Nr. 1021 oder 1022 einmal zusätzlich abgerechnet werden.

1027	**Entbindung durch Zange**	**832** 48,50	111,54 169,73

Ausschluss: Neben Nr. 1027 sind folgende Nrn. nicht abrechnungsfähig: 1025, 1026

Tipp: Neben der Leistung nach Nr. 1027 kann jeweils eine Leistung nach der Nr. 1021 oder 1022 zusätzlich abgerechnet werden.

1028	**Äußere Wendung**	**370** 21,57	49,60 75,48

Ausschluss: Neben Nr. 1028 ist folgende Nr. nicht abrechnungsfähig: 1029

Tipp: Neben der Leistung nach Nr. 1028 kann jeweils eine Leistung nach der Nr. 1021 oder 1022 zusätzlich abgerechnet werden.

1029	**Innere oder kombinierte Wendung – auch mit Extraktion –**	**1110** 64,70	148,81 226,45

Ausschluss: Neben Nr. 1029 ist folgende Nr. nicht abrechnungsfähig: 1028

Tipp: Neben der Leistung nach Nr. 1029 kann jeweils eine Leistung nach der Nr. 1021 oder 1022 zusätzlich abgerechnet werden.

1030	**Entbindung bei vorliegendem Mutterkuchen, zusätzlich**	**370** 21,57	49,60 75,48

Neben den Leistungen nach den Nummern 1025 bis 1030 kann jeweils eine Leistung nach der Nummer 1021 oder 1022 zusätzlich berechnet werden.

Ausschluss: Neben Nr. 1030 ist folgende Nr. nicht abrechnungsfähig: 1032

GOÄ-Nr.		Punktzahl / 1fach	2,3 / *1,8 / 3,5 / *2,5
1031	**Entbindung durch Perforation oder Embryotomie, mit Extraktion**	**1950** / 113,66	261,42 / 397,81

1032 **Schnittentbindung von der Scheide oder von den Bauchdecken aus** — **2310** 309,68 / 134,64 471,25

Ausschluss: Neben Nr. 1032 sind folgende Nrn. nicht abrechnungsfähig: 1022, 1030

Kommentar: In den **Auslegungen der Bundesärztekammer** zur im Legendentext unveränderten Nr. 1032 der 'alten' GOÄ heißt es: „Die normale Entfernung der Plazenta durch Ziehen an der Nabelschnur oder Entfernung mit der Hand ist u. E. Bestandteil der Leistung nach Nr. 1032 und somit nach den Vorgaben des § 4 Abs. 2 der GOÄ nicht gesondert mit der Nr. 1041 berechenbar.

Anders stellt sich die Situation bei unvollständiger Plazenta dar, dies liegt bei etwa ein Viertel bis ein Drittel der Schnittentbindungen vor. Die Entfernung der Plazentareste hat hier eine eigenständige Indikation, und somit ist in diesem Fall die Nr. 1041 neben der Nr. 1032 berechenbar.

Wir sind uns bewusst, dass die Überprüfung, ob eine unvollständige Plazenta vorgelegen hat, sehr schwierig ist.

Dies ändert aber nichts an der sachlichen Richtigkeit des oben Ausgeführten. Ggf. wäre es Aufgabe der Kostenträger, auffällige Häufigkeiten der Berechnung der Nr. 1041 neben der Nr. 1032 zu hinterfragen."

1035 **Operation der Uterusruptur ohne Uterusexstirpation** — **2030** 272,14 / 118,32 414,13

Kommentar: Wenn die Leistung erforderlich ist, kann sie zusätzlich zu geburtshilflichen Leistungen berechnet werden.

1036 **Operation der Uterusruptur mit Uterusexstirpation** — **2770** 371,35 / 161,46 565,10

Kommentar: Wenn die Leistung erforderlich ist, kann sie zusätzlich zu geburtshilflichen Leistungen berechnet werden.

1040 **Reanimation eines asphyktischen Neugeborenen durch apparative Beatmung – auch mit Intubation und gegebenenfalls einschließlich extrathorakaler indirekter Herzmassage** — **350** 46,92 / 20,40 71,40

Ausschluss: Neben Nr. 1040 sind folgende Nrn. nicht abrechnungsfähig: 427, 427, 429, 501, 1529

Kommentar: Statt der Nr. 1040 kann im Rahmen einer Reanimation die höher bewertete Nr. 429 angesetzt werden (Brück).

Ein Ansatz beider Nrn. nebeneinander ist nicht möglich.

Der Leistungsinhalt der Nr. 1040 ist nicht so umfassend wir der der Nr. 429 und schon erfüllt, wenn eine Maskenbeatmung des Neugeborenen durchgeführt wird.

Tipp: Zusätzlich abrechnungsfähig sind Injektionen, Nabelbindenkatheter, Infusionen.

1041 **Entfernung der Nachgeburt oder von Resten durch inneren Eingriff mit oder ohne Kürettement** — **824** 110,47 / 48,03 168,10

Kommentar: Siehe unter Nr. 1032

Analog: Analog für die intrauterine Nachpastung im Anschluss an eine Spontangeburtbei Zustand nach Schnittentbindung – Empfehlung nach Kommentar Brück.

Tipp:
- Bei unvollständiger Plazenta hat die Entfernung der Plazentareste eine eigenständige Indikation, und somit ist in diesem Falle eine Berechnung der Nr. 1041 neben der Nr. 1032 gerechtfertigt.
- Bei ambulanter OP: Zuschlag nach Nr. 444 nicht vergessen.

GOÄ-Nr.		Punktzahl 1fach	2,3 / *1,8 3,5 / *2,5
1042	**Behandlung einer Blutung nach der Geburt durch innere Eingriffe**	**554** 32,29	74,27 113,02
Ausschluss:	Neben Nr. 1042 sind folgende Nrn. nicht abrechnungsfähig: 1075, 1081, 1082		
1043	**Naht des Gebärmutterhalses – einschließlich der vorangegangenen Erweiterung durch Schnitt oder Naht eines frischen Mutterhalsrisses**	**620** 36,14	83,12 126,48
Ausschluss:	Neben Nr. 1042 sind folgende Nrn. nicht abrechnungsfähig: 1032, 1097, 1122		
Tipp:	• Die Naht eines alten Gebärmutterhalsrisses ist mit Nr. 1122 abrechenbar. • Bei ambulanter OP: Zuschlag nach Nr. 443 nicht vergessen.		
1044	**Naht der weichen Geburtswege – auch nach vorangegangener künstlicher Erweiterung – und/oder Naht eines Dammrisses I. oder II. Grades und/oder Naht eines Scheidenrisses** Neben der Leistung nach Nummer 1044 ist die Leistung nach Nummer 1096 nicht berechnungsfähig.	**420** 24,48	56,31 85,68
Ausschluss:	Neben Nr. 1044 sind folgende Nrn. nicht abrechnungsfähig: 1032, 1045, 1096, 1120, 1121, 1125 – 1128		
Tipp:	• Die Naht eines alten Dammrisses ist mit den Nrn. 1120 oder 1121 abrechenbar. • Bei ambulanter OP: Zuschlag nach Nr. 442 nicht vergessen.		
1045	**Naht eines vollkommenen Dammrisses (III. Grades)** Neben der Leistung nach Nummer 1045 ist die Leistung nach Nummer 1044 nicht berechnungsfähig.	**924** 53,86	123,87 188,50
Ausschluss:	Neben Nr. 1045 ist folgende Nr. nicht abrechnungsfähig: 1044, 1121, 3219		
Tipp:	Bei ambulanter OP: Zuschlag nach Nr. 444 nicht vergessen.		
1048	**Operation einer Extrauterinschwangerschaft**	**2310** 134,64	309,68 471,25
Kommentar:	Nach **Wezel-Liebold** rechtfertigt die mikrochirurgische Re-Anastomosierung einer Tube einen höheren Multiplikator als den 2,3fachen.		
Tipp:	Bei ambulanter OP: Zuschlag nach Nr. 445 nicht vergessen.		
1049	**Aufrichtung der eingeklemmten Gebärmutter einer Schwangeren – auch mit Einlage eines Ringes –**	**296** 17,25	39,68 60,39
1050	**Instrumentale Einleitung einer Geburt oder Fehlgeburt, als selbständige Leistung**	**296** 17,25	39,68 60,39
Ausschluss:	Neben Nr. 1050 sind folgende Nrn. nicht abrechnungsfähig: 1020, 1025 – 1027, 1052, 1055, 1056, 1060, 1096		
1051	**Beistand bei einer Fehlgeburt ohne operative Hilfe**	**185** 10,78	24,80 37,74
Tipp:	Die Leistung nach Nr. 1051 ist kombinierbar z.B. mit den Leistungen nach den Nrn. 1, 5, 6, 7, 8, 252, 253, 34		

GOÄ-Nr.		Punktzahl 1fach	2,3 / *1,8 3,5 / *2,5
1052	**Beistand bei einer Fehlgeburt und deren Beendigung durch inneren Eingriff**	**739** 43,07	99,07 150,76

Ausschluss: Neben Nr. 1052 sind folgende Nrn. nicht abrechnungsfähig: 1020, 1021, 1022, 1032, 1051, 1060, 1096

Tipp: Bei ambulanter OP: Zuschlag nach Nr. 443 nicht vergessen.

1055	**Abbruch einer Schwangerschaft bis einschließlich 12. Schwangerschaftswoche – gegebenenfalls einschließlich Erweiterung des Gebärmutterhalskanals –**	**800** 46,63	107,25 163,20

Ausschluss: Neben Nr. 1055 sind folgende Nrn. nicht abrechnungsfähig: 1020 – 1032, 1041, 1050, 1060, 1096, 1097.

Hinweis BÄK: **Leistungen und Abrechnung eines Schwangerschaftsabbruchs nach GOÄ**
Die Bundesärztekammer informiert (Dtsch Arztebl 2001; 98(8): A-488 / B-392 / C-370 – www.aerzteblatt.de/v4/archiv/artikel.asp?id=26170) unter dem Titel: Gebührenordnung für Ärzte/Abtreibung: Was die Krankenversicherung bezahlt zur Privatliquidation ärztlicher Leistungen im Zusammenhang mit medikamentös durchgeführtem Schwangerschaftsabbruch:

Nur unter medizinischer oder kriminologischer Indikation ist der Schwangerschaftsabbruch eine Leistung der Gesetzlichen Krankenversicherung (GKV). Dies betrifft etwa ein Prozent der Fälle. In den anderen Fällen des rechtswidrigen, aber straffreien („tatbestandslosen oder indikationslosen") Schwangerschaftsabbruchs muss ein Teil der Leistungen von der Schwangeren selbst bezahlt werden bzw. wird bei „besonderen Fällen" von anderen Kostenträgern (Sozialamt, Landesstellen usw.) übernommen. Lediglich die Leistungen, die sich auf den Abbruch der Schwangerschaft unmittelbar beziehen und zu seiner Durchführung notwendig sind, fallen bei gesetzlich Versicherten nicht in die Leistungspflicht der GKV. Grundlage der vom Arzt zu erstellenden Privatrechnung ist die Amtliche Gebührenordnung für Ärzte (GOÄ).

Für diese Fälle gilt § 5 a GOÄ, mit welchem die Höhe der Gebühren für ärztliche Leistungen im Zusammenhang mit einem „indikationslosen" Schwangerschaftsabbruch auf das 1,8fache des jeweiligen Gebührensatzes begrenzt ist. Die Vergütungsbegrenzung auf das 1,8fache gilt gleichermaßen für gesetzlich und privat versicherte Schwangere und betrifft sowohl den operativen als auch den medikamentösen Abbruch.

Zur Abgrenzung von Inhalt und Umfang der selbst zu tragenden Kosten für Leistungen bei „indikationslosem" Schwangerschaftsabbruch sind in § 24 b Abs. 4 SGB V die Leistungen abschließend aufgeführt, die aus der Leistungspflicht der Gesetzlichen Krankenversicherung entfallen und damit auf der Grundlage des § 5 a GOÄ privat zu liquidieren sind. Diese sind, bezogen auf den operativen Abbruch, die Anästhesie, der operative Eingriff, die vaginale Behandlung einschließlich der Einbringung von Arzneimitteln in die Gebärmutter, die Injektion von Medikamenten, die Gabe eines wehenauslösenden Medikamentes, die Assistenz durch einen anderen Arzt, die körperliche Untersuchung im Rahmen einer unmittelbaren Operationsvorbereitung und der Überwachung unmittelbar nach der Operation. Die mit diesen Leistungen im Zusammenhang stehenden Sachkosten, insbesondere für Narkosemittel, Verbandsmittel, Abdecktücher und Injektionsmittel fallen ebenfalls nicht in die Leistungspflicht der Krankenkassen. Bezogen auf den medikamentösen Abbruch, fallen folgende Leistungen aus der Leistungspflicht der GKV:

- Beratungs- beziehungsweise Untersuchungsleistungen im unmittelbaren Zusammenhang
- mit dem Abbruch,
- der Abbruch einschließlich der Betreuungsphase,
- gegebenenfalls die Applikation eines wehenfördernden Mittels,
- die notwendigen Folgeuntersuchungen einschließlich Ultraschallkontrolle
- sowie die Auslagen für Mifegyne und Prostaglandin.

Eine Härtefallregelung gilt für diejenigen Frauen, denen die Aufbringung der finanziellen Mittel für den Abbruch einer Schwangerschaft nicht möglich ist (Unterschreiten bestimmter Einkommensgrenzen). In diesen Fällen erfolgt die Abrechnung auf der Grundlage des Einheitlichen Bewertungsmaßstabes (EBM) gegenüber den Krankenkassen und wird in der Regel vonseiten der Sozialämter erstattet („besondere Fälle"). Die nicht in § 24 b Abs. 4 SGB V aufgelisteten Leistungen im Zusammenhang mit einem „indikationslosen" Schwangerschaftsabbruch werden bei sozialversicherten Frauen über die Krankenkassen abgerechnet. In den „Sonstige-Hilfe-Richtlinien" des Bundesausschusses der Ärzte und Krankenkassen sind die Leistungen festgelegt, die im Rahmen der in der vertragärztlichen Versorgung geltenden Bestimmungen und den dazu vereinbarten Vordrucken abzurechnen sind. Die bestehende alternative Möglichkeit des medikamentösen Schwangerschaftsabbruchs zum bisher üblichen operativen Schwangerschaftsabbruch erfordert eine Abrechnungsempfehlung.

Die Bundesärztekammer hat nach Abstimmung mit dem Berufsverband Deutscher Frauenärzte e.V. und in Absprache mit dem Bundesministerium für Gesundheit die Berechnung des medikamentösen Schwangerschaftsabbruchs der Gebührenordnungs-Nummer 1055 (Abbruch einer Schwangerschaft ...) zugeordnet. Der Ansatz der Nummer 1055 GOÄ ist somit für beide Abbrucharten heranzuziehen, weil deren Leistungslegende, obwohl von ihrer Entstehungsgeschichte auf den operativen Abbruch bezogen, den medikamentösen Schwangerschaftsabbruch einschließt. Der nach Nummer 1055 berechnungsfähige medikamentöse Schwangerschaftsabbruch umfasst die Durchführung sowie die Überwachung und Betreuung in der Austreibungsphase. Soweit erforderlich, ist die Erweiterung des Gebärmutterhalskanals ebenfalls mit dieser Position abgegolten.

Den Leistungserschwernissen des „operativen Abbruchs" entspricht beim medikamentösen Abbruch die in der Regel zeitaufwendige Betreuungsleistung des Arztes. Deswegen ist die Überwachung und Betreuung in der Austreibungsphase nicht gesondert berechnungsfähig. Auch das Bundesministerium für Gesundheit hält eine weitgehende vergütungsrechtliche Gleichbehandlung des operativen mit dem medikamentösen Schwangerschaftsabbruch für sachgerecht.

Diesem Anliegen kommt die Abrechnungsempfehlung – basierend auf der Nummer 1055 – für den medikamentösen Schwangerschaftsabbruch nahe. Eine gleich hohe Vergütung für beide Arten des Abbruchs ist zurzeit über die geltende GOÄ allerdings nicht möglich, da der OP-Zuschlag Nummer 444 und daraus folgernd der Zuschlag Nummer 448 nur für die Beobachtung und Betreuung bei operativen Eingriffen bei ambulanter Durchführung gewährt werden. Die Aufnahme einer eigenständigen Gebührenposition für den medikamentösen Abbruch ist nur durch eine Weiterentwicklung der GOÄ erreichbar. Aus der Übersicht (Tabelle) sind die Abrechnungsmodalitäten des operativen und medikamentösen Schwangerschaftsabbruchs zu entnehmen.
Die Übersicht ist insofern nicht abschließend, als sie nicht auf alle in diesem Zusammenhang möglichen Fragestellungen eingeht (zum Beispiel Kostenerstattung in Sozialhilfefällen, besonders gelagerte Einzelfälle, in denen weitere Leistungen notwendig sein können, zum Beispiel vor Durchführung der Narkose beim operativen Schwangerschaftsabbruch ein Elektrokardiogramm).

Auf einen Blick:

Leistungen und Abrechnung eines Schwangerschaftsabruchs nach GOÄ § 5a gemäß §24b Abs. 4 SGB V

Der für die Leistungen nach § 5 a der GOÄ zulässige Gebührenrahmen ist auf das 1,8fache (bei Laborleistungen des 1,5fache) beschränkt. Ein Überschreiten ist durch den Text des § 5 a „nur bis zum 1,8fachen" und den Verzicht der Berücksichtigung im § 5 Abs. 2 Satz 4 bzw. § 5 Abs. 3 sowie dem Verbot der Abdingung in § 2 Abs. 1 Satz 2 GOÄ ausgeschlossen. Bei den aufgeführten Laborleistungen wird von der Inanspruchnahme einer Laborgemeinschaft (Basislabor) ausgegangen – s. S. 333.

Leistungen und Abrechnung eines Schwangerschaftsabbruchs

Kurzlegende der Leistung	**GOÄ Nr.**	**Schwangerschafts-abbruch**		**Anmerkungen**	
		operativ	**medikamentös**	**operativ**	**medikamentös**
		Honorar in Euro			
Beratung nur 1 x im GOÄ-Behandlungsfall (Zeitraum eines Monats nach der ersten Inanspruchnahme des Arztes in der selben Angelegenheit) abrechenbar.	1	**8,39**	8,39	Erstuntersuchung. Gyn. + Narkoseuntersuchung Anästhesie	Erstuntersuchung. Gynäkologe
Untersuchung Genitaltrakt	**7**	**16,79**	16,79		
Ganzkörperstatus durch Anästhesisten(in)	**8**	**27,28**	–		
Ultraschall, ein Organ	**410**	**–**	20,99		
Maskennarkose	**460**	**42,39**	–		
Spinalanästhesie	**470**	**41,96**	–		
kleines Blutbild	**3550***	**4,02**	4,02		
Hämatokrit	**3503***	**4,69**	–	nur bei Spinalanästhesie	
Kalium	**3557***	**2,01**	–		
partielle Thromboplastinzeit	**3605**	**3,35**	–		
Thromboplastinzeit n. Quick	**3607**	**3,35**	–		
Schwangerschaftsabbruch	**1055**	**83,93**	83,93		
vaginale Behandlung	**1075**	**4,72**	–		
i.v. Injektion	**253**	**7,34**	–		
Infusion	**272**	**18,88**	–		
Applikation wehenfördernden Medikaments	**1075**	**–**	4,72		
ggf. Assistenz	**62**	**15,73**	–		
Ultraschall, ein Organ – bis zu 3 Organen, je Organ – Zuschlag b-transkavitärer Sono	**410** **420** **ggf. 403**	**–**	20,99 8,39 15,73	Folgeuntersuchung Gynäkologie	
ggf. Beratung	**1**	**8,39**	–		
Untersuchung, symptombez.	**5**	**8,39**	8,39		

Leistungen und Abrechnung eines Schwangerschaftsabbruchs

Kurzlegende der Leistung	GOÄ Nr.	Schwangerschafts-abbruch		Anmerkungen	
		operativ	medika-mentös	operativ	medika-mentös
Sachkosten				Material nach § 10 GOÄ	Mifegyne + Prostaglandin
Zuschlag amb. OP	**444**	75,77	–		
Zuschlag amb. Narkose	**447**	37,89	–		
postop. Überwachung*	**448**	34,97	–		
Summe: Die als resultierende Summe ausgewiesenen Beträge können je nach den Umständen des Einzelfalls abweichen und zu einer anderen Rechnungssumme führen.					

Die Tabelle zum Artikel aus 2001 (Dtsch Arztebl 2001; 98(8): A-488 / B-392 / C-370 – www.aerzteblatt.de/v4/archiv/artikel.asp?id=26170) wurde wie oben modifiziert und die Bewertungen der einzelnen GOPs – statt wie 2001 in DM- jetzt in Euro angegeben.

* Auch wenn beim medikamentösen Schwangerschaftsabbruch ggf. eine Liegezeit der Patientin in der Praxis erforderlich ist, ist die Nr.444 wegen des Nichterfüllens der Anforderung der Gebührenordnung, dass eine operative Leistung unter Narkose vorangegangen sein muss, nicht abrechenbar.

Kommentar: Entsprechend den Anmerkungen im § 5a darf bei einem Abbruch nach § 218a StGB nur der 1,8fache Satz angesetzt werden.

Tipp: Bei ambulanter OP: Zuschlag nach Nr. 444 nicht vergessen.

1056 Abbruch einer Schwangerschaft ab der 13. Schwangerschaftswoche – gegebenenfalls einschließlich Erweiterung des Gebärmutterhalskanals –

1200 160,87
69,94 244,81

Neben der Leistung nach den Nummern 1055 und 1056 ist die intravaginale oder intrazervikale Applikation von Prostaglandin-Gel nicht gesondert berechnungsfähig.

Ausschluss: Neben Nr. 1056 sind folgende Nrn. nicht abrechnungsfähig: 1020 – 1032, 1041, 1050, 1060, 1096, 1097.

Tipp: Bei ambulanter OP: Zuschlag nach Nr. 445 nicht vergessen!

1060 Ausräumung einer Blasenmole oder einer missed abortion

924 123,87
53,86 188,50

Ausschluss: Neben Nr. 1060 sind folgende Nrn. nicht abrechnungsfähig: 1020, 1050, 1052, 1055, 1056, 1096

Tipp: Bei ambulanter OP: Zuschlag nach Nr. 444 nicht vergessen!

1061 Abtragung des Hymens oder Eröffnung eines Hämatokolpos

185 24,80
10,78 37,74

1062 Vaginoskopie bei einer Virgo

178 23,86
10,38 36,31

Ausschluss: Neben Nr. 1062 ist folgende Nr. nicht abrechnungsfähig: 1063

Analog: Nach Kommentierung Wezel/Liebold kann für die Vaginoskopie einer Nicht-Virgo die Nr. 1062 als analoge Leistung abgerechnet werden.

1063 Vaginoskopie bei einem Kind bis zum vollendeten 10. Lebensjahr

240 32,17
13,99 48,96

Ausschluss: Neben Nr. 1063 ist folgende Nr. nicht abrechnungsfähig: 1062

1070 Kolposkopie

73 9,79
4,25 14,89

GOÄ-Nr.		Punktzahl 1fach	2,3 / *1,8 3,5 / *2,5
1075	**Vaginale Behandlung – auch einschließlich Einbringung von Arzneimitteln in die Gebärmutter, Ätzung des Gebärmutterhalses und/oder Behandlung von Portioerosionen –**	**45** 2,62	6,03 9,18

Ausschluss: Neben Nr. 1075 sind folgende Nrn. nicht abrechnungsfähig: 1042, 1081, 1082

Kommentar: Werden definierte Leistungen durchgeführt, so ist
- für die Kauterisation die Nr. 1083
- für die Hitzekoagulation die Nr. 1084
- und für die Kryochirurgie die Nr. 1085

abrechenbar.

Tipp: Die Leistung nach Nr. 1075 ist kombinierbar z.B. mit Leistungen nach den Nrn. 1, 5, 6, 7, 8, 1070, 1087, 1088 und Vorsorge-Untersuchungen.

1080	**Entfernung eines Fremdkörpers aus der Scheide eines Kindes**	**106** 6,18	14,21 21,62

1081	**Ausstopfung der Scheide zur Blutstillung, als selbständige Leistung**	**59** 3,44	7,91 12,04

Ausschluss: Neben Nr. 1081 sind folgende Nrn. nicht abrechnungsfähig: 1042, 1075, 1082

Tipp: Die Leistung nach Nr. 1081 ist kombinierbar z.B. mit Leistungen nach den Nrn. 1, 5, 6, 7, 8, 1070, 1075 und Vorsorge-Untersuchungen.

1082	**Ausstopfung der Gebärmutter – gegebenenfalls einschließlich Scheide – zur Blutstillung, als selbständige Leistung –**	**178** 10,38	23,86 36,31

Ausschluss: Neben Nr. 1082 sind folgende Nrn. nicht abrechnungsfähig: 1042, 1075, 1081

1083	**Kauterisation an der Portio und/oder der Zervix, als selbständige Leistung**	**70** 4,08	9,38 14,28

Ausschluss: Neben Nr. 1083 sind folgende Nrn. nicht abrechnungsfähig: 1084, 1086, 1102, 1103

1084	**Thermokoagulation an der Portio und/oder der Zervix, als selbständige Leistung**	**118** 6,88	15,82 24,07

Ausschluss: Neben Nr. 1084 sind folgende Nrn. nicht abrechnungsfähig: 1083, 1086, 1102, 1103

1085	**Kryochirurgischer Eingriff im Vaginalbereich, als selbständige Leistung**	**296** 17,25	39,68 60,39

Kommentar: Nr. 1085 analog für die Kryokoagulation der Portio.

Tipp: Bei ambulanter OP: Zuschlag nach Nr. 442 nicht vergessen!

1085 analog	**Kryokoagulation der Portio – (analog Nr. 1085 GOÄ) – n. Empfehlung von Analog Ziffern der PVS**	**296** 17,25	39,68 60,39

1086	**Konisation der Portio**	**296** 17,25	39,68 60,39

Ausschluss: Neben Nr. 1086 sind folgende Nrn. nicht abrechnungsfähig: 1083, 1084, 1103

Tipp: Bei ambulanter OP: Zuschlag nach Nr. 442 nicht vergessen!

GOÄ-Nr.		Punktzahl 1fach	2,3 / *1,8 3,5 / *2,5
1087	**Einlegung oder Wechseln eines Ringes oder Anlegen eines Portio-Adapters**	**55** 3,21	7,37 11,22
Ausschluss:	Neben Nr. 1087 sind folgende Nrn. nicht abrechnungsfähig: 1155, 1156		
Tipp:	Die Leistung ist kombinierbar z.B. mit Leistungen nach den Nrn. 1, 5, 6, 7, 8, 1070, 1075 und Vorsorge-Untersuchungen.		
1088	**Lageverbesserung der Gebärmutter mit Einlegen eines Ringes**	**93** 5,42	12,47 18,97
Tipp:	Die Leistung ist kombinierbar z.B. mit Leistungen nach den Nrn. 1, 5, 6, 7, 8, 1070, 1075 und Vorsorge-Untersuchungen.		
1089	**Operative Entfernung eines eingewachsenen Ringes aus der Scheide**	**463** 26,99	62,07 94,45
Tipp:	Bei ambulanter OP: Zuschlag nach Nr. 442 nicht vergessen!		
1090	**Einlegen oder Wechseln eines Okklusivpessars**	**52** 3,03	6,97 10,61
Kommentar:	In der Regel kann die Leistung zweimal pro Zyklus erbracht und abgerechnet werden. Bei Zwischenblutungen und bei Fluor kann auch ein häufigeres Wechseln medizinisch erforderlich sein und damit auch abgerechnet werden. Abrechnungsfähig ist die Leistung nur, wenn es gilt, eine gesundheitliche Gefährdung der Patientin durch eine Schwangerschaft zu vermeiden. In allen anderen Fällen, wenn ein Pessar nur zur allgemeinen Schwangerschaftsverhütung benutzt wird, zahlt die private Krankenversicherung und auch die Beihilfestelle nicht.		
1091	**Einlegen oder Wechseln eines Intrauterinpessars**	**106** 6,18	14,21 21,62
Kommentar:	Ähnlich wie die Leistung nach Nr. 1090 kann auch die Leistung nach Nr. 1091 mehrmals abgerechnet werden. Sie wird nur von der privaten Krankenversicherung oder Beihilfe erstattet, wenn es gilt, wegen einer gesundheitlichen Gefährdung der Patientin eine Schwangerschaft zu vermeiden. In allen anderen Fällen muss die Patientin die entsprechenden Kosten selbst tragen.		
1092	**Entfernung eines Intrauterinpessars**	**52** 3,03	6,97 10,61
Kommentar:	Ähnlich wie die Leistung nach Nr. 1091 kann auch die Leistung nach Nr. 1092 mehrmals abgerechnet werden. Siehe auch Kommentar zu Nr. 1091.		
1095	**Operative Reposition der umgestülpten Gebärmutter**	**2310** 134,64	309,68 471,25
1096	**Erweiterung des Gebärmutterhalses durch Dehnung**	**148** 8,63	19,84 30,19
Ausschluss:	Neben Nr. 1096 sind folgende Nrn. nicht abrechnungsfähig: 1020, 1044, 1050, 1052, 1055, 1056, 1060, 1091, 1092, 1097, 1099 – 1104		

GOÄ-Nr.		Punktzahl / 1fach	2,3 / *1,8 / 3,5 / *2,5
1097	**Erweiterung des Gebärmutterhalses durch Schnitt – gegebenenfalls einschließlich Naht –**	**296** / 17,25	39,68 / 60,39
Ausschluss:	Neben Nr. 1097 sind folgende Nrn. nicht abrechnungsfähig: 1043, 1096, 1099 – 1104		
Tipp:	Bei ambulanter OP: Zuschlag nach Nr. 442 nicht vergessen!		
1098	**Durchtrennung oder Sprengung eines stenosierenden Narbenstranges der Scheide**	**296** / 17,25	39,68 / 60,39
Tipp:	Bei ambulanter OP: Zuschlag nach Nr. 442 nicht vergessen!		
1099	**Operative Behandlung der Hämato- oder Pyometra**	**647** / 37,71	86,74 / 131,99
Ausschluss:	Neben Nr. 1099 sind folgende Nrn. nicht abrechnungsfähig: 1096, 1097		
Tipp:	Bei ambulanter OP: Zuschlag nach Nr. 443 nicht vergessen!		
1102	**Entfernung eines oder mehrerer Polypen und/oder Abrasio aus dem Gebärmutterhals oder dem Muttermund**	**148** / 8,63	19,84 / 30,19
Ausschluss:	Neben Nr. 1102 sind folgende Nrn. nicht abrechnungsfähig: 1096, 1103		
1103	**Probeexzision aus dem Gebärmutterhals und/oder dem Muttermund und/oder der Vaginalwand – gegebenenfalls einschließlich Abrasio und auch einschließlich Entfernung eines oder mehrerer Polypen –**	**185** / 10,78	24,80 / 37,74
Ausschluss:	Neben Nr. 1103 sind folgende Nrn. nicht abrechnungsfähig: 1083, 1084, 1086, 1096, 1102, 1104		
1104	**Ausschabung und/oder Absaugung der Gebärmutterhöhle einschließlich Ausschabung des Gebärmutterhalses – gegebenenfalls auch mit Probeexzision aus Gebärmutterhals und/oder Muttermund und/oder Vaginalwand sowie gegebenenfalls einschließlich Entfernung eines oder mehrerer Polypen –**	**647** / 37,71	86,74 / 131,99
Ausschluss:	Neben Nr. 1104 sind folgende Nrn. nicht abrechnungsfähig: 1096, 1097, 1102, 1103		
Tipp:	Bei ambulanter OP: Zuschlag nach Nr. 443 nicht vergessen!		
1105	**Gewinnung von Zellmaterial aus der Gebärmutterhöhle und Aufbereitung zur zytologischen Untersuchung – einschließlich Kosten –**	**180** / 10,49	24,13 / 36,72
Ausschluss:	Ausschlußnummer: Neben Nr. 1105 ist folgende Nr. nicht abrechnungsfähig: 297		

Beschluss BÄK:

Beschluss des Gebührenausschusses der Bundesärztekammer

Mehrfachberechnung der 4851. bzw. Nebeneinanderberechnung der Nrn. 4850, 4851, 4852, 1105 GOÄ (10. Sitzung vom 18. Juli 1997)

Eine Mehrfachberechnung der Nr. 4851 GOÄ (z.B. wenn der gynäkologischen Krebsvorsorge Material sowohl aus der Portio als auch aus der Gebärmutterhöhle (nach Nr. 1105 GOÄ) untersucht wird), ist nicht möglich, weil in der Legende zu Nr. 4851 sowohl auf den zeitlichen Zusammenhang als auch auf den Plural „Präparate“ abgestellt ist und zusätzlich noch klargestellt ist, „zum Beispiel aus dem Genitale der Frau“.

Damit fallen Untersuchungen beider Abstrichentnahmen unter die nur einmalige Berechenbarkeit der Nr. 4851. Aus denselben Gründen ist auch der eigenständige Ansatz der Nr. 4852 neben der Nr. 4851 für die Untersuchung des Materials nach Nr. 1105 GOÄ nicht möglich, zumal hier auf andere Materialien als diejenigen nach Nr. 4851 abgestellt ist.

Hinsichtlich der Nebeneinanderberechnung der Nrn. 4850 und 4851 sieht der Ausschuss diese als möglich an, da Nr. 4851 nur auf die Krebsdiagnostik abgestellt ist und die Leistung nach Nr. 4850 nicht unter die „gegebenenfalls“ in Nr. 4851 eingeschlossene „Beurteilung nicht zytologischer mikroskopischer Befunde“ fällt. Zu beachten ist hier aber der Ausschluss der Nr. 297 neben Nr. 4850 aus der Anmerkung nach Nr. 4850. Dies berücksichtigt bereits die partielle Leistungsüberschneidung bei Nebeneinandererbringung der Leistungen nach Nr. 4851 und Nr. 4850.

GOÄ-Nr.		Punktzahl / 1fach	2,3 / *1,8 / 3,5 / *2,5
1110	**Hysteroskopie**	**444** / 25,88	59,52 / 90,58

1111 **Hysteroskopie mit zusätzlichem(n) operativem(n) Eingriff(en)** — **739** / 43,07 — 99,07 / 150,76

Ausschluss: Neben Nr. 1111 ist folgende Nr. nicht abrechnungsfähig: 1110

Tipp: Bei ambulanter OP: Zuschlag nach Nr. 443 nicht vergessen, zusätzlich bei Verwendung eines OP-Mikroskopes Zuschlag nach Nr. 440 und bei Anwendung eines Lasers Zuschlag nach Nr. 441 abrechenbar!

1112 **Tubendurchblasung** — **296** / 17,25 — 39,68 / 60,39

Ausschluss: Neben Nr. 1112 ist folgende Nr. nicht abrechnungsfähig: 1113

Tipp: Bei ambulanter OP: Zuschlag nach Nr. 442 nicht vergessen!

1113 **Tubendurchblasung mit Druckschreibung** — **420** / 24,48 — 56,31 / 85,68

Ausschluss: Neben Nr. 1113 sind folgende Nrn. nicht abrechnungsfähig: 1087, 1112

Tipp: Bei ambulanter OP: Zuschlag nach Nr. 442 nicht vergessen!

1114 **Insemination – auch einschließlich Konservierung und Aufbereitung des Samens –** — **370** / 21,57 — 49,60 / 75,48

Rechtsprechung: Siehe auch Rechtsprechung zur Nr. 315

Hinweis LÄK: **Anmerkung der Bayerischen Landesärztekammer** vom 09.02.2004 (Quelle: GOÄ-Datenbank http://www.blaek.de/) – **Insemination der Oozyte durch Injektion des Spermatozoons durch das Oolemm (ICSI)**
Empfehlung des Ausschusses „Gebührenordnung" der Bundesärztekammer – die mit dem Verband der privaten Krankenversicherung, dem BMG, BMI abgestimmt wurde.
Die Insemination der Oozyte durch Injektion des Spermatozoons durch das Oolemm ist nach Nr. 1114 berechnungsfähig. Die Leistung ist je Eizelle berechnungsfähig.
Anmerkung der Bayerischen Landesärztekammer vom 09.02.2004 (Quelle: GOÄ-Datenbank http://www.blaek.de/) – **Embryotransfer, einschließlich Einführen eines speziellen Doppelkatheters (In-vitro-Fertilisation)**
Empfehlung des Ausschusses „Gebührenordnung" der Bundesärztekammer – die mit dem Verband der privaten Krankenversicherung, dem BMG, BMI abgestimmt wurde
Der Embryonentransfer, einschließlich Einführen eines speziellen Doppelkatheters, ist mit der Nr. 1114 analog berechnungsfähig. Die Nr. 1114 analog kann nur einmal angesetzt werden, auch wenn mehr als ein Embryo übertragen wird.

Kommentar: Monologe und heterologe Inseminationen sind nach Nr. 1114 abrechenbar.

1114 analog **Embryotransfer, einschl. Einführen eines spez. Doppelkatheters – (analog Nr. 1114 GOÄ) – n. Beschluss des Gebührenordnungsausschusses der BÄK** — **370** / 21,57 — 49,60 / 75,48

1120 **Operation eines alten unvollkommenen Dammrisses – auch einschließlich Naht von Einrissen der Vulva und/oder Vagina –** — **647** / 37,71 — 86,74 / 131,99

Ausschluss: Neben Nr. 1120 sind folgende Nrn. nicht abrechnungsfähig: 1044, 1121, 1126, 1128

Tipp: Bei ambulanter OP: Zuschlag nach Nr. 443 nicht vergessen!

GOÄ-Nr.		Punktzahl 1fach	2,3 / *1,8 3,5 / *2,5
1121	**Operation eines alten vollkommenen Dammrisses**	**1660** 96,76	222,54 338,65
	Neben der Leistung nach Nummer 1121 ist die Leistung nach Nummer 1126 nicht berechnungsfähig.		
Ausschluss:	Neben Nr. 1121 sind folgende Nrn. nicht abrechnungsfähig: 1044, 1045, 1126, 1127, 1128.		
Tipp:	Bei ambulanter OP: Zuschlag nach Nr. 445 nicht vergessen!		
1122	**Operation eines alten Gebärmutterhalsrisses**	**739** 43,07	99,07 150,76
Ausschluss:	Neben Nr. 1122 sind folgende Nrn. nicht abrechnungsfähig: 1128, 1129.		
Tipp:	Bei ambulanter OP: Zuschlag nach Nr. 442 nicht vergessen!		
1123	**Plastische Operation bei teilweisem Verschluss der Scheide**	**2770** 161,46	371,35 565,10
Ausschluss:	Neben Nr. 1123 sind folgende Nrn. nicht abrechnungsfähig: 1061, 1124, 1128, 2400.		
1123a	**Plastische Operation zur Öffnung der Scheide bei anogenitaler Fehlbildung im Kindesalter**	**2270** 132,31	304,32 463,09
Ausschluss:	Neben Nr. 1123a ist folgende Nr. nicht abrechnungsfähig: 2400.		
1124	**Plastische Operation bei gänzlichem Fehlen der Scheide**	**3700** 215,66	496,02 754,82
Ausschluss:	Neben Nr. 1124 sind folgende Nrn. nicht abrechnungsfähig: 1123, 1123a.		
1125	**Vordere Scheidenplastik**	**924** 53,86	123,87 188,50
Ausschluss:	Neben Nr. 1125 sind folgende Nrn. nicht abrechnungsfähig: 1126, 1127, 1128, 1165, 1780		
Tipp:	Bei ambulanter OP: Zuschlag nach Nr. 444 nicht vergessen!		
1126	**Hintere Scheidenplastik mit Beckenbodenplastik**	**1290** 75,19	172,94 263,17
Ausschluss:	Neben Nr. 1126 sind folgende Nrn. nicht abrechnungsfähig: 1121, 1125, 1127, 1128, 1163, 1165, 1780.		
Tipp:	Bei ambulanter OP: Zuschlag nach Nr. 445 nicht vergessen!		
1127	**Vordere und hintere Scheidenplastik mit Beckenbodenplastik**	**1660** 96,76	222,54 338,65
Ausschluss:	Neben Nr. 1127 sind folgende Nrn. nicht abrechnungsfähig: 1121, 1125, 1126, 1128, 1163, 1780.		
1128	**Scheiden- und Portioplastik – gegebenenfalls auch mit Zervixamputation mit Elevation des Uterus auf vaginalem Wege (z.B. Manchester-Fothergill, Interposition), auch mit Beckenbodenplastik –**	**2220** 129,40	297,61 452,89
Ausschluss:	Neben Nr. 1128 sind folgende Nrn. nicht abrechnungsfähig: 1121, 1122, 1125 – 1127, 1129, 1135, 1780.		

GOÄ-Nr.		Punktzahl 1fach	2,3 / *1,8 3,5 / *2,5
1129	**Plastische Operation am Gebärmutterhals und/oder operative Korrektur einer Isthmusinsuffizienz des Uterus (z.B. nach Shirodkar)**	**739** 43,07	99,07 150,76

Ausschluss: Neben Nr. 1129 sind folgende Nrn. nicht abrechnungsfähig: 1122, 1128, 1135.

Auf einen Blick: **Abrechnung von Uterusoperationen**

Kurzlegende	OP vaginal	OP abdominal
Antefixierende OP des Uterus	–	**1147**
Exenteration, Radikaloperation	–	**1168**
Korrektur einer **Isthmusinsuffizienz** (z.B. n. Shirodkar)	**1129**	–
Operative Entfernung eines Stützbandes oder Metallnaht nach Isthmusinsuffizienz-OP	**1131**	–
Myomenukleation	**1137**	**1162**
Scheiden- u. Portioplastik ggf. mit **Zervixamputation**	**1128**	
Uterus Totalextirpation mit Adnexentfernung	**1139**	
Uterus Totalextirpation ohne Adnexentferung	**1138**	
Uterusamputation, supravaginal	–	**1161**
Uterusmissbildungen, Beseitigung	–	**1160**
Zervix Plastische OP am Gebärmutterhals	**1129**	–
Zervixamputation	**1135**	
Radikaloperation des Zervixkrebses mit Entfernung regionärer LK	–	**1166**
Radikaloperation des Zervixkrebses mit Entfernung der Lymphstromgebiete	–	**1167**

Tipp: Bei ambulanter OP: Zuschlag nach Nr. 443 nicht vergessen!

1131	**Operative Entfernung eines Stützbandes oder einer Metallnaht nach Isthmusinsuffizienzoperation**	**379** 22,09	50,81 77,32

Tipp: Bei ambulanter OP: Zuschlag nach Nr. 442 nicht vergessen!

1135	**Zervixamputation**	**554** 32,29	74,27 113,02

Ausschluss: Neben Nr. 1135 sind folgende Nrn. nicht abrechnungsfähig: 1128, 1129, 1166. 1167, 1780.

Tipp: Bei ambulanter OP: Zuschlag nach Nr. 443 nicht vergessen!

1136	**Vordere und/oder hintere Kolpozöliotomie – auch Eröffnung eines Douglas-Abszesses –, als selbständige Leistung**	**379** 22,09	50,81 77,32

Ausschluss: Neben Nr. 1136 sind folgende Nrn. nicht abrechnungsfähig: 307, 316, 317, 1158, 3137.

Tipp: Bei ambulanter OP: Zuschlag nach Nr. 442 nicht vergessen!

1137	**Vaginale Myomenukleation**	**1290** 75,19	172,94 263,17

Ausschluss: Neben Nr. 1137 sind folgende Nrn. nicht abrechnungsfähig: 1138, 1139, 1162.

Tipp: Bei ambulanter OP: Zuschlag nach Nr. 445 nicht vergessen!

GOÄ-Nr.		Punktzahl 1fach	2,3 / *1,8 3,5 / *2,5
1138	**Vaginale oder abdominale Totalexstirpation des Uterus ohne Adnexentfernung**	**2770** 161,46	371,35 565,10
Ausschluss:	Neben Nr. 1138 ist folgende Nr. nicht abrechnungsfähig: 1139		
1139	**Vaginale oder abdominale Totalexstirpation des Uterus mit Adnexentfernung**	**3330** 194,10	446,42 679,34
Ausschluss:	Neben Nr. 1139 sind folgende Nrn. nicht abrechnungsfähig: 1129, 1138.		

Auf einen Blick: **Eingriffe an den Adnexen**

Leistung	GOÄ Nr.
Pelviskopie ggf. Probeexzision oder -punktion	**1555**
Pelviskopie mit abdominellem Eingriff z.B. an Tuben, Ovar (z.B. Tubensterilisation, Inzision, Punktion)	**1156**
Eingriff (abdominal, vaginal, laparoskopisch) **Adnexentfernung einseitig** **Adnexentfernung beidseitig** **Adnexentfernung** mit Hysterektomie	**1145** **1146** **1139**
OP einer Eileiterschwangerschaft	**1048**

1140	**Operative Behandlung einer konservativ unstillbaren Nachblutung nach vaginaler Uterusoperation**	**333** 19,41	44,64 67,93
Tipp:	Bei ambulanter OP: Zuschlag nach Nr. 442 nicht vergessen!		
1141	**Operation im Vaginal- oder Vulvabereich (z.B. Exstirpation von Vaginalzysten oder Bartholinischen Zysten oder eines Scheidenseptums)**	**554** 32,29	74,27 113,02
Tipp:	Bei ambulanter OP: Zuschlag nach Nr. 443 nicht vergessen!		
1145	**Ovarektomie, Ovariotomie, Salpingektomie, Salpingotomie, Salpingolyse und/oder Neoostomie durch vaginale oder abdominale Eröffnung der Bauchhöhle, einseitig**	**1660** 96,76	222,54 338,65
Ausschluss:	Neben Nr. 1145 sind folgende Nrn. nicht abrechnungsfähig: 1146, 1148, 1149.		
Tipp:	Bei ambulanter OP: Zuschlag nach Nr. 445 nicht vergessen!		
1146	**Ovarektomie, Ovariotomie, Salpingektomie, Salpingotomie, Salpingolyseund/oder Neoostomie durch vaginale oder abdominale Eröffnung der Bauchhöhle, beidseitig**	**2220** 129,40	297,61 452,89
Ausschluss:	Neben Nr. 1146 sind folgende Nrn. nicht abrechnungsfähig: 1145, 1148, 1149.		
1147	**Antefixierende Operation des Uterus mit Eröffnung der Bauchhöhle**	**1480** 86,27	198,41 301,93
1148	**Plastische Operation bei Tubensterilität (z.B. Implantation, Anastomose), einseitig**	**2500** 145,72	335,15 510,01
Ausschluss:	Neben Nr. 1148 sind folgende Nrn. nicht abrechnungsfähig: 1145, 1146, 1149.		
1149	**Plastische Operation bei Tubensterilität (z.B. Implantation, Anastomose), beidseitig**	**3500** 204,01	469,21 714,02
Ausschluss:	Neben Nr. 1149 sind folgende Nrn. nicht abrechnungsfähig: 1145, 1146, 1148.		

GOÄ-Nr.		Punktzahl 1fach	2,3 / *1,8 3,5 / *2,5
1155	**Pelviskopie mit Anlegen eines druckkontrollierten Pneumoperitoneums und Anlegen eines Portioadapters – gegebenenfalls einschließlich Probeexzision und/oder Probepunktion –**	**800** 46,63	107,25 163,20

Ausschluss: Neben der Nr. 1155 sind die nachfolgenden Nrn. nicht abrechnungsfähig: 307, 315, 316, 317, 700, 701, 1087, 1156, 2401, 2402.

Analog: Analoger Ansatz für die transabdominelle Blutentnahme aus der Nabelschnur.

Tipp:
- Bei ambulanter OP: Zuschlag nach der Nr. 444 nicht vergessen.
- Die Kosten für gebrauchte Füllgase (CO_2) sind gesondert berechnungsfähig.

1156	**Pelviskopie mit Anlegen eines druckkontrollierten Pneumoperitoneums und Anlegen eines Portioadapters einschließlich Durchführung intraabdominaler Eingriffe – gegebenenfalls einschließlich Probeexzision und/oder Probepunktion –**	**1050** 61,20	140,76 214,21

Ausschluss: Neben Nr. 1156 sind folgende Nrn. nicht abrechnungsfähig: 307, 315, 316, 317, 700, 701, 1155, 2401, 2402.

Kommentar: Nr. 1156 ist analog für die transabdominelle Chorionzottenbiopsie ansetzbar.

Tipp:
- Bei ambulanter OP: Zuschlag nach Nr. 444 nicht vergessen! dazu ggf. 441.
- Die Kosten für gebrauchte Füllgase (CO_2) sind gesondert berechnungsfähig.

IGeL: Refertilisationsmaßnahmen nach operativer Sterilisation

A 1157	**Chorionzottenbiopsie, transvaginal oder transabdominal unter Ultraschallicht (analog Nr. 1158 GOÄ) 739 Pkt. – n. Verzeichnis analoger Bewertungen d. Bundesärztekammer**	**739** 43,07	99,07 150,76
1158	**Kuldoskopie – auch mit operativen Eingriffen –**	**739** 43,07	99,07 150,76

Ausschluss: Neben Nr. 1158 sind folgende Nrn. nicht abrechnungsfähig: 307, 316, 317.

Kommentar: Analog für die transzervikale Chorionzottenbiospie.

1159	**Abtragung großer Geschwülste der äußeren Geschlechtsteile – auch Vulvektomie –**	**1660** 96,76	222,54 338,65

Kommentar: Analog für die Abtragung von Schürzenbildung oder für die Vulvektomie bei Kraurosis vulvae ansetzbar.

Analog: Nr. 1159 analog für Denervierung der Vulva bei Pruritus oder bei Abtragung einer Schürzenbildung – Empfehlung nach Kommentar Brück

Tipp: Bei ambulanter OP: Zuschlag nach Nr. 445 nicht vergessen!

1160	**Operative Beseitigung von Uterusmißbildungen (z.B. Uterus bicornis, Uterus subseptus)**	**2770** 161,46	371,35 565,10

Tipp: Bei ambulanter OP: Zuschlag nach Nr. 445 nicht vergessen!

1161	**Uterusamputation, supravaginal**	**1480** 86,27	198,41 301,93

Ausschluss: Neben Nr. 1161 sind folgende Nrn. nicht abrechnungsfähig: 1138, 1139.

1162	**Abdominale Myomenukleation**	**1850** 107,83	248,01 377,41

Ausschluss: Neben Nr. 1162 ist folgende Nr. nicht abrechnungsfähig: 1137.

GOÄ-Nr.		Punktzahl 1fach	2,3 / *1,8 3,5 / *2,5
1163	**Fisteloperation an den Geschlechtsteilen – gegebenenfalls einschließlich der Harnblase und/oder Operation einer Darmscheiden- oder Darmharnröhrenfistel auch mit hinterer Scheidenplastik und Beckenbodenplastik –**	**2770** 161,46	371,35 565,10
Ausschluss:	Neben Nr. 1163 sind folgende Nrn. nicht abrechnungsfähig: 1126, 1127, 1721, 1722, 3220 – 3223.		
1165	**Radikaloperation des Scheiden- und Vulvakrebses**	**3140** 183,02	420,95 640,58
Ausschluss:	Neben Nr. 1165 sind folgende Nrn. nicht abrechnungsfähig: 1125, 1126, 1127, 1159.		
1166	**Radikaloperation des Zervixkrebses, vaginal oder abdominal, mit Entfernung der regionären Lymphknoten**	**4620** 269,29	619,36 942,51
Ausschluss:	Neben Nr. 1166 sind folgende Nrn. nicht abrechnungsfähig: 1135, 1167, 1168, 1809.		
1167	**Radikaloperation des Zervixkrebses, abdominal, mit Entfernung der Lymphostromgebiete, auch paraaortal**	**4900** 285,61	656,90 999,63
Ausschluss:	Neben Nr. 1167 sind folgende Nrn. nicht abrechnungsfähig: 1135, 1166, 1168, 1809.		
1168	**Exenteration des kleinen Beckens**	**5900** 343,90	790,96 1203,63
Ausschluss:	Neben Nr. 1168 sind folgende Nrn. nicht abrechnungsfähig: 1138, 1139, 1161, 1166, 1167.		

I Augenheilkunde

Anmerkungen der Autoren

Für die 5. Auflage der GOÄ (damals erschienen im ecomed Verlag, Landsberg, 2011) hatten die Herausgeber Hermanns, Filler und Roscher unter Mitarbeit des in München niedergelassenen Augenarztes Dr. med. A. Zarth, die Ausschlussziffern zu den einzelnen GOÄ-Leistungspositionen der Augenheilkunde in verschiedenen Kommentarwerken zur GOÄ überprüft. Dabei fiel auf, dass sich die Ausschlüsse in den einzelnen Kommentaren erheblich unterscheiden.

Die Allgemeinen Abrechnungsbestimmungen im Paragraphenteil der offiziellen GOÄ und die – wenn auch nur vereinzelten – Ausschlüsse bei den einzelnen Gebührenpositionen sind nicht immer einfach zu durchschauen.

Hinzu kommt, dass die einzelnen Kommentar-Autoren in ihren Werken noch weitere Ausschlüsse aufführen. Häufig werden aus den oft sehr schwer verständlichen Texten unterschiedliche Schlüsse gezogen.

Dies kann bei der Honorarabrechnung zur Aufführung einander ausschliessender Leistungen (GOÄ Nrn.) oder zum Weglassen zulässiger Leistungen führen. Insofern kommt es bei Auslegung der Gebührenpositionen immer wieder zu strittigen Auseinandersetzungen.

Auch zwischen den Ausschlüssen z.B. in der GOÄ und der UV-GOÄ bestehen Unterschiede.

Wichtig erscheint nach unserer Überprüfung nochmals der Hinweis: NUR der offizielle Text der GOÄ ist rechtsverbindlich. Die Beschlüsse bzw. Empfehlungen der BÄK zu Abrechnungsfragen sind allenfalls rechtsrelevant, da sie für die Auslegung der GOÄ als gewichtig angesehen werden. Ein Gericht kann im Streitfall ein Sachverständigen-Gutachten anfordern, um eine fragliche Auslegung zu klären.

IGeL-Augenheilkunde

Angebotene IGeL-Leistungen von Augenärzten im Internet

Die Autoren haben über 20 Internetseiten von niedergelassenen Augenärzten und einzelnen Augenkliniken auf IGeL-Angebote untersucht.
Die folgende Aufstellung gibt die am häufigsten den Patienten angebotenen Leistungen – in der Diktion der Ärzte im Web – wieder. Teilweise finden Sie in dieser Liste Methoden unter verschiedenen Begriffen aufgeführt.
Der Patient findet auch Leistungen, die primär nicht ins Gebiet der Augenheilkunde fallen, aber vom jeweiligen Augenarzt angeboten werden:

- **Akupunktur**
- **Akupunkturtaping**
- **Arbeitsbrillenanpassung**
- **Arbeitsmedizinische Untersuchung** z. B. auf Veranlassung des Arbeitgebers
- **Beratung vor Auslandsaufenthalten**
- **Besenreiser etc. – Gefäßverödung mit Argonlaser**
- **Biometrie** (IOL Master), Kalkulation der Kunstlinsenstärke
- Untersuchung zur Verordnung einer **Bildschirmbrille** (außerhalb arbeitsmedizinischer Untersuchungen)
- **Brillenberatung**
- **Untersuchung des Farbunterscheidungsvermögens**
- **Fahrgutachten**
- **Fliegerärztliche Untersuchungen**
- **Führerschein-Sehtest, -Zeugnis, -Gutachten**
- **Glaukomvorsorge: Messung der Sehnervenfasern (GDx)**
- **Früherkennung** Grüner Star (**Glaukom**)
- **Homöopathie**
- **Hornhaut-Dickenmessung (Pachymetrie)**
- **Hornhauttopographie**
- **HRT** (Heidelberger-Retina-Tomograph) **Vermessung der Papille, Nervenfaseranalyse**
- **Intravitreale Injektionen** bei feuchter Makuladegeneration (z.B. Avastin, Lucentis oder Macugen)

P. Hermanns, G. Filler, B. Roscher (Hrsg.), *GOÄ 2013*,
Erfolgskonzepte Praxis- & Krankenhaus-Management,
DOI 10.1007/978-3-642-29292-7_25, © Springer-Verlag Berlin Heidelberg 2013

- **Kinder-Augenvorsorge (Amblyopie)**
- **Kontaktlinsen Anpassung/Beratung** außerhalb der Erstattungsfähigkeit durch die Krankenkassen
- **Lidoperationen:**
  - Korrekturen der Ober- und Unterlider aus kosmetischen Gründen z.B. Schlupflider
  - Entfernung störender Hautveränderungen
  - Laser-Chirurgie z.B. Entfernung von Warzen und Muttermalen
- altersbezogene **Makuladegeneration (AMD)** – Vorsorgeuntersuchungen
- **Untersuchung des Nachtsehens**, der Blendungsempfindlichkeit und der Nachtfahrtauglichkeit
- **Optos-Netzhautuntersuchung** zur Früherkennung von Augenerkrankungen
- **Perimetrie** – Bestimmung des Gesichtsfeldes
- **Photodynamische Therapie (PDT)** von chorioidalen Neovaskularisationen (CNV) im Makulabereich
- **Refraktive Chirurgie**, folgende Verfahren:
  - LASIK (Laser-in-situ-Keratomileusis)
  - PRK (Photorefraktive Keratektomie)
  - PKT (Phototherapeutische Keratektomie)
  - LASEK (Laserassistierte epitheliale Keratomileusis)
- **Sauerstoff-Mehrschnitt-Therapie**
- **Schlaganfall-Vorsorge (ARIC**- Atherosclerosis Risk in Communities) **Bestimmung des Schlaganfall-Risikoprofils**
- **Sehfehlerkorrektur mit Laser**
- **Sportmedizinische augenärztliche Untersuchungen**
- **Stereoskopische Vermessung des Sehnerven** bei Patienten mit Glaukom
- **Tränenfilmanalyse (Tearscope)**
- **Xanthelasmenbehandlung** mit Hochfrequenzchirurgische oder Laser

---

Ohne Wertung – aber **mit Verwunderung** – werden die folgenden Angebote aus Praxis-Internetseiten einiger Augenärzten aufgeführt:

Alternativtherapie

Maculadegeneration
- Sauerstofftherapie, Nahrungsergänzung: mit Vitaminen und Antioxidantien
- Akupunktur zur Wiederherstellung des Energiegewichtes

Glaucom (Grüner Star)
- Akupunktur zur Wiederherstellung des Energiegewichts, Sauerstofftherapie, Nahrungsergänzung mit Vitaminen und Antioxidation, Entspannungstraining

Complementäre und Alternative Medizin (CAM) hilft bei:
- Maculadegeneration
- Thrombose/Verschlusserkrankungen
- Glaukom
- Kurzsichtigkeit/Myopie
- Allergien
- Schmerztherapie/Kopfschmerzen
- Entwöhnung, Nikotin, Essstörung
- Tinnitus – „Schwindel"

Magnetfeldtherapie
- bei Durchblutungsstörungen, Schmerzzuständen und Wundheilungsstörungen.

Patientenfilme zum IGeL für das Wartezimmer TV

Die Firma docspot.tv bietet 3D-animierte IGeL-Filme LINK: (http://www.docspot.tv/a_igel.php?cat=2) – nicht gerade billig – für die Wartezimmer fast aller Fachgebiete an. Für die Augenheilkunde LINK: (http://www.docspot.tv/a_igel.php?cat=2#Augenheilkunde) werden angeboten:
- Augenärztliches Gutachten
- Eyemedics-Brillenwahl beim Augenarzt
- Fotodokumentation-Verlaufskontrolle

- GDX
- Heidelberg-Retina-Tomographie (HRT)
- Hornhautdickemessung (Pachymetrie)
- IOL-Master
- Kontaktlinsen beim Augenarzt
- LASIK – Augenlaserbehandlung
- LASIK – Augenlaserbehandlung (mit Voiceover)
- Lidkorrektur
- Makula Degeneration
- Makula Degeneration (mit Voiceover)
- Netzhautgefäßanalyse (Schlaganfall)
- Netzhautvorsorgeuntersuchung
- OCT (Optische Kohärenztomographie)
- Photodynamische Therapie
- RTA (Retinal Thickness Analyzer)
- Schielvorsorge für Kleinkinder
- Sehtest
- Selektive Lasertrabekuloplastik (SLT)
- Vorsorge Grauer Star (Pentacam)
- Vorsorge Grüner Star (Glaukomvorsorge)

Über den angegebenen Link können Sie sich jeweils Demo-Versionen ansehen.

Abrechnungsbeispiele

Beachten Sie bitte bei den folgenden Abrechnungsbeispielen ggf. vorliegende Ausschlussregelung. Meist sind nicht alle aufgeführten Leistungen erforderlich und manchmal können nicht alle angebotenen Leistungen nebeneinander bei einem Arzt-Patienten-Kontakt abgerechnet werden.

Früherkennung: Schwachsichtigkeit und Schielen im Kleinkind- und Vorschulalter Die augenärztliche Untersuchung auf Amblyopie und Strabismus umfasst

- Inspektion der Augen und der Adnexe
- Prüfung der Augenstellung und der Beweglichkeit, dabei sind Ab- und Aufdeck-Test und Brückner-Test anzuwenden
- Bestimmung der Sehschärfe entsprechend dem Alter
- Objektive Refraktionsbestimmung in Zykloplegie (Skiaskopie oder Refraktometer)
- Betrachtung des zentralen Augenhintergrundes
- Prüfung der sensorischen Binokularfunktion mit Stereopsis (z.B. Lang-Titmous-, TNO-Test)

GOÄ Nr.	Kurzlegende	1fach €	2,3fach €
3	Eingehende Beratung (mind. 10 Min.) – nicht neben Sonderleistungen	8,74	20,11
6	Untersuchung Augen	5,83	13,41
1200	Subj. Refraktionsbestimmung mit sphärischen Gläsern	3,44	7,91
1201	Subj. Refraktionsbestimmung mit. sphärischen-zylindr. Gläsern	5,19	11,93
1202	Objekt. Refraktionsbestimmung	4,32	9,92
1203	Messung Maximal- o. Gebrauchsakkommodation	3,50	8,04
1216	Untersuchung auf Heterophorie bzw. Strabismus	5,30	12,20
1217	Qualit. u. quantit. Untersuchung des binokularen Sehaktes	14,11	32,44
A7028	Untersuchung u. Beurteilung einer okulär bedingten Kopfzwangshaltung, z.B. mit Prismenadaptionstest o. Disparometer (analog 1217 GOÄ)	14,11	32,44
831	Vegetative Funktionsdiagnostik – auch unter Anwendung pharmakologischer Testmethoden (z.B. Minor) einschl. Wärmeanwendung u./o. Injektionen –	4,66	10,72

Blepharochalasis-OP

GOÄ Nr.	Kurzlegende	1fach €	2,3fach €
3	Eingehende Beratung (mind. 10 Min.) – nicht neben Sonderleistungen	8,74	20,11
1	Beratung	4,66 €	10,73

GOÄ Nr.	Kurzlegende	1fach €	2,3fach €
491	Infiltrationsanästhesie gr. Bezirke	7,05	16,22
1305	OPn der Lidsenkung (Ptosis)	43,07	99,07
1306	OP der Lidsenkung (Ptosis) mit direkter Lidheberverkürzung	64,70	148,81
1311	Augenlidplastik mittels Hautverschiebung	64,70	148,81
2404	Exzision einer Fettgeschwulst	32,29	74,27
443	Zuschlag zu Nr. 2404 bei amb. OP – nur 1 facher Satz abrechenbar	75,77	–
441	Zuschlag zu Nr. 2404 bei amb. OP für Laser	64,70	–

Glaukomfrüherkennung

GOÄ Nr.	Kurzlegende	1fach €	*1,8/2,3-fach €
3	Eingehende Beratung (mind. 10 Min.) – nicht neben Sonderleistungen	8,74	20,11
6	Untersuchung Augen	5,83	13,41
1240	Spaltlampenmikroskopie	4,31	9,92
1241	Gonioskopie	8,86	20,38
1256*	Tonometrie	5,83	10,49
A7011	Biomorphometrische Untersuchung des hinteren Augenpols, ggf. beidseits, (analog Nr. 423 GOÄ)	29,14	67,03

Kontaktlinsen-Anpassung

GOÄ Nr.	Kurzlegende	1fach€	2,3fach €
3	Eingehende Beratung (mind. 10 Min.) – nicht neben Sonderleistungen	8,74	20,11
1210	Kontaktlinsen-Anpassung und -Kontrolle ohne GKV-Indikation zur Kontaktlinsen-Versorgung (ein Auge)	13,29	30,57
1211	Kontaklinsen-Versorgung (beide Augen)	17,49	40,22
1212	Prüfung auf Sitz und Funktion der Kontaktlinsen – ein Auge	7,69	17,70
1213	Prüfung auf Sitz und Funktion der Kontaktlinsen – beide Augen	11,54	26,54
1201	Subjekt. Refraktionsbestimmung m. sphärisch-zylindrischen Gläsern	5,19	11,93
1203	Messung Maximal- o. Gebrauchsakkommodation	3,50	8,04
1216	Untersuchung auf Heterophorie bzw. Strabismus – ggf. einschl. qualitativer Untersuchung des binokularen Sehaktes	5,30	12,20
1217	Qualit. u. quantit. Untersuchung des binokularen Sehaktes	14,11	32,44

Ausschlüsse: Nr. 6 nicht neben 103, 1204,1210–1213,1228,1240

Entfernung eines kleineren Lidtumors/Chalazion

GOÄ Nr.	Kurzlegende	1fach €	2,3fach €
3	Eingehende Beratung (mind. 10 Min.) – nicht neben Sonderleistungen	8,74	20,11
1	Beratung	4,66	10,73
491	Infiltrationsanästhesie gr. Bezirke	7,05	16,22
1282	Entfernung einer Geschwulst	8,86	20,38
204	Kompressionsverband	5,54	12,74
1216	Untersuchung auf Heterophorie bzw. Strabismus – ggf. einschl. qualitativer Untersuchung des binokularen Sehaktes	5,30	12,20
1242	Binokulare Untersuchung des Augenhintergrundes	8,86	20,38

Zur kosmetische Lidchirurgie gehört die Behandlung von:

- Blepharochalasis (Schlupflider)
- Chalazion (Hagelkorn)
- Kosmetische Lidstraffung
- Gutartige Lidtumoren
- Ptosis
- Xanthelasma

Refraktionschirurgie auf Patientenwunsch

Die Kommission Refraktive Chirurgie (KRC) der DOG und des BVA (http://www.augeninfo.de/krc/qualit.pdf) informiert (Ausschnitt):

Behandlungshonorare

„...Die refraktiv-chirurgische Versorgung und eventuell zusätzliche, damit in Zusammenhang stehende vorangehende und nachfolgende ärztliche Leistungen sind grunsätzlich keine Leistung der gesetzlichen Krankenversicherung (GKV). Das Ausstellen einer Arbeitsunfähigkeitsbescheinigung ist nicht möglich, da es sich nach derzeitiger Rechtsauffassung bei komplikationslosem Verlauf um eine selbstverschuldete Arbeitsunfähigkeit handelt und somit kein Anspruch auf Lohnfortzahlung besteht.

Die refraktive Chirurgie ist von der Kassenärztlichen Bundesvereinigung in den Katalog der individuell zu finanzierenden Gesundheitsleistungen aufgenommen worden. Sie zählt zudem gemäß der „Richtlinien über die Bewertung ärztlicher Untersuchungs- und Behandlungsmethoden gemäß § 135 Abs. 1 SGB V (BUB Richtlinien)" des Bundesausschusses der Ärzte und Krankenkassen vom 10.12.1999 nach Anlage B zu den
„Methoden, die nicht als vertragsärztliche Leistungen zulasten der Krankenkassen erbracht werden dürfen" (publiziert im Deutschen Ärzteblatt 2000; 97: A-864 – A-868).

Die ausführliche Beratung vor einem refraktiven Eingriff mit eventuell zusätzlich notwendigen Untersuchungen sowie ggf. die Weiterleitung an einen entsprechenden Operateur sind von dem die Leistung erbringenden Augenarzt direkt nach GOÄ in Rechnung zu stellen; eine Erstattung von Honoraranteilen des Operateurs an den Zuweiser ist rechtlich unzulässig. Für die Honorierung der Operation selbst sind ebenfalls die Bestimmungen der GOÄ unter Hinzuziehung von Analogziffern anzuwenden. Die Bundesärztekammer hat hierzu Empfehlungen herausgegebenen (z.B. für die PRK bzw. PTK die Ziffer A 5855, für die LASIK die Ziffer 1345 in Kombination mit der Analogziffer A 5855).

Da es sich bei refraktiv-chirurgischen Eingriffen nicht um kosmetische Operationen handelt, kann die Behandlung eventueller postoperativer Komplikationen zu Lasten der gesetzlichen Krankenversicherung abgerechnet werden. Bei komplikationslosem Verlauf ist davon auszugehen, dass nach 3 Monaten die Behandlung im Rahmen des refraktiv-chirurgischen Eingriffes abgeschlossen ist.
Die nach Implantation phaker IOL jährlich erforderliche Untersuchung des Hornhautendothels kann nicht zu Lasten der gesetzlichen Krankenversicherung abgerechnet werden, sondern ist vom Untersucher nach GOÄ zu liquidieren (siehe Analogziffern des BVA)..."

1. Präoperative Diagnostik vor Refraktionschirurgie*
Bei analoger Bewertung ist in der Patienten-Rechnung immer auch der Kurztext der ursprünglichen Leistung aufzuführen. Hinweise zur korrekten Abrechnung siehe bei GOÄ **§ 6 Gebühren für andere Leistungen.**

GOÄ Nr.	Kurzlegende	1fach €	*1,8/2,3-fach €
3	Eingehende Beratung (mind. 10 Min.) – nicht neben Sonderleistungen	8,74	20,11
1	Beratung	4,66	10,73
6	Untersuchung aller Augenabschnitte	5,83	13,41
1203	Messung Maximal- o. Gebrauchsakkommodation	3,50	8,04
1204	Messung der Hornhautkrümmungsradien	2,62	6,03
1256*	Tonometrie	5,83	10,49
1217	Qualit. u. quantit. Untersuchung des binokularen Sehaktes	14,11	32,44
1234	Untersuchung des Dämmerungssehens ohne Blendung	5,30	12,20
1236	Untersuchung des Dämmerungssehens nach der Blendung (Readaptation)	5,30	12,20

GOÄ Nr.	Kurzlegende	1fach €	*1,8/2,3-fach €
1202	Objekt. Refraktionsbestimmung	4,32	9,92
1201	Subj. Refraktionsbestimmung mit. sphärischen-zylindr. Gläsern	5,19	11,93
1234 analog	Pupillenweite Helligkeit	5,30	12,20
1234 analog	Pupillenweite Dunkelheit	5,30	12,20

R. Hess und R. Klakow geben in ihrem **IGeL-Kompendium für die Arztpraxis (2005)** auf Seite 126 für die **Präoperative Untersuchung vor einem refraktionschirurgischen Eingriff auf Wunsch des Patienten** folgende GOÄ Leistungspositionen an

GOÄ Nrn. 1, 6, 1201, 1202 1209, 1216, 1234, 1235, 1242, 1256

und erläutern dazu: *„...Der Umfang der prä- und postoperativen Diagnostik schwankt je nach individuellem Bedarf und Operationsergebnis...“:*

Voruntersuchung Abberometer

GOÄ Nr.	Kurzlegende	1fach €	*1,8/2,3-fach €
415 analog	Hornhauttopographie ([1]3,5facher Satz berechnet)	17,49	61,22[1]
424 analog	Abberometrie ([1]3,5facher Satz berechnet)	40,80	142,80[1]
405	Zuschlag für Farbkodierung (nur lfacher Satz möglich)	11,66	–
1201	Subj. Refraktionsbestimmung mit. sphärischen-zylindr. Gläsern	5,19	11,93
1242	Biokulare Untersuchung des Augenhintergrundes	8,86	20,37

2. Refraktionschirurgie - LASIK (Femtolaser) beide Augen an einem Tag

GOÄ Nr.	Kurzlegende	1fach €	2,3fach €
415 analog	Hornhauttopographie ([1]3,5facher Satz berechnet)	17,49	61,22[1]
410	Ultraschall Biometrie 1. Auge	11,66	26,81
420	Ultraschall Biometrie 2. Auge	4,66	10,72
410 analog	Pachymetrie 1. Auge	11,66	26,81
420 analog	Pachymetrie 2.Auge	4,66	10,72
5855* analog	Photorefraktäre Keratektomie (PRK) mit Excimer-Laseranwendung rechtes Auge – analog Ansatz – ([2] 3facher Satz berechnet)	402,18	1.208.64[2]
5855* analog	Photorefraktäre Keratektomie (PRK) mit Excimer-Laseranwendung linkes Auge – analog Ansatz – (3facher Satz berechnet)	402,18	1.208.64[2]
1345	Laser in situ – Keratomileusis (Lasik) mit Excimer-Laseranwendung rechtes Auge – ([3] 8facher Satz berechnet)	96,76	774.08[3]
1345	Laser in situ – Keratomileusis (Lasik) mit Excimer-Laseranwendung linkes Auge – ([3] 8facher Satz berechnet)	96,76	774.08[3]
6	Untersuchung aller Augenabschnitte	5,83	13,41
445	Zuschlag amb. OP (nur 1facher Satz möglich)	128,23	–
440	Zuschlag f. OP-Mikroskop (nur 1facher Satz möglich)	23,32	–

3. Postoperatative Kontrolle nach Refraktionschirurgie

Nachuntersuchung 1. Tag

GOÄ Nr.	Kurzlegende	1fach €	2,3fach €
1202	Objekt. Refraktionsbestimmung	4,32	9,92
1201	Subj. Refraktionsbestimmung mit. sphärischen-zylindr. Gläsern	5,19	11,93
6	Untersuchung aller Augenabschnitte	5,83	13,41
415 analog	Hornhauttopographie ([1]3,5facher Satz berechnet)	17,49	61,22[1]

Nachuntersuchung 1–3 Wochen

GOÄ Nr.	Kurzlegende	1fach €	2,3fach €
1202	Objekt. Retraktionsbestimmung	4,32	9,92
1201	Subj. Retraktionsbestimmung mit. sphärischen-zylindr. Gläsern	5,19	11,93
6	Untersuchung aller Augenabschnitte	5,83	13,41
415 analog	Hornhauttopographie ([1]3,5facher Satz berechnet)	17,49	61,22[1]

R. Hess und R. Klakow geben in ihrem **IGeL-Kompendium für die Arztpraxis** auf Seite 125 für die **Nachuntersuchung innerhalb von 1–3 Wochen nach einem refraktionschirurgischen Eingriff auf Wunsch des Patienten** folgende GOÄ Leistungspositionen an:
GOÄ Nrn. 6, 1201, 1202, 1216, 1234, 1235, 1242 und 1256.

Nachuntersuchung 6–8 Wochen

GOÄ Nr.	Kurzlegende	1fach €	2,3fach €
1	Beratung	4,66	10,73
1202	Objekt. Retraktionsbestimmung	4,32	9,92
1201	Subj. Refraktionsbestimmung mit. sphärischen-zylindr. Gläsern	5,19	11,93
6	Untersuchung aller Augenabschnitte	5,83	13,41
1256*	Tonometrie	5,83	10,49
415 analog	Hornhauttopographie ([1]3,5facher Satz berechnet)	17,49	61,22[1]

Leistungsketten für IGeL-Leistungen

Das **Privatärztliche Rechenzentrum Gerhard Lauterbach**, das seit 1985 speziell Augenärzte betreut, hat uns für zahlreiche IGeL-Leistungen die Abrechnungsnrn. nach GOÄ aufgelistet, die von ihren Augenärzten abgerechnet werden. Wir geben diese Aufstellung als Anregung für Ihre eigene individuelle Abrechnung weiter.
Die einzeln aufgenommen Beratungs- und Untersuchungsleistungen nach den Nrn. 1, 3 und die Leistung der Untersuchung nach Nr. 6. wird der Arzt individuell ansetzen. Wichtig ist, dass nicht immer alle hier aufgeführten Leistungen nebeneinander abrechenbar sind.

Augenbrauenlift

	GOÄ Nrn.
Beratung vor OP und präoperative Leistungen	**34, 1, 3, 6, 1200, 1216, 75**
Operation	**602, 444, 440, 650**
Rechtes Auge	**1320, 491, 1305, 2382 analog (Verschiebeplastik oberhalb der Augenbrauen)**
Linkes Auge	**1320, 491, 1305, 2382 analog (Verschiebeplastik oberhalb der Augenbrauen)**
Postoperative Leistungen	**530, 1240, 75**

Levatorrezession

	GOÄ Nrn.
Beratung vor OP und präoperative Leistungen	**34, 1, 3, 6, 1200, 1216, 75**
Operation	**602, 444, 440, 650**
Rechtes Auge	**1305, 491,** **1304 analog (Lidfurchenrekonstruktion),** **1283** (Fettgewebsresektion), **1291 analog (transkutane vordere Orbitotomie)**
Linkes Auge	**1305, 491,** **1304 analog (Lidfurchenrekonstruktion),** **1283** (Fettgewebsresektion), **1291 analog (transkutane vordere Orbitotomie)**
Postoperative Leistungen	**530, 1240, 530, 75**

Transcutane Levatorresektion

	GOÄ Nrn.
Beratung vor OP und präoperative Leistungen	**34, 1, 3, 6, 1200, 1216, 75**
Operation	**602, 444, 440, 650**
Rechtes Auge	**1306, 491,** **1304 analog (Lidfurchenrekonstruktion),** **1291 analog (transkutane vordere Orbitotomie)**
Linkes Auge	**1306, 491,** **1304 analog (Lidfurchenrekonstruktion),** **1291 analog (transkutane vordere Orbitotomie)**
Postoperative Leistungen	**530, 1240, 45, 75**

Unterlidblepharoplastik, bds. inkl. Fettgewebsresektion, 3 Logen

	GOÄ Nrn.
Beratung vor OP und präoperative Leistungen	**34, 1, 3, 6, 1200, 1216, 75**
Operation	**602, 444, 440, 650**
Rechtes Auge	**1320, 491,** **1311** (Blepharoplastik), **1283** (Fettgewebsresektion), **1304 analog (Lidfurchenrekonstruktion),** **1291 analog (transkutane vordere Orbitotomie)**
Linkes Auge	**1320, 491,** **1311** (Blepharoplastik), **1283** (Fettgewebsresektion), **1304 analog (Lidfurchenrekonstruktion),** **1291 analog (transkutane vordere Orbitotomie** **1304 analog (Lidfurchenrekonstruktion),** **1291 analog (transkutane vordere Orbitotomie)**
Postoperative Leistungen	**530, 1240, 45, 75**

Kommentar:

Alle im Kapitel I. Augenheilkunde angegebenen diagnostischen Leistungen beziehen sich – soweit in der Leistungslegende nicht etwas anderes beschrieben ist – auf die Untersuchung beider Augen. Die Untersuchungen sind daher nur einmal abrechenbar.

GOÄ-Nr.		Punktzahl 1fach	2,3 / *1,8 3,5 / *2,5
1200	**Subjektive Refraktionsbestimmung mit sphärischen Gläsern**	**59** 3,44	7,91 12,04

Ausschluss: Neben Nr. 1200 sind folgende Nrn. nicht abrechnungsfähig: 1201 – siehe dazu den Kommentar.

Kommentar: Die Leistungen nach Nr. 1200 und 1201 sind nach Brück nebeneinander abrechenbar, wenn nur ein Auge Astigmatismus aufweist, dann beim anderen Auge Nr. 1201 abrechnen.

Analog: siehe Nr. A 7002 Qualitative Aniseikonieprüfung mittels einfacher Trennerverfahren analog Nr. 1200

IGeL: Zur Früherkennung von Amblyopie und Strabismus sind u.a. die Leistungen nach den Nrn. 1200 oder 1201, 1202, 1216 und die Untersuchungen nach Nr. 6 abrechenbar.

1201	**Subjektive Refraktionsbestimmung mit sphärisch-zylindrischen Gläsern**	**89** 5,19	11,93 18,16

Ausschluss: Neben Nr. 1201 sind folgende Nrn. nicht abrechnungsfähig: 1200 – s. Kommentar zu Nr. 1200

Kommentar: Siehe Nrn. 1216, 1217.

IGeL: Zur Früherkennung von Amblyopie und Strabismus sind u.a. die Leistungen nach den Nrn. 1200 oder 1201, 1202, 1216 und die Untersuchungen nach Nr. 6 abrechenbar.

1202	**Objektive Refraktionsbestimmung mittels Skiaskopie oder Anwendung eines Refraktometers**	**74** 4,31	9,92 15,10

Ausschluss: Neben Nr. 1202 sind folgende Nrn. nicht abrechnungsfähig: 1210 – 1213

Tipp: Neben Nr. 1202 können die Nrn. 1200 oder 1201 abgerechnet werden.

IGeL: Zur Früherkennung von Amblyopie und Strabismus sind die Leistungen u.a. nach den Nrn. 1200 oder 1201, 1202, 1216 und die Untersuchungen nach Nr. 6 abrechenbar.

1203	**Messung der Maximal- oder Gebrauchsakkommodation mittels Akkommodometer oder Optometer**	**60** 3,50	8,04 12,24

Ausschluss: Neben Nr. 1203 sind folgende Nrn. nicht abrechnungsfähig: 5 – 8

Kommentar: Nach **Hoffman und Kleinken** ist der Leistungsinhalt der Nr. 1203 *„...auch nit der dynamischen Nahbrillenbestimmung nach Reiner erfüllt..."*

IGeL: Zur Früherkennung von Amblyopie und Strabismus sind die Leistungen u.a. nach den Nrn. 1200, 1201, 1202, 1203, 1216 und die Untersuchungen nach Nr. 6 abrechenbar.

1204	**Messung der Hornhautkrümmungsradien**	**45** 2,62	6,03 9,18

Ausschluss: Neben Nr. 1204 sind folgende Nrn. nicht abrechnungsfähig: 5 – 8, 1210 – 1213.

Kommentar: Nach **Brück** ist bei irregulärem Astigmatismus eine mehrmalige Untersuchung und Abrechnung möglich. Leistung nach Nr. 1204 gerade in der Kontaktlinsenanpassung – aber auch bei unklaren Visusminderungen – sinnvoll, besser aber die Untersuchung mit dem Keratographen – Abrechnung nach A 7009 analog Nr. 415.

1207	**Prüfung von Mehrstärken- oder Prismenbrillen mit Bestimmung der Fern- und Nahpunkte bei subjektiver Brillenunverträglichkeit**	**70** 4,08	9,38 14,28

Kommentar: Die Leistung ist auch bei der Messungen von Einstärkenbrillen nach Empfehlung des Zentralen Konsultationsausschuss für Gebührenordnungsfragen bei der Bundesärztekammer – laut Kommentar **Wezel/Liebold** – ansetzbar. Bei Messung mehrerer Brillen mehrfach ansetzbar.

1209	**Nachweis der Tränensekretionsmenge (z.B. Schirmer-Test)**	**20** 1,17	2,68 4,08

Mit der Gebühr sind die Kosten abgegolten.

Analog: Nr. 1209 analog für break-up-time ansetzen.

GOÄ-Nr.		Punktzahl 1fach	2,3 / *1,8 3,5 / *2,5
1210	**Erstanpassung und Auswahl der Kontaktlinse (Haftschale) für ein Auge zum Zwecke der Verordnung – einschließlich objektiver Refraktionsbestimmung, Messung der Hornhautradien und der Spaltlampenmikroskopie –**	**228** 13,29	30,57 46,51

Ausschluss: Neben Nr. 1210 sind folgende Nrn. nicht abrechnungsfähig: 5, 6, 1202, 1211, 1213, 1240

Kommentar: Die GOÄ enthält keine Indikationsliste. Augenärzte und PKV-Kassen halten sich aber meist an die Indikationsliste im entsprechenden Paragraphen der Richtlinie des Gemeinsamen Bundesausschusses über die Verordnung von Hilfsmitteln in der vertragsärztlichen Versorgung (Hilfsmittel-Richtlinie/HilfsM-RL) in der Neufassung vom 21.12.2011/15. März 2012 veröffentlicht im Bundesanzeiger am 10. April 2012 – in Kraft getreten am 1. April 2012 (http://www.g-ba.de/downloads/62-492-599/HilfsM-RL_Neufassung_2011-12-21_2012-03-15.pdf).

Hilfsmittel-Richtlinie § 15 Kontaktlinsen zur Verbesserung der Sehschärfe

(1) Bei erfüllter Kontaktlinsenindikation zur Verbesserung der Sehschärfe (Abs. 3) ist primär eine beidäugige Versorgung anzustreben, sofern medizinisch zweckmäßig. Verordnungsfähig sind ausschließlich Ein-stärken-Kontaktlinsen. Formstabile Kontaktlinsen stellen die Regelversorgung dar.

(2) Die Verordnung weicher Kontaktlinsen zur Verbesserung der Sehschärfe bedarf einer besonderen Begründung. Ein ausreichender Trageversuch mit formstabilen Linsen muss erfolglos durchgeführt worden sein.

(3) Kontaktlinsen zur Verbesserung der Sehschärfe können nur bei nachstehend aufgeführten Indikationen verordnet werden:

1. Myopie = 8,0 dpt,
2. Hyperopie = 8,0 dpt,
3. irregulärer Astigmatismus, wenn damit eine um mindestens 20 Prozent-punkte verbesserte Sehstärke gegenüber Brillengläsern erreicht wird,
4. Astigmatismus rectus und inversus = 3,0 dpt,
5. Astigmatismus obliquus (Achslage 45°+/- 30°, bzw. 135° +/- 30°) = 2 dpt,
6. Keratokonus,
7. Aphakie,
8. Aniseikonie > 7 % (die Aniseikoniemessung ist nach einer allgemein anerkannten reproduzierbaren Bestimmungsmethode durchzuführen u. zu dokumentieren),
9. Anisometropie = 2,0 dpt.

(4) Weichlinsen als Austauschsysteme zur Verbesserung der Sehschärfe für die begrenzte unterbrochene – im Einzelfall bei Handhabungsproblemen auch ununterbrochene – (7 bis 30-tägige) Tragedauer sind nur dann verordnungsfähig, wenn formstabile Linsen nicht getragen werden können und wenn konventionelle Weichlinsen trotz sachgerechter Pflege mit konventionellen Reinigungsverfahren aufgrund nicht entfernbarer Eiweißab-lagerungen in hoher Frequenz verworfen werden müssen.

(5) Da Kontaktlinsen aus medizinischen Gründen nicht regelhaft ununterbrochen getragen werden sollen, ist bei nach Absatz 3 und Absatz 4 verordneten Kontaktlinsen die zusätzliche Verordnung von Brillengläsern möglich. Bei Alterssichtigkeit sind zusätzlich zu Kontaktlinsen Einstärkenbrillengläser für den Nahbereich verordnungsfähig.

(6) Nicht verordnungsfähig sind:

1. Kontaktlinsen als postoperative Versorgung (auch als Verbandlinse/Verbandschale) nach nicht zu Lasten der GKV erbringbaren Eingriffen,
2. Kontaktlinsen in farbiger Ausführung zur Veränderung oder Verstärkung der körpereigenen Farbe der Iris (Ausnahme Irislinse gemäß § 17 Absatz 1 Nr. 11 und § 17 Absatz 2),
3. so genannte One-Day-Linsen,
4. multifokale/Mehrstärken-Kontaktlinsen,
5. Kontaktlinsen mit Lichtschutz und sonstigen Kantenfiltern,
6. Reinigungs- und Pflegemittel.

Brück erweiterte in seinem Kommentar die Liste noch um folgende Indikationen

- „... als Verbandslinse bei schwerer Erkrankung der Hornhaut, bei durchbohrenden Hornhautverletzungen oder bei Einsatz als Medikamententräger
- als Occlussionslinse in der Schielbehandlung, sofern andere Maßnahmen nicht durchführbar sind
- als Irislinse bei Substanzverlust der Regenbogenhaut..."

Müssen wegen Unverträglichkeit von harten Kontaktlinsen (Haftschalen) weiche Kontaktlinsen angepasst werden, sind dafür nur die Leistungen nach den GOÄ Nrn. 1212 oder 1213 abrechnungsfähig.

Beihilfe: Die Beihilfe übernimmt ähnli'ch wie die GKV nur die Kosten für Kontaktlinsen, wenn eine Sehbehinderung Grad I nach WHO vorliegt, d. h. der Visus am besseren Auge mit Brille korrigiert unter 0,3 liegt.

IGeL: Anpassung von Kontaktlinsen und entsprechende Kontrolluntersuchungen bei Kontaktlinsen-Verordnung auf Patientenwunsch ohne Indikation nach GKV- oder PKV-Richtlinien. Dies gilt auch für die Nrn. 1211 – 1213, 1215.

1211	**Erstanpassung und Auswahl der Kontaktlinsen (Haftschalen) für beide Augen zum Zwecke der Verordnung – einschließlich objektiver Refraktionsbestimmung, Messung der Hornhautradien und der Spaltlampenmikroskopie**	**300** 17,49	40,22 61,20

Ausschluss: Neben Nr. 1211 sind folgende Nrn. nicht abrechnungsfähig: 5, 6, 1202, 1204, 1210, 1212, 1213, 1240

Kommentar: Müssen wegen Unverträglichkeit von Kontaktlinsen (Haftschalen) weiche Kontaktlinsen angepasst werden, sind dafür nur die Leistungen nach den GOÄ Nrn. 1212 oder 1213 abrechnungsfähig. Siehe Kommentar zu Nr. 1210 hinsichtlich der Beihilfe.

IGeL: Anpassung von Kontaktlinsen und/oder entsprechende Kontrolluntersuchungen bei Kontaktlinsen-Verordnung auf Patientenwunsch ohne Indikation nach GKV- oder PKV-Richtlinien.

1212	**Prüfung auf Sitz und Funktion der verordneten Kontaktlinse (Haftschale) für ein Auge und gegebenenfalls Anpassung einer anderen Kontaktlinse (Haftschale) – einschließlich objektiver Refraktionsbestimmung, Messung der Hornhautradien und der Spaltlampenmikroskopie –**	**132** 7,69	17,70 26,93

Ausschluss: Neben Nr. 1212 sind folgende Nrn. nicht abrechnungsfähig: 5, 6, 1202, 1204, 1210, 1211, 1213, 1240

Kommentar: Siehe Kommentierung Nr. 1210.

IGeL: Anpassung von Kontaktlinsen und/oder entsprechende Kontrolluntersuchungen bei Kontaktlinsen-Verordnung auf Patientenwunsch ohne Indikation nach GKV- oder PKV-Richtlinien.

1213	**Prüfung auf Sitz und Funktion der verordneten Kontaktlinsen (Haftschalen) für beide Augen und gegebenenfalls Anpassung anderer Kontaktlinsen (Haftschalen), einschließlich objektiver Refraktionsbestimmung, Messung der Hornhautradien und der Spaltlampenmikroskopie –**	**198** 11,54	26,54 40,39

Neben den Leistungen nach den Nummern 1210 bis 1213 sind die Leistungen nach den Nummern 5 und/oder 6 nicht berechnungsfähig.

Wurden harte Kontaktlinsen (Haftschalen) nicht vertragen und müssen deshalb weiche Kontaktlinsen angepaßt werden, sind die Leistungen nach der Nummer 1210 oder 1211 nicht erneut, sondern lediglich die Leistungen nach der Nummer 1212 oder 1213 berechnungsfähig.

Ausschluss: Neben Nr. 1213 sind folgende Nrn. nicht abrechnungsfähig: 5, 6, 1202, 1204, 1210, 1211, 1212, 1240

Kommentar: Siehe Kommentierung Nr. 1210.

GOÄ-Nr.		Punktzahl 1fach	2,3 / *1,8 3,5 / *2,5

IGeL: Anpassung von Kontaktlinsen und/oder entsprechende Kontrolluntersuchungen auf Patientenwunsch ohne Indikation nach GKV- oder PKV-Richtlinien.

1215	**Bestimmung von Fernrohrbrillen oder Lupenbrillen, je Sitzung**	**121** 7,05	16,22 24,68

Analog: Nr. 1215 analog für die differenzierte Farbsinnprüfung ansetzen.

1216	**Untersuchung auf Heterophorie bzw. Strabismus – gegebenenfalls einschließlich qualitativer Untersuchung des binokularen Sehaktes –**	**91** 5,30	12,20 18,56

Hinweis BÄK: Siehe Hinweis bei GOÄ Nr. 1217.

IGeL: Zur Früherkennung von Amblyopie und Strabismus sind die Leistungen nach den Nrn. 1200, 1201, 1202, 1216 und ggf. Nrn. 1203 und 1217 abrechenbar.

1217	**Qualitative und quantitative Untersuchung des binokularen Sehaktes**	**242** 14,11	32,44 49,37

Neben der Leistung nach Nummer 1217 sind die Leistungen nach den Nummern 5 und/oder 6 nicht berechnungsfähig.

Ausschluss: Neben Nr. 1217 sind folgende Nrn. nicht abrechnungsfähig: 5, 6

Hinweis BÄK: **Die BÄK erklärt am 6.1.1997 zur Überprüfung der Angemessenheit verschiedener augenärztlicher Liquidationen zu Nrn. 1240 / 1242 und 1216/ 1217**

Durch die Textfassung der Nr. 1242 „ggf. einschl. Spaltlampenmikroskopie der vorderen und hinteren Augenabschnitte" und die in Nr. 1240 „ggf."enthaltene Untersuchung des hinteren Poles ist Nr. 1240 nicht neben Nr. 1242 berechenbar. Zwar ist die Fassung der Nr. 1242 GOÄ fachlichunverständlich, da hier unterschiedliche Untersuchungsvorgänge mit unterschiedlichen Geräten und unterschiedlichen Zielsetzungen zusammengefasstsind, an der Textfassung kommt man jedoch nicht vorbei.

Die Leistung nach **Nr. 1216** ist eine mehr orientierende Untersuchung des beidäugigen Sehaktes ohne genauere quantitative Untersuchung (vgl. **Nr.1217** „qualitative und quantitative Untersuchung"). Die Leistung nach **Nr. 1217** kommt erst in Frage, wenn bei der Untersuchung nach **Nr. 1216** ein krankhafter Befund erhoben wurde. Dies wird im Wesentlichen durch die Diagnose begründet. Der von der Bundesärztekammer vertretene „Indikationskatalog"

- Parese
- Doppelbilder
- Schwankender Schielwinkel
- Kongenitales Schielsyndrom
- Kopfzwangshaltungen
- Vor- und Nachuntersuchzungen im Zusammenhang mit einer Schieloperation

wird vom Berufsverband der Augenärzte als überholt eingestuft. Nähere Ausführungen hierzu enthält jedoch der „augenärztliche Gebührenkommentar" von Freigang nicht. Enthalten ist aber „nicht gerechtfertigt ist die Nebeneinanderberechnung (der Nrn 1216 und 1217) jedoch bei reinen Verdachtsdiagnosen, bei Zum-Beispiel-Begründungen und ähnlichen, eine Indikation nicht erkennbar machenden Situationen. Nur wenn die Untersuchung nach Nr. 1216 die Diagnosen 'Strabismus' oder 'Heterophorie' ergibt, ist die **Nr. 1217** ansetzbar, um das Ausmaß der motorischen Fehlstellung und das Ausmaß der Veränderungen bei den sensorischen Parametern festzustellen und zu quantifizieren." Da im vorliegenden Fall die Diagnose 'Heterophorie' vorliegt, erscheint uns in diesem Fall die Nebeneinanderberechnung der Nrn 1216 und 1217 GOÄ gerechtfertigt.

Kommentar: Bei komplizierten unklaren Bewegungsstörungen der Augen z.B., Augenmuskelparesen, frühkindlichem Innenschielen (Eso- und Exophorie), komplizierter nichtparetischer Kopfzwangshaltung ist eine Abrechnung der Nrn. 1216 und 1217 nebeneinander möglich.

1218	**Differenzierende Analyse und graphische Darstellung des Bewegungsablaufs beider Augen bei Augenmuskelstörungen, mindestens 36 Blickrichtungen pro Auge**	**700** 40,80	93,84 142,80

Ausschluss: Neben Nr. 1218 sind folgende Nrn. nicht abrechnungsfähig: 1268 – 1270

Kommentar: Die Leistungslegende der GOÄ Nr. 1218 fordert die Motilitätsdiagnostik (in mind. 36 Blickrichtungen), während die Legende der GOÄ Nr. A 7024 nur 9 Blickrichtungen fordert: **A 7024** Differenzierende Analyse der Augenstellung beider Augen mittels Messung von Horizontal-, Vertikal- und Zyklo-Deviation an Tangentenskalen in 9 Blickrichtungen, einschließlich Kopfneige-Test, analog Nr. 1217.

1225 **Kampimetrie (z.B. Bjerrum) – auch Perimetrie nach Förster –** **121** 16,22
7,05 24,68

Kommentar: Neben Nr. 1225 sind nach Kommentar von Brück folgende Nrn. nicht abrechnungsfähig: 1226, 1227. Nach Vorstellungen des Berufsverbandes der Augenärzte (BVA) allerdings ist die GOÄ Nr. 1225 neben Nr. 1226 oder 1227 abrechenbar. Nach Wezel/Liebold ist nach Nr. 1225 auch die Prüfung des zentralen Sehens mit Amsler-Gitter berechnungsfähig.

1226 **Projektionsperimetrie mit Marken verschiedener Reizwerte** **182** 24,40
10,61 37,13

Ausschluss: Neben Nr. 1226 sind folgende Nrn. nicht abrechnungsfähig: 1227

Kommentar: Siehe unter GOÄ-Nr. 1225

1227 **Quantitativ abgestufte (statische) Profilperimetrie** **248** 33,25
14,46 50,59

Ausschluss: Neben Nr. 1227 sind folgende Nrn. nicht abrechnungsfähig: 1226

Kommentar: Siehe unter GOÄ-Nr. 1225

IGeL: Glaukomfrüherkennung (Perimetrie, Ophtalmoskopie u/o Tonometrie) – siehe auch Nrn. 1242, 1256

1228 **Farbsinnprüfung mit Pigmentproben (z.B. Farbtafeln)** **61** 8,18
3,56 12,44

Ausschluss: Neben Nr. 1228 sind folgende Nrn. nicht abrechnungsfähig: 5 – 8

Kommentar: Nr. 1228 ist wichtig auch für Allgemeinärzte, Internisten und Kinderärzte zur Diagnostik von Neuropathien, Hypovitaminosen, Intoxikationsschäden, Diagnostik von Berufsfähigkeit, bei Untersuchungen für Kfz-Führung, bei Sportuntersuchungen (Segelschein, Motorbootführerschein, Flugschein).

1229 **Farbsinnprüfung mit Anomaloskop** **182** 24,40
10,61 37,13

1233 **Vollständige Untersuchung des zeitlichen Ablaufs der Adaptation** **484** 64,89
28,21 98,74

Neben der Leistung nach Nummer 1233 ist die Leistung nach Nummer 1234 nicht berechnungsfähig.

Ausschluss: Neben Nr. 1233 sind Leistungen nach den Nrn. 1234-1236 nicht abrechnungsfähig.

1234 **Untersuchung des Dämmerungssehens ohne Blendung** **91** 12,20
5,30 18,56

Ausschluss: Neben Nr. 1234 ist folgende Nr. nicht abrechnungsfähig: 1233.

GOÄ-Nr.		Punktzahl / 1fach	2,3 / *1,8 / 3,5 / *2,5
1235	**Untersuchung des Dämmerungssehens während der Blendung**	**91** / 5,30	12,20 / 18,56
Ausschluss:	Neben Nr. 1235 ist folgende Nr. nicht abrechnungsfähig: 1233.		
1236	**Untersuchung des Dämmerungssehens nach der Blendung (Readaptation)**	**91** / 5,30	12,20 / 18,56
Ausschluss:	Neben Nr. 1236 ist folgende Nr. nicht abrechnungsfähig: 1233.		
1237	**Elektroretinographische Untersuchung (ERG) und/oder elektrookulographische Untersuchung (EOG)**	**600** / 34,97	80,44 / 122,40
1240	**Spaltlampenmikroskopie der vorderen und mittleren Augenabschnitte – gegebenenfalls einschließlich der binokularen Untersuchung des hinteren Poles (z.B. Hruby- Linse) –**	**74** / 4,31	9,92 / 15,10
Ausschluss:	Neben Nr. 1240 sind folgende Nrn. nicht abrechnungsfähig: 5 – 8, 1210 – 1213, 1242		
Hinweis BÄK:	Die BÄK erklärt am 6.1.1997 zur Überprüfung der Angemessenheit verschiedener augenärztlicher Liquidationen zu Nrn. 1240 / 1242 und 1216/1217.... Durch die Textfassung der Nr. 1242 „ggf. einschl. Spaltlampenmikroskopie der vorderen und hinteren Augenabschnitte“ und die in Nr. 1240 „ggf.“ enthaltene Untersuchung des hinteren Poles ist Nr. 1240 nicht neben Nr. 1242 berechenbar. Zwar ist die Fassung der Nr. 1242 GOÄ fachlich unverständlich, da hier unterschiedliche Untersuchungsvorgänge mit unterschiedlichen Geräten und unterschiedlichen Zielsetzungen zusammengefasst sind, an der Textfassung kommt man jedoch nicht vorbei.		
1241	**Gonioskopie**	**152** / 8,86	20,38 / 31,01
1242	**Binokulare Untersuchung des Augenhintergrundes einschließlich der äußeren Peripherie (z.B. Dreispiegelkontaktglas, Schaepens) – gegebenenfalls einschließlich der Spaltlampenmikroskopie der vorderen und mittleren Augenabschnitte und/oder diasklerale Durchleuchtung –**	**152** / 8,86	20,38 / 31,01
Ausschluss:	Neben Nr. 1242 sind folgende Nrn. nicht abrechnungsfähig: 1240.		
Hinweis BÄK:	Siehe bei GOÄ Nr. 1240.		
IGeL:	Glaukomfrüherkennung (Perimetrie, Ophtalmoskopie u/o Tonometrie) – siehe auch Nrn. 1227.		
1243	**Diasklerale Durchleuchtung**	**61** / 3,56	8,18 / 12,44
1244	**Exophthalmometrie**	**50** / 2,91	6,70 / 10,20
1248	**Fluoreszenzuntersuchung der terminalen Strombahn am Augenhintergrund – einschließlich Applikation des Teststoffes –**	**242** / 14,11	32,44 / 49,37
Ausschluss:	Neben Nr. 1248 sind folgende Nrn. nicht abrechnungsfähig: 253, 1249		

GOÄ-Nr.		Punktzahl 1fach	2,3 / *1,8 3,5 / *2,5
1249	**Fluoreszenzangiographische Untersuchung der terminalen Strombahn am Augenhintergrund – einschließlich Aufnahmen und Applikation des Teststoffes –**	**484** 28,21	64,89 98,74

Mit den Gebühren für die Leistungen nach den Nummern 1248 und 1249 sind die Kosten abgegolten.

Ausschluss: Neben Nr. 1249 sind folgende Nrn. nicht abrechnungsfähig: 253, 1248

1250	**Lokalisation eines Fremdkörpers nach Comberg oder Vogt**	**273** 15,91	36,60 55,69

1251	**Lokalisation einer Netzhautveränderung als Voraussetzung für einen gezielten intraokularen Eingriff**	**273** 15,91	36,60 55,69

Kommentar: Die Leistung nach GOÄ Nr. 1251 ist sowohl vom Operateur wie auch vom Zuweiser präoperativ abrechenbar. Der pathologische Befund muss sich in den hinteren Augenabschnitten befinden. Ein Ansatz der Leistung bei einer nachfolgenden Cataract-Op ist nicht möglich.

1252	**Fotographische Verlaufskontrolle intraokularer Veränderungen mittels Spaltlampenphotographie**	**100** 5,83	13,41 20,40

Kommentar: Die Leistung kann nach Kommentar von **Lang, Schäfer** et al. je Sitzung nur einmal berechnet werden.

1253	**Fotographische Verlaufskontrolle von Veränderungen des Augenhintergrunds mittels Fundusfotographie**	**150** 8,74	20,11 30,60

Kommentar: Die Leistung kann nach dem Kommentar von **Lang, Schäfer** et al. je Sitzung nur einmal berechnet werden, obwohl „Augenhintergrund" im Singular steht.

1255*	**Tonometrische Untersuchung mit Anwendung des Impressionstonometers**	**70** 4,08	7,34 10,20

Ausschluss: Neben Nr. 1255 sind folgende Nrn. nicht abrechnungsfähig: 1256, 1257, 1262, 1263

Kommentar: Die Nrn. 1255 und 1256 dürfen bis zu 3x erbracht werden. z.B. bei Tensions-Tagesprofil oder bei Provokationstest. Wenn mehr als 3 Messungen gemacht werden, ist die Nr. 1257 abrechenbar.

1256*	**Tonometrische Untersuchung mit Anwendung des Applanationstonometers**	**100** 5,83	10,49 14,57

Ausschluss: Neben Nr. 1256 sind folgende Nrn. nicht abrechnungsfähig: 1255, 1257, 1262, 1263

Kommentar: Die Nrn. 1255 und 1256 dürfen bis zu 3x erbracht werden. z.B. bei Tensions-Tagesprofil oder bei Provokationstest. Wenn mehr als 3 Messungen gemacht werden, ist die Nr. 1257 abrechenbar. Sinnvoll neben der Leistung nach GOÄ Nr. 1256* die Hornhautpachymetrie nach GOÄ Nr. 410 analog oder 420 analog mit Angabe des Korrekturkoeffizienten.

IGeL: Glaukomfrüherkennung (Perimetrie, Ophtalmoskopie u/o Tonometrie) – siehe auch Nrn. 1227, 1242

1257*	**Tonometrische Untersuchung (mehrfach in zeitlichem Zusammenhang zur Anfertigung tonometrischer Kurven, mindestens vier Messungen) – auch fortlaufende Tonometrie zur Ermittlung des Abflußwiderstandes –**	**242** 14,11	25,39 35,26

Ausschluss: Neben Nr. 1257 sind folgende Nrn. nicht abrechnungsfähig: 1255, 1256, 1262, 1263

Tipp:
- Die Nrn. 1255 und 1256 dürfen bis zu 3x erbracht und berechnet werden, z.B. bei Tensions-Tagesprofil oder bei Provokationstest.
- Wenn mehr als 3 Messungen gemacht werden, ist die Nr. 1257 abrechenbar.

1259*	**Pupillographie**	**242** 14,11	25,39 35,26

1260*	**Elektromyographie der äußeren Augenmuskeln**	**560** 32,64	58,75 81,60

1262*	**Ophthalmodynamometrie – gegebenenfalls einschließlich Tonometrie –, erste Messung**	**242** 14,11	25,39 35,26

Ausschluss: Neben Nr. 1262 sind folgende Nrn. nicht abrechnungsfähig: 1255 – 1257

Analog: Nrn. 1262 und/oder 1263 analog für Ophtalmodynamographie ansetzen.

1263*	**Ophthalmodynamometrie – gegebenenfalls einschließlich Tonometrie –, jede weitere Messung**	**152** 8,86	15,95 22,15

Ausschluss: Neben Nr. 1263 sind folgende Nrn. nicht abrechnungsfähig: 1255, 1256, 1257

Analog: Nrn. 1262 und/oder 1263 analog für Ophtalmodynamographie ansetzen.

1268*	**Aktive Behandlung der Schwachsichtigkeit (Pleoptik) mittels Spezial-Ophthalmoskop, Mindestdauer 20 Minuten**	**152** 8,86	15,95 22,15

Kommentar: In der Rechnung für den Patienten ist die Mindestdauer der Leistung (hier 20 Minuten) anzugeben.

1269*	**Behandlung der gestörten Binokularfunktion (Orthoptik) mit Geräten nach dem Prinzip des Haploskops (z.B. Synoptophor, Amblyoskop), Mindestdauer 20 Minuten**	**152** 8,86	15,95 22,15

Kommentar: In der Rechnung für den Patienten ist die Mindestdauer der Leistung (hier 20 Minuten) anzugeben.

1270*	**Unterstützende oder ergänzende pleoptische oder orthoptische Behandlung an optischen Zusatz- oder Übungsgeräten, Mindestdauer 20 Minuten**	**54** 3,15	5,67 7,87

Kommentar: In der Rechnung für den Patienten ist die Mindestdauer der Leistung (hier 20 Minuten) anzugeben.

1271	**Auswahl und Einprobieren eines künstlichen Auges**	**46** 2,68	6,17 9,38

1275	**Entfernung von oberflächlichen Fremdkörpern von der Bindehaut und/oder Hornhaut**	**37** 2,16	4,96 7,55

Ausschluss: Neben Nr. 1275 sind folgende Nrn. i.d.R. nicht abrechnungsfähig: 200, 1276, 1277, 1278

Kommentar: An einem Auge ist die Entfernung von Fremdkörpern, auch wenn es sich um mehrere einzelne, gleichartige Fremdkörper handelt, nur einmal abrechnungsfähig, sofern die

weitere Entfernung nach der gleichen Position abgerechnet würde. Die Nebeneinanderabrechnung der Nrn. 1275, 1276, 1277 und auch 1278 ist aber theoretisch möglich, wie es bei manchen Übersplitterungen (unterschiedliche Lokalisation und Material der Fremdkörper) der Fall ist.
Neben der Fremdkörperentfernung kann die Nr. 200 für den Verband nicht angesetzt werden. Die Nr. 204 ist in der Augenheilkunde fast nur nach Blepharoplastiken und Lidoperationen möglich, nicht aber nach üblichen Augenoperationen (zum Beispiel ppV/Cataract-OP oder ähnliches). Betrifft es Fremdkörper in beiden Augen, so ist natürlich ein 2x-Ansatz möglich.

Auf einen Blick: **Fremdkörperentfernung in der Augenheilkunde**

	GOÄ-Nr.					
Fremdkörper	**Lid**	**Bindehaut**	**Hornhaut**	**Lederhaut**	**Augen-inneres**	**Augen-höhle**
oberflächlich	–	**1275**	**1276**	**1276**	–	–
Kalkinfarkt	**1282**	**1282**	–	–	–	–
eingebrannt	–	**1276**	**1276**	–	–	–
eisenhaltig, eingebrannt	–	–	**1277**	–	–	–
eingespießt	–	–	**1278**	–	–	–
eisenhaltig, Entfernung mit Magnet	–	–	–	–	**1280**	–
nicht magnetisch	–	–	–	–	**1281**	**1283**
mit Muskelablösung	–	–	–	–	–	**1284**
mit Orbitalwandresektion	–	–	–	–	–	**1285**

Tipp: Bei intraocularem Fremdkörper oft die ppV Position berechnen.

1276 **Instrumentelle Entfernung von Fremdkörpern von der Hornhautoberfläche, aus der Lederhaut und/oder von einbgebrannten Fremdkörpern aus der Bindehaut oder der Hornhaut** **74** 9,92 / 4,31 15,10

Ausschluss: Neben Nr. 1276 sind folgende Nrn. nicht abrechnungsfähig: 200, 1275, 1277, 1278

1277 **Entfernung von eisenhaltigen eingebrannten Fremdkörpern aus der Hornhaut mit Ausfräsen des Rostringes** **152** 20,38 / 8,86 31,01

Ausschluss: Neben Nr. 1277 sind folgende Nrn. nicht abrechnungsfähig: 200, 1275, 1276, 1278

1278 **Entfernung von eingespießten Fremdkörpern aus der Hornhaut mittels Präparation** **278** 37,27 / 16,20 56,71

Ausschluss: Neben Nr. 1278 sind folgende Nrn. nicht abrechnungsfähig: 200, 1275, 1276, 1277

1279 **Entfernung von Korneoskleralfäden** **100** 13,41 / 5,83 20,40

Kommentar: Bei der Entfernung mehrerer Fäden in einer Sitzung kann die Leistung nach Nr. 1279 nur einmal abgerechnet werden.

1280 **Entfernung von eisenhaltigen Fremdkörpern aus dem Augeninnern mit Hilfe des Magneten – einschließlich Eröffnung des Augapfels –** **1290** 172,94 / 75,19 263,17

Ausschluss: Neben Nr. 1280 ist folgende Nr. nicht abrechnungsfähig: 1281

GOÄ-Nr.		Punktzahl / 1fach	2,3 / *1,8 / 3,5 / *2,5
1281	**Entfernung von nichtmagnetischen Fremdkörpern oder einer Geschwulst aus dem Augeninnern**	**2220** 129,40	297,61 452,89

1282 **Entfernung einer Geschwulst oder von Kalkinfarkten aus den Lidern eines Auges oder aus der Augapfelbindehaut** — **152** / 8,86 — 20,38 / 31,01

Kommentar: Nach der Leistung nach Nr. 1282 ist auch die Entfernung eines Hordeolums/Chalaziosis berechenbar. Die Nr. 200 ist dann neben der Nr. 1282 anzusetzen, wenn der Verband nicht in unmittelbarem Zusammenhang mit der Operation steht, z.B. Behandlung einer Erosio. Ähnliches gilt bei anderen OP-Leistungen, bei denen die Nr. 200 im Ausschluss aufgeführt ist.

Analog: Nr. 1282 analog für die Entfernung einer Silikon- oder Plastikplombe ansetzen.

1283 **Entfernung von Fremdkörpern oder einer Geschwulst aus der Augenhöhle ohne Resektion der Orbitalwand und ohne Muskelablösung** — **554** / 32,29 — 74,27 / 113,02

Ausschluss: Neben Nr. 1283 sind folgende Nrn. nicht abrechnungsfähig: 1284, 1285

Analog: Nr. 1283 analog für die Entfernung einer episkeralen Plombe ansetzen.

Tipp: Bei ambulanter OP: Zuschlag nach Nr. 443 nicht vergessen, zusätzlich ggf. Nr. 440 und Nr. 441 abrechenbar!

1284 **Entfernung von Fremdkörpern oder einer Geschwulst aus der Augenhöhle ohne Resektion der Orbitalwand mit Muskelablösung** — **924** / 53,86 — 123,87 / 188,50

Ausschluss: Neben Nr. 1284 sind folgende Nrn. nicht abrechnungsfähig: 1283, 1285

Tipp: Bei ambulanter OP: Zuschlag nach Nr. 444 nicht vergessen, zusätzlich ggf. Nr. 440 und Nr. 441 abrechenbar!

1285 **Entfernung von Fremdkörpern oder einer Geschwulst aus der Augenhöhle mit Resektion der Orbitalwand** — **1480** / 86,27 — 198,41 / 301,93

Ausschluss: Neben Nr. 1285 sind folgende Nrn. nicht abrechnungsfähig: 1283, 1284

Tipp: Bei ambulanter OP Zuschlag nach Nr. 445 nicht vergessen, und ggf. zusätzlich Nr. 440 und Nr. 441 abrechnen.

1290 **Vorbereitende operative Maßnahmen zur Rekonstruktion einer Orbita unter Verwendung örtlichen Materials, ausgenommen das knöcherne Gerüst** — **1500** / 87,43 — 201,09 / 306,01

1291 **Wiederherstellungsoperation an der knöchernen Augenhöhle (z.B. nach Fraktur)** — **1850** / 107,83 — 248,01 / 377,41

Kommentar: Die Leistung nach Nr. 1291 kann meist erst dann erbracht werden, wenn die „vorbereitende“ Leistung nach Nr. 1290 erbracht wurde. Daher sind die Leistungen nach Nr. 1290 und Nr. 1291 nebeneinander abrechnungsfähig. Erforderliche plastische Operationen im Gesicht können zusätzlich berechnet werden.

1292 **Operation der Augenhöhlen- oder Tränensackphlegmone** — **278** / 16,20 — 37,27 / 56,71

Ausschluss: Neben Nr. 1292 ist folgende Nr. nicht abrechnungsfähig: 2432

Tipp: Bei ambulanter OP: Zuschlag nach Nr. 442 nicht vergessen.

GOÄ-Nr.		Punktzahl 1fach	2,3 / *1,8 3,5 / *2,5
1293	**Dehnung, Durchspülung, Sondierung, Salbenfüllungen oder Kaustik der Tränenwege, auch beidseitig**	**74** 4,31	9,92 15,10

Ausschluss: Neben Nr. 1293 sind folgende Nrn. nicht abrechnungsfähig: 1294, 1297

Kommentar: Erforderliche plastische Operationen im Gesicht können zusätzlich berechnet werden.

1294	**Sondierung des Tränennasengangs bei Säuglingen und Kleinkindern, auch beidseitig**	**130** 7,58	17,43 26,52

Kommentar: Abrechnung der Leistung pro Auge möglich. Bei Dehnung und Durchspülung Ansatz auch mehrfach am gleichen Auge möglich, ebenso zusätzlich zur GOÄ Nr. 1298.

1297	**Operation des evertierten Tränenpünktchens**	**152** 8,86	20,38 31,01

Kommentar: Die Leistung ist je behandeltem Auge abrechenbar.

1298	**Spaltung von Strikturen des Tränennasenkanals**	**132** 7,69	17,70 26,93

Kommentar: Der Zentrale Konsultationsausschuss für Gebührenordnungsfragen empfiehlt für das **Einlegen eines Plastikröhrchens in die ableitenden Tränenwege bis in die Nasenhöhle, ggf. einschließlich Nahtfixation, je Auge**, die Abrechnung der Nr. A 7018 **analog Nr. 1298**

1299	**Tränensackexstirpation**	**554** 32,29	74,27 113,02

Tipp: Bei ambulanter OP: Zuschlag nach Nr. 443 nicht vergessen, zusätzlich ggf. Zuschlag nach Nr. 440 und nach Nr. 441 abrechenbar!

1300	**Tränensackoperation zur Wiederherstellung des Tränenabflusses zur Nase mit Knochenfensterung**	**1220** 71,11	163,55 248,89

Kommentar: Die Leistung ist je behandeltem Auge abrechenbar.

1301	**Exstirpation oder Verödung der Tränendrüse**	**463** 26,99	62,07 94,45

Tipp: Bei ambulanter OP: Zuschlag nach Nr. 442 nicht vergessen, zusätzlich ggf. Nr. 440 und Nr. 441 abrechenbar!

1302	**Plastische Korrektur der verengten oder erweiterten Lidspalte oder des Epikanthus**	**924** 53,86	123,87 188,50

Tipp: Bei ambulanter OP: Zuschlag nach Nr. 444 nicht vergessen, zusätzlich ggf. Zuschlag nach Nr. 440 und nach Nr. 441 abrechenbar!

1303	**Vorübergehende Spaltung der verengten Lidspalte**	**230** 13,41	30,83 46,92

Ausschluss: Neben Nr. 1303 sind folgende Nrn. nicht abrechnungsfähig: 1302

Kommentar: Die GOÄ formuliert in Nr. 1303 den Leistungsinhalt einer temporären Lidspaltenerweiterung. Aus medizinischer Sicht gibt es keine Grunderkrankung des Lides, die eine NUR temporäre Erweiterung indiziert erscheinen ließe. Der Verordnungsgeber kann bei der Verabschiedung dieser Leistungsziffer also lediglich an eine vorrübergehende Erweiterung der Lidspalte zum Zwecke eines besseren Zuganges zum Augapfel im Rahmen eines anderen operativen Eingriffes gedacht haben. Die Berechnung der Leistung nach Nr. 1303 kann daher nicht mit dem Argument des „Zielleistungsprinzips" versagt werden. Wichtig in der sicher nicht ausbleibenden Diskussion mit der privaten Krankenkasse zur Abrechnung dieser Leistungsziffer ist, dass diese Leistung nicht regelhaft bei Catarct-Operationen angesetzt wird, sondern nur in seltenen Fällen.

1304 **Plastische Korrektur des Ektropiums oder Entropiums, der Trichiasis oder Distichiasis** **924** 123,87
53,86 188,50

Kommentar: Als Erläuterung für den analogen Ansatz der Nr. 1304 wird von Augenärzten angegeben: Würde im Rahmen der Korrektur nur eine Naht der Haut erfolgen, würde in Folge das Lid assymetrisch absinken können und damit der OP-Erfolg in Frage stehen. Daher wird im Rahmen dieser Teiloperation (die aber auch für sich durchgeführt und im Rahmen von Nachkorrekturen, bzw. Revisionsoperationen notwendig sein kann) der Levatorkomplex freigelegt und die Lidfurche mittels spezieller Nahttechnik rekonstruiert.

Analog: Nr. 1304 analog für die Operation des Symblepharons ansetzen.

Tipp: Bei ambulanter OP: Zuschlag nach Nr. 444 nicht vergessen, zusätzlich ggf. Zuschlag nach Nr. 440 und Nr. 441 abrechenbar!

IGeL: Im Rahmen ästhetischer OPs zur Lidkorrektur aus kosmetischen Gründen.

1305 **Operation der Lidsenkung (Ptosis)** **739** 99,07
43,07 150,76

Ausschluss: Neben Nr. 1305 ist folgende Nr. nicht abrechnungsfähig: 1306

Tipp: Bei ambulanter OP: Zuschlag nach Nr. 443 nicht vergessen, zusätzlich ggf. Nr. 440 und Nr. 441 abrechenbar!

IGeL: Im Rahmen ästhetischer OPs zur Lidkorrektur, Schlupflider bzw. Tränensäcke aus kosmetischen Gründen.

1306 **Operation der Lidsenkung (Ptosis) mit direkter Lidheberverkürzung** **1110** 148,81
64,70 226,45

Ausschluss: Neben Nr. 1306 ist folgende Nr. nicht abrechnungsfähig: 1305

Tipp: Bei ambulanter OP: Zuschlag nach Nr. 444 nicht vergessen, zusätzlich ggf. Nr. 440 und Nr. 441 abrechenbar!

1306 analog **Oberlidretraktion (analog GOÄ Nr. 1306)** **1110** 148,81
64,70 226,45

Kommentar: Als Erläuterung für den analogen Ansatz der Nr. 1306 wird von Augenärzten angegeben:
1) Nr. 1311 zur Berechnung der Korrektur der Augenbrauenptose durch Naht nach Resektion von Haut und Anlegen eines einfachen Hautverschiebelappens.
2) Durchführung eines Nachlassen des Lidhebermuskels bei Oberlidretraktion, wobei Zugangsweg und medizinisch chirurgischer Aufwand entsprechen einer einfachen Ptosis-Korrektur ohne Verkürzung ist

1310 **Augenlidplastik mittels freien Hauttransplantates** **1480** 198,41
86,27 301,93

Ausschluss: Neben Nr. 1310 sind folgende Nrn. nicht abrechnungsfähig: 1311, 1312

Tipp: Bei ambulanter OP: Zuschlag nach Nr. 445 nicht vergessen, zusätzlich ggf. Nr. 440 und Nr. 441 abrechenbar!

IGeL: Ästhetische OP zur Lidkorrektur aus kosmetischen Gründen.

GOÄ-Nr.		Punktzahl 1fach	2,3 / *1,8 3,5 / *2,5
1311	**Augenlidplastik mittels Hautlappenverschiebung aus der Umgebung**	**1110** 64,70	148,81 226,45
Ausschluss:	Neben Nr. 1311 sind folgende Nrn. nicht abrechnungsfähig: 1310, 1312		
Kommentar:	Die Leistung nach Nr. 1311 kann neben der Leistung nach Nr. 1282 bei entsprechender Indikation abgerechnet werden.		
Tipp:	Bei ambulanter OP: Zuschlag nach Nr. 444 nicht vergessen, zusätzlich ggf. Nr. 440 und Nr. 441 abrechenbar!		
IGeL:	Ästhetische OP zur Lidkorrektur aus kosmetischen Gründen.		
1312	**Augenlidplastik mittels Hautlappenverschiebung aus der Umgebung und freier Transplantation**	**1850** 107,83	248,01 377,41
Ausschluss:	Neben Nr. 1312 sind folgende Nrn. nicht abrechnungsfähig: 1310, 1311		
1313	**Abreiben, Skarifizieren oder chemische Ätzung der Bindehaut, auch beidseitig**	**30** 1,75	4,02 6,12
Kommentar:	Nach den Allgemeinen Bestimmungen zum Kapitel „C I Anlegen von Verbänden" ist neben Nr. 1313 kein Verband abrechenbar.		
1318	**Ausrollen oder Ausquetschen der Übergangsfalte**	**74** 4,31	9,92 15,10
1319	**Plastische Wiederherstellung des Bindehautsackes durch Transplantation von Lippenschleimhaut und/oder Bindehaut bei erhaltenem Augapfel – einschließlich Entnahme des Transplantates und gegebenenfalls einschließlich Maßnahmen am Lidknorpel –**	**1850** 107,83	248,01 377,41
1320	**Einspritzung unter die Bindehaut**	**52** 3,03	6,97 10,61
Ausschluss:	Neben Nr. 1320 sind folgende Nrn. nicht abrechnungsfähig: 200, 252		
1321	**Operation des Flügelfells**	**296** 17,25	39,68 60,39
Tipp:	Bei ambulanter OP: Zuschlag nach Nr. 442 nicht vergessen, zusätzlich ggf. Nr. 440 und Nr. 441 abrechenbar!		
1322	**Operation des Flügelfells mit lamellierender Keratoplastik**	**1660** 96,76	222,54 338,65
1323	**Elektrolytische Epilation von Wimpernhaaren, je Sitzung**	**67** 3,91	8,98 13,67
Ausschluss:	Neben Nr. 1323 ist folgende Nr. nicht abrechnungsfähig: 742		
Kommentar:	Siehe Epilation von Haaren im Gesicht Nr. 742.		
IGeL:	Epilation (außer bei krankhaftem oder entstellendem Haarwuchs an Händen oder im Gesicht) und analog bei mechanischer Entfernung. Siehe auch Nrn. 741, 742.		

GOÄ-Nr.		Punktzahl 1fach	2,3 / *1,8 3,5 / *2,5

1325 **Naht einer Bindehaut- oder nicht perforierenden Hornhaut- oder nicht perforierenden Lederhautwunde** — **230** / 13,41 — 30,83 / 46,92

Ausschluss: Neben Nr. 1325 sind folgende Nrn. nicht abrechnungsfähig: 1326, 1327, 1328 – nicht im Rahmen von Operationen (Cataract, Pars-plana-Vitrektomie (PPV) etc.)

1326 **Direkte Naht einer perforierenden Hornhaut- oder Lederhautwunde – auch mit Reposition oder Abtragung der Regenbogenhaut und gegebenenfalls mit Bindehautdeckung –** — **1110** / 64,70 — 148,81 / 226,45

Ausschluss: Neben Nr. 1326 sind folgende Nrn. nicht abrechnungsfähig: 1325, 1327, 1328

1327 **Wiederherstellungsoperation bei perforierender Hornhaut- oder Lederhautverletzung mit Versorgung von Regenbogenhaut und Linse** — **1850** / 107,83 — 248,01 / 377,41

Ausschluss: Neben Nr. 1327 sind folgende Nrn. nicht abrechnungsfähig: 1325, 1326, 1328

1328 **Wiederherstellungsoperation bei schwerverletztem Augapfel, Zerschneidung von Hornhaut und Lederhaut, Beteiligung der Iris, der Linse, des Glaskörpers und der Netzhaut** — **3230** / 188,27 — 433,02 / 658,94

Ausschluss: Neben Nr. 1328 sind folgende Nrn. nicht abrechnungsfähig: 1325, 1326, 1327

1330 **Korrektur einer Schielstellung durch Eingriff an einem geraden Augenmuskel** — **739** / 43,07 — 99,07 / 150,76

Auf einen Blick: **Eingriffe zur Korrektur einer Schielstellung**

an einem geraden Augenmuskel	**Nr. 1330**
an jedem weiteren geraden Augenmuskel, zusätzlich zu **Nr 1330**	**Nr. 1331**
an einem schrägen Augenmuskel	**Nr. 1332**
an jedem weiteren schrägen Augenmuskel, zusätzlich zu **Nr 1332**	**Nr. 1333**

Tipp: Bei ambulanter OP: Zuschlag nach Nr. 443 nicht vergessen, zusätzlich ggf. Nr. 440 und Nr. 441 abrechenbar!

1331 **Korrektur einer Schielstellung durch Eingriff an jedem weiteren geraden Augenmuskel, zusätzlich zu Nummer 1330** — **554** / 32,29 — 74,27 / 113,02

Tipp: Bei ambulanter OP: Zuschlag nach Nr. 443 nicht vergessen, zusätzlich ggf. Nr. 440 und Nr. 441 abrechenbar!

1332 **Korrektur einer Schielstellung durch Eingriff an einem schrägen Augenmuskel** — **1110** / 64,70 — 148,81 / 226,45

Tipp: Bei ambulanter OP: Zuschlag nach Nr. 444 nicht vergessen, zusätzlich ggf. Nr. 440 und Nr. 441 abrechenbar!

1333 **Korrektur einer Schielstellung durch Eingriff an jedem weiteren schrägen Augenmuskel, zusätzlich zu Nummer 1332.** — **739** / 43,07 — 99,07 / 150,76

Tipp: Bei ambulanter OP: Zuschlag nach Nr. 443 nicht vergessen, zusätzlich ggf. Nr. 440 und Nr. 441 abrechenbar!

GOÄ-Nr.		Punktzahl / 1fach	2,3 / *1,8 / 3,5 / *2,5
1338	**Chemische Ätzung der Hornhaut**	**56** / 3,26	7,51 / 11,42

Ausschluss: Neben Nr. 1338 sind folgende Nrn. nicht abrechnungsfähig: 200, 1339, 1340

1339	**Abschabung der Hornhaut**	**148** / 8,63	19,84 / 30,19

Ausschluss: Neben Nr. 1339 sind folgende Nrn. nicht abrechnungsfähig: 200, 1338, 1340

1340	**Thermo- oder Kryotherapie von Hornhauterkankungen (z.B. Herpes ulcus) mit Epithelentfernung**	**185** / 10,78	24,80 / 37,74

Ausschluss: Neben Nr. 1340 ist die Nr. 1339 nicht berechnungsfähig.

1341	**Tätowierung der Hornhaut**	**333** / 19,41	44,64 / 67,93

Analog: Nr. 1345 analog für Keratomileusis ansetzen.

Tipp: Bei ambulanter OP: Zuschlag nach Nr. 442 nicht vergessen, ggf. zusätzlich Nr. 440 und Nr.441 abrechenbar.

IGeL: Laser in situ-Keratomileusis (Lasik)), ebenso photorefraktive Keratektomie (PRK) mit Excimer-Laseranwendung analog Nr. 1345 GOÄ (1660 Punkte) + analog Nr. 5855 GOÄ (6900 Punkte). Photorefraktäre Keratektomie (PRK) mit Excimer-Laseranwendung analog Nr. 5855 GOÄ (6900 Punkte).

1345	**Hornhautplastik**	**1660** / 96,76	222,54 / 338,65

Kommentar: Nach einem früheren Kommentar **Hachs** gehören dazu: Lamelläre Keratektomie, Peritonie, Übernähung einer Hornhautulkus mit Bindehaut u.a. – In der Regel reicht diese Abrechnungsnr. für die refraktäre Chirurgie und ein Ansatz der Nr. 1345 analog ist nicht erforderlich.

Ein Ausschluss der Leistung Nr. 1345 neben den Leistungen nach Nrn. 1374 oder 1375, wie ihn einige Kommentare vertreten, ist unserer Meinung nach nicht haltbar. Hier liegen nämlich zwei unterschiedliche Zielleistungen vor, einmal die intraoculare OP eines grauen Stars nach den Nrn. 1374 oder 1375, zum anderen die oberflächliche Behandlung z.B. eines astigmatischen Refraktionsdefizits nach Nr. 1345. Beide Operationen haben mit einander nichts zu tun. In gleicher Weise äußert sich auch der Kommentar von **Brück**.

Recht-sprechung: **LASIK – Verfahren, Geb.Ziffern 1345, 5855**

Gebührenziffern der GOÄ, die nach ihrer Leistungsbeschreibung als Zuschlagsziffern nur zum einfachen Satz abrechenbar sind, sind bei ihrer analogen Anwendung steigerungsfähig.

Maßgeblich ist insoweit der Leistungsinhalt. Für Eingriffe bei einer Fehlsichtigkeitskorrektur im sog. LASIK – Verfahren dürfen die GOÄ – Ziffern 1345 und 5855 nebeneinander und ohne Beschränkung des Steigerungssatzes abgerechnet werden.

Aktenzeichen: LG Köln, 19.10.2005, AZ: 25 S 19/04

Entscheidungsjahr: 2005

Tipp: Bei ambulanter OP: Zuschlag nach Nr. 445 nicht vergessen, zusätzlich ggf. Nr. 440 abrechenbar!

GOÄ-Nr.		Punktzahl 1fach	2,3 / *1,8 3,5 / *2,5
1345 analog	**Laser in situ-Keratomileusis (Lasik) mit Excimer-Laseranwendung – (analog Nr. 1345 GOÄ (1660 Pkt.) + analog Nr. 5855 GOÄ (6900 Pkt.) – n. Beschluss des Gebührenordnungsauschusses der BÄK**	**1660** 96,76	222,54 338,65

Kommentar: Medizinisch indiziert bei : Lamelläre Keratektomie, phototherapeutische Keratektomie (PTA), Peritonie, Übernähung einer Hornhautulkus mit Bindehaut u.a.
Bei der Excimer-Lasik bzw. PRK handelt es sich – von wenigen medizinischen Indikationen abgesehen (beispielsweise extreme Kurzsichtigkeit oder rezidivierende Hornhauterosionen) – überwiegend um eine Leistung auf Verlangen des Patienten.

Tipp: Bei ambulanter OP: Zuschlag nach Nr. 445 nicht vergessen, zusätzlich ggf. Nr. 440 und Nr. 441 abrechenbar!

1346	**Hornhauttransplantation**	**2770** 161,46	371,35 565,10

Tipp: Bei ambulanter OP: Zuschlag nach Nr. 445 nicht vergessen, zusätzlich ggf. Nr. 440 und Nr. 441 abrechenbar!

1347	**Einpflanzung einer optischen Kunststoffprothese in die Hornhaut (Keratoprothesis)**	**3030** 176,61	406,20 618,14

Kommentar: Ein Ausschluss der Leistung Nr. 1347 neben der Leistung nach Nr. 1349, wie ihn einige Kommentare vertreten, ist unserer Meinung nach nicht haltbar. Es sind doch vollkommen verschiedene Indikationen (Zielleistungen) nebeneinander vorstellbar.

1348	**Diszision der klaren oder getrübten Linse oder des Nachtstars**	**832** 48,50	111,54 169,73

Ausschluss: Neben Nr. 1348 sind folgende Nrn. nicht abrechnungsfähig: 1354, 1355

Kommentar: Nach **Wezel/Liebold** kann Nr. 1348 auch für die Beseitigung von Ablagerungen auf Kunstlinsenm mittels Laser angesetzt werden.

Tipp: Bei ambulanter OP: Zuschlag nach Nr. 444 nicht vergessen, zusätzlich ggf. Nr. 440 und Nr. 441 abrechenbar!

1349	**Operation des weichen Stars (Saug-Spül-Vorgang) – gegebenenfalls mit Extraktion zurückgebliebener Linsenteile –**	**1850** 107,83	248,01 377,41

Ausschluss: Neben Nr. 1349 sind folgende Nrn. nicht abrechnungsfähig: 1350, 1351, 1362

Tipp: Bei ambulanter OP: Zuschlag nach Nr. 445 nicht vergessen, zusätzlich ggf. Nr. 440 und Nr. 441 abrechenbar!

1350	**Staroperation – gegebenenfalls mit Iridektomie – einschließlich Nahttechnik**	**2370** 138,14	317,72 483,49

Ausschluss: Neben Nr. 1350 sind folgende Nrn. nicht abrechnungsfähig: 1348, 1349, 1351, 1358

Tipp: Bei ambulanter OP: Zuschlag nach Nr. 445 nicht vergessen, zusätzlich ggf. Nr. 440 und Nr. 441 abrechenbar!

1351	**Staroperation mit Iridektomie und Einpflanzung einer intraokularen Kunststofflinse**	**2770** 161,46	371,35 565,10

Ausschluss: Die Nr. 1351 kann nicht neben Nr. 1350 berechnet werden.

Tipp: Bei ambulanter OP: Zuschlag nach Nr. 445 nicht vergessen, zusätzlich ggf. Nr. 440 und Nr. 441 abrechenbar!

GOÄ-Nr.		Punktzahl / 1fach	2,3 / *1,8 / 3,5 / *2,5
1352	**Einpflanzung einer intraokularen Linse, als selbständige Leistung**	**1800** / 104,92	241,31 / 367,21

Kommentar: Neben der Nr. 1352 kann auch ein anderer operativer Eingriff an den Augen erfolgen, z.B. eine pars-plana Vitrektomie (PPV) oder eine Lidkorrektur.

Tipp: Bei ambulanter OP: Zuschlag nach Nr. 445 nicht vergessen, zusätzlich ggf. Nr. 440 und Nr. 441 abrechenbar!

1353	**Extraktion einer eingepflanzten Linse**	**832** / 48,50	111,54 / 169,73

Tipp: Bei ambulanter OP: Zuschlag nach Nr. 444 nicht vergessen, zusätzlich ggf. Nr. 440 und Nr. 441 abrechenbar!

1354	**Extraktion der luxierten Linse**	**2220** / 129,40	297,61 / 452,89

Tipp: Bei ambulanter OP: Zuschlag nach Nr. 445 nicht vergessen, zusätzlich ggf. Nr. 440 und Nr. 441 abrechenbar!

1355	**Partielle oder totale Extraktion des Nachtstars**	**1110** / 64,70	148,81 / 226,45

Tipp: Bei ambulanter OP: Zuschlag nach Nr. 444 nicht vergessen, zusätzlich ggf. Nr. 440 und Nr. 441 abrechenbar!

1356	**Eröffnung (Parazentese), Spülung oder Wiederherstellung der Augenvorderkammer, als selbständige Leistung**	**370** / 21,57	49,60 / 75,48

Tipp: Bei ambulanter OP: Zuschlag nach Nr. 442 nicht vergessen, zusätzlich ggf. Nr. 440 und Nr. 441 abrechenbar! Nicht im Rahmen von Cataract-OPs.

1357	**Hintere Sklerotomie**	**370** / 21,57	49,60 / 75,48

Ausschluss: Neben Nr. 1357 sind folgende Nrn. nicht abrechnungsfähig: 1358 – 1362

Tipp: Bei ambulanter OP: Zuschlag nach Nr. 442 nicht vergessen, zusätzlich ggf. Nr. 440 und Nr. 441 abrechenbar! Nicht im Rahmen von Cataract-OPs.

1358	**Zyklodialyse, Iridektomie**	**1000** / 58,29	134,06 / 204,01

Ausschluss: Neben Nr. 1358 sind folgende Nrn. nicht abrechnungsfähig: 1350, 1351, 1359 – 1362, 1380, 1381

Tipp: Bei ambulanter OP: Zuschlag nach Nr. 444 nicht vergessen, zusätzlich ggf. Nr. 440 und Nr. 441 abrechenbar!

1359	**Zyklodiathermie-Operation oder Kryozyklothermie- Operation**	**500** / 29,14	67,03 / 102,00

Tipp: Bei ambulanter OP: Zuschlag nach Nr. 443 nicht vergessen, zusätzlich ggf. Nr. 440 und Nr. 441 abrechenbar!

1360	**Laseroperation am Trabekelwerk des Auges bei Glaukom (Lasertrabekuloplastik)**	**1000** / 58,29	134,06 / 204,01

Ausschluss: Neben Nr. 1360 sind folgende Nrn. nicht abrechnungsfähig: 1357 – 1359, 1361, 1362

Tipp: Bei ambulanter OP: Zuschlag nach Nr. 444 nicht vergessen, zusätzlich ggf. Nr. 440.

GOÄ-Nr.		Punktzahl 1fach	2,3 / *1,8 3,5 / *2,5

1361 **Fistelbildende Operation und Eingriff an den kammerwasserabführenden Wegen bei Glaukom** — **1850** / 107,83 — 248,01 / 377,41

Ausschluss: Neben Nr. 1361 sind folgende Nrn. nicht abrechnungsfähig: 1357 – 1360, 1362, 1382

Tipp: Bei ambulanter OP: Zuschlag nach Nr. 445 nicht vergessen, zusätzlich ggf. Nr. 440 und Nr. 441 abrechenbar!

1362 **Kombinierte Operation des Grauen Stars und bei Glaukom** — **3030** / 176,61 — 406,20 / 618,14

Ausschluss: Neben Nr. 1362 sind folgende Nrn. nicht abrechnungsfähig: 1349 – 1352, 1357 – 1361

Tipp: Bei ambulanter OP: Zuschlag nach Nr. 445 nicht vergessen; dazu ggf. 440, 441.

1365 **Lichtkoagulation zur Verhinderung einer Netzhautablösung und/oder Netzhautblutung, je Sitzung** — **924** / 53,86 — 123,87 / 188,50

Ausschluss: Neben Nr. 1365 sind folgende Nrn. nicht abrechnungsfähig: 1361, 1366, 1367, 1368, 1369

Kommentar: Nach Kommentar von **Brück** (3. Aufl. 9. Erg. Lfg.) kann die Nr. 1365 auch für die Lichtkoagulation bei Retinopathia diabetica angesetzt werden.

Tipp: Bei ambulanter OP: Zuschlag nach Nr. 444 nicht vergessen, zusätzlich ggf. Nr. 440 und Nr. 441 abrechenbar!

1366 **Vorbeugende Operation zur Verhinderung einer Netzhautablösung oder operativer Eingriff bei vaskulären Netzhauterkrankungen** — **1110** / 64,70 — 148,81 / 226,45

Ausschluss: Neben Nr. 1366 sind folgende Nrn. nicht abrechnungsfähig: 1365, 1367, 1368, 1369

Tipp: Bei ambulanter OP: Zuschlag nach Nr. 444 nicht vergessen, zusätzlich ggf. Nr. 440.

1366 analog **Photodynamische Therapie am Augenhintergrund (Laserbehandlung einschl. Infusion des Photosensibilisators)) – (analog Nr. 1366 GOÄ) – n. Beschluss des Gebührenordnungsauschusses der BÄK** — **1110** / 64,70 — 148,81 / 226,45

Beschluss BÄK: **Photodynamische Therapie am Augenhintergrund**

des Ausschusses „Gebührenordnung" der Bundesärztekammer – Stand: 04.04.2003 veröffentlicht in: Deutsches Ärzteblatt 100, Heft 14 (04.04.2003), Seite A-946 – A-497

Analogbewertung der photodynamischen Therapie am Augenhintergrund nach § 6 Abs. 2 GOÄ:

Computergestützte Bestrahlungsplanung (einschließlich Berechnung der individuellen Dosis und Einstellung des Bestrahlungsareals) analog Nr. 5800 (Erstellung eines Bestrahlungsplans für die Strahlenbehandlung, 250 Punkte);

Photodynamische Therapie am Augenhintergrund (Laserbehandlung einschließlich Infusion des Photosensibilisators) analog Nr. 1366 (Vorbeugende Operation zur Verhinderung einer Netzhautablösung oder operativer Eingriff bei vaskulären Netzhauterkrankungen, 1110 Punkte).

Neben Nr. 1366 GOÄ analog für die photodynamische Therapie am Augenhintergrund sind bei ambulanter Leistungserbringung berechnungsfähig die Zuschläge nach den Nrn. 440, 441, 444 gemäß Allgemeine Bestimmungen nach §3 Abs. C VIII GOÄ.

Die Analogbewertung der PDT am Augenhintergrund nach den Nrn. 5800 beziehungsweise Nr. 1366 bilden die computergestützte Bestrahlungsplanung im Zusammenhang mit der PDT sowie die Laserbehandlung einschließlich Infusion des Photosensibilisators ab.

Gegebenenfalls weitere, in gleicher Sitzung medizinisch erforderliche Leistungen, wie zum Beispiel die Fluoreszenzangiographie oder eine Refraktionsbestimmung, sind als selbstständige Leistungen gesondert berechnungsfähig. Die Sachkosten für das pro Behandlung verbrauchte Verteporfin sind gemäß § 10 Abs. 1 Satz 1 GOÄ als Auslagenersatz geltend zu machen.

GOÄ-Nr.		Punktzahl / 1fach	2,3 / *1,8 / 3,5 / *2,5
1367	**Operation einer Netzhautablösung mit eindellenden Maßnahmen**	**2220** 129,40	297,61 452,89

Ausschluss: Neben Nr. 1367 sind folgende Nrn. nicht abrechnungsfähig: 1365, 1366, 1368, 1369

Tipp: Bei ambulanter OP: Zuschlag nach Nr. 445 nicht vergessen, zusätzlich ggf. Nr. 440 und Nr. 441 abrechenbar!

1368	**Operation einer Netzhautablösung mit eindellenden Maßnahmen und Glaskörperchirurgie**	**3030** 176,61	406,20 618,14

Ausschluss: Neben Nr. 1368 sind folgende Nrn. nicht abrechnungsfähig: 1365, 1366, 1367, 1369

1369	**Koagulation oder Lichtkaustik eines Netz- oder Aderhauttumors**	**1850** 107,83	248,01 377,41

Ausschluss: Neben Nr. 1369 sind folgende Nrn. nicht abrechnungsfähig: 1365, 1366, 1367, 1368

Tipp: Bei ambulanter OP: Zuschlag nach Nr. 445 nicht vergessen, zusätzlich ggf. Nr. 440, 441 abrechenbar!

1370	**Operative Entfernung des Augapfels**	**924** 53,86	123,87 188,50

Ausschluss: Neben Nr. 1370 sind folgende Nrn. nicht abrechnungsfähig: 1371, 1373

Tipp: Bei ambulanter OP: Zuschlag nach Nr. 444 nicht vergessen, zusätzlich ggf. Nr. 440 und Nr. 441 abrechenbar!

1371	**Operative Entfernung des Augapfels mit Einsetzung einer Plombe**	**1290** 75,19	172,94 263,17

Ausschluss: Neben Nr. 1371 sind folgende Nrn. nicht abrechnungsfähig: 1370, 1373

Tipp: Bei ambulanter OP: Zuschlag nach Nr. 445 nicht vergessen, zusätzlich ggf. Nr. 440 und Nr. 441 abrechenbar!

1372	**Wiederherstellung eines prothesenfähigen Bindehautsackes mittels Transplantation**	**1850** 107,83	248,01 377,41
1373	**Operative Ausräumung der Augenhöhle**	**1110** 64,70	148,81 226,45

Ausschluss: Neben Nr. 1373 sind folgende Nrn. nicht abrechnungsfähig: 1370, 1371

1374	**Extrakapsuläre Operation des Grauen Stars mittels gesteuerten Saug-Spül-Verfahrens oder Linsenverflüssigung (Phakoemulsifikation) – gegebenenfalls einschließlich Iridektomie –**	**3050** 177,78	408,89 622,22

Ausschluss: Neben Nr. 1374 sind folgende Nrn. nicht abrechnungsfähig: 1349, 1350, 1351, 1352

GOÄ-Ratgeber der BÄK: ► **Operation des grauen Stars**

Dr. med. Anja Pieritz (in: Deutsches Ärzteblatt 109, Heft 7 (17.02.2012), S. A-340) – http://www.bundesaerztekammer.de/page.asp?his=1.108.4144.4282.10095

Dr. Pieritz erklärt dazu: Die Operation des grauen Stars (Katarakt) durch Entfernung der Linse wird nach der GOÄ mit der Nr. 1374 (3 050 Punkte) oder 1375 (3 500 Punkte) vergütet.

Eine Auflistung der Leistungen, die in jedem Fall als Teilleistungen der „Extrakapsulären Operation des Grauen Stars" nach den Nrn. 1374 und 1375 GOÄ anzusehen sind, findet man beispielsweise im Augenärztlichen Gebührenkommentar (Begründet von Freigang, Fortgeführt von Schneider, Dr. Winzer Pharma GmbH): z. B. vorübergehende Erweiterung der Lidspalte für einen leichteren Zugang, Zügelnaht, Bindehauteröffnung, Tunnelschnitt, gegebenenfalls zusätzliche Zugänge zur Vorderkammer, Kapseleröffnung (wie Kapsulorhexis), gegebenenfalls Polieren der Kapsel, Wundverschluss (Bindehautnaht etc.). Diese Leistungen sind nicht gesondert abrechenbar...

„... Anders ist die Situation, wenn zusätzlich zur Katarakt ein operationswürdiger (höhergradiger) Astigmatismus vorliegt. Heute werden bei einem Astigmatismus eher torische Intraokularlinsen eingesetzt, deren Positionierung deutlich schwieriger und zeitaufwendiger ist als die einer herkömmlichen Linse. Nr. 1375 GOÄ kann in diesem Fall mit einem erhöhten Steigerungssatz und entsprechender Begründung auf der Rechnung angesetzt werden. ..."

Zusätzlich berechnungsfähig wären auch die Zuschläge für die ambulante Operation selbst nach Nr. 445 GOÄ und gegebenenfalls die Zuschläge für das Operationsmikroskop nach Nr. 440 GOÄ und den Laser nach Nr. 441 GOÄ.

Tipp: Bei ambulanter OP: Zuschlag nach Nr. 445 nicht vergessen, zusätzlich ggf. Nr. 440 und Nr. 441 abrechenbar!

1375 Extrakapsuläre Operation des Grauen Stars mittels gesteuerten Saug-Spül-Verfahrens oder Linsenverflüssigung (Phakoemulsifikation) – gegebenenfalls einschließlich Iridektomie –, mit Implantation einer intraokularen Linse

3500 469,21
204,01 714,02

Ausschluss: Neben Nr. 1375 sind folgende Nrn. nicht abrechnungsfähig: 1320, 1349, 1350, 1351, 1352, 1356

Kommentar: Nach **Hoffmann und Kleinken** ist bei *„...schwierigen Manipulationen am Kapselsack..."* ggf. eine Überschreitung des Schwellenwertes nötig.

Tipp: Bei ambulanter OP: Zuschlag nach Nr. 445 nicht vergessen, zusätzlich ggf. Nr. 440 und Nr. 441 abrechenbar!

1376 Rekonstruktion eines abgerissenen Tränenröhrchens

1480 198,41
86,27 301,93

1377 Entfernung einer Silikon-/Silastik-/Rutheniumplombe

280 37,54
16,32 57,12

Tipp: Bei ambulanter OP: Zuschlag nach Nr. 442 nicht vergessen, zusätzlich ggf. Nr. 440 und Nr. 441 abrechenbar!

1380 Operative Entfernung eines Iristumors

2000 268,12
116,57 408,01

Ausschluss: Neben Nr. 1380 ist folgende Nr. nicht abrechnungsfähig: 1358

1381 Operative Entfernung eines Iris-Ziliar-Aderhauttumors (Zyklektomie)

2770 371,35
161,46 565,10

Ausschluss: Neben Nr. 1381 ist folgende Nr. nicht abrechnungsfähig: 1358

1382 Goniotrepanation oder Trabekulektomie oder Trabekulotomie bei Glaukom

2500 335,15
145,72 510,01

Ausschluss: Neben Nr. 1382 ist folgende Nr. nicht abrechnungsfähig: 1361

Tipp: Bei ambulanter OP: Zuschlag nach Nr. 445 nicht vergessen, zusätzlich ggf. Nr. 440 und Nr. 441 abrechenbar!

1383 Vitrektomie, Glaskörperstrangdurchtrennung, als selbständige Leistung

2500 335,15
145,72 510,01

GOÄ-Nr.		Punktzahl 1fach	2,3 / *1,8 3,5 / *2,5
1383 analog	**Intravitreale Injektion (IVI) /intravitreal operative Medikamenteneingabe (IVOM) analog Nr. 1383 GOÄ – Abrechnungsempfehlung n. Ausschuss „Gebührenordnung der BÄK“**	**2500** 145,72	335,15 510,01

Ausschluss: Neben Nr. 1383 analog sind folgende Nrn. nicht abrechnungsfähig: 440, 445.

GOÄ-Ratgeber der BÄK: ► **Intravitreale Injektion (1)**

Dr. med. Anja Pieritz in: Deutsches Ärzteblatt 109, Heft 39 (28.09.2012), S. A-1952 – http://www.bundesaerztekammer.de/page.asp?his=1.108.4144.4282.10862

Die intravitreale Injektion – auch als intravitreale operative Medikamentengabe bezeichnet – (IVI) ist in der GOÄ nicht aufgeführt.

Die Verwendung eines Operationsmikroskops wird für die IVI empfohlen.

Dr. Pieritz verweist auf die Empfehlung des Ausschusses „Gebührenordnung“ der Bundesärztekammer in seiner 34. Sitzung am 25. Juni 2010 (DÄ, Heft 27/2010): „Intravitreale Injektion (IVI)/intravitreale operative Medikamenteneinbringung (IVOM), analog Nr. 1383 GOÄ“.

Als ergänzende Bestimmung wurde festgelegt: „Neben der Nr. 1383 GOÄ sind die Zuschläge nach den Nrn. 440 und 445 GOÄ nicht berechnungsfähig“.

► **Intravitreale Injektion (2)**

Dr. med. Anja Pieritz in: Deutsches Ärzteblatt 109, Heft 41(12.10.2012), S. A-2056 – http://www.bundesaerztekammer.de/page.asp?his=1.108.4144.4282.10886

Die Autorin ergänzt ihren ersten Bericht: „...Der Vorstand der Bundesärztekammer konnte daher für die befürwortete Bewertung der intravitrealen Injektion analog der Nr. 1383 GOÄ keine Begrenzung des Gebührenrahmens vornehmen, so dass der übliche Gebührenrahmen für ärztliche Leistungen (1,0- bis 2,3-fach, mit Begründung bis 3,5-fach) gilt (vergleiche Urteil des Amtsgerichts Fürth vom 13. Juli 2009, Az.: 370 C 471/09).

Da die Nr. 1383 GOÄ kein Bestandteil des Katalogs C VIII 3. GOÄ ist, in dem die ambulanten Operationen, die zuschlagsfähig sind, abschließend aufgelistet werden, können neben dem Ansatz der Nr. 1383 GOÄ aus gebührenrechtlichen Gründen keine Zuschläge nach den Nummern (Nrn.) 440 (OP-Mikroskop) und 444 (ambulanter OP-Zuschlag) berechnet werden, auch wenn diese Leistungsinhalte in der Regel erbracht werden. Dies gilt aus den oben genannten Gründen auch für den analogen Abgriff dieser als gleichwertig erachteten Leistung. ...“

Rechtsprechung: **Intravitreale operative Medikamenteneingabe (IVOM)**

Aus der Bestimmung des § 6 Abs. 2 GOÄ ist zu entnehmen, dass bei einer Analogberechnung die Abrechnungsbestimmungen der GOÄ vollumfänglich auf die analogen Positionen „vererbt“ werden. Wenn z. B. die heranzuziehende Abrechnungsziffer keine Zuschläge zulässt, gilt dies auch für die Analogberechnung.

Die IVOM ist analog der GOÄ – Ziffer 1383 mit entsprechender Wahl des Faktors abzurechnen, da sie einen Eingriff in den hinteren Augenabschnitt darstellt.

Aktenzeichen: VG Ansbach, 26.01.2011, AZ: AN 15K 08.02057

Entscheidungsjahr: 2011

1384	**Vordere Vitrektomie (Glaskörperentfernung aus der Augenvorderkammer), als selbständige Leistung**	**830** 48,38	111,27 169,32

Kommentar: Der Ausschluss der Leistungsziffern Nr. 1350, 1351, 1374 und 1375 – wie er sich im Kommentar von z.B. **Hoffman u. Kleinken** findet – ist nur dann korrekt, wenn es im Rahmen einer Catarct-OP zu einer Kasulotomie mit Glaskörpervorfall und vorderer Vitrektomie kommt. Ist aber präoperativ bereits ein Glaskörpervorfall (z.B. traumatisch) vorhanden, dann kann neben der Beseitigung des grauen Stars nach Nr. 1375 auch ohne vordere Vitrektomie nach Nr. 1384 abgerechnet werden.

Tipp: Bei ambulanter OP: Zuschlag nach Nr. 444 nicht vergessen, zusätzlich ggf. Nr. 440 und Nr. 441 abrechenbar!

1386	**Aufnähen einer Rutheniumplombe auf die Lederhaut**	**1290** 75,19	172,94 263,17

Tipp: Bei ambulanter OP: Zuschlag nach Nr. 445 nicht vergessen, zusätzlich ggf. Nr. 440 und Nr. 441 abrechenbar!

GOÄ-Nr.		Punktzahl 1fach	2,3 / *1,8 3,5 / *2,5
A 1387	**Netzhaut-Glaskörper-chirurgischer Eingriff bei anliegender oder abgelöster Netzhaut ohne netzhautablösende Membranen, einschl. Pars-plana-Vitrektomie, Retinopexie, ggf. einschl. Glaskörper-Tamponade, ggf. einschl. Membran Peeling (analog Nr. 2551 GOÄ) – n. Verzeichnis analoger Bewertungen d. Bundesärztekammer**	**7500** 437,15	1005,46 1530,04

Neben Nr. A 1387 sind keine zusätzlichen Eingriffe an Netzhaut oder Glaskörper berechnungsfähig.

A 1387.1	**Netzhaut-Glaskörper-chirurgischer Eingriff bei anliegender oder abgelöster Netzhaut mit netzhautablösenden Membranen, und/oder therapierefraktärem Glaukom und/oder sumakulärer Chirurgie, einschl. Pars-plana-Vitrektomie, Buckelchirurgie. Retinopexie, Glaskörper-Tamponade, Membran Peeling, ggf. einschl. Rekonstruktion eines Iris-Diaphragmas, ggf. einschl. Daunomycin-Spülung, ggf. einschl. Zell-Transplantation, ggf. einschl. Versiegelung eines Netzhautlochs mit Thrombozytenkonzentraten, ggf. einschl. weiterer mikrochirurgischer Eingriffe an Netzhaut oder Glaskörper (z.B. Pigmentgewinnung und -implantation) (analog Nr. 2551 GOÄ (7.500 Pkt.) + Nr. 2431 GOÄ (7.500 Pkt.))** – n. Verzeichnis analoger Bewertungen d. Bundesärztekammer	**7500** 437,15	1005,46 1530,04

Neben Nr. A 1387.1 sind keine zusätzlichen Gebührenpositionen für weitere Eingriffe an Netzhaut oder Glaskörper berechnungsfähig.
Ergänzende Abrechnungsempfehlung zu den Nrn. A 1387 und 1387.1: Die Ausschlussbestimmungen bei den Nrn. A 1387 und A 1387.1, wonach keine zusätzlichen Gebührenpositionen für weitere Eingriffe an Netzhaut oder Glaskörper berechnungsfähig sind, gelten nicht für Netzhaut-Glaskörper-chirurgische Eingriffe bei Ruptur des Augapfels mit oder ohne Gewebeverlust oder bei Resektion uvealer Tumoren und/oder Durchführung einer Macula-Rotation.
Neben Leistungen nach den Nrn. A 1387 oder A 1387.1 können in diesen Ausnahmefällen – je nach Indikation – die genannten Maßnahmen als zusätzliche Leistungen berechnet werden, wie z.B. die Nr. A 1387.2 für die Macula-Rotation.

Ergänzende Abrechnungsempfehlung zu den Nrn. A 1387 und A 1387. 1
Die Abschlussbestimmungen bei den Nrn. A 1387 und A 1387. 1, wonach keine zusätzlichen Gebührenpositionen für weitere Eingriffe an Netzhaut oder Glaskörper berechnungsfähig sind, gelten nicht für Netzhaut-Glaskörper-chirurgische Eingriffe bei Ruptur des Augapfels mit oder ohne Gewebeverlust oder bei Resektion uveater Tumoren und/oder Durchführung einer Macula-Rotation.
Neben Leistungen nach den Nrn. A 1387 und A 1387. 1 können in diesen Ausnahmefällen – je nach Indikation – die genannten Maßnahmen als zusätzliche Leistungen berechnet werden, wie z.B. die Nr. A 1387. 2 für die Macula-Rotation.

A 1387.2	**Macula-Rotation (analog Nr. 1375) – n. Verzeichnis analoger Bewertungen d. Bundesärztekammer**	**3500** 204,01	469,21 714,02

GOÄ-Nr.		Punktzahl 1fach	2,3 / *1,8 3,5 / *2,5

Die folgenden Leistungspositionen A 7001 bis A7029 sind aus dem Verzeichnis analoger Leistungem der Bundesärztekammer entnommen

A 7001	**Untersuchung der alters- oder erkrankungsbedingten Visusäquivalenz, zum Beispiel bei Amblyopie, Medientrübung oder fehlender Mitarbeit (analog Nr. 1225 GOÄ) – n. Verzeichnis analoger Bewertungen d. Bundesärztekammer** Zu diesen Untersuchungen zählen beispielsweise Sehschärfenprüfungen mittels Preferential Looking, die Untersuchung des Interferenzvisus und die Untersuchung des Crowding-Phänomens.	**121** 7,05	16,22 24,68
Kommentar:	Oft zusätzlich zur Refraktionsbestimmung ansetzbar.		
A 7002	**Qualitative Aniseikonieprüfung mittels einfacher Trennverfahren, (analog Nr. 1200 GOÄ) – n. Verzeichnis analoger Bewertungen d. Bundesärztekammer**	**59** 3,44	7,91 12,04
Kommentar:	Die Untersuchung der Nr. A 7002 kann nur bei besonderer Begründung (nach **Brück** bei z.B. Katarakt-Chirurgie, bzw. Implantation einer intraocularen Linse), und dann auch zusätzlich zur Kernleistung nach Nr. 1200 berechnet werden.		
A 7003	**Quantitative Aniseikoniemessung, gegebenenfalls einschließlich qualitativer Aniseiprüfung, (analog Nr. 1226 GOÄ) – n. Verzeichnis analoger Bewertungen d. Bundesärztekammer**	**182** 10,61	24,40 37,13
A 7006	**Bestimmung elektronisch vergrößernder Sehhilfen, je Sitzung, (analog Nr. 1227 GOÄ) – n. Verzeichnis analoger Bewertungen d. Bundesärztekammer**	**248** 14,46	33,25 50,59
A 7007	**Quantitative Untersuchung der Hornhautsensibilität, (analog Nr. 825 GOÄ) – n. Verzeichnis analoger Bewertungen d. Bundesärztekammer**	**83** 4,84	11,13 16,93
Ausschluss:	Nr. A 7007 ist nicht berechnungsfähig neben Nr. 6.		
A 7008	**Konfokale Scanning-Mikroskopie der vorderen Augenabschnitte, einschließlich quantitativer Beurteilung des Hornhautdothels und Messung von Hornhautdicke und Streulicht, ggf. einschließlich Bilddokumentation, je Auge, (analog Nr. 1249 GOÄ) – n. Verzeichnis analoger Bewertungen d. Bundesärztekammer**	**484** 28,21	64,89 98,74
A 7009	**Quantitative topographische Untersuchung der Hornhautbrechkraft mittels computergestützter Videokeratoskopie, ggf. an beiden Augen, (analog Nr.415 GOÄ) – n. Verzeichnis analoger Bewertungen d. Bundesärztekammer**	**300** 17,49	40,22 61,20
Kommentar:	Werden beide Augen in einer Sitzung untersucht, ist die Nr. A 7009 auch nur einmal berechnungsfähig.		

GOÄ-Nr.		Punktzahl / 1fach	2,3 / *1,8 / 3,5 / *2,5
A 7010	**Laserscanning-Ophthalmoskopie, (analog Nr. 1249 GOÄ) – n. Verzeichnis analoger Bewertungen d. Bundesärztekammer**	**484** 28,21	64,89 98,74
A 7011 analog	**Optische Kohärenztomographie – analog Nr. 423 Zweidimensionale echokardiographische Untersuchung mittels Real-Time-Verfahren (B-Mode), mit Bilddokumentation – entsprechend GOÄ § 6 (2) – n. Beschluss des Gebührenordnungsausschusses der BÄK**		
A 7011	**Biomorphometrische Untersuchung des hinteren Augenpols, ggf. beidseits, (analog Nr. 423 GOÄ) – n. Verzeichnis analoger Bewertungen d. Bundesärztekammer**	**500** 29,14	67,03 102,00
Kommentar:	Weiterführende Untersuchung des Augenhintergrunds einschl. Papillenanalyse, beispielsweise mittels Heidelberg Retinatomograph (HRT) oder Optic Nerve Head Analyser (ONHA). Ansetzbar auch für GDx – Nerve Fiber Analyzer.		
GOÄ-Ratgeber der BÄK:	► **Optische Kohärenztomographie** Dr. med. Anja Pieritz Deutsches Ärzteblatt 109, Heft 17 (27.04.2012), S. A-888) – http://www.bundesaerztekammer.de/page.asp?his=1.108.4144.4282.10256 Dr. Pieritz weist auf die Analogbewertung der BÄK hin und führt ergänzend den Kommentar von **Brück** zu A 7011 an: Mit dieser Analogbewertung soll auch die optische Kohärenztomographie (OCT) berechnet werden, was bei einem höheren Zeitaufwand bei der Auswertung mit einem entsprechend erhöhten Steigerungssatz berücksichtigt werden kann.		
A 7012	**Frequenz-Verdopplungs-Perimetrie oder Rauschfeld-Perimetrie, (analog Nr. 1229 GOÄ) – n. Verzeichnis analoger Bewertungen d. Bundesärztekammer**	**182** 10,61	24,40 37,13
A 7013	**Überschwellige und/oder schwellenbestimmende quantitativ abgestufte, rechnergestützte statische Rasterperimetrie, einschließlich Dokumentation (analog 1227 GOÄ) – n. Verzeichnis analoger Bewertungen d. Bundesärztekammer**	**248** 14,46	33,25 50,59
Kommentar:	**Brück** hält bei der Prüfung von mind. 150 Prüforten einen erhöhten Steigerungsfaktor von 3,5fach für gerechtfertigt.		
A 7014	**Ultraschall-Biomikroskopie der vorderen Augenabschnitte, einmal je Sitzung, (analog Nr. 413 GOÄ) – n. Verzeichnis analoger Bewertungen d. Bundesärztekammer**	**280** 16,32	37,54 57,12
A 7015	**Optische und sonographische Messung der Vorderkammertiefe und/oder der Hornhautdicke des Auges, (analog Nr. 410 GOÄ) –**	**200** 11,66	26,81 40,80
	für die Untersuchung des anderen Auges in der gleichen Sitzung, (analog Nr. 420 GOÄ) – n. Verzeichnis analoger Bewertungen d. Bundesärztekammer	**80** 4,66	10,72 16,32
Kommentar:	Pachymetrie. Häufig pro Auge berechenbar, wie 410 analog und 420 analog.		
A 7016	**Berechnung einer intraokularen Linse, je Auge, (analog 1212 GOÄ) – n. Verzeichnis analoger Bewertungen d. Bundesärztekammer**	**132** 7,69	17,70 26,93

GOÄ-Nr.		Punktzahl 1fach	2,3 / *1,8 3,5 / *2,5
A 7017	**Zweidimensionale Laserdoppler-Untersuchung der Netzhautgefäße mit Farbkodierung, ggf. beidseits, – analog Nr. 424 GOÄ (700 Punkte) plus Nr. 406 GOÄ (200 Punkte) – n. Verzeichnis analoger Bewertungen d. Bundesärztekammer**	**900** 52,46	120,65 183,60
Kommentar:	Sinnvolle Leistung bei der Optische Kohärenz Tomographie (OCT), relativ anerkannt, zuzüglich GOÄ Nr. 406 für die Farbcodierung.		
A 7018	**Einlegen eines Plastikröhrchens in die ableitenden Tränenwege bis in die Nasenhöhle, ggf. einschließlich Nahtfixation, je Auge, (analog Nr. 1298 GOÄ) – n. Verzeichnis analoger Bewertungen d. Bundesärztekammer**	**132** 7,69	17,70 26,93
A 7019	**Prismenadaptionstest vor Augenmuskeloperationen, je Sitzung, (analog Nr. 1225 GOÄ) – n. Verzeichnis analoger Bewertungen d. Bundesärztekammer**	**121** 7,05	16,22 24,68
A 7020*	**Präoperative kontrollierte Bulbushypotonie mittes Okulopression, (analog Nr. 1227 GOÄ) – n. Verzeichnis analoger Bewertungen d. Bundesärztekammer**	**242** 14,11	25,39 35,26
A 7021	**Operative Reposition einer intraokularen Linse, (analog Nr. 1353 GOÄ) – n. Verzeichnis analoger Bewertungen d. Bundesärztekammer**	**832** 48,50	111,54 169,73
Kommentar:	Die Leistung nach Nr. A7021 ist nur als selbständige Leistung abrechenbar.		
A 7022	**Chirurgische Maßnahmen zur Wiederherstellung der Pupillenfunktion und/oder Einsetzen eines Irisblendenrings, (analog Nr. 1326 GOÄ) – n. Verzeichnis analoger Bewertungen d. Bundesärztekammer**	**1110** 64,70	148,81 226,45
Ausschluss:	Neben A 7022 sind folgende Nrn. nicht abrechenbar: 1327, 1328		
A 7023	**Messung der Zyklotropie mittels haploskopischer Verfahren und/oder Laserscanning Ophthalmoskopie (analog Nr. 1217 GOÄ) – n. Verzeichnis analoger Bewertungen d. Bundesärztekammer**	**242** 14,11	32,44 49,37
A 7024	**Differenzierende Analyse der Augenstellung beider Augen mittels Messung von Horizontal-, Vertikal- und Zyklo-Deviation an Tangentenskalen in 9 Blickrichtungen, einschließlich Kopfneige-Test (analog Nr. 1217 GOÄ) – n. Verzeichnis analoger Bewertungen d. Bundesärztekammer**	**242** 14,11	32,44 49,37
Kommentar:	Häufig zusätzlich zur Leistung nach GOÄ Nr. 1217.		
A 7025	**Korrektur dynamischer Schielwinkelveränderungen mittels retroäquatorialer Myopexie (so genannte Fadenoperation nach Cüppers) an einem geraden Augenmuskel (analog Nr. 1376 GOÄ) – n. Verzeichnis analoger Bewertungen d. Bundesärztekammer**	**1480** 86,27	198,41 301,93

GOÄ-Nr.		Punktzahl / 1fach	2,3 / *1,8 / 3,5 / *2,5
A 7026	**Chirurgische Maßnahmen bei Erkrankungen des Aufhängeapparates der Linse (analog Nr. 1326 GOÄ). – n. Verzeichnis analoger Bewertungen d. Bundesärztekammer**	**1110** 64,70	148,81 226,45

Eine Berechnung der Nr. A 7026 neben einer Katarakt-Operation, zum Beispiel nach den Nrn. 1349 bis 1351, Nr. 1362, Nr. 1374 oder Nr. 1375, ist in gleicher Sitzung nur bei präoperativer Indikationsstellung zu diesem Zweiteingriff aufgrund des Vorliegens einer besonderen Erkrankung (zum Beispiel subluxierte Linse bei Marfan-Syndrom oder Pseudoexfoliationssyndrom) zulässig.

A 7027	**Operation einer Netzhautablösung mit eindellenden Maßnahmen, einschließlich Kryopexie der Netzhaut und/oder Endolaser-Applikation (analog 1368 GOÄ) – n. Verzeichnis analoger Bewertungen d. Bundesärztekammer**	**3030** 176,61	406,20 618,14
A 7028	**Untersuchung und Beurteilung einer okulär bedingten Kopfzwangshaltung, beispielsweise mit Prismenadaptionstest oder Disparometer (analog 1217 GOÄ) – n. Verzeichnis analoger Bewertungen d. Bundesärztekammer**	**242** 14,11	32,44 49,37
A 7029	**Isolierte Kryotherapie zur Behandlung oder Verhinderung einer Netzhautablösung, als alleinige Leistung (analog Nr. 1366 GOÄ) – n. Verzeichnis analoger Bewertungen d. Bundesärztekammer**	**1110** 64,70	148,81 226,45

J Hals-, Nasen-, Ohrenheilkunde

IGeL – HNO-Heilkunde

Im Internet werden von HNO-Ärzten als IGeL-Leistungen häufig angeboten:
- Ästhetische Medizin (Behandlungen von Falten, Injektion Botulinustoxin, Lippenaugmentation, kosmetische OPs)
- Akupunktur (z.B. Kopfschmerztherapie, Verspannungen, Allergien, etc.)
- Audio-Check, Früherkennung von Schwerhörigkeit bei Neugeborenen
- Biologische Vitalitätskuren
- Diätunterstützung
- Eigenbluttherapie (z.B. Allergiebehandlung, Immunstärkung, etc.)
- HNO-ärztliche flugmedizinische Untersuchungen
- Hörgeräte Schulung (außerhalb der GKV Leistungspflicht)
- Laserchirurgie zur kosmetischen Behandlung von Besenreisern, Altersflecken und Falten im Gesichtsbereich
- Naturheilkundliche Therapien (z.B. bei Schwindel, Tinnitus, rezid. Infekten)
- Neuraltherapie
- Physiotherapeutische Therapie bei Lagerungsschwindel (Befreiungsmanöver)
- Untersuchung und Beratung bei habitueller Rhonchopathie
- Sauerstoff-Mehrschritt-Therapie
- Vitamin-Kuren (Manager-Vitamine, Vitamin C, etc.)
- Tauchfähigkeitsbescheinigungen

Beschluss BÄK:

Der Zentralen Konsultationsausschuss für Gebührenordnungsfragen bei der Bundesärztekammer (http://www.bundesaerztekammer.de/page.asp?his=1.108.4689.4703.4837) hat auf der genannten Internetseite zahlreiche Abrechnungsempfehlungen veröffentlicht – auch in: Deutsches Ärzteblatt 101, Heft 25 (18.06.2004), Seite A-1845 – A-1847 . Die Autoren haben die einzelnen Empfehlungen den entsprechenden Leistungspositionen zugeordnet.

Hinweise auf GOÄ-Ratgeber der BÄK:

► **Behandlung nach Nasennebenhöhlen-Operation (I)**
Dr. med. Tina Wiesener in: Deutsches Ärzteblatt 108, Heft 41 (14.10.2011), S. A-2182) – http://www.bundesaerztekammer.de/page.asp?his=1.108.4144.4285.9848

► **Behandlung nach Nasennebenhöhlen-Operation (II)**
Dr. med. Tina Wiesener in: Deutsches Ärzteblatt 108, Heft 49 (09.12.2011), S. A2684) – http://www.bundesaerztekammer.de/page.asp?his=1.108.4144.4285.9967
Dr. Wiesener erklärt (nach den Empfehlungen des Zentralen Konsultationsausschusses der Bundesärztekammer) zur Abrechnung einer Behandlung nach erfolgter Nasennebenhöhlen – Operation gemäß folgender Übersicht:
- Postoperative Entfernung von Tamponaden – GOÄ-Nr. 1427 analog
- Entfernung von nasalen Schienen etc. – GOÄ-Nr. 1430 analog
- Absaugen von Sekret u. Krusten – GOÄ-Nr. 1480
- Abtragung festsitzender Borken/Nekrosen – GOÄ-Nr. 2006, einmal je Nasenseite
- hohe Einlage zur Wiederherstellung des Abflusses – GOÄ-Nr. 1425 analog, einmaliger Ansatz

Dr. Wiesener ergänzt im II. Teil weitere Abrechnungsmöglichkeiten (die wurde von den Autoren tabellarisch dargestellt):

Problem	Abrechnung
bei im Rahmen der Nachsorge auftretenden intranasalen Verwachsungen	notwendige operative Synechielösung nach GOÄ Nr. 1430
Bei auftretenden Stenosen	GOÄ Nr. 706 , einmal „je Sitzung“
Sondierung u./o. Bougierung der Stirnhöhle vom Naseninnern aus nach sanierender Stirnhöhlen-Operation	GOÄ Nr. 1478
In Fällen, in denen es im Gefolge einer entsprechenden OP zu einer Abszessbildung im Bereich des Septums kommt	GOÄ Nr. 1459 für die Entlastung des Septumabszesses
Überprüfung des Behandlungserfolges durch ggf. auch mehrfache endoskopische Untersuchung der Nasenhaupthöhlen u./o. des Nasenrachenraums	GOÄ Nr. 1418 GOÄ Ausschluß: Daneben kann Nr. 1466 nicht berechnet werden

P. Hermanns, G. Filler, B. Roscher (Hrsg.), *GOÄ 2013*,
Erfolgskonzepte Praxis- & Krankenhaus-Management,
DOI 10.1007/978-3-642-29292-7_26,

GOÄ-Nr.		Punktzahl / 1fach	2,3 / *1,8 / 3,5 / *2,5
1400	**Genaue Hörprüfung mit Einschluss des Tongehörs (Umgangs- und Flüstersprache, Luft- und Knochenleitung)**	**76** / 4,43	10,19 / 15,50
Ausschluss:	Neben Nr. 1400 sind folgende Nrn. nicht abrechnungsfähig: 5 – 8, 800, 801, 1403, 1404, 1406		
1401*	**Hörprüfung mittels einfacher audiologischer Testverfahren (mindestens fünf Frequenzen)**	**60** / 3,50	6,30 / 8,74
Ausschluss:	Neben Nr. 1401 sind folgende Nrn. nicht abrechnungsfähig: 5 – 8, 1403, 1404, 1406		
1403*	**Tonschwellenaudiometrische Untersuchung, auch beidseitig, (Bestimmung der Hörschwelle mit 8 bis 12 Prüffrequenzen oder mittels kontinuierlicher Frequenzänderung mit Hauptfrequenzbereich des menschlichen Gehörs, in Luft- und in Knochenleitung, auch mit Vertäubung) – auch mit Bestimmung der Intensitätsbreite und gegebenenfalls einschließlich überschwelliger audiometrischer Untersuchung –**	**158** / 9,21	16,58 / 23,02
Ausschluss:	Neben Nr. 1403 sind folgende Nrn. nicht abrechnungsfähig: 1400, 1401, 1406		
1404*	**Sprachaudiometrische Untersuchung, auch beidseitig, (Ermittlung des Hörverlustes für Sprache und des Diskriminationsverlustes nach DIN-Norm, getrennt für das rechte und linke Ohr über Kopfhörer, erforderlichenfalls auch über Knochenleitung, gegebenenfalls einschließlich Prüfung des beidohrigen Satzverständnisses über Lautsprecher)** Neben den Leistungen nach den Nummern 1403 und 1404 sind die Leistungen nach den Nummern 1400 und 1401 nicht berechnungsfähig.	**158** / 9,21	16,58 / 23,02
Ausschluss:	Neben Nr. 1404 sind folgende Nrn. nicht abrechnungsfähig: 1400, 1401, 1406		
1405*	**Sprachaudiometrische Untersuchung zur Kontrolle angepaßter Hörgeräte im freien Schallfeld**	**63** / 3,67	6,61 / 9,18
Kommentar:	Die Leistung ist für beide Ohren zusammen ist nur einmal ansatzfähig.		
1406*	**Kinderaudiometrie (in der Regel bis zur Vollendung des 7. Lebensjahres) zur Ermittlung des Schwellengehörs (Knochen- und Luftleitung) mit Hilfe von bedingten und/oder Orientierungsreflexen – gegebenenfalls einschließlich überschwelliger audiometrischer Untersuchung und Messungen zur Hörgeräteanpassung –** Neben der Leistung nach Nummer 1406 sind die Leistungen nach den Nummern 1400, 1401, 1403 und 1404 nicht berechnungsfähig.	**182** / 10,61	19,09 / 26,52
Ausschluss:	Neben Nr. 1406 sind folgende Nrn. nicht abrechnungsfähig: 1400, 1401, 1403, 1404		
Kommentar:	Wenn in der Leistungslegende von einem Alter „... in der Regel bis zur Vollendung des 7. Lebensjahres ...“ gesprochen wird, handelt es sich um **keine absolute** Begrenzung des Lebensalters. Die absolute Grenze für die Leistungserbringung liegt beim vollendeten 14. Lebensjahr. Dies ist die Grenze des Begriffes „Kind“.		
Analog:	Die Leistung nach Nr. 1406 ist analog für die Anpassung eines Hörgerätes beim Kind ansetzbar.		
1407	**Impedanzmessung am Trommelfell und/oder an den Binnenohrmuskeln (z.B. Stapedius-Lautheitstest), auch beidseitig**	**182** / 10,61	24,40 / 37,13

GOÄ-Nr.		Punktzahl / 1fach	2,3 / *1,8 / 3,5 / *2,5
1408	**Audioelektroenzephalographische Untersuchung**	**888** / 51,76	119,05 / 181,16
Ausschluss:	Neben Nr. 1408 sind folgende Nrn. nicht abrechnungsfähig: 827, 828, 829, 1409		
Analog:	Prächirurgische epilepsiediagnostische Messung intracranieller kognitiver Potenziale, einschl. Aufzeichnung und Auswertung analog Nr. 1408.		
1408 analog	**Empfehlung der BÄK: Prächirurgische epilepsiediagnostische Messung intracranieller kognitiver Potenziale, einschließlich Aufzeichnung und Auswertung, (analog 1408 GOÄ) – n. Beschlüssen des Ausschusses „Gebührenordnung" der BÄK**	**888** / 51,76	119,05 / 181,16
1409	**Messung otoakustischer Emissionen**	**400** / 23,31	53,62 / 81,60
	Die Leistung nach Nummer 1409 ist neben den Leistungen nach den Nummern 827 bis 829 nicht berechnungsfähig.		
Ausschluss:	Neben Nr. 1409 sind folgende Nrn. nicht abrechnungsfähig: 827 – 828, 829, 1408		
IGeL:	Neugeborenen-Hörscreening mittels otoakustischer Emissionen.		
1412	**Experimentelle Prüfung des statischen Gleichgewichts (Drehversuch, kalorische Prüfung und Lagenystagmus)**	**91** / 5,30	12,20 / 18,56
Ausschluss:	Neben Nr. 1412 sind folgende Nrn. nicht abrechnungsfähig: 826, 1413		
1413	**Elektronystagmographische Untersuchung**	**265** / 15,45	35,53 / 54,06
Ausschluss:	Neben Nr. 1413 ist folgende Nr. nicht abrechnungsfähig: 1412		
1414	**Diaphanoskopie der Nebenhöhlen der Nase**	**42** / 2,45	5,63 / 8,57
Ausschluss:	Neben Nr. 1414 sind folgende Nrn. nicht abrechnungsfähig: 5 – 8		
1415	**Binokularmikroskopische Untersuchung des Trommelfells und/oder der Paukenhöhle zwecks diagnostischer Abklärung, als selbständige Leistung**	**91** / 5,30	12,20 / 18,56
Kommentar:	Die Leistung nach Nr. 1415 ist nicht für die routinemäßige binokularmikroskopische Untersuchung von Trommelfell und/oder Paukenhöhle abrechenbar. Nur wenn es um die diagnostische Abklärung krankhafter Veränderungen geht, ist die Leistung berechnungsfähig.		
1416	**Stroboskopische Untersuchung der Stimmbänder**	**121** / 7,05	16,22 / 24,68
Kommentar:	Wird eine Videostroboskopie der Stimmbänder durchgeführt, so ist diese nach der Nr. 1416 abzurechnen. Der höhere Aufwand kann über einen erhöhten Multiplikator abgegolten werden.		
1417	**Rhinomanometrische Untersuchung**	**100** / 5,83	13,41 / 20,40
Ausschluss:	Neben Nr. 1417 sind folgende Nrn. nicht abrechnungsfähig: 393, 394, 395, 396		

GOÄ-Nr.		Punktzahl / 1fach	2,3 / *1,8 / 3,5 / *2,5

1418 **Endoskopische Untersuchung der Nasenhaupthöhlen und/oder des Nasenrachenraums – gegebenenfalls einschließlich der Stimmbänder** — **180** / 10,49 — 24,13 / 36,72

Neben der Leistung nach Nummer 1418 ist die Leistung nach der Nummer 1466 nicht berechnungsfähig.

Ausschluss: Neben Nr. 1418 ist folgende Nr. nicht abrechnungsfähig: 1466

GOÄ-Ratgeber der BÄK: Siehe Hinweise bei Ratgeber GOÄ zur Nr. 1465

Analog: Nr. 1418 analog für die endoskopische Untersuchung des Kehlkopfes ansetzen

1425 **Ausstopfung der Nase von vorn, als selbständige Leistung** — **50** / 2,91 — 6,70 / 10,20

Ausschluss: Neben Nr. 1425 sind folgende Nrn. nicht abrechnungsfähig: 1426, 1435, 2320

Beschluss BÄK: **Beschluss des Zentralen Konsultationsausschusses für Gebührenordnungsfragen bei der Bundesärztekammer** im DA, Heft 25, 18.06.2004 (Quelle: GOÄ-Datenbank http://www.blaek.de/) –
Nr. 1425 bzw 1426 nicht neben Nrn. 1447 bzw. 1448
Die Ausstopfung der Nase nach den Nrn. 1425 und 1426 kann nicht neben den Nrn. 1447 und 1448 berechnet werden.
Als operationsabschließende Wundversorgung ist die Tamponade der Nase mit der Berechnung der Gebühr für den operativen Eingriff abgegolten.
Siehe Anmerkungen zu Nr. 1448

Kommentar: Zur Tamponade der Nase als selbständige Leistung stehen mehrere Leistungsziffern zur Verfügung: – Tamponade der Nase von vorne nach Nr. 1425 – Tamponade der Nase von hinten nach Nr. 1426 – Tamponade zur Stillung von Nasenbluten nach Nr. 1435

1426 **Ausstopfung der Nase von vorn und hinten, als selbständige Leistung** — **100** / 5,83 — 13,41 / 20,40

Ausschluss: Neben Nr. 1426 sind folgende Nrn. nicht abrechnungsfähig: 1425, 1435, 2320

Kommentar: Siehe Anmerkungen zu Nr. 1448

Tipp: Die beidseitige Durchführung einer Nasentamponade ist 2x nach Nr. 1426 abrechnungsfähig.

1427 **Entfernung von Fremdkörpern aus dem Naseninnern, als selbständige Leistung** — **95** / 5,54 — 12,74 / 19,38

Ausschluss: Neben Nr. 1427 ist folgende Nr. nicht abrechnungsfähig: 1428

Beschluss BÄK: **Beschluss des Zentralen Konsultationsausschusses für Gebührenordnungsfragen bei der Bundesärztekammer** im DA, Heft 25, 18.06.2004 (Quelle: GOÄ-Datenbank http://www.blaek.de/) –
Postoperative Entfernung von Tamponaden
Für die postoperative Entfernung von Tamponaden nach Nasen- und/oder Nasennebenhöhlen-Eingriffen ist die Nr. 1427 analog berechnungsfähig.
Die Nr. 1427 A kann nur einmal berechnet werden, auch wenn aus beiden Nasenhaupthöhlen Tamponaden entfernt werden.
Siehe Anmerkungen zu Nr. 1448

Kommentar: Werden Fremdkörper aus beiden Nasengängen entfernt, so kann die Nr. 1427 zweimal abgerechnet werden.
Wenn allerdings mehrere Fremdkörper aus einem Nasengang entfernt werden, so ist die Nr. 1427 nur einmal berechnungsfähig.
Die Leistung kann auch für das Entfernen von Nasentamponaden angesetzt werden.

1427 analog **Postoperative Entfernung von Tamponaden n. Nasen- u./o. Nasennebenhöhlen-Eingriffen – (analog Nr. 1427 GOÄ) – n. Beschlüssen d. Zentralen Konsultationsausschusses bei d. BÄK – 1x berechenbar** — **95** / 5,54 — 12,74 / 19,38

GOÄ-Nr.		Punktzahl 1fach	2,3 / *1,8 3,5 / *2,5
1428	**Operativer Eingriff zur Entfernung festsitzender Fremdkörper aus der Nase**	**370** 21,57	49,60 75,48

Ausschluss: Neben Nr. 1428 ist folgende Nr. nicht abrechnungsfähig: 1427

Kommentar: Siehe Anmerkungen zu Nr. 1448

Tipp: Bei ambulanter OP: Zuschlag nach Nr. 442 nicht vergessen, dazu ggf. Nr. 440, Nr. 441.

1429	**Kauterisation im Naseninnern, je Sitzung**	**76** 4,43	10,19 15,50

Ausschluss: Neben Nr. 1429 ist folgende Nr. nicht abrechnungsfähig: 1430

Kommentar: Siehe Anmerkungen zu Nr. 1448

1430	**Operativer Eingriff in der Nase, wie Muschelfrakturierung, Muschelquetschung, Kaltkaustik der Muscheln, Synechielösung und/oder Probeexzision**	**119** 6,94	15,95 24,28

Ausschluss: Neben Nr. 1430 sind folgende Nrn. nicht abrechnungsfähig: 1428, 1438, 1439, 1445 – 1448, 1455, 2401, 2402

Beschluss BÄK: **Beschluss des Zentralen Konsultationsausschusses für Gebührenordnungsfragen bei der Bundesärztekammer** im DA, Heft 25, 18.06.2004 (Quelle: GOÄ-Datenbank http://www.blaek.de/) –
Postoperative Schienen-/Splintentfernung
Für die postoperative Entfernung von nasalen Schienen, Silikonfolien oder Splints ist die Nr. 1430 analog berechnungsfähig.
Die Nr. 1430 A kann nur einmal berechnet werden, auch wenn Material aus beiden Nasenhaupthöhlen entfernt werden muss.
Siehe Anmerkungen zu Nr. 1448

Hinweis LÄK: **Anmerkung der Bayerischen Landesärztekammer** vom 09.02.2004 (Quelle: GOÄ-Datenbank http://www.blaek.de/) –
Nr. 1430 neben Nr. 1448
Die Nr. 1430 (operativer Eingriff in der Nase, wie Muschelfrakturierung, Muschelquetschung, Kaltkaustik der Muscheln, Synechielösung und/oder Probeexzision) kann bei entsprechender Indikation bis zu 6x notwendig werden, auch neben Nr. 1448; es handelt sich um einen eigenständigen Eingriff und nicht um eine Zugangsleistung.
(s. dazu auch Kommentierung zur GOÄ, Dr. Brück – S. 657 – „Ausnahmen sind gegeben bei eigenständiger Indikation, z.B. Muschelhyperplasie neben Septumdeviation")

1430 analog	**Postoperat. Schienen-/Splintentfernung – (analog Nr. 1430 GOÄ) – n. Beschlüssen d. Zentralen Konsultationsausschusses bei d. BÄK – 1x berechenbar**	**119** 6,94	15,95 24,28

1435	**Stillung von Nasenbluten mittels Ätzung und/oder Tamponade und/oder Kauterisation, auch beidseitig**	**91** 5,30	12,20 18,56

Ausschluss: Neben Nr. 1435 sind folgende Nrn. nicht abrechnungsfähig: 746, 1425, 1426, 1429, 1430, 2320

Kommentar: Siehe Anmerkungen zu Nr. 1448

1436	**Gezielte Anbringung von Ätzmitteln im hinteren Nasenraum unter Spiegelbeleuchtung oder Ätzung des Seitenstranges, auch beidseitig**	**36** 2,10	4,83 7,34

Kommentar: Eine zusätzliche Lokalanästhesie nach Nr. 483 ist berechnungsfähig.

Tipp: Ggf. kann die Erbringung der Leistung nach Nr. 1436 unter Lokalanästhesie nach Nr. 483 erforderlich sein. Die beiden Leistungen sind dann nebeneinander abrechenbar.

GOÄ-Nr.		Punktzahl / 1fach	2,3 / *1,8 / 3,5 / *2,5

1438 **Teilweise oder vollständige Abtragung einer Nasenmuschel** **370** 49,60 / 21,57 75,48

Ausschluss: Neben Nr. 1438 sind folgende Nrn. nicht abrechnungsfähig: 1430, 1439, 1445 – 1448, 1455, 1470

Hinweis BÄK: **Beschluss des „Zentralen Konsultationsausschuss für Gebührenordnungsfragen" bei der Bundesärztekammer Stand: 18.06.2004 – veröffentlicht in: Deutsches Ärzteblatt 101, Heft 25**
1) Turbinoplastik analog Nr. 2382, Nr. 2250 nicht neben Nr. 1438
„Eine schleimhautschonende plastische Operation an der Nasenmuschel (z.B. Turbinoplastik) oder der Eingriff nach der Leglerschen Operationsmethode ist analog nach Nr. 2382 zu bewerten. Mit der Analogbewertung nach Nr. 2382 sind alle an dieser Nasenmuschel erforderlichen Maßnahmen an Schleimhaut, Weichteilen und ggf. knöchernen Anteilen der Nasenmuschel abgegolten. Die konventionelle teilweise oder vollständige Abtragung einer Nasenmuschel (Muschelteilresektion, Muschelkappung, Abtragung des hinteren Muschelendes bei Muschelhyperplasie) ist Nr. 1438 zuzuordnen. In den Fällen, in denen knöcherne Anteile der Muschel durch Muschelkappung bzw. Muschel(teil-)resektion entfernt werden (Turbinektomie), kann dies nicht als selbstständige Osteotomie nach Nr. 2250 neben Nr. 1438 berechnet werden ..."

Kommentar: Siehe Kommentar zu Nr. 1448

Tipp: Bei ambulanter OP: Zuschlag nach Nr. 442 nicht vergessen, dazu ggf. Nr. 440 und Nr. 441.

1439 **Teilweise oder vollständige Abtragung von Auswüchsen der Nasenscheidewand einer Seite** **370** 49,60 / 21,57 75,48

Ausschluss: Neben Nr. 1439 sind folgende Nrn. nicht abrechnungsfähig: 1430, 1438, 1445 – 1448, 1470

Kommentar: Die Nr. 1439 kann auch für die Entfernung einer Nasenmuschelhyperplasie angesetzt werden.

Tipp: Müssen Auswüchse an beiden Seiten der Nasenscheidewand abgetragen werden, so kann die Leistung nach Nr. 1439 entsprechend 2mal abgerechnet werden.

1440 **Operative Entfernung einzelner Nasenpolypen oder anderer Neubildungen einer Nasenseite** **130** 17,43 / 7,58 26,52

Ausschluss: Neben Nr. 1440 sind folgende Nrn. nicht abrechnungsfähig: 1430, 1439, 1441

1441 **Operative Entfernung mehrerer Nasenpolypen oder schwieriger zu operierender Neubildungen einer Nasenseite, auch in mehreren Sitzungen** **296** 39,68 / 17,25 60,39

Ausschluss: Neben Nr. 1441 sind folgende Nrn. nicht abrechnungsfähig: 1430, 1439, 1440

Beschluss BÄK: **Beschluss des Zentralen Konsultationsausschusses für Gebührenordnungsfragen bei der Bundesärztekammer**, veröffentlicht im Deutschen Ärzteblatt, Heft 25, 18.06.2004 (Quelle: GOÄ-Datenbank http://www.blaek.de/)
– Nr. 1441 neben Nrn. 1447 bzw. 1448
Die Kappung oder Resektion von Polypen, die aus einer oder mehrerer Nasennebenhöhle(n) einer Seite in die Nasenhaupthöhle vorwuchern, ist dem Eingriff nach Nr. 1441 zuzuordnen.
Nr. 1441 ist ein eigenständiger Eingriff und ggf. neben den Septum-Operationen nach den Nrn. 1447 bzw. 1448 berechnungsfähig.
Die Entfernung von Nasenseptumpolypen oder anderen hyperplastischen Veränderungen der Nasenscheidewand ist mit dem Ansatz der Nr. 1447 bzw. 1448 abgegolten.

Kommentar: Siehe Kommentar zu Nr. 1448

Tipp: Bei ambulanter OP: Zuschlag nach Nr. 442 nicht vergessen, dazu ggf. Nr. 440 und Nr. 441!

1445 **Submuköse Resektion an der Nasenscheidewand** **463** 62,07 / 26,99 94,45

Ausschluss: Neben Nr. 1445 sind folgende Nrn. nicht abrechnungsfähig: 1430, 1439, 1440, 1446 – 1448, 1455

Tipp: Bei ambulanter OP: Zuschlag nach Nr. 442 nicht vergessen, dazu ggf. Nr. 440 und Nr. 441!

GOÄ-Nr.		Punktzahl 1fach	2,3 / *1,8 3,5 / *2,5
1446	**Submuköse Resektion an der Nasenscheidewand mit Resektion der ausgedehnten knöchernen Leiste**	**739** 43,07	99,07 150,76

Ausschluss: Neben Nr. 1446 sind folgende Nrn. nicht abrechnungsfähig: 1430, 1439, 1440, 1445, 1447, 1448, 1455, 1492

Tipp: Bei ambulanter OP: Zuschlag nach Nr. 443 nicht vergessen, dazu ggf. Nr. 440 und Nr. 441!

1447	**Plastische Korrektur am Nasenseptum und an den Weichteilen zur funktionellen Wiederherstellung der Nasenatmung – gegebenenfalls einschließlich der Leistungen nach den Nummern 1439, 1445, 1446, und 1456, –, auch in mehreren Sitzungen**	**1660** 96,76	222,54 338,65

Ausschluss: Neben Nr. 1447 sind folgende Nrn. nicht abrechnungsfähig: 1430, 1438, 1439, 1445, 1446, 1448, 1455, 1456

Beschluss BÄK: **Beschlüsse des Zentralen Konsultationsausschusses für Gebührenordnungsfragen bei der Bundesärztekammer**, veröffentlicht im Deutschen Ärzteblatt, Heft 25, 18.06.2004 (Quelle: GOÄ-Datenbank http://www. blaek.de/) –

Nrn. 1429 / 1435 nicht neben 1447 bzw. 1448

Maßnahmen zur intraoperativen Blutstillung oder operationsabschließenden Wundversorgung sind mit der Berechnung der Nr. 1447 bzw. 1448, ggf. durch Ansatz eines höheren Faktors, abgegolten und können nicht als selbständige Leistung, z.B. nach den Nrn. 1429/1435 bzw. 1448 berechnet werden.

Nr. 1438 oder Nr. A 2382 neben Nr. 1448

Bei gegebener medizinischer Indikation können Eingriffe an der Nasenmuschel nach Nr. 1438 oder Nr. A 2382 neben den Nrn. 1447 bzw. 1448 berechnet werden.

Knochenzerbrechnung (z.B. Nr. A 2267) nicht neben Nrn. 1447 bzw. 1448

Die Knochenzerbrechung zur Begradingung der Restseptumanteile ist mit der Berechnung der Nrn. 1447 bzw. 1448 abgegolten und kann nicht als selbständige Leistung, z.B. nach Nr. 2267 (analog) neben Nrn. 1447 bzw. 1448 berechnet werden.

Nr. A 2256 für die Abtragung der Lamina perpendicularis nicht neben Nr. 1447 bzw. 1448

Die Abtragung der Lamina perpendicularis des knöchernen Septums ist mit der Berechnung der Nr. 1447 bzw. 1448 abgegolten

Nr. A 2253 für den plastischen Wiederaufbau des Nasenrückens nach Voroperation oder bei Dysplasien oder analog für die Septumaustauschplastik neben Nrn. 1447 bzw. 1448

Der plastische Wiederaufbau des Nasenrückens mit Knochen/Knorpel im Rahmen von Revisionsoperationen (bei Sattelbildung) oder zur Korrektur von Dysplasien der knöchernen Nase oder im Rahmen der Durchführung einer Septumaustauschplastik ist analog nach Nr. 2253 zu bewerten und als zusätzliche Maßnahme neben den Septum-Operationen nach den Nr. 1447 bzw. 1448 berechnungsfähig.

Die routinemäßige Reimplantation von gecrushtem Resektionsmaterial im Rahmen einer Septum-Korrektur außerhalb der oben genannten Indikationen ist mit dem Ansatz der Nr. 1447 bzw. 1448 abgegolten.

Siehe Anmerkungen zu Nr. 1448

GOÄ-Ratgeber der BÄK: ► **Berechenbarkeit von Septumsplints in der Rhinochirurgie**

Dr. med. Tina Wiesener – Deutsches Ärzteblatt 107, Heft 49 (10.12.2010), S. A2472 – http://www.bundesaerztekammer.de/page.asp?his=1.108.4144.4285.8894

Es ist angemessen, für die Einlage von nasalen Schienen, Silikonfolien oder Splints neben Nr. 1447 oder 1448 GOÄ, die Nr. 2700 GOÄ analog einmal für beide Nasenseiten in Ansatz zu bringen.

Weiter weist Dr. Wiesener auf einen Beschluss des Zentralen Konsultationsausschusses der BÄK hin:

„...Für die postoperative Entfernung von nasalen Schienen, Silikonfolien oder Splints ist gemäß Beschlussfassung des Zentralen Konsultationsausschusses für Gebührenordnungsfragen bei der BÄK die Nr. 1430 GOÄ analog einmal berechnungsfähig, auch wenn Material aus beiden Nasenhaupthöhlen entfernt werden muss. ...“

Tipp: Bei ambulanter OP: Zuschlag nach Nr. 445 nicht vergessen, zusätzlich bei Verwendung eines OP-Mikroskopes Zuschlag nach Nr. 440 und bei Anwendung eines Lasers Zuschlag nach Nr. 441 abrechenbar!

IGeL: Ästhetische Operation zur Nasenkorrektur.

1448	**Plastische Korrektur am Nasenseptum und an den Weichteilen und am knöchernen Nasengerüst zur funktionellen Wiederherstellung der Nasenatmung – gegebenenfalls einschließlich der Leistungen nach den Nummern 1439, 1445, 1446 und 1456 –, auch in mehreren Sitzungen**	**2370** 138,14	317,72 483,49

Ausschluss: Neben Nr. 1448 sind folgende Nrn. nicht abrechnungsfähig: 1430, 1438, 1439, 1445, 1446, 1447, 1455, 1456, 2250, 2253, 2255, 2256

Beschluss BÄK: **Operationen am Nasenseptum**

Beschluss des „Zentralen Konsultationsausschuss für Gebührenordnungsfragen" bei der Bundesärztekammer – Stand: 18.06.2004 – veröffentlicht in: Deutsches Ärzteblatt 101, Heft 25 (18.06.2004), Seite A-1845–A-184

1) Turbinoplastik analog Nr. 2382, Nr. 2250 nicht neben Nr. 1438

Eine schleimhautschonende plastische Operation an der Nasenmuschel (z.B. Turbinoplastik) oder der Eingriff nach der Leglerschen Operationsmethode ist analog nach Nr. 2382 zu bewerten. Mit der Analogbewertung nach Nr. 2382 sind alle an dieser Nasenmuschel erforderlichen Maßnahmen an Schleimhaut, Weichteilen und ggf. knöchernen Anteilen der Nasenmuschel abgegolten!

Die konventionelle teilweise oder vollständige Abtragung einer Nasenmuschel (Muschelteilresektion, Muschelkappung, Abtragung des hinteren Muschelendes bei Muschelhyperplasie) ist Nr. 1438 zuzuordnen. In den Fällen, in denen knöcherne Anteile der Muschel durch Muschelkappung bzw. Muschel(teil-)resektion entfernt werden (Turbinektomie), kann dies nicht als selbstständige Osteotomie nach Nr. 2250 neben Nr. 1438 berechnet werden.

2 a) Nr. 1438 oder Nr. 2382 analog neben Nr. 1448

Bei gegebener medizinischer Indikation können Eingriffe an der Nasenmuschel nach Nr. 1438 oder analog nach Nr. 2382 neben Nrn. 1447/1448 berechnet werden.

2 b) Nr. 1441 neben Nrn. 1447/1448

Die Kappung oder Resektion von Polypen, die aus einer oder mehrerer Nasennebenhöhle(n) einer Seite in die Nasenhaupthöhle vorwuchern, ist dem Eingriff nach Nr. 1441 zuzuordnen. Nr. 1441 ist ein eigenständiger Eingriff und ggf. neben den Septum-Operationen nach den Nrn. 1447/1448 berechnungsfähig. Die Entfernung von Nasenseptumpolypen oder anderen hyperplastischen Veränderungen der Nasenscheidewand ist mit dem Ansatz der Nrn. 1447/1448 abgegolten.

2 c) Nr. 2253 analog für den plastischen Wiederaufbau des Nasenrückens nach Voroperationen oder bei Dysplasien oder analog für die Septumaustauschplastik neben Nrn. 1447/ 1448

Der plastische Wiederaufbau des Nasenrückens mit Knochen/Knorpel im Rahmen von Revisionsoperationen (bei Sattelbildung) oder zur Korrektur von Dysplasien der knöchernen Nase oder im Rahmen der Durchführung einer Septumaustauschplastik ist analog nach Nr. 2253 (Knochenspanentnahme, 647 Punkte) zu bewerten und als zusätzliche Maßnahme neben den Septum-Operationen nach den Nrn. 1447/ 1448 berechnungsfähig. Die routinemäßige Reimplantation von gecrushtem Resektionsmaterial im Rahmen einer Septum-Korrektur außerhalb der oben genannten Indikationen ist mit dem Ansatz der Nrn. 1447/1448 abgegolten.

2 d) Nr. 2256 (analog) für die Abtragung der Lamina perpendicularis nicht neben Nrn. 1447/1448

Die Abtragung der Lamina perpendicularis des knöchernen Septums ist mit der Berechnung der Nr. 1447 oder Nr. 1448 abgegolten.

2 e) Nr. 2267 (analog) nicht neben Nrn. 1447/1448

Die Knochenzerbrechung zur Begradigung der Restseptumanteile ist mit der Berechnung der Nrn. 1447/1448 abgegolten und kann nicht als selbstständige Leistung, z.B. nach Nr. 2267 (analog), neben Nrn. 1447/1448 berechnet werden.

2 f) Nrn. 1425/1426 nicht neben Nrn. 1447/1448

Die Ausstopfung der Nase nach Nr. 1425 oder 1426 kann nicht neben den Nrn. 1447/1448 berechnet werden. Als operationsabschließende Wundversorgung ist die Tamponade der Nase mit der Berechnung der Gebühr für den operativen Eingriff abgegolten.

2 g) Postoperative Tamponaden-/Schienen-/Splintentfernung analog Nr. 1427 bzw. analog Nr. 1430

Für die postoperative Entfernung von Tamponaden nach Nasen- und/oder Nasennebenhöhlen-Eingriffen ist Nr. 1427 analog berechnungsfähig. Nr. 1427 analog kann nur einmal berechnet werden, auch wenn aus beiden Nasenhaupthöhlen Tamponaden entfernt werden. Für die postoperative Entfernung von nasalen Schienen, Silikonfolien oder Splints ist Nr. 1430 analog berechnungsfähig. Nr. 1430 analog kann nur einmal berechnet werden, auch wenn Material aus beiden Nasenhaupthöhlen entfernt werden muss.

2 h) Nrn. 1429/1435 in derselben Sitzung nicht neben Nrn. 1447/1448

Maßnahmen zur intraoperativen Blutstillung oder operationsabschließenden Wundversorgung sind mit der Berechnung der Nrn. 1447/1448, ggf. durch Ansatz eines höheren Faktors, abgegolten, und können nicht als selbstständige Leistungen, z.B. nach den Nrn. 1429/1435, neben Nrn. 1447/1448 berechnet werden.

Kommentar: Nach Kommentar von **Brück** zur GOÄ (3. Auflage, 8. Erg.Lfg.) kann die Leistung nach Nr. 2250 analog neben der Nr. 1448 berechnet werden, wenn im Rahmen der Septum-OP der Prämaxillen-Knochen sich als deviiert darstellt.

Eine blutige Reposition in der Nasenchirurgie kann analog nach Nr. 2255 neben der Nr. 1488 berechnet werden.

Siehe auch Kommentar zu Nr. 1438

Tipp: Bei ambulanter OP: Zuschlag nach Nr. 445 nicht vergessen, zusätzlich bei Verwendung eines OP-Mikroskopes Zuschlag nach Nr. 440 und bei Anwendung eines Lasers Zuschlag nach Nr. 441 abrechenbar!

GOÄ-Nr.		Punktzahl / 1fach	2,3 / *1,8 / 3,5 / *2,5
1449	**Plastische Operation bei rekonstruierender Teilplastik der äußeren Nase, auch in mehreren Sitzungen**	**3700** / 215,66	496,02 / 754,82
Ausschluss:	Neben Nr. 1449 sind folgende Nrn. nicht abrechnungsfähig: 1450, 1452, 1453, 1456, 1457		
1450	**Rekonstruierende Totalplastik der äußeren Nase, auch in mehreren Sitzungen**	**7400** / 431,33	992,05 / 1509,64
Ausschluss:	Neben Nr. 1450 sind folgende Nrn. nicht abrechnungsfähig: 1449, 1452, 1453, 1456, 1457, 2381		
1452	**Umfangreiche operative Teilentfernung der äußeren Nase**	**800** / 46,63	107,25 / 163,20
Ausschluss:	Neben Nr. 1452 sind folgende Nrn. nicht abrechnungsfähig: 1449, 1450, 1453		
1453	**Operative Entfernung der gesamten Nase**	**1100** / 64,12	147,47 / 224,41
Ausschluss:	Neben Nr. 1453 sind folgende Nrn. nicht abrechnungsfähig: 1449, 1450, 1452		
1455	**Plastische Operation zum Verschluß einer Nasenscheidewandperforation**	**550** / 32,06	73,73 / 112,20
Ausschluss:	Neben Nr. 1455 sind folgende Nrn. nicht abrechnungsfähig: 1445, 1446, 1447, 1448		
Tipp:	Bei ambulanter OP: Zuschlag nach Nr. 443 nicht vergessen, dazu ggf. Nr. 440 und Nr. 441 abrechenbar!		
1456	**Operative Verschmälerung des Nasensteges**	**232** / 13,52	31,10 / 47,33
Ausschluss:	Neben Nr. 1456 sind folgende Nrn. nicht abrechnungsfähig: 1446, 1447, 1448, 1450		
1457	**Operative Korrektur eines Nasenflügels**	**370** / 21,57	49,60 / 75,48
Ausschluss:	Neben Nr. 1457 sind folgende Nrn. nicht abrechnungsfähig: 1449, 1450		
Tipp:	Bei ambulanter OP: Zuschlag nach Nr. 442 nicht vergessen, dazu ggf. Nr. 440 und Nr. 441 abrechenbar!		
1458	**Beseitigung eines knöchernen Choanenverschlusses**	**1290** / 75,19	172,94 / 263,17
Ausschluss:	Neben Nr. 1458 sind folgende Nrn. nicht abrechnungsfähig: 1430, 1439 (als Zugangsleistung)		
1459	**Eröffnung eines Abszesses der Nasenscheidewand**	**74** / 4,31	9,92 / 15,10
Ausschluss:	Neben Nr. 1459 ist folgende Nr. nicht abrechnungsfähig: 2430		
1465	**Punktion einer Kieferhöhle – gegebenenfalls einschließlich Spülung und/oder Instillation von Medikamenten –**	**119** / 6,94	15,95 / 24,28
Ausschluss:	Neben Nr. 1465 sind folgende Nrn. nicht abrechnungsfähig: 370, 1466, 1467, 1468, 1479, 1480, 1486, 1488		

GOÄ-Ratgeber der BÄK: ► **Kieferhöhleneingriffe richtig abrechnen**

Dr. med. Tina Wiesener (in: Deutsches Ärzteblatt 109, Heft 21 (25.05.2012), Seite A-1112) – http://www.bundesaerztekammer.de/page.asp?his=1.108.4144.4285.10362

Zu dem Thema verweist Dr. Wiesener wiederum auf einen Beschluss des Zentralen Konsultationsausschuss für Gebührenordnungsfragen bei der BÄK (2004):

Der Zentrale Konsultationsausschuss für Gebührenordnungsfragen bei der BÄK hat im Jahr 2004 zu der Frage der gesonderten Berechnungsfähigkeit eines weiteren (subturbinalen) Fensters nachstehenden Beschluss gefasst (DÄ, Heft 25/2004): „Wird bei einer endonasal-mikroskopischen/endoskopischen Kieferhöhlenoperation nach Nr. 1486 ein subturbinales Fenster zur Drainage angelegt, so ist diese zusätzliche Maßnahme durch die Berechnung der Nr. 1486 abgegolten und nicht als selbstständige Leistung, z. B nach Nr. 1468, neben Nr. 1486 berechnungsfähig. Der durch die zusätzliche subturbinale Fensterung verursachte Aufwand muss durch die Wahl eines adäquaten Steigerungsfaktors abgebildet werden."

„... Bei den Nrn. 1465 bis 1468 und 1486 kann bei beidseitigem Eingriff die jeweilige Leistung auch zweimal in Ansatz gebracht werden. Darüber hinaus sind die Nrn. 1467, 1468 und 1486 in den allgemeinen Bestimmungen des Kapitels C VIII. „Zuschläge zu ambulanten Operations- und Anästhesieleistungen (GOÄ)" als zuschlagsfähige ambulante operative Leistungen aufgeführt... ."

1466 Endoskopische Untersuchung der Kieferhöhle (Antroskopie) – gegebenenfalls einschließlich der Leistung nach Nummer 1465 –

178 | 23,86
10,38 | 36,31

Ausschluss: Neben Nr. 1466 sind folgende Nrn. nicht abrechnungsfähig: 1418, 1465, 1467, 1468

GOÄ-Ratgeber der BÄK: Siehe Hinweise bei Ratgeber GOÄ zur Nr. 1465

Analog: Nr. 1466 analog für Tympanoskopie – Empfehlung nach Kommentar **Brück**

1467 Operative Eröffnung einer Kieferhöhle vom Mundvorhof aus – einschließlich Fensterung

407 | 54,56
23,72 | 83,03

Ausschluss: Neben Nr. 1467 sind folgende Nrn. nicht abrechnungsfähig: 1465, 1468, 1485, 1486, 1488

GOÄ-Ratgeber der BÄK: Siehe Hinweise bei Ratgeber GOÄ zur Nr. 1465

Tipp: Bei ambulanter OP: Zuschlag nach Nr. 442 nicht vergessen, dazu ggf. Nr. 440 und Nr. 441 abrechenbar!

1468 Operative Eröffnung einer Kieferhöhle von der Nase aus

296 | 39,68
17,25 | 60,39

Ausschluss: Neben Nr. 1468 sind folgende Nrn. nicht abrechnungsfähig: 1465, 1467, 1485, 1486, 1488

Tipp: Bei ambulanter OP: Zuschlag nach Nr. 442 nicht vergessen, dazu ggf. Nr. 440 und Nr. 441 abrechenbar!

1469 Keilbeinhöhlenoperation oder Ausräumung der Siebbeinzellen von der Nase aus

554 | 74,27
32,29 | 113,02

Ausschluss: Neben Nr. 1469 sind folgende Nrn. nicht abrechnungsfähig: 1470, 1471, 1485 – 1488

Beschluss BÄK: **Beschluss des Zentralen Konsultationsausschusses für Gebührenordnungsfragen bei der Bundesärztekammer**, veröffentlicht im Deutschen Ärzteblatt, Heft 25, 18.06.2004 (Quelle: GOÄ-Datenbank http://www.blaek.de/) –

Mehrfachberechnung der Nrn. 1469 bzw. 1470

Bei endonasal-mikroskopischer/endoskopischer Operation der Keilbeinhöhle und Ausräumung der Siebbeinzellen einer Seite in derselben Sitzung ist die Nr. 1469 (oder 1470) zweimal berechnungsfähig, wenn nachweislich getrennte Zugangswege sowohl zur Keilbeinhöhle als auch zum Siebbeinzellensystem gewählt werden.

Bei rechts- und linksseitiger Ausräumung der Siebbeinzellen und/oder Operation der Keilbeinhöhle in derselben Sitzung kann Nr. 1469 (oder Nr. 1470) maximal 4mal berechnet werden. Voraussetzung dafür ist, dass jeweils seitengetrennte Zugangswege geschaffen werden.

Bei Operation von mehr als einer Kammer der septierten Keilbeinhöhle kann die Nr. 1469 (oder 1470) nicht mehr als einmal berechnet werden, wenn die zweite Kammer durch denselben Zugangsweg ausgeräumt wird, also transseptal vorgegangen wird.

Kommentar: Wird in einer Sitzung eine Keilbeinhöhlenoperation und eine Ausräumung der Siebbeinzellen von der Nase aus durchgeführt, so handelt es sich um zwei voneinander unabhängigen Leistungen und die Nr. 1469 ist zweimal berechnungsfähig.

Tipp: Bei ambulanter OP: Zuschlag nach Nr. 443 nicht vergessen, dazu ggf. Nr. 440 und Nr. 441 abrechenbar!

GOÄ-Nr.		Punktzahl 1fach	2,3 / *1,8 3,5 / *2,5
1470	**Keilbeinhöhlenoperation oder Ausräumung der Siebbeinzellen von der Nase aus – einschließlich teilweiser oder vollständiger Abtragung einer Nasenmuschel oder von Auswüchsen der Nasenscheidewand –**	**739** 43,07	99,07 150,76

Ausschluss: Neben Nr. 1470 sind folgende Nrn. nicht abrechnungsfähig: 1430, 1438, 1439, 1440, 1469, 1471, 1486, 1487, 1488

Beschluss BÄK: **Beschluss des Zentralen Konsultationsausschusses für Gebührenordnungsfragen bei der Bundesärztekammer**, veröffentlicht im Deutschen Ärzteblatt, Heft 25, 18.06.2004 (Quelle: GOÄ-Datenbank http:// www.blaek.de/) –

Mehrfachberechnung der Nrn. 1469 bzw. 1470

Bei endonasal-mikroskopischer/endoskopischer Operation der Keilbeinhöhle und Ausräumung der Siebbeinzellen einer Seite in derselben Sitzung ist die Nr. 1469 (oder 1470) zweimal berechnungsfähig, wenn nachweislich getrennte Zugangswege sowohl zur Keilbeinhöhle als auch zum Siebbeinzellensystem gewählt werden.

Bei rechts- und linksseitiger Ausräumung der Siebbeinzellen und/oder Operation der Keilbeinhöhle in derselben Sitzung kann Nr. 1469 (oder Nr. 1470) maximal viermal berechnet werden. Voraussetzung dafür ist, dass jeweils seitengetrennte Zugangswege geschaffen werden.

Bei Operation von mehr als einer Kammer der septierten Keilbeinhöhle kann die Nr. 1469 (oder 1470) nicht mehr als einmal berechnet werden, wenn die zweite Kammer durch denselben Zugangsweg ausgeräumt wird, also transseptal vorgegangen wird.

Tipp: Bei ambulanter OP: Zuschlag nach Nr. 443 nicht vergessen, dazu ggf. Nr. 440 und Nr. 441 abrechenbar!

1471	**Operative Eröffnung der Stirnhöhle – gegebenenfalls auch der Siebbeinzellen – vom Naseninnern aus**	**1480** 86,27	198,41 301,93

Ausschluss: Neben Nr. 1471 sind folgende Nrn. nicht abrechnungsfähig: 1469, 1470, 1478, 1485, 1487, 1488

Beschluss BÄK: **Beschluss des Zentralen Konsultationsausschusses für Gebührenordnungsfragen bei der Bundesärztekammer,** veröffentlicht im Deutschen Ärzteblatt, Heft 25, 18.06.2004 (Quelle: GOÄ-Datenbank http:// www.blaek.de/) –

Berechnung der Nrn. 1469 oder 1470 neben Nr. 1471

Werden bei endonasal-mikroskopischer/endoskopischer Operationstechnik neben einer Stirnhöhleneröffnung nach Nr. 1471 in derselben Sitzung die vorderen Siebbeinzellen nicht nur eröffnet, sondern ausgeräumt, so ist das Ausräumen der vorderen Siebbeinzellen mit der Berechnung der Nr. 1471 abgegolten.

Bei zusätzlicher Ausräumung der hinteren Siebbeinzellen in derselben Sitzung ist Nr. 1469 (oder Nr. 1470) zusätzlich neben Nr. 1471 berechnungsfähig, vorausgesetzt, dass ein separater Zugangsweg zu den hinteren Siebbeinzellen geschaffen wurde.

Kommentar: Ein Ansatz der Nr. 1471 für Infundibulotomie ist nicht möglich. Nach Auffassung der Bundesärztekammer ... besteht keine Möglichkeit der Analogbildung zur Abrechnung der mikrochirurgisch-endoskopischen Pansinusoperation. Die Leistungslegende der Nr. 1471 hat die endonasale Stirnhöhlenoperation zum Inhalt ...

Auch wenn diese Leistung, wie fast alle operativen Eingriffe in der GOÄ, vergleisweise unterbewertet ist, ist eine zusätzliche analoge Anwendung nicht möglich, da es sich hier um eine Modifikation der Leistung handelt, welche nach den Vorgaben des Verordnungstextes lediglich durch den Steigerungsfaktor berücksichtigt werden kann. Dies ist bedauerlich, da auch die Anwendung des 3,5fachen Steigerungssatzes die besonderen Umstände der Ausführung hier nicht genügend erfasst ...

Die Bundesärztekammer schlägt als Ausweg eine Abdingung vor oder eine individuelle Lösung (ohne Angabe dieser).

Tipp: Bei ambulanter OP: Zuschlag nach Nr. 445 nicht vergessen, dazu ggf. Nr. 440 und Nr. 441 abrechenbar!

1472	**Anbohrung der Stirnhöhle von außen**	**222** 12,94	29,76 45,29

Tipp: Bei ambulanter OP: Zuschlag nach Nr. 442 nicht vergessen, dazu ggf. Nr. 440 und Nr. 441 abrechenbar!

GOÄ-Nr.		Punktzahl / 1fach	2,3 / *1,8 / 3,5 / *2,5

1473 **Plastische Rekonstruktion der Stirnhöhlenvorderwand, auch in mehreren Sitzungen** — **2220** / 129,40 — 297,61 / 452,89

Ausschluss: Neben Nr. 1473 ist folgende Nr. nicht abrechnungsfähig: 1485

1478 **Sondierung und/oder Bougierung der Stirnhöhle vom Naseninnern aus – gegebenenfalls einschließlich Spülung und/oder Instillation von Arzneimitteln –** — **178** / 10,38 — 23,86 / 36,31

Ausschluss: Neben Nr. 1478 sind folgende Nrn. nicht abrechnungsfähig: 321, 1479, 1480

1479 **Ausspülung der Kiefer-, Keilbein-, Stirnhöhle von der natürlichen oder künstlichen Öffnung aus – auch Spülung mehrerer dieser Höhlen, auch einschließlich Instillation von Arzneimitteln –** — **59** / 3,44 — 7,91 / 12,04

Ausschluss: Neben Nr. 1479 sind folgende Nrn. nicht abrechnungsfähig: 321, 1465, 1478, 1480

1480 **Absaugen der Nebenhöhlen** — **45** / 2,62 — 6,03 / 9,18

Ausschluss: Neben Nr. 1480 sind folgende Nrn. nicht abrechnungsfähig: 1465, 1478, 1479

Beschluss BÄK: **Beschluss des Zentralen Konsultationsausschusses für Gebührenordnungsfragen bei der Bundesärztekammer**, veröffentlicht im Deutschen Ärzteblatt, Heft 25, 18.06.2004 (Quelle: GOÄ-Datenbank http://www.blaek.de/) –
Nr. 1480 nicht neben Eingriffen an der Nasennebenhöhle

Kommentar: Die Nr. 1480 kann nur als selbständige Leistung, nicht für die intraoperative Absaugung im Zusammenhang mit operativen Eingriffen an den Nasennebenhöhlen berechnet werden.

1485 **Operative Eröffnung und Ausräumung der Stirnhöhle oder der Kieferhöhle oder der Siebbeinzellen von außen** — **924** / 53,86 — 123,87 / 188,50

Ausschluss: Neben Nr. 1485 sind folgende Nrn. nicht abrechnungsfähig: 1465, 1467 – 1469, 1471, 1472 (Stirnhöhle), 1473, 1486 – 1488 (gleiche Seite)

Tipp: Bei ambulanter OP: Zuschlag nach Nr. 444 nicht vergessen, dazu ggf. Nr. 440 und Nr. 441 abrechenbar!

1486 **Radikaloperation der Kieferhöhle** — **1110** / 64,70 — 148,81 / 226,45

Ausschluss: Neben Nr. 1486 sind folgende Nrn. nicht abrechnungsfähig: 1465, 1467, 1468, 1485, 1487, 1488 (dieselbe Seite)

GOÄ-Ratgeber der BÄK: Siehe Hinweise bei Ratgeber GOÄ zur Nr. 1465

Beschluss BÄK: **Beschluss des Zentralen Konsultationsausschusses für Gebührenordnungsfragen bei der Bundesärztekammer**, veröffentlicht im Deutschen Ärzteblatt, Heft 25, 18.06.2004 (Quelle: GOÄ-Datenbank) –
Subturbinale Fensterung
Wird bei einer endonasal-mikroskopischen/endoskopischen Kieferhöhlenoperation nach Nr. 1486, ein subturbinales Fester zur Drainge angelegt, so ist diese zusätzliche Maßnahme durch die Berechnung der Nr. 1486 abgegolten und nicht als selbständige Leistung, z.B. nach Nr. 1468, neben Nr. 1486 berechnungsfähig.
Der durch die zusätzliche subturbinale Fensterung verursachte Aufwand muss durch die Wahl eines adäquaten Steigerungsfaktors abgebildet werden.

Tipp: Bei ambulanter OP: Zuschlag nach Nr. 444 nicht vergessen, dazu ggf. Nr. 440 und Nr. 441 abrechenbar!

1487 **Radikaloperation einer Stirnhöhle einschließlich der Siebbeinzellen von außen** — **1480** / 86,27 — 198,41 / 301,93

Ausschluss: Neben Nr. 1487 sind folgende Nrn. nicht abrechnungsfähig: 1465, 1471, 1472, 1485, 1486, 1488

GOÄ-Nr.		Punktzahl 1fach	2,3 / *1,8 3,5 / *2,5
1488	**Radikaloperation sämtlicher Nebenhöhlen einer Seite**	**1850** 107,83	248,01 377,41

Ausschluss: Neben Nr. 1488 sind folgende Nrn. nicht abrechnungsfähig: 1465, 1467 – 1469, 1471, 1485 – 1487

Beschluss BÄK: **Beschluss des Zentralen Konsultationsausschusses für Gebührenordnungsfragen bei der Bundesärztekammer**, veröffentlicht im Deutschen Ärzteblatt, Heft 25, 18.06.2004 (Quelle: GOÄ-Datenbank www.blaek.de) –
Operationen sämtlicher Nebenhöhlen einer Seite
Gegenüber dem alten Operationsstandard bei chronischer Sinusitis nach Nr. 1488 (Radikaloperation sämtlicher Nebenhöhlen einer Seite) wird in der modernen endoskopisch/mikroskopischen Nasennebenhöhlenchirurgie das Ziel der schleimhautschonenden Funktionswiederherstellung der Nebenhöhle(n) unter Vermeidung größerer knöcherner Destruktionen verfolgt. Sofern für die operative Behandlung mehrerer Nasennebenhöhlen einer Seite jeweils getrennte endonasale Zugangswege gewählt werden, ist der je Nasennebenhöhle durchgeführte Eingriff als selbständige Leistung berechnungsfähig.
Voraussetzung für die Anerkennung der Berechnung verschiedener Nasennebenhöhlen-Eingriffe nebeneinander ist, dass sich Indikationsstellung zum jeweiligen Eingriff sowie die Art der operativen Vorgehensweise aus dem OP-Bericht ableiten lassen. Die vom Zentralen Konsultationsausschuss für Gebührenordnungsfragen beschlossenen Abrechnungsempfehlungen für Gebührenpositionen der einzelnen Nasennebenhöhlen-Eingriffe sind dabei jeweils zu beachten:
Bei Durchführung von Eingriffen zur Ausräumung der Siebbeinzellen und der Keilbeinhöhle müssen die diesbezüglichen Abrechnungsbestimmungen beachtet werden (Nr. 1469 oder Nr. 1470 je Seite max. 2mal berechnungsfähig; vgl. dazu entsprechenden Beschluss).
Erfolgt neben der Stirnhöhleneröffnung nach Nr. 1471 in derselben Sitzung eine Ausräumung der vorderen Siebbeinzellen, so ist dies mit der Berechnung der Nr. 1471 abgegolten (vgl. dazu entsprechenden Beschluss).
Fakultativ zusätzliche Fensterungen der einzelnen Nasennebenhöhlen, z.B. das Anlegen eines zusätzlichen subturbinalen Fensters bei endoskopischer Kieferhöhlenoperation (Nr. 1486), sind nicht als selbständige Leistungen zusätzlich zu der Gebührenposition für den operativen Eingriff dieser Nasennebenhöhle berechnungsfähig; der hierdurch erhöhte Aufwand muss durch die Wahl eines adäquaten Steigerungsfaktors abgebildet werden (vgl. dazu entsprechenden Beschluss).

1492	**Osteoplastische Operation zur Verengung der Nase bei Ozaena**	**1290** 75,19	172,94 263,17

Ausschluss: Neben Nr. 1492 sind folgende Nrn. nicht abrechnungsfähig: 1438, 1439, 1445, 1446

1493	**Entfernung der vergrößerten Rachenmandel (Adenotomie)**	**296** 17,25	39,68 60,39

Tipp: Bei ambulanter OP: Zuschlag nach Nr. 442 nicht vergessen, dazu ggf. Nr. 440 und Nr. 441 abrechenbar!

1495	**Entfernung eines Nasenrachenfibroms**	**1110** 64,70	148,81 226,45
1496	**Eröffnung des Türkensattels vom Naseninnern aus**	**2220** 129,40	297,61 452,89
1497	**Tränensackoperation vom Naseninnern aus**	**1110** 64,70	148,81 226,45

Tipp: Bei ambulanter OP: Zuschlag nach Nr. 444 nicht vergessen, dazu ggf. Nr. 440 und Nr. 441 abrechenbar!

1498	**Konservative Behandlung der Gaumenmandeln (z.B. Schlitzung, Saugung)**	**44** 2,56	5,90 8,98

Ausschluss: Neben Nr. 1498 ist folgende Nr. nicht abrechnungsfähig: 1493

GOÄ-Nr.		Punktzahl 1fach	2,3 / *1,8 3,5 / *2,5
1499	**Ausschälung und Resektion einer Gaumenmandel mit der Kapsel (Tonsillektomie)**	**463** 26,99	62,07 94,45

Ausschluss: Neben Nr. 1499 sind folgende Nrn. nicht abrechnungsfähig: 1500, 1501, 1505

Beschluss BÄK: **Beschluss des Zentralen Konsultationsausschusses für Gebührenordnungsfragen bei der Bundesärztekammer**, veröffentlicht im Deutschen Ärzteblatt, Heft 25, 18.06.2004
(Quelle: GOÄ-Datenbank www.blaek.de) –
Tonsillektomie
Die Exzision von hyperplastischem Tonsillen-Gewebe aus dem Bereich der Plica triangularis ist mit dem Ansatz der Nr. 1499 bzw. 1500 abgegolten.

GOÄ-Ratgeber der BÄK: ► **Abrechnung der Tonsillektomie**
Dr. med. Tina Wiesener (in: Deutsches Ärzteblatt 109, Heft 9 (02.03.2012), S. A-456) – http://www.bundesaerztekammer.de/page.asp?his=1.108.4144.4285.10124
Dr. Wiesener führt aus: Der Ansatz der Nr. 1501 GOÄ „Operative Behandlung einer konservativ unstillbaren Nachblutung nach Tonsillektomie“ ...„ist der operativen Behandlung der Nachblutung aus einem oder beiden Tonsillenbetten als Sekundäreingriff vorbehalten...“
Eine Tumortonsillektomie ist mit den Nrn. 1499 bzw. 1500 und nicht mit der Nr. 2404 „Exzision einer größeren Geschwulst ...“ abzurechnen.
Bei ...„Erweiterung des Eingriffs im Sinne einer teilweisen Entfernung der Zunge – gegebenenfalls einschließlich Unterbindung der Arteria lingualis – notwendig, so ist der zusätzliche Ansatz der Nr. 1512 GOÄ gerechtfertigt. Ist eine ergänzende „Radikale Halslymphknotenausräumung einer Seite – einschließlich Darstellung und gegebenenfalls Entfernung von Muskeln, Nerven und Gefäßen“ („Neck Dissection“) – erforderlich, so ist für eine Abbildung dieser Leistung die Nr. 2716 GOÄ heranzuziehen.
Dies gilt auch für die Durchführung einer funktionellen Neck Dissection, die unter dem Aspekt der selektiven Erhaltung bestimmter Strukturen erfolgt, um postoperative funktionelle und/oder kosmetische Einschränkungen möglichst gering zu halten. Da es sich bei einer funktionellen Halslymphknotenausräumung nicht mehr um eine „radikale“ Ausräumung handelt, ist auf der Grundlage der Vorschriften in § 6 Absatz 2 GOÄ Nr. 2716 GOÄ im Analogabgriff in Ansatz zu bringen...“

1500	**Ausschälung und Resektion beider Gaumenmandeln mit den Kapseln (Tonsillektomie)**	**739** 43,07	99,07 150,76

Ausschluss: Neben Nr. 1500 sind folgende Nrn. nicht abrechnungsfähig: 1499, 1501, 1505

1501	**Operative Behandlung einer konservativ unstillbaren Nachblutung nach Tonsillektomie**	**333** 19,41	44,64 67,93

Ausschluss: Neben Nr. 1501 sind folgende Nrn. nicht abrechnungsfähig: 1499, 1500

1505	**Eröffnung eines peritonsillären Abszesses**	**148** 8,63	19,84 30,19

Ausschluss: Neben Nr. 1505 sind folgende Nrn. nicht abrechnungsfähig: 1499, 1500, 1507, 2428, 2430

1506	**Eröffnung eines retropharyngealen Abszesses**	**185** 10,78	24,80 37,74

Ausschluss: Neben Nr. 1506 ist folgende Nr. nicht abrechnungsfähig: 2430

1507	**Wiedereröffnung eines peritonsillären Abszesses**	**56** 3,26	7,51 11,42

Ausschluss: Neben Nr. 1507 sind folgende Nrn. nicht abrechnungsfähig: 1505, 2428, 2430

1508	**Entfernung von eingespießten Fremdkörpern aus dem Rachen oder Mund**	**93** 5,42	12,47 18,97
1509	**Operative Behandlung einer Mundbodenphlegmone**	**463** 26,99	62,07 94,45

Ausschluss: Neben Nr. 1509 sind folgende Nrn. nicht abrechnungsfähig: 2428, 2430, 2432

GOÄ-Nr.		Punktzahl / 1fach	2,3 / *1,8 / 3,5 / *2,5
1510	**Schlitzung des Parotis- oder Submandibularis-Ausführungsganges – gegebenenfalls einschließlich Entfernung von Stenosen –**	**190** / 11,07	25,47 / 38,76
1511	**Eröffnung eines Zungenabszesses**	**185** / 10,78	24,80 / 37,74
Ausschluss:	Neben Nr. 1511 sind folgende Nrn. nicht abrechnungsfähig: 1509, 2428, 2430, 2432		
1512	**Teilweise Entfernung der Zunge – gegebenenfalls einschließlich Unterbindung der Arteria lingualis –**	**1110** / 64,70	148,81 / 226,45
Ausschluss:	Neben Nr. 1512 sind folgende Nrn. nicht abrechnungsfähig: 1513, 1514, 2803		
1513	**Keilexzision aus der Zunge**	**370** / 21,57	49,60 / 75,48
Ausschluss:	Neben Nr. 1513 sind folgende Nrn. nicht abrechnungsfähig: 1512, 1514		
Tipp:	Bei ambulanter OP: Zuschlag nach Nr. 442 nicht vergessen, ggf. dazu Nr. 440 Nr. 441 abrechenbar!		
1514	**Entfernung der Zunge mit Unterbindung der Arteriae lingualis**	**2220** / 129,40	297,61 / 452,89
Ausschluss:	Neben Nr. 1514 sind folgende Nrn. nicht abrechnungsfähig: 1512, 1513, 2803		
1518	**Operation einer Speichelfistel**	**739** / 43,07	99,07 / 150,76
1519	**Operative Entfernung von Speichelstein(en)**	**554** / 32,29	74,27 / 113,02
Tipp:	Bei ambulanter OP: Zuschlag nach Nr. 443 nicht vergessen, dazu ggf. Nr. 440 abrechenbar!		
1520	**Exstirpation der Unterkiefer- und/oder Unterzungenspeicheldrüse(n)**	**900** / 52,46	120,65 / 183,60
Tipp:	Bei ambulanter OP: Zuschlag nach Nr. 444 nicht vergessen, dazu ggf. Nr. 440 und Nr. 441 abrechenbar!		
1521	**Speicheldrüsentumorexstirpation einschließlich Ausräumung des regionären Lymphstromgebietes**	**1850** / 107,83	248,01 / 377,41
Ausschluss:	Neben Nr. 1521 sind folgende Nrn. nicht abrechnungsfähig: 1522, 2760		
1522	**Parotisextirpation mit Präparation des Nervus facialis – gegebenenfalls einschließlich Ausräumung des regionären Lymphstromgebietes –**	**2000** / 116,57	268,12 / 408,01
Ausschluss:	Neben Nr. 1522 sind folgende Nrn. nicht abrechnungsfähig: 1521, 2583, 2760		
GOÄ-Ratgeber der BÄK:	**Parotisexstirpation – wie richtig abrechnen?** Dr. med. Tina Wiesener (in: Deutsches Ärzteblatt 109, Heft 33–34 (17.08.2012) S. A-1728) – im Internet: http://www.bundesaerztekammer.de/page.asp?his=1.108.4144.4289.10757 Dr. Wiesener verweist u. a. auf den Kommentar von **Brück:** ...„Nach Brück et alii beinhaltet die Präparation des Nervus facialis die teils scharfe, teils stumpfe Präparation für das Aufsuchen des Nervus facialis auf der halben Distanz zwischen der freigelegten Spitze des Gehörgangsknorpels (= Pointer) und der Mastoidspitze, die Verfolgung des Facialisstamms in die Drüse bis zur Aufteilung des Nerven in seine Äste (Bifurkation) und nachfolgend der Äste bis in die Peripherie. Wenn aber der Nerv zum Beispiel durch Tumor- oder Narbengewebe ummauert ist und eine eigenständige Indikation zur Neurolyse, gegebenenfalls mit Nervenverlagerung und Neueinbettung (zum Beispiel in eine nach		

erfolgter Tumorexstirpation dann tumorfreie Region), vorliegt, ist Nr. 2583 „Neurolyse als selbstständige Leistung", gegebenenfalls Nr. 2584 „Neurolyse mit Nervenverlagerung und Neueinbettung", eigenständig berechenbar. Hier kann, wie bei anderen operativen oder invasiven Eingriffen auch, eine explizite Dokumentation der operativen Maßnahmen wesentlich dazu beitragen, im Zweifelsfalle einer Rechnungskritik wirksam entgegentreten zu können..."

Nachfolgend ist von den Herausgebern eine tabellarische Übersicht nach den Texten von Dr. Wiesener gestaltet:

Operationsverfahren	Abrechnung GOÄ
Die „Parotisexstirpation mit Präparation des Nervus facialis – ggf. einschl. Ausräumung des regionären Lymphstromgebietes –	**Nr. 1522**
Radikale Halslymphknotenausräumung einer Seite einschließlich Darstellung und gegebenenfalls Entfernung von Muskeln, Nerven und Gefäßen-" („Neck Dissection") Nr. 1522 umfaßt **nur** die „Ausräumung des regionären Lymphstromgebietes"	**Nr. 2716 + Nr. 1522** Intraoperative Schnellschnitte zusätzlich mit **Nr. 2402**

1525 **Einbringung von Arzneimitteln in den Kehlkopf unter Spiegelbeleuchtung** **46** 6,17
2,68 9,38

Ausschluss: Neben Nr. 1525 sind folgende Nrn. nicht abrechnungsfähig: 484, 1526

1526 **Chemische Ätzung im Kehlkopf** **76** 10,19
4,43 15,50

Ausschluss: Neben Nr. 1526 ist folgende Nr. nicht abrechnungsfähig: 1525

Kommentar: Wenn eine Narkose oder Lokalanästhesie erforderlich ist, können die entsprechenden Leistungspositionen zusätzlich abgerechnet werden. (z.B. Nrn. 451, 453, 484).

1527 **Galvanokaustik oder Elektrolyse oder Kürettement im Kehlkopf** **370** 49,60
21,57 75,48

Tipp: Bei ambulanter OP: Zuschlag nach Nr. 442 nicht vergessen, dazu ggf. Nr. 440 und Nr. 441 abrechenbar!

1528 **Fremdkörperentfernung aus dem Kehlkopf** **554** 74,27
32,29 113,02

Tipp: Bei ambulanter OP: Zuschlag nach Nr. 443 nicht vergessen, dazu ggf. Nr. 440 und Nr. 441 abrechenbar!

1529 **Intubation oder Einführung von Dehnungsinstrumenten in den Kehlkopf, als selbständige Leistung** **152** 20,38
8,86 31,01

Ausschluss: Neben Nr. 1529 sind folgende Nrn. nicht abrechnungsfähig: 429, 435, 462, 463, 489, 1040, 1532

Analog: Nr. 1529 analog für den Wechsel der Trachealkanüle ansetzen.

1530 **Untersuchung des Kehlkopfes mit dem Laryngoskop** **182** 24,40
10,61 37,13

Ausschluss: Neben Nr. 1530 sind folgende Nrn. nicht abrechnungsfähig: 435, 462, 463, 1529, 1532, 1533

Analog: Nr. 1530 analog für die Kehlkopfendoskopie, einschl. Lupen-Endoskopie ansetzen.

1532 **Endobronchiale Behandlung mit weichem Rohr** **182** 24,40
10,61 37,13

Die Leistung nach Nummer 1532 ist im Zusammenhang mit einer Intubationsnarkose nicht berechnungsfähig.

Ausschluss: Neben Nr. 1532 sind folgende Nrn. nicht abrechnungsfähig: 435, 462, 463, 677, 678, 1529, 1530, 1533

GOÄ-Nr.		Punktzahl / 1fach	2,3 / *1,8 / 3,5 / *2,5
1533	**Schwebe- oder Stützlaryngoskopie, jeweils als selbständige Leistung**	**500** 29,14	67,03 102,00
Ausschluss:	Neben Nr. 1533 sind folgende Nrn. nicht abrechnungsfähig: 1529 – 1532, 1535		
1534	**Probeexzision aus dem Kehlkopf**	**463** 26,99	62,07 94,45
Tipp:	Bei ambulanter OP: Zuschlag nach Nr. 442 nicht vergessen, dazu ggf. Nr. 440 und Nr. 441 abrechenbar!		
1535	**Entfernung von Polypen oder anderen Geschwülsten aus dem Kehlkopf**	**647** 37,71	86,74 131,99
Tipp:	Bei ambulanter OP: Zuschlag nach Nr. 443 nicht vergessen, dazu ggf. Nr. 440 Nr. 441 abrechenbar!		
1540	**Endolaryngeale Resektion oder frontolaterale Teilresektion eines Stimmbandes**	**1850** 107,83	248,01 377,41
1541	**Operative Beseitigung einer Stenose im Glottisbereich**	**1390** 81,02	186,34 283,57
1542	**Kehlkopfplastik mit Stimmbandverlagerung**	**1850** 107,83	248,01 377,41
Ausschluss:	Neben Nr. 1542 ist folgende Nr. nicht abrechnungsfähig: 1547		
1543	**Teilweise Entfernung des Kehlkopfes**	**1650** 96,17	221,20 336,61
Ausschluss:	Neben Nr. 1543 sind folgende Nrn. nicht abrechnungsfähig: 1544, 1545, 1546		
1544	**Teilweise Entfernung des Kehlkopfes – einschließlich Zungenbeinresektion und Pharynxplastik –**	**1850** 107,83	248,01 377,41
Ausschluss:	Neben Nr. 1544 sind folgende Nrn. nicht abrechnungsfähig: 1543, 1545, 1546		
1545	**Totalexstirpation des Kehlkopfes**	**2220** 129,40	297,61 452,89
Ausschluss:	Neben Nr. 1545 sind folgende Nrn. nicht abrechnungsfähig: 1543, 1544, 1546		
1546	**Totalexstirpation des Kehlkopfes – einschließlich Ausräumung des regionären Lymphstromgebietes und gegebenenfalls von benachbarten Organen –**	**3700** 215,66	496,02 754,82
Ausschluss:	Neben Nr. 1546 sind folgende Nrn. nicht abrechnungsfähig: 1543, 1544, 2760		
1547	**Kehlkopfstenosenoperation mit Thyreochondrotomie – einschließlich plastischer Versorgung und gegebenenfalls Verlagerung eines Aryknorpels –**	**2770** 161,46	371,35 565,10
Ausschluss:	Neben Nr. 1547 ist folgende Nr. nicht abrechnungsfähig: 1542		
1548	**Einführung einer Silastikendoprothese im Larynxbereich**	**2060** 120,07	276,17 420,25

GOÄ-Nr.		Punktzahl / 1fach	2,3 / *1,8 / 3,5 / *2,5
1549	**Fensterung des Schildknorpels zur Spickung mit Radionukliden**	**1200** 69,94	160,87 244,81
Tipp:	Neben Nr. 1549 ist die Nr. 1550 abrechenbar.		
1550	**Spickung des Kehlkopfes mit Radionukliden bei vorhandener Fensterung des Schildknorpels**	**300** 17,49	40,22 61,20
Tipp:	Neben Nr. 1550 ist die Nr. 1549 abrechenbar.		
1551	**Operative Versorgung einer Trümmerverletzung des Kehlkopfes und/oder der Trachea – gegebenenfalls mit Haut- und/oder Schleimhautplastik, auch mit Sternotomie –**	**3000** 174,86	402,18 612,02
Ausschluss:	Neben Nr. 1551 sind folgende Nrn. nicht abrechnungsfähig: 2381, 2382, 3010		
1555	**Untersuchung der Sprache nach standardisierten Verfahren (Prüfung der Sprachentwicklung, der Artikulation, der Satzstruktur, des Sprachverständnisses, der zentralen Sprachverarbeitung und des Redeflusses)** Neben der Leistung nach Nummer 1555 sind die Leistungen nach den Nummern 715 und 717 nicht berechnungsfähig.	**119** 6,94	15,95 24,28
Ausschluss:	Neben Nr. 1555 sind folgende Nrn. nicht abrechnungsfähig: 715, 717, 718		
1556	**Untersuchung der Stimme nach standardisierten Verfahren (Prüfung der Atmung, des Stimmklanges, des Stimmeinsatzes, der Tonhaltedauer, des Stimmumfanges und der Sprachstimmlage, gegebenenfalls auch mit Prüfung der Stimme nach Belastung)**	**119** 6,94	15,95 24,28
1557	**Elektroglottographische Untersuchung**	**106** 6,18	14,21 21,62
1558*	**Stimmtherapie bei Kehlkopflosen (Speiseröhrenersatzstimme oder elektronische Ersatzstimme), je Sitzung**	**148** 8,63	15,53 21,57
1559*	**Sprachübungsbehandlung – einschließlich aller dazu gehörender Maßnahmen (z.B. Artikulationsübung, Ausbildung fehlender Laute, Satzstrukturübung, Redeflußübung, gegebenenfalls auch mit Atemtherapie und physikalischen Maßnahmen) –, als Einzelbehandlung, Dauer mindestens 30 Minuten**	**207** 12,07	21,72 30,16
Ausschluss:	Neben Nr. 1559 sind folgende Nrn. nicht abrechnungsfähig: 500 – 510, 719, 725, 726, 1560		
1560*	**Stimmübungsbehandlung – einschließlich aller dazu gehörender Maßnahmen (z.B. Stimmeinsatz, Stimmhalteübungen und -entspannungsübungen, gegebenenfalls auch mit Atemtherapie und physikalischen Maßnahmen) –, als Einzelbehandlung, Dauer mindestens 30 Minuten**	**207** 12,07	21,72 30,16
Ausschluss:	Neben Nr. 1560 sind folgende Nrn. nicht abrechnungsfähig: 500 – 510, 719, 725, 726, 1559		
1565	**Entfernung von obturierenden Ohrenschmalzpfröpfchen, auch beidseitig**	**45** 2,62	6,03 9,18

GOÄ-Nr.		Punktzahl / 1fach	2,3 / *1,8 / 3,5 / *2,5
1566	**Ausspülung des Kuppelraumes**	**45** / 2,62	6,03 / 9,18
1567	**Spaltung von Furunkeln im äußeren Gehörgang**	**74** / 4,31	9,92 / 15,10
Ausschluss:	Neben Nr. 1567 sind folgende Nrn. nicht abrechnungsfähig: 1568, 2428		
1568	**Operation im äußeren Gehörgang (z.B. Entfernung gutartiger Hautneubildungen)**	**185** / 10,78	24,80 / 37,74
Ausschluss:	Neben Nr. 1568 sind folgende Nrn. nicht abrechnungsfähig: 1567, 1569, 1570, 1577, 1585, 1586, 1595		
1569	**Entfernung eines nicht festsitzenden Fremdkörpers aus dem Gehörgang oder der Paukenhöhle**	**74** / 4,31	9,92 / 15,10
Ausschluss:	Neben Nr. 1569 sind folgende Nrn. nicht abrechnungsfähig: 1568, 1570 (derselbe Fremdkörper), 1585		
1570	**Entfernung eines festsitzenden Fremdkörpers aus dem Gehörgang oder der Paukenhöhle**	**148** / 8,63	19,84 / 30,19
Ausschluss:	Neben Nr. 1570 sind folgende Nrn. nicht abrechnungsfähig: 1568, 1569, 1585		
1575	**Inzision des Trommelfells (Parazentese)**	**130** / 7,58	17,43 / 26,52
Ausschluss:	Neben Nr. 1575 ist folgende Nr. nicht abrechnungsfähig: 1576		
1576	**Anlage einer Paukenhöhlendauerdrainage (Inzision des Trommelfells mit Entleerung der Paukenhöhle und Einlegen eines Verweilröhrchens)**	**320** / 18,65	42,90 / 65,28
Ausschluss:	Neben Nr. 1576 ist folgende Nr. nicht abrechnungsfähig: 1575		
Tipp:	Die Kosten für das Verweilröhrchen können dem Patienten in Rechnung gestellt werden (nach §10) oder das Verweilröhrchen wird rezeptiert. Bei ambulanter OP: Zuschlag nach Nr. 442 nicht vergessen, dazu ggf. Nr. 440 und Nr. 441 abrechenbar!		
1577	**Einsetzen oder Auswechseln einer Trommelfellprothese oder Wiedereinlegen eines Verweilröhrchens**	**45** / 2,62	6,03 / 9,18
Ausschluss:	Neben Nr. 1577 sind folgende Nrn. nicht abrechnungsfähig: 1568, 1569, 1570, 1576		
1578	**Gezielte chemische Ätzung im Gehörgang unter Spiegelbeleuchtung, auch beidseitig**	**40** / 2,33	5,36 / 8,16
Ausschluss:	Neben Nr. 1578 ist folgende Nr. nicht abrechnungsfähig: 1579		
1579	**Chemische Ätzung in der Paukenhöhle – gegebenenfalls einschließlich der Ätzung im Gehörgang –**	**70** / 4,08	9,38 / 14,28
Ausschluss:	Neben Nr. 1579 sind folgende Nrn. nicht abrechnungsfähig: 1578, 1614		
Beschluss BÄK:	**Beschluss des Zentralen Konsultationsausschusses für Gebührenordnungsfragen bei der Bundesärztekammer**, veröffentlicht im Deutschen Ärzteblatt, Heft 25, 18.06.2004 (Quelle: GOÄ-Datenbank http://www.blaek.de/) – **Nr. 1579 nicht neben Nrn. 1610 bzw. 1613 bzw. 1614** Die Nr. 1579 (chemische Ätzung in der Paukenhöhle) kann in derselben Sitzung nicht neben dem umfassenderen operativen Eingriff der Tympanoplastik nach den Nrn. 1610 bzw. 1613 bzw.1614 berechnet werden.		

GOÄ-Nr.		Punktzahl 1fach	2,3 / *1,8 3,5 / *2,5
1580	**Galvanokaustik im Gehörgang oder in der Paukenhöhle**	**89** 5,19	11,93 18,16
Ausschluss:	Neben Nr. 1580 ist folgende Nr. nicht abrechnungsfähig: 1568		
1585	**Entfernung einzelner Granulationen vom Trommelfell und/oder aus der Paukenhöhle unter Anwendung des scharfen Löffels oder ähnliche kleinere Eingriffe**	**130** 7,58	17,43 26,52
Ausschluss:	Neben Nr. 1585 sind folgende Nrn. nicht abrechnungsfähig: 1568, 1569, 1570		
1586	**Entfernung eines oder mehrerer größerer Polypen oder ähnlicher Gebilde aus dem Gehörgang oder der Paukenhöhle, auch in mehreren Sitzungen**	**296** 17,25	39,68 60,39
Ausschluss:	Neben Nr. 1586 sind folgende Nrn. nicht abrechnungsfähig: 1568, 1569, 1585, 1595, 1596		
Tipp:	Bei ambulanter OP: Zuschlag nach Nr. 442 nicht vergessen, dazu ggf. Nr. 440 und Nr. 441 abrechenbar!		
1588	**Hammer-Amboß-Extraktion oder ähnliche schwierige Eingriffe am Mittelohr vom Gehörgang aus (z.B. operative Deckung eines Trommelfelldefektes)**	**554** 32,29	74,27 113,02
Ausschluss:	Neben Nr. 1588 sind folgende Nrn. nicht abrechnungsfähig: 1596, 1598, 1610, 1614		
Tipp:	Bei ambulanter OP: Zuschlag nach Nr. 443 nicht vergessen, dazu ggf. Nr. 440 und Nr. 441 abrechenbar!		
1589	**Dosierte luftdruck-kontrollierte Insufflation der Eustachischen Röhre unter Verwendung eines manometerbestückten Druckkompressors**	**30** 1,75	4,02 6,12
Kommentar:	Wird eine Insufflation beider Eustachischen Röhren durchgeführt, so ist dies auch zweimal abrechnungsfähig.		
1590	**Katheterismus der Ohrtrompete – auch mit Bougierung und/oder Einbringung von Arzneimitteln und gegebenenfalls einschließlich Luftdusche –, auch beidseitig**	**74** 4,31	9,92 15,10
Ausschluss:	Neben Nr. 1590 sind folgende Nrn. nicht abrechnungsfähig: 321, 1589		
1591	**Vibrationsmassage des Trommelfells oder Anwendung der Drucksonde, auch beidseitig**	**40** 2,33	5,36 8,16
1595	**Operative Beseitigung einer Stenose im äußeren Gehörgang**	**1850** 107,83	248,01 377,41
Ausschluss:	Neben Nr. 1595 sind folgende Nrn. nicht abrechnungsfähig: 1568, 1586		
Tipp:	Bei ambulanter OP: Zuschlag nach Nr. 445 nicht vergessen, dazu ggf. Nr. 440 und Nr. 441 abrechenbar!		
1596	**Plastische Herstellung des äußeren Gehörganges bei Atresie**	**1480** 86,27	198,41 301,93
Ausschluss:	Neben Nr. 1596 ist folgende Nr. nicht abrechnungsfähig: 1586		

GOÄ-Nr.		Punktzahl 1fach	2,3 / *1,8 3,5 / *2,5
1597	**Operative Eröffnung des Warzenfortsatzes**	**1110** 64,70	148,81 226,45

Ausschluss: Neben Nr. 1597 sind folgende Nrn. nicht abrechnungsfähig: 1596, 1598, 1600 – 1602, 1620

Tipp: Bei ambulanter OP: Zuschlag nach Nr. 444 nicht vergessen, dazu ggf. Nr. 440 und Nr. 441 abrechenbar!

1598	**Aufmeißelung des Warzenfortsatzes mit Freilegung sämtlicher Mittelohrräume (Radikaloperation)**	**1660** 96,76	222,54 338,65

Ausschluss: Neben Nr. 1598 sind folgende Nrn. nicht abrechnungsfähig: 1588, 1597, 1600, 1601, 1602, 1620

Tipp: Bei ambulanter OP: Zuschlag nach Nr. 445 nicht vergessen, dazu ggf. Nr. 440 und Nr. 441 abrechenbar!

1600	**Eröffnung der Schädelhöhle mit Operation einer Sinus- oder Bulbusthrombose, des Labyrinthes oder eines Hirnabszesses gegebenenfalls mit Aufmeißelung des Warzenfortsatzes und Freilegung sämtlicher Mittelohrräume**	**2770** 161,46	371,35 565,10

Ausschluss: Neben Nr. 1600 sind folgende Nrn. nicht abrechnungsfähig: 1597, 1598, 1601, 1602

1601	**Operation eines gutartigen Mittelohrtumors, auch Cholesteatom – gegebenenfalls einschließlich der Leistungen nach Nummer 1597 oder Nummer 1598 –**	**1660** 96,76	222,54 338,65

Ausschluss: Neben Nr. 1601 sind folgende Nrn. nicht abrechnungsfähig: 1597, 1598, 1600

Tipp: Bei ambulanter OP: Zuschlag nach Nr. 445 nicht vergessen, dazu ggtf. Nr. 440 und Nr. 441 abrechenbar!

1602	**Operation eines destruktiv wachsenden Mittelohrtumors – gegebenenfalls einschließlich der Leistungen nach Nummer 1597, Nummer 1598 oder Nummer 1600 –**	**2770** 161,46	371,35 565,10

Ausschluss: Neben Nr. 1602 sind folgende Nrn. nicht abrechnungsfähig: 1597, 1598, 1600

1610	**Tympanoplastik mit Interposition, zusätzlich zu den Leistungen nach den Nummern 1598, 1600 bis 1602**	**1480** 86,27	198,41 301,93

Ausschluss: Neben Nr. 1610 sind folgende Nrn. nicht abrechnungsfähig: 1596, 1613, 1614

Beschluss BÄK: **Beschluss des „Zentralen Konsultationsausschuss für Gebührenordnungsfragen" bei der Bundesärztekammer Stand: 18.06.2004**

9) Nr. 2253 analog neben Nrn. 1610/1613/1614

Wird zum Verschluss eines größeren Trommelfelldefekts oder zur endoprothetischen Versorgung einer defekten Gehörknöchelchenkette ein autologes Transplantat aus Knorpel oder Knochen verwendet, so sind Entnahme und Präparation des körpereigenen Materials durch den analogen Ansatz der Nr. 2253 (Knochenspanentnahme, 647 Punkte) abgegolten. Die Nr. 2253 analog für die Materialgewinnung und Herstellung des Trommelfellersatzes bzw. der Gehörknöchelchenprothese aus autologem Material ist in diesen Fällen einmal neben den Nrn. 1610/1613/1614 berechnungsfähig.

10) Nr. 2583 (Neurolyse) ggf. neben Nrn. 1610/1613/1614

Bei fortgeschrittenem Krankheitsprozess ist ggf. die Neurolyse der Chorda tympani oder des Nervus facialis aus wuchernden Epithelformationen erforderlich. In diesen Fällen ist Nr. 2583 neben den Nrn. 1610/1613/1614 berechnungsfähig.

11) Nr. 2253 analog für die Verwendung von autologen Knorpel als Ersatz der Steigbügelfußplatte bei Otoskleroseoperation nach Nr. 1623

Im Rahmen der Otoskleroseoperation nach Nr. 1623 kann der Wiederverschluss des Trommelfells durch einen tympanomeatalen Lappen nicht als selbstständige Leistung, z.B. nach den Nrn. 2380/ 2381/2382/2383/ 2384, anerkannt werden, da es sich bei der Adaption der zuvor durchtrennten Strukturen um den methodisch notwendigen Abschluss der Operation nach Nr. 1623 handelt. Eine Berechnung von trommelfellverschließenden Maßnahmen neben Nr. 1623 ist allenfalls in den Fällen denkbar, in denen ein vorbestehender größerer Trommelfelldefekt vorliegt, der durch aufwendigere Maßnahmen, die in Beschlussvorschlag Nr. 8. a) nach

Nr. 2253 bewertet sind, erforderlich ist. Wird anstelle einer industriell gefertigten Steigbügelprothese eine individuelle Prothese aus autologem Knorpelmaterial intraoperativ angefertigt, so ist hierfür für die Entnahme des autologen Knorpels sowie die Präparation Nr. 2253 analog einmal neben Nr. 1623 berechnungsfähig.

12) Nr. 1579 nicht neben Nrn. 1610/ 1613/1614

Nr. 1579 (Chemische Ätzung in der Paukenhöhle) kann in derselben Sitzung nicht neben dem umfassenderen operativen Eingriff der Tympanoplastik nach den Nrn. 1610/1613/1614 berechnet werden.

Tipp:
- Bei ambulanter OP: Zuschlag nach Nr. 445 nicht vergessen, dazu ggf. Nr. 440 und Nr. 441 abrechenbar!
- Neben Nr. 1610 sind die Nrn. 1598, 1600 – 1602 abrechenbar.

1611 **Myringoplastik vom Gehörgang aus** **1480** 198,41
86,27 301,93

Ausschluss: Neben Nr. 1611 sind folgende Nrn. nicht abrechnungsfähig: 1610, 1613, 1614

Tipp: Bei ambulanter OP: Zuschlag nach Nr. 445 nicht vergessen, dazu ggf. Nr. 440 und Nr. 441 abrechenbar!

1612 **Eröffnung der Paukenhöhle durch temporäre Trommelfellaufklappung, als selbständige Leistung** **1110** 148,81
64,70 226,45

Tipp: Bei ambulanter OP: Zuschlag nach Nr. 444 nicht vergessen, dazu ggf. Nr. 440 und Nr. 441 abrechenbar!

1613 **Tympanoplastik mit Interposition, als selbständige Leistung** **2350** 315,04
136,98 479,41

Ausschluss: Neben Nr. 1613 sind folgende Nrn. nicht abrechnungsfähig: 1598, 1600, 1601, 1602, 1610, 1614

Beschluss BÄK: Siehe unter Nr. 1610.

Kommentar: Siehe auch Kommentar bei Nr. 1610

Tipp: Bei ambulanter OP: Zuschlag nach Nr. 445 nicht vergessen, dazu ggf. Nr. 440 und Nr. 441 abrechenbar!

1614 **Tympanoplastik – einschließlich Interposition und Aufbau der Gehörknöchelchenkette** **3140** 420,95
183,02 640,58

Ausschluss: Neben Nr. 1614 sind folgende Nrn. nicht abrechnungsfähig: 1588, 1610, 1613, 1623

Beschluss BÄK: Siehe unter Nr. 1610.

Kommentar: Siehe auch Anmerkungen bei Nr. 1610

Tipp: Bei ambulanter OP: Zuschlag nach Nr. 445 nicht vergessen, dazu ggf. Nr. 440 und Nr. 441 abrechenbar!

1620 **Fensterungsoperation – einschließlich Eröffnung des Warzenfortsatzes –** **2350** 315,04
136,98 479,41

Ausschluss: Neben Nr. 1620 sind folgende Nrn. nicht abrechnungsfähig: 1597, 1598

1621 **Plastische Rekonstruktion der hinteren Gehörgangswand, als selbständige Leistung** **1110** 148,81
64,70 226,45

Ausschluss: Neben Nr. 1621 ist folgende Nr. nicht abrechnungsfähig: 1622

1622 **Plastische Rekonstruktion der hinteren Gehörgangswand im Zusammenhang mit anderen Operationen** **700** 93,84
40,80 142,80

Ausschluss: Neben Nr. 1622 ist folgende Nr. nicht abrechnungsfähig: 1621

Tipp: Bei ambulanter OP: Zuschlag nach Nr. 443 nicht vergessen, dazu ggf. Nr. 440 und Nr. 441 abrechenbar!

GOÄ-Nr.		Punktzahl / 1fach	2,3 / *1,8 / 3,5 / *2,5
1623	**Otoskleroseoperation vom Gehörgang aus (Fußplattenresektion) – gegebenenfalls einschließlich Interposition –**	**2350** 136,98	315,04 479,41

Beschluss BÄK: **Beschluss des Zentralen Konsultationsausschusses für Gebührenordnungsfragen bei der Bundesärztekammer**, veröffentlicht im Deutschen Ärzteblatt, Heft 25, 18.06.2004 (Quelle: GOÄ-Datenbank http://www.blaek.de/) –

Nr. 2253 analog für die Verwendung von autologem Knorpel als Ersatz der Steigbügelfußplatte bei Otoskleroseoperationen nach Nr. 1623

Im Rahmen der Otoskleroseoperation nach Nr. 1623 kann der Wiederverschluss des Trommelfells durch einen tympanomeatalen Lappen nicht als selbständige Leistung, z.B. nach den Nrn. 2380 – 2384 anerkannt werden, da es sich bei der Adaption der zuvor durchtrennten Strukturen um den methodisch notwendigen Abschluss der Operation nach Nr. 1623 handelt.

Eine Berechnung von trommelfellverschließenden Maßnahmen neben Nr. 1623 ist allenfalls in den Fällen denkbar, in denen ein vorbestehender größerer Trommelfelldefekt vorliegt, durch den aufwendigere Maßnahmen erforderlich sind.

Wird anstelle einer industriell gefertigten Steigbügelprothese eine individuelle Prothese aus autologem Knorpelmaterial intraoperativ angefertigt, so ist hierfür für die Entnahme des autologen Knorpels und die Präparation die Nr. 2253 analog einmal neben Nr. 1623 berechnungsfähig.

1624	**Dekompression des Saccus endolymphaticus oder des Innenohrs mit Eröffnung des Sacculus**	**2350** 136,98	315,04 479,41
1625	**Fazialisdekompression, als selbständige Leistung**	**2220** 129,40	297,61 452,89

Ausschluss: Neben Nr. 1625 sind folgende Nrn. nicht abrechnungsfähig: 1626, 2451, 2583, 2584

1626	**Fazialisdekompression, im Zusammenhang mit anderen operativen Leistungen**	**1330** 77,52	178,30 271,33
1628	**Plastischer Verschluß einer retroaurikulären Öffnung oder einer Kieferhöhlenfistel**	**739** 43,07	99,07 150,76

Tipp: Bei ambulanter OP: Zuschlag nach Nr. 443 nicht vergessen, dazu ggf. Nr. 440 und Nr. 441 abrechenbar!

1629	**Extraduraler oder transtympanaler operativer Eingriff im Bereich des inneren Gehörganges**	**3700** 215,66	496,02 754,82
1635	**Operative Korrektur eines abstehenden Ohres (z.B. durch einfache Ohrmuschelanlegeplastik mit Knorpelexzision)**	**739** 43,07	99,07 150,76

Ausschluss: Neben Nr. 1635 sind folgende Nrn. nicht abrechnungsfähig: 1636, 1637, 1638

Tipp: Bei ambulanter OP: Zuschlag nach Nr. 443 nicht vergessen, ggf. dazu Nr. 440 und Nr. 441 abrechenbar!

1636	**Plastische Operation zur Korrektur der Ohrmuschelform**	**887** 51,70	118,91 180,95

Ausschluss: Neben Nr. 1636 sind folgende Nrn. nicht abrechnungsfähig: 1635, 1637, 1638

Tipp: Bei ambulanter OP: Zuschlag nach Nr. 444 nicht vergessen, dazu ggf. Nr. 440 und Nr. 441 abrechenbar!

1637	**Plastische Operation zur Korrektur von Form, Größe und Stellung der Ohrmuschel**	**1400** 81,60	187,69 285,61

Ausschluss: Neben Nr. 1637 sind folgende Nrn. nicht abrechnungsfähig: 1635, 1636, 1638

Tipp: Bei ambulanter OP: Zuschlag nach Nr. 445 nicht vergessen, dazu ggf. Nr. 440 und Nr. 441 abrechenbar!

GOÄ-Nr.		Punktzahl 1fach	2,3 / *1,8 3,5 / *2,5
1638	**Plastische Operation zum Aufbau einer Ohrmuschel bei Aplasie oder Ohrmuschelverlust, auch in mehreren Sitzungen**	**4500** 262,29	603,27 918,02
Ausschluss:	Neben Nr. 1638 sind folgende Nrn. nicht abrechnungsfähig: 1635, 1636, 1637		
1639	**Unterbindung der Vena jugularis**	**554** 32,29	74,27 113,02

K Urologie

Allgemeine Bestimmungen:

Werden mehrere Eingriffe in der Brust- oder Bauchhöhle in zeitlichem Zusammenhang durchgeführt, die jeweils in der Leistung die Eröffnung dieser Körperhöhlen enthalten, so darf diese nur einmal berechnet werden; die Vergütungssätze der weiteren Eingriffe sind deshalb um den Vergütungssatz nach Nummer 2990 oder 3135 zu kürzen.

IGeL – Facharzt-Check Urologie und weitere Leistungen

WICHTIG: Kostenangaben für IGeL-Leistungen nur mit Angabe der GOÄ Gebührenordnungspositionen und den gewählten Steigerungssätzen:

Im Internet wirbt ein Urologe:

*Die dauerhafte Unterbindung bzw. Teilresektion **beider Samenleiter** beim Mann **(Vasektomie)** ist ein ambulanter, operativer Eingriff, der heute von den gesetzlichen **Krankenkassen nicht mehr getragen** wird (Ausnahme: medizinische Indikation z.B. bei vererbbaren Erkrankungen). Daher wird dieser **Wunscheingriff** inkl. Vor- und Nachuntersuchung nach der amtlichen Gebührenordnung für Ärzte **(GOÄ) privat vergütet.** Das **erste Beratungsgespräch** mit Ihnen in der Praxis ist eine Leistung, die wir über die **Krankenkasse abrechnen** dürfen.*

Sollten Sie sich nach eingehender Beratung mit Ihrer Frau zur Durchführung der ambulanten Sterilisationsoperation entscheiden, werden danach sämtlich notwendigen Untersuchungen ‚privatärztlich' mit Ihnen abgerechnet:

Eine Übersicht der zu erwartenden Kosten finden Sie hier:

Leistungen	***Preis in Euro***
Blutentnahme u. Gerinnungsstatus	*10,90*
Operationsaufklärung-Beratung	*10,30*
Operation (ambulant, örtliche Betäubung plus Dormicum)	*262,90*
Histologische Begutachtung des entfernten Gewebes	*63,90*
Nachuntersuchung	*21,42*
Spermiogramm-Kontrolle (3x minimum)	*20,10*

Dieses Angebot ist nach GOÄ nicht korrekt. Es fehlen die GOÄ-Abrechnungs-Ziffern und die angewendeten Steigerungssätze!

Im Rahmen urologischer IGEL-Leistungen werden vor allem angeboten:

Für die Frau

- im Rahmen der gesetzlichen Vorsorgeuntersuchung sind keine Früherkennungsuntersuchungen von Krebserkrankungen oder Funktionsstörungen des Nieren- und Harntraktes vorgesehen. Chronische Entzündungen und Steinerkrankungen verursachen oft am Anfang keine Beschwerden.
- Nieren-Check up mit Ultraschall und Laboruntersuchungen

Für den Mann Komplett-Vorsorge

Die Vorsorgeuntersuchungen für den Mann sind oft der erste Einstieg eines Patienten beim Urologen. Dazu kommt es, weil viele Patienten den Urologen mit seinen speziellen Kenntnissen und der apparativen Ausstattung (z.B. transrektale Sonografie) für besonders qualifiziert halten zur Prävention für den Mann.

Schwerpunkte sind

- Komplettvorsorge des Mannes (PCA, TRUS, PSA, Ultraschall der Nieren, Beratung etc.)
- Sterilisationswunsch (Vasektomie)
- Der alternde Mann (aging male, Androgenmangelsyndrom)
- Fruchtbarkeitscheck ohne Krankheitshinweis
- Behandlung von Potenzstörungen
- Paarbezogene Gesprächstherapie zu sexuellen Problemen

In den Internetportalen der Urologen wird für die Komplettuntersuchung entsprechend geworben. Das folgende Beispiel haben wir dem Internet entnommen (http://www.urologie-stadtzentrum.de/34.html#c278), um Ihnen Anregungen zu geben:

P. Hermanns, G. Filler, B. Roscher (Hrsg.), *GOÄ 2013*,
Erfolgskonzepte Praxis- & Krankenhaus-Management,
DOI 10.1007/978-3-642-29292-7_27, © Springer-Verlag Berlin Heidelberg 2013

Was beinhaltet die urologische Komplettvorsorge für den Mann?

Mit nachfolgend genannten, schmerzlosen, in jährlichen Abständen durchgeführten Untersuchungen sinkt die Wahrscheinlichkeit, an einem unheilbaren, bösartigen Tumor zu erkranken, signifikant:

- Erfassung der Krankengeschichte & Risikofaktoren
- Körperliche Untersuchung (Blutdruckmessung, Abdomen & Nierenlager, äußeres Genitale einschließlich Leisten bds., sowie die Tastuntersuchung der Prostata durch den After)
- Urinuntersuchung auf unsichtbare Blutbeimengung (Mikrohämaturie) einschließlich Bakteriologie und Blasentumor-Antigen-Bestimmung (NMP-22)
- Blutuntersuchung: Bestimmung des Prostataspezifischen Antigens (PSA) und eventuell weitere Parameter wie z.B. Hormonstatus, Nierenwerte usw.
- Ultraschall: Untersuchung der Nieren zum Ausschluss von Anomalien, Harnstauung, Nierensteinen, Nierentumoren oder Durchblutungsstörungen. Untersuchung der Prostata mittels einer Sonde, die durch den After eingeführt wird zur Messung der Prostatagröße und zum Ausschluss prostatakarzinomverdächtiger Veränderungen, ggf. Untersuchung der Hoden
- Stuhluntersuchung auf unsichtbare Blutbeimengungen zur rechtzeitigen Erkennung von Darmkrebs

GOÄ Nr.	Kurzlegende	Ifach €	*1,8/2,3fach €
5	Symptombezogene Untersuchung	4,66	**10,73**
6	Untersuchung Nieren und harnableitende Wege, bei Männern zusätzlich Prostata, Bruchpforten, Hoden und Nebenhoden	5,83	**13,41**
8	Ganzkörperstatus	15,15	**34,85**
11	Untersuchung zur Früherkennung des Prostata-Karzinoms	3,50	**8,04**
28	Krebsvorsorge: Mann	16,32	**37,54**
403*	Zuschlag zur Sonographie bei transrectaler Untersuchung	8,74	**15,74**
410	Sonographie, ein Organ (Prostata)	11,66	**26,81**
420	Sonographie bis zu 3 weiteren Organen (Nieren, Hoden)	4,66	**10,73**
		1fach €	1,15fach €
3908.H3*	PSA-Bestimmung	17,49	**20,11**

Früherkennung Blasenkrebs

GOÄ Nr.	Kurzlegende	1fach €	2,3fach €
3	Eingehende Beratung (mind. 10 Min.) – nicht neben Sonderleistungen	8,74	**20,11**
410	Sonographie, ein Organ (Blase)	11,66	**26,81**
403*	Zuschlag zur Sonographie bei transrectaler Untersuchung	8,74	**15,74**

Bestimmung: Tumormarker NMP22 (Nuclear matrix protein 22)

Der Blasentumor ist eine relativ häufige Krebserkrankung und steht nach dem Prostatakrebs mit ca. 34% an zweiter Stelle der urologischen Tumore. Männer sind häufiger betroffen als Frauen. Der Tumormarker NMP22 wurde in den USA entwickelt und von der FDA (U.S. Food and Drug Administration) **– neben der Therapieüberwachung – auch für die Früherkennung** (z.B. Sreening von Personen mit hohem Risiko für die Entwicklung eines Harnblasenkarzinoms: Raucher, Arbeiter in chemischen Betrieben) zugelassen.

Andrologische Diagnostik ohne Hinweis auf Vorliegen einer Sterilität oder nach Sterilisation

GOÄ Nr.	Kurzlegende	1fach €	2,3fach €
3	Eingeh. Beratung (mind. 10 Min.) – nicht neben Sonderleistungen	**8,74**	**20,11**
6	Nieren, harnableitende Wege und männliche Genitalorgane	5,83	**13,41**
		1fach €	1,15fach €
3667*	Spermienzahl, Motilitätsbeurteilung, mikroskopisch	4,08	**4,69**
3668*	Spermiogramm	23,32	**26,81**

Erektile Dysfunktion

GOÄ Nr.	Kurzlegende	Ifach €	*1,8/2,3fach €
3	Eingeh. Beratung (mind. 10 Min.) – nicht neben Sonderleistungen	**8,74**	**20,11**
643*	Nicht direktionale Untersuchungen der Penisgefäße u./o. Skrotalfächer **- analoger Ansatz**	**6,99**	**12,59**
1754	Direktionale Doppler-Sonographie der Penisgefäße u./o. Skrotalfächer	**10,49**	**24,13**
250*	Blutentnahme venös	2,33	**4,20**
		1fach €	1,15fach €
4042	Testosteron*	20,40	**23,46**

Sexualberatung

GOÄ Nr.	Kurzlegende	1fach €	*1,8/2,3fach €
A31	Ausführliche Sexualanamnese (30 Minuten), n. n. Nr. 34	26,23	**60,33**
7	Organsystemuntersuchung	9,33	**21,45**
34	Beratung Lebensveränderung, n. n. Nr. A 31	8,74	**20,11**
250*	Blutentnahme venös	2,33	**4,20**
		1fach €	1,15fach €
3908 H3	PSA	17,49	**20,11**
3765	Sexualhormonbindendes Globulin*	26,23	**30,16**
4021	FSH*	14,57	**16,76**
4039	Otradiol*	20,40	**23,46**
4042	Testosteron*	20,40	**23,46**

* Untersuchungen aus Laborkap. M III kann nur der Arzt abrechnen, der diese Leistungen selber erbracht hat.

Sterilisation des Mannes

GOÄ Nr.	Kurzlegende	Ifach €	2,3fach €
3	Eingehende Beratung (mind. 10 Min.) – nicht neben Sonderleistungen	8,74	**20,11**
6	Nieren, harnableitende Wege und männliche Genitalorgane	5,83	**13,41**
1756	Unterbindung beider Samenleiter – auch mit Teilresektion	48,50	**111,54**

Zusätzlich ggf. praeoperative Diagnostik, Anästhesieleistungen und nach Sterilisation Kontrolluntersuchung (Andrologische Diagnostik mit Spermiogramm)

Vorhautbeschneidung ohne medizinische Indikation

GOÄ Nr.	Kurzlegende	1fach€	2,3fach €
3	Eingehende Beratung (mind. 10 Min.) – nicht neben Sonderleistungen	8,74	**20,11**
5	Symptombezogene Untersuchung	4,66	**10,73**
1741	Vorhautbeschneidung ohne medizinische Indikation	21,57	**49,60**
442	Zuschlag bei amb. Durchführung der Leistung nach Nr. 1741 – nur 1fach berechenbar	23,32	**-**

1700 **Spülung der männlichen Harnröhre und/oder Instillation von Arzneimitteln** **45** 6,03
2,62 9,18

Ausschluss: Neben Nr. 1700 sind folgende Nrn. nicht abrechnungsfähig: 1701, 1702, 1703, 1704, 1713, 1785 – 1790, 1793, 1794, 1798

Kommentar: Nach **Wezel/Liebold** kann eine Spülung, die im Zusammenhang mit einer operativen Leistung erforderlich ist, nach Nr. 1700 nicht zusätzlich berechnet werden.

Tipp: Ggf. zusätzlich Lokalanästhesie nach Nr. 488 anwenden und abrechnen!

GOÄ-Nr.		Punktzahl 1fach	2,3 / *1,8 3,5 / *2,5
1701	**Dehnung der männlichen Harnröhre – auch einschließlich Spülung und/oder Instillation von Arzneimitteln –, je Sitzung**	**74** 4,31	9,92 15,10

Ausschluss: Neben Nr. 1701 sind folgende Nrn. nicht abrechnungsfähig: 1700, 1702, 1708, 1712, 1713, 1724, 1728 – 1733, 1785 – 1790, 1793, 1794, 1798

Kommentar: Kann eine Zystoskopie nicht ohne Dehnung der Harnröhre durchgeführt werden, weil aufgrund krankhaft entstandener oder angeborener Verengung vor der Zystoskopie eine Dehnungsbehandlung nach den Nrn. 1701 oder 1702 erforderlich ist, so können diese Leistungen zusätzlich zur Zystoskopie berechnet werden. Es ist dabei zu raten, für die zusätzliche Berechnung der Nrn. auch eine enstprechende Diagnose anzugeben.

Tipp: Ggf. zusätzlich Lokalanästhesie nach Nr. 488 anwenden und abrechnen!

1702	**Dehnung der männlichen Harnröhre mit filiformen Bougies und/oder Bougies mit Leitsonde – auch einschließlich Spülung und/oder Instillation von Arzneimitteln –, erste Sitzung**	**178** 10,38	23,86 36,31

Ausschluss: Neben Nr. 1702 sind folgende Nrn. nicht abrechnungsfähig: 1700, 1701, 1708, 1712, 1713, 1724, 1728 – 1733, 1785 – 1790, 1793, 1794

Kommentar: Siehe Kommentar zu Nr. 1701

Tipp: Ggf. zusätzlich Lokalanästhesie nach Nr. 488 anwenden und abrechnen!

1703	**Unblutige Fremdkörperentfernung aus der männlichen Harnröhre**	**148** 8,63	19,84 30,19

Ausschluss: Neben Nr. 1703 sind folgende Nrn. nicht abrechnungsfähig: 1700, 1704

Tipp: Ggf. zusätzlich Lokalanästhesie nach Nr. 488 anwenden und abrechnen!

1704	**Operative Fremdkörperentfernung aus der männlichen Harnröhre**	**554** 32,29	74,27 113,02

Ausschluss: Neben Nr. 1704 sind folgende Nrn. nicht abrechnungsfähig: 1700, 1723

Tipp: Ggf. zusätzlich Lokalanästhesie nach Nr. 488 anwenden und abrechnen!

1708	**Kalibrierung der männlichen Harnröhre**	**75** 4,37	10,05 15,30
1709	**Kalibrierung der weiblichen Harnröhre**	**60** 3,50	8,04 12,24
1710	**Dehnung der weiblichen Harnröhre – auch einschließlich Spülung und/oder Instillation von Arzneimitteln –, je Sitzung**	**59** 3,44	7,91 12,04

Ausschluss: Neben Nr. 1710 sind folgende Nrn. nicht abrechnungsfähig: 1709, 1712, 1713, 1724, 1728 – 1733, 1785 – 1790, 1793, 1794, 1798

Kommentar: Ähnlich wie bei der Dehnung der männlichen Harnröhre nach den Nrn. 1701 oder 1702, kann bei einer Zystoskopie der Frau die Nr. 1710 dann zusätzlich berechnet werden, wenn eine Verengung der weiblichen Harnröhre eine Dehnung erforderlich macht. Auch hier ist die Diagnose anzugeben, die die zusätzliche Berechnung der Nr. 1710 erforderlich macht.

Tipp: Ggf. zusätzlich Lokalanästhesie nach Nr. 488 anwenden und abrechnen!

GOÄ-Nr.		Punktzahl / 1fach	2,3 / *1,8 / 3,5 / *2,5
1711	**Unblutige Fremdkörperentfernung aus der weiblichen Harnröhre**	**74** / 4,31	9,92 / 15,10

Tipp: Ggf. zusätzlich Lokalanästhesie nach Nr. 488 anwenden und abrechnen!

1712	**Endoskopie der Harnröhre (Urethroskopie)**	**119** / 6,94	15,95 / 24,28

Ausschluss: Neben Nr. 1712 sind folgende Nrn. nicht abrechnungsfähig: 1701, 1702, 1709, 1710, 1713, 1728 – 1733, 1785 – 1790, 1800, 1802, 1803

Tipp: Ggf. zusätzlich Lokalanästhesie nach Nr. 488 anwenden und abrechnen!

1713	**Endoskopie der Harnröhre (Urethroskopie) mit operativem Eingriff (z.B. Papillomkoagulation, Erstbourgierung und/oder Spaltung einer Striktur)**	**296** / 17,25	39,68 / 60,39

Ausschluss: Neben Nr. 1713 sind folgende Nrn. nicht abrechnungsfähig: 1701, 1702, 1709, 1710, 1712, 1714, 1728 – 1733

Tipp:
- Ggf. zusätzlich Lokalanästhesie nach Nr. 488 anwenden und abrechnen!
- Bei ambulanter OP: Zuschlag nach Nr. 442 nicht vergessen, dzu ggf. Nr. 440 und Nr. 441 abrechenbar!

1714	**Entfernung einer oder mehrerer Geschwülste an der Harnröhrenmündung**	**230** / 13,41	30,83 / 46,92

Ausschluss: Neben Nr. 1714 ist folgende Nr. nicht abrechnungsfähig: 1713

1715	**Spaltung einer Harnröhrenstriktur nach Otis**	**300** / 17,49	40,22 / 61,20
A 1716	**Spaltung einer Harnröhrenstriktur unter Sicht (z.B. nach Sachse) (analog: Nr. 1802 GOÄ) – n. Verzeichnis analoger Bewertungen d. Bundesärztekammer**	**739** / 43,07	99,07 / 150,76
1720	**Anlegen einer Harnröhrenfistel am Damm**	**554** / 32,29	74,27 / 113,02

Ausschluss: Neben Nr. 1720 sind folgende Nrn. nicht abrechnungsfähig: 1722, 1723

1721	**Verschluß einer Harnröhrenfistel durch Naht**	**554** / 32,29	74,27 / 113,02

Ausschluss: Neben Nr. 1721 sind folgende Nrn. nicht abrechnungsfähig: 1163, 1722, 1723

1722	**Verschluß einer Harnröhrenfistel durch plastische Operation**	**1110** / 64,70	148,81 / 226,45

Ausschluss: Neben Nr. 1722 ist folgende Nr. nicht abrechnungsfähig: 1163

1723	**Operative Versorgung einer Harnröhren- und/oder Harnblasenverletzung**	**1660** / 96,76	222,54 / 338,65

Ausschluss: Neben Nr. 1723 ist folgende Nr. nicht abrechnungsfähig: 1704

Kommentar: Nach **Wezel/Liebold** ist eine eventuell erforderliche operative Fremdkörperentfernung aus der Harnröhre Bestandteil der Leistung nach Nr. 1723 und daher nicht zusätzlich abrechnungsfähig.

GOÄ-Nr.		Punktzahl 1fach	2,3 / *1,8 3,5 / *2,5
1724	**Plastische Operation zur Beseitigung einer Striktur der Harnröhre oder eines Harnröhrendivertikels, je Sitzung**	**1660** 96,76	222,54 338,65

Ausschluss: Neben Nr. 1724 sind folgende Nrn. nicht abrechnungsfähig: 1701, 1702, 1710, 1715

1728	**Katheterisierung der Harnblase beim Mann**	**59** 3,44	7,91 12,04

Ausschluss: Neben Nr. 1728 sind folgende Nrn. nicht abrechnungsfähig: 435, 488, 1700, 1701, 1702, 1712, 1713, 1729, 1732, 1733, 1791, 1793, 1794, 1798

Tipp: Eine erforderliche Anästhesie der Harnröhre kann nach Nr. 488 berechnet werden.

1729	**Spülung der Harnblase beim Mann und/oder Instillation von Arzneimitteln – einschließlich Katheterisierung und gegebenenfalls auch Ausspülung von Blutkoagula –**	**104** 6,06	13,94 21,22

Ausschluss: Neben Nr. 1729 sind folgende Nrn. nicht abrechnungsfähig: 435, 488, 1700, 1701, 1702, 1712, 1713, 1728, 1732, 1733, 1793, 1794, 1798

Tipp: Ggf. zusätzlich Lokalanästhesie nach Nr. 488 anwenden und abrechnen!

1730	**Katheterisierung der Harnblase bei der Frau**	**37** 2,16	4,96 7,55

Wird eine Harnblasenkatheterisierung lediglich ausgeführt, um eine gynäkologische Untersuchung nach Nummer 7 zu erleichtern, so ist sie neben der Leistung nach Nummer 7 nicht berechnungsfähig.

Ausschluss: Neben Nr. 1730 sind folgende Nrn. nicht abrechnungsfähig: 7, 435, 488, 1710, 1712, 1713, 1731, 1732, 1791, 1793, 1794, 1798

Tipp: Ggf. zusätzlich Lokalanästhesie nach Nr. 488 anwenden und abrechnen!

1731	**Spülung der Harnblase bei der Frau und/oder Instillation Medikamenten – einschließlich Katheterisierung und gegebenenfalls auch Ausspülung von Blutkoagula –**	**74** 4,31	9,92 15,10

Ausschluss: Neben Nr. 1731 sind folgende Nrn. nicht abrechnungsfähig: 435, 488, 1710, 1712, 1713, 1730, 1732, 1733, 1793, 1794, 1798

Tipp: Ggf. zusätzlich Lokalanästhesie nach Nr. 488 anwenden und abrechnen!

1732	**Einlegung eines Verweilkatheters – gegebenenfalls einschließlich der Leistungen nach Nummer 1728 oder Nummer 1730 –**	**74** 4,31	9,92 15,10

Neben der Leistung nach Nummer 1732 ist die Leistung nach Nummer 1733 nicht berechnungsfähig.

Ausschluss: Neben Nr. 1732 sind folgende Nrn. nicht abrechnungsfähig: 435, 488, 1700, 1701, 1702, 1710, 1712, 1713, 1728, 1730, 1733, 1793, 1794, 1795, 1798, 1801

Tipp:
- Ggf. zusätzlich Lokalanästhesie nach Nr. 488 anwenden und abrechnen!
- Wechsel des Verweilkatheters ebenfalls nach Nr. 1732 abrechnen.
- Das Entfernen analog nach Nr. 2007 berechnen.

1733	**Spülung der Harnblase und/oder Instillation bei liegendem Verweilkatheter**	**40** 2,33	5,36 8,16

Ausschluss: Neben Nr. 1733 sind folgende Nrn. nicht abrechnungsfähig: 435, 488, 1701, 1702, 1710, 1732, 1793, 1794, 1798

GOÄ-Nr.		Punktzahl 1fach	2,3 / *1,8 3,5 / *2,5
1737	**Meatomie**	**74** 4,31	9,92 15,10
1738	**Plastische Versorgung einer Meatusstriktur**	**554** 32,29	74,27 113,02
Ausschluss:	Neben Nr. 1738 sind folgende Nrn. nicht abrechnungsfähig: 1701, 1702, 1715, 1737		
Tipp:	Bei ambulanter OP: Zuschlag nach Nr. 443 nicht vergessen, ggf. dazu Nr. 440 und Nr. 441 abrechenbar!		
1739	**Unblutige Beseitigung einer Paraphimose und/oder Lösung einer Vorhautverklebung**	**60** 3,50	8,04 12,24
1740	**Operative Beseitigung einer Paraphimose**	**296** 17,25	39,68 60,39
Tipp:	Bei ambulanter OP: Zuschlag nach Nr. 442 nicht vergessen, dazu ggf. Nr. 440 Nr. 441 abrechenbar!		
1741	**Phimoseoperation**	**370** 21,57	49,60 75,48
Ausschluss:	Neben Nr. 1741 sind folgende Nrn. nicht abrechnungsfähig: 1740, 1742		
Kommentar:	Die Leistung nach Nr. 1741 gilt für alle gängigen Methoden der Phimoseoperation nach z.B. Zirkumzision, Plastik, Schloffer, Goldstein, mit Gomko-Klemme, mit Plastibellgerät.		
Tipp:	Bei ambulanter OP: Zuschlag nach Nr. 442 nicht vergessen, dazu ggf. Nr. 440 und Nr. 441 abrechenbar!		
IGeL:	Vorhautbeschneidung, ohne medizinische Indikation		
1742	**Operative Durchtrennung des Frenulum praeputii**	**85** 4,95	11,40 17,34
Ausschluss:	Neben Nr. 1742 ist folgende Nr. nicht abrechnungsfähig: 1741		
Analog:	Nr. 1742 analog für die Durchtrennung des Zungenbändchens ansetzen.		
1745	**Operative Aufrichtung des Penis als Voroperation zu Nummer 1746**	**554** 32,29	74,27 113,02
1746	**Operation einer Epispadie oder Hypospadie**	**1110** 64,70	148,81 226,45
1747	**Penisamputation**	**554** 32,29	74,27 113,02
Ausschluss:	Neben Nr. 1747 ist folgende Nr. nicht abrechnungsfähig: 1748		
1748	**Penisamputation mit Skrotumentfernung und Ausräumung der Leistendrüsen – einschließlich Verlagerung der Harnröhre –**	**2220** 129,40	297,61 452,89
Ausschluss:	Neben Nr. 1748 ist folgende Nr. nicht abrechnungsfähig: 1747		
1749	**Anlage einer einseitigen Gefäßanastomose bei Priapismus**	**2500** 145,72	335,15 510,01
Ausschluss:	Neben Nr. 1749 ist folgende Nr. nicht abrechnungsfähig: 1750		

GOÄ-Nr.		Punktzahl 1fach	2,3 / *1,8 3,5 / *2,5
1750	**Anlage einer beidseitigen Gefäßanastomose bei Priapismus**	**3200** 186,52	428,99 652,82
1751	**Transkutane Fistelbildung durch Punktionen und Stanzungen der Glans penis und Corpora cavernosa bei Priapismus**	**924** 53,86	123,87 188,50
1752	**Operative Implantation einer hydraulisch regulierbaren Penis-Stützprothese**	**2500** 145,72	335,15 510,01
1753	**Entfernung einer Penisprothese**	**550** 32,06	73,73 112,20
Tipp:	Bei ambulanter OP: Zuschlag nach Nr. 443 nicht vergessen, dazu ggf. Nr. 440 und Nr. 441 abrechenbar!		
1754	**Direktionale Doppler-sonographische Untersuchung der Strömungsverhältnisse in den Penisgefäßen und/oder Skrotalfächern – einschließlich graphischer Registrierung –**	**180** 10,49	24,13 36,72
Ausschluss:	Neben Nr. 1754 sind folgende Nrn. nicht abrechnungsfähig: 401, 404, 644		
1755	**Unterbindung eines Samenleiters – auch mit Teilresektion –, als selbständige Leistung**	**463** 26,99	62,07 94,45
Ausschluss:	Neben Nr. 1755 sind folgende Nrn. nicht abrechnungsfähig: 1756, 1757		
Tipp:	Bei ambulanter OP: Zuschlag nach Nr. 442 nicht vergessen, dazu ggf. Nr. 440 und Nr. 441 abrechenbar!		
1756	**Unterbindung beider Samenleiter – auch mit Teilresektion(en)-, als selbständige Leistung**	**832** 48,50	111,54 169,73
Ausschluss:	Neben Nr. 1756 sind folgende Nrn. nicht abrechnungsfähig: 1755, 1757		
Tipp:	• Die Infiltrationsanästhesie nach Nrn. 490 oder 491 ist für jede Seite getrennt – also 2x – abrechenbar. • Bei ambulanter OP: Zuschlag nach Nr. 444 nicht vergessen, ggf. dazu Nr. 440 und Nr. 441 abrechenbar!		
1757	**Unterbindung beider Samenleiter, in Verbindung mit einer anderen Operation**	**554** 32,29	74,27 113,02
Ausschluss:	Neben Nr. 1757 sind folgende Nrn. nicht abrechnungsfähig: 1755, 1756		
1758	**Operative Wiederherstellung der Durchgängigkeit eines Samenleiters**	**1110** 64,70	148,81 226,45
1759	**Transpenile oder transskrotale Venenembolisation**	**2800** 163,20	375,37 571,22
Ausschluss:	Neben Nr. 1759 sind folgende Nrn. nicht abrechnungsfähig: 344 – 347, 5295, 5329, 5331, 5360		
1760	**Varikozelenoperation mit hoher Unterbindung der Vena spermatica (Bauchschnitt)**	**1480** 86,27	198,41 301,93
Tipp:	Bei ambulanter OP: Zuschlag nach Nr. 445 nicht vergessen, ggf. dazu Nr. 440 und Nr. 441 abrechenbar!		

GOÄ-Nr.		Punktzahl 1fach	2,3 / *1,8 3,5 / *2,5
1761	**Operation eines Wasserbruchs**	**739** 43,07	99,07 150,76
Tipp:	Bei ambulanter OP: Zuschlag nach Nr. 443 nicht vergessen, dazu ggf. Nr. 440 und Nr. 441 abrechenbar!		
1762	**Inguinale Lymphknotenausräumung, als selbständige Leistung**	**1200** 69,94	160,87 244,81
1763	**Einlegen einer Hodenprothese**	**740** 43,13	99,20 150,96
Tipp:	Bei ambulanter OP: Zuschlag nach Nr. 443 nicht vergessen, dazu ggf. Nr. 440 und Nr. 441 abrechenbar!		
1764	**Entfernen einer Hodenprothese**	**460** 26,81	61,67 93,84
Tipp:	Bei ambulanter OP: Zuschlag nach Nr. 442 nicht vergessen, dazu ggf. Nr. 440 und Nr. 441 abrechenbar!		
1765	**Hodenentfernung – gegebenenfalls einschließlich Nebenhodenentfernung derselben Seite –, einseitig**	**739** 43,07	99,07 150,76
Ausschluss:	Neben Nr. 1765 sind folgende Nrn. nicht abrechnungsfähig: 1766, 1767, 1771, 1772		
Tipp:	Bei ambulanter OP: Zuschlag nach Nr. 443 nicht vergessen, dazu ggf. Nr. 440 und Nr. 441 abrechenbar!		
1766	**Hodenentfernung – gegebenenfalls einschließlich Nebenhodenentfernung(en) –, beidseitig**	**1200** 69,94	160,87 244,81
Ausschluss:	Neben Nr. 1766 sind folgende Nrn. nicht abrechnungsfähig: 1765, 1767, 1771, 1772		
Tipp:	Bei ambulanter OP: Zuschlag nach Nr. 445 nicht vergessen.		
1767	**Operative Freilegung eines Hodens mit Entnahme von Gewebematerial**	**463** 26,99	62,07 94,45
Ausschluss:	Neben Nr. 1767 sind folgende Nrn. nicht abrechnungsfähig: 315, 1765, 1766, 2401, 2402		
Tipp:	Bei ambulanter OP: Zuschlag nach Nr. 442 nicht vergessen!		
1768	**Operation eines Leistenhodens, einseitig**	**1200** 69,94	160,87 244,81
Ausschluss:	Neben Nr. 1768 ist folgende Nr. nicht abrechnungsfähig: 1769		
Tipp:	Bei ambulanter OP: Zuschlag nach Nr. 445 nicht vergessen!		
1769	**Operation eines Leistenhodens, beidseitig**	**1480** 86,27	198,41 301,93
Ausschluss:	Neben Nr. 1769 ist folgende Nr. nicht abrechnungsfähig: 1768		
Tipp:	Bei ambulanter OP: Zuschlag nach Nr. 445 nicht vergessen!		
1771	**Entfernung eines Nebenhodens, als selbständige Leistung**	**924** 53,86	123,87 188,50
Ausschluss:	Neben Nr. 1771 sind folgende Nrn. nicht abrechnungsfähig: 1765, 1766, 1772		

GOÄ-Nr.		Punktzahl 1fach	2,3 / *1,8 3,5 / *2,5
1772	**Entfernung beider Nebenhoden, als selbständige Leistung**	**1480** 86,27	198,41 301,93

Ausschluss: Neben Nr. 1772 sind folgende Nrn. nicht abrechnungsfähig: 1765, 1766, 1771

1775	**Behandlung der Prostata mittels physikalischer Heilmethoden (auch Massage) – gegebenenfalls mit Gewinnung von Prostata-Exprimat –**	**45** 2,62	6,03 9,18
1776	**Eröffnung eines Prostataabszesses vom Damm aus**	**370** 21,57	49,60 75,48

Ausschluss: Neben Nr. 1776 sind folgende Nrn. nicht abrechnungsfähig: 303, 2428, 2429, 2430

1777	**Elektro- oder Kryo-(Teil-)resektion der Prostata**	**924** 53,86	123,87 188,50

Ausschluss: Neben Nr. 1777 sind folgende Nrn. nicht abrechnungsfähig: 1778, 1779, 1784, 1808

Analog:
- Alternative Verfahren zur Elektroresektion der benignen Prostatahyperplasie (BHP) können, wenn sie zu einer teilweisen Entfernung von Prostatagewebe führen, analog nach 1777 abgerechnet werden.
- Transurethrale Laserresektion oder interstitielle Laserkoagulation werden analog nach Nr. 1777 berechnet.
- Bei ambulanter Therapie können die Verbrauchsmaterialien entsprechend § 10 gesondert berechnet werden.
- Analog nach Nr. 1777 sind auch abzurechnen:
  - Transurethrale Hochenergie-Mikrowellen (Thermo)-Therapie (HE-TUMT)
  - Hochintensive fokussierende Ultraschallwellen (HIFU)
  - Transurethrale Nadelablation (TUNA)
  - Blasenhalsschlitzung

Rechtsprechung: Siehe Urteil unter GOÄ Nr. 1778

1777 analog	**Empfehlung der BÄK: Blasenhalsschlitzung (z.B. nach Turner Warwick) – n. Abrechnungsempfehlung der BÄK**	**924** 53,86	123,87 188,50
1778	**Operative Entfernung eines Prostataadenoms, auch transurethral**	**1850** 107,83	248,01 377,41

Ausschluss: Neben Nr. 1778 sind folgende Nrn. nicht abrechnungsfähig: 1777, 1779, 1784, 1808

Hinweis LÄK: **Anmerkung der Bayerischen Landesärztekammer** vom 25.06.2004 (Quelle: GOÄ-Datenbank http://www.blaek.de/) –
Offene transvesikale Adenotomie bei BPH
Die Schaffung eines offenen transvesikalen oder retropubischen Zugangswegs zur Prostata im Rahmen der operativen Entfernung eines Prostataadenoms ist durch den Einsatz der Nr. 1777 GOÄ abgegolten; kann nicht als selbstständige Leistung berechnet werden.
(Diese Interpretation wurde bisher nicht mit der privaten Krankenversicherung und Beihilfe konsentiert – jedoch Abstimmung mit der Bundesärztekammer und der Deutschen Gesellschaft für Urologie)

Rechtsprechung: **HIFU – Methode bei Prostatakarzinom**
Wenn ein Arzt zur Behandlung eines Prostatakarzinoms die HIFU – Methode anwendet, kann er die Behandlung nach den Gebührenziffern 1778, 1777 und 706 GOÄ abrechnen, wobei der Kosten- und Zeitaufwand über den Steigerungssatz von 3,5 abgefangen werden kann.
Aktenzeichen: OLG Frankfurt, 23.10.2008, AZ: 3 U 145/07
Entscheidungsjahr: 2008

GOÄ-Nr.		Punktzahl / 1fach	2,3 / *1,8 / 3,5 / *2,5
1779	**Totale Entfernung der Prostata einschließlich der Samenblasen**	**2590** / 150,96	347,22 / 528,37

Ausschluss: Neben Nr. 1779 sind folgende Nrn. nicht abrechnungsfähig: 1777, 1778, 1784, 1808

1780 **Plastische Operation zur Behebung der Harninkontinenz** **1850** 248,01 / 107,83 377,41

Ausschluss: Neben Nr. 1780 sind folgende Nrn. nicht abrechnungsfähig: 1125, 1128, 1781

Hinweis LÄK: **Anmerkung der Bayerischen Landesärztekammer** vom 25.06.2004 (Quelle: GOÄ-Datenbank http://www.blaek.de/) –
Rekonstruktion des Blasenhalses sowie Schließmuskelfunktion nach radikaler Prostatektomie
Für die Rekonstruktion des Blasenhalses sowie der Schließmuskelfunktion nach radikaler Prostatektomie kann die Nr. 1780 analog berechnet werden.
Die Nr. **1780 analog kann neben der Nr. 1784 berechnet werden**.
(Diese Interpretation wurde bisher nicht mit der privaten Krankenversicherung und Beihilfe konsentiert – jedoch Abstimmung mit der Bundesärztekammer und der Deutschen Gesellschaft für Urologie)

1780 analog **Abrechnung der TVT-Operation (Tension-free-Vaginal-Tape-Operation) zur Behandlung der Harninkontinenz (analog Nr. 1780) –** **1850** 248,01 / 107,83 377,41
Beschluss des Gebührenordnungsausschusses der BÄK in seiner 4. Sitzung (Amtsperiode 2011/2015) am 19. März 2012 – Dtsch. Arztebl 2012; 109(19): A-987/B-851/C-843:

1781 **Operative Behandlung der Harninkontinenz mittels Implantation eines künstlichen Schließmuskels** **2770** 371,35 / 161,46 565,10

Ausschluss: Neben Nr. 1781 sind folgende Nrn. nicht abrechnungsfähig: 1125, 1128, 1780

1782 **Transurethrale Resektion des Harnblasenhalses bei der Frau** **1110** 148,81 / 64,70 226,45

Tipp: Bei ambulanter OP: Zuschlag nach Nr. 444 nicht vergessen!

1783 **Pelvine Lymphknotenausräumung, als selbständige Leistung** **1850** 248,01 / 107,83 377,41

Ausschluss: Neben Nr. 1783 sind folgende Nrn. nicht abrechnungsfähig: 1166, 1167, 1779, 1784

Beschluss BÄK: ► **Radikale Nephrektomie bei Nierenzellkarzinom**
(www.baek.de/30/Gebuehrenordnung/40Abrechnung/30Beschluesse/Urologie/Nephrektomie.html)
Beschluss des „Zentralen Konsultationsausschuss für Gebührenordnungsfragen" bei der Bundesärztekammer – Stand: 13.10.2006 – veröffentlicht in: Deutsches Ärzteblatt 103, Heft 41 (13.10.2006), Seite A-2739 – A2741
Bei einer über das regionäre Lymphabstromgebiet (nach gültiger TNM-Klassifikation) hinausgehenden, ausgedehnten extraregionären Lymphknotenentfernung (auch transabdominal oder transthorakal) kann Nr. 1783 GOÄ analog (1850 P.) für die extraregionäre Lymphknotenentfernung als selbstständige Leistung neben der Nr. 1843 GOÄ berechnet werden.
Zusätzlich ist bei eindeutiger medizinischer Indikation (z.B. Verdacht auf Infiltration oder metastatischen Befall) die Entfernung der Nebenniere nach Nr. 1858 GOÄ (3230 P.) als selbstständige Leistung neben Nr. 1843 GOÄ berechnungsfähig.
Die bei fortgeschrittenem Tumorstadium ggf. medizinisch erforderliche Entfernung von Tumorthromben in der Vena cava ist als selbstständige Leistung entsprechend Nr. 2802 GOÄ (2220 P.) neben Nr. 1843 GOÄ berechnungsfähig.
Erfolgt neben der Nephrektomie nach Nr. 1843 GOÄ ein weiterer Eingriff (z.B. nach Nr. 1858 GOÄ) über denselben transabdominellen bzw. transthorakalen Zugang, so ist bei dieser Leistung die Eröffnungsleistung nach Nr. 3135 GOÄ (transabdominaler Zugang) oder Nr. 2990 GOÄ (transthorakaler Zugang) abzuziehen.

1783 analog **Extraregionäre Lymphknotenentfernung – (analog Nr. 1783 GOÄ) – n. Beschlüssen d. Zentralen Konsultationsausschusses bei d. BÄK** **1850** 248,01 / 107,83 377,41

GOÄ-Ratgeber der BÄK: Siehe auch Ratgeber zu Nr. 1809

GOÄ-Nr.		Punktzahl 1fach	2,3 / *1,8 3,5 / *2,5
1784	**Totale Entfernung der Prostata und der Samenblasen einschließlich pelviner Lymphknotenentfernung**	**3500** 204,01	469,21 714,02

Ausschluss: Neben Nr. 1784 sind folgende Nrn. nicht abrechnungsfähig: 1777, 1779, 1783

Hinweis LÄK: **Anmerkung der Bayerischen Landesärztekammer** vom 25.06.2004 (Quelle: GOÄ-Datenbank http://www.blaek.de/) –

Pelvine Lymphknotenentfernung bei radikaler Prostatektomie

Die Entfernung der pelvinen Lymphknoten im Rahmen der operativen Behandlung eines Prostatakarzinoms ist mit Ansatz der Nr. 1784 abgegolten, auch bei größerer Radikalität des Eingriffs entsprechend modernem Operationsstandard.

Die intraoperative Einführung eines Darmrohrs im Rahmen einer radikalen Prostatektomie ist als flankierende Hilfsmaßnahme zur Durchführung der Operation zu werten und kann nicht als selbständige Leistung neben Nr. 1784 berechnet werden.

(Diese Interpretation wurde bisher nicht mit der privaten Krankenversicherung und Beihilfe konsentiert – jedoch Abstimmung mit der Bundesärztekammer und der Deutschen Gesellschaft für Urologie)

1785	**Zystoskopie**	**207** 12,07	27,75 42,23

Ausschluss: Neben Nr. 1785 sind folgende Nrn. nicht abrechnungsfähig: 1700, 1701, 1702, 1708, 1712, 1728 – 1733, 1786 – 1790, 1800, 1802, 1803

1786	**Zystoskopie einschließlich Entnahme von Gewebematerial**	**355** 20,69	47,59 72,42

Ausschluss: Neben Nr. 1786 sind folgende Nrn. nicht abrechnungsfähig: 1700, 1701, 1702, 1708, 1712, 1728 – 1733, 1785, 1787, 1789, 1800, 1802, 1803

Tipp: Bei photodynamischer Diagnostik (PDD) zusätzlich Nr. 1248 analog abrechnen.

1787	**Kombinierte Zystourethroskopie**	**252** 14,69	33,78 51,41

Ausschluss: Neben Nr. 1787 sind folgende Nrn. nicht abrechnungsfähig: 1700, 1701, 1702, 1708, 1712, 1728 – 1733, 1785, 1786, 1789, 1800, 1802, 1803

Beschluss BÄK: **Beschluss des Gebührenordnungsausschusses der BÄK in seiner 4. Sitzung (Amtsperiode 2011/2015) am 19. März 2012 – Dtsch. Arztebl 2012; 109(19): A-987/B-851/C-843:**

Abrechnung der Zystourethroskopie (bei Anwendung eines flexiblen Instruments)

Die Zystourethroskopie ist nach Nr. 1787 GOÄ abzurechnen, unabhängig davon, ob ein starres oder ein flexibles Instrument verwendet wird. Den durch die Anwendung eines flexiblen Instruments verbundenen höheren Kosten (im Vergleich zur Verwendung eines starren Instruments) kann durch die Wahl eines höheren Gebührensatzes entsprochen werden.

1788	**Zystoskopie mit Harnleitersondierung**	**296** 17,25	39,68 60,39

Ausschluss: Neben Nr. 1788 sind folgende Nrn. nicht abrechnungsfähig: 1700, 1701, 1702, 1708, 1712, 1728 – 1733, 1785, 1786, 1787, 1789, 1790, 1800, 1802, 1803

Analog: Nr. 1788 analog für transvesikale Nierenbeckendrainage bei Nierenstauung ansetzen.

1789	**Chromocystoskopie – einschließlich intravenöser Injektion –**	**325** 18,94	43,57 66,30

Ausschluss: Neben Nr. 1789 sind folgende Nrn. nicht abrechnungsfähig: 253, 1700, 1701, 1702, 1708, 1712, 1728 – 1733, 1785, 1786, 1788, 1790, 1800, 1802, 1803

Hinweis LÄK: **Anmerkung der Bayerischen Landesärztekammer** vom 25.06.2004 (Quelle: GOÄ-Datenbank http://www.blaek.de/)

Fluoreszenzendoskopie

Die Fluoreszenzendoskopie, einschließlich Instillation des Farbstoffs, kann die Nr. 1789 analog berechnet werden.

Die Kosten für den je Sitzung verbrauchten Farbstoff können entsprechend § 10 Abs. 1 Nr. 1 GOÄ als Ersatz von Auslagen geltend gemacht werden.

(Beschlussvorschlag des Ausschusses Gebührenordnung der Bundesärztekammer)

GOÄ-Nr. Punktzahl 1fach 2,3 / *1,8 3,5 / *2,5

1789 analog **Fluoreszenzendoskopie – (analog Nr. 1789 GOÄ) – n. Abrechnungsempfehlung der BÄK** **325** 18,94 43,57 66,30

1790 **Zystoskopie mit Harnleitersondierung(en) – einschließlich Einbringung von Medikamenten und/oder Kontrastmitteln in das Nierenbecken –** **370** 21,57 49,60 75,48

Ausschluss: Neben Nr. 1790 sind folgende Nrn. nicht abrechnungsfähig: 253, 344 – 347, 370, 1700, 1701, 1702, 1708, 1712, 1728 – 1733, 1785 – 1789, 1800, 1802, 1803

1791 **Tonographische Untersuchung der Harnblase und/oder Funktionsprüfung des Schließmuskels einschließlich Katheterisierung** **148** 8,63 19,84 30,19

Ausschluss: Neben Nr. 1791 sind folgende Nrn. nicht abrechnungsfähig: 1728 – 1733

Hinweis LÄK: **Anmerkung der Bayerischen Landesärztekammer** vom 25.06.2004 (Quelle: GOÄ-Datenbank http://www.blaek.de/) –
Niederdruckirrigation bei TURP
Für die Niederdruckirrigation bei transurethraler Prostataresektion (kontinuierliche Drainage der Spülflüssigkeit über einen zusätzlichen Abflusskanal im Resektoskop oder suprapubischen Zusatz-Trokar) kann die Nr. 1791 analog berechnet werden.
(Indikation: Prophylaxe des TUR-Systems).
Die Nr. 1791 analog kann neben Nr. 1778 berechnet werden.
(Diese Interpretation wurde bisher nicht mit der privaten Krankenversicherung und Beihilfe konsentiert – jedoch Abstimmung mit der Bundesärztekammer und der Deutschen Gesellschaft für Urologie)

Kommentar: Siehe A 704 Analtonometrie (analog Nr. 1791)

1791 analog **Niederdruckirrigation bei TURP – (analog Nr. 1791 GOÄ) – n. Abrechnungsempfehlung der BÄK** **148** 8,63 19,84 30,19

1792 **Uroflowmetrie einschließlich Registrierung** **212** 12,36 28,42 43,25

Tipp: Neben Nr. 1792 ist die Nr. 1791 abrechenbar.

1793 **Manometrische Untersuchung der Harnblase mit fortlaufender Registrierung – einschl. physikalischer Provokationstests** **400** 23,31 53,62 81,60
Die Injektion von pharmakodynamischen Substanzen ist gesondert berechnungsfähig.

Ausschluss: Neben Nr. 1793 sind folgende Nrn. nicht abrechnungsfähig: 1700, 1701, 1710, 1728 – 1733, 1794

1794 **Simultane elektromanometrische Blasen- und Abdominaldruckmessung mit fortlaufender Registrierung – einschließlich physikalischer Provokationstests –** **680** 39,64 91,16 138,72
Die Injektion von pharmakodynamischen Substanzen ist gesondert berechnungsfähig.
Neben der Leistung nach Nummer 1794 ist die Leistung nach Nummer 1793 nicht berechnungsfähig.

Ausschluss: Neben Nr. 1794 sind folgende Nrn. nicht abrechnungsfähig: 1700, 1701, 1710, 1728 – 1733, 1793

1795 **Anlegung einer perkutanen Harnblasenfistel durch Punktion einschließlich Kathetereinlegung** **273** 15,91 36,60 55,69

Ausschluss: Neben Nr. 1795 sind folgende Nrn. nicht abrechnungsfähig: 1796, 1801

GOÄ-Nr.		Punktzahl 1fach	2,3 / *1,8 3,5 / *2,5
1796	**Anlegung einer Harnblasenfistel durch Operation**	**739** 43,07	99,07 150,76

Ausschluss: Neben Nr. 1796 sind folgende Nrn. nicht abrechnungsfähig: 1795, 1801

Hinweis LÄK: **Anmerkung der Bayerischen Landesärztekammer** vom 25.06.2004 (Quelle: GOÄ-Datenbank http://www.blaek.de/) –
Anlegen eines Urostomas
Für das Anlegen eines Urostomas (Blasen-Haut-Fistel oder Urethra-Haut-Fistel) kann die Nr. 1796 analog berechnet werden.
(Beschlussvorschlag des Ausschusses Gebührenordnung der Bundesärztekammer)

1796 analog	**Anlegen eines Urostomas – (analog Nr. 1796 GOÄ) – n. Abrechnungsempfehlung der BÄK**	**739** 43,07	99,07 150,76
1797	**Ausräumung einer Bluttamponade der Harnblase, als selbständige Leistung**	**355** 20,69	47,59 72,42

Kommentar: Nach Wezel / Liebold sind erforderlich Nebenleistungen wie Katheterisierung, Spülung oder Punktion im Leistungsumfang der Nr. 1797 enthalten und damit nicht zusätzlich berechnungsfähig.

1798	**Urethradruckprofilmessung mit fortlaufender Registrierung – einschließlich physikalischer Provokationstests –**	**550** 32,06	73,73 112,20

Neben den Leistungen nach den Nummern 1793, 1794 und 1798 sind die Leistungen nach den Nummern 1700, 1701, 1710, 1728, 1729, 1730, 1731, 1732 und 1733 nicht berechnungsfähig.

Ausschluss: Neben Nr. 1798 sind folgende Nrn. nicht abrechnungsfähig: 1700, 1701, 1702, 1710, 1728 – 1733

Tipp: Bei ambulanter OP: Zuschlag nach Nr. 442 nicht vergessen.

1799	**Nierenbeckendruckmessung**	**150** 8,74	20,11 30,60
1800	**Zertrümmerung und Entfernung von Blasensteinen unter endoskopischer Kontrolle, je Sitzung**	**1480** 86,27	198,41 301,93

Ausschluss: Neben Nr. 1800 sind folgende Nrn. nicht abrechnungsfähig: 1712, 1785 – 1790, 1802, 1803

Hinweis LÄK: **Anmerkung der Bayerischen Landesärztekammer** vom 25.06.2004 (Quelle: GOÄ-Datenbank http://www.blaek.de/) –
– Perkutane Nephrolitholapaxie (PNL oder PCNL)
Für die perkutane Nephrolitholapaxie (PNL oder PCNL) – mit Ausnahme von Nierenausgusssteinen – einschließlich pyeloskopischer Entfernung der Steinfragmente und Anlage einer Nierenfistel, kann analog die Nr. 1800 plus 1851 berechnet werden (Indikation: große Nierenbecken- und Kelchkonkremente).
(Ablauf: Ultraschallgeführte Punktion des Nierenbeckenkelchsystems, KM-Darstellung der Konkremente, Aufbougierung des Punktionskanals, Spiegelung, Zertrümmerung – z.B. mittels Ultraschallbohrer, Laser – und Entfernung der Fragmente, erneute KM-Kontrolle, Katheterisierung/Fistelbildung).
Die Nr. 1790 (diagnostische Pyeloskopie) ist neben den Nrn. 1800 plus 1851 analog ansatzfähig.
(Diese Interpretation wurde bisher nicht mit der privaten Krankenversicherung und Beihilfe konsentiert – jedoch Abstimmung mit der Bundesärztekammer und der Deutschen Gesellschaft für Urologie)
– Endoskopische Litholapaxie
Für die transurethrale endoskopische Litholapaxie von Harnleitersteinen einschließlich Harnleiterbougierung, intrakorporaler Steinzertrümmerung und endoskopischer Entfernung der Steinfragmente, ggf. einschließlich retrograder Steinreposition sind analog die Nrn. 1800 plus 1827 berechnungsfähig.
Die Nr. 1790 ist neben den Nrn. 1800 plus 1827 analog berechnungsfähig.
(Diese Interpretation wurde bisher nicht mit der privaten Krankenversicherung und Beihilfe konsentiert – jedoch Abstimmung mit der Bundesärztekammer und der Deutschen Gesellschaft für Urologie)

Tipp: Bei ambulanter OP: Zuschlag nach Nr. 445 nicht vergessen!

GOÄ-Nr.		Punktzahl / 1fach	2,3 / *1,8 / 3,5 / *2,5
1800 analog	**Extrakorporale Stoßwellentherapie (ESWT) bei orthopädischen, chirurgischen oder schmerztherapeutischen Indikationen, (analog Nr. 1800 GOÄ), je Sitzung – n. Abrechnungsempfehlung der BÄK**	**1480** 86,27	198,41 301,93
1801	**Operative Eröffnung der Harnblase zur Entfernung von Steinen und/oder Fremdkörpern und/oder Koagulation von Geschwülsten – gegebenenfalls einschließlich Anlegung eines Fistelkatheters –**	**1480** 86,27	198,41 301,93
1801 analog	**Offene transvesikale Adenotomie bei BPH**	**1480** 86,27	198,41 301,93

Hinweis LÄK: Trotz Wechsel des OP-Standards bei BPH (standardmäßig transurethrale Vorgehensweise, nur noch in besonderen Fällen offene Adenotomie) ist wegen der umfassenden Leistungsbeschreibung der Nr. 1778 die Berechnung eines aus heutiger Sicht besonderen Zugangswegs zur Proststa neben der Nr. 1778 nicht möglich. Es kann weder die Nr. 1801, 1721, 1780, 1796 noch eine andere Gebührenordnungsposition zusätzlich analog herangezogen werden.
(Diese Interpretation wurde bisher nicht mit der PKV und Beihilfe konsentiert – jedoch Abstimmung mit der BÄK und der Deutschen Gesellschaft für Urologie)

1802	**Transurethrale Eingriffe in der Harnblase (z.B. Koagulation kleiner Geschwülste und/oder Blutungsherde und/oder Fremdkörperentfernung) unter endoskopischer Kontrolle – auch einschließlich Probeexzision –**	**739** 43,07	99,07 150,76

Ausschluss: Neben Nr. 1802 sind folgende Nrn. nicht abrechnungsfähig: 1712, 1785 – 1790, 1800, 1803

Tipp: Bei ambulanter OP: Zuschlag nach Nr. 443 nicht vergessen!

1803	**Transurethrale Resektion von großen Harnblasengeschwülsten unter endoskopischer Kontrolle, je Sitzung**	**1110** 64,70	148,81 226,45

Neben der Leistung nach Nummer 1803 ist die Leistung nach Nummer 1802 nicht berechnungsfähig.

Ausschluss: Neben Nr. 1803 sind folgende Nrn. nicht abrechnungsfähig: 1712, 1785 – 1790, 1800, 1802

1804	**Operation von Harnblasendivertikel(n), als selbständige Leistung**	**1850** 107,83	248,01 377,41

Ausschluss: Neben Nr. 1804 sind folgende Nrn. nicht abrechnungsfähig: 1780, 1781

1805	**Operation einer Harnblasengeschwulst mit Teilresektion**	**1850** 107,83	248,01 377,41

Ausschluss: Neben Nr. 1805 ist folgende Nr. nicht abrechnungsfähig: 1806

1806	**Operation einer Harnblasengeschwulst mit Teilresektion und Verpflanzung eines Harnleiters**	**2220** 129,40	297,61 452,89

Ausschluss: Neben Nr. 1806 sind folgende Nrn. nicht abrechnungsfähig: 1805, 1808, 1823

1807	**Operative Bildung einer Harnblase aus Ileum oder Kolon**	**4070** 237,23	545,63 830,30
1808	**Totale Exstirpation der Harnblase mit Verpflanzung der Harnleiter – gegebenenfalls einschließlich Prostata-, Harnröhre- und/oder Samenblasenentfernung –**	**4800** 279,78	643,49 979,23

Ausschluss: Neben Nr. 1808 sind folgende Nrn. nicht abrechnungsfähig: 1823, 1824

GOÄ-Nr.		Punktzahl 1fach	2,3 / *1,8 3,5 / *2,5
1809	**Totale retroperitoneale Lymphadenektomie**	**4610** 268,70	618,02 940,47

Ausschluss: Neben Nr. 1809 sind folgende Nrn. nicht abrechnungsfähig: 1166, 1167

GOÄ-Ratgeber der BÄK: ► **Die totale retroperitoneale Lymphadenektomie**
Dr. med. Stefan Gorlas (in: Deutsches Ärzteblatt 107, Heft 20 (21.05.2010), S. A 1040) – http://www.baek.de/page.asp?his=1.108.4144.4287.8612
In der GOÄ gibt es keine eigenständigen Positionen für die Ausräumung von Lymphabflussgebieten. „Da die Lymphadenektomie im Rahmen des vorgenannten Eingriffs heutzutage oft noch ausgedehnter durchgeführt wird, kann diese nach Auffassung der BÄK in der Regel mit einem Analogansatz der Nr. 1783 GOÄ (abzüglich der Eröffnungsleistung) neben dem Ansatz der Nr. 3169 GOÄ für den Haupteingriff berechnet werden."

1812	**Anlegen einer Ureterverweilschiene bzw. eines Ureterkatheters**	**340** 19,82	45,58 69,36

Die Kosten für die Schiene bzw. den Katheter sind gesondert berechnungsfähig.

Hinweis LÄK: **Anmerkung der Bayerischen Landesärztekammer** vom 25.06.2004 (Quelle: GOÄ-Datenbank http://www.blaek.de/) –
Einlage eines Doppel-J-Katheters
Für die Einlage eines Doppel-J-Katheters in den Ureter ist die Nr. 1812 anzuwenden.
Die Nr. 1812 kann ggf. neben Nr. 1800 plus 1827 analog (endoskopische Litholapaxie) angesetzt werden und stellt auch keinen Bestandteil der Leistungen nach den Nrn. 1815 oder 1827 dar.
(Diese Interpretation wurde bisher nicht mit der privaten Krankenversicherung und Beihilfe konsentiert – jedoch Abstimmung mit der Bundesärztekammer und der Deutschen Gesellschaft für Urologie)

1814	**Harnleiterbougierung**	**900** 52,46	120,65 183,60

Ausschluss: Neben Nr. 1814 sind folgende Nrn. nicht abrechnungsfähig: 1827, 1828

1815	**Schlingenextraktion oder Versuch der Extraktion von Harnleitersteinen – gegebenenfalls einschließlich Schlitzung des Harnleiterostium –**	**1110** 64,70	148,81 226,45

Die Kosten für die Schlinge sind nicht gesondert berechnungsfähig.

Tipp: Bei ambulanter OP: Zuschlag nach Nr. 444 nicht vergessen!

1816	**Schlitzung des Harnleiterostiums, als selbständige Leistung**	**481** 28,04	64,48 98,13

Ausschluss: Neben Nr. 1816 ist folgende Nr. nicht abrechnungsfähig: 1815

Tipp: Bei ambulanter OP: Zuschlag nach Nr. 442 nicht vergessen!

1817	**Operative Entfernung eines oder mehrerer Harnleitersteine(s)**	**2220** 129,40	297,61 452,89
1818	**Ureterektomie – gegebenenfalls einschließlich Blasenmanschette –**	**2770** 161,46	371,35 565,10
1819	**Resektion eines Harnleitersegments mit End-zu-End-Anastomose**	**3750** 218,58	502,73 765,02
1823	**Verpflanzung eines Harnleiters in Harnblase oder Darm oder Haut einschließlich Antirefluxplastik, einseitig**	**2590** 150,96	347,22 528,37

Ausschluss: Neben Nr. 1823 sind folgende Nrn. nicht abrechnungsfähig: 1806, 1808, 1824, 1825

GOÄ-Nr.		Punktzahl 1fach	2,3 / *1,8 3,5 / *2,5
1824	**Verpflanzung beider Harnleiter in Harnblase oder Darm oder Haut einschließlich Antirefluxplastik, beidseitig**	**3330** 194,10	446,42 679,34
Ausschluss:	Neben Nr. 1824 sind folgende Nrn. nicht abrechnungsfähig: 1806, 1808, 1823, 1825		
1825	**Harnleiterplastik (z.B. durch Harnblasenlappen) einschließlich Antirefluxplastik**	**2770** 161,46	371,35 565,10
Ausschluss:	Neben Nr. 1825 sind folgende Nrn. nicht abrechnungsfähig: 1806, 1808, 1823, 1824		
1826	**Eröffnung eines paranephritischen Abszesses**	**463** 26,99	62,07 94,45
Ausschluss:	Neben Nr. 1826 sind folgende Nrn. nicht abrechnungsfähig: 1830, 2430		
1827	**Ureterorenoskopie mit Harnleiterbougierung – gegebenenfalls einschließlich Stein- und/oder Tumorentfernung –, zusätzlich zu den Leistungen nach den Nummern 1785, 1786 oder 1787**	**1500** 87,43	201,09 306,01
Ausschluss:	Neben Nr. 1827 sind folgende Nrn. nicht abrechnungsfähig: 1814, 1815, 1817, 1828		
Tipp:	Bei ambulanter OP: Zuschlag nach Nr. 445 nicht vergessen!		
1828	**Ureterpyeloskopie – gegebenenfalls einschließlich Gewebeentnahme/Steinentfernung –**	**1500** 87,43	201,09 306,01
Ausschluss:	Neben Nr. 1828 sind folgende Nrn. nicht abrechnungsfähig: 1814, 1815, 1817, 1827		
1829	**Harnleiterfreilegung (Ureterolyse bei retroperitonealer Fibrose und gegebenenfalls intraperitonealen Verwachsungen des Harnleiters)**	**2590** 150,96	347,22 528,37
Ausschluss:	Neben Nr. 1829 ist folgende Nr. nicht abrechnungsfähig: 1829a		
1829a	**Ureterolyse, als selbständige Leistung**	**1110** 64,70	148,81 226,45
	Die Leistungen nach den Nummern 1829 und 1829 a sind nicht nebeneinander berechnungsfähig.		
Ausschluss:	Neben Nr. 1829a ist folgende Nr. nicht abrechnungsfähig: 1829		
1830	**Operative Freilegung einer Niere – gegebenenfalls mit Gewebeentnahme, Punktion und/oder Eröffnung eines paranephritischen Abszesses –**	**1110** 64,70	148,81 226,45
Ausschluss:	Neben Nr. 1830 sind folgende Nrn. nicht abrechnungsfähig: 303, 315, 1826, 1831, 1832, 1835 – 1843, 2430		
Analog:	Nr. 1830 für Einlage eines float-J-Katheters mittels Ureteromie ansetzen.		
1831	**Dekapsulation einer Niere und/oder Senknierenoperation (Nephropexie), als selbständige Leistung**	**1480** 86,27	198,41 301,93
Analog:	Nr. 1831 für Durchzugsnephrotomie (Nierendurchzugsfistel) ansetzen.		
1832	**Anlage einer Nierenfistel, als selbständige Leistung**	**1660** 96,76	222,54 338,65

GOÄ-Nr.		Punktzahl 1fach	2,3 / *1,8 3,5 / *2,5
1833	**Wechsel eines Nierenfistelkatheters einschließlich Spülung und Verband**	**237** 13,81	31,77 48,35
A 1833	**Wechsel eines suprapubischen Harnblasenfistelkatheters, einschl. Spülung, Katheterfixation und Verband (analog Nr. 1833 GOÄ) – n. Verzeichnis analoger Bewertungen d. Bundesärztekammer**	**237** 13,81	31,77 48,35
1834	**Operation eines aberrierenden Nierengefäßes – ohne Eröffnung des Nierenbeckens –, als selbständige Leistung**	**1480** 86,27	198,41 301,93
Ausschluss:	Neben Nr. 1834 sind folgende Nrn. nicht abrechnungsfähig: 1835 – 1840		
1835	**Trennung der Hufeisenniere**	**3230** 188,27	433,02 658,94
1836	**Nierenpolresektion, als selbständige Leistung**	**2770** 161,46	371,35 565,10
Ausschluss:	Neben Nr. 1836 sind folgende Nrn. nicht abrechnungsfähig: 1834, 1837		
1837	**Nierenpolresektion in Verbindung mit einer anderen Operation**	**1660** 96,76	222,54 338,65
1838	**Nierensteinentfernung durch Pyelotomie**	**2220** 129,40	297,61 452,89
Ausschluss:	Neben Nr. 1838 sind folgende Nrn. nicht abrechnungsfähig: 1834, 1839		
1839	**Nierenausgusssteinentfernung durch Nephrotomie**	**2770** 161,46	371,35 565,10
Ausschluss:	Neben Nr. 1839 sind folgende Nrn. nicht abrechnungsfähig: 1834, 1838		
1840	**Nierenbeckenplastik**	**2770** 161,46	371,35 565,10
Hinweis LÄK:	**Anmerkung der Bayerischen Landesärztekammer** vom 25.06.2004 (Quelle: GOÄ-Datenbank http://www.blaek.de/) – **– Endopyelotomie** Für die transurethrale Endopyelotomie, einschließlich Ureterorenoskopie mit Harnleiterbougierung, ggf. einschließlich Einlage einer Nierenfistel, kann die Nr. 1840 analog berechnet werden (Indikation: Nierenbeckenabgangsstenose; intrinsische/extrinsische – durch Gefäßüberkreuzungen – Stenosen; Durchführung: entweder perkutan oder transurethral). Neben der Nr. 1840 analog ist die Nrn. 1790 (Zystoskopie mit Harnleitersondierung(en) berechnungsfähig. Neben Nr. 1840 analog sind die Nrn. 1827 und 1851 nicht berechnungsfähig. (Diese Interpretation wurde bisher nicht mit der privaten Krankenversicherung und Beihilfe konsentiert – jedoch Abstimmung mit der Bundesärztekammer und der Deutschen Gesellschaft für Urologie)		
1841	**Nephrektomie**	**2220** 129,40	297,61 452,89
Ausschluss:	Neben Nr. 1841 sind folgende Nrn. nicht abrechnungsfähig: 1783, 1809, 1842, 1843, 1846, 1847, 1850, 2950, 2951		

GOÄ-Nr.		Punktzahl 1fach	2,3 / *1,8 3,5 / *2,5
1842	**Nephrektomie – einschließlich Entfernung eines infiltrativ wachsenden Tumors (auch transabdominal oder transthorakal) –**	**3230** 188,27	433,02 658,94
Ausschluss:	Neben Nr. 1842 sind folgende Nrn. nicht abrechnungsfähig: 1783, 1809, 1841, 1843, 1846, 1847, 1850, 2950, 2951		
Hinweis LÄK:	**Anmerkung der Bayerischen Landesärztekammer** vom 25.06.2004 (Quelle: GOÄ-Datenbank http://www.blaek.de/) – **Organerhaltende Nierenzellkarzinomentfernung** Für die elektive organerhaltende Nierenzellkarzinomentfernung kann die Nr. 1842 analog berechnet werden. (Beschlussvorschlag des Ausschusses Gebührenordnung der Bundesärztekammer)		
1843	**Nephrektomie – einschließlich Entfernung eines infiltrativ wachsenden Tumors mit Entfernung des regionären Lymphstromgebietes (auch transabdominal oder transthorakal)**	**4160** 242,48	557,69 848,66
Ausschluss:	Neben Nr. 1843 sind folgende Nrn. nicht abrechnungsfähig: 1783, 1809, 1841, 1842, 1846, 1847, 1850, 2950, 2951		
Beschluss BÄK:	Siehe unter Nr. 1783: Radikale Nephrektomie bei Nierenzellkarzinom		
1845	**Implantation einer Niere**	**4990** 290,85	668,96 1017,99
1846	**Doppelseitige Nephrektomie bei einem Lebenden**	**4160** 242,48	557,69 848,66
Ausschluss:	Neben Nr. 1846 sind folgende Nrn. nicht abrechnungsfähig: 1841, 1842, 1843, 1849, 1850		
1847	**Explantation einer Niere bei einem Lebenden zur Transplantation**	**3230** 188,27	433,02 658,94
Ausschluss:	Neben Nr. 1847 sind folgende Nrn. nicht abrechnungsfähig: 1841, 1842, 1843, 1846, 1848, 1849, 1850		
1848	**Explantation einer Niere an einem Toten zur Transplantation**	**2220** 129,40	297,61 452,89
Ausschluss:	Neben Nr. 1848 ist folgende Nr. nicht abrechnungsfähig: 1849		
1849	**Explantation beider Nieren an einem Toten zur Transplantation**	**3500** 204,01	469,21 714,02
Ausschluss:	Neben Nr. 1849 ist folgende Nr. nicht abrechnungsfähig: 1848		
1850	**Explantation, plastische Versorgung und Replantation einer Niere**	**6500** 378,87	871,40 1326,04
Ausschluss:	Neben Nr. 1850 sind folgende Nrn. nicht abrechnungsfähig: 1841 – 1847		
1851	**Perkutane Anlage einer Nierenfistel – gegebenenfalls einschließlich Spülung, Katheterfixation und Verband**	**1250** 72,86	167,58 255,01
Tipp:	Bei ambulanter OP: Zuschlag nach Nr. 445 nicht vergessen!		
1852	**Transkutane Pyeloskopie – einschl. Bougierung der Nierenfistel**	**700** 40,80	93,84 142,80
Ausschluss:	Neben Nr. 1852 ist folgende Nr. nicht abrechnungsfähig: 1853		

1853 **Trankutane pyeloskopische Stein- bzw. Tumorentfernung** **1200** 160,87
69,94 244,81

Neben der Leistung nach Nummer 1853 ist die Leistung nach Nummer 1852 nicht berechnungsfähig.

Ausschluss: Neben Nr. 1853 ist folgende Nr. nicht abrechnungsfähig: 1852

1858 **Operative Entfernung einer Nebenniere** **3230** 433,02
188,27 658,94

Ausschluss: Neben Nr. 1858 ist folgende Nr. nicht abrechnungsfähig: 1859

1859 **Operative Entfernung beider Nebennieren** **4160** 557,69
242,48 848,66

Ausschluss: Neben Nr. 1859 ist folgende Nr. nicht abrechnungsfähig: 1858

1860 **Extrakorporale Stoßwellenlithotripsie – einschließlich Probeortung, Grob- und/oder Feineinstellung, Dokumentation und Röntgenkontrolle-, je Sitzung** **6000** 804,36
349,72 1224,03

Ausschluss: Neben Nr. 1860 sind folgende Nrn. nicht abrechnungsfähig: 410, 5190 – 5235, 5260, 5295

Kommentar: Für die extrakorporale Stoßwellentherapie (ESWT) bei orthopädisch-chirurgischen und schmerztherapeutischen Indkationen wurde die Nr. 1800 eingeführt. Damit ist für diese Leistung eine analoge Abrechnung der Nr. 1860 nicht mehr möglich.

IGeL: Analoge Anwendung für die Stoßwellentherapie bei orthopädischen Erkrankungen, z.B.
- Pseudarthrosen
- Tensinosis calcarea
- Epicondylitis (therapieresistent)
- Fersensporn (therapieresistent)

GOÄ-Ratgeber der BÄK: **Hinweise zu einigen modernen operativen und/oder endoskopischen Verfahren im Fachbereich Urologie nach GOÄ Nrn. A 1861 bis A 1890**

Dr. med. Anja Pieritz – (in: Deutsches Ärzteblatt 103, Heft 50 (15.12.2006), Seite A-3440).

Die Autorin erläutert in 3 Beiträgen kurz die Beschlüsse des Zentralen Konsultationsausschusses für Gebührenordnungsfragen bei der BÄK zu den urologischen Leistungen nach GOÄ Nrn. A 1861 bis A 1890 – Stand: 13.10.2006:

Urologie (1) – Endopyelotomie und Steinzertrümmerung
www.baek.de/page.asp?his=1.108.4144.4287.4288
Urologie (2) – Radikale Prostatektomie –
www.baek.de/page.asp?his=1.108.4144.4287.4628
Urologie (3) – Radikale Nephrektomie und Teilnephrektomie
www.baek.de/page.asp?his=1.108.4144.4287.4670

Nachfolgend zitieren die Autoren die wichtigsten Erläuterungen aus Dr. Pieritz Texten:

A 1862: ...„Die Entfernung von Nierenausgusssteinen (wie durch Nephrotomie) wurde ausdrücklich von diesem Verfahren und der analogen Berechnung ausgenommen und muss wie bisher beispielsweise nach der Nr. 1839 GOÄ berechnet werden...“

A 1870: ...„Die (mikrochirurgische) Rekonstruktion von Blasenhals und Harnröhrenschließmuskel stellt ein neuartiges Verfahren dar, welches einerseits dem Erhalt beziehungsweise der Wiederherstellung der Harnkontinenz dient und andererseits die Wahrscheinlichkeit einer postoperativen Stenose (Enge) an der Anastomose (Verbindung) vom Blasenhals zur Urethra (Harnröhre) deutlich senkt.
...Fakultative Bestandteile des ablaufbezogenen Leistungskomplexes nach A 1870 (wie auch A 1871, A 1872 und A 1873) sind das Legen von Drainagen und eines suprapubischen und/oder transurethralen Blasenkatheters. Selbstverständlich sind das Absetzen und Unterbinden der notwendigen Strukturen wie beispielsweise der Samenleiter und die notwendige Entnahme von Schnellschnitten sowie das Spülen Bestandteil des ablaufbezogenen Leistungskomplexes. Die Berechnung erfolgt analog der Nr. 1845 GOÄ (4.490 Punkte)..“

A 1843 (siehe auch Beschluss bei GOÄ Nr. 1783) – **A1880**

A 1843: ...„In dem Fall, dass Tumorthromben aus der Vena cava entfernt werden müssen, kann zusätzlich die Nr. 2802 GOÄ angesetzt werden. Die Entfernung von Thromben aus der Vena renalis ist dahingegen Bestandteil der Nr. 1843 GOÄ und nicht mit einer eigenen Gebührenposition berechnungsfähig. Für alle zusätzlich berechnungsfähigen Leistungen gilt, dass ab der zweiten Leistung über denselben Zugang die Eröffnungsleistung (jeweils 1110 Punkte) abgezogen werden muss.

...Bei transabdominalem Zugang muss die Nr. 3135 GOÄ, bei transthorakalem Zugang die Nr. 2990 GOÄ und bei retroperitonealem Zugang die Nr. 1830 GOÄ abgezogen werden. Die beiden Beschlüsse zur analogen Bewertung der organerhaltenden Entfernung eines malignen Nierentumors unterscheiden sich nur in dem Leistungsbestandteil ‚Entfernung der regionären Lymphknoten'..."

...„**A 1880** ist die organerhaltende Entfernung eines malignen Nierentumors ohne Lymphknotenentfernung, bewertet analog nach Nr. 1842 GOÄ (3230 Punkte). Die **A 1881** ist dieselbe Leistung mit Entfernung der regionären Lymphknoten und kann analog nach Nr. 1843 GOÄ (4160 Punkte) berechnet werden. Wenn im Ausnahmefall Lymphknotenmetastasen über das regionäre Lymphabstromgebiet hinaus entfernt werden müssen, kann einmalig analog die **Nr. 1783** GOÄ (unter Abzug der Eröffnungsleistung) angesetzt werden..."

A 1890: ...„Neben der A 1890 können bei ambulanter Durchführung die Auslagen nach § 10 GOÄ für den Farbstoff zusätzlich in Rechnung gestellt werden. Dieses Verfahren ist insbesondere wichtig bei der Festlegung der Resektionsgrenzen während der Entfernung eines Urothelkarzinoms und zur Nachsorge nach einer solchen Operation sowie zur Aufdeckung eines Rezidivs..."

A 1861 **Transurethrale endoskopische Litholapaxie von Harnleitersteinen einschl. Harnleiterbougierung, intrakorporaler Steinzertrümmerung und endoskopischer Entfernung der Steinfragmente, ggf. einschl.retrograder Steinreposition – (analog Nr. 1817 GOÄ (2.220 Pkt.) + Nr. 1787 (252 Pkt.) GOÄ) – n. Verzeichnis analoger Bewertungen d. Bundesärztekammer** **2472** 331,39
144,08 504,28

A 1862 **Perkutane Nephrolitholapaxie (PNL oder PCNL) – mit Ausnahme von Nierenausgusssteinen – einschl. intrakorporaler Steinzertrümmerung, pyeloskopischer Entfernung der Steinfragmente und Anlage einer Nierenfistel – (analog Nr. 1838 GOÄ (2.200 Pkt.)+ Nr. 1852 GOÄ (700 Pkt.)) – n. Verzeichnis analoger Bewertungen d. Bundesärztekammer** **2900** 388,78
169,03 591,62

A 1863 **Transurethrale Endopyelotomie, einschl. Ureterorenoskopie mit Harnleiterbougierung, ggf. einschl. der retrograden Darstellung des Ureters und des Nierenbeckens mittels Kontrastmittel und Durchleuchtung, ggf. einschl. Einlage eines transureteralen Katheters oder transkutane Endopyelotomie, einschl. Punktion des Nierenbeckens und Bougierung der Nierenfistel sowie Pyeloskopie, ggf. einschl. der Darstellung des Nierenbeckens mittels Kontrastmittel und Durchleuchtung, ggf. einschl. Einlage eines Nierenfistelkatheters – (analog Nr. 1827 GOÄ (1.500 Pkt.) + analog Nr. 1861 GOÄ (700 Pkt.)) – n. Verzeichnis analoger Bewertungen d. Bundesärztekammer** **2200** 294,93
128,23 448,81

Die Einlage eines transureteralen Katheters nach Nr. 1812 GOÄ bzw. die Einlage eines Nierenfistelkatheters nach Nr. 1851 GOÄ ist Leistungsbestandteil der transurethralen bzw. perkutanen Endopyelotomie und kann nicht zusätzlich berechnet werden. Die retrograde bzw. anterograde Darstellung von Ureter und Nierenbecken nach Nr. 5220 GOÄ ist Leistungsbestandteil der transurethralen bzw. perkutanen Endopyelotomie und kann nicht zusätzlich berechnet werden. Die Darstellung von Harnblase und Urethra nach Nr. 5230 GOÄ ist, sofern erforderlich, neben der transurethralen Endopyelotomie berechnungsfähig.

A 1870 **Totale Entfernung der Prostata und der Samenblasen einschl. pelviner Lymphknotenentfernung mit anschließender Rekonstruktion des Blasenhalses und der Schließmuskelfunktion, einschl. Blasenkatheter, ggf. einschl. suprapubischem Katheter, ggf. einschl. einer oder mehrerer Drainagen (analog Nr. 1845 GOÄ) – n. Verzeichnis analoger Bewertungen d. BÄK** **4990** 668,96
290,85 1017,99

GOÄ-Nr.		Punktzahl 1fach	2,3 / *1,8 3,5 / *2,5
A 1871	**Totale Entfernung der Prostata und der Samenblasen einschl. pelviner Lymphknotenentfernung mit anschließender Rekonstruktion des Blasenhalses und der Schließmuskelfunktion, einschl. Blasenkatheter, ggf. einschl. suprapubischem Katheter, ggf. einschl. einer oder mehrerer Drainagen (analog Nr. 1845 GOÄ) – n. Verzeichnis analoger Bewertungen d. BÄK Blasenhalses und der Schließmuskelfunktion sowie Potenzerhalt durch Präparation der Nervi erigentes, auch beidseitig, einschl. Blasenkatheter, ggf. einschl. suprapubischem Katheter, ggf. einschl. einer oder mehrerer Drainagen – (analog Nr. 1850 GOÄ) – n. Verzeichnis analoger Bewertungen d. Bundesärztekammer**	**6500** 378,87	871,40 1326,04
A 1872	**Totale Entfernung der Prostata und der Samenblasen ohne pelvine Lymphknotenentfernung mit anschließender Rekonstruktion des Blasenhalses und der Schließmuskelfunktion, einschl. Blasenkatheter, ggf. einschl. suprapubischem Katheter, ggf. einschl. einer oder mehrerer Drainagen – (analog Nr. 1843 GOÄ) – n. Verzeichnis analoger Bewertungen d. Bundesärztekammer**	**4160** 242,48	557,69 848,66
A 1873	**Totale Entfernung der Prostata und der Samenblasen ohne pelvine Lymphknotenentfernung mit anschließender Rekonstruktion des Blasenhalses und der Schließmuskelfunktion sowie Potenzerhalt durch Präparation der Nervi erigentes, auch beidseitig, einschl. Blasenkatheter, ggf. einschl. suprapubischem Katheter, ggf. einschl. einer oder mehrerer Drainagen – (analog Nr. 3088 GOÄ) – n. Verzeichnis analoger Bewertungen d. Bundesärztekammer** Die Analogen Bewertungen nach A 1870, 1871, 1872 und 1873 können nicht nebeneinander, sondern nur alternativ (je nach Leistungsumfang) berechnet werden.	**5600** 326,41	750,74 1142,43
A 1880	**Organerhaltende Entfernung eines malignen Nierentumors ohne Entfernung der regionalen Lymphknoten – (analog Nr. 1842 GOÄ)**	**3230** 188,27	433,02 658,94
A 1881	**Organerhaltende Entfernung eines malignen Nierentumors mit Entfernung der regionalen Lymphknoten – (analog Nr. 1843 GOÄ) – n. Verzeichnis analoger Bewertungen d. Bundesärztekammer** Bei metastatischem Befall von Lymphknoten über das regionäre Lymphstromgebiet (nach gültiger TNM-Klassifikation) hinaus kann zusätzlich die Nr. 1783 GOÄ analog für die extraregionäre Lymphknotenentfernung als selbstständige Leistung, nach Abzug der Eröffnungsleistung, neben der Nr. 1843 GOÄ analog berechnet werden.	**4160** 242,48	557,69 848,66
A 1890	**Fluoreszenzendoskopie bei Urothelkarzinom, einschl. Instillation des Farbstoffs, (analog Nr. 1789 GOÄ) – n. Verzeichnis analoger Bewertungen d. Bundesärztekammer** Die Kosten für den je Sitzung verbrauchten Farbstoff können entsprechend § 10 Abs. 1 Nr. 1 GOÄ als Ersatz von Auslagen geltend gemacht werden.	**325** 18,94	43,57 66,30

L Chirurgie, Orthopädie

Allgemeine Bestimmungen

Zur Erbringung der in Abschnitt L aufgeführten typischen operativen Leistungen sind in der Regel mehrere operative Einzelschritte erforderlich. Sind diese Einzelschritte methodisch notwendige Bestandteile der in der jeweiligen Leistungsbeschreibung genannten Zielleistung, so können sie nicht gesondert berechnet werden.
Werden mehrere Eingriffe in der Brust- oder Bauchhöhle in zeitlichem Zusammenhang durchgeführt, die jeweils in der Leistung die Eröffnung dieser Körperhöhlen enthalten, so darf diese nur einmal berechnet werden; die Vergütungssätze der weiteren Eingriffe sind deshalb um den Vergütungssatz nach Nummer 2990 oder Nummer 3135 zu kürzen.

Beschluss BÄK:

Beschluss des Zentralen Konsultationsausschusses für Gebührenordnungsfragen bei der BÄK vom 14.6.2005 (DÄ Nr. 37, 16.9.2005)
Abzug von Eröffnungsleistung nicht notwendig bei Carotischirurgie
Die Allg. Bestiimmungen zu Abschnitt L (Chirurgie, Orthopädie) des Leistungsverzeichnisses der GOÄ schreibt den Abzug einer Eröffnungsleistung in den Fällen vor, in denen mehrere Eingriffe „in der Brust- oder Bauchhöhle" im zeitlichen Zusammenhang durchgeführt werden. Bei gleichzeitigen gefäßchirurgischen Eingriffen an beiden Carotiden (A. carotis communis und interna) nach den Nrn. 2820 und/oder 2821 GOÄ „Rekonstuktive Operation an einer extracranialen Hirnarterie (mit Anlegen eines Shunt) unter Verwendung eines Zuganges ist der sich überschneidende Leistungsbestandteil der beiden selbstständigen Leistungen so geringfügig, dass eine Anwendung der für die Nebeneinandererbringung von Eingriffen in „Brust- und Bauchhöhle" geltenden Bestimmung des Abzugs nicht auf die Carotischirurgie übertragbar ist.

Kommentar:

Im Gegensatz zum EBM sind die Begriffe „klein" und „groß" in der GOÄ mit Maßangaben versehen. Als Maßstab wäre hier sicher die Angabe des EBM zu übernehmen. Die Verletzung der Körperoberfläche bzw. die Ausdehnung von krankhaften Prozessen nach den Begriffen „klein" bzw. „groß" ist wie folgt zuzuordnen:

- Länge: kleiner oder größer als 3 cm
- Fläche: kleiner oder größer als 4 cm^2
- Raum: kleiner oder größer als 1 cm^3

Bei Kindern bis zum vollendeten 6. Lebensjahr und bei Eingriffen am Kopf findet der Begriff „klein" keine Anwendung, Zum Kopf gehört auch der sichtbare Teil des Halses.

Tipp:

Nach **Wezel/Liebold** ist der Ansatz von Steigerungsfaktoren oberhalb der Begründungsschwelle in der Regel nur bei intraoperativen „Kernleistungen" und nur in wenigen Fällen auch für die operativen „Nebenleistungen" gerechtfertigt. Wir halten diese Formulierung nicht für tragbar und gehen davon aus, dass sich jederzeit ein erhöhter Steigerungsfaktor auch für operative Nebenleistungen ergeben kann, wenn diese durch erschwerte Bedingungen und/oder einen zeitlich überdurchschnittlichen Aufwand erbracht werden.
Bei zahlreichen ambulant durchgeführten Operationen können Zuschläge nach den Nrn. 442, 443, 444, 445 abgerechnet werden..

IGeL – Chirurgie und Orthopädie

Die Fachgruppe der Chirurgen ist hinsichtlich der Angebote von IGeL-Leistungen sehr inhomogen. Teilweise sind die angebotenen Leistungen mit denen identisch, die auch Allgemeinmediziner, Dermatologen und Internisten anbieten.
Nach unseren Recherchen im Internet sind die Seiten der plastischen Chirurgen in der Regel am besten gestaltet. Auch findet der Patient hier die umfangreichsten aufklärenden Informationen.
Im Bereich spez. der **Chirurgie – Plastische Chirugie finden sich als IGEL-Angebote** (immer außerhalb der GKV-Leistungspflicht**):**

- Ästhetische **Brustoperation** (z. B. Vergrößerung, Verkleinerung)
- **Ästhetische Operationen** z. B. Tränensäcke, Schlupflider, abstehende Ohren (Ohrmuschelplastik), Muttermale
- **Facelifting-Operation**
- **Fettabsaugung** (Lipexhärese, Liposuction)

P. Hermanns, G. Filler, B. Roscher (Hrsg.), *GOÄ 2013*,
Erfolgskonzepte Praxis- & Krankenhaus-Management,
DOI 10.1007/978-3-642-29292-7_28, © Springer-Verlag Berlin Heidelberg 2013

- Störende **Hautveränderungen** z. B. Atherome, Lipome, Narben, Warzen, Xanthelasmen
- **Samenleiterunterbindung**
- **Schweißdrüsenabsaugung**
- **Varizenentfernung**

Diese Leistungen werden aber auch von entsprechend weitergebildeten Augenärztem, Dermatologen, HNO-Ärzten und Gynäkologen angeboten.
Die folgenden Leistungen sind häufige **Angebote von Chirurgen und auch Orthopäden:**

Akupunktur
- Schulterschmerz (Periarthropathia humeroscapularis)
- Tennisarm (Epicondylopathia humeri radialis)
- Kniebeschwerden
- Rückenschmerzen, Ischias
- Migräne, Spannungskopfschmerz

Biomagnetfeldtherapie
- bei Arthrose z.B. auch Fingerpolyarthrosen
- Schulterschmerz
- Rückenschmerz

Ernährungsberatung

Hyaluronsäureinjektionen
- zur Vorbeugung und zum Aufhalten von Kniegelenksarthrose

Hydro-Jet
- bei Rückenschmerzen
- Muskelverspannungen

Die Hydro-Jet Therapie kombiniert die Wirkungen einer Unterwasserdruckstrahlmassage und die einer Wärmetherapie. Dadurch sollen drei Effekte erreicht werden:
- Mechanisch-physikalische Behandlung zur Lockerung der Muskulatur
- Straffung des Gewebes
- Verbesserte Durchblutung

Der Patient liegt in Rücken-, Bauch- oder Seitenlage auf einer Latexmatte gewissermaßen auf dem Wasser, das sich um den Körper schmiegt. In kreisenden Bewegungen werden aus Düsen Wasserstrahlen gegen die Unterseite der Latex-Abdeckung und somit massierend gegen den Körper gerichtet.

Knochendichtemessung
- Osteo-Densitometrie

Naturheilverfahren
Leithoff und Sadler (Individuelle Gesundheitsleistungen in der Orthopädie, Thieme Verlag) halten für die orthopädische Praxis folgende Methoden/Verfahren der Naturheilkunde für besonders geeignet:
- Ausleitende Heilverfahren
- Neuraltherapie
- F.X. Mayr-Medizin, Heilfasten
- Ordnungstherapie, „lifestyle management“
- Phytotherapie, incl. Komplexhomöopathie

Neuraltherapie
- bei Kopfschmerz
- Vegetative Funktionsstörungen
- Erkrankungen des Bewegungsapparates

Physikalische Therapie
- Ultraschall
- Iontophorese
- Kryotherapie **Sonographie bei**
- Weichteilerkrankungen
- Weichteilverletzungen

Sportmedizin
- Eignungsuntersuchungen für einzelne Sportarten
- Erstellung von Trainingsplänen

Stoßwellentherapie (fokussierte) bei
- Fersensporn
- Schulterbeschwerden
- Tennisellenbogen

Hochton-Therapie
Ziele einer Hochtontherapie sind z.B.
- Beschleunigung von Heilungsprozessen z.B. nach Knochenbrüchen Quetschungen und Verstauchungen, Entzündungen (Tennisarm)
- Wiedererlangung der Muskelkraft nach Ruhigstellung
- Schnelle Wundheilung Ulcera (z.B. offene Beine)
- Schmerzlinderung bei Arthrosen, Gelenkbeschwerden

In 70–80 Prozent der Fälle soll die Therapie erfolgreich sein. Ihre Wirkung ist mit wissenschaftlichen Studien bisher nicht belegt.

GOÄ Nr.	Kurzlegende	1fach €	*1,8/2,3fach
3	Eingehende Beratung (mind. 10 Min.) – nicht neben Sonderleistungen	8,74	**20,11**
5	Symptombezogene Untersuchung	4,66	**10,73**
554*	Hochton-Therapie – **analoger Ansatz**	5,30	**9,55**

Magnetfeldtherapie

Eingesetzt wird diese Methode bei verschiedenen orthopädischen Krankheitsbildern z.B. bei Arthrosen, Osteoporose, Wirbelsäulenerkrankungen und -verletzungen sowie in der Nachbehandlung von Operationen und bei rheumatischen Beschwerden.

GOÄ Nr.	Kurzlegende	Ifach €	*1,8/2,3fach
CO	Eingehende Beratung (mind. 10 Min.) – nicht neben Sonderleistungen	8,74	**20,11**
5	Symptombezogene Untersuchung	4,66	**10,73**
554*	Hochton-Therapie – **analoger Ansatz**	5,30	**9,55**

Trainingstherapie*

Eingesetzt wird diese Methode bei verschiedenen orthopädischen Krankheitsbildern z.B. bei Arthrosen, Osteoporose, Wirbelsäulenerkrankungen und -verletzungen sowie in der Nachbehandlung von Operationen und bei rheumatischen Beschwerden.

GOÄ Nr.	Kurzlegende	Ifach €	*1,8/2,3fach €
3	Eingehende Beratung (mind. 10 Min.) – nicht neben Sonderleistungen	8,74	**20,11**
506*	Krankengymnastische Übungen, Einzelbehandlung	6,99	**12,59**
558*	Geräte-Sequenztraining für Trainingstherapie – **analoger Ansatz**	6,99	**12,59**
842 A	Eingangsuntersuchung zur med. Trainingstherapie – **analog**	29,14	**67,03**
846 A	Med. Trainingstherapie m. Sequenztraining, einschl. progressivdynamischem Muskeltraining mit spez. Therapiemaschinen – **analog**	8,74	**20,11**

* diese Aufstellung entspricht den Empfehlungen der BÄK, s. Deutsches Ärzteblatt Jg. 99, Heft 3, Seite A144–145, 2002 – s. auch IGEL-Kompendium für die Arztpraxis von Hess und Klakow-Franck

Triggerpunkt-Therapie

Die so genannteTriggerpunkt-Therapie ist ein neues Verfahren der Schmerz- und der Bewegungsapparatmedizin. Die Internetseite aus der Schweiz
www.triggerpunkt-therapie.ch/index.php?kat=home&link=2&language=de informiert:

Triggerpunkte sind die Folge von kleinen Verletzungen in der Muskulatur, wie sie zum Beispiel beim Muskelkater oder bei leichten Muskelzerrungen auftreten. In der Regel heilen diese Verletzungen wieder ab, denn die Muskulatur kann sich sehr gut erneuern. In gewissen Fällen aber, zum Beispiel wenn bestimmte Muskelfasern immer wieder die gleichen Bewegungen ausführen müssen, entsteht eine Art „anhaltender lokaler Muskelkater" und die betroffenen Muskelfasern entzünden sich chronisch. Das Gleiche kann auch nach einer brüsken Bewegung im Sport oder im Alltag oder nach einer Verletzung geschehen. Es bildet sich eine so genannte „chronische Zerrung", die von alleine nicht mehr abheilen kann, weil sich ein Teufelskreis gebildet hat.

GOÄ Nr.	Kurzlegende	Ifach €	*1,8/2,3fach €
3	Eingehende Beratung (mind. 10 Min.) – nicht neben Sonderleistungen	8,74	**20,11**
302	Punktion Schulter- oder Hüftgelenk – **analoger Ansatz**	14,57	**33,52**

Ultraschall-Behandlung*

Eingesetzt wird diese Methode bei verschiedenen orthopädischen Krankheitsbildern z.B. bei Arthrosen, Osteoporose, Wirbelsäulenerkrankungen und -verletzungen sowie in der Nachbehandlung von Operationen und bei rheumatischen Beschwerden.

GOÄ Nr.	Kurzlegende	1 fach €	*1,8/2,3fach €
3	Eingehende Beratung (mind. 10 Min.) – nicht neben Sonderleistungen	8,74	**20,11**
554*A	Behandlung m. niedrig dosiertem, gepulstem Ultraschall – **analog**	5,30	**9,55**

* niedrig dosierter, gepulster Ultraschall

Osteoporose-Vorsorge

Osteoporose-Risikofaktoren z.B nach **Leithoff** und **Sadler**

- Postmenopausale Frauen mit Risikofaktoren
- Hypermenorrhoe oder Amenorrhoe/Hypoganadismus
- Anorexia nervosa
- Osteopenie im Skelettröntgen
- Alkoholabusus
- Nikotinabusus
- Immobilisation (mehr als 4 Wochen)
- Malabsorptionssyndrom (z.B. postoperativ)
- Hyperkalziurie
- Rheumatoide Arthritis, M. Bechterew
- Chron. Medikation mit Kortison
- Chron. Niereninsuffizienz
- Dialysepatienten
- Hyperparathyreodismus
- Hyperthyreose
- Suppressionstherapie an der Schilddrüse (seit mehr als 10 Jahren)
- Leberzirrhose

Liegen ein oder gar mehrere Risikofaktoren vor, ist eine Osteodensitometrie zur frühzeitigen Erfassung einer pathologischen Demineralisierung indiziert.

Osteodensitometrie (Knochendichtemessung)

GOÄ Nr.	Kurzlegende	Ifach €	*1,8fach €
5380*	Osteodensitometrie von Skeletteilen mit quant. CT oder digitaler Röntgentechnik	17,49	**31,48**
5377*	Zuschlag für computergesteuerte Analyse, einschl. 3D-Rekonstruktion	**46,63**	–
5475*	Osteodensitometrie von Skeletteilen mittels Dual-Photonen-Absorptionstechnik	17,49	**31,48**

Abrechnungshinweis: Der Zuschlag nach Nr. 5377* ist nur mit Ifachem Gebührensatz abrechenbar.

Laboruntersuchungen bei VD Osteoporose

GOÄ Nr.	Kurzlegende	1 fach €	1,15fach €
3555*	Calcium	2,33	**2,68**
3580 H1*	Anorganischer Phosphor	2,33	**2,68**
3587 H1*	Alkalische Phophatase	2,33	**2,68**
3585 H1*	Kreatinin	2,33	**2,68**

Weitere Untersuchungen:

- Pyridinolin-Crosslinks und Ostase erfassen den Knochenabbau
- Vitamin D (25-OH) erfasst die Vitamin-D-Versorgung

Stoßwellentherapie bei orthopädischen Krankheitsbildern

Extrakorporale Stoßwellentherapie zur Behandlung von schmerzhaften Sehnenansätzen, Fersensporn, Kalkschulter, Tennisellenbogen.

GOÄ Nr.	Kurzlegende	1fach €	2,3fach €
1800 a	Extrakorporale Stoßwellentherapie (ESWT) bei orthopädischen, chirurgischen oder schmerztherapeutischen Indikationen – **analog Nr. 1800** je Sitzung	86,27	**198,41**
302 a	Radiale Stoßwellentherapie bei orthopädischen, chirurgischen oder schmerztherapeutischen Indikationen – **analog**	14,57	**33,52**
34	Erörterung mind. 20 Min.	17,49	**40,22**

Abrechnungshinweis:
Auch wenn mehrere verschiedene Körperareale in einer Sitzung behandelt werden, ist nach dem GOÄ-Kommentar von **Brück** die Leistung nur einmal berechnungsfähig. Der Ausschuss Gebührenordnung der BÄK geht pro Behandlungsfall von durchschnittlich 2 bis 3 – maximal 4 – Behandlungen aus.
Die Indikation zur Stoßwellentherapie bei „Pseudarthrose" ist nach **Brück** selten und zur Behandlung sind traumatologische Erfahrungen erforderlich. Wegen des Schwierigkeitsgrades und des hohen Zeitaufwandes bei der Behandlung der Pseudarthrose durch ESWT ist nach **Brück** ein Ansatz des 3,5fachen Steigerungsfaktors oder sogar eine Vereinbarung nach GOÄ § 2 (1) (Abweichende Gebührenhöhe) gut begründbar.

I Wundversorgung, Fremdkörperentfernung

Kommentar:
Die Ziffern 2000 bis 2005 beziehen sich immer auf ein „Wunde".
Nicht als Wunde im Sinne der Ziffern 2000 bis 2005 anzusehen sind:
Durch Krankheit entstehende offene Körperstellen, Geschwüre, Ulcus cruris, Fistelwunden, Eiterungswunden. Diese fallen unter die Nr. 2206.
Ebenso können durch Operation entstandene Wunden weder für den Operationszugang noch für den Abschluss berechnet werden.

Tipp:

- Liegen mehrere zu versorgende Wunden vor, können die Nrn. der Wundversorgung mehrmals abgerechnet werden. Handelt es sich um unterschiedlich zu versorgende Wunden, können die entsprechenden GOÄ-Nrn. nebeneinander abgerechnet werden.
- Abrechnungsfähig sind alle erforderlichen, speziellen Verbände, die zusätzlich zum eigentlichen Wundverband nötig sind, z.B. Schienung, Salbenverband, Kompressionsverband, Gipsverband etc.
- Bei mehreren Wunden sind auch die Legenden (Nrn.) mehrfach berechenbar.
- Wundsäuberung und Blutstillung können nicht zusätzlich berechnet werden.
- Frische Wunden werden nach den Nrn. 2000 und 2003 berechnet.

- Nach vorangegangener Erstversorgung sind die Nrn. 2001, 2002, 2004 und 2005 berechnungsfähig.
- Bei kleinen und stark verunreinigten Wunden wird die Nr. 2003 berechnet.
- Als Wunde gelten auch Brandwunde oder Schürfwunde.
- Die Nrn. 2000 – 2006 sind keine operativen Leistungen, sondern Leistungen der Wundversorgung. Die Nrn. 204 ist daher daneben berechnungsfähig.
- Die Nr. 2033 ist neben den Nrn. 2000 – 2005 nicht berechnungsfähig, wenn die Extraktion des Nagels Bestandteil der Wundversorgung ist.
- Kleine Wunden im Sinne der Nrn. 2000 – 2005 sind durch Krankheit entstandene offene Körperstellen (z.B. Ulcera cruris), Fistelwunden und Eiterungen.

2000 Erstversorgung einer kleinen Wunde

70 9,38
4,08 14,28

Ausschluss: Neben Nr. 2000 sind folgende Nrn. nicht abrechnungsfähig: 1551, 2001 – 2003 (für dieselbe Wunde), 2006, 2033, 2073

Beschluss BÄK: **Beschluss des Gebührenausschusses der Bundesärztekammer**
Keine Berechnung der GOÄ Nr. 200 neben Nrn. 2000 bis 2005 (7. Sitzung vom 12. September 1996)
Die Leistungen nach den Nrn. 2001, 2002, 2004 und 2005 stellen operative Leistungen dar, da in den Legenden auf „Naht" und/oder „Umschneidung" abgestellt ist.
Die Leistungen nach den Nrn. 2000 und 2003 beinhalten im Leistungsumfang („Erstversorgung") im wesentlichen den Verband. Eine Berechnung der Nr. 200 neben den Nrn. 2001 oder 2003 würde deshalb den Leistungsinhalt doppelt berücksichtigen.

Kommentar: Alle versorgenden Leistungen wie
- Blutstillung
- Säuberung der Wunde
- Hautfetzenentfernung

sind mit Ansatz der Leistung abgegolten. Die Wundversorgung im Sinne der Nr. 2000 und auch der folgenden Nrn. umfasst nur die Erstversorgung
- der Haut
- der Unterhaut
- des Fettgewebes
- die Koagulation der Gefäße.

Nicht Inhalt der Erstversorgung sind z.B.
- Naht der Faszien,
- Naht der Muskeln,
- Naht der Gelenkkapsel,
- Naht von Nerven,
- Plastisch-chirurgische Maßnahmen etc.

Bei den Leistungen nach den Nrn. 2000 und 2003 handelt es sich immer um die Versorgung frischer Wunden, was aus der Legende mit dem Begriff „Erstversorgung" deutlich wird.
Leistungen nach den Nrn. 2001, 2002, 2004 und 2005 können als sekundäre Versorgung/Naht vorkommen und berechnet werden, d. h. dass es sich hier um Wunden handeln kann, die schon einer Erstversorgung zugeführt waren und einer weiteren Versorgung bedürfen. Eine Wundversorgung mit Fibrin- oder Acrylklebern kann adäquat analog nach § 6 mit den Nrn. 2000, 2001, 2003 berechnet werden; nicht dagegen statt oder neben den Nrn. 2000, 2004, 2005.

Tipp:
- Neben der Wundversorgung nach Nr. 2000 ist ein erforderlicher Verband nach der Nr. 204 abrechnungsfähig.
- Bei mehreren Wunden ist Nr. 2000 entsprechend mehrmals abrechenbar
- Im Rahmen der Wundversorgung können neben der Leistung nach Nr. 2100 zusätzlich die Leistungen nach den Nrn. 2000 ff. abgerechnet werden.

GOÄ-Nr.		Punktzahl 1fach	2,3 / *1,8 3,5 / *2,5

2001 **Versorgung einer kleinen Wunde einschließlich Naht** **130** 17,43 7,58 26,52

Ausschluss: Neben Nr. 2001 sind folgende Nrn. nicht abrechnungsfähig: 763, 1325, 1326, 2000, 2002, 2033, 2073, 2586

Beschluss BÄK: Siehe Beschluss zu Nr. 2000

Kommentar: Siehe Kommentar zur Nr. 2000

Tipp: Neben der Wundversorgung nach Nr. 2001 sind die erforderlichen Verbände nach der Nr. 204 abrechnungsfähig.

2002 **Versorgung einer kleinen Wunde einschließlich Umschneidung und Naht** **160** 21,45 9,33 32,64

Ausschluss: Neben Nr. 2002 sind folgende Nrn. nicht abrechnungsfähig: 2000, 2001, 2033, 2073, 2586

Beschluss BÄK: Siehe Beschluss zu Nr. 2000

Kommentar: Siehe Kommentar zu Nr. 2000

Tipp: Neben der Wundversorgung nach Nr. 2002 ist nur der erforderliche Verband nach der Nr. 204 abrechnungsfähig.

2003 **Erstversorgung einer großen und/oder stark verunreinigten Wunde** **130** 17,43 7,58 26,52

Ausschluss: Neben Nr. 2003 sind folgende Nrn. nicht abrechnungsfähig: 2000, 2004, 2005 (für dieselbe Wunde), 2006, 2033, 2065, 2073

Beschluss BÄK: Siehe Beschluss zu Nr. 2000

Kommentar: Siehe Kommentar zu Nr. 2000

Tipp:
- Neben der Wundversorgung nach Nr. 2003 ist nur der erforderliche Verband nach der Nr. 204 abrechnungsfähig.
- Entsprechend der Leistungslegende kann auch eine kleine aber **„stark verunreinigte Wunde“** nach Nr. 2003 abgerechnet werden.

2004 **Versorgung einer großen Wunde einschließlich Naht** **240** 32,17 13,99 48,96

Ausschluss: Neben Nr. 2004 sind folgende Nrn. nicht abrechnungsfähig: 2003, 2005 (für dieselbe Wunde), 2033, 2065, 2073

Beschluss BÄK: Siehe Beschluss zu Nr. 2000

Kommentar: Siehe Kommentar zu Nr. 2000

Tipp: Neben der Wundversorgung nach Nr. 2004 ist nur der erforderliche Verband nach der Nr. 204 abrechnungsfähig.

2005 **Versorgung einer großen und/oder stark verunreinigten Wunde einschließlich Umschneidung und Naht** **400** 53,62 23,31 81,60

Neben den Leistungen nach den Nummern 2000 bis 2005 ist die Leistung nach Nummer 2033 nicht berechnungsfähig, wenn die Extraktion des Nagels Bestandteil der Wundversorgung ist.

Ausschluss: Neben Nr. 2005 sind folgende Nrn. nicht abrechnungsfähig: 2003, 2004, 2033, 2065, 2073

Beschluss BÄK: Siehe auch Beschluss zu Nr. 2000

Aus den Beschlüssen des Zentralen Konsultationsausschusses für Gebührenordnungsfragen bei der Bundesärztekammer zur Privatliquidation herzchirurgischer Leistungen: Berechnung der Excision der alten Narbe bei Re-Operation

Die Berechnung der Excision der alten Narbe bei Re-Operationen mit Nr. 2005 GOÄ (Versorgung einer großen Wunde ...) neben der Operationsziffer für die Wund- und beziehungsweise Narbenausschneidung ist nicht möglich (unselbständige Leistung nach § 4 Abs. 2a GOÄ).

In seltenen Fällen, wenn tatsächlich eine entsprechende Indikation und Leistung vorliegt, kann Nr. 2392 a GOÄ (Excision einer großen, kontrakten und funktionsbehindernden Narbe – einschließlich plastischer Deckung) anfallen.

Kommentar: Siehe Kommentar zur Nr. 2000

Tipp:
- Neben der Wundversorgung nach Nr. 2005 ist nur der erforderliche Verband nach der Nr. 204 abrechnungsfähig.
- Wird bei einer Wundversorgung außer Unterhaut und Fettgewebe auch noch verschmutzte Faszien-Gewebe und Muskelanteile mit entfernt und ist dann eine Naht dieser Strukturen erforderlich, so kann die wesentlich höher bewertete Nr. 2073 angesetzt werden.
- Für eine kleine, aber stark verunreinigte Wunde kann bei der Versorgung durch Umschneidung und Naht auch die Nr. 2005 angesetzt werden.

2006 Behandlung einer Wunde, die nicht primär heilt oder Entzündigungserscheinungen oder Eiterungen aufweist – auch Abtragung von Nekrosen an einer Wunde –

63	8,45
3,67	12,85

Ausschluss: Neben Nr. 2006 sind folgende Nrn. nicht abrechnungsfähig: 2000, 2003, 2065

Kommentar: Nach **Hach** sind mit der Legende gemeint:
Aufgebrochene oder inzidierte
- Abszesse
- Fistelgänge
- Furunkel
- OP-Wunden
- Phlegmonen
- Ulcera crura
- Decubital ulcera

Tipp: Neben der Wundversorgung nach Nr. 2006 sind die erforderlichen Verbände nach Nr. 200 und/oder Nr. 204 abrechnungsfähig.

2007 Entfernung von Fäden oder Klammern

40	5,36
2,33	8,16

Hinweis BÄK: **Zur Mehrfachberechnung der Nr. 2007 führt die Bundesärztekammer aus:**
„...Bezüglich der Mehrfachberechenbarkeit der Nr. 2007 ist u.E. die Berechenbarkeit pro Wunde gegeben. Dabei darf aber selbstverständlich nicht die Verhältnismäßigkeit außer Acht gelassen werden, insbesondere in ‚(einem)...' Fachgebiet könnten sich durch die Mehrfachberechnung bei Entfernung der Fäden aus multiplen kleinsten Wunden (z.B. nach Stichinzisionen multipler kleiner Varixknoten) Beträge ergeben, welche die Höhe der OP-Gebühr erreichten. Dies ist widersinnig und entspricht nicht der Ausgewogenheit der GOÄ. Infolgedessen ist es u.E. sachgerecht, in solchen Fällen die GOÄ-Nr. 2007 für die Entfernung von Fäden aus Stichinzisionen nach multipler Exhairese von Varixknoten am Ober- und Unterschenkel nur einmal pro Extremität abgerechnet werden kann. Wird am gleichen Tag die Fadenentfernung aus einer größeren Wunde (Saphenaligatur) vorgenommen, so kann die Nr. 2007 je Extremität zweimal berechnet werden.
Die Vergleichbarkeiten mit den Nrn. 2006 und 2007 des EBM ist nicht gegeben, da der Umstand 'kleine bzw. große' Wunde in der GOÄ durch die Anwendung des Multiplikators nach § 5 Abs. 2 der GOÄ berücksichtigt werden kann. Da im EBM keine Steigerungsmöglichkeit gegeben ist, müssen dort die Leistungen tiefer untergliedert werden.
...Nach Auffassung der Bundesärztekammer kann die Entfernung einer mit Haltefaden gesicherten Drainage analog nach Nr. 2007 abgerechnet werden, denn es findet tatsächlich eine Fadenentfernung statt. ...Der Faden für die Drainagensicherung ist unabhängig von der Wundnaht, so dass die Entfernung dieses Fadens nicht in die Entfernung der Wundfäden einbegriffen ist.
...Daraus folgt, dass die meist später folgende Entfernung der Wundnahtfäden natürlich nochmals nach Nr. 2007 berechnet werden kann."

Kommentar: Auch die Entfernung von Drainagen, Antibiotikaketten und Venenkather kann nach Kommentar von **Hoffmann et alii.** nach GOÄ Nr. 2007 abgerechnet werden oder mit 2007 analog.

Tipp:
- Die Leistungslegende gilt für **eine** Wunde. Bei Entfernung von Fäden oder Klammern an mehreren Wunden kann die Nr. 2007 mehrfach berechnet werden.
- Erfolgt die Entfernung der Fäden, z.B. an zwei verschiedenen Tagen, so kann für jeden Tag einmal die Nr. 2007 berechnet werden.

- Nach Kommentierung von **Lang, Schäfer, Stiel und Vogt** handelt es sich bei der Entfernung von Fäden und Klammern nicht um eine operative Leistung, insofern kann ein medizinisch erforderlicher Verband neben der Nr. 2007 berechnet werden.
- Ist allerdings die Entfernung von Fäden und Klammern mit einer operativen Leistung (z.B. Eröffnung einer infizierten Wunde) verbunden, so dann kein Verband abgerechnet werden, da primär die operative Leistung, zu der auch der Verband gehört, im Vordergrund steht.
- Nr. 2007 ist für das problemlose Entfernen einer Zecke berechnungsfähig

2008 Wund- oder Fistelspaltung

Punktzahl	2,3 / *1,8
90	12,07
5,25	18,36

Ausschluss: Neben Nr. 2008 sind folgende Nrn. nicht abrechnungsfähig: 2009, 2010, 2427 – 2432

Kommentar: Nr. 2008 kann nur als selbständige Leistung berechnet werden.

2009 Entfernung eines unter der Oberfläche der Haut oder der Schleimhaut gelegenen fühlbaren Fremdkörpers

Punktzahl	2,3 / *1,8
100	13,41
5,83	20,40

Ausschluss: Neben Nr. 2009 sind folgende Nrn. nicht abrechnungsfähig: 2030, 2031

Analog: Nr. 2009 analog für Entfernung eines arteriellen Katheters oder eines zentralen Venenkatheters aus medizinischen Gründen. – Empfehlung nach Kommentar Brück

Tipp: Müssen mehrerer Fremdkörper entfernt werden, die nicht nebeneinander liegen, sondern an unterschiedlichen Stellen, so ist ein mehrfacher Ansatz der Nr. 2009 gerechtfertigt.

2010 Entfernung eines tiefsitzenden Fremdkörpers auf operativem Wege aus Weichteilen und/oder Knochen

Punktzahl	2,3 / *1,8
379	50,81
22,09	77,32

Ausschluss: Neben Nr. 2010 sind folgende Nrn. nicht abrechnungsfähig: 2030, 2031 sowie keine Wundverbände.

Tipp:
- Bei ambulanter OP: Zuschlag nach Nr. 442 nicht vergessen.
- Müssen z.B. 15 Schrotkugeln entfernt werden, kann die Leistung entsprechend 15x abgerechnet werden.

2015 Anlegen einer oder mehrerer Redondrainage(n) in Gelenke, Weichteile oder Knochen über einen gesonderten Zugang – gegebenenfalls einschließlich Spülung –

Punktzahl	2,3 / *1,8
60	8,04
3,50	12,24

Ausschluss: Neben Nr. 2015 sind folgende Nrn. nicht abrechnungsfähig: 2032, 2093

Kommentar: Unabhängig davon, wie viele Redondrainagen angelegt werden müssen, ist die Leistung nach Nr. 2015 nur einmal berechnungsfähig.
Eine Spülung der gerade angelegten Redondrainage oder -drainagen ist nicht zusätzlich berechnungsfähig.
Wird allerdings eine Spülung erforderlich, die nicht im zeitlichen Zusammenhang mit dem Anlegen der Drainage steht, so kann diese Spülung nach der Nr. 2093 berechnet werden.

Analog: analoger Ansatz der Nr. 2015 für das Einbringen und die Entfernen von Antibiotikaketten

GOÄ-Nr.		Punktzahl 1fach	2,3 / *1,8 3,5 / *2,5

II Extremitätenchirurgie

2029	**Anlegen einer pneumatischen Blutleere oder Blutsperre an einer Extremität**	**50** 2,91	6,70 10,20
Kommentar:	Die Leistung nach Nr. 2029 kann pro einmal abgerechnet werden, auch wenn im Rahmen einer Operation die Blutleere einmal gelöst werden muss und dann wieder angelegt wird.		
2030	**Eröffnung eines subkutanen Panaritiums oder der Paronychie – gegebenenfalls einschließlich Extraktion eines Finger- oder Zehennagels –**	**130** 7,58	17,43 26,52
Ausschluss:	Neben Nr. 2030 sind folgende Nrn. nicht abrechnungsfähig: 2010, 2031, 2033, 2034, 2035, 2428		
2031	**Eröffnung eines ossalen oder Sehnenscheidenpanaritiums einschließlich örtlicher Drainage**	**189** 11,02	25,34 38,56
Ausschluss:	Neben Nr. 2031 sind folgende Nrn. nicht abrechnungsfähig: 2010, 2030, 2033, 2034, 2090, 2427 – 2432		
Kommentar:	Alle Spülungen, die im zeitlichen Zusammenhang mit der Eröffnung des Panaritiums nötig sind, können nicht abgerechnet werden. Wird nach der Eröffnung des Panaritiums zu einem späteren Zeitpunkt eine Spülung erforderlich, so kann diese nach Nr. 2090 berechnet werden.		
2032	**Anlage einer proximal gelegenen Spül- und/oder Saugdrainage**	**250** 14,57	33,52 51,00
Ausschluss:	Neben Nr. 2032 sind folgende Nrn. nicht abrechnungsfähig: 2015, 2043		
Kommentar:	Spülungen im zeitlichen Zusammenhang mit der Anlage der Spül- oder Saugdrainage stehen, können nicht zusätzlich berechnet werden. Sind aber später bei schon liegender Drainage Spülungen erforderlich, so können diese nach der Nr. 2093 berechnet werden. Die Leistung nach Nr. 2032 ist eine zusätzliche Leistung zur Nr. 2031 und nicht für Spül-, Saugdrainagen anderer Körperregionen abrechenbar. Im Bereich von Gelenken, Weichteilen und Knochen wird eine Redondrainage nach der Nr. 2015 abgerechnet. Die Spülung ist nach Nr. 2093 zu berechnen.		
2033	**Extraktion eines Finger- oder Zehennagels**	**57** 3,32	7,64 11,63
Ausschluss:	Neben Nr. 2033 sind folgende Nrn. nicht abrechnungsfähig: 2000, 2001, 2002, 2003, 2004, 2005, 2030, 2031, 2034, 2035		
2034	**Ausrottung eines Finger- oder Zehennagels mit Exzision der Nagelwurzel**	**114** 6,64	15,28 23,26
Ausschluss:	Neben Nr. 2034 sind folgende Nrn. nicht abrechnungsfähig: 2030, 2031, 2033, 2035		
2035	**Plastische Operation am Nagelwall eines Fingers oder einer Zehe – auch mit Defektdeckung –**	**180** 10,49	24,13 36,72
Ausschluss:	Neben Nr. 2035 sind folgende Nrn. nicht abrechnungsfähig: 2030, 2031, 2033, 2034		
2036	**Anlegen einer Finger- oder Zehennagelspange**	**45** 2,62	6,03 9,18
Tipp:	Auslagen für die Nagelspange gemäß GOÄ § 10 berechnungsfähig..		

GOÄ-Nr.		Punktzahl / 1fach	2,3 / *1,8 / 3,5 / *2,5
2040	**Exstirpation eines Tumors der Fingerweichteile (z.B. Hämangiom)**	**554** / 32,29	74,27 / 113,02
Ausschluss:	Neben Nr. 2040 sind folgende Nrn. nicht abrechnungsfähig: 2401, 2403, 2404		
Tipp:	Bei ambulanter OP: Zuschlag nach Nr. 443 nicht vergessen, ggf. dazu Nr. 440.		
2041	**Operative Beseitigung einer Schnürfurche an einem Finger mit Z-Plastik**	**700** / 40,80	93,84 / 142,80
Tipp:	Bei ambulanter OP: Zuschlag nach Nr. 443 nicht vergessen!		
2042	**Kreuzlappenplastik an einem Finger einschließlich Trennung**	**1100** / 64,12	147,47 / 224,41
Ausschluss:	Neben Nr. 2042 ist folgende Nr. nicht abrechnungsfähig: 2381		
Tipp:	Bei ambulanter OP: Zuschlag nach Nr. 444 nicht vergessen, ggf. dazu Nr. 440!		
2043	**Operation der Syndaktylie mit Vollhautdeckung ohne Osteotomie**	**1450** / 84,52	194,39 / 295,81
Ausschluss:	Neben Nr. 2043 sind folgende Nrn. nicht abrechnungsfähig: 2044, 2067, 2250, 2260, 2383		
Tipp:	Bei ambulanter OP: Zuschlag nach Nr. 445 nicht vergessen, ggf. dazu Nr. 440!		
2044	**Operation der Syndaktylie mit Vollhautdeckung einschließlich Osteotomie**	**1700** / 99,09	227,90 / 346,81
Ausschluss:	Neben Nr. 2044 sind folgende Nrn. nicht abrechnungsfähig: 2043, 2067, 2250, 2260, 2383		
Tipp:	Bei ambulanter OP: Zuschlag nach Nr. 445 nicht vergessen, dazu ggf. Nr. 440.		
2045	**Operation der Doppelbildung an einem Fingergelenk**	**600** / 34,97	80,44 / 122,40
Tipp:	Bei ambulanter OP: Zuschlag nach Nr. 443 nicht vergessen!		
2050	**Fingerverlängerung mittels Knochentransplantation einschließlich Fernlappenplastik**	**1800** / 104,92	241,31 / 367,21
Ausschluss:	Neben Nr. 2050 sind folgende Nrn. nicht abrechnungsfähig: 2255, 2380 – 2383		
Tipp:	Bei ambulanter OP: Zuschlag nach Nr. 445 nicht vergessen!		
2051	**Operation eines Ganglions (Hygroms) an einem Hand- oder Fußgelenk –**	**600** / 34,97	80,44 / 122,40
Ausschluss:	Neben Nr. 2051 sind folgende Nrn. nicht abrechnungsfähig: 2403, 2404, 2405		
Tipp:	Bei ambulanter OP: Zuschlag nach Nr. 443 nicht vergessen, dazu ggf. Nr. 440!		
2052	**Operation eine Ganglions an einem Fingergelenk**	**554** / 32,29	74,27 / 113,02
Ausschluss:	Neben Nr. 2052 sind folgende Nrn. nicht abrechnungsfähig: 2403, 2404		
Tipp:	Bei ambulanter OP: Zuschlag nach Nr. 443 nicht vergessen, dazu ggf. Nr. 440!		
2053	**Replantation eines Fingers einschließlich Gefäß-, Muskel-, Sehnen- und Knochenversorgung**	**2400** / 139,89	321,75 / 489,61
Kommentar:	Sind ggf. Nervennähte notwendig – diese werden in der Leistungslegende nicht genannt –, so sind sie zusätzlich abrechnungsfähig.		

GOÄ-Nr.		Punktzahl 1fach	2,3 / *1,8 3,5 / *2,5
2054	**Plastischer Daumenersatz durch Fingertransplantation einschließlich aller Maßnahmen oder Daumen-Zeigefingerbildung bei Daumenhypoplasie**	**2400** 139,89	321,75 489,61
2055	**Replantation einer Hand im Mittelhandbereich, Handwurzelbereich oder Unterarmbereich**	**7000** 408,01	938,43 1428,04
2056	**Replantation eines Armes oder eines Beines**	**8000** 466,30	1072,49 1632,04
2060	**Drahtstiftung zur Fixierung eines kleinen Gelenks (Finger-, Zehengelenk)**	**230** 13,41	30,83 46,92
Ausschluss:	Neben Nr. 2060 ist folgende Nr. nicht abrechnungsfähig: 2062		
2061	**Entfernung einer Drahtstiftung nach Nummer 2060**	**74** 4,31	9,92 15,10
2062	**Drahtstiftung zur Fixierung von mehreren kleinen Gelenken, Drahtstiftung an der Daumenbasis oder an der Mittelhand oder am Mittelfuß mittels gekreuzter Drähte**	**370** 21,57	49,60 75,48
Ausschluss:	Neben Nr. 2062 ist folgende Nr. nicht abrechnungsfähig: 2060		
Tipp:	Bei ambulanter OP: Zuschlag nach Nr. 442 nicht vergessen!		
2063	**Entfernung einer Drahtstiftung nach Nummer 2062**	**126** 7,34	16,89 25,70
Analog:	Nr. 2063 analog für Entfernung eines Nagels oder Drahtes bei Beendigung der Extensionsbehandlung nach Nr. 218 GOÄ. – Empfehlung nach Kommentar **Brück**		
2064	**Sehnen-, Faszien- oder Muskelverlängerung oder plastische Ausschneidung**	**924** 53,86	123,87 188,50
Ausschluss:	Neben Nr. 2064 sind folgende Nrn. nicht abrechnungsfähig: 2031, 2072, 2073, 2284, 2565, 2566		

Auf einen Blick: **Abrechnung von Sehnen-, Faszien- und Muskel-Operationen**

	Sehne GOÄ Nr.	Faszie GOÄ-Nr.	Muskel GOÄ Nr.
Ausschneidung, plastische	2064	2064	2064
Durchschneidung, offene	2072	–	2072
Duputyren'sche Kontraktur OP	2087, 2088, 2089	–	–
Hammerzehe, Stellungskorrektur mittels Sehnendurchschneidung	2080	–	–
Hammerzehe, Stellungskorrektur mit Sehnenverpflanzung	2081	–	–
Kanalbildung(en)	–	–	2070
Karpaltunnel-Syndrom OP	–	–	2070
Missbildungs-OP an Hand oder Fuß, gleichzeitig an Knochen, Sehnen, Bändern	2067	–	2067
Naht bei Verletzung ggf. mit Wundversorgung	2073	2073	2073
Sehnenbett, Herstellung, einschl. alloplastischer Einlage a. Hand	2082	–	–

Abrechnung von Sehnen-, Faszien- und Muskel-Operationen

	Sehne GOÄ Nr.	Faszie GOÄ-Nr.	Muskel GOÄ Nr.
Stenosenoperation d. Sehnenscheide, einschl. PE	**2084**	–	–
Sehnen-Transplantation, freie	**2083**	–	–
Tarsaltunnel-Syndrom OP	–	–	**2070**
Verkürzung, Raffung	**2075**	–	–
Verlängerung	**2064**	**2064**	**2064**
Verpflanzung	**2074**	–	**2074**

Analog: Nach **Brück** ist Nr. 2064 analog ansetzbar – für Schuhnestelnaht – und auch für die transossäre Verankerug der Sehne am Tuberculum majus.

Tipp: Bei ambulanter OP: Zuschlag nach Nr. 444 nicht vergessen, ggf. dazu Nr. 440!

2065 Abtragung ausgedehnter Nekrosen im Hand- oder Fußbereich, je Sitzung **250** 14,57 33,52 51,00

Ausschluss: Neben Nr. 2065 sind folgende Nrn. nicht abrechnungsfähig: 2003 – 2006

Tipp: Bei ambulanter OP: Zuschlag nach Nr. 442 nicht vergessen!

2066 Eröffnung der Hohlhandphlegmone **450** 26,23 60,33 91,80

Ausschluss: Neben Nr. 2066 sind folgende Nrn. nicht abrechnungsfähig: 2427 – 2432

Kommentar: Ist eine Saug-und /oder Spüldrainage erforderlich, so kann diese zusätzlich nach Nr. 2032 berechnet werden.

Tipp: Bei ambulanter OP: Zuschlag nach Nr. 442 nicht vergessen, dazu ggf. Nr. 440!

2067 Operation einer Hand- oder Fußmissbildung (gleichzeitig an Knochen, Sehnen und/oder Bändern) **1660** 96,76 222,54 338,65

Ausschluss: Neben Nr. 2067 sind folgende Nrn. nicht abrechnungsfähig: 2041 – 2045, 2071

Tipp: Bei ambulanter OP: Zuschlag nach Nr. 445 nicht vergessen, ggf. dazu Nr. 440!

2070 Muskelkanalbildung(en) oder Operation des Karpal- oder Tarsaltunnelsyndroms mit Dekompression von Nerven **1660** 96,76 222,54 338,65

Ausschluss: Neben Nr. 2070 sind folgende Nrn. nicht abrechnungsfähig: 2072, 2084, 2565, 2566

Tipp: Bei ambulanter OP: Zuschlag nach Nr. 445 nicht vergessen, ggf. dazu Nr. 440!

2071 Umbildung des Unterarmstumpfes zum Greifapparat **1850** 107,83 248,01 377,41

2072 Offene Sehnen- oder Muskeldurchschneidung **463** 26,99 62,07 94,45

Ausschluss: Neben Nr. 2072 sind folgende Nrn. nicht abrechnungsfähig: 2064, 2070, 2073, 2080, 2087, 2088, 2089.

Kommentar: Es handelt sich hier um eine selbständige Zielleistung. Werden im Rahmen von irgendwelchen Operationen Durchschneidungen von Sehnen und Muskeln erforderlich, so können diese nicht nach Nr. 2072 berechnet werden.

Tipp: Bei ambulanter OP: Zuschlag nach Nr. 442 nicht vergessen!

GOÄ-Nr.		Punktzahl / 1fach	2,3 / *1,8 / 3,5 / *2,5
2073	**Sehnen-, Muskel- und/oder Fasziennaht – gegebenenfalls einschließlich Versorgung einer frischen Wunde**	**650** / 37,89	87,14 / 132,60
Ausschluss:	Neben Nr. 2073 sind folgende Nrn. nicht abrechnungsfähig: 2000 – 2005, 2064, 2072, 2087, 2088, 2089, 2104, 2105, 2106		
Kommentar:	Bei dieser Leistung handelt es sich um eine Zielleistung im Rahmen der Wundversorgung frisch erlittener Verletzungen. Die Leistung einer Sehnen-, Muskel-, Fasziennaht kann nicht im Rahmen von anderen Operationen nach Nr. 2073 berechnet werden.		
Tipp:	Bei ambulanter OP: Zuschlag nach Nr. 443 nicht vergessen!		
2074	**Verpflanzung einer Sehne oder eines Muskels**	**1100** / 64,12	147,47 / 224,41
Ausschluss:	Neben Nr. 2074 sind folgende Nrn. nicht abrechnungsfähig: 2081, 2083, 2103, 2104, 2105, 2106, 2955, 2959		
Analog:	Nach Brück ist Nr. 2074 analog für die plastische Deckung durch die dabei entnommene Bizepssehne ansetzbar.		
Tipp:	Bei ambulanter OP: Zuschlag nach Nr. 444 nicht vergessen, dazu ggf. Nr. 440!		
2075	**Sehnenverkürzung oder -raffung**	**924** / 53,86	123,87 / 188,50
Ausschluss:	Neben Nr. 2075 sind folgende Nrn. nicht abrechnungsfähig: 2076, 2081, 2087, 2088, 2089, 2103		
Analog:	Analoger Ansatz der Nr. 2075 für eine Sehnenverlängerung.		
Tipp:	Bei ambulanter OP: Zuschlag nach Nr. 444 nicht vergessen!		
2076	**Operative Lösung von Verwachsungen um eine Sehne, als selbständige Leistung**	**950** / 55,37	127,36 / 193,81
Ausschluss:	Neben Nr. 2076 sind folgende Nrn. nicht abrechnungsfähig: 2075, 2087, 2088, 2089, 2091, 2092		
Tipp:	Bei ambulanter OP: Zuschlag nach Nr. 444 nicht vergessen, dazu ggf. Nr. 440!		
2080	**Stellungskorrektur der Hammerzehe mittels Sehnendurchschneidung**	**463** / 26,99	62,07 / 94,45
Ausschluss:	Neben Nr. 2080 sind folgende Nrn. nicht abrechnungsfähig: 2072, 2081		
Analog:	Nr. 2080 analog für die Sehnendurchschneidung bei Krallenzehe abrechenbar.		
Tipp:	Bei ambulanter OP: Zuschlag nach Nr. 442 nicht vergessen, dazu ggf. Nr. 440!		
2081	**Stellungskorrektur der Hammerzehe mit Sehnenverpflanzung und/oder plastischer Sehnenoperation – gegebenenfalls mit Osteotomie und/oder Resektion eines Knochenteils**	**924** / 53,86	123,87 / 188,50
Ausschluss:	Neben Nr. 2010 sind folgende Nrn. nicht abrechnungsfähig: 2072 – 2074, 2250, 2255, 2260, 2263, 2296, 2297		
Tipp:	Bei ambulanter OP: Zuschlag nach Nr. 444 nicht vergessen!		
2082	**Operative Herstellung eines Sehnenbettes – einschließlich einer alloplastischen Einlage an der Hand –**	**1650** / 96,17	221,20 / 336,61
Tipp:	Neben Nr. 2082 ist die Nr. 2083 abrechenbar.		
2083	**Freie Sehnentransplantation**	**1650** / 96,17	221,20 / 336,61
Tipp:	Bei ambulanter OP: Zuschlag nach Nr. 445 nicht vergessen!		

GOÄ-Nr.		Punktzahl 1fach	2,3 / *1,8 3,5 / *2,5
2084	**Sehnenscheidenstenosenoperation – gegebenenfalls einschließlich Probeexzision –**	**407** 23,72	54,56 83,03
Ausschluss:	Neben Nr. 2084 sind folgende Nrn. nicht abrechnungsfähig: 2091, 2401, 2402		
Tipp:	Bei ambulanter OP: Zuschlag nach Nr. 445 nicht vergessen, dazu ggf. Nr. 440!		
2087	**Operation einer Dupuytren'schen Kontraktur mit teilweiser Entfernung der Palmaraponeurose**	**924** 53,86	123,87 188,50
Ausschluss:	Neben Nr. 2087 sind folgende Nrn. nicht abrechnungsfähig: 2072, 2073, 2075, 2076, 2088, 2089		
Tipp:	Bei ambulanter OP: Zuschlag nach Nr. 444 nicht vergessen, dazu ggf. Nr.		
2088	**Operation einer Dupuytren'schen Kontraktur mit vollständiger Entfernung der Palmaraponeurose**	**1110** 64,70	148,81 226,45
Ausschluss:	Neben Nr. 2088 sind folgende Nrn. nicht abrechnungsfähig: 2072, 2073, 2075, 2076, 2087, 2089		
Tipp:	Bei ambulanter OP: Zuschlag nach Nr. 444 nicht vergessen!		
2089	**Operation der Dupuytren'schen Kontraktur mit vollständiger Entfernung der Palmaraponeurose und mit Strangresektion an einzelnen Fingern – gegebenenfalls einschließlich Z- und/oder Zickzackplastiken –**	**1800** 104,92	241,31 367,21
Ausschluss:	Neben Nr. 2089 sind folgende Nrn. nicht abrechnungsfähig: 2072, 2073, 2075, 2076, 2087, 2088		
Tipp:	Bei ambulanter OP: Zuschlag nach Nr. 445 nicht vergessen!		
2090	**Spülung bei eröffnetem Sehnenscheidenpanaritium, je Sitzung**	**63** 3,67	8,45 12,85
Kommentar:	Die Leistung nach Nr. 2090 kann nur in der zeitlichen Folge **nach** eröffnetem Sehnenscheidenpanaritium (Nrn. 2031, 2032) abgerechnet werden. Für das einfache Bad der Hand kann die Leistung nicht angesetzt werden, sondern die Nr. 2006.		
2091	**Sehnenscheidenradikaloperation (Tendosynovektomie) – gegebenenfalls mit Entfernung von vorspringenden Knochenteilen und Sehnenverlagerung –**	**924** 53,86	123,87 188,50
Tipp:	Bei ambulanter OP: Zuschlag nach Nr. 444 nicht vergessen, dazu ggf. Nr. 440!		
2092	**Operation der Tendosynovitis im Bereich eines Handgelenks oder der Anularsegmente eines Fingers**	**750** 43,72	100,55 153,00
Tipp:	Bei ambulanter OP: Zuschlag nach Nr. 443 nicht vergessen, ggf. dazu Nr. 440!		
2093	**Spülung bei liegender Drainage**	**50** 2,91	6,70 10,20
Ausschluss:	Neben Nr. 2093 sind folgende Nrn. nicht abrechnungsfähig: 2015, 2032		

GOÄ-Nr. Punktzahl 2,3 / *1,8
1fach 3,5 / *2,5

III Gelenkchirurgie

Allgemeine Bestimmungen

Werden Leistungen nach den Nummern 2102, 2104, 2112, 2113, 2117, 2119, 2136, 2189, 2190, 2191 und/ oder 2193 an demselben Gelenk im Rahmen derselben Sitzung erbracht, so sind diese Leistungen nicht mehrfach und nicht nebeneinander berechnungsfähig.

Neben den Leistungen nach den Nummern 2189 bis 2196 sind die Leistungen nach den Nummern 300 bis 302 sowie 3300 nicht berechnungsfähig.

Die Leistungen nach den Nummern 2192, 2195 und/oder 2196 sind für operative Eingriffe an demselben Gelenk im Rahmen derselben Sitzung jeweils nur einmal berechnungsfähig.

2100 **Naht der Gelenkkapsel eines Finger- oder Zehengelenks** **278** 37,27
16,20 56,71

Ausschluss: Neben Nr. 2100 sind folgende Nrn. nicht abrechnungsfähig: 2105, 2110, 2118, 2130, 2134, 2170, 2171

Tipp:
- Bei ambulanter OP: Zuschlag nach Nr. 442 nicht vergessen!
- Im Rahmen der Wundversorgung können neben der Leistung nach Nr. 2100 zusätzlich die Leistungen nach den Nrn. 2000 ff. abgerechnet werden.

2101 **Naht der Gelenkkapsel eines Kiefer-, Hand- oder Fußgelenks** **554** 74,27
32,29 113,02

Ausschluss: Neben Nr. 2101 sind folgende Nrn. nicht abrechnungsfähig: 2106, 2111, 2118, 2123, 2131, 2135, 2172

Tipp: Bei ambulanter OP: Zuschlag nach Nr. 443 nicht vergessen!

2102 **Naht der Gelenkkapsel eines Schulter-, Ellenbogen-, Hüft- oder Kniegelenks oder eines Wirbelgelenks** **1110** 148,81
64,70 226,45

Ausschluss: Neben Nr. 2102 sind folgende Nrn. nicht abrechnungsfähig: 2112, 2113, 2117, 2119, 2124, 2125, 2126, 2132, 2133, 2136, 2137, 2189 – 2193

Tipp:
- Ggf. Zuschlag für weitere operative Eingriffe an demselben Gelenk nach Nr. 2195 berechnen.
- Bei ambulanter OP: Zuschlag nach Nr. 444 nicht vergessen!

2103 **Muskelentspannungsoperation am Hüftgelenk – gegebenenfalls einschließlich Abtragung oder Verpflanzung von Sehnenansatzstellen am Knochen –** **1850** 248,01
107,83 377,41

Ausschluss: Neben Nr. 2103 sind folgende Nrn. nicht abrechnungsfähig: 2072 – 2074, 2083

Beschluss BÄK: **Beschlüsse des Gebührenordnungsausschusses der BÄK- Dt. Ärzteblatt 11/02**
Weichteilbalancing am Hüftgelenk nach Nr. 2103 neben Nr. 2151
Bei Vorliegen schwerer Dysplasie-Coxarthrosen mit subluxiertem oder laxiertem Hüftkopf, schweren Cox-vara-Fehlstellungen des proximalen Femur bei neurologischer Grunderkrankung können neben der Implantation einer Hüftgelenks-Totalendoprothese die Beseitigung der schweren Muskelkontrakturen sowie weitere weichteilkorrigierende Maßnahmen, die zusammenfassend als Weichteilbalancing bezeichnet werden, indiziert sein. In diesen Fällen ist aus Sicht des Ausschusses „Gebührenordnung" die Berechnung der Nr. 2103 für das Weichteilbalancing neben Nr. 2151 gerechtfertigt.

Hinweis BÄK: **– Weichteilbalancing am Kniegelenk nach Nr. 2103 neben Nr. 2153**
Hochgradige Varus- oder Valgusfehlstellungen des Kniegelenks und/oder schwere Muskelkontrakturen können durch besondere, fakultative Eingriffe an den Muskel-Sehnen-Komplexen (sog. Weichteilbalancing) korrigiert werden.
Das Weichteilbalancing ist eine selbstständige Leistung und kann analog nach Nr. 2103 (Muskelentspannungsoperation am Hüftgelenk, 1850 Punkte) neben Nr. 2153 berechnet werden.
Mit der einmaligen Berechnung der Nr. 2103 analog sind aus Sicht des Ausschusses „Gebührenordnung" alle Maßnahmen, die mit dem Weichteilbalancing bei o.g. Indikationen in Zusammenhang stehen, abgegolten. Da

der Umfang des Weichteilbalancings indikationsabhängig variieren kann (beispielsweise mediales Release bei Varusfehlstellung oder komplexes dorsomediales und dorsolaterales Release bei schweren Beugekontrakturen), muss der im Einzelfall erforderliche Aufwand und Schwierigkeitsgrad des Weichteilbalancings durch Wahl eines adäquaten Steigerungsfaktors abgebildet werden. Nr. 2103 analog kann nicht für das Patella-release berechnet werden.

Analog: Nr. 2103 analog kann nicht für das Patella-release berechnet werden.

2103 analog **Weichteilbalancing am Kniegelenk neben Nr. 2153 (analog Nr. 2103 GOÄ) – n. Beschlüssen des Ausschusses „Gebührenordnung" der BÄK** **1850** 248,01 / 107,83 377,41

2104 **Bandplastik des Kniegelenks (plastischer Ersatz von Kreuz- und/ oder Seitenbändern)** **2310** 309,68 / 134,64 471,25

Ausschluss: Neben Nr. 2104 sind folgende Nrn. nicht abrechnungsfähig: 2072 – 2076, 2083, 2189 – 2193

Tipp: Ggf. Zuschlag für weitere operative Eingriffe an demselben Gelenk nach Nr. 2195 berechnen.

2105 **Primäre Naht eines Bandes oder Bandplastik eines Finger- oder Zehengelenks** **550** 73,73 / 32,06 112,20

Ausschluss: Neben Nr. 2105 sind folgende Nrn. nicht abrechnungsfähig: 2073, 2074, 2075, 2076, 2083

Tipp: Bei ambulanter OP: Zuschlag nach Nr. 443 nicht vergessen!

2106 **Primäre Naht eines Bandes oder Bandplastik des Sprunggelenks oder Syndesmose** **1110** 148,81 / 64,70 226,45

Ausschluss: Neben Nr. 2106 sind folgende Nrn. nicht abrechnungsfähig: 2073 – 2076, 2083

Tipp: Bei ambulanter OP: Zuschlag nach Nr. 444 nicht vergessen!

2110 **Synovektomie in einem Finger- oder Zehengelenk** **750** 100,55 / 43,72 153,00

Ausschluss: Neben Nr. 2110 sind folgende Nrn. nicht abrechnungsfähig: 2100, 2122, 2130, 2134

Tipp: Bei ambulanter OP: Zuschlag nach Nr. 443 nicht vergessen!

2111 **Synovektomie in einem Hand- oder Fußgelenk** **1110** 148,81 / 64,70 226,45

Ausschluss: Neben Nr. 2111 sind folgende Nrn. nicht abrechnungsfähig: 2101, 2123, 2131, 2135

Tipp: Bei ambulanter OP: Zuschlag nach Nr. 444 nicht vergessen!

2112 **Synovektomie in einem Schulter-, Ellenbogen- oder Kniegelenk** **1480** 198,41 / 86,27 301,93

Ausschluss: Neben Nr. 2112 sind folgende Nrn. nicht abrechnungsfähig: 2102, 2124, 2132, 2133, 2136, 2137, 2153, 2154, 2189 – 2193

Beschluss BÄK: **Beschluss des Gebührenordnungsausschusses der BÄK – Dt. Ärzteblatt 11/02**
Subtotale Synovektomie Nr. 2112 neben Nr. 2153
Die komplette Entfernung des Stratum synoviale einschließlich der hinteren Kapselteile ist zur Implantation einer Kniegelenksendoprothese methodisch nicht erforderlich und in Fällen einer degenerativ bedingten Gonarthrose ohne Vorliegen einer ausgeprägten chronischen Synovialitis nicht indiziert. Muss eine komplette Synovektomie aus medizinischen Gründen durchgeführt werden (z.B. bei rheumatoider Arthritis, Chondrokalzinose, Zustand nach langjähriger Cortison-Therapie), so handelt es sich hierbei am eine selbstständige Leistung nach Nr. **2112,** die, wenn sie in gleicher Sitzung erbracht wird, neben Nr. 2153 berechnungsfähig ist.

Tipp:
- Ggf. Zuschlag für weitere operative Eingriffe an demselben Gelenk nach Nr. 2195 berechnen.
- Bei ambulanter OP: Zuschlag nach Nr. 445 nicht vergessen!

GOÄ-Nr.		Punktzahl 1fach	2,3 / *1,8 3,5 / *2,5
2113	**Synovektomie in einem Hüftgelenk**	**1850** 107,83	248,01 377,41
Ausschluss:	Neben Nr. 2113 sind folgende Nrn. nicht abrechnungsfähig: 2102, 2125, 2126, 2149 – 2152, 2189 – 2193		
Tipp:	• Ggf. Zuschlag für weitere operative Eingriffe an demselben Gelenk nach Nr. 2195 berechnen. • Bei ambulanter OP: Zuschlag nach Nr. 445 nicht vergessen!		
2117	**Meniskusoperation**	**1480** 86,27	198,41 301,93
Ausschluss:	Neben Nr. 2117 sind folgende Nrn. nicht abrechnungsfähig: 2119 (Kniegelenk), 2189, 2190, 2191, 2192		
Tipp:	• Ggf. Zuschlag für weitere operative Eingriffe an demselben Gelenk nach Nr. 2195 berechnen. • Bei ambulanter OP: Zuschlag nach Nr. 445 nicht vergessen!		
2118	**Operative Fremdkörperentfernung aus einem Kiefer-, Finger-, Hand-, Zehen- oder Fußgelenk**	**463** 26,99	62,07 94,45
Tipp:	Bei ambulanter OP: Zuschlag nach Nr. 442 nicht vergessen, ggf. dazu Nr. 440!		
2119	**Operative Entfernung freier Gelenkkörper oder Fremdkörperentfernung aus dem Schulter-, Ellenbogen- oder Kniegelenk**	**1480** 86,27	198,41 301,93
Ausschluss:	Neben Nr. 2119 sind folgende Nrn. nicht abrechnungsfähig: 2117, 2189 – 2193		
Tipp:	• Werden arthroskopische Operationen durchgeführt, so sind entsprechend die Nrn. 2189 bis 2196 zu berechnen. • Ggf. Zuschlag für weitere operative Eingriffe an demselben Gelenk nach Nr. 2195 berechnen. • Bei ambulanter OP: Zuschlag nach Nr. 445 nicht vergessen!		
2120	**Denervation eines Finger- oder Zehengelenks**	**650** 37,89	87,14 132,60
Tipp:	Bei ambulanter OP: Zuschlag nach Nr. 443 nicht vergessen, ggf. dazu Nr. 440!		
2121	**Denervation eines Hand-, Ellenbogen-, Fuß- oder Kniegelenks**	**1300** 75,77	174,28 265,21
Tipp:	Bei ambulanter OP: Zuschlag nach Nr. 445 nicht vergessen, dazu ggf. Nr. 440!		
2122	**Resektion eines Finger- oder Zehengelenks**	**407** 23,72	54,56 83,03
Tipp:	Bei ambulanter OP: Zuschlag nach Nr. 442 nicht vergessen!		
2123	**Resektion eines Kiefer-, Hand- oder Fußgelenks**	**1110** 64,70	148,81 226,45
2124	**Resektion eines Ellenbogen-, Schulter-, Hüft- oder Kniegelenks**	**1850** 107,83	248,01 377,41
2125	**Kopf-Halsresektion am Hüftgelenk**	**2220** 129,40	297,61 452,89

GOÄ-Nr.		Punktzahl 1fach	2,3 / *1,8 3,5 / *2,5
2126	**Kopf-Halsresektion am Hüftgelenk mit Osteotomie am koxalen Femurende – gegebenenfalls mit Osteosynthese –**	**2770** 161,46	371,35 565,10

Ausschluss: Neben Nr. 2126 sind folgende Nrn. nicht abrechnungsfähig: 2125, 2251, 2252, 2257, 2258, 2274, 2275, 2276, 2330

2130	**Operative Versteifung eines Finger- oder Zehengelenks**	**650** 37,89	87,14 132,60

Kommentar: Ist eine Fixation durch Knochenspäne oder alloplastisches Material im Rahmen der Versteifungsoperation erforderlich, so ist dies zusätzlich berechnungsfähig.

Tipp: Bei ambulanter OP: Zuschlag nach Nr. 443 nicht vergessen!

2131	**Operative Versteifung eines Hand- oder Fußgelenks**	**1300** 75,77	174,28 265,21

Kommentar: Ist eine Fixation durch Knochenspäne oder alloplastisches Material im Rahmen der Versteifungsoperation erforderlich, so ist dies zusätzlich berechnungsfähig.

Tipp: Bei ambulanter OP: Zuschlag nach Nr. 445 nicht vergessen!

2132	**Operative Versteifung eines Hüftgelenks – auch einschließlich Fixation durch Knochenspäne oder alloplastisches Material –**	**2770** 161,46	371,35 565,10
2133	**Operative Versteifung eines Kniegelenks**	**2100** 122,40	281,53 428,41

Kommentar: Ist eine Fixation durch Knochenspäne oder alloplastisches Material im Rahmen der Versteifungsoperation erforderlich, so ist dies zusätzlich berechnungsfähig.

Tipp: Bei ambulanter OP: Zuschlag nach Nr. 445 nicht vergessen!

2134	**Arthroplastik eines Finger- oder Zehengelenks**	**924** 53,86	123,87 188,50

Ausschluss: Neben Nr. 2134 sind folgende Nrn. nicht abrechnungsfähig: 2100, 2110

Tipp: Bei ambulanter OP: Zuschlag nach Nr. 444 nicht vergessen!

2135	**Arthroplastik eines Kiefer-, Hand- oder Fußgelenks**	**1400** 81,60	187,69 285,61

Ausschluss: Neben Nr. 2135 sind folgende Nrn. nicht abrechnungsfähig: 2101, 2111

Beschluss BÄK: **Beschlüsse des Gebührenordnungsausschusses der BÄK** - Dt. Ärzteblatt 11/02

Komplexe Weichteileingriffe am MTP I nach Nr. 2135

Komplexe Weichteileingriffe am I. Metatarsophalangealgelenk (MTP I) mit dem Ziel einer gelenkerhaltenden Korrektur der Valgus-Stellung sind Nr. 2135 (Arthroplastik eines Kiefer-, Hand- oder Fußgelenks, 1400 Punkte) zuzuordnen. Mit der einmaligen Berechnung der Nr. 2135 sind aus Sicht des Ausschusses Gebührenordnung damit alle Weichteileingriffe (von medial und/oder lateral) am MTP I, ggf. einschl. Pseudexostosenabtragung, abgegolten.

Komplexe Umstellungsosteotomie nach Nr. 2260

Bei höhergradigen Valgus-Fehlstellungen kann neben dem komplexen Weichteileingriff nach Nr. **2135** eine komplexe Umstellungsosteotomie am Os metatarsiale I (beispielsweise Operationen nach Scarf, Shevron oder „open-closed- wedge"-Basis-Osteotomie) erforderlich sein. In diesen Fällen ist die Nr. **2260** (Osteotomie eines kleinen Röhrenknochens – einschl. Osteosynthese, 1850 Punkte) neben der Nr. 2135 für den komplexen Weichteileingriff am MTP I berechnungsfähig.

Bei gelenkerhaltendem Vorgehen kann neben Nr. 2135 für den komplexen Weichteileingriff am MTP I und ggf. Nr. 2260 für die komplexe Umstellungsosteotomie am Metatarsale I in besonderen, medizinisch begründeten Fällen (beispielsweise bei entzündlich-rheumatischen Erkrankungen) eine Bursektomie, Synovektomie und/oder Osteotomie am Grundgelenk D I (Operation nach Akin) erforderlich sein.

In diesen Fällen ist bei Erläuterung der besonderen Indikation die jeweilige zusätzlich durchgeführte Maßnahme als selbstständige Leistung neben der gelenkerhaltenden Hallux-valgus-Operation (nach Nr. 2135 analog und ggf. Nr. 2260) berechnungsfähig.

Tipp: Bei ambulanter OP: Zuschlag nach Nr. 445 nicht vergessen!

GOÄ-Nr.		Punktzahl 1fach	2,3 / *1,8 3,5 / *2,5

2136 Arthroplastik eines Ellenbogen- oder Kniegelenks

1660 222,54
96,76 338,65

Ausschluss: Neben Nr. 2136 sind folgende Nrn. nicht abrechnungsfähig: 2102, 2112, 2189 – 2193

Tipp:
- Ggf. Zuschlag für weitere operative Eingriffe an demselben Gelenk nach Nr. 2195 berechnen.
- Bei ambulanter OP: Zuschlag nach Nr. 445 nicht vergessen!

2137 Arthroplastik eines Schultergelenks

2100 281,53
122,40 428,41

Ausschluss: Neben Nr. 2137 sind folgende Nrn. nicht abrechnungsfähig: 2102, 2112

GOÄ-Ratgeber der BÄK: ► **Komplexe Eingriffe am Schultergelenk – was fällt unter „Arthroplastie"?**
Dr. med. Dipl.-Ök. Ursula Hofer in: Deutsches Ärzteblatt 106, Heft 44 (30.10.2009), S.A-2210 – http://www.baek.de/page.asp?his=1.108.4144.4289.7834
Die Ausführungen von Dr.Hofer werden wie folgt zusammengefasst:
Neben der GOÄ-Nr. 2137 kann zusätzlich eine Bursektomie nach Nr. 2405 abgerechnet werden.In einigen Fällen werden Sehnen rekonstruiert und ersetzt, Knorpeltransplantationen durchgeführt und bisweilen erfolgt eine Stabilisation des AC-Gelenks mit Fremdmaterial. Für eine Knorpeltransplantation bietet sich zurzeit noch der Analogabgriff der Nr. 2384 GOÄ „Knorpeltransplantation" an, und bei der AC-Gelenkstabilisierung wäre die Nr. 2130 GOÄ analog „Operative Versteifung eines Finger- oder Zehengelenks ..." angezeigt.. Bei besonders aufwendigen Eingriffen empfiehlt die BÄK bei einer massiven Synovialitis den Analogabgriff der Nr. 2193 GOÄ.
Bei den Teilschritten einer arthroskopischen Schultergelenksanierung können nicht abgerechnet werden: Nr. 2604, Nr. 2182, Nr. 2195 und Nr. 2196.

Hinweis LÄK: Die **Gemeinsame Gutachterstelle der Bezirksärztekammer in Baden-Württemberg für Fragen der GOÄ** führt in einem Schreiben an die MEDAS GmbH vom 16.2.2004 **zur Frage der Abrechnung von Schultergelenksoperationen** aus:
..."In Abhängigkeit von den Gegebenheiten des Einzelfalles können z.B. folgende Ziffern angesetzt werden:
Nr. 2137 für die Arthroplastik des Schultergelenks, d.h. die artikulationsgerechte Neuformung deformierter und destruierter Gelenkflächen, ggf. mit operativer Lösung und Entfernung von Verklebungen und fibrösen Verwachsungen der Gelenkflächen;
Nr. 3300 für die diagnostische Arthroskopie;
Nr. 2405 für die Bursektomie;
Nr. 2073 für die unfallbedingte Versorgung einer Sehnen- und Muskelruptur;
Nr. 2015 für die Einlage von Redondrainagen;
Nr. 2012 für die Synovektomie in einem Schultergelenk;
Nr. 5295 für die Photodokumentation im Rahmen einer Video-endoskopischen Operation..
Für die Operation der Ruptur der Rotatorenmanschette stehen je nach Methode unterschiedliche Gebührenpositionen zur Verfüfung (vgl Brück u.a., 2003: Kommentar zur GOÄ, DÄ-Verlag, Köln); darüber hinaus kann unseres Erachtens nach auch die GOÄ-Nr. 2083 sowie im Einzelfall bei besonders aufwendigen Eingriffen die Ziffer 2104 zum Ansatz kommen."

Tipp: Bei ambulanter OP: Zuschlag nach Nr. 445 nicht vergessen!

2140 Operativer Einbau eines künstlichen Finger- oder Zehengelenks oder einer Fingerprothese

1000 134,06
58,29 204,01

Ausschluss: Neben Nr. 2140 sind folgende Nrn. nicht abrechnungsfähig: 2072, 2073, 2100, 2105, 2110, 2120, 2134

Tipp: Bei ambulanter OP: Zuschlag nach Nr. 444 nicht vergessen!

2141 Entfernung und erneuter operativer Einbau eines künstlichen Finger- oder Zehengelenks oder einer Fingerprothese

1800 241,31
104,92 367,21

Tipp: Bei ambulanter OP: Zuschlag nach Nr. 445 nicht vergessen!

2142 Operativer Einbau eines künstlichen Hand- oder Fußgelenks

2700 361,96
157,38 550,81

Ausschluss: Neben Nr. 2142 sind folgende Nrn. nicht abrechnungsfähig: 2072, 2073, 2101, 2106, 2111, 2121, 2135

GOÄ-Nr.		Punktzahl 1fach	2,3 / *1,8 3,5 / *2,5
2143	**Entfernung und erneuter operativer Einbau eines künstlichen Hand- oder Fußgelenks**	**4860** 283,28	651,54 991,47
2144	**Operativer Einbau eines künstlichen Ellenbogen- oder Kniegelenks**	**3600** 209,83	482,62 734,42
Ausschluss:	Neben Nr. 2144 sind folgende Nrn. nicht abrechnungsfähig: 2072, 2073, 2102, 2104, 2112, 2124, 2136, 2153		
2145	**Entfernung und erneuter operativer Einbau eines künstlichen Ellenbogen- oder Kniegelenks**	**6480** 377,70	868,71 1321,96
2146	**Operativer Einbau eines künstlichen Schultergelenks**	**1800** 104,92	241,31 367,21
Ausschluss:	Neben Nr. 2146 sind folgende Nrn. nicht abrechnungsfähig: 2072, 2073, 2102, 2112, 2124, 2137		
2147	**Entfernung und erneuter operativer Einbau eines künstlichen Schultergelenks**	**3240** 188,85	434,36 660,98
2148 analog	**Tonnenförmige Ausmeißelung des Pfannenbodens neben Nr. 2151 (analog Nr. 2148 GOÄ) – n. Beschlüssen des Ausschusses „Gebührenordnung" der BÄK**	**2100** 122,40	281,53 428,41
2148	**Neubildung eines Hüftpfannendaches durch Beckenosteotomie – auch Pfannendachplastik**	**2100** 122,40	281,53 428,41
Analog:	Nach Brück analoger Ansatz der Nr. 2148 für tonnenförmige Ausmeißelung eines neuen Pfannendaches. Diese Leistung kann auch neben der Nr. 2151 berechnet werden.		
2149	**Ersatz eines Hüftkopfes oder einer Hüftpfanne durch biologische oder alloplastische Transplantate**	**2770** 161,46	371,35 565,10
Ausschluss:	Neben Nr. 2149 sind folgende Nrn. nicht abrechnungsfähig: 2072, 2073, 2102, 2113, 2124 – 2126, 2150 – 2152, 2167		
2150	**Entfernung und erneuter operativer Einbau eines künstlichen Hüftkopfes oder einer künstlichen Hüftpfanne**	**4980** 290,27	667,62 1015,95
2151	**Endoprothetischer Totalersatz von Hüftpfanne und Hüftkopf (Alloarthroplastik)**	**3700** 215,66	496,02 754,82
Ausschluss:	Neben Nr. 2151 sind folgende Nrn. nicht abrechnungsfähig: 2072, 2073, 2102, 2113, 2124 – 2126, 2148, 2149, 2150		

Beschluss BÄK:

Beschlüsse des Gebührenordnungsausschusses der BÄK – Dt. Ärzteblatt 3/02

Operative Leistungen am Hüftgelenk: Beschlüsse zur Berechnung selbstständiger operativer Leistungen am Hüftgelenk neben Nr. 2151 GOÄ

Pfannendachplastik:

Nr. 2148 GOÄ (Pfannendachplastik) **neben Nr. 2151 GOÄ** oder

Nr. 2148 GOÄ analog (tonnenförmige Ausmeißelung des Pfannenbodens) **neben Nr. 2151 GOÄ.**

Die präoperativ radiologisch verifizierbare Hüftgelenksdysplasie bzw. Hüftgelenksluxation stellt eine medizinische Indikation zur Pfannendachplastik dar. Im Zusammenhang mit der Operation nach Nr. 2151 GOÄ ist die Pfannendachplastik bei Vorliegen der genannten Indikation als selbstständige Leistung neben Nr. 2151 anzuerkennen.

Bei Bildung einer Pfannendachplastik in Form einer Pfannenerkerplastik (Appositionsarthroplastik) ist diese Leistung der Nr. 2148 als Modifikation zuzuordnen (Nr. 2148 neben Nr. 2151), im Falle der tonnenförmigen Ausmeißelung des Pfannenbodens ist die Pfannendachplastik analog nach Nr. 2148 abzurechnen (Nr. 2148 analog neben Nr. 2151).

Nr. 2254 GOÄ (Spongiosaplastik) neben Nr. 2151 GOÄ
Der Ausschuss Gebührenordnung beschließt, die Spongiosaplastik als stabilitätssichernde selbstständige Leistung bei Vorliegen radiologisch verifizierbarer Knochendefekte (Geröllzysten oder Pfannenbodenerosion infolge Hüftgelenkskopfprotrusion) oder im Zusammenhang mit der tonnenförmigen Ausmeißelung des Pfannenbodens (Pfannendachplastik) oder bei Durchführen einer zementfreien TEP-Implantation anzuerkennen und der Nr. 2254 zuzuordnen. Mit dieser Gebührenposition ist auch die Entnahme des Knochens sowie die spezielle Zubereitung des Knochenmaterials (kortikospongiöser Block oder Zerkleinerung in Knochenkrümel) abgegolten.

Nr. 2258 GOÄ analog (Abmeißelung ausgedehnter Osteophyten) neben der Nr. 2151 GOÄ
Der Ausschuss Gebührenordnung beschließt, die Abmeißelung ausgedehnter Osteophyten (größere einzelne Exophyten oder die komplette Ummauerung des Acetabulum), die sich präoperativ radiologisch nachweisen lassen und intraoperativ zu einer deutlichen Funktionsbehinderung der implantierten TEP führen, als selbstständige Leistung neben Nr. 2151 anzuerkennen, und beschließt hierfür eine Berechnung analog nach Nr. 2258.

Nr. 2113 GOÄ (Synovektomie) neben Nr. 2151 GOÄ
Der Ausschuss Gebührenordnung hält die gesonderte Berechnungsfähigleit der kompletten bis subtotalen-Entfernung der Synovialis bei medizinischer Indikation (beispielsweise chronische Synovialitis bei entzündlich rheumatischer Grunderkrankung oder Psoriasis-Arthtropathie) als selbstständige Leistung neben Nr. 2151 für gerechtfertigt. Die Synovektomie ist nach Nr. 2113 abzurechnen. Die Indikationsstellung zu dieser Maßnahme ist durch eine hinreichende Beschreibung im OP-Bericht sowie durch eine histopatholohische Befundveranlassung abzusichern.

Beschluss des Gebührenordnungsausschusses der BÄK – Dt. Ärzteblatt 11/02
Weichteilbalancing am Hüftgelenk nach Nr. 2103 neben Nr. 2151
Bei Vorliegen schwerer Dysplasie-Coxarthrosen mit subluxiertem oder laxiertem Hüftkopf, schweren Coxvara-Fehlstellungen des proximalen Femur bei neurologischer Grunderkrankung können neben der Implantation einer Hüftgelenks-Totalendoprothese die Beseitigung der schweren Muskelkontrakturen sowie weitere weichteilkorrigierende Maßnahmen, die zusammenfassend als Weichteilbalancing bezeichnet werden, indiziert sein. In diesen Fällen ist aus Sicht des Ausschusses „Gebührenordnung“ die Berechnung der **Nr. 2103** für das Weichteilbalancing **neben Nr. 2151** gerechtfertigt.

Rechtsprechung:

Hüftgelenkstotalendoprothese Geb. Ziffer 2151 GOÄ
Nach § 4 Abs. 2 GOÄ kann ein Arzt für Leistungen, die Bestandteil einer anderen Leistung sind, eine Gebühr nicht berechnen, wenn er die anderen Leistung abrechnet. Dies gilt auch für methodisch notwendige operative Einzelschritte bei Erbringung der Hauptleistung; vgl. dazu die Ausführungen zum sog. Zielleistungsprinzip.
Die Alloarthroplastik des Hüftgelenks umfasst als Zielleistung methodisch die Kopf-Halsresektion am Hüftgelenk. Neben der Geb Nr. 2151 GOÄ sind daher die Geb. Ziffern 2125 und 2253 GOÄ nicht abrechenbar.
Aktenzeichen: Verw.Ger. Stuttgart, 25.04.2008, AZ: 12 K 2470/07
Entscheidungsjahr: 2008

Liquidation einer strittigen Hüftgelenks-Totalendoprothesen
Das Landgericht Stade entschied zu einer Liquidation einer strittigen Hüftgelenks-Totalendoprothesen, dass die Gebührenpositionen Nr. 2103 Muskelentspannungsoperation am Hüftgelenk) und Nr. 2113 (Synovektomie in einem Hüftgelenk) nicht zu den ‚methodisch notwendigen Einzelschritten‘ einer Hüft-Totalendoprothese nach Nr. 2151 nach Maßgabe von § 4 Absatz 2 a GOÄ zählen.
Aktenzeichen: LG Stade, 31.03.2004, AZ: 2 S 81/03)

2152	**Entfernung und erneuter operativer Einbau eines endoprothetischen Totalersatzes von Hüftpfanne und Hüftkopf (Alloarthroplastik)**	**6660** 388,19	892,84 1358,68
2153	**Endoprothetischer Totalersatz eines Kniegelenks (Alloarthroplastik)**	**3700** 215,66	496,02 754,82

Ausschluss: Neben Nr. 2153 sind folgende Nrn. nicht abrechnungsfähig: 2072, 2073, 2102, 2104, 2112, 2124, 2136, 2144

Beschluss BÄK:

Beschlüsse des Gebührenordnungsausschusses der BÄK – Dt. Ärzteblatt 11/02
Weichteilbalancing am Kniegelenk nach Nr. 2103 neben Nr. 2153
Hochgradige Varus- oder Valgusfehlstellungen des Kniegelenks und/oder schwere Muskelkontrakturen können durch besondere, fakultative Eingriffe an den Muskel-Sehnen-Komplexen (sog. Weichteilbalancing) kor-

rigiert werden. Das Weichteilbalancing ist eine selbstständige Leistung und kann analog nach Nr. **2103** (Muskelentspannungsoperation am Hüftgelenk, 1850 Punkte) **neben** Nr. **2153** berechnet werden.
Mit der einmaligen Berechnung der Nr. 2103 analog sind aus Sicht des Ausschusses „Gebührenordnung" alle Maßnahmen, die mit dem Weichteilbalancing bei o.g. Indikationen in Zusammenhang stehen, abgegolten. Da der Umfang des Weichteilbalancings indikationsabhängig variieren kann (beispielsweise mediales Release bei Varusfehlstellung oder komplexes dorsomediales und dorsolaterales Release bei schweren Beugekontrakturen), muss der im Einzelfall erforderliche Aufwand und Schwierigkeitsgrad des Weichteilbalancings durch Wahl eines adäquaten Steigerungsfaktors abgebildet werden.
Nr. 2103 analog kann nicht für das Patella-release berechnet werden.

Subtotale Synovektomie Nr. 2112 neben Nr. 2153
Die komplette Entfernung des Stratum synoviale einschließlich der hinteren Kapselteile ist zur Implantation einer Kniegelenksendoprothese methodisch nicht erforderlich und in Fällen einer degenerativ bedingten Gonarthrose ohne Vorliegen einer ausgeprägten chronischen Synovialitis nicht indiziert. Muss eine komplette Synovektomie aus medizinischen Gründen durchgeführt werden (z.B. bei rheumatoider Arthritis, Chondrokalzinose, Zustand nach langjähriger Cortison-Therapie), so handelt es sich hierbei am eine selbstständige Leistung nach Nr. **2112,** die, wenn sie in gleicher Sitzung erbracht wird, neben Nr. 2153 berechnungsfähig ist.

Spongioplastik nach Nr. 2254 oder Nr. 2255 neben Nr. 2153
Bei Vorliegen größerer flächenhafter Erosionen oder von Knochenzysten ist eine spongioplastische Verbesserung des Endoprothesenlagers medizinisch empfehlenswert. Die Leistung ist Nr. **2254** zuzuordnen und als selbstständige Leistung neben Nr. **2153** berechnungsfähig, bei besonderer Begründung bis maximal dreimal im Behandlungsfall.
Der Wiederaufbau einer Gelenkfläche durch Einfügen eines Knochenkeils (sog. Wedge) oder die Wiederherstellung der Gelenkfläche als Voraussetzung zur Implantation ist Nr. **2255** zuzuordnen und als selbstständige Leistung neben Nr. **2153** einmal berechnungsfähig.
Die Versetzung der Tuberositas tibiae zur Behandlung der Patella-Luxation zählt nicht zu den in dieser Empfehlung eingeschlossenen spongioplastischen Maßnahmen.

Patellarückflächenersatz analog 2344 neben Nr. 2153 Wird neben Nr. **2153** ein Patellarückflächenersatz oder eine Patella-Rekonstruktion (durch Osteotomie bzw. Firstung) durchgeführt, so ist diese analog nach Nr. **2344** (Osteosynthese der gebrochenen Kniescheibe oder Teilextirpation, 1110 Punkte) als selbstständige Leistung berechnungsfähig.
Der Patellarückflächenersatz ist kein methodisch notwendiger Bestandteil der Implantation einer Kniegelenksendoprothese nach Nr. 2153. Es handelt sich hierbei um einen fakultativ notwendigen Eingriff bei gleichzeitigem Vorliegen eines femoropatellaren Syndroms oder einen auch aus anderen medizinischen Gründen notwendigen selbstsändigen Eingriff.

GOÄ-Ratgeber der BÄK: ► Siehe unter GOÄ-Ratgeber der BÄK zu Nr. 2562

Rechtsprechung:

Computergestützte Navigationstechnik – keine Analogberechnung nach GOÄ Nr. 2562
Bei der Durchführung einer Totalendoprothese des Kniegelenks nach GOÄ – Nr. 2153 kann eine computerunterstützte Navigationstechnik zum Einsatz kommen. Der Einsatz dieser Technik kann nicht nach GOÄ – Nr. 2562 analog abgerechnet werden.
Aktenzeichen: BGH, 21.01.2010, AZ: III ZR 147/09
Entscheidungsjahr: 2010

Zur Abrechnung zusätzlich erbrachter Leistungen bei einer Knie – TEP nach Nr. 2153 GOÄ:
Neben der Nr. 2153 GOÄ kann abgerechnet werden Nr. 2257 GOÄ (für Notch-Plastik), Nr. 2344 GOÄ (für Patellatuning), Nr. 2580 GOÄ (für Patella-Denervierung), Nr. 2404 GOÄ (für Hoffa-Resektion). Nicht zusätzlich kann die Nr. 2103 GOÄ für Weichteillockerung abgerechnet werden.
Aktenzeichen: LG Tübingen, 04.05.2011, AZ: 8 S 02/10
Entscheidungsjahr: 2011

Endoprothetische Totalversorgung eines Kniegelenks
Bei einer endoprothetischen Totalversorgung des Kniegelenks kann der Arzt neben der Ziffer 2153 GOÄ für den endoprothetischen Totalersatz des Kniegelenks bei Vorliegen einer entsprechenden eigenständigen medizinischen Indikation auch die Ziffern 2103, A 2257, A 2404, A 2072, A 2244 und 2254 GOÄ abrechnen.
Aktenzeichen: LG Düsseldorf, 12.05.2005, AZ: 22 S 284/04
LG Regensburg, 24.03.2009, AZ: 2 S 78/08
Entscheidungsjahr: 2009

GOÄ-Nr.		Punktzahl 1fach	2,3 / *1,8 3,5 / *2,5
2154	**Entfernung und erneuter operativer Einbau eines endoprothetischen Totalersatzes eines Kniegelenks (Alloarthroplastik)**	**6660** 388,19	892,84 1358,68
2155	**Eröffnung eines vereiterten Finger- oder Zehengelenks**	**148** 8,63	19,84 30,19
Ausschluss:	Neben Nr. 2155 ist folgende Nr. nicht abrechnungsfähig: 300		
2156	**Eröffnung eines vereiterten Kiefer-, Hand- oder Fußgelenks**	**463** 26,99	62,07 94,45
Ausschluss:	Neben Nr. 2156 ist folgende Nr. nicht abrechnungsfähig: 300		
Tipp:	Bei ambulanter OP: Zuschlag nach Nr. 442 nicht vergessen!		
2157	**Eröffnung eines vereiterten Schulter- oder Ellenbogen- oder Hüft- oder Kniegelenks oder von Gelenken benachbarter Wirbel**	**924** 53,86	123,87 188,50
Ausschluss:	Neben Nr. 2157 sind folgende Nrn. nicht abrechnungsfähig: 300 – 302		
Kommentar:	Nach Kommentar von **Lang, Schäfer, Stiel und Vogt** kann die Eröffnung mehrerer vereiterter Wirbelgelenke benachbarter Wirbel nicht mit dem mehrfachen Ansatz der Nr. 2157 berechnet werden.		
Tipp:	Bei ambulanter OP: Zuschlag nach Nr. 444 nicht vergessen!		
2158	**Exartikulation eines Fingers oder einer Zehe**	**370** 21,57	49,60 75,48
Ausschluss:	Neben Nr. 2158 sind folgende Nrn. nicht abrechnungsfähig: 2072, 2073, 2100, 2105, 2110, 2120, 2134		
Tipp:	Bei ambulanter OP: Zuschlag nach Nr. 442 nicht vergessen!		
2159	**Exartikulation einer Hand oder eines Fußes**	**924** 53,86	123,87 188,50
Ausschluss:	Neben Nr. 2159 sind folgende Nrn. nicht abrechnungsfähig: 2072, 2073, 2101, 2106, 2111, 2121, 2135		
2160	**Exartikulation in einem Ellenbogen- oder Kniegelenk**	**1110** 64,70	148,81 226,45
Ausschluss:	Neben Nr. 2160 sind folgende Nrn. nicht abrechnungsfähig: 2072, 2073, 2102, 2104, 2112, 2124, 2136, 2153		
2161	**Exartikulation in einem Schultergelenk**	**1290** 75,19	172,94 263,17
Ausschluss:	Neben Nr. 2161 sind folgende Nrn. nicht abrechnungsfähig: 2072, 2073, 2102, 2112, 2124, 2137		
2162	**Exartikulation in einem Hüftgelenk**	**1480** 86,27	198,41 301,93
Ausschluss:	Neben Nr. 2162 sind folgende Nrn. nicht abrechnungsfähig: 2072, 2073, 2102, 2113, 2124 – 2126, 2148, 2149, 2150		
2163	**Operative Entfernung einer Schultergürtelhälfte**	**1850** 107,83	248,01 377,41

GOÄ-Nr.		Punktzahl 1fach	2,3 / *1,8 3,5 / *2,5
2164	**Operative Entfernung einer Beckenhälfte einschließlich plastischer Deckung, auch in mehreren Sitzungen**	**3700** 215,66	496,02 754,82
Ausschluss:	Neben Nr. 2164 sind folgende Nrn. nicht abrechnungsfähig: 2265, 2294		
Kommentar:	Nach **Wezel/Liebold** beinhaltet die plastische Deckung alle dazu erforderlichen Gewebeverschiebungen oder -transplantationen. Diese sind aus diesem Grund nicht gesondert zu berechnen.		
2165	**Beckenosteotomie einschließlich Osteosynthese und/oder Spanverpflanzung einschließlich Entnahme des Spanmaterials – gegebenenfalls auch mit Reposition einer Hüftluxation –**	**6000** 349,72	804,36 1224,03
Ausschluss:	Neben Nr. 2165 sind folgende Nrn. nicht abrechnungsfähig: 2148 – 2153, 2158		
2167	**Ersatzlose Entfernung einas künstlichen Hüftgelenkes mit Ausräumung von nekrotischem Gewebe und Knochenzement**	**3200** 186,52	428,99 652,82
2168	**Operative Entfernung einer Kniegelenksendoprothese – einschließlich operativer Versteifung des Gelenks –**	**3200** 186,52	428,99 652,82
Ausschluss:	Neben Nr. 2168 sind folgende Nrn. nicht abrechnungsfähig: 2133, 2265		
2170	**Amputation eines Fingers oder einer Zehe oder eines Finger- oder Zehengliedteils – einschließlich plastischer Deckung –**	**463** 26,99	62,07 94,45
Tipp:	Bei ambulanter OP: Zuschlag nach Nr. 442 nicht vergessen!		
2171	**Amputation eines Fingerstrahles in der Mittelhand oder eines Zehenstrahles im Mittelfuß oder Amputation nach Pirogow oder Gritti – einschließlich plastischer Deckung –**	**1110** 64,70	148,81 226,45
Tipp:	Bei ambulanter OP: Zuschlag nach Nr. 444 nicht vergessen!		
2172	**Amputation eines Mittelhand- oder Mittelfußknochens – einschließlich plastischer Deckung –**	**924** 53,86	123,87 188,50
Tipp:	Bei ambulanter OP: Zuschlag nach Nr. 444 nicht vergessen!		
2173	**Amputation im Unterarm-, Unterschenkel- oder Oberarmbereich – einschließlich plastischer Deckung –**	**1110** 64,70	148,81 226,45
2174	**Amputation im Oberschenkelbereich – einschließlich plastischer Deckung –**	**1290** 75,19	172,94 263,17
2181	**Gewaltsame Lockerung oder Streckung eines Kiefer-, Hand- oder Fußgelenks**	**227** 13,23	30,43 46,31
2182	**Gewaltsame Lockerung oder Streckung eines Schulter-, Ellenbogen-, Hüft- oder Kniegelenks**	**379** 22,09	50,81 77,32
2183	**Operatives Anlegen einer Extension am Schädel bei Behandlung von Halswirbelverletzungen/-instabilitäten (z.B. Crutchfieldzange)**	**740** 43,13	99,20 150,96

GOÄ-Nr.		Punktzahl 1fach	2,3 / *1,8 3,5 / *2,5
2184	**Anlegen von Hals-Extensionen zur Vorbereitung der operativen Behandlung von Skoliosen und Kyphosen**	**1000** 58,29	134,06 204,01
2189	**Arthroskopische Operation mit Entfernung oder Teilresektion eines Meniskus im Kniegelenk – gegebenenfalls einschließlich Plicateilresektion, Teilresektion des Hoffa'schen Fettkörpers und/ oder Entfernung freier Gelenkkörper**	**1500** 87,43	201,09 306,01

Ausschluss: Neben Nr. 2189 sind folgende Nrn. nicht abrechnungsfähig: 300 – 302, 2102, 2104, 2112, 2113, 2117, 2119, 2136, 2190, 2191, 2193, 3300

Auf einen Blick: **Entfernende Gelenkspiegelung an Klein*- und Großgelenken** GOÄ-Nr. 2189: Ausschlüsse und wenn erforderlich zusätzlich abrechenbare Leistungen:**

1. Ausschlüsse neben Leistung nach Nr. 2189

	Gelenke							
Ausschluss	**Finger**	**Hand**	**Ellenbogen**	**Schulter**	**Hüfte**	**Knie**	**Fuß**	**Zeh**
Arthroplastik	2134	2135	2136	2137	–	2136	2135	2134
Arthroskopie, diagn.	3300							
Arthroskopie, Entfernung Großgelenkschleimhaut	–	2193						–
Arthroskopie erhalt.	2190							
Arthroskopie, erhalt. Kniehauptgelenk						2191		
Blutsdruckenkung (Narkose)	480							
Chirotherap. Eingriff	3306							
Denervation	2120	2121		–	–	2121		2120
Drainagespülung	2093							
Fremdkörperentfernung, tief sitzend	2010							
Fremd-/Gelenkkörper-Entfernung	2118		2119		–	2119	2118	
Ganglionentfernung	2052	2051	–	–	–	–	2051	–
Gelenklockerung gewaltsame	–	2181	2182			2182	2181	–
Gelenkschleimhaut, teilweise Entfernung	2110	2111	2112		2113	2112	2111	2110
Hämatomausräumung	2397							
Kapselschlussnaht	2100	2101	2102				2101	2100
Kleingelenkdrahtentfernung	2061	2063	–	–	–	–	2063	2061
Knochenspanentnahme	2253							
Knochentransplantation (Entnahme + Implantation)	2155							
Kryotherapie	740							
Massage eines Körperteils	520							
Meniskuseinrenkung / Meniskuslockerung						2226		
Meniskus(teil)entfernung						2217		
Nekrotomie / Knochenausmeißelung	2257	2256 / 2257	2256				2256 / 2257	2256
OP-Wunde	2000–2005							
Probeausmeißelung	2250							
Probeexzision	2401 / 2402							
Punktion	300		301	302		301	300	

1. Ausschlüsse neben Leistung nach Nr. 2189

	Gelenke							
Ausschluss	**Finger**	**Hand**	**Ellenbogen**	**Schulter**	**Hüfte**	**Knie**	**Fuß**	**Zeh**
Schiene über 2 Großgelenke*	–	**212**						–
Schleimbeutelentfernung	**2405**							
Sehnendurchschneidung,offene	**2072**							
Sehnenkürzung, -raffung	**2075**							
Sehnentransplantation (Entnahme + Implantation)	**2083**							
Sehnenverwachsungs-OP	**2076**							
Spül-/Saugdrainage	**2032**							
vereitertes Gelenk, Eröffnung	**2155**	**2156**	**2157**				**2156**	**2155**

Ausschluss der Berechnung von Materialkosten neben Nr. 2189 nach § 10 GOÄ
Einmalhandschuhe, Einmalkanülen, Einmalskalpelle, Einmalspritzen, Mullkompressen, Mulltupfer, OP-Kittel

2. Wenn medizinisch erforderlich, sind die folgenden zusätzlichen Leistungen neben Nr. 2189 abrechenbar

	Gelenke							
zusätzlich abrechenbar	**Finger**	**Hand**	**Ellenbogen**	**Schulter**	**Hüfte**	**Knie**	**Fuß**	**Zeh**
Arthroskopie, diagn.	**2196**							
Beobachtung/Betreuung nach ASK mehr als 2 Std.	**448**							
Beobachtung/Betreuung nach ASK mehr als 4 Std.	**449**							
Blutleere/-sperre	**2029**							
Fertigschiene, starre	**210**							
Funktionsorthese	**3320**							
Kaltpackung	**530**							
Kompressionsverband	**203A**							
Laseranwendung	**441**							
OP-Zuschlag	**445**							
Redondranagen(n)	**2015**							
Untersuchung	**5,7**							
Beratung	**1,3**							
Untersuchung	**5,7**							

	Gelenke							
statt Nr. 2189	**Finger**	**Hand**	**Ellenbogen**	**Schulter**	**Hüfte**	**Knie**	**Fuß**	**Zeh**
bei vollständiger Groß-Gelenkschleimhautentfernung	–	**2193 statt 2189**						–
bei erhaltenden Eingriffen	**2190 statt 2189**							
bei Sanierung Kreuz- oder Seitenband am Kniehauptgelenk						**2191 statt 2189**		

* Kleingelenke sind: Finger- und Zehengelenk
** Großgelenke sind: Schulter-, Ellenbogen-, Hüft- und Kniegelenk
*** BGNT = BG-Nebenkostentarif

GOÄ-Nr. Punktzahl 1fach 2,3 / *1,8 3,5 / *2,5

Berechnung von Materialkosten neben Nr. 2189 nach § 10 GOÄ
Alloplastisches Material, Arzneimittel, Einmalsaugdrainagen, Fibrinkleber zur Knorpeldissekatfixierung, Gummi-Elastikbinden, Micro-Skalpell, Osteosythesematerial z.B. zur Knorpeldissekatfixierung, Pins, selbstauflösend zur Knorpeldissekatfixierung, Salben, Shaver, Einmalkostenanteil

Tipp:
- Ggf. Zuschlag für weitere operative Eingriffe an demselben Gelenk nach Nr. 2195 berechnen.
- Bei ambulanter OP: Zuschlag nach Nr. 445 nicht vergessen, ggf. dazu Nr. 440!
- Ggf. zusätzlich ‚diagnostische Arthroskopie' nach Nr. 2196.
- Ferner ist Nr. 2189 neben Nrn. 2195, 2196 abrechenbar.

2190 **Arthroskopische erhaltende Operation an einem Meniskus (z.B. Meniskusnaht, Refixation) in einem Kniegelenk** **1800** 104,92 241,31 367,21

Ausschluss: Neben Nr. 2190 sind folgende Nrn. nicht abrechnungsfähig: 300 – 302, 2102, 2112, 2113, 2117, 2119, 2136, 2189, 2191, 2193, 3300

Auf einen Blick: **Entfernende Gelenkspiegelung an Klein- und Großgelenken nach GOÄ-Nr. 2190: Ausschlüsse und wenn ggf. erforderlich zusätzlich abrechenbare Leistungen:**

1. Ausschlüsse neben Leistung nach Nr. 2190

<table>
<tr><th></th><th colspan="8">Gelenke</th></tr>
<tr><th>Ausschluss</th><th>Finger</th><th>Hand</th><th>Ellenbogen</th><th>Schulter</th><th>Hüfte</th><th>Knie</th><th>Fuß</th><th>Zeh</th></tr>
<tr><td>Arthroplastik</td><td>2134</td><td>2135</td><td>2136</td><td>2137</td><td>–</td><td>2136</td><td>2135</td><td>2134</td></tr>
<tr><td>Arthroskopie, diagn.</td><td colspan="8">3300</td></tr>
<tr><td>Arthroskopie, entfern.</td><td colspan="8">2189</td></tr>
<tr><td>Arthroskopie, Entfernung Großgelenkschleimhaut</td><td>–</td><td colspan="6">2193</td><td>–</td></tr>
<tr><td>Arthroskopie, erhalt. Kniehauptgelenk</td><td></td><td></td><td></td><td></td><td></td><td>2191</td><td></td><td></td></tr>
<tr><td>Bandnaht/Bandplastik</td><td>2105</td><td>–</td><td>–</td><td>–</td><td>–</td><td>2104</td><td>2106</td><td>2105</td></tr>
<tr><td>Blutdrucksenkung (Narkose)</td><td colspan="8">480</td></tr>
<tr><td>Chirotherap. Eingriff</td><td colspan="8">3306</td></tr>
<tr><td>Denervation</td><td>2120</td><td colspan="2">2121</td><td>–</td><td>–</td><td colspan="2">2121</td><td>2120</td></tr>
<tr><td>Drainagespülung</td><td colspan="8">2093</td></tr>
<tr><td>Fremdkörperentfernung, tiefsitzend</td><td colspan="8">2010</td></tr>
<tr><td>Fremd-/Gelenkkörper-Entfernung</td><td colspan="2">2118</td><td colspan="2">2119</td><td>–</td><td>2119</td><td colspan="2">2118</td></tr>
<tr><td>Ganglionentfernung</td><td>2052</td><td>2051</td><td>–</td><td>–</td><td>–</td><td>–</td><td>2051</td><td>–</td></tr>
<tr><td>Gelenklockerung, gewaltsame</td><td>–</td><td>2181</td><td colspan="3">2182</td><td>2182</td><td>2181</td><td>–</td></tr>
<tr><td>Gelenkschleimhaut, teilweise Entfernung</td><td>2110</td><td>2111</td><td colspan="2">2112</td><td>2113</td><td>2112</td><td>2111</td><td>2110</td></tr>
<tr><td>Hämatomausräumung</td><td colspan="8">2397</td></tr>
<tr><td>Kapselschlussnaht</td><td>2100</td><td>2101</td><td colspan="4">2102</td><td>2101</td><td>2100</td></tr>
<tr><td>Kleingelenkdrahtfixierung</td><td>2060</td><td>2062</td><td>–</td><td>–</td><td>–</td><td>–</td><td>2062</td><td>2060</td></tr>
<tr><td>Knochenimplantation</td><td colspan="8">2254</td></tr>
<tr><td>Knochen(span)transplantation</td><td colspan="8">2255</td></tr>
<tr><td>Knorpeltransplantation</td><td colspan="8">2384</td></tr>
<tr><td>Kryotherapie</td><td colspan="8">740</td></tr>
<tr><td>Massage eines Körperteils</td><td colspan="8">520</td></tr>
<tr><td>Meniskuseinrenkung</td><td></td><td></td><td></td><td></td><td></td><td>2226</td><td></td><td></td></tr>
<tr><td>Meniskusnaht</td><td></td><td></td><td></td><td></td><td></td><td>2117</td><td></td><td></td></tr>
<tr><td>Meniskus(teil)entfernung</td><td></td><td></td><td></td><td></td><td></td><td>2117</td><td></td><td></td></tr>
</table>

1. Ausschlüsse neben Leistung nach Nr. 2190

	Gelenke							
Ausschluss	**Finger**	**Hand**	**Ellenbogen**	**Schulter**	**Hüfte**	**Knie**	**Fuß**	**Zeh**
Nekrotomie / Knochenausmeißelung	**2256**	**2256 / 2257**	**2257**				**2256 / 2257**	**2256**
OP-Wunde	**2000–2005**							
Probeausmeißelung	**2250**							
Probeexzision	**2401 / 2402**							
Punktion	**300**		**301**	**302**		**301**	**300**	
Schleimbeutelentfernung	**2405**							
Sehnendurchschneidung,offene	**2072**							
Sehnenkürzung, -raffung	**2075**							
Sehnennaht	**2073**							
Sehnenscheiden-OP	**2092**							
Sehnentransplantation (Entnahme + Implantation)	**2083**							
Sehnenverpflanzung	**2074**							
Sehnenverwachsungs-OP	**2076**							
Spül-/Saugdrainage	**2032**							
vereitertes Gelenk, Eröffnung	**2155**	**2156**	**2157**				**2156**	**2155**

Ausschluss der Berechnung von Materialkosten neben Nr. 2190 – siehe § 10 GOÄ
Einmalhandschuhe, Einmalkanülen, Einmalskalpelle, Einmalspritzen, Mullkompressen, Mulltupfer, OP-Kittel, Zellstoff

Mögliche Berechnung von Materialkosten neben Nr. 2190 nach § 10 GOÄ
Alloplastisches Material, Arzneimittel, Einmalsaugdrainagen, Fibrinkleber zur Knorpeldissekatfixierung, Gummi-Elastikbinden, Meniskusfixationssysteme, Micro-Skalpell, Osteosythesematerial z.B. zur Knorpeldissekatfixierung, Pins, selbstauflösend zur Knorpeldissekatfixierung, Salben, Shaver, Einmalkostenanteil, Spezialeinmalbohrer, Spezialfadenmaterial, Spezialnahtmaterial zur Meniskusnaht, -refixation/Bandnaht, -raffung

2. Wenn medizinisch erforderlich, sind die folgenden zusätzlichen Leistungen neben Nr. 2190 abrechenbar

	Gelenke							
Ausschluss	**Finger**	**Hand**	**Ellenbogen**	**Schulter**	**Hüfte**	**Knie**	**Fuß**	**Zeh**
Arthroskopie, diagn.	**2196**							
Beobachtung/Betreuung nach ASK mehr als 2 Std.	**448**							
Beobachtung/Betreuung nach ASK mehr als 4 Std.	**449**							
Blutleere/-sperre	**2029**							
Entfernende Eingriffe	**2195 (einmalig)**							
Fertigschiene, starre	**210**							
Funktionsorthese	**3320**							
Kaltpackung	**530**							
Knochenspanentnahme (außerhalb ASK-Gelenk)	**2253**							
Kompressionsverband	**203A**							
Laseranwendung	**441**							

2. Wenn medizinisch erforderlich, sind die folgenden zusätzlichen Leistungen neben Nr. 2190 abrechenbar

<table>
<tr><th></th><th colspan="8">Gelenke</th></tr>
<tr><th>Ausschluss</th><th>Finger</th><th>Hand</th><th>Ellenbogen</th><th>Schulter</th><th>Hüfte</th><th>Knie</th><th>Fuß</th><th>Zeh</th></tr>
<tr><td>OP-Zuschlag</td><td colspan="8">445</td></tr>
<tr><td>Redondranagen</td><td colspan="8">2015</td></tr>
<tr><td>Sehnenausschneidung, plast. (außerhalb des ASK-Gelenkes)</td><td colspan="8">2064</td></tr>
<tr><td>Beratung</td><td colspan="8">1,3</td></tr>
<tr><td>Untersuchung</td><td colspan="8">5,7</td></tr>
<tr><td>Verband</td><td colspan="8">200, aber nur besondere Kosten</td></tr>
</table>

<table>
<tr><th></th><th colspan="8">Gelenke</th></tr>
<tr><th>statt Nr. 2190</th><th>Finger</th><th>Hand</th><th>Ellenbogen</th><th>Schulter</th><th>Hüfte</th><th>Knie</th><th>Fuß</th><th>Zeh</th></tr>
<tr><td>bei vollständiger Groß-Gelenkschleimhautentfernung</td><td>–</td><td colspan="6">2193 statt 2190</td><td>–</td></tr>
<tr><td>bei Sanierung Kreuz- oder Seitenband am Kniehauptgelenk</td><td></td><td></td><td></td><td></td><td></td><td>2191 statt 2190</td><td></td><td></td></tr>
</table>

* Kleingelenke sind: Finger- und Zehengelenk
** Großgelenke sind: Schulter-, Ellenbogen-, Hüft- und Kniegelenk
*** BGNT = BG-Nebenkostentarif

Tipp:
- Ggf. Zuschlag für weitere operative Eingriffe an demselben Gelenk nach Nr. 2195 berechnen.
- Bei ambulanter OP: Zuschlag nach Nr. 445 nicht vergessen.

2191 **Arthroskopische Operation mit primärer Naht, Reinsertion, Rekonstruktion oder plastischem Ersatz eines Kreuz- oder Seitenbands an einem Kniegelenk – einschließlich Kapselnaht –** **2000** 268,12 116,57 408,01

Ausschluss: Neben Nr. 2191 sind folgende Nrn. nicht abrechnungsfähig: 300 – 302, 2102, 2112, 2113, 2117, 2119, 2136, 2189, 2190, 2193, 3300

Auf einen Blick: **Bandsanierende Gelenkspiegelung am Kniegelenk nach GOÄ-Nr. 2191: Ausschlüsse und, wenn erforderlich, zusätzlich abrechenbare Leistungen:**

1. Ausschlüsse neben Leistung nach Nr. 2191

Ausschluss	GOÄ-Nr.
Arthroplastik	**2136**
Arthroskopie, diagnostische	**3300**
Arthroskopie, entfernende	**2189**
Arthroskopie, Entfernung der Großgelenkschleimhaut	**2193**
Arthroskopie, erhalt	**2190**
Bandnaht/Bandplastik	**2104**
Blutdrucksenkung (Narkose)	**480**
Chirotherapeutischer Eingriff	**3306**
Denervation	**2121**
Drainagenspülung	**2093**
Fremdkörperentfernung, tief sitzend	**2010**
Fremd-/Gelenkkörperentfernung	**2119**

1. Ausschlüsse neben Leistung nach Nr. 2191

Ausschluss	GOÄ-Nr.
Gelenklockerung, gewaltsame	2182
Gelenkschleimhaut(teil), Entfernung	2112
Hämatomausräumung	2397
Kapselschlussnaht	2102
Knochenimplantation	2254
Knochen(span)transplantation	2255
Knorpeltransplantation	2384
Kyrotherapie	740
Massage eines Körperteils	520
Meniskuseinrenkung	2226
Meniskusoperation [Naht, (Teil)Entfernung]	2117
Nekrotomie	2257
OP-Wunde	2000–2005
Probeausmeißelung	2250
Probeexzision	2401 / 2402
Punktion	301
Schienbeinkopfverschraubung der Ersatzplastik	2345
Schiene über zwei Großgelenke	212
Schleimbeutelentfernung	2405
Sehnendurchschneidung	2072
Sehnenkürzung/ -raffung	2075
Sehnennaht	2073
Sehnentransplantation	2083
Sehnenverpflanzung	2074
Sehnenverwachsungs-OP	2076
Spül-/Saugdrainage	2032
Verband	200
vereitertes Gelenk, Eröffnung	2157

Ausschluss der Berechnung von Materialkosten neben Nr. 2191 – siehe § 10 GOÄ
Einmalhandschuhe, Einmalkanülen, Einmalskalpelle, Einmalspritzen, Mullkompressen, Mulltupfer, OP-Kittel etc., Zellstoff

2. Wenn medizinisch erforderlich, sind die folgenden zusätzlichen Leistungen neben Nr. 2191 abrechenbar

Zusätzlich möglich	GOÄ-Nr.
Arthroskopie, diagnostische	2196
Bandplastik, weitere	2192
Beobachtung / Betreuung nach ASK mehr als 2 Std.	448
Beobachtung / Betreuung nach ASK mehr als 4 Std.	449
Blutleere/-sperre	2029
entfernende und/oder erhaltende Eingriffe	2195
Funktionsorthese, mehrfach verstellbar (ohne besondere Kosten)	3320
Kaltpackung	530
Knochenspanentnahme, außerhalb Implantationsareal	2253

2. Wenn medizinisch erforderlich, sind die folgenden zusätzlichen Leistungen neben Nr. 2191 abrechenbar

Zusätzlich möglich	GOÄ-Nr.
Kompressionsverband	**203A**
Laseranwendung	**441**
Notchplastik / Knochenausmeißelung	**2257**
OP-Zuschlag	**445**
Redondrainage(n)	**2015**
Röntgenkontrolle Ersatzplastik bei Fixierung mit Fremdmaterial	**5030**
Sehnenausschneidung, plastische (außerhalb ASK-Gelenk)	**2064**
starre Knieschiene (ohne besondere Kosten)	**210**
Untersuchung, symptombezogene	**1**
Untersuchung, eingehende	**6**
Verband, aber nur besondere Kosten	**200**

* Kleingelenke sind: Finger- und Zehengelenk
** Großgelenke sind: Schulter-, Ellenbogen-, Hüft- und Kniegelenk
*** BGNT = BG-Nebenkostentarif

Mögliche Berechnung von Materialkosten neben Nr. 2191 – siehe § 10 GOÄ
Alloplastisches Material, Arzneimittel, Einmalsaugdrainagen, Fibrinkleber zur Knorpeldissekatfixierung, Meniskusfixationssysteme, Micro-Skalpell, Osteosynthesematerial z.B. zur Knorpeldissekatfixierung, Gummi-Elastikbinden, Pins, selbstauflösend zur Knorpeldissekatfixierung, Salben, Shaver, Einmalkostenanteil, Spezialeinmalbohrer, Spezialfadenmaterial, Spezialnahtmaterial zur Meniskusnaht, -refixation, Bandnaht, -raffung

Kommentar: Die Nr. 2191 ist pro Sitzung nur einmal berechnungsfähig. Werden aber mehrere Bänder am Gelenk operativ versorgt, so kann dafür der entsprechende Zuschlag nach Nr. 2192 berechnet werden

Tipp:
- Ggf. Zuschlag für weitere operative Eingriffe an demselben Gelenk nach Nr. 2195 berechnen.
- Bei ambulanter OP: Zuschlag nach Nr. 445 nicht vergessen!
- Ggf. zusätzlich diagnostische Arthroskopie nach Nr. 2196.

2192 **Zuschlag zu den Leistungen nach Nummer 2191 für die primärte Naht, Reinsertion, Rekonstruktion oder den plastischen Ersatz eines weiteren Bandes in demselben Kniegelenk im Rahmen derselben Sitzung** **500** 67,03
29,14 102,00

Ausschluss: Neben Nr. 2192 sind folgende Nrn. nicht abrechnungsfähig: 300 – 302, 3300

Kommentar: Der Zuschlag nach Nr. 2192 ist bei Eingriffen an demselben Kniegelenk in Rahmen derselben Sitzung nur einmal abrechnungsfähig.

2193 **Arthroskopische Operation mit Synovektomie an einem Knie- oder Hüftgelenk bei chronischer Gelenkentzündung – gegebenenfalls einschließlich Abtragung von Osteophyten** **1800** 241,31
104,92 367,21

Ausschluss: Neben Nr. 2193 sind folgende Nrn. nicht abrechnungsfähig: 300 – 302, 2102, 2112, 2113, 2117, 2119, 2136, 2189, 2190, 2191, 3300

Auf einen Blick: **Entfernende Gelenkspiegelung an Großgelenken nach GOÄ-Nr. 2193: Ausschlüsse und wenn ggf. erforderlich zusätzlich abrechenbare Leistung:**

1. Ausschlüsse neben Leistung nach Nr. 2193

<table>
<tr><th></th><th colspan="6">Gelenke</th></tr>
<tr><th>Ausschluss</th><th>Hand</th><th>Ellenbogen</th><th>Schulter</th><th>Hüfte</th><th>Knie</th><th>Fuß</th></tr>
<tr><td>Arthroplastik</td><td>2135</td><td>2136</td><td>2137</td><td>–</td><td>2136</td><td>2135</td></tr>
<tr><td>Arthroskopie, diagn.</td><td colspan="6">3300</td></tr>
<tr><td>Arthroskopie, entfernend</td><td colspan="6">2189</td></tr>
<tr><td>Arthroskopie, erhalt. Kniehauptgelenk</td><td></td><td></td><td></td><td></td><td>2191</td><td></td></tr>
<tr><td>Blutdrucksenkung (Narkose)</td><td colspan="6">480</td></tr>
<tr><td>Chirotherap. Eingriff</td><td colspan="6">3306</td></tr>
<tr><td>Denervation</td><td colspan="2">2121</td><td>–</td><td>–</td><td colspan="2">2121</td></tr>
<tr><td>Drainagespülung</td><td colspan="6">2093</td></tr>
<tr><td>Fremdkörperentfernung, tiefsitzend</td><td colspan="6">2010</td></tr>
<tr><td>Fremd-/Gelenkkörper-Entfernung</td><td>2118</td><td colspan="2">2119</td><td>–</td><td>2119</td><td>2118</td></tr>
<tr><td>Ganglionentfernung</td><td>2051</td><td>–</td><td>–</td><td>–</td><td>–</td><td>2051</td></tr>
<tr><td>Gelenklockerung, gewaltsame</td><td>2181</td><td colspan="4">2182</td><td>2181</td></tr>
<tr><td>Gelenkschleimhaut, teilweise Entfernung</td><td>2111</td><td colspan="2">2112</td><td>2113</td><td>2112</td><td>2111</td></tr>
<tr><td>Hämatomausräumung</td><td colspan="6">2397</td></tr>
<tr><td>Kapselschlussnaht</td><td>2100</td><td colspan="4">2102</td><td>2101</td></tr>
<tr><td>Knochenspanentnahme</td><td colspan="6">2253</td></tr>
<tr><td>Knochen(span)transplantation (Entnahme + Implantation)</td><td colspan="6">2255</td></tr>
<tr><td>Kryotherapie</td><td colspan="6">740</td></tr>
<tr><td>Massage eines Körperteils</td><td colspan="6">520</td></tr>
<tr><td>Meniskuseinrenkung</td><td></td><td></td><td></td><td></td><td>2226</td><td></td></tr>
<tr><td>Meniskus(teil)entfernung</td><td></td><td></td><td></td><td></td><td>2117</td><td></td></tr>
<tr><td>Nektrotomie / Knochenausmeißelung</td><td>2256 / 2257</td><td colspan="4">2257</td><td>2256 / 2257</td></tr>
<tr><td>OP-Wunde</td><td colspan="6">2000–2005</td></tr>
<tr><td>Probeausmeißelung</td><td colspan="6">2250</td></tr>
<tr><td>Probeexzision</td><td colspan="6">2401 / 2402</td></tr>
<tr><td>Punktion</td><td>300</td><td>301</td><td colspan="2">302</td><td>301</td><td>300</td></tr>
<tr><td>Schleimbeutelentfernung</td><td colspan="6">2405</td></tr>
<tr><td>Sehnendurchschneidung, offene</td><td colspan="6">2072</td></tr>
<tr><td>Sehnenkürzung, -raffung</td><td colspan="6">2075</td></tr>
<tr><td>Sehnentransplantation (Entnahme + Implantation)</td><td colspan="6">2255</td></tr>
<tr><td>Sehnenverwachsungs-OP</td><td colspan="6">2076</td></tr>
<tr><td>Spül-/Saugdrainage</td><td colspan="6">2032</td></tr>
<tr><td>vereitertes Gelenk, Eröffnung</td><td>2156</td><td colspan="4">2157</td><td>2156</td></tr>
</table>

Ausschluss der Berechnung von Materialkosten neben Nr. 2193 – siehe § 10 GOÄ
Arzneimittel, Einmalhandschuhe, Einmalkanülen, Einmalskalpelle, Einmalspritzen, Mullkompressen, Mulltupfer, OP-Kittel, Zellstoff

Mögliche Berechnung von Materialkosten neben Nr. 2193 – siehe § 10 GOÄ
Alloplastisches Material, Arzneimittel, Einmalsaugdrainagen, Fibrinkleber zur Knorpeldissekatfixierung, Gummi-Elastikbinden, Micro-Skalpell, Osteosythesematerial z.B. zur Knorpeldissekatfixierung, Pins. selbstauflösend zur Knorpeldissekatfixierung, Salben, Shaver, Einmalkostenanteil, Spezialeinmalbohrer, Spezialfadenmaterial, Spezialnahtmaterial zur Meniskusnaht, -refixation/Bandnaht, -raffung

2. Wenn medizinisch erfroderlich, sind die folgenden zusätzlichen Leistungen neben Nr. 2193 abrechenbar

	Gelenke					
zusätzlich abrechenbar	**Hand**	**Ellen-bogen**	**Schulter**	**Hüfte**	**Knie**	**Fuß**
Arthroskopie, diagn.	**2196**					
Beobachtung/Betreuung nach ASK mehr als 2 Std.	**448**					
Beobachtung/Betreuung nach ASK mehr als 4 Std.	**449**					
Blutleere/-sperre	**2029**					
Fertigschiene, starre	**210**					
Funktionsorthese	**3320**					
Kaltpackung	**530**					
Laseranwendung	**441**					
OP-Zuschlag	**445**					
Redondranagen	**2015**					
Beratung	**1,3**					
Untersuchung	**5,7**					

statt Nr. 2193	**Hand**	**Ellen-bogen**	**Schulter**	**Hüfte**	**Knie**	**Fuß**
bei unvollständiger Gelenkschleimhautentfernung an Großgelenken bzw. sonstigen entfernenden Eingriffen an Klein- und Großgelenken	–	**2189 statt 2193**				–
bei Sanierung von Kreuz- oder Seitenbändern am Kniehauptgelenk					**2191 statt 2193**	
bei erhaltenden Eingriffen am Großgelenk					**2190 statt 2193**	

Tipp:
- Ggf. Zuschlag für weitere operative Eingriffe an demselben Gelenk nach Nr. 2195 berechnen.
- Bei ambulanter OP: Zuschlag nach Nr. 445 nicht vergessen, dazu ggf. Nr. 441!
- Ggf. zusätzlich diagnostische Arthroskopie nach Nr. 2196.

2195 **Zuschlag für weitere operative Eingriffe an demselben Gelenk – zusätzlich zu den Leistungen nach den Nummern 2102, 2104, 2112, 2117, 2119, 2136, 2189 bis 2191 oder 2193 –** **300** 17,49 40,22 61,20

Ausschluss: Neben Nr. 2195 sind folgende Nrn. nicht abrechnungsfähig: 300 – 302, 3300

Kommentar: Der Zuschlag nach Nr. 2195 ist bei Eingriffen an demselben Gelenk in Rahmen derselben Sitzung nur einmal abrechnungsfähig.
Bei besonders aufwendiger Operation kann nach Lang, Schäfer, Stiel und Vogt der Zuschlag allerdings mit erhöhtem Multiplikator abgerechnet werden.

Tipp: Neben Nr. 2195 sind die Nrn. 2102, 2104, 2112, 2117, 2119, 2136, 2189 – 2191 oder 2193 abrechenbar.

GOÄ-Nr.		Punktzahl 1fach	2,3 / *1,8 3,5 / *2,5
2196	**Diagnostische Arthroskopie im direkten zeitlichen Zusammenhang mit arthroskopischen Operationen nach den Nummern 2189 bis 2191 sowie 2193**	**250** 14,57	33,52 51,00

Ausschluss: Neben Nr. 2196 sind folgende Nrn. nicht abrechnungsfähig: 300 – 302, 3300

Kommentar: Die Nr. 2196 ist bei Eingriffen an demselben Gelenk in Rahmen derselben Sitzung nur einmal abrechnungsfähig.

Tipp: Neben Nr. 2196 sind die Nrn. 2189 – 2191, 2193 abrechenbar.

IV Gelenkluxationen

Allgemeine Bestimmungen:

Bei Einrenkung von Luxationen sind Verbände Bestandteil der Leistung.

Auf einen Blick:

Abrechnung der Behandlung bei verschiedenen Gelenkluxationen

Gelenk	Einrenkung Luxation	Einrenkung alte Luxation	Einrenkung operativ	Einrenkung operativ mit Span u./o. Osteosynthese u./o. Osteotomie u./o. Kapselbandrekonstruktion
Finger-Gelenke	**2205**	**2206**	**2210**	
Daumen-Gelenk	**2207**	**2208**	**2209**	
Hand-Gelenk	**2211**	**2212**	**2213**	
Ellenbogen-Gelenk	**2214**	**2216**	**2216**	
Speichenköpfchen	**2226**			
Schulter-Gelenk	**2217**	**2218**	**2219**	**2220**
Schlüsselbein-Gelenk	**2221**	**2222**	**2223**	**2224/2225**
Brustbein-Schlüsselbein-Gelenk	**2226**			
Wirbel-Gelenke	**2203**	**2204**		
Hüft-Gelenk	**2231**	**2232 / 2233 / 2234**	**2236 / 2239**	**2236 / 2237 / 2238 / 2240 / 2241**
Knie-Gelenk	**2214 / 2235**	**2215**	**2216**	
Kniescheibe	**2221**	**2222**	**2230**	
Meniskus	**2226**			
Fuß-Gelenk	**2211**	**2212**	**2213**	
Zeh-Gelenke	**2205**	**2206**	**2210**	

2203	**Einrenkung der Luxation von Wirbelgelenken im Durchhang**	**739** 43,07	99,07 150,76

Ausschluss: Neben Nr. 2203 ist folgende Nr. nicht abrechnungsfähig: 2204

2204	**Einrenkung alter Luxationen von Wirbelgelenken im Durchhang**	**1110** 64,70	148,81 226,45

Kommentar: **Brück** gibt an, ...„dass als ‚alte Luxation' eine etwa 12 Stunden und länger zurückliegende Luxation anzusehen ist..."

GOÄ-Nr.		Punktzahl / 1fach	2,3 / *1,8 / 3,5 / *2,5
2205	**Einrenkung der Luxation eines Finger- oder Zehengelenks**	**93** / 5,42	12,47 / 18,97
Ausschluss:	Neben Nr. 2205 sind folgende Nrn. nicht abrechnungsfähig: 2206 – 2210		
2206	**Einrenkung der alten Luxation eines Finger- oder Zehengelenks**	**140** / 8,16	18,77 / 28,56
Ausschluss:	Neben Nr. 2206 sind folgende Nrn. nicht abrechnungsfähig: 2205, 2208, 2209, 2210		
Kommentar:	**Brück** gibt an, ...„dass als ‚alte Luxation' eine etwa 12 Stunden und länger zurückliegende Luxation anzusehen ist..."		
2207	**Einrenkung der Luxation eines Daumengelenks**	**148** / 8,63	19,84 / 30,19
Ausschluss:	Neben Nr. 2207 sind folgende Nrn. nicht abrechnungsfähig: 2205, 2206, 2208, 2209, 2210		
2208	**Einrenkung der alten Luxation eines Daumengelenks**	**220** / 12,82	29,49 / 44,88
Ausschluss:	Neben Nr. 2208 sind folgende Nrn. nicht abrechnungsfähig: 2205, 2206, 2207, 2209, 2210		
Kommentar:	**Brück** gibt an, ...„dass als ‚alte Luxation' eine etwa 12 Stunden und länger zurückliegende Luxation anzusehen ist..."		
2209	**Einrenkung der Luxation eines Daumengelenks einschließlich Anlegen eines Drahtzuges**	**370** / 21,57	49,60 / 75,48
Ausschluss:	Neben Nr. 2209 sind folgende Nrn. nicht abrechnungsfähig: 2205, 2206, 2207, 2208, 2210		
2210	**Operative Einrenkung der Luxation eines Finger- oder Zehengelenks**	**407** / 23,72	54,56 / 83,03
Ausschluss:	Neben Nr. 2210 sind folgende Nrn. nicht abrechnungsfähig: 2205, 2206, 2207, 2208, 2209		
Tipp:	Bei ambulanter OP: Zuschlag nach Nr. 442 nicht vergessen!		
2211	**Einrenkung der Luxation eines Hand- oder Fußgelenks**	**278** / 16,20	37,27 / 56,71
Ausschluss:	Neben Nr. 2211 sind folgende Nrn. nicht abrechnungsfähig: 2212, 2213		
2212	**Einrenkung der alten Luxation eines Hand- oder Fußgelenks**	**420** / 24,48	56,31 / 85,68
Ausschluss:	Neben Nr. 2212 sind folgende Nrn. nicht abrechnungsfähig: 2211, 2213		
2213	**Operative Einrenkung der Luxation eines Hand- oder Fußgelenks**	**1110** / 64,70	148,81 / 226,45
Ausschluss:	Neben Nr. 2213 sind folgende Nrn. nicht abrechnungsfähig: 2211, 2212		
2214	**Einrenkung der Luxation eines Ellenbogen- oder Kniegelenks**	**370** / 21,57	49,60 / 75,48
Ausschluss:	Neben Nr. 2214 sind folgende Nrn. nicht abrechnungsfähig: 2215, 2216, 2235		

GOÄ-Nr.		Punktzahl 1fach	2,3 / *1,8 3,5 / *2,5
2215	**Einrenkung der alten Luxation eines Ellenbogen- oder Kniegelenks**	**540** 31,48	72,39 110,16
Ausschluss:	Neben Nr. 2215 sind folgende Nrn. nicht abrechnungsfähig: 2214, 2216, 2235		
2216	**Operative Einrenkung der Luxation eines Ellenbogen- oder Kniegelenks**	**1850** 107,83	248,01 377,41
Ausschluss:	Neben Nr. 2216 sind folgende Nrn. nicht abrechnungsfähig: 2214, 2215, 2235		
Tipp:	Bei ambulanter OP: Zuschlag nach Nr. 445 nicht vergessen!		
2217	**Einrenkung der Luxation eines Schultergelenks**	**370** 21,57	49,60 75,48
Ausschluss:	Neben Nr. 2217 sind folgende Nrn. nicht abrechnungsfähig: 2218, 2219, 2220		
2218	**Einrenkung der alten Luxation eines Schultergelenks**	**540** 31,48	72,39 110,16
Ausschluss:	Neben Nr. 2218 sind folgende Nrn. nicht abrechnungsfähig: 2217, 2219, 2220		
Kommentar:	**Brück** gibt an, ...„dass als ‚alte Luxation' eine etwa 12 Stunden und länger zurückliegende Luxation anzusehen ist..."		
2219	**Operative Einrenkung der Luxation eines Schultergelenks**	**1850** 107,83	248,01 377,41
Ausschluss:	Neben Nr. 2219 sind folgende Nrn. nicht abrechnungsfähig: 2217, 2218, 2220		
Tipp:	Bei ambulanter OP: Zuschlag nach Nr. 445 nicht vergessen!		
2220	**Operation der habituellen Luxation eines Schultergelenks mit Spanübertragung**	**2250** 131,15	301,64 459,01
Ausschluss:	Neben Nr. 2220 sind folgende Nrn. nicht abrechnungsfähig: 2217 – 2219 (dasselbe Schultergelenk), 2255		
Tipp:	• Bei ambulanter OP: Zuschlag nach Nr. 445 nicht vergessen! • Die Spanentnahme ist gesondert abzurechnen.		
2221	**Einrenkung der Luxation eines Schlüsselbeingelenks oder einer Kniescheibe**	**111** 6,47	14,88 22,64
Ausschluss:	Neben Nr. 2221 sind folgende Nrn. nicht abrechnungsfähig: 2222, 2223, 2224, 2225, 2230		
2222	**Einrenkung der alten Luxation eines Schlüsselbeingelenks oder einer Kniescheibe**	**170** 9,91	22,79 34,68
Ausschluss:	Neben Nr. 2222 sind folgende Nrn. nicht abrechnungsfähig: 2221, 2223 – 2225 (Schlüsselbeingelenk), 2230 (Kniescheibe)		
Kommentar:	**Brück** gibt an, ...„dass als ‚alte Luxation' eine etwa 12 Stunden und länger zurückliegende Luxation anzusehen ist..."		
2223	**Operative Einrenkung eines luxierten Schlüsselbeingelenks**	**400** 23,31	53,62 81,60
Ausschluss:	Neben Nr. 2223 sind folgende Nrn. nicht abrechnungsfähig: 2221, 2222, 2224, 2225		
Tipp:	Bei ambulanter OP: Zuschlag nach Nr. 442 nicht vergessen!		

GOÄ-Nr.		Punktzahl 1fach	2,3 / *1,8 3,5 / *2,5
2224	**Operative Einrenkung eines luxierten Schlüsselbeingelenks mit Osteosynthese**	**800** 46,63	107,25 163,20
Ausschluss:	Neben Nr. 2224 sind folgende Nrn. nicht abrechnungsfähig: 2221, 2222, 2223, 2225		
Tipp:	Bei ambulanter OP: Zuschlag nach Nr. 444 nicht vergessen!		
2225	**Operative Einrenkung eines luxierten Schlüsselbeingelenks mit Osteosynthese und Rekonstruktion des Bandapparates**	**1000** 58,29	134,06 204,01
Ausschluss:	Neben Nr. 2225 sind folgende Nrn. nicht abrechnungsfähig: 2221, 2222, 2223, 2224		
Tipp:	Bei ambulanter OP: Zuschlag nach Nr. 444 nicht vergessen!		
2226	**Einrenkung eines eingeklemmten Meniskus, der Subluxation eines Radiusköpfchens (Chassaignac) oder der Luxation eines Sternoklavikulargelenks**	**120** 6,99	16,09 24,48
2230	**Operation der Luxation einer Kniescheibe**	**900** 52,46	120,65 183,60
Tipp:	Bei ambulanter OP: Zuschlag nach Nr. 444 nicht vergessen!		
2231	**Einrenkung der Luxation eines Hüftgelenks**	**739** 43,07	99,07 150,76
Ausschluss:	Neben Nr. 2231 sind folgende Nrn. nicht abrechnungsfähig: 2232, 2233, 2234, 2236, 2237, 2238, 2240, 2241		
2232	**Einrenkung der alten Luxation eines Hüftgelenks**	**1110** 64,70	148,81 226,45
Ausschluss:	Neben Nr. 2232 sind folgende Nrn. nicht abrechnungsfähig: 2165, 2231, 2233, 2234, 2236, 2237, 2238, 2239, 2240, 2241		
Kommentar:	**Brück** gibt an, ...„dass als ‚alte Luxation' eine etwa 12 Stunden und länger zurückliegende Luxation anzusehen ist...“		
2233	**Einrenkung der angeborenen Luxation eine Hüftgelenks**	**550** 32,06	73,73 112,20
Ausschluss:	Neben Nr. 2233 sind folgende Nrn. nicht abrechnungsfähig: 2165, 2231, 2232, 2239, 2240, 2241		
2234	**Stellungsänderung oder zweite und folgende einrenkende Behandlung im Verlaufe der Therapie nach Nummer 2233**	**473** 27,57	63,41 96,49
Ausschluss:	Neben Nr. 2234 sind folgende Nrn. nicht abrechnungsfähig: 2231, 2232, 2239, 2240, 2241		
2235	**Operation der habituellen Luxation eines Kniegelenks**	**1660** 96,76	222,54 338,65
Ausschluss:	Neben Nr. 2235 sind folgende Nrn. nicht abrechnungsfähig: 2215, 2216		
Tipp:	Bei ambulanter OP: Zuschlag nach Nr. 445 nicht vergessen!		
2236	**Operative Einrichtung einer traumatischen Hüftgelenksluxation – einschließlich Rekonstruktion des Kapselbandapparates –**	**1850** 107,83	248,01 377,41
Ausschluss:	Neben Nr. 2236 sind folgende Nrn. nicht abrechnungsfähig: 2231, 2232, 2237, 2238		

GOÄ-Nr.		Punktzahl / 1fach	2,3 / *1,8 / 3,5 / *2,5
2237	**Operative Einrichtung einer traumatischen Hüftgelenksluxation mit Rekonstruktion des Kopfes und/oder der Hüftpfanne – einschließlich Osteosynthese und Rekonstruktion des Kapselbandapparates –**	**2770** 161,46	371,35 565,10
Ausschluss:	Neben Nr. 2237 sind folgende Nrn. nicht abrechnungsfähig: 2102, 2231, 2232, 2236, 2238		
2238	**Operative Einrichtung einer traumatischen Hüftgelenksluxation nach Nummer 2237 – einschließlich Revision des Nervus ischiadicus und gegebenenfalls mit Naht desselben –**	**3230** 188,27	433,02 658,94
Ausschluss:	Neben Nr. 2238 sind folgende Nrn. nicht abrechnungsfähig: 2102, 2231, 2232, 2236, 2238, 2583, 2584, 2586, 2587, 2588		
2239	**Operative Einrichtung einer angeborenen Hüftgelenksluxation**	**1480** 86,27	198,41 301,93
Ausschluss:	Neben Nr. 2239 sind folgende Nrn. nicht abrechnungsfähig: 2231, 2232, 2233, 2234, 2240, 2241		
2240	**Operative Einrichtung einer angeborenen Hüftgelenksluxation mit Pfannendachplastik – auch mit Knocheneinpflanzung oder Beckenosteotomie –**	**2770** 161,46	371,35 565,10
Ausschluss:	Neben Nr. 2240 sind folgende Nrn. nicht abrechnungsfähig: 2148, 2149, 2231, 2232, 2233, 2234, 2239, 2241, 2251, 2255		
2241	**Operative Einrichtung einer angeborenen Hüftgelenksluxation mit Pfannendachplastik oder Beckenosteotomie und/oder Umstellungsosteotomie einschließlich Osteosynthese**	**4500** 262,29	603,27 918,02
Ausschluss:	Neben Nr. 2241 sind folgende Nrn. nicht abrechnungsfähig: 2148, 2149, 2231, 2232, 2233, 2234, 2239, 2240, 2251, 2255		

V Knochenchirurgie

2250	**Keilförmige oder lineare Osteotomie eines kleinen Knochens (Finger-, Zehen-, Mittelhand-, Mittelfußknochen) oder Probeausmeißelung aus einem Knochen**	**463** 26,99	62,07 94,45
Ausschluss:	Neben Nr. 2250 sind folgende Nrn. nicht abrechnungsfähig: 2081, 2256, 2260, 2273		
Tipp:	Bei ambulanter OP: Zuschlag nach Nr. 442 nicht vergessen, ggf. weitere Zuschläge z.B. Nr. 440, NR. 441.		
2251	**Umstellungsosteotomie eines großen Knochens (Röhrenknochen des Oberarms, Unterarms, Oberschenkels, Unterschenkels) ohne Osteosynthese**	**1290** 75,19	172,94 263,17
Ausschluss:	Neben Nr. 2251 sind folgende Nrn. nicht abrechnungsfähig: 2252, 2274, 2275, 2276		
2252	**Umstellungsosteotomie eines großen Knochens mit Osteosynthese**	**1850** 107,83	248,01 377,41
Ausschluss:	Neben Nr. 2252 sind folgende Nrn. nicht abrechnungsfähig: 2251, 2274, 2275, 2276		

GOÄ-Nr.		Punktzahl 1fach	2,3 / *1,8 3,5 / *2,5

2253 **Knochenspanentnahme** **647** 86,74 / 37,71 131,99

Ausschluss: Neben Nr. 2253 sind folgende Nrn. nicht abrechnungsfähig: 200, 2050, 2131, 2250, 2254, 2255, 2263, 2265, 2269, 2284, 2285, 2286, 2290

Beschluss BÄK: Siehe bei Nr. 1448

Tipp: Bei ambulanter OP: Zuschlag nach Nr. 443 nicht vergessen, ggf. weitere Zuschläge 440 und 441.

2253 analog **1. Plast. Wiederaufbau des Nasenrückens nach Vor-OP o. Dysplasien oder 2. Verwendung v. autologem Knorpel als Ersatz der Steigbügelfußplatte bei Otoskleroseoperation nach Nr. 1623 GOÄ- (analog Nr. 2253 GOÄ) – Beschluss des Zentralen Konsultationsausschusses f. Gebührenordnungsauschusses bei der BÄK** **647** 86,74 / 37,71 131,99

2254 **Implantation von Knochen** **739** 99,07 / 43,07 150,76

Ausschluss: Neben Nr. 2254 sind folgende Nrn. nicht abrechnungsfähig: 200, 2132, 2149, 2253, 2255, 2263, 2265, 2268, 2269, 2284, 2285, 2286, 2290

Hinweis BÄK: **Spongioplastik nach Nr. 2254 oder Nr. 2255 neben Nr. 2153**
Bei Vorliegen größerer flächenhafter Erosionen oder von Knochenzysten ist eine spongioplastische Verbesserung des Endoprothesenlagers medizinisch empfehlenswert. Die Leistung ist Nr. 2254 zuzuordnen und als selbstständige Leistung neben Nr. 2153 berechnungsfähig, bei besonderer Begründung bis maximal dreimal im Behandlungsfall.
Der Wiederaufbau einer Gelenkfläche durch Einfügen eines Knochenkeils (sog. Wedge) oder die Wiederherstellung der Gelenkfläche als Voraussetzung zur Implantation ist Nr. 2255 zuzuordnen und als selbstständige Leistung neben Nr. 2153 einmal berechnungsfähig.
Die Versetzung der Tuberositas tibiae zur Behandlung der Patella-Luxation zählt nicht zu den in dieser Empfehlung eingeschlossenen spongioplastischen Maßnahmen.

Tipp: Bei ambulanter OP: Zuschlag nach Nr. 443 nicht vergessen, ggf. weitere Zuschläge 440 und 441.

2255 **Freie Verpflanzung eines Knochens oder von Knochenteilen (Knochenspäne)** **1480** 198,41 / 86,27 301,93

Ausschluss: Neben Nr. 2255 sind folgende Nrn. nicht abrechnungsfähig: 2132, 2149, 2253, 2254, 2256, 2263, 2265, 2268, 2269, 2284, 2285, 2286, 2290

Hinweis BÄK: Siehe Hinweis zu Nr. 2254

Kommentar: Die Leistung nach Nr. 2255 beinhaltet die Entnahme und die Einpflanzung eines Knochens oder von Knochenteilen.

2256 **Knochenaufmeißelung oder Nekrotomie bei kleinen Knochen** **463** 62,07 / 26,99 94,45

Ausschluss: Neben Nr. 2256 sind folgende Nrn. nicht abrechnungsfähig: 2081, 2265, 2295, 2296, 2297

Beschluss BÄK: Siehe Beschluss zu Nr. 1448

Analog: Nr. 2256 analog für Patellaglättung zur Meniskus-OP, Abrasio Patella

Tipp: Bei ambulanter OP: Zuschlag nach Nr. 442 nicht vergessen, ggf. weitere Zuschläge 440 und 441.

GOÄ-Nr.		Punktzahl 1fach	2,3 / *1,8 3,5 / *2,5
2256 analog	**Abtragung der Lamina perpendicularis des knöchernen Septums, aber nicht neben Nr. 1447 bzw. 1448 GOÄ – (analog Nr. 2256 GOÄ) – n. Beschluss des Zentralen Konsultationsausschusses f. Gebührenordnungsauschusses bei der BÄK**	**463** 26,99	62,07 94,45
2257	**Knochenaufmeißelung oder Nekrotomie an einem großen Röhrenknochen**	**800** 46,63	107,25 163,20
Analog:	Nr. 2257 analog für die Entfernung einer Knochenzyste oder eines kleinen umschriebenen Knochentumors ansetzen		
2258 analog	**Abmeißelung ausgedehnter Osteophyten neben Nr. 2151**	**1200** 69,94	160,87 244,81
2258	**Knochenaufmeißelung oder Nekrotomie am Becken**	**1200** 69,94	160,87 244,81
2259	**Knochenaufmeißelung oder Nekrotomie am Schädeldach**	**1500** 87,43	201,09 306,01
Analog:	Nr. 2259 analog für Knochenaufmeißelung mehrerer Wirbelkörper ansetzen.		
2260	**Osteotomie eines kleinen Röhrenknochens – einschließlich Osteosynthese –**	**1850** 107,83	248,01 377,41
Ausschluss:	Neben Nr. 2260 sind folgende Nrn. nicht abrechnungsfähig: 2081, 2250, 2256, 2273		
Beschluss BÄK:	**Beschlüsse des Gebührenordnungsausschusses der BÄK** – Dt. Ärzteblatt 11/02 **Komplexe Umstellungsosteotomie nach Nr. 2260** Bei höhergradigen Valgus-Fehlstellungen kann neben dem komplexen Weichteileingriff nach Nr. **2135** eine komplexe Umstellungsosteotomie am Os metatarsiale I (beispielsweise Operationen nach Scarf, Shevron oder „open-closed-wedge"-Basis-Osteotomie) erforderlich sein. In diesen Fällen ist die Nr. **2260** (Osteotomie eines kleinen Röhrenknochens – einschl. Osteosynthese, 1850 Punkte) neben der Nr. 2135 für den komplexen Weichteileingriff am MTP I berechnungsfähig. Bei gelenkerhaltendem Vorgehen kann neben Nr. 2135 für den komplexen Weichteileingriff am MTP I und ggf. Nr. 2260 für die komplexe Umstellungsosteotomie am Metatarsale I in besonderen, medizinisch begründeten Fällen (beispielsweise bei entzündlich-rheumatischen Erkrankungen) eine Bursektomie, Synovektomie und/oder Osteotomie am Grundgelenk D I (Operation nach Akin) erforderlich sein. In diesen Fällen ist bei Erläuterung der besonderen Indikation die jeweilige zusätzlich durchgeführte Maßnahme als selbstständige Leistung neben der gelenkerhaltenden Hallux-valgus-Operation (nach Nr. 2135 analog und ggf. Nr. 2260) berechnungsfähig.		
Tipp:	Bei ambulanter OP: Zuschlag nach Nr. 445 nicht vergessen!		
2263	**Resektion eines kleinen Knochens – auch einschließlich eines benachbarten Gelenkanteils – mit Knochen- oder Spanverpflanzung (z.B. bei Tumorexstirpation) –**	**1660** 96,76	222,54 338,65
Ausschluss:	Neben Nr. 2263 sind folgende Nrn. nicht abrechnungsfähig: 2253, 2254, 2255		
Tipp:	Bei ambulanter OP: Zuschlag nach Nr. 445 nicht vergessen!		
2265	**Resektion eines großen Knochens – auch einschließlich eines benachbarten Gelenks mit Knochen- oder Spanverpflanzungen (z.B. Beispiel bei Tumorexstirpation) –**	**2770** 161,46	371,35 565,10
Ausschluss:	Neben Nr. 2265 sind folgende Nrn. nicht abrechnungsfähig: 2253, 2254, 2255, 2256.		
Analog:	Nr. 2265 analog für die Resektion eines Wirbelkörpers ansetzen.		

GOÄ-Nr.		Punktzahl 1fach	2,3 / *1,8 3,5 / *2,5
2266	**Resektion eines Darmbeinknochens**	**1850** 107,83	248,01 377,41
Ausschluss:	Neben Nr. 2266 sind folgende Nrn. nicht abrechnungsfähig: 2148, 2149, 2150, 2151, 2152, 2253, 2254, 2255		
2267	**Knochenzerbrechung**	**463** 26,99	62,07 94,45
Beschluss BÄK:	Siehe bei Nr. 1448		
2268	**Operativer Ersatz des Os lunatum durch Implantat**	**1800** 104,92	241,31 367,21
Tipp:	Bei ambulanter OP: Zuschlag nach Nr. 445 nicht vergessen!		
2269	**Operation der Pseudarthrose des Os naviculare mit Spanentnahme vom Beckenkamm oder Verschraubung**	**1800** 104,92	241,31 367,21
Tipp:	Bei ambulanter OP: Zuschlag nach Nr. 445 nicht vergessen!		
2273	**Osteotomie eines kleinen Röhrenknochens – einschließlich Anbringung eines Distraktors –**	**924** 53,86	123,87 188,50
Ausschluss:	Neben Nr. 2273 sind folgende Nrn. nicht abrechnungsfähig: 2044, 2081, 2250, 2256, 2260		
Tipp:	Bei ambulanter OP: Zuschlag nach Nr. 444 nicht vergessen!		
2274	**Osteotomie eines großen Röhrenknochens – einschließlich Anbringung eines Distraktors –**	**1850** 107,83	248,01 377,41
Ausschluss:	Neben Nr. 2274 sind folgende Nrn. nicht abrechnungsfähig: 2126, 2251, 2252, 2275, 2276		
2275	**Inter- oder subtrochantere Umstellungsosteotomie**	**2310** 134,64	309,68 471,25
Ausschluss:	Neben Nr. 2275 sind folgende Nrn. nicht abrechnungsfähig: 2251, 2252, 2274, 2276		
2276	**Inter- oder subtrochantere Umstellungsosteotomie mit Osteosynthese**	**2770** 161,46	371,35 565,10
Ausschluss:	Neben Nr. 2276 sind folgende Nrn. nicht abrechnungsfähig: 2251, 2252 (im gleichen OP-Bereich), 2274, 2275		
2277	**Redressement einer Beinverkrümmung**	**567** 33,05	76,01 115,67
2278	**Autologe Tabula-externa-Osteoplastik mit Deckung eines Schädel- oder Stirnbeindefektes (Kranioplastik)**	**3500** 204,01	469,21 714,02
2279	**Chemonukleolyse**	**600** 34,97	80,44 122,40
Tipp:	Bei ambulanter OP: Zuschlag nach Nr. 443 nicht vergessen!		

GOÄ-Nr.		Punktzahl 1fach	2,3 / *1,8 3,5 / *2,5
2280	**Redressement des Rumpfes bei schweren Wirbelsäulenverkrümmungen**	**1135** 66,16	152,16 231,55

Ausschluss: Neben Nr. 2280 sind folgende Nrn. nicht abrechnungsfähig: 2286, 2287

2281	**Perkutane Nukleotomie (z.B. Absaugen des Bandscheibengewebes im Hochdruckverfahren)**	**1400** 81,60	187,69 285,61

Rechtsprechung: **Gebühren für Racz-Kathetermethode – Erstattungspflicht einer PKV**
Die Racz-Kathetermethode ist eine medizinisch notwendige Heilbehandlung im Sinne der §§ 1 Abs. 2, 4 Abs. 6 MB/KK 95 der privaten Versicherer, zumal dann, wenn die Versicherer die Übernahme von Kosten von Heilmethoden zugesagt haben, die sich in der Praxis ebenso bewährt haben wie Behandlungsmethoden der Schulmedizin. Die ärztlichen Leistungen bei der Racz-Kathetermethode sind nicht im Gebührenverzeichnis der GOÄ aufgeführt; daher ist eine Analogbewertung nach § 6 Abs. 2 GOÄ vorzunehmen. Es können abgerechnet werden: Nrn. 2281 und 5280 GOÄ analog; dazu noch die Nr. 5295 GOÄ.
Aktenzeichen: OLG Stuttgart, 19.11.2009, AZ: 7 U 60/09
Entscheidungsjahr: 2009

Tipp:
- Bei ambulanter OP: Zuschlag nach Nr. 445 nicht vergessen!
- Ggf. Nr. 2283, wenn es sich um mehrere Segmente handelt.

2282	**Operative Behandlung des Bandscheibenvorfalles mit einseitiger Wirbelbogenresektion oder -fensterung in einem Segment, Nervenwurzellösung, Prolapsabtragung und Bandscheibenausräumung**	**1480** 86,27	198,41 301,93

Ausschluss: Neben Nr. 2282 sind folgende Nrn. nicht abrechnungsfähig: 2283, 2565, 2566, 2583, 2584

Kommentar: Ist eine Operation in mehreren Segmenten erforderlich, so ist dafür die Nr. 2283 anzusetzen. Stellt sich beim Eingriff heraus, dass z.B. wegen starker Verwachsungen die Operation schwieriger und zeitaufwendiger wird, so kann dies nur über eine Erhöhung des Multiplikators ausgeglichen werden, da die Leistungen nach Nr. 2282 und 2283 Komplexleistungen mit allen erforderlichen Teilschritten (z.B. Osteotomien, Sehnen- und Muskeldurchtrennung, Präparationen von Nerven) darstellen.

Tipp:
- Bei ambulanter OP: Zuschlag nach Nr. 445 nicht vergessen, zusätzlich bei Verwendung eines OP-Mikroskopes Zuschlag nach Nr. 440 und bei Anwendung eines Lasers Zuschlag nach Nr. 441 abrechenbar!
- Ggf. Nr. 2283, wenn es sich um mehrere Segmente handelt.
- Nr. 2281 ist für die perkutane Lasernukleotomie abzurechnen.

2283	**Operative Behandlung des Bandscheibenvorfalles in zwei bis drei Segmenten, ein- oder beidseitig, auch mit Resektion des ganzen Bogens (totale Laminektomie)**	**1850** 107,83	248,01 377,41

Ausschluss: Neben Nr. 2283 sind folgende Nrn. nicht abrechnungsfähig: 2282, 2565, 2566, 2583, 2584

Kommentar: Siehe Kommentar zu Nr. 2282

Tipp: Bei ambulanter OP: Zuschlag nach Nr. 445 nicht vergessen, zusätzlich bei Verwendung eines OP-Mikroskopes Zuschlag nach Nr. 440 und bei Anwendung eines Lasers Zuschlag nach Nr. 441 abrechenbar!

2284	**Stabilisierende operative Maßnahmen (z.B. Knocheneinpflanzung, Einpflanzung alloplastischen Materials) – zusätzlich zu Nummer 2282 oder Nummer 2283**	**554** 32,29	74,27 113,02

Ausschluss: Neben Nr. 2284 sind folgende Nrn. nicht abrechnungsfähig: 2253, 2254, 2255

Tipp: Neben Nr. 2284 sind Nrn. 2282, 2283 abrechenbar.

GOÄ-Nr.		Punktzahl / 1fach	2,3 / *1,8 / 3,5 / *2,5
2285	**Operative Versteifung eines Wirbelsäulenabschnittes – einschließlich Einpflanzung von Knochen oder alloplastischem Material als alleinige Leistung –**	**1480** 86,27	198,41 301,93
Ausschluss:	Neben Nr. 2285 sind folgende Nrn. nicht abrechnungsfähig: 2253, 2254, 2255, 2284		
2286	**Operative Behandlung von Wirbelsäulenverkrümmungen durch Spondylodese – einschließlich Implantation von autologem oder alloplastischem Material –**	**2500** 145,72	335,15 510,01
Ausschluss:	Neben Nr. 2286 sind folgende Nrn. nicht abrechnungsfähig: 2253, 2254, 2255, 2284, 2285		
2287	**Operative Behandlung von Wirbelsäulenverkrümmungen nach Nummer 2286 mit zusätzlicher Implantation einer metallischen Aufspreiz- und Abstützvorrichtung**	**3700** 215,66	496,02 754,82
Ausschluss:	Neben Nr. 2287 sind folgende Nrn. nicht abrechnungsfähig: 2253, 2254, 2255, 2284, 2285		
Beschluss BÄK:	**Beschluss des Gebührenordnungsausschusses der BÄK in seiner 4. Sitzung (Amtsperiode 2011/2015) am 19. März 2012 – Dtsch. Arztebl 2012; 109(19): A-987/B-851/C-843: Abrechnung der Einbringung einer Bandscheiben-Prothese** Die Einbringung einer, zumeist zervikalen oder lumbalen, Bandscheibenprothese ist nach Nr. 2287 GOÄ neben der zugrundeliegenden Hauptleistung (z. B. der Nr. 2577 GOÄ) abzurechnen.		
2288	**Osteotomie am Rippenbuckel, zusätzlich zu Nummer 2286 oder Nummer 2287**	**550** 32,06	73,73 112,20
Tipp:	Neben Nr. 2288 sind Nrn. 2286, 2287 abrechenbar.		
2289	**Neueinpflanzung einer Aufspreiz- oder Abstützvorrichtung – einschließlich Entfernung der alten Vorrichtung –**	**4000** 233,15	536,24 816,02
2290	**Stellungskorrektur und Fusion eines oder mehrerer Wirbelsegmente an Brustwirbelsäule und/oder Lendenwirbelsäule bei ventralem Zugang – auch mit Knocheneinpflanzung –**	**2770** 161,46	371,35 565,10
2291	**Implantation eines Elektrostimulators zur Behandlung der Skoliose oder einer Pseudarthrose**	**920** 53,62	123,34 187,69
Tipp:	Bei ambulanter OP: Zuschlag nach Nr. 444 nicht vergessen!		
2292	**Eröffnung von Brust- oder Bauchhöhle bei vorderem Zugang, nur im Zusammenhang mit Leistungen nach den Nummern 2285, 2286, 2287, 2332 und 2333**	**1110** 64,70	148,81 226,45
Ausschluss:	Neben Nr. 2292 sind folgende Nrn. nicht abrechnungsfähig: 2990, 3135		
2293	**Operation einer Steißbeinfistel**	**370** 21,57	49,60 75,48
Tipp:	Bei ambulanter OP: Zuschlag nach Nr. 442 nicht vergessen!		
2294	**Steißbeinresektion**	**554** 32,29	74,27 113,02
Tipp:	Bei ambulanter OP: Zuschlag nach Nr. 443 nicht vergessen!		

GOÄ-Nr. Punktzahl 1fach 2,3 / *1,8 3,5 / *2,5

2295 **Exostosenabmeißelung bei Hallux valgus** **463** 26,99 62,07 94,45

Ausschluss: Neben Nr. 2295 sind folgende Nrn. nicht abrechnungsfähig: 2296, 2297

Tipp: Bei ambulanter OP: Zuschlag nach Nr. 442 nicht vergessen!

2296 **Exostosenabmeißelung bei Hallux valgus einschließlich Sehnenverpflanzung** **924** 53,86 123,87 188,50

Ausschluss: Neben Nr. 2296 sind folgende Nrn. nicht abrechnungsfähig: 2072 – 2076, 2080, 2081, 2296, 2297

Tipp: Bei ambulanter OP: Zuschlag nach Nr. 444 nicht vergessen!

2297 **Operation des Hallux valgus mit Gelenkkopfresektion und anschließender Gelenkplastik und/oder Mittelfußosteotomie einschließlich der Leistungen nach den Nummern 2295 und 2296** **1180** 68,78 158,19 240,73

Ausschluss: Neben Nr. 2297 sind folgende Nrn. nicht abrechnungsfähig: 2072 – 2076, 2080, 2081, 2110, 2134, 2295, 2296

Beschluss BÄK: **Beschlüsse des Gebührenordnungsausschusses der BÄK** – Dt. Ärzteblatt 11/02 **Neuere Operationstechniken bei Hallux valgus**

Die Entwicklung neuerer Operationstechniken in der Fußchirurgie ermöglicht im Gegensatz zu den gelenkopfernden älteren Operationsmethoden, beispielsweise nach Keller-Brandes, funktionell bessere Ergebisse bei der Behandlung des Hallux valgus durch Erhaltung des Metatarsophalangealgelenkes (MTP I). Die Erhaltung des Metatarsophalangealgelenkes stellt ein neues Leistungsziel bei der operativen Behandlung des Hallux valgus dar.

Je nach Stadium der Valgus-Fehlstellung sind zwecks Korrektur komplexe Weichteileingriffe (von medialem und/oder lateralem Zugangsweg aus) und/oder Umstellungsosteotomien am Os metatarsale I (beispielsweise Umstellungs-Osteotomie nach Scarf, Shevron oder „open-closed-wedge"-Basis-Osteotomie) erforderlich. Hinsichtlich Art, Aufwand, Schwierigkeitsgrad und Leistungsziel (Gelenkerhaltung anstelle Gelenkresektion) lassen sich die gelenkerhaltenden Operationstechniken **nicht anhand der Gebührenposition Nr. 2297** abbilden.

Rechtsprechung: **Hallux valgus – Operation, Geb. Ziffer 2297 GOÄ**

Die in Ziffer 2297 GOÄ beschriebene Leistung stellt eine Komplexleistung dar, die eine selbständige Abrechnung der Leistungen nach den Ziffern 2295 und 2296 ausschließt. Neben der Ziffer 2297 können aber Leistungen nach den Ziffern 2260, 2064 und 2134 GOÄ selbständig abgerechnet werden.

Aktenzeichen: BGH, 16.03.2006, AZ: III ZR 217/05

Entscheidungsjahr: 2006

Tipp: Bei ambulanter OP: Zuschlag nach Nr. 444 nicht vergessen!

VI Frakturbehandlung

Auf einen Blick: **Frakturbehandlung**

Knochen	Einrichtung (Reposition)	Einrichtung einschl. Nagelung u./o. Drahtung/ Drahtnaht/Drahtumschlingung	dasselbe bei offenem Knochenbruch	Osteosynthese, operativ	Verschraubung
Aufrichtung Wirbel (Durchhang)	2322	–	–	2285	–
Schlüsselbein	2324	2325	–	–	–
Schulterblatt	2326	–	–	–	–
Brustbein	2326	–	–	–	–
Oberarmknochen	2327	2349	2350	–	–
Olekranon	–	–	–	–	2340

Frakturbehandlung

Knochen	Einrichtung (Reposition)	Einrichtung einschl. Nagelung u./o. Drahtung/ Drahtnaht/Draht-umschlingung	dasselbe bei offenem Knochenbruch	Osteosynthese, operativ	Verschraubung
Unterarmknochen	**2328**	**2349**	**2350**	–	–
Handwurzelknochen	**2331**	–	–	–	–
Mittelhand	**2331**	**2347**	**2348**	–	–
Grundglieder Fingerknochen	**2338**	**2060***	–	**2338a**	–
Mittelglieder Fingerknochen	**2338**	**2060***	–	–	–
Endgliedknochen Finger	**2337**	**2060***	–	–	–
Becken	**2329**	–	–	–	–
Oberschenkelknochen	**2330**	**2349**	**2350**	–	–
Tibiakopf	–	–	–	–	**2345**
Schenkelhals	–	**2351**	**2352**	–	**2351**
Kniescheibe	**2335**	**2336**	–	–	**2344**
Unterschenkelknochen	**2335**	**2349**	**2350**	–	–
Innenknöchel	–	–	–	–	**2340**
Außenknöchel	–	–	–	–	**2340**
Fußwurzel	**2331**	–	–	–	–

2320 **Einrichtung der gebrochenen knöchernen Nase einschließlich Tamponade – gegebenenfalls einschließlich Wundverband –** **189** 25,34
11,02 38,56

Ausschluss: Neben Nr. 2320 sind folgende Nrn. nicht abrechnungsfähig: 1425 – 1430

2321 **Einrichtung eines gebrochenen Gesichtsknochens – gegebenenfalls einschließlich Wundverband –** **227** 30,43
13,23 46,31

2322 **Aufrichtung gebrochener Wirbel im Durchhang** **757** 101,48
44,12 154,43

Ausschluss: Neben Nr. 2322 sind folgende Nrn. nicht abrechnungsfähig: 3305, 3306

Kommentar: Das in der Leistungslegende beschriebene Verfahren lässt sich nicht im Halswirbelsäulenbereich anwenden. Daraus ergibt sich, dass bei Frakturen der HWS und zusätzlich der BWS oder LWS die Erbringung der Leistungen nach Nr. 2322 und 2323 nebeneinander nötig und auch abrechenbar sein kann.

2323 **Halswirbelbruchbehandlung durch Zugverband mit Klammer** **757** 101,48
44,12 154,43

Ausschluss: Neben Nr. 2323 sind folgende Nrn. nicht abrechnungsfähig: 3305, 3306

Kommentar: Das in der Leistungslegende beschriebene Verfahren lässt sich nicht im Halswirbelsäulenbereich anwenden. Daraus ergibt sich, dass bei Frakturen der HWS und zusätzlich der BWS oder LWS die Erbringung der Leistungen nach Nr. 2322 und 2323 nebeneinander nötig und auch abrechenbar sein kann.

GOÄ-Nr.		Punktzahl 1fach	2,3 / *1,8 3,5 / *2,5
2324	**Einrichtung des gebrochenen Schlüsselbeins**	**152** 8,86	20,38 31,01
Ausschluss:	Neben Nr. 2324 ist folgende Nr. nicht abrechnungsfähig: 2325		
2325	**Einrichtung des gebrochenen Schlüsselbeins – einschließlich Nagelung und/oder Drahtung**	**567** 33,05	76,01 115,67
Ausschluss:	Neben Nr. 2325 sind folgende Nrn. nicht abrechnungsfähig: 2237, 2238, 2324		
Tipp:	Bei ambulanter OP: Zuschlag nach Nr. 443 nicht vergessen!		
2326	**Einrichtung eines gebrochenen Schulterblattes oder des Brustbeins**	**227** 13,23	30,43 46,31
2327	**Einrichtung eines gebrochenen Oberarmknochens**	**473** 27,57	63,41 96,49
Ausschluss:	Neben Nr. 2327 sind folgende Nrn. nicht abrechnungsfähig: 2349, 2350		
2328	**Einrichtung gebrochener Unterarmknochen**	**341** 19,88	45,71 69,57
Ausschluss:	Neben Nr. 2328 sind folgende Nrn. nicht abrechnungsfähig: 2349, 2350		
2329	**Einrichtung des gebrochenen Beckens**	**473** 27,57	63,41 96,49
Kommentar:	Auch bei mehreren Frakturen des Beckens ist die Leistung nach Nr. 2329 nur einmal abrechenbar. Besondere Schwierigkeiten bei der Einrichtung müssen über einen erhöhten Multiplikator berechnet werden.		
2330	**Einrichtung eines gebrochenen Oberschenkelknochens**	**757** 44,12	101,48 154,43
Ausschluss:	Neben Nr. 2330 sind folgende Nrn. nicht abrechnungsfähig: 2349, 2350, 2351, 2352		
2331	**Einrichtung gebrochener Knochen der Handwurzel oder der Mittelhand, der Fußwurzel oder des Mittelfußes**	**227** 13,23	30,43 46,31
Ausschluss:	Neben Nr. 2331 sind folgende Nrn. nicht abrechnungsfähig: 2347, 2348		
2332	**Operative Aufrichtung eines gebrochenen Wirbelkörpers und/oder operative Einrenkung einer Luxation eines Wirbelgelenkes mit stabilisierenden Maßnahmen**	**2500** 145,72	335,15 510,01
Ausschluss:	Neben Nr. 2332 ist folgende Nr. nicht abrechnungsfähig: 2333		
2333	**Operative Aufrichtung von zwei oder mehr gebrochenen Wirbelkörpern und/oder operative Einrenkung von zwei oder mehr Luxationen von Wirbelgelenken mit stabilisierenden Maßnahmen**	**3700** 215,66	496,02 754,82
Ausschluss:	Neben Nr. 2333 ist folgende Nr. nicht abrechnungsfähig: 2332		
2334	**Operative Stabilisierung einer Brustwandseite**	**2800** 163,20	375,37 571,22

GOÄ-Nr.		Punktzahl 1fach	2,3 / *1,8 3,5 / *2,5
2335	**Einrichtung einer gebrochenen Kniescheibe oder gebrochener Unterschenkelknochen**	**473** 27,57	63,41 96,49
Ausschluss:	Neben Nr. 2335 sind folgende Nrn. nicht abrechnungsfähig: 2336, 2340, 2344, 2345, 2349, 2350		
2336	**Operative Einrichtung der gebrochenen Kniescheibe – auch mit Fremdmaterial –**	**650** 37,89	87,14 132,60
Ausschluss:	Neben Nr. 2336 sind folgende Nrn. nicht abrechnungsfähig: 2335, 2340, 2344, 2345, 2349, 2350		
2337	**Einrichtung gebrochener Endgliedknochen von Fingern oder von gebrochenen Zehenknochen**	**76** 4,43	10,19 15,50
Ausschluss:	Neben Nr. 2337 sind folgende Nrn. nicht abrechnungsfähig: 2338, 2338a, 2339		
2338	**Einrichtung des gebrochenen Großzehenknochens oder von Frakturen an Grund- oder Mittelgliedern der Fingerknochen**	**152** 8,86	20,38 31,01
Ausschluss:	Neben Nr. 2338 sind folgende Nrn. nicht abrechnungsfähig: 2337, 2339		
2338a	**Operative Einrichtung des gebrochenen Endgliedknochens eines Fingers – einschließlich Fixation durch Osteosynthese –**	**185** 10,78	24,80 37,74
Ausschluss:	Neben Nr. 2338a sind folgende Nrn. nicht abrechnungsfähig: 2337, 2339		
Beschluss BÄK:	**Beschluss des Gebührenausschusses der Bundesärztekammer** **Keine Nebeneinanderberechnung von Einrichtungen und Osteosynthese bei Knochenfraktur** (15. Sitzung vom 21. Juli 1998) Gesonderte Positionen für die „Einrichtung" neben einer Osteosynthese sind auch dann nicht berechenbar, wenn sie in der Leistungslegende der Osteosynthese nicht ausdrücklich genannt sind.		
2339	**Einrichtung den gebrochenen Großzehenknochens oder von Frakturen an Grund- oder Mittelgliedknochen der Finger mit Osteosynthese**	**379** 22,09	50,81 77,32
Ausschluss:	Neben Nr. 2339 sind folgende Nrn. nicht abrechnungsfähig: 2337, 2338		
Beschluss BÄK:	Siehe Beschluss zu Nr. 2338a		
Tipp:	Bei ambulanter OP: Zuschlag nach Nr. 442 nicht vergessen!		
2340	**Olekranonverschraubung oder Verschraubung des Innen- oder Außenknöchelbruches**	**554** 32,29	74,27 113,02
Tipp:	Bei ambulanter OP: Zuschlag nach Nr. 443 nicht vergessen!		
2344 analog	**Patellarückflächenersatz neben Nr. 2153 (analog Nr. 2344 GOÄ) – n. Beschlüssen des Ausschusses „Gebührenordnung" der BÄK**	**1110** 64,70	148,81 226,45
2344	**Osteosynthese der gebrochenen Kniescheibe bzw. Exstirpation der Kniescheibe oder Teilexstirpation**	**1110** 64,70	148,81 226,45
Beschluss BÄK:	**Beschluss des Gebührenordnungsausschusses der BÄK – Dt. Ärzteblatt 11/02** **Patellarückflächenersatz analog 2344 neben Nr. 2153** Wird neben Nr. 2153 ein Patellarückflächenersatz oder eine Patella-Rekonstruktion (durch Osteotomie bzw. Firstung) durchgeführt, so ist diese analog nach Nr. **2344** (Osteosynthese der gebrochenen Kniescheibe oder Teilextirpation, 1110 Punkte) als selbstständige Leistung berechnungsfähig. Der Patellarückflächenersatz ist kein methodisch notwendiger Bestandteil der Implantation einer Kniegelenksendoprothese nach Nr. **2153.** Es handelt sich hierbei um einen fakultativ notwendigen Eingriff bei gleichzeitigem Vorliegen eines femoropatellaren Syndroms oder einen auch aus anderen medizinischen Gründen notwendigen selbständigen Eingriff.		
Tipp:	Bei ambulanter OP: Zuschlag nach Nr. 444 nicht vergessen!		

GOÄ-Nr.		Punktzahl 1fach	2,3 / *1,8 3,5 / *2,5
2345	**Tibiakopfverschraubung oder Verschraubung des Fersenbeinbruches**	**924** 53,86	123,87 188,50
Tipp:	Bei ambulanter OP: Zuschlag nach Nr. 444 nicht vergessen!		
2346	**Beck'sche Bohrung**	**278** 16,20	37,27 56,71
2347	**Nagelung und/oder Drahtung eines gebrochenen kleinen Röhrenknochens (z.B. Mittelhand, Mittelfuß)**	**370** 21,57	49,60 75,48
Ausschluss:	Neben Nr. 2347 ist folgende Nr. nicht abrechnungsfähig: 2348		
Tipp:	Bei ambulanter OP: Zuschlag nach Nr. 442 nicht vergessen!		
2348	**Nagelung und/oder Drahtung eines kleinen Röhrenknochens (z.B. Mittelhand, Mittelfuß) bei offenem Knochenbruch**	**555** 32,35	74,40 113,22
Ausschluss:	Neben Nr. 2348 ist folgende Nr. nicht abrechnungsfähig: 2347		
Tipp:	Bei ambulanter OP: Zuschlag nach Nr. 443 nicht vergessen!		
2349	**Nagelung und/oder Drahtung und/oder Verschraubung (mit Metallplatten) eines gebrochenen großen Röhrenknochens**	**1110** 64,70	148,81 226,45
Ausschluss:	Neben Nr. 2349 sind folgende Nrn. nicht abrechnungsfähig: 2350, 2351, 2352		
Tipp:	Bei ambulanter OP: Zuschlag nach Nr. 444 nicht vergessen!		
2350	**Nagelung und/oder Drahtung und/oder Verschraubung (mit Metallplatten) eines großen Röhrenknochens bei offenem Knochenbruch**	**1660** 96,76	222,54 338,65
Ausschluss:	Neben Nr. 2350 sind folgende Nrn. nicht abrechnungsfähig: 2349, 2351, 2352		
Beschluss BÄK:	**Aus den Beschlüsse des Zentralen Konsultationsausschusses für Gebührenordnungsfragen bei der Bundesärztekammer zur Privatliquidation herzchirurgischer Leistungen** **Verdrahtung des Sternums** Für die Verdrahtung des Sternums bei Abschluss der Operation kann Nr. **2350** GOÄ (Verdrahtung eines großen Röhrenknochens bei offenem Knochenbruch) nicht eigenständig berechnet werden. Nur nicht eigenständig berechnet werden. Nur wenn bei Sternumdehiszens eine erneute Stabilisierung des Sternums erforderlich wird, ist dieser glücklicherweise seltene Vorgang eigenständig und berechenbar. Zutreffend ist in der Regel Nr. **2355** GOÄ (operative Stabilisierung einer Pseudarthrose oder operative Korrektur eines in Fehlstellung verheilten Knochenbruchs) in seltenen Fällen zum Beispiel der Plattenosteosynthese auch Nr. **2356** GOÄ.		
Tipp:	Bei ambulanter OP: Zuschlag nach Nr. 445 nicht vergessen!		
2351	**Nagelung und/oder Verschraubung (mit Metallplatten) eines gebrochenen Schenkelhalses**	**1480** 86,27	198,41 301,93
Ausschluss:	Neben Nr. 2351 sind folgende Nrn. nicht abrechnungsfähig: 2349, 2350, 2352		
2352	**Nagelung und/oder Verschraubung (mit Metallplatten) eines Schenkelhalses bei offenem Knochenbruch**	**2220** 129,40	297,61 452,89
Ausschluss:	Neben Nr. 2352 sind folgende Nrn. nicht abrechnungsfähig: 2349, 2350, 2351		
2353	**Entfernung einer Nagelung und/oder Drahtung und/oder Verschraubung aus kleinen Röhrenknochen**	**185** 10,78	24,80 37,74

GOÄ-Nr.		Punktzahl / 1fach	2,3 / *1,8 / 3,5 / *2,5
2354	**Entfernung einer Nagelung und/oder Drahtung und/oder Verschraubung (mit Metallplatten) aus großen Röhrenknochen**	**370** / 21,57	49,60 / 75,48
Tipp:	Bei ambulanter OP: Zuschlag nach Nr. 442 nicht vergessen,!		
2355	**Operative Stabilisierung einer Pseudarthrose oder operative Korrektur eines in Fehlstellung verheilten Knochenbruchs**	**1110** / 64,70	148,81 / 226,45
Ausschluss:	Neben Nr. 2355 ist folgende Nr. nicht abrechnungsfähig: 2356		
Beschluss BÄK:	Siehe Beschluss zu Nr. 2350		
Tipp:	Bei ambulanter OP: Zuschlag nach Nr. 444 nicht vergessen!		
2356	**Operative Stabilisierung einer Pneudarthrose oder operative Korrektur eines in Fehlstellung verheilten Knochenbruchs nach Osteotomie mittels Nagelung, Verschraubung und/oder Metallplatten und/oder äußerem Spanner – auch zusätzliches Einpflanzen von Knochenspan –**	**1480** / 86,27	198,41 / 301,93
Ausschluss:	Neben Nr. 2356 sind folgende Nrn. nicht abrechnungsfähig: 2253, 2254, 2255, 2355		
Beschluss BÄK:	Siehe Beschluss zu Nr. 2350		
Tipp:	Bei ambulanter OP: Zuschlag nach Nr. 444 nicht vergessen!		
2357	**Operative Wiederherstellung einer gebrochenen Hüftpfanne einschließlich Fragmentfixation**	**2770** / 161,46	371,35 / 565,10
Ausschluss:	Neben Nr. 2357 sind folgende Nrn. nicht abrechnungsfähig: 2148, 2149		
2358	**Osteosynthese gebrochener Beckenringknochen, der gesprengten Symphyse oder einer gesprengten Kreuzdarmbeinfuge**	**2100** / 122,40	281,53 / 428,41

VII Chirurgie der Körperoberfläche

2380	**Überpflanzung von Epidermisstücken**	**310** / 18,07	41,56 / 63,24
Tipp:	Bei ambulanter OP: Zuschlag nach Nr. 442 nicht vergessen!		
2381	**Einfache Hautlappenplastik**	**370** / 21,57	49,60 / 75,48
Ausschluss:	Neben Nr. 2381 sind folgende Nrn. nicht abrechnungsfähig: 2415, 2571, 2572, 2584		

GOÄ-Ratgeber der BÄK: ► **„Einfache Hautlappenplastik“** Dr. med. Anja Pieritz – in: Deutsches Ärzteblatt 105, Heft 20 (16.05.2008), S. A-1088 – Dr. Pieritz erläutert:

...„Nach der GOÄ können zahlreiche Hautlappenplastiken abgerechnet werden, unter anderem die Nummer (Nr.) 2381 GOÄ „Einfache Hautlappenplastik“ und die Nr. 2382 „Schwierige Hautlappenplastik oder Spalthauttransplantation“.

...Die Bildung von zwei Hautlappen bei einer „alten Schlitzohr-Verletzung“ (Ausreißen eines Ohrrings aus dem Ohrläppchen und schiefes Aneinanderwachsen der Wundränder) würde sicher unter die „Einfache Hautlappenplastik“ nach der Nr. 2381 GOÄ fallen. Eine Z-Plastik stellt in der Regel eine schwierigere und zeitaufwendigere Leistung dar, die eher der Nr. 2382 GOÄ zuzuordnen wäre. Auch die Spalthauttransplantation ist wegen der Leistungslegende unzweifelhaft der Nr. 2382 GOÄ zuzuordnen. Dabei gilt, dass entweder die Nr. 2381 GOÄ oder die Nr. 2382 GOÄ für eine Wunde infrage kommen und diese Gebührenposition bezogen auf diese Wunde auch nur einmal je Sitzung abgerechnet werden kann. ..“

Tipp: Bei ambulanter OP: Zuschlag nach Nr. 442 nicht vergessen!

GOÄ-Nr.		Punktzahl 1fach	2,3 / *1,8 3,5 / *2,5
2382	**Schwierige Hautlappenplastik oder Spalthauttransplantation –**	**739** 43,07	99,07 150,76
Ausschluss:	Neben Nr. 2382 sind folgende Nrn. nicht abrechnungsfähig: 1449, 1450, 2415, 2571, 2572, 2584		
Kommentar:	Die Nr. 2582 kann **nur** als Zielleistung – d.h. selbstständioge Leistung – berechnet werden und nicht im Zusammenhang mit anderen Operationen.		
Tipp:	Bei ambulanter OP: Zuschlag nach Nr. 443 nicht vergessen!		
2382 analog	**Schleimhautschonende plast. OP an der Nasenmuschel (z.B. Turbinoplastik) oder der Eingriff nach der Leglerschen Operationsmethode, bei gegebener Indikation neben Nrn. 1447 u. 1448 GOÄ – (analog Nr. 2382 GOÄ) – Beschluss des Zentralen Konsultationsausschusses f. Gebührenordnungsfragen bei der BÄK**	**739** 43,07	99,07 150,76
2383	**Vollhauttransplantation – auch einschließlich plastischer Versorgung der Entnahmestelle –**	**1000** 58,29	134,06 204,01
Ausschluss:	Neben Nr. 2383 sind folgende Nrn. nicht abrechnungsfähig: 2043, 2044, 2417, 2418		
Tipp:	Bei ambulanter OP: Zuschlag nach Nr. 444 nicht vergessen!		
2384	**Knorpeltransplantation, z.B. aus einem Ohr oder aus einer Rippe**	**739** 43,07	99,07 150,76
Tipp:	Bei ambulanter OP: Zuschlag nach Nr. 443 nicht vergessen!		
2385	**Transpiantation eines haartragenden Hautimplantates oder eines Dermofett-Transplantates – auch einschließlich plastischer Versorgung der Entnahmestelle –**	**1200** 69,94	160,87 244,81
Tipp:	Bei ambulanter OP: Zuschlag nach Nr. 445 nicht vergessen!		
2386	**Schleimhauttransplantation – einschließlich operativer Unterminierung der Entnahmestelle und plastischer Deckung –**	**688** 40,10	92,23 140,36
Ausschluss:	Neben Nr. 2386 sind folgende Nrn. nicht abrechnungsfähig: 1319, 1326, 1327, 1328		
Tipp:	Bei ambulanter OP: Zuschlag nach Nr. 443 nicht vergessen!		
2390	**Deckung eines überhandflächengroßen, zusammenhängenden Hautdefektes mit speziell aufbereiteten freien Hauttransplantaten**	**1330** 77,52	178,30 271,33
Tipp:	Bei ambulanter OP: Zuschlag nach Nr. 445 nicht vergessen, ggf. weitere Zuschläge nach Nrn. 440, 441.		
2391	**Freie Verpflanzung eines Hautlappens, auch mittels zwischenzeitlicher Stielbildung, in mehreren Sitzungen**	**1500** 87,43	201,09 306,01
2392	**Anlage eines Rundstiellappens**	**900** 52,46	120,65 183,60
Ausschluss:	Neben Nr. 2392 sind folgende Nrn. nicht abrechnungsfähig: 2050, 2391, 2392a, 2394		
Tipp:	Bei ambulanter OP: Zuschlag nach Nr. 444 nicht vergessen!		
2392a	**Exzision einer großen, kontrakten und funktionsbehindernden Narbe – einschließlich plastischer Deckung –**	**1000** 58,29	134,06 204,01
Ausschluss:	Neben Nr. 2392a sind folgende Nrn. nicht abrechnungsfähig: 2381 – 2383, 2390 – 2392, 2393 – 2395		

Beschluss BÄK: **Aus den Beschlüsse des Zentralen Konsultationsausschusses für Gebührenordnungsfragen bei der Bundesärztekammer zur Privatliquidation herzchirurgischer Leistungen**
Berechnung der Excision der alten Narbe bei Re-Operationen
Die Berechnung der Excision der alten Narbe bei Re-Operationen mit Nr. **2005** GOÄ (Versorgung einer großen Wunde ...) neben der Operationsziffer für die Wund- und beziehungsweise Narbenausschneidung ist nicht möglich (unselbständige Leistung nach § 4 Abs. 2 a GOÄ).
In seltenen Fällen, wenn tatsächlich eine entsprechende Indikation und Leistung vorliegt, kann Nr. **2392** a GOÄ (Excision einer großen, kontrakten und funktionsbehindernden Narbe – einschließlich plastischer Deckung –) anfallen.

Kommentar: Eine große Narbe liegt bei > 3 cm vor.

IGeL: Korrektur kosmetisch störender Narben.

2393 **Interimistische Implantation eines Rundstiellappens (Zwischentransport)** **739** 99,07
43,07 150,76

Ausschluss: Neben Nr. 2393 sind folgende Nrn. nicht abrechnungsfähig: 2050, 2391, 2392, 2394

Tipp: Bei ambulanter OP: Zuschlag nach Nr. 443 nicht vergessen!

2394 **Implantation eines Rundstiellappens – einschließlich Modellierung am Ort –** **2200** 294,93
128,23 448,81

Ausschluss: Neben Nr. 2394 sind folgende Nrn. nicht abrechnungsfähig: 2050, 2391 – 2393

Tipp: Bei ambulanter OP: Zuschlag nach Nr. 445 nicht vergessen!

2395 **Gekreuzte Beinlappenplastik** **2500** 335,15
145,72 510,01

2396 **Implantation eines Hautexpanders** **900** 120,65
52,46 183,60

Tipp: Bei ambulanter OP: Zuschlag nach Nr. 444 nicht vergessen!

2397 **Operative Ausräumung eines ausgedehnten Hämatoms, als selbständige Leistung** **600** 80,44
34,97 122,40

Kommentar: Die Leistung nach Nr. 2397 kann ausschließlich als selbstständige Leistung berechnet werden und nicht als medizinisch erforderlicher Eingriff im Rahmen irgendwelcher Operationen.

Tipp: Bei ambulanter OP: Zuschlag nach Nr. 443 nicht vergessen!

2400 **Öffnung eines Körperkanalverschlusses an der Körperoberfläche** **111** 14,88
6,47 22,64

Ausschluss: Neben Nr. 2400 ist folgende Nr. nicht abrechnungsfähig: 1724

IGeL: Piercing

2401 **Probeexzision aus oberflächlich gelegenem Körpergewebe (z.B. Haut, Schleimhaut, Lippe)** **133** 17,83
7,75 27,13

Ausschluss: Neben Nr. 2401 sind folgende Nrn. nicht abrechnungsfähig: 744, 1430, 2084, 2402.

Kommentar: Hoffman kommentiert zu GOÄ Nrn. 2401 und 2402: ..“Die gesonderte Abrechnung einer oder mehrerer PE, als ergänzender, eigenständiger diagnostischer Eingriff ist gebührenrechtlich zulässig. Dies gilt auch für die Abrechnung sogenannter Randschnitte, wenn diese aus dem Grenzbereich des Operationsgebietes und nicht von dem entnommenen Präparat selbst stammen.)...“
Neu ist in der letzten Zeit, dass einige Kostenträgern eine gesonderte Berechnung einer von PE bei Tumoroperationen mit der GOÄ Nr. 2402 (PE aus tiefliegendem Körpergewebe u. a.).

GOÄ-Nr.		Punktzahl 1fach	2,3 / *1,8 3,5 / *2,5

Probeexcisionen aus Bindehaut, Ohrmuschel und Vulva sind auch nach Nr. 2401 zu berechnen (**Lang, Schäfer, Stiel, Vogt**).

GOÄ-Ratgeber der BÄK: ► **Abrechnung von Probeexzisionen (I)**
Dr. med. Tina Wiesener (in: Deutsches Ärzteblatt 109, Heft 11 (16.03.2012), S. A-560) – http://www.bundesaerztekammer.de/page.asp?his=1.108.4144.4245.10156

► **Abrechnung von Probeexzisionen (II)**
Dr. med. Tina Wiesener (in: Deutsches Ärzteblatt 109, Heft 13 (30.03.2012), S. A-676) – http://www.bundesaerztekammer.de/page.asp?his=1.108.4144.4289.10190

Dr. med. Tina Wiesener (in: Deutsches Ärzteblatt 109, Heft 13 (30.03.2012), S. A-676) – http://www.bundesaerztekammer.de/page.asp?his=1.108.4144.4289.10190

Dr. Wiesener führt in ihren beiden Texten aus: In der GOÄ sind Probeexzisionen in einer Vielzahl von Leistungslegenden als Bestandteil des Leistungsumfanges ausdrücklich aufgeführt und somit nicht gesondert berechnungsfähig.

...„Da bei Probeexzisionen die Gewebeentnahme zu diagnostischen Zwecken mittels Schnitt erfolgt und gegebenenfalls auch eine Präparation des umgebenden Gewebes erfolgen muss, um das Zielorgan/die Zielstruktur zu erreichen, sind diese Maßnahmen Bestandteil der vorstehend genannten Leistungen. Insoweit stellen Gewebeentnahmen mittels (Punktions-)Kanülen oder Stanzen keine Probeexzisionen im gebührenrechtlichen Sinne dar. Diese Leistungen sind als Punktionen von einer Berechnungsfähigkeit mit den vorstehend genannten Gebührennummern ausgeschlossen und sind mit den Nrn. 300 ff. des Kapitels C. III. „Punktionen" der GOÄ abzubilden..."

2402 Probeexzision aus tiefliegendem Körpergewebe (z.B. Fettgewebe, Faszie, Muskulatur) oder aus einem Organ ohne Eröffnung einer Körperhöhle (wie Zunge)

370 49,60
21,57 75,48

Ausschluss: Neben Nr. 2402 sind folgende Nrn. nicht abrechnungsfähig: 678 – 692, 695 – 701, 744, 1103, 1104, 1155, 1156, 1430, 1534, 1786, 1828, 1830, 2084, 2401

Kommentar: Bei Probeexcisionen aus Mamma, weichem Darm oder Tonsillen ist nach **Lang, Schäfer, Stiel und Vogt** die Leistung nach Nr. 2402 abzurechnen.

Tipp: Bei ambulanter OP: Zuschlag nach Nr. 442 nicht vergessen, ggf. weitere Zuschläge 440 und 441.

2403 Exzision einer in oder unter der Haut oder Schleimhaut liegenden kleinen Geschwulst

133 17,83
7,75 27,13

Kommentar: Die Leistung ist für die Exzision mehrerer Geschwüre auch mehrfach abrechenbar. Die Leistung ist für benigne oder maligne Geschwülste ansetzbar.

2404 Exzision einer größeren Geschwulst (wie Ganglion, Fasziengeschwulst, Fettgeschwulst, Lymphdrüse, Neurom)

554 74,27
32,29 113,02

Ausschluss: Neben Nr. 2404 sind folgende Nrn. nicht abrechnungsfähig: 2051, 2052, 2405, 2407, 2408

Kommentar: Die Leistung ist für die Exzision mehrerer Geschwüre auch mehrfach abrechenbar. Die Leistung ist für benigne oder maligne Geschwülste ansetzbar.

Tipp: Bei ambulanter OP: Zuschlag nach Nr. 443 nicht vergessen, ggf. weitere Zuschläge 440 und 441.

2405 Entfernung eines Schleimbeutels

370 49,60
21,57 75,48

Tipp: Bei ambulanter OP: Zuschlag nach Nr. 442 nicht vergessen, ggf. weitere Zuschläge 440 und 441.

2407 Exzision einer ausgedehnten,auch blutreichen Geschwulst – gegebenenfalls einschließlich ganzer Muskeln – und Ausräumung des regionären Lymphstromgebietes

2310 309,68
134,64 471,25

Tipp: Bei ambulanter OP: Zuschlag nach Nr. 445 nicht vergessen!

GOÄ-Nr.		Punktzahl / 1fach	2,3 / *1,8 / 3,5 / *2,5
2408	**Ausräumung des Lymphstromgebiets einer Axilla**	**1100** / 64,12	147,47 / 224,41

Tipp: Bei ambulanter OP: Zuschlag nach Nr. 444 nicht vergessen!

2410	**Operation eines Mammatumors**	**739** / 43,07	99,07 / 150,76

Ausschluss: Neben Nr. 2410 sind folgende Nrn. nicht abrechnungsfähig: 2407, 2411, 2412, 2413

Tipp: Bei ambulanter OP: Zuschlag nach Nr. 443 nicht vergessen!

2411	**Absetzen einer Brustdrüse**	**924** / 53,86	123,87 / 188,50

Ausschluss: Neben Nr. 2411 sind folgende Nrn. nicht abrechnungsfähig: 2410, 2412, 2413

Tipp: Bei ambulanter OP: Zuschlag nach Nr. 444 nicht vergessen!

2412	**Absetzen einer Brustdrüse einschließlich Brustmuskulatur**	**1400** / 81,60	187,69 / 285,61

Ausschluss: Neben Nr. 2412 sind folgende Nrn. nicht abrechnungsfähig: 2407, 2408, 2410, 2411, 2413

Tipp: Bei ambulanter OP: Zuschlag nach Nr. 445 nicht vergessen!

2413	**Absetzen einer Brustdrüse mit Ausräumen der regionalen Lymphstromgebiete (Radikaloperation)**	**2310** / 134,64	309,68 / 471,25

Ausschluss: Neben Nr. 2413 sind folgende Nrn. nicht abrechnungsfähig: 2407, 2408, 2410, 2411, 2412

2414	**Reduktionsplastik der Mamma**	**2800** / 163,20	375,37 / 571,22

Rechtsprechung: **GOÄ-Geb. Nrn. 2385, 2392, 2394 neben Nr. 2414**
Gemäß § 4 Abs. 2 S. 1 GOÄ kann ein Arzt Gebühren nur für selbständige ärztliche Leistungen berechnen. Für die Selbständigkeit einer Leistung ist entscheidend, ob sie das Leistungsziel selbst oder nur einen Teilschritt auf dem Weg zur Erreichung des Leistungsziels darstellt. Nach dem BGH liegt eine selbständige Leistung dann vor, wenn sie wegen einer eigenständigen medizinischen Indikation vorgenommen wird. Unter Beachtung dieser Grundsätze können daher die Leistungen nach den GOÄ-Ziffern 2385, 2392 und 2394 gesondert neben der GOÄ-Ziffer 2414 abgerechnet werden.
Aktenzeichen: LG Paderborn, 03.12.2009, AZ: 5 S 101/09
Entscheidungsjahr: 2009

Tipp: Bei ambulanter OP: Zuschlag nach Nr. 445 nicht vergessen!

IGeL: Ästhetische Operation.

2415	**Aufbauplastik der Mamma einschließlich Verschiebeplastik – gegebenenfalls einschließlich Inkorporation einer Mammaprothese –**	**2000** / 116,57	268,12 / 408,01

Ausschluss: Neben Nr. 2415 sind folgende Nrn. nicht abrechnungsfähig: 2381, 2382, 2416, 2420

Rechtsprechung: Brustrekonstruktion durch lokale Rotationslappen/Rekonstruktion der Mamille GOÄ Nrn. 2415, 2416
Die plastische Operation an der weiblichen Brust mit dem Ziel des Aufbaus der Mamma ist die nach der GOÄ Nr. 2415 oder 2416 abrechnungsfähige Leistung. Die Nr. 2416 ist für die Aufbauplastik nach Mamma-Amputation vorgesehen, während plastisch-operative Maßnahmen an der Mamma in den Leistungsumfang der Nr.2416 fallen. Lokale Verschiebelappen sind nicht gesondert abrechnungsfähig. Die GOÄ-Nr. 2394 kann nicht für die Bildung einzelner Rotationslappen herangezogen werden.

GOÄ-Nr.		Punktzahl / 1fach	2,3 / *1,8 / 3,5 / *2,5
	Die Rekonstruktion der Mamille nach der „Star-Flap-Technik" ist von der Zielleistung der GOÄ Nr. 2415 umfasst. **Aktenzeichen:** VerwG Stuttgart, 24.03.2010, AZ: 3 K 4616/09 **Entscheidungsjahr:** 2010		
Tipp:	Bei ambulanter OP: Zuschlag nach Nr. 445 nicht vergessen!		
IGeL:	Ästhetische Operation.		
2416	**Aufbauplastik nach Mammaamputation – gegebenenfalls einschließlich Inkorporation einer Mammaprothese –**	**3000** 174,86	402,18 612,02
Ausschluss:	Neben Nr. 2416 sind folgende Nrn. nicht abrechnungsfähig: 2381, 2382, 2415, 2420		
Tipp:	Bei ambulanter OP: Zuschlag nach Nr. 445 nicht vergessen!		
2417	**Operative Entnahme einer Mamille und interimistische Implantation an anderer Körperstelle**	**800** 46,63	107,25 163,20
Ausschluss:	Neben Nr. 2417 sind folgende Nrn. nicht abrechnungsfähig: 2383, 2411, 2412, 2413, 2414, 2415, 2416, 2418		
Tipp:	Bei ambulanter OP: Zuschlag nach Nr. 444 nicht vergessen!		
2418	**Replantation einer verpflanzten Mamille**	**800** 46,63	107,25 163,20
Ausschluss:	Neben Nr. 2418 sind folgende Nrn. nicht abrechnungsfähig: 2383, 2414, 2415, 2416, 2417		
Tipp:	Bei ambulanter OP: Zuschlag nach Nr. 444 nicht vergessen!		
2419	**Rekonstruktion einer Mamille aus einer großen Labie oder aus der Mamma der gesunden Seite, auch zusätzlich zur Aufbauplastik**	**1200** 69,94	160,87 244,81
Tipp:	Bei ambulanter OP: Zuschlag nach Nr. 445 nicht vergessen!		
2420	**Implantation oder operativer Austausch einer Mammaprothese, als selbständige Leistung**	**1100** 64,12	147,47 224,41
Tipp:	Bei ambulanter OP: Zuschlag nach Nr. 444 nicht vergessen!		
2421	**Implantation eines subkutanen, auffüllbaren Medikamentenreservoirs**	**600** 34,97	80,44 122,40
Tipp:	Bei ambulanter OP: Zuschlag nach Nr. 443 nicht vergessen!		
2427	**Tiefreichende, die Faszie und die darunterliegenden Körperschichten durchtrennende Entlastungsinzision(en) – auch mit Drainage(n) –**	**400** 23,31	53,62 81,60
Ausschluss:	Neben Nr. 2427 sind folgende Nrn. nicht abrechnungsfähig: 2032, 2430, 2432		
Tipp:	Bei ambulanter OP: Zuschlag nach Nr. 442 nicht vergessen!		
2428	**Eröffnung eines oberflächlich unter der Haut oder Schleimhaut liegenden Abszesses oder eines Furunkels**	**80** 4,66	10,72 16,32
Ausschluss:	Neben Nr. 2428 sind folgende Nrn. nicht abrechnungsfähig: 303, 1459, 1505 – 1507, 1509, 1511, 2030, 2031, 2429		
Analog:	Nr. 2428 analog für Eröffnung eines oberflächlichen Hämatoms berechnen.		

GOÄ-Nr.		Punktzahl 1fach	2,3 / *1,8 3,5 / *2,5
2429	**Eröffnungen disseminierter Abszeßbildungen der Haut (z.B. bei einem Säugling)**	**220** 12,82	29,49 44,88

Ausschluss: Neben Nr. 2429 sind folgende Nrn. nicht abrechnungsfähig: 303, 2428

2430	**Eröffnung eines tiefliegenden Abszesses**	**303** 17,66	40,62 61,81

Ausschluss: Neben Nr. 2430 sind folgende Nrn. nicht abrechnungsfähig: 303, 1509, 1511, 2032, 2427, 2428, 2429, 2509

Tipp: Bei ambulanter OP: Zuschlag nach Nr. 442 nicht vergessen, ggf. weitere Zuschläge 440 und 441.

2431	**Eröffnung eines Karbunkels – auch mit Exzision –**	**379** 22,09	50,81 77,32

Tipp: Bei ambulanter OP: Zuschlag nach Nr. 442 nicht vergessen, ggf. weitere Zuschläge 440 und 441.

2432	**Eröffnung einer Phlegmone**	**473** 27,57	63,41 96,49

Tipp: Bei ambulanter OP: Zuschlag nach Nr. 442 nicht vergessen, ggf. weitere Zuschläge 440 und 441.

2440	**Operative Entfernung eines Naevus flammeus, je Sitzung**	**800** 46,63	107,25 163,20

Ausschluss: Neben Nr. 2440 ist folgende Nr. nicht abrechnungsfähig: 2407

Kommentar: Zum Mehrfachansatz der Nr. 2440 für Laserbehandlung des Naevus flammeus führt die Bundesärztekammer in ihrer Auslegung aus: „...Der Bezug in der Legende zur Nr. 2440 ‚je Sitzung' bezieht sich auf einen Arzt/Patienten-Kontakt, keinesfalls auf einen Behandlungstag.

Dabei ergibt sich natürlich das Problem, dass die Anzahl der Sitzungen sachgerecht sein muss, keinesfalls dürfen rein organisatorische Gegebenheiten der Praxis oder gar die Berücksichtigung von Abrechnungsbestimmungen Maßstab für die Anzahl der erforderlichen Sitzungen sein.

Gerade bei der Behandlung von Feuermalen sind in der Regel mehrere Sitzungen erforderlich. Wenn diese zur Schonung des Patienten – gerade Patienten mit Feuermal kommen oftmals von weit her zur Behandlung mit dem nur an wenigen Orten vorhandenen geprüften Farbstoff-Laser – an einem Tag erbracht werden, ist die Nr. 2440 auch entsprechend oft ansetzbar."

Tipp: Bei ambulanter OP: Zuschlag nach Nr. 444 nicht vergessen, ggf. weitere Zuschläge 440 und 441.

2440 analog	**Laserbehandlung von Besenreiservarizen, Teleangiektasien, Warzen u.a. Hautveränderungen, ausgenommen melanozytäre Naevi, sowie aktinischer Präkanzerosen, einschließlich Laser-Epilation, mit einer Ausdehnung bis zu 7 cm² Körperoberfläche, bis zu dreimal im Behandlungsfall, im Falle der Behandlung von Besenreiservarizen mit einer Laser-Impulsrate von bis zu 50 Impulsen pro Sitzung (analog Nr. 2440 GOÄ) – n. Beschlüssen des Ausschusses „Gebührenordnung" der BÄK** 2885, 2886 analog	**800** 46,63	107,25 163,20

Beschluss BÄK: **Nach einem Beschluss des Gebührenausschusses der Bundesärztekammer (Dt. Ärzteblatt 1/029) ist** „...bei Anwendung eines gepulsten Farblasers ist der Ersatz der Auslagen des pro Patient verbrauchten Farbstoffes nach § 10 GOÄ möglich.

GOÄ-Nr.		Punktzahl 1fach	2,3 / *1,8 3,5 / *2,5
	Eine metrische und fotografische Dokumentation der zu behandelnden Hautläsion vor und nach Anschluss einer dermatologischen Lasertherapie wird empfohlen. Melanozytäre Naevi sind ausdrücklich von der Laserbehandlung ausgenommen. Bei der Laserbehandlung von Besenreiservarizen ist die jeweils vorgeschriebene Mindest-Impulszahl pro Sitzung zu beachten". s. unter Nrn. 2885, 2886. Weitere Hinweise siehe bei Nr. 2885 analog.		
IGeL:	Analog für Laserbehandlung (z.B. bei Besenreiser, Falten, Tätowierungen).		
2441	**Operative Korrektur einer entstellenden Gesichtsnarbe**	**400** 23,31	53,62 81,60
Tipp:	Bei ambulanter OP: Zuschlag nach Nr. 442 nicht vergessen, ggf. weitere Zuschläge 440 und 441.		
2442	**Implantation alloplastischen Materials zur Weichteilunterfütterung, als selbständige Leistung**	**900** 52,46	120,65 183,60
Ausschluss:	Neben Nr. 2442 ist folgende Nr. nicht abrechnungsfähig: 2396		
Tipp:	Bei ambulanter OP: Zuschlag nach Nr. 444 nicht vergessen, ggf. weitere Zuschläge 440 und 441.		
IGeL:	Kollagenunterspritzung.		
2443	**Totale Entfernung des Narbengewebes im ehemaligen Augenlidgebiet als vorbereitende operative Maßnahme zur Rekonstruktion eines Augenlides**	**800** 46,63	107,25 163,20
2444	**Implantation eines Magnetkörpers in ein Augenlid**	**300** 17,49	40,22 61,20
2450	**Operation des Rhinophyms**	**600** 34,97	80,44 122,40
2451	**Wiederherstellungsoperation bei Fazialislähmung – einschließlich Muskelplastiken und/oder Aufhängung mittels Faszie –**	**2500** 145,72	335,15 510,01
2452	**Exstirpation einer Fettschürze – einschließlich plastischer Deckung des Grundes**	**1400** 81,60	187,69 285,61
Ausschluss:	Neben Nr. 2452 sind folgende Nrn. nicht abrechnungsfähig: 3283, 3284		
IGeL:	Ästhetische Operation (Fettentfernung mit Bauchdeckenplastik).		
2453	**Operation des Lymphödems einer Extremität**	**2000** 116,57	268,12 408,01
2454	**Operative Entfernung von überstehendem Fettgewebe an einer Extremität**	**924** 53,86	123,87 188,50
Tipp:	Bei ambulanter OP: Zuschlag nach Nr. 444 nicht vergessen!		
IGeL:	Ästhetische Operation (Fettabsaugung an den Extremitäten).		

GOÄ-Nr.		Punktzahl 1fach	2,3 / *1,8 3,5 / *2,5

VIII Neurochirurgie

2500	**Hebung einer gedeckten Impressionsfraktur des Schädels**	**1850** 107,83	248,01 377,41
Ausschluss:	Neben Nr. 2500 sind folgende Nrn. nicht abrechnungsfähig: 2501, 2508		
2501	**Operation einer offenen Impressions- oder Splitterfraktur des Schädels – einschließlich Reimplantation von Knochenstücken –**	**3100** 180,69	415,59 632,42
Ausschluss:	Neben Nr. 2501 sind folgende Nrn. nicht abrechnungsfähig: 2254, 2255, 2500, 2508		
2502	**Operation eines epiduralen Hämatoms**	**2750** 160,29	368,67 561,02
Ausschluss:	Neben Nr. 2502 ist folgende Nr. nicht abrechnungsfähig: 2397		
2503	**Operation einer frischen Hirnverletzung mit akutem subduralem und/oder intrazerebralem Hämatom**	**5250** 306,01	703,82 1071,03
Ausschluss:	Neben Nr. 2503 sind folgende Nrn. nicht abrechnungsfähig: 2397, 2506, 2507, 2508, 2510		
2504	**Operation einer offenen Hirnverletzung mit Dura- und/oder Kopfschwartenplastik**	**4500** 262,29	603,27 918,02
Ausschluss:	Neben Nr. 2504 sind folgende Nrn. nicht abrechnungsfähig: 2503, 2508		
2505	**Operation des akuten subduralen Hygroms oder Hämatoms beim Säugling oder Kleinkind**	**3000** 174,86	402,18 612,02
Ausschluss:	Neben Nr. 2505 sind folgende Nrn. nicht abrechnungsfähig: 2397, 2503, 2510		
Kommentar:	Säugling – bis 12. Monat; Kleinkind – bis ca. 12 Jahre.		
2506	**Exstirpation eines chronischen subduralen Hämatoms einschließlich Kapselentfernung**	**3750** 218,58	502,73 765,02
2507	**Entleerung eines chronischen subduralen Hämatoms mittels Bohrlochtrepanation(en) – gegebenenfalls einschließlich Drainage –**	**1800** 104,92	241,31 367,21
Ausschluss:	Neben Nr. 2507 sind folgende Nrn. nicht abrechnungsfähig: 303, 2032, 2397, 2503, 2506, 2515		
2508	**Operative Versorgung einer frischen frontobasalen Schädelhirnverletzung –**	**4500** 262,29	603,27 918,02
Ausschluss:	Neben Nr. 2508 sind folgende Nrn. nicht abrechnungsfähig: 2500, 2501, 2503, 2504		
2509	**Totalexstirpation eines Hirnabszesses**	**3750** 218,58	502,73 765,02
Ausschluss:	Neben Nr. 2509 ist folgende Nr. nicht abrechnungsfähig: 2430		
2510	**Operation eines intrazerebralen, nicht traumatisch bedingten Hämatoms –**	**4000** 233,15	536,24 816,02
Ausschluss:	Neben Nr. 2510 sind folgende Nrn. nicht abrechnungsfähig: 2397, 2503, 2505, 2506		

GOÄ-Nr.		Punktzahl / 1fach	2,3 / *1,8 / 3,5 / *2,5
2515	**Bohrlochtrepanation des Schädels**	**1000** 58,29	134,06 204,01
Ausschluss:	Neben Nr. 2515 sind folgende Nrn. nicht abrechnungsfähig: 303, 305, 305a, 306, 2507, 2542		
2516	**Osteoklastische Trepanation des Schädels über dem Großhirn**	**1500** 87,43	201,09 306,01
Ausschluss:	Neben Nr. 2516 ist folgende Nr. nicht abrechnungsfähig: 2517		
2517	**Osteoklastische Trepanation des Schädels über dem Großhirn – einschließlich Wiedereinpassung des Knochendeckels –**	**2250** 131,15	301,64 459,01
2518	**Eröffnung der hinteren Schädelgrube**	**2700** 157,38	361,96 550,81
2519	**Trepanation bei Kraniostenose**	**2250** 131,15	301,64 459,01
Ausschluss:	Neben Nr. 2519 sind folgende Nrn. nicht abrechnungsfähig: 2515, 2516, 2517, 2525		
2525	**Operation der prämaturen Schädelnahtsynostose (Kraniostenose) mit Einfassung der Knochenränder oder mit Duraschichtresektion beim Säugling oder Kleinkind**	**4000** 233,15	536,24 816,02
Ausschluss:	Neben Nr. 2525 sind folgende Nrn. nicht abrechnungsfähig: 2515, 2516, 2517, 2519		
Kommentar:	Säugling – bis 12. Monat; Kleinkind – bis ca. 12 Jahre.		
2526	**Exstirpation eines Konvexitätstumors des Großhirns**	**3750** 218,58	502,73 765,02
2527	**Exstirpation eines Großhirntumors mit Hirnlappenresektion**	**5250** 306,01	703,82 1071,03
2528	**Exstirpation eines Tumors der Mittellinie (Kraniopharyngeom, intraventrikulärer Tumor, Hypophysentumor) oder eines Schädelbasistumors**	**7500** 437,15	1005,46 1530,04
2529	**Operation einer intrakranialen Gefäßmissbildung (Aneurysma oder arteriovenöses Angiom)**	**8000** 466,30	1072,49 1632,04
2530	**Intrakraniale Embolektomie**	**7500** 437,15	1005,46 1530,04
2531	**Intrakraniale Gefäßanastomose oder Gefäßtransplantation**	**7500** 437,15	1005,46 1530,04
2535	**Resektion einer Gehirnhemisphäre**	**6000** 349,72	804,36 1224,03
2536	**Resektion eines Gehirnlappens**	**4500** 262,29	603,27 918,02

GOÄ-Nr.		Punktzahl 1fach	2,3 / *1,8 3,5 / *2,5
2537	**Durchschneidung von Nervenbahnen im Gehirn oder in der Medulla oblongata**	**6250** 364,30	837,88 1275,03
2538	**Operation einer Enzephalozele der Konvexität**	**3750** 218,58	502,73 765,02
2539	**Operation einer frontobasal gelegenen Enzephalozele**	**6250** 364,30	837,88 1275,03
2540	**Ventrikuläre intrakorporale Liquorableitung mittels Ventilsystem**	**4500** 262,29	603,27 918,02
Ausschluss:	Neben Nr. 2540 sind folgende Nrn. nicht abrechnungsfähig: 2541, 2542		
Tipp:	Bei ambulanter OP: Zuschlag nach Nr. 445 nicht vergessen!		
2541	**Ventrikulozisternostomie**	**4500** 262,29	603,27 918,02
Ausschluss:	Neben Nr. 2541 sind folgende Nrn. nicht abrechnungsfähig: 2540, 2542		
Tipp:	Bei ambulanter OP: Zuschlag nach Nr. 445 nicht vergessen!		
2542	**Ventrikuläre extrakorporale Liquorableitung**	**1800** 104,92	241,31 367,21
Ausschluss:	Neben Nr. 2542 sind folgende Nrn. nicht abrechnungsfähig: 305, 305a, 2515, 2540, 2541		
Kommentar:	Nr. 2542 auch für die intraventrikuläre Druckmessung ansetzen.		
2550	**Exstirpation eines Kleinhirntumors**	**5000** 291,44	670,30 1020,03
2551	**Exstirpation eines Kleinhirnbrückenwinkel- oder Stammhirntumors**	**7500** 437,15	1005,46 1530,04
2552	**Exstirpation eines retrobulbären Tumors auf transfrontal-transorbitalem Zugangsweg**	**6250** 364,30	837,88 1275,03
2553	**Intrakraniale Operation einer basalen Liquorfistel mit plastischem Verschluß**	**6000** 349,72	804,36 1224,03
2554	**Plastischer Verschluß eines Knochendefektes im Bereich des Hirnschädels, als selbständige Leistung**	**1800** 104,92	241,31 367,21
Ausschluss:	Neben Nr. 2554 sind folgende Nrn. nicht abrechnungsfähig: 2254, 2255		
2555	**Eröffnung des Spinalkanals durch einseitige Hemilaminektomie eines Wirbels/mehrerer Wirbel**	**1480** 86,27	198,41 301,93
Ausschluss:	Neben Nr. 2555 sind folgende Nrn. nicht abrechnungsfähig: 2282, 2283, 2284, 2556, 2557		
2556	**Eröffnung des Spinalkanals durch Laminektomie eines Wirbels/mehrerer Wirbel**	**1850** 107,83	248,01 377,41
Ausschluss:	Neben Nr. 2556 sind folgende Nrn. nicht abrechnungsfähig: 2282, 2283, 2284, 2555, 2557, 2574, 2575, 2577		

GOÄ-Nr.		Punktzahl 1fach	2,3 / *1,8 3,5 / *2,5
2557	**Eröffnung des Spinalkanals durch Laminektomie eines Wirbels/ mehrerer Wirbel – einschließlich Wiedereinpflanzung von Knochenteilen**	**2400** 139,89	321,75 489,61

Ausschluss: Neben Nr. 2557 sind folgende Nrn. nicht abrechnungsfähig: 2254, 2255, 2282, 2283, 2284, 2555, 2557, 2574, 2575, 2577

2560	**Stereotaktische Ausschaltung(en) am Zentralnervensystem**	**3750** 218,58	502,73 765,02

Ausschluss: Neben Nr. 2560 ist folgende Nr. nicht abrechnungsfähig: 2561

2561	**Stereotaktische Ausschaltung(en) am Zentralnervensystem oder Implantation von Reizelektroden zur Dauerstimulation im Zentralnervensystem mit Trepanation**	**4620** 269,29	619,36 942,51

Ausschluss: Neben Nr. 2561 sind folgende Nrn. nicht abrechnungsfähig: 2515, 2560, 2570

2562	**Anatomische Vorausberechnungen (Zielpunktbestimmungen) zu den Leistungen nach den Nummern 2560 und 2561 – gegebenenfalls einschließlich erforderlicher Ultraschallmessungen im Schädelinnern –**	**2250** 131,15	301,64 459,01

GOÄ-Ratgeber der BÄK: ► **Computerunterstützte Navigationstechnik und Zielleistungsprinzip**

Martin Ulmer in: Deutsches Ärzteblatt 107, Heft 18 (07.05.2010), S. A 866) – http://www.bundesaerztekammer.de/page.asp?his=1.108.4144.4176.8273

Der Autor fasst ein Urteil des BGH zusammen: ...„Der Bundesgerichtshof (BGH) hat sich in einem Urteil vom 21. Januar 2010 (Aktenzeichen III ZR 147/09) erneut mit der Auslegung des Zielleistungsprinzips des § 4 Abs. 2 a der Amtlichen Gebührenordnung für Ärzte (GOÄ) befasst.

...Strittig war die zusätzliche Abrechnung der „anatomischen Vorausberechnung des Operationsgebiets (Zielpunktbestimmung) und Navigation" über den analogen Ansatz der Nr. 2562 GOÄ im Rahmen des endoprothetischen Totalersatzes eines Kniegelenks nach der Nr. 2153 GOÄ.

...Vom Gericht wurde die gesonderte Berechnungsfähigkeit abgelehnt. Begründet wurde dies mit dem Hinweis, dass es sich weder um eine selbstständige Leistung gehandelt habe noch um eine zusätzliche diagnostische Maßnahme, sondern lediglich um eine besondere Ausführungsart der Operation. Nach dem Zielleistungsprinzip der GOÄ könne jedoch für eine Leistung, die Bestandteil oder eine besondere Ausführung einer anderen Leistung nach dem Gebührenverzeichnis sei, eine Gebühr nicht berechnet werden. ..."

Rechtsprechung: **Abrechnung des Einsatzes der Navigationstechnik**

Voraussetzung einer gesonderten Abrechnung des Einsatzes der Navigationstechnik ist, dass es sich um eine selbständige ärztliche Leistung handelt, § 4 Abs. 2 S. 1 GOÄ. Ob eine Selbständigkeit einer ärztlichen Leistung vorliegt, ist danach zu beurteilen, ob für die Leistung eine eigenständige medizinische Indikation besteht.

Der Einsatz einer computerunterstützten Navigationstechnik bei Durchführung einer Totalendoprothese des Kniegelenks nach Nr. 2153 ist nicht nach Nr. 2562 analog abrechenbar.

Aktenzeichen: BGH, 21.01.2010, AZ: III ZR 147/09

Entscheidungsjahr: 2010

Tipp: Neben Nr. 2562 sind Nrn. 2560, 2561 abrechenbar.

2563	**Durchschneidung und/oder Zerstörung eines Nerven an der Schädelbasis**	**2310** 134,64	309,68 471,25

GOÄ-Nr.		Punktzahl / 1fach	2,3 / *1,8 / 3,5 / *2,5
2564	**Offene Durchtrennung eines oder mehrerer Nerven am Rückenmark**	**4800** / 279,78	643,49 / 979,23
2565	**Operativer Eingriff zur Dekompression einer oder mehrerer Nervenwurzel(n) im Zervikalbereich – einschließlich Foraminotomie – gegebenenfalls einschließlich der Leistungen nach Nummer 2282 oder Nummer 2283 –**	**4100** / 238,98	549,65 / 836,42
Ausschluss:	Neben Nr. 2565 sind folgende Nrn. nicht abrechnungsfähig: 2282, 2283, 2284		
2566	**Operativer Eingriff zur Dekompression einer oder mehrerer Nervenwurzel(n) im thorakalen oder lumbalen Bereich – gegebenenfalls einschließlich Foraminotomie und/oder der Leistungen nach Nummer 2282 oder Nummer 2283 –**	**3000** / 174,86	402,18 / 612,02
Ausschluss:	Neben Nr. 2566 sind folgende Nrn. nicht abrechnungsfähig: 2282, 2283, 2284		
Beschluss BÄK:	**Beschluss des Zentralen Konsultationsausschusses für Gebührenordnungsfragen bei der Bundesärztekammer**, veröffentlicht im DÄ, Heft 3, 16.01.2004 (Quelle: GOÄ-Datenbank www.blaek.de) – **Bandscheibenoperationen und andere neurochirurgische Eingriffe an der Wirbelsäule** Die Nrn. **2565/2566** sind nur einmal berechnungsfähig, auch wenn rechts- und linksseitig operiert wird. Dies gilt auch, wenn in einer Sitzung Nervenwurzelkompressionen in **bis zu drei** benachbarten Segmenten durchzuführen sind. Sind jedoch mehr als drei Segmente in einer Sitzung zu behandeln, so ist **ab dem vierten** Segment der Ansatz der Nrn. 2565/2566 ein weiteres Mal gerechtfertigt.		
2570	**Implantation von Reizelektroden zur Dauerstimulation des Rückenmarks – gegebenenfalls einschließlich Implantation des Empfangsgerätes –**	**4500** / 262,29	603,27 / 918,02
Tipp:	Bei ambulanter OP: Zuschlag nach Nr. 445 nicht vergessen!		
2571	**Operation einer Missbildung am Rückenmark oder an der Cauda equina oder Verschluß einer Myelomeningozele beim Neugeborenen oder Operation einer Meningozele**	**2650** / 154,46	355,26 / 540,61
Ausschluss:	Neben Nr. 2571 ist folgende Nr. nicht abrechnungsfähig: 2572		
2572	**Operation einer Missbildung am Rückenmark oder an der Cauda equina mit plastischer Rekonstruktion des Wirbelkanals und/oder Faszienplastik**	**3230** / 188,27	433,02 / 658,94
Ausschluss:	Neben Nr. 2572 ist folgende Nr. nicht abrechnungsfähig: 2571		
2573	**Verschiebeplastik, zusätzlich zu den Leistungen nach den Nummern 2571, 2572 und 2584**	**500** / 29,14	67,03 / 102,00
2574	**Entfernung eines raumbeengenden extraduralen Prozesses im Wirbelkanal**	**2750** / 160,29	368,67 / 561,02
Ausschluss:	Neben Nr. 2574 sind folgende Nrn. nicht abrechnungsfähig: 2282, 2283, 2284, 2555, 2556, 2557, 2577		
Beschluss BÄK:	**Beschluss des Zentralen Konsultationsausschusses für Gebührenordnungsfragen bei der Bundesärztekammer** – veröffentlicht im DÄ, Heft 3 vom 16.01.2004 (Quelle: GOÄ-Datenbank http://www.blaek.de/) – **Bandscheibenoperationen und andere neurochirurgische Eingriff an der Wirbelsäule** Neben der Dekompression der Nervenwurzel (verursacht durch lateralen Bandscheibenvorfall, knöcherne Veränderungen und anderes) nach den Nrn. 2565/2566 können Eingriffe im Wirbelkanal erforderlich sein, die als selbständige Leistungen nach den Nummern 2574 oder 2575 dann neben Nrn. 2565/2566 berechnet werden können, wenn zu diesem Zweck über den Zugang zum Nervenwurzelkanal hinaus weitere operative Zielgebiete, die in einem bildgebenden Verfahren erkennbar völlig außerhalb der operierten Nervenwurzelkanäle im Wirbelkanal liegen, präpariert werden müssen.		

Bei der operativen Behandlung einer Spinalkanalstenose ist die Nr. 2574 je Segment berechnungsfähig, ggf. zusätzlich zu den Leistungen nach Nrn. 2565/2566. Voraussetzung für die Berechnung der Nr. 2574 für die operative Sanierung der Spinalkanalstenose ist, dass je Segment von beiden Seiten her operiert wurde. Osteophytenabtragungen können nicht einzeln abgerechnet werden, da diese zum selben Segment zählen.
Die Entfernung eines oder mehrerer in den Spinalkanal versprengter Sequester ist ebenfalls Nr. 2574 zuzuordnen, und ggf. neben Nr. 2565 oder Nr. 2566 berechnungsfähig. Nr. 2574 für die Entfernung eines in den Wirbelkanal versprengten Sequesters ist aber nur dann mehr als einmal berechnungsfähig, wenn eine Ausdehnung über mehr als drei benachbarte Wirbelsegmente vorliegt.
Wurde Nr. 2574 bereits für den operativen Eingriff bei Sinalkanalstenose in einem Segment berechnet, so kann bei Vorliegen bzw. Entfernen eines Sequesters in demselben Segment Nr. 2574 nicht erneut in Ansatz gebracht werden. Der erhöhte Aufwand muss in diesen Fällen über die Wahl eines adäquaten Steigerungsfaktors bei Berechnung der Nr. 2574 abgebildet werden.

2575 Entfernung eines raumbeengenden intraduralen Prozesses im Wirbelkanal

3500 469,21
204,01 714,02

Ausschluss: Neben Nr. 2575 sind folgende Nrn. nicht abrechnungsfähig: 2282, 2283, 2284, 2555, 2556, 2557, 2577

2576 Mikrochirurgische Entfernung einer spinalen Gefäßmissbildung oder eines Tumors

4500 603,27
262,29 918,02

2577 Entfernung eines raumbeengenden intra- oder extraspinalen Prozesses –

4000 536,24
233,15 816,02

Ausschluss: Neben Nr. 2577 sind folgende Nrn. nicht abrechnungsfähig: 2282, 2283, 2284, 2555, 2556, 2557, 2574, 2575

Beschluss BÄK: **Beschluss des Zentralen Konsultationsausschusses für Gebührenordnungsfragen bei der Bundesärztekammer** – veröffentlicht im DÄ, Heft 3 vom 16.01.2004 (Quelle: GOÄ-Datenbank http://www.blaek.de/) –
Bandscheibenoperationen und andere neurochirurgische Eingriff an der Wirbelsäule
Eingriffe zur Entfernung raumbeengender epiduraler und anderer extraduraler Prozesse im Wirbelkanal, auch unter dem hinteren Längsband, sind dem Eingriff nach Nr. 2574 zuzuordnen.
Die Berechnung der Nr. 2577 ist aus der Sicht des Zentralen Konsultationsausschusses nur dann angemessen, wenn es sich hierbei um einen Eingriff zur Entfernung eines intra- und extraspinal gelegenen Befundes handelt.

2580 Freilegung und Durchtrennung oder Exhairese eines Nervens

554 74,27
32,29 113,02

Ausschluss: Neben Nr. 2580 sind folgende Nrn. nicht abrechnungsfähig: 2565, 2566, 2581, 2584

Beschluss BÄK: **Beschluss des Gebührenordnungsausschusses der BÄK -** Dt. Ärzteblatt 1]/02
Denervation des Kniegelenks nach Nr. 2580
Bei ausgeprägten femoropatellaren Schmerzsyndromen ist häufig, insbesondere dann, wenn kein Patellarückflächenersatz durchgeführt wird, eine zusätzliche Denervation der Patella indiziert, da anders keine befriedigende Schmerzreduktion zu erzielen sein wird. Wird die Denervation nicht zeitversetzt, sondern in gleicher Sitzung neben der Implantation einer Kniegelenksprothese ohne Patellarückflächenersatz durchgeführt, so ist sie als selbstständige Leistung nach Nr. 2580 zu berechnen.

Kommentar: Nach **Wezel / Liebold** können die Abrechnungsnummern für die Freilegung eines Nerven Nrn. 2580 bis 2582 und die Nummern der Neurolyse Nrn. 2583 bis 2584 „...im Zusammenhang mit übergeordneten operativen Eingriffen...“ nicht zusätzlich abgerechnet werden.

Tipp: Bei ambulanter OP: Zuschlag nach Nr. 443 nicht vergessen, dazu ggf. Nr. 440 und Nr. 441.

2581 Freilegung und Exhairese eines peripheren Trigeminusastes –

924 123,87
53,86 188,50

Ausschluss: Neben Nr. 2581 sind folgende Nrn. nicht abrechnungsfähig: 2580, 2582, 2583, 2584

Kommentar: Die Leistung nach Nr. 2581 kann nur abgerechnet werden,wenn sie Zielleistung und nicht Bestandteil einer anderen Operation ist.

GOÄ-Nr.		Punktzahl 1fach	2,3 / *1,8 3,5 / *2,5

Tipp: Bei ambulanter OP: Zuschlag nach Nr. 444 nicht vergessen, dazu ggf. Nr. 440 und Nr. 441.

2582 Freilegung und Entnahme eines autologen peripheren Nerven zwecks Transplantation einschließlich Aufbereitung

1800 241,31
104,92 367,21

Ausschluss: Neben Nr. 2582 sind folgende Nrn. nicht abrechnungsfähig: 2565, 2566, 2580, 2583, 2584

2583 Neurolyse, als selbständige Leistung

924 123,87
53,86 188,50

Ausschluss: Neben Nr. 2583 sind folgende Nrn. nicht abrechnungsfähig: 2565, 2566, 2580, 2581, 2582, 2584, 2585, 2586, 2592, 2593

Hinweis LÄK: **Anmerkung der Bayerischen Landesärztekammer** vom 10.02.2004 (Quelle: GOÄ-Datenbank http://www.blaek.de/) –
Nerverhaltende radikale Prostatektomie
Die selektive Präparation und Schonung des Gefäßnervenstrangs (Nervi erigentes) bei besonderer Indikationsstellung (Frühstadium des Prostatakarzinoms) ist über die Nr. 2583 – je Seite – berechnungsfähig.
Die Nr. 2583 ist als fakultative Leistung neben Nr. 1784 berechnungsfähig. Abzug der Eröffnungsleistung ist nicht erforderlich.
(Diese Interpretation wurde bisher nicht mit der privaten Krankenversicherung und Beihilfe konsentiert – jedoch Abstimmung mit der Bundesärztekammer und der Deutschen Gesellschaft für Urologie)
Anmerkung der Bayerischen Landesärztekammer vom 26.06.2004 (Quelle: GOÄ-Datenbank http://www.blaek.de/) –
Nerverhaltende radikale Prostatektomie
Die Präparation und Schonung des Gefäßnervenstrangs (nervi erigentes) bei besonderer Indikationsstellung (z.B. Frühstadium des Prostatakarzinoms) ist als fakultative, selbständige Leistung neben Nr. 1784 berechnungsfähig und Nr. 2583 analog zuzuordnen (je Seite).
Bei Berechnung von Nr. 2583 analog für die Präparation und Schonung der Nervi erigentes neben Nr. 1784 ist der Abzug der Eröffnungsleistung nicht erforderlich, da es sich in beiden Fällen um extraperitoneale Eingriffe, d.h. Eingriffe ohne Eröffnung der Bauchhöhle handelt.
(Beschlussvorschlag des Ausschusses Gebührenordnung der Bundesärztekammer).

Tipp: Bei ambulanter OP: Zuschlag nach Nr. 444 nicht vergessen, dazu ggf. Nr. 440!

2584 Neurolyse mit Nervenverlagerung und Neueinbettung

1480 198,41
86,27 301,93

Ausschluss: Neben Nr. 2584 sind folgende Nrn. nicht abrechnungsfähig: 2571, 2572, 2580, 2581, 2582, 2583, 2594

Beschluss BÄK: **Beschluss des Zentralen Konsultationsausschusses für Gebührenordnungsfragen bei der Bundesärztekammer** – veröffentlicht im DÄ, Heft 3, 16.01.2004 (Quelle: GOÄ-Datenbank http://www.blaek.de/) –
Bandscheibenoperationen und andere neurochirurgische Eingriff an der Wirbelsäule
Die Leistung nach Nr. 2584 ist im Rahmen von Bandscheibenoperationen und anderen Eingriffen zur Beseitigung raumfordernder Prozesse im Bereich der Nervenwurzeln und des Wirbelkanals nicht berechnungsfähig.

Tipp: Bei ambulanter OP: Zuschlag nach Nr. 445 nicht vergessen, dazu ggf. Nr. 440!

2585 Nervenersatzplastik durch Implantation eines peripheren Nerven im Hand-/Armbereich

2600 348,56
151,55 530,41

Ausschluss: Neben Nr. 2585 sind folgende Nrn. nicht abrechnungsfähig: 2583, 2584

Tipp: Neben Nr. 2585 ist Nr. 2582 abrechenbar.

2586 End-zu-End-Naht eines Nerven im Zusammenhang mit einer frischen Verletzung – einschließlich Wundversorgung –

1350 180,98
78,69 275,41

Ausschluss: Neben Nr. 2586 sind folgende Nrn. nicht abrechnungsfähig: 2585, 2587, 2594

Tipp:
- Daneben sind die anderen erforderlichen Leistungen der Wundversorgung auch abrechnungsfähig.
- Bei ambulanter OP: Zuschlag nach Nr. 445 nicht vergessen, dazu ggf. Nr. 440

GOÄ-Nr.		Punktzahl / 1fach	2,3 / *1,8 / 3,5 / *2,5
2587	**Frühe Sekundärnaht eines peripheren Nerven**	**1850** 107,83	248,01 377,41
Tipp:	Bei ambulanter OP: Zuschlag nach Nr. 445 nicht vergessen, dazu ggf. Nr. 440!		
2588	**Interfaszikuläre mikrochirurgische Nervennaht ohne Verwendung eines autologen Transplantats**	**2100** 122,40	281,53 428,41
Tipp:	Bei ambulanter OP: Zuschlag nach Nr. 445 nicht vergessen, dazu ggf. Nr. 440!		
2589	**Interfaszikuläre mikrochirurgische Nervennaht mit Defektüberbrückung durch autologes Transplantat (ohne die Leistung nach Nummer 2582)**	**2400** 139,89	321,75 489,61
Ausschluss:	Neben Nr. 2589 ist folgende Nr. nicht abrechnungsfähig: 2582		
Tipp:	Bei ambulanter OP: Zuschlag nach Nr. 445 nicht vergessen, dazu ggf. Nr. 440!		
2590	**Naht eines Nervenplexus nach vollständiger Präparation und Neurolyse – auch einschließlich der etwa erforderlichen Foraminotomie oder Hemilaminektomie –**	**3000** 174,86	402,18 612,02
Ausschluss:	Neben Nr. 2590 sind folgende Nrn. nicht abrechnungsfähig: 2555, 2556, 2557, 2580, 2583, 2591		
2591	**Interfaszikuläre Defektüberbrückung eines Nervenplexus nach vollständiger Präparation desselben mit autologen Transplantaten und perineuraler mikrochirurgischer Naht**	**6000** 349,72	804,36 1224,03
2592	**Mikrochirurgische interfaszikuläre Neurolyse, als selbständige Leistung**	**1800** 104,92	241,31 367,21
Ausschluss:	Neben Nr. 2592 sind folgende Nrn. nicht abrechnungsfähig: 2583, 2584, 2593		
2593	**Mikrochirurgische interfaszikuläre Neurolyse mit Nervenverlagerung und Neueinbettung, als selbständige Leistung –**	**2770** 161,46	371,35 565,10
Ausschluss:	Neben Nr. 2593 sind folgende Nrn. nicht abrechnungsfähig: 2583, 2584, 2592		
2594	**Transposition eines Nerven mit interfaszikulärer mikrochirurgischer Nervennaht**	**3000** 174,86	402,18 612,02
2595	**Nervenpfropfung**	**1600** 93,26	214,50 326,41
2596	**Hirnnervenersatzplastik durch Implantation eines autologen peripheren Nerven**	**2400** 139,89	321,75 489,61
Tipp:	Neben Nr. 2596 ist Nr. 2582 abrechenbar.		
2597	**Verödung oder Verknochung des Ganglion Gasseri**	**700** 40,80	93,84 142,80
Ausschluss:	Neben Nr. 2597 ist folgende Nr. nicht abrechnungsfähig: 2598		
Tipp:	Bei ambulanter OP: Zuschlag nach Nr. 445 nicht vergessen, dazu ggf. Nr. 440!		

GOÄ-Nr.		Punktzahl / 1fach	2,3 / *1,8 / 3,5 / *2,5
2598	**Stereotaktische Thermokoagulation des Ganglion Gasseri**	**1400** / 81,60	187,69 / 285,61
Ausschluss:	Neben Nr. 2598 ist folgende Nr. nicht abrechnungsfähig: 2597		
Tipp:	Bei ambulanter OP: Zuschlag nach Nr. 445 nicht vergessen, dazu ggf. Nr. 441!		
2599	**Blockade eines Nerven im Bereich der Schädelbasis**	**225** / 13,11	30,16 / 45,90
2600	**Exstirpation eines Ganglions im Bereich der Schädelbasis**	**1500** / 87,43	201,09 / 306,01
2601	**Grenzstrangresektion im zervikalen Bereich**	**1000** / 58,29	134,06 / 204,01
Ausschluss:	Neben Nr. 2601 ist folgende Nr. nicht abrechnungsfähig: 2564		
2602	**Abdomino-retroperitoneale lumbale Grenzstrangresektion**	**1480** / 86,27	198,41 / 301,93
Ausschluss:	Neben Nr. 2602 sind folgende Nrn. nicht abrechnungsfähig: 2564, 2603		
2603	**Kombinierte thorakolumbale Grenzstrangresektion**	**3000** / 174,86	402,18 / 612,02
Ausschluss:	Neben Nr. 2603 sind folgende Nrn. nicht abrechnungsfähig: 2564, 2602		
2604	**Splanchnikusdurchtrennung, peritoneal oder retroperitoneal**	**1480** / 86,27	198,41 / 301,93
Ausschluss:	Neben Nr. 2604 sind folgende Nrn. nicht abrechnungsfähig: 2564, 2580		

IX Mund-, Kiefer- und Gesichtschirurgie

Abrechnung GOÄ neben GOZ
Für die Kieferchirurgie fällt oft eine „Mischabrechnung“ aus GOÄ und GOZ an. Um für den Patienten eine eindeutige Rechnung zu erstellen werden in der Regel die jeweiligen Gebührenziffern aus der GOÄ mit einem „Ä“ in der Rechnung angegeben, da auch im Gesetzestext der GOZ die Ziffern aus der GOÄ jeweils mit einem „Ä“ versehen sind.
Natürlich ist auch eine Kennzeichnung direkt mit den Abkürzungen der jeweiligen Gebührenordnung möglich z.B. GOÄ oder GOZ.
Zum 1. Januar 2012 trat eine neue GOZ 2012 in Kraft.

2620	**Operation der isolierten Lippenspalte**	**750** / 43,72	100,55 / 153,00
Ausschluss:	Neben Nr. 2620 sind folgende Nrn. nicht abrechnungsfähig: 2621, 2622, 2625		
Tipp:	Bei ambulanter OP: Zuschlag nach Nr. 443 nicht vergessen, ggf. dazu Nr. 440.		
2621	**Operation der breiten Lippen-Kieferspalte mit Naseneingangsplastik**	**1500** / 87,43	201,09 / 306,01
Ausschluss:	Neben Nr. 2621 sind folgende Nrn. nicht abrechnungsfähig: 2620, 2622, 2625, 2626, 2627		
Tipp:	Bei ambulanter OP: Zuschlag nach Nr. 445 nicht vergessen, ggf. dazu Nr. 440.		

GOÄ-Nr.		Punktzahl 1fach	2,3 / *1,8 3,5 / *2,5
2622	**Plastisch-chirurgische Behandlung einer kompletten Gesichtsspalte – einschließlich Osteotomien und Osteoplastiken –**	**9000** 524,59	1206,55 1836,05
Ausschluss:	Neben Nr. 2622 sind folgende Nrn. nicht abrechnungsfähig: 2620, 2621, 2625, 2626, 2627, 2630, 2720		
2625	**Verschluß des weichen oder harten Gaumens oder Verschluß von perforierenden Defekten im Bereich von Gaumen oder Vestibulum**	**1250** 72,86	167,58 255,01
Ausschluss:	Neben Nr. 2625 sind folgende Nrn. nicht abrechnungsfähig: 2620, 2621, 2626, 2627		
Tipp:	Bei ambulanter OP: Zuschlag nach Nr. 445 nicht vergessen, ggf. dazu Nr. 440.		
2626	**Velopharyngoplastik**	**2500** 145,72	335,15 510,01
Ausschluss:	Neben Nr. 2626 sind folgende Nrn. nicht abrechnungsfähig: 2621, 2622, 2625, 2627		
2627	**Verschluß des harten und weichen Gaumens**	**2000** 116,57	268,12 408,01
Ausschluss:	Neben Nr. 2627 sind folgende Nrn. nicht abrechnungsfähig: 2621, 2622, 2625, 2626		
Tipp:	Bei ambulanter OP: Zuschlag nach Nr. 445 nicht vergessen, ggf. dazu Nr. 440!		
2630	**Operative Rekonstruktion eines Mittelgesichts – einschließlich Osteotomie und/oder Osteoplastik –**	**6000** 349,72	804,36 1224,03
2640	**Operative Verlagerung des Oberkiefers bei Dysgnathie, je Kieferhälfte**	**1200** 69,94	160,87 244,81
Tipp:	Bei ambulanter OP: Zuschlag nach Nr. 445 nicht vergessen!		
2642	**Operative Verlagerung des Unterkiefers bei Dysgnathie, je Kieferhälfte**	**1850** 107,83	248,01 377,41
Tipp:	Bei ambulanter OP: Zuschlag nach Nr. 445 nicht vergessen!		
2650	**Entfernung eines extrem verlagerten oder retinierten Zahnes durch umfangreiche Osteotomie bei gefährdeten anatomischen Nachbarstrukturen**	**740** 43,13	99,20 150,96
Tipp:	Bei ambulanter OP: Zuschlag nach Nr. 443 nicht vergessen!		
2651	**Entfernung tiefliegender Fremdkörper oder Sequestrotomie durch Osteotomie aus dem Kiefer**	**550** 32,06	73,73 112,20
Ausschluss:	Neben Nr. 2651 ist folgende Nr. nicht abrechnungsfähig: 2256		
Tipp:	Bei ambulanter OP: Zuschlag nach Nr. 443 nicht vergessen!		
2655	**Operation einer ausgedehnten Kieferzyste – über mehr als drei Zähne oder vergleichbarer Größe im unbezahnten Bereich – durch Zystektomie**	**950** 55,37	127,36 193,81
Ausschluss:	Neben Nr. 2655 sind folgende Nrn. nicht abrechnungsfähig: 2656, 2657, 2658		
Tipp:	Bei ambulanter OP: Zuschlag nach Nr. 444 nicht vergessen!		

GOÄ-Nr.		Punktzahl 1fach	2,3 / *1,8 3,5 / *2,5
2656	**Operation einer ausgedehnten Kieferzyste – über mehr als drei Zähne oder vergleichbarer Größe im unbezahnten Bereich – durch Zystektomie in Verbindung mit der Entfernung retinierter oder verlagerter Zähne und/oder Wurzelspitzenresektion**	**620** 36,14	83,12 126,48
Ausschluss:	Neben Nr. 2656 sind folgende Nrn. nicht abrechnungsfähig: 2655, 2657, 2658		
Tipp:	Bei ambulanter OP: Zuschlag nach Nr. 443 nicht vergessen!		
2657	**Operation einer ausgedehnten Kieferzyste – über mehr als drei Zähne oder vergleichbarer Größe im unbezahnten Bereich – durch Zystostomie**	**760** 44,30	101,89 155,04
Ausschluss:	Neben Nr. 2657 sind folgende Nrn. nicht abrechnungsfähig: 2655, 2656, 2658		
Tipp:	Bei ambulanter OP: Zuschlag nach Nr. 443 nicht vergessen!		
2658	**Operation einer ausgedehnten Kieferzyste – über mehr als drei Zähne oder vergleichbarer Größe im unbezahnten Bereich – durch Zystostomie in Verbindung mit der Entfernung retinierter oder verlagerter Zähne und/oder Wurzelspitzenresektion**	**500** 29,14	67,03 102,00
Ausschluss:	Neben Nr. 2658 sind folgende Nrn. nicht abrechnungsfähig: 2655, 2656, 2657		
Tipp:	Bei ambulanter OP: Zuschlag nach Nr. 443 nicht vergessen!		
2660	**Operative Behandlung einer konservativ unstillbaren Blutung im Mund-Kieferbereich durch Freilegung und Abbinden oder Umstechung des Gefäßes oder durch Knochenbolzung, als selbständige Leistung**	**400** 23,31	53,62 81,60
Tipp:	Bei ambulanter OP: Zuschlag nach Nr. 442 nicht vergessen!		
2670	**Operative Entfernung eines Schlotterkammes oder einer Fibromatose, je Kieferhälfte oder Frontzahnbereich, als selbständige Leistung**	**500** 29,14	67,03 102,00
Ausschluss:	Neben Nr. 2670 sind folgende Nrn. nicht abrechnungsfähig: 2671, 2675, 2676		
Tipp:	Bei ambulanter OP: Zuschlag nach Nr. 443 nicht vergessen!		
2671	**Operative Entfernung eines Schlotterkammes oder einer Fibromatose, je Kieferhälfte oder Frontzahnbereich, in Verbindung mit den Leistungen nach den Nummern 2575 oder 2576**	**300** 17,49	40,22 61,20
Tipp:	Bei ambulanter OP: Zuschlag nach Nr. 442 nicht vergessen!		
2675	**Partielle Vestibulum- oder Mundbodenplastik oder große Tuberplastik, je Kieferhälfte oder Frontzahnbereich**	**850** 49,54	113,95 173,40
Ausschluss:	Neben Nr. 2675 ist folgende Nr. nicht abrechnungsfähig: 2677		
Tipp:	Bei ambulanter OP: Zuschlag nach Nr. 444 nicht vergessen!		
2676	**Totale Mundboden- oder Vestibulumplastik zur Formung des Prothesenlagers mit partieller Ablösung der Mundbodenmuskulatur, je Kiefer**	**2200** 128,23	294,93 448,81
Tipp:	Bei ambulanter OP: Zuschlag nach Nr. 445 nicht vergessen!		

GOÄ-Nr.		Punktzahl 1fach	2,3 / *1,8 3,5 / *2,5
2677	**Submuköse Vestibulumplastik, je Kieferhälfte oder Frontzahnbereich, als selbständige Leistung**	**700** 40,80	93,84 142,80
Tipp:	Bei ambulanter OP: Zuschlag nach Nr. 443 nicht vergessen!		
2680	**Einrenkung der Luxation des Unterkiefers**	**100** 5,83	13,41 20,40
2681	**Einrenkung der alten Luxation des Unterkiefers**	**400** 23,31	53,62 81,60
Kommentar:	**Brück** gibt an, „...dass als ‚alte Luxation' eine etwa 12 Stunden und länger zurückliegende Luxation anzusehen ist..."		
2682	**Operative Einrenkung der Luxation eines Kiefergelenks**	**1400** 81,60	187,69 285,61
Tipp:	Bei ambulanter OP: Zuschlag nach Nr. 445 nicht vergessen und ggf. Zuschläge Nrn. 440 und 441.		
2685	**Reposition eines Zahnes**	**200** 11,66	26,81 40,80
2686	**Reposition eines zahntragenden Bruchstücks des Alveolarfortsatzes**	**300** 17,49	40,22 61,20
2687	**Allmähliche Reposition des gebrochenen Ober- oder Unterkiefers oder eines schwer einstellbaren oder verkeilten Bruchstücks des Alveolarfortsatzes**	**1300** 75,77	174,28 265,21
Kommentar:	Das Anlegen von Ligaturen, Schrauben, Zügen und Federn ist zusätzlich mit Nr. 2697 abrechenbar. Materialkosten sind nach GOÄ § 10 abzurechnen.		
Tipp:	Bei ambulanter OP: Zuschlag nach Nr. 445 nicht vergessen und ggf. Zuschläge Nrn. 440 und 441.		
2688	**Fixation bei nicht dislozierter Kieferfraktur durch Osteosynthese oder Aufhängung**	**750** 43,72	100,55 153,00
Tipp:	Bei ambulanter OP: Zuschlag nach Nr. 443 nicht vergessen und ggf. Zuschläge Nrn. 440 und 441.		
2690	**Operative Reposition und Fixation durch Osteosynthese bei Unterkieferbruch, je Kieferhälfte**	**1000** 58,29	134,06 204,01
Kommentar:	Osteosynthesematerial ist nach GOÄ § 10 abzurechnen.		
Tipp:	Bei ambulanter OP: Zuschlag nach Nr. 444 nicht vergessen und ggf. Zuschläge Nrn. 440 und 441.		
2691	**Operative Reposition und Fixation durch Osteosynthese bei Aussprengung des Oberkiefers an der Schädelbasis**	**3600** 209,83	482,62 734,42
Kommentar:	Neben Nr. 2691 sind auch die Nrn. 2685, 2686, 2688 oder 2690 abrechenbar.		
2692	**Operative Reposition und Fixation durch Osteosynthese bei Kieferbruch im Mittelgesichtsbereich – gegebenenfalls einschließlich Jochbeinbruch und/oder Nasenbeinbruch –, je Kieferhälfte**	**1500** 87,43	201,09 306,01

GOÄ-Nr.		Punktzahl 1fach	2,3 / *1,8 3,5 / *2,5

Kommentar: Sind beide Kieferhälften betroffen, kann die Leistung entsprechend 2x berechnet werden. Entfernung des Osteosynthesematerials nach Nr. 2694 berechnen.

Tipp: Bei ambulanter OP: Zuschlag nach Nr. 445 nicht vergessenund ggf. Zuschläge Nrn. 440 und 441.

2693	**Operative Reposition und Fixation einer isolierten Orbitaboden-, Jochbein- oder Jochbogenfraktur**	**1200** 69,94	160,87 244,81

Kommentar: Die Leistung kann für jede dislozierte Fraktur jeder Gesichtshälfte 1x berechnet werden.

Tipp: Bei ambulanter OP: Zuschlag nach Nr. 445 nicht vergessen und ggf. Zuschläge Nrn. 440 und 441.

2694	**Operative Entfernung von Osteosynthesematerial aus einem Kiefer- oder Gesichtsknochen, je Fraktur**	**450** 26,23	60,33 91,80

Kommentar: Die Leistung kann für die Entfernung des Material für jede einzelne versorgte Fraktur (nicht für jedes entfernte Osteosynthesematerial) eines Kiefer- oder Gesichtsknochens getrennt berechnet werden.

Tipp: Bei ambulanter OP: Zuschlag nach Nr. 442 nicht vergessen und ggf. Zuschläge Nrn. 440 und 441.

2695	**Einrichtung und Fixation eines gebrochenen Kiefers außerhalb der Zahnreihen durch intra- und extraorale Schienenverbände und Stützapparate**	**2700** 157,38	361,96 550,81

Tipp: Bei ambulanter OP: Zuschlag nach Nr. 445 nicht vergessen und ggf. Zuschläge Nrn. 440 und 441.

2696	**Drahtumschlingung des Unterkiefers oder orofaziale Drahtaufhängung, auch beidseitig**	**500** 29,14	67,03 102,00

Kommentar: Abrechnung nur 1x je Kiefer möglich.

2697	**Anlegen von Drahtligaturen, Drahthäkchen oder dergleichen, je Kieferhälfte oder Frontzahnbereich, als selbständige Leistung**	**350** 20,40	46,92 71,40

Kommentar: Die Leistung kann, wenn beider Kieferhälften oder eine Kieferhälfte und der Frontzahnbereich zu versorgen sind, 2x abgerechnet werden.

2698	**Anlegen und Fixation einer Schiene am unverletzten Ober- oder Unterkiefer**	**1500** 87,43	201,09 306,01

Kommentar: Die Schienung eines unverletzten Kiefers wird mir Nr. 2698 abgerechnet, die Schienung eines frakturierten Kiefers nach Nr. 2699.

Tipp: Bei ambulanter OP: Zuschlag nach Nr. 445 nicht vergessen und ggf. Zuschläge Nrn. 440 und 441.

2699	**Anlegen und Fixation einer Schiene am gebrochenen Ober- oder Unterkiefer**	**2200** 128,23	294,93 448,81

Tipp: Bei ambulanter OP: Zuschlag nach Nr. 445 nicht vergessen und ggf. Zuschläge Nrn. 440 und 441.

2700	**Anlegen von Stütz-, Halte- oder Hilfsvorrichtungen (z.B. Verbandsplatte, Pelotte) am Ober- oder Unterkiefer oder bei Kieferklemme**	**350** 20,40	46,92 71,40

Kommentar: Die Anfertigung einer Trinkplatte bei Lippen-, Kiefer- Gaumenspalte wird unter dieser Ziffer abgerechnet.
Bei parodontalchirurgischen Leistungen kann Nr. 2700 zum Ansatz gebracht werden, wenn das Anlegen des Verbandes über den normalen Wundverband hinausgeht (Verbandsplatte). – Material- und Laborkosten für die Anfertigung separat berechnen!

2701 Anlegen von extraoralen Stütz-, Halte- oder Hilfsvorrichtungen, einer Verbands- oder Verschlußplatte, Pelotte oder dergleichen – im Zusammenhang mit plastischen Operationen oder zur Verhütung oder Behandlung von Narbenkontrakturen – **1800** 241,31
104,92 367,21

Kommentar: Die Leistung kann einmal je Kiefer und Sitzung berechnet werden.

Tipp: Bei ambulanter OP: Zuschlag nach Nr. 445 nicht vergessen und ggf. Zuschläge Nrn. 440 und 441.

2702 Wiederanbringung einer gelösten Apparatur oder kleine Änderungen, teilweise Erneuerung von Schienen oder Stützapparaten – auch Entfernung von Schienen oder Stützapparaten –, je Kiefer **300** 40,22
17,49 61,20

Kommentar: Nach Auffassung des BDIZ EDI sind Nägel, Osteosyntheseschrauben zur Fixierung von Knochenspänen oder Schraubsysteme wie Memfix unter dieser Position abzurechnen.

2705 Osteotomie nach disloziert verheilter Fraktur im Mittelgesicht – einschließlich Osteosynthese – **1700** 227,90
99,09 346,81

Tipp: Bei ambulanter OP: Zuschlag nach Nr. 445 nicht vergessen und ggf. Zuschläge Nrn. 440 und 441.

2706 Osteotomie nach disloziert verheilter Fraktur im Unterkiefer – einschließlich Osteosynthese – **1300** 174,28
75,77 265,21

Tipp: Bei ambulanter OP: Zuschlag nach Nr. 445 nicht vergessen und ggf. Zuschläge Nrn. 440 und 441.

2710 Partielle Resektion des Ober- oder Unterkiefers – auch Segmentosteotomie –, als selbständige Leistung **1100** 147,47
64,12 224,41

Kommentar: Berechnung je selbständige, ortsgetrennte Resektion, in der Regel je Kiefer.

Tipp: Bei ambulanter OP: Zuschlag nach Nr. 444 nicht vergessen und ggf. Zuschläge Nrn. 440 und 441. Neben der GOÄ-Nr. 2710 sind weiter Leistungen denkbar:
Nr. 2730 für die Lagerbildung, Nr. 2442 bei Verwendung von alloplastischem Material, Nr. 2254 bei Verwendung von Bankknochen, Nr 2255 bei Verwendung von autologem Knochen, Nr. 2675 bei einer partiellen Vestibulumplastik.

2711 Partielle Resektion des Ober- oder Unterkiefers – auch Segmentosteotomie –, in Verbindung mit den Leistungen nach den Nummern 2640 oder 2642 **750** 100,55
43,72 153,00

Tipp: Bei ambulanter OP: Zuschlag nach Nr. 443 nicht vergessen und ggf. Zuschläge Nrn. 440 und 441.

2712 Halbseitenresektion des Ober- oder Unterkiefers **3000** 402,18
174,86 612,02

GOÄ-Nr.		Punktzahl / 1fach	2,3 / *1,8 / 3,5 / *2,5
2715	**Suprahyoidale Lymphknotenausräumung einer Seite – einschließlich Darstellung und gegebenenfalls Entfernung von Muskeln, Nerven und Gefäßen –**	**2000** / 116,57	268,12 / 408,01
2716	**Radikale Halslymphknotenausräumung einer Seite – einschließlich Darstellung und gegebenenfalls Entfernung von Muskeln, Nerven und Gefäßen –**	**5000** / 291,44	670,30 / 1020,03
2720	**Osteotomie im Zusammenhang mit operativen Eingriffen am Mundboden – einschließlich Osteosynthese –**	**800** / 46,63	107,25 / 163,20

Beschluss BZÄK: **Beschluss der GOZ-Arbeitsgruppe der Bundeszahnärztekammer** (03.12.2004 – www.baezk.de): Alveolarfortsatz, Lagerbildung für Aufbau: Die Glättung des Alveolarfortsatzes im Bereich des Implantatbetts löst keine eigene Gebührenposition aus.

Kommentierung des BDIZ EDI:

Diese Position ist als selbständige Leistung in Verbindung mit augmentativen Verfahren abrechnungsfähig. Sie wird je Frontzahnbereich und Kieferhälfte abgerechnet. Eine andere adäquate Leistung ist in der GOZ nicht enthalten. Die möglicherweise für diese Leistung heranzuziehende Position wäre die Nr. GOZ-Pos. 322. Diese gilt aber nur bei frischen Extraktionen über mehr als 4 Zähnen. Nachdem das Lager für augmentative Verfahren sowohl in vertikaler wie auch in horizontaler Richtung vorbereitet werden muss, ist diese Position in der Regel angezeigt für alle plastischen Materialien.

2730	**Operative Maßnahmen zur Lagerbildung beim Aufbau des Alveolarfortsatzes, je Kieferhälfte oder Frontzahnbereich**	**500** / 29,14	67,03 / 102,00

Tipp: Bei ambulanter OP: Zuschlag nach Nr. 443 nicht vergessen und ggf. Zuschläge Nrn. 440 und 441.

2732	**Operation zur Lagerbildung für Knochen oder Knorpel bei ausgedehnten Kieferdefekten**	**2000** / 116,57	268,12 / 408,01

Kommentar: **Auffassung des BDIZ EDI:**

Der Begriff „ausgedehnter Kieferdefekt“ ist in der Medizin mit einer Region von mehr als 2 cm beschrieben. Werden also Regionen, die über diesen Bereich hinausgehen mit Knochenmaterialien aufgefüllt, augmentiert oder aufgebaut, so kommt diese Position zur Abrechnung.

Tipp: Bei ambulanter OP: Zuschlag nach Nr. 445 nicht vergessen!

X Halschirurgie

2750	**Eröffnung des Schlundes durch Schnitt**	**1110** / 64,70	148,81 / 226,45

Ausschluss: Neben Nr. 2750 ist folgende Nr. nicht abrechnungsfähig: 3125

2751	**Tracheotomie**	**554** / 32,29	74,27 / 113,02

Ausschluss: Neben Nr. 2751 sind folgende Nrn. nicht abrechnungsfähig: 1549, 1551

GOÄ-Ratgeber der BÄK: **Wann die Tracheotomie gesondert abrechnungsfähig ist**

Dr. med. Tina Wiesener (in: Deutsches Ärzteblatt 109, Heft 3 (20.01.2012), S. A-120) – http://www.bundesaerztekammer.de/page.asp?his=1.108.4144.4289.10033

Die Autorin erläutert: ... „ Die Anlage eines, in den meisten Fällen nur vorübergehend geplanten, Tracheostomas im Rahmen operativer Eingriffe am Kehlkopf, zum Beispiel nach den GOÄ Nrn.

- 1540 „Endolaryngeale Resektion oder frontolaterale Teilresektion eines Stimmbandes“,
- 1541 „Operative Beseitigung einer Stenose im Glottisbereich“,
- 1542 „Kehlkopfplastik mit Stimmbandverlagerung“,

- 1543 „Teilweise Entfernung des Kehlkopfes“
- 1544 GOÄ „Teilweise Entfernung des Kehlkopfes – einschließlich Zungenbeinresektion und Pharynxplastik –“,
- oder anderen Eingriffen im Mund-, Rachen- oder Halsbereich,

stellt einen gesonderten, selbstständigen (Hals-)Eingriff dar...“

...„Die im Rahmen einer vollständigen Entfernung des Kehlkopfes (Laryngektomie, Nrn. 1545 oder 1546 GOÄ) für den Patienten nicht vorübergehend, sondern dauerhaft erforderliche Tracheotomie ist hingegen nicht gesondert berechnungsfähig. Denn hier ist die Anlage des Tracheostomas notwendiger Bestandteil der Operation (§ 4 Absatz 2a GOÄ)...“

Tipp: Bei ambulanter OP: Zuschlag nach Nr. 443 nicht vergessen!

2752 Exstirpation eines Ductus thyreoglossus oder einer medialen Halszyste – gegebenenfalls einschließlich Teilresektion des Zungenbeins –

1350 180,98
78,69 275,41

Ausschluss: Neben Nr. 2752 ist folgende Nr. nicht abrechnungsfähig: 1546

Tipp: Bei ambulanter OP: Zuschlag nach Nr. 445 nicht vergessen; dazu ggf. Nr. 440.

2753 Divertikelresektion im Halsbereich

1660 222,54
96,76 338,65

Tipp: Bei ambulanter OP: Zuschlag nach Nr. 445 nicht vergessen!

2754 Operation einer Kiemengangfistel

1660 222,54
96,76 338,65

Tipp: Bei ambulanter OP: Zuschlag nach Nr. 445 nicht vergessen, dazu ggf. Nr. 440.

2755 Entfernung der Kropfgeschwulst oder Teilresektion der Schilddrüse

1850 248,01
107,83 377,41

Ausschluss: Neben Nr. 2755 ist folgende Nr. nicht abrechnungsfähig: 2757

Beschluss BÄK: **Beschluss des Gebührenausschusses der Bundesärztekammer**
Zweifachberechnung bei Schilddrüsenoperation (16. Sitzung vom 29. September 1998)
Nr. 2755 GOÄ ist zutreffend für die Teilresektion von Adenomen der Schilddrüse beziehungsweise die einseitige subtotale Strumaresektion.
Bei doppelseitiger Strumaresektion ist Nr. 2755 zweimal berechenbar. Im Sinne der Präambel zum Abschnitt L ist dann aber als Eröffnungsleistung Nr. 2803 GOÄ (Freilegung und/oder Unterbindung eines Blutgefäßes am Hals ... 1480 Pkt.) abzuziehen. **In einer erneuten Stellungnahme zur Zweifachberechnung der Nr. 2755 bei Schilddrüsenoperation (2. Sitzung vom 23. März 2000)** wird darauf hingewiesen, dass der Gebührenausschuss der Bundesärztekammer den o.a. Beschluss aufrecht hält.

2756 Ausschälung der Nebenschilddrüse (Parathyreoektomie)

2200 294,93
128,23 448,81

2757 Radikaloperation der bösartigen Schilddrüsengeschwulst – einschließlich Ausräumung der regionären Lymphstromgebiete und gegebenenfalls Nachbarorgane –

3700 496,02
215,66 754,82

Ausschluss: Neben Nr. 2757 sind folgende Nrn. nicht abrechnungsfähig: 2404, 2407, 2752, 2755, 2756, 2760

Rechtsprechung: **Entfernung der Schilddrüse**
Wird bei einem Patienten auf beiden Seiten Schilddrüsengewebe entfernt und handelt es sich dabei um die klassische Operationsmethode (Thyreoidektomie) kann die GOÄ – Ziffer 2757 nur einmal abgerechnet werden.
Nach BGH, 13.05.2004, AZ: III ZR 344/05 ist eine doppelte Abrechnung der Ziffer 2757 nur zulässig, wenn es nicht um die klassische Methode handelt.
Aktenzeichen: VG Arnsberg, 02.06.2010, AZ: 13 K 1612/09
Entscheidungsjahr: 2010

GOÄ-Nr.		Punktzahl 1fach	2,3 / *1,8 3,5 / *2,5

OP wegen sporadischem medullären Schilddrüsenkarzinom Geb. Ziffer 2757 GOÄ
Eine Klinik forderte von einem Patienten Honorar für eine Operation, die wegen eines sporadischen medullären Schilddrüsenkarzinoms durchgeführt worden war.
Es ging dabei um die Frage, ob die in den Gebührennummern 2760, 2583 und 2803 angeführten Leistungen neben der in Nr. 2757 beschriebenen Leistung, der Radikaloperation der bösartigen Schilddrüsengeschwulst – einschließlich Ausräumung der regionären Lymphstromgebiete und gegebenenfalls der Nachbarorgane -, abgerechnet werden dürfen. Dazu der BGH:
Die in den Nummern 2760, 2583 und 2803 der GOÄ beschriebenen Leistungen sind nicht neben der in Nr. 2757 angesprochenen Operation berechenbar, da es an einer selbständigen Leistung fehlt.

Aber es ergibt sich weiter die Frage, ob neben der Geb.Nr. 2757 noch zusätzlich eine analoge Abrechnung nach Nr. 2757 erfolgen kann. Dazu erläutert der Senat des BGH: Die Leistungslegende der Geb.Nr. 2757 bezieht sich auf die früher übliche Operationsmethode der Thyreoidektomie. Wenn aber eine Kompartmentausräumung erfolgt, erfordere diese OP einen Umgang mit Gefäßen und Nerven, der in der Nr. 2757 nicht berücksichtig ist. Der BGH hält es jedoch für zulässig, die Regelungslücke in Bezug auf die hier vorgenommene Operation durch eine weitere, den Gebührenrahmen ausschöpfende Berechnung der Gebührennummer 2757 nach § 6 Abs. 2 GOÄ zu schließen.
Insoweit folgt der BGH der Ansicht, dass die in der Gebührennummer 2757 beschriebene Leistung nur eine Teilmenge der hier vorgenommenen ärztlichen Leistungen darstellt und dass die durchgeführte Operation ihrer Art nach den zwei- bis vierfachen zeitlichen Aufwand verlangt.
Für die Anwendung des § 6 Abs. 2 GOÄ kommt es daher darauf an, dass die in Rede stehende Leistung eine andere als die im Leistungsverzeichnis beschriebene ist und nicht nur eine besondere Ausführung der letzteren ist. Auch wenn es bei der vorliegenden Operation im Ausgangspunkt um die in Nr. 2757 beschriebene Leistung ging, sind erhebliche Tätigkeiten im Bereich der Gebührennummern 2583 und 2803 erbracht worden, die die Leistungslegende der Nr. 2757 in ihrer Bewertung nicht umfasst. Die Operation hat ihre besondere Ausprägung durch die arbeits- und zeitaufwendige Ausräumung der Kompartimente erfahren, was bei einer wertenden Betrachtung von der in die Nr. 2757 als Nebenleistung einbezogenen Ausräumung der regionären Lymphstromgebiete so nicht umfasst wird. Um dieses Defizit auszugleichen, andererseits dem Grundsatz der Nichtabrechenbarkeit unselbständiger Leistungen, die notwendiger Bestandteil der durchgeführten Operation sind, zu folgen, hält der BGH für die in der Bewertung der Komplexleistung nach der Nr. 2757 nicht hinreichend berücksichtigte Ausräumung der Kompartimente eine weitere – die Lücke füllende – analoge Abrechnung dieser Gebührennummer für gerechtfertigt.
Aktenzeichen: BGH, 13.5.2004 – AZ: III ZR 344/03
Entscheidungsjahr: 2004

2760	**Ausräumung des regionären Lymphstromgebietes einer Halsseite, als selbständige Leistung**	**1200** 69,94	160,87 244,81
Ausschluss:	Neben Nr. 2760 sind folgende Nrn. nicht abrechnungsfähig: 1521, 1522, 2757		

XI Gefäßchirurgie

1 Allgemeine Verrichtungen

2800	**Venaesectio**	**275** 16,03	36,87 56,10

Tipp: Bei ambulanter OP: Zuschlag nach Nr. 442 nicht vergessen!

2801	**Freilegung und/oder Unterbindung eines Blutgefäßes an den Gliedmaßen, als selbständige Leistung**	**463** 26,99	62,07 94,45

Ausschluss: Neben Nr. 2801 sind folgende Nrn. nicht abrechnungsfähig: 2800, 2881, 2882

Beschluss BÄK: **Aus den Beschlüsse des Zentralen Konsultationsausschusses für Gebührenordnungsfragen bei der Bundesärztekammer zur Privatliquidation herzchirurgischer Leistungen** (DÄ 96, Heft 40, 1999)
Berechnung Nr. 2801 GOÄ neben Nrn. 3050, 3054
Die Berechnung der Nr. 2801 GOÄ (Freilegung und/oder Unterbindung eines Blutgefäßes an den Gliedmaßen, als selbständige Leistung) zu den Nrn. **3050** (HLM) oder **3054** (operative extrathorakale Anlage einer assistierenden Zirkulation) ist in aller Regel nicht möglich, da unselbständige Leistung. Nur in sehr seltenen Fällen ist Nr. 2801 neben einer der beiden Gebührennummern 3050 oder 3054 berechenbar. Dies ist dann der Fall, wenn extrathorakale Gefäße freigelegt, jedoch nicht für die Implantation eines Herzunterstützungssystems verwendet werden konnten (zum Beispiel bei Arteriosklerose/Verschluß o.ä. dieser Gefäße) und dann die Anlage einer assistierenden Zirkulation an anderen Gefäßen (zum Beispiel retroperitioneal) erfolgte.

Tipp: Bei ambulanter OP: Zuschlag nach Nr. 442 nicht vergessen.

2802	**Freilegung und/oder Unterbindung eines Blutgefäßes in der Brust- oder Bauchhöhle, als selbständige Leistung**	**2220** 129,40	297,61 452,89

Ausschluss: Neben Nr. 2802 sind folgende Nrn. nicht abrechnungsfähig: 2990, 3135

Beschluss BÄK: **Aus den Beschlüsse des Zentralen Konsultationsausschusses für Gebührenordnungsfragen bei der Bundesärztekammer zur Privatliquidation herzchirurgischer Leistungen** –
Freilegung der Arteria mammaria neben Bypass-OP
Bei etwa 55 Prozent der Operationen wird ein arterielles Conduit verwendet, dabei in circa 50 Prozent die Arteria mammaria interna. Häufig wird für die Freilegung der Arteria mammaria interna Nr. **2802** GOÄ berechnet. Zur Beurteilung einer eigenständigen Berechenbarkeit der Gefäßfreilegung wird in der Diskussion festgestellt, daß die Nrn. **3088** und **2989** noch aus der Zeit stammen, als die Vineberg-Op Standard war. Die GOÄ sieht ausdrücklich eigenständige Ziffern für die operative Entnahme einer Arterie beziehungsweise Vene zum Gefäßersatz vor (Nrn. **2807** und **2808** GOÄ). Dies sind in keinem Fall abschließende Leistungen. Demzufolge müßte gleiches für die Arteria mammaria interna gelten.
Andererseits sind in den Nrn. **3088** und **3089** GOÄ nicht Operationsmethoden, sondern Leistungsziele beschrieben, die auch heute noch zutreffen.
Es besteht Übereinstimmung, daß für die Freilegung und Präparation der Arteria mammaria Nr. **2807** GOÄ analog (nicht Nr. **2802)** berechenbar ist. Analog, weil die Arterie nicht wie in der Legende enthalten „entnommen" wird.
Beschluss des Zentralen Konsultationsausschusses für Gebührenordnungsfragen bei der Bundesärztekammer –
veröffentlicht im DÄ, Heft 3 vom 16.01.2004.(Quelle: GOÄ-Datenbank http://www.blaek.de/) –
Bandscheibenoperationen und andere neurochirurgische Eingriffe an der Wirbelsäule
Gefäßunterbindungen im Zusammenhang mit Eingriffen nach den Nrn. 2565/2566 oder andere Maßnahmen zur Blutstillung oder Verhinderung einer intraoperativen Blutung im Zusammenhang mit Eingriffen nach den Nrn. 2565/2566 erfüllen keinen eigenständigen Zielleistungsinhalt und sind daher nicht als gesonderte Gebührenpositionen, z.B. nach Nr. 2802, neben Nrn. 2565/2566 berechnungsfähig.
Sofern eine Gefäßunterbindung im Zusammenhang mit der Schaffung eines transthorakalen, transperitonealen oder retroperitonealen Zugangswegs zur Wirbelsäule erforderlich sein sollte, handelt es sich hierbei ebenfalls um eine unselbständige Teilleistung, die entsprechend § 4 Abs. 2a GOÄ z.B. 2292 zuzuordnen ist.
Eine Gefäßfreilegung oder/-unterbindung kann nur bei eigenständiger Indikation berechnet werden, wie beispielsweise in den seltenen Fällen dekompressiver Eingriffe an der Arteria vertebralis. Hier ist auch bei der Freilegung in mehreren Segmenten nur der einmalige Ansatz von Nr. 2803 pro Seite möglich.

Hinweis LÄK: **Anmerkung der Bayerischen Landesärztekammer** vom 25.06.2004 (Quelle: GOÄ-Datenbank http://www.blaek.de/) –

Radikale Nephrektomie bei Nierenzellkarzinom
Eine über den Nierenhilus hinausgehende, ausgedehntere transabdominale oder transthorakale Lymphknotenentfernung und/oder ggf. erforderliche Entfernung der infiltrierten Nebenniere ist mit dem Ansatz der Nr. 1843 abgegolten.
Die bei fortgeschrittenem Tumorstadium ggf. medizinisch erforderliche Entfernung von Tumorthromben in der Vena renalis oder in der Vena cava ist als selbstständige Leistung entsprechend Nr. 2802 neben Nr. 1843 berechnungsfähig.

2803 Freilegung und/oder Unterbindung eines Blutgefäßes am Hals, als selbständige Leistung

1480 198,41
86,27 301,93

Ausschluss: Neben Nr. 2803 sind folgende Nrn. nicht abrechnungsfähig: 1512, 1514

Beschluss BÄK: **Beschluss des Gebührenausschusses der Bundesärztekammer**
Zweifachberechnung bei Schilddrüsenoperation (16. Sitzung vom 29. September 1998)
Nr. 2755 GOÄ ist zutreffend für die Teilresektion von Adenomen der Schilddrüse beziehungsweise die einseitige subtotale Strumaresektion.
Bei doppelseitiger Strumaresektion ist Nr. 2755 zweimal berechenbar. Im Sinne der Präambel zum Abschnitt L ist dann aber als Eröffnungsleistung **Nr. 2803 GOÄ**
(Freilegung und/oder Unterbindung eines Blutgefäßes am Hals ... 1480 Pkt.) abzuziehen. **In einer erneuten Stellungnahme zur Zweifachberechnung der Nr. 2755 bei Schilddrüsenoperation (2. Sitzung vom 23. März 2000)** wird darauf hingewiesen, dass der Gebührenausschuss der Bundesärztekammer den o.a. Beschluss aufrecht hält.

Analog: Nr. 2803 analog für die offene chirurgische Implantation eines Portsystems ansetzen.

Tipp: Bei ambulanter OP: Zuschlag nach Nr. 445 nicht vergessen!

2804 Druckmessung(en) am freigelegten Blutgefäß

253 33,92
14,75 51,61

2805 Flussmessung(en) am freigelegten Blutgefäß

350 46,92
20,40 71,40

Beschluss BÄK: **Aus den Beschlüsse des Zentralen Konsultationsausschusses für Gebührenordnungsfragen bei der Bundesärztekammer zur Privatliquidation herzchirurgischer Leistungen**
Flussmessung(en) im Rahmen von Bypass-Operationen (Nr. 2805 GOÄ)
Neben den intraoperativen Funktionsmessungen (Nr. 3060) ist in fünf bis zehn Prozent der Fälle erforderlich, Flussmessungen am arteriellen Conduit oder venösem Transplantat durchzuführen. Hierfür ist Nr. 2805 GOÄ (Flussmessung(en) am freigelegten Blutgefäß) berechenbar.
Mehrfache Messungen an einem Blutgefäß sind dabei nur einmal berechenbar, erfolgen die Messungen an unterschiedlichen Blutgefäßen, ist Nr. 2805 GOÄ entsprechend mehrfach ansetzbar.

2807 Operative Entnahme einer Arterie zum Gefäßersatz

739 99,07
43,07 150,76

Tipp: Nr. 2807 analog für die operative Entfernung der Arteria temporale bei Arteritis temporalis (**M. Horton**) ansetzen.

2808 Operative Entnahme einer Vene zum Gefäßersatz

400 53,62
23,31 81,60

Beschluss BÄK: **Aus den Beschlüsse des Zentralen Konsultationsausschusses für Gebührenordnungsfragen bei der Bundesärztekammer zur Privatliquidation herzchirurgischer Leistungen**
Nr. 2808 GOÄ neben Bypass-OP
Nr. 2808 GOÄ (operative Entnahme einer Vene zum Gefäßersatz) ist bei venösem Bypass neben Nrn. 3088 / 3089 eigenständig berechenbar.
Mehrfachansatz Nr. 2808 GOÄ
Nr. 2808 GOÄ (operative Entnahme einer Vene zum Gefäßersatz) ist für „eine Vene" nur einmal berechenbar. Damit kann dann, wenn „eine Vene" für die Revaskularisierung mehrerer Koronargefäße verwendet wird, Nr. 2808 nicht mehrfach berechnet werden.
„Mehrere Venen" liegen vor, wenn die Venen zum Beispiel an Oberschenkel und Unterschenkel, Vena saphena magna und Vena saphena parva oder an beiden Beinen entnommen werden. Hier ist die je einmalige (höchstens die viermalige) Berechenbarkeit gegeben.

GOÄ-Nr.		Punktzahl / 1fach	2,3 / *1,8 / 3,5 / *2,5
2809	**Naht eines Blutgefäßes (traumatisch) an den Gliedmaßen – einschließlich Wundversorgung**	**740** / 43,13	99,20 / 150,96

Beschluss BÄK: **Aus den Beschlüsse des Zentralen Konsultationsausschusses für Gebührenordnungsfragen bei der Bundesärztekammer zur Privatliquidation herzchirurgischer Leistungen – Berechnung der Mammaria-Verpflanzung**
Für die Mammaria-Verpflanzung ist Nr. 2809 GOÄ (Naht eines verletzten Blutgefäßes an den Gliedmaßen, einschließlich Wundversorgung) nicht eigenständig neben Nrn. 3088 und 3089 und (evtl.) 2802 berechenbar.

Tipp: Bei ambulanter OP: Zuschlag nach Nr. 443 nicht vergessen!

2810	**Rekonstruktiver Eingriff an der Vena cava superior oder inferior (z.B. bei erweiterter Tumorchirurgie mit Cavaresektion und Ersatz durch eine Venenprothese) – gegebenenfalls einschließlich Anlegen einer temporären arterio-venösen Fistel –**	**5000** / 291,44	670,30 / 1020,03

2 Arterienchirurgie

2820	**Rekonstruktive Operation einer extrakranialen Hirnarterie –**	**3140** / 183,02	420,95 / 640,58

Ausschluss: Neben Nr. 2820 ist folgende Nr. nicht abrechnungsfähig: 2821

Beschluss BÄK: **Beschluss des Zentralen Konsultationsausschusses für Gebührenordnungsfragen bei der Bundesärztekammer** – veröffentlicht: DÄ, Heft 37, 16.09.2005 (Quelle: GOÄ-Datenbank http://www.blaek.de/) – **Operative Rekonstruktion der Arteria carotis externa**
Für die operative Rekonstruktion der Arteria carotis externa kann die Nr. 2820 GOÄ nur dann angesetzt werden, wenn die Arteria carotis externa im Sinne eines Umgehungskreislaufes an der Blutversorgung des Gehirns teilnimmt und daher als funktionelle Hirnarterie (= hirnversorgend) anzusehen ist.

GOÄ-Ratgeber der BÄK: ► **Zur Abrechnung der Karotischirurgie**
Dr. med. Stefan Gorlas in: Deutsches Ärzteblatt 106, Heft 19 (08.05.2099), S. A-948 – www.bundesaerztekammer.de/page.asp?his=1.108.4144.4289.7175 – Dr. Gorlas führt aus:
...„Bei gleichzeitigem gefäßchirurgischem Eingriff an beiden Karotiden (Arteria carotis communis und interna) nach den Nrn. 2820 und/oder 2821 GOÄ unter Verwendung eines Zugangs ist nach Beurteilung des Zentralen Konsultationsausschusses der sich überschneidende Leistungsbestandteil der Eröffnungsleistung der beiden vorgenannten, selbstständigen Leistungen so geringfügig, dass eine Anwendung der Bestimmung des Abzuges der Eröffnungsleistung von Eingriffen in der Brust- und Bauchhöhle nicht auf die Karotischirurgie übertragbar ist. ...“

2821	**Rekonstruktive Operation einer extrakranialen Hirnarterie mit Anlegen eines Shunts**	**4200** / 244,81	563,06 / 856,82

Ausschluss: Neben Nr. 2821 ist folgende Nr. nicht abrechnungsfähig: 2820

2822	**Rekonstruktive Operation einer Armarterie**	**2300** / 134,06	308,34 / 469,21
2823	**Rekonstruktive Operation einer Finger- oder Zehenarterie**	**1850** / 107,83	248,01 / 377,41

Tipp: Bei ambulanter OP: Zuschlag nach Nr. 445 nicht vergessen, dazu ggf. Nr. 440!

2824	**Operation des offenen Ductus Botalli oder einer anderen abnormen Gefäßmissbildung im Thorax durch Verschluss**	**3000** / 174,86	402,18 / 612,02
2825	**Operation einer abnormen Gefäßmissbildung im Thorax durch Rekonstruktion**	**6500** / 378,87	871,40 / 1326,04

GOÄ-Nr.		Punktzahl 1fach	2,3 / *1,8 3,5 / *2,5
2826	**Operative Beseitigung einer erworbenen Stenose oder eines Verschlusses an den großen Gefäßen im Thorax durch Rekonstruktion**	**6500** 378,87	871,40 1326,04

Beschluss BÄK: **Aus den Beschlüsse des Zentralen Konsultationsausschusses für Gebührenordnungsfragen bei der Bundesärztekammer zur Privatliquidation herzchirurgischer Leistungen – Berechnung Nr. 2826 GOÄ oder 3079 für die „Anulusentkalkung“**
Für die Entkalkung des Klappenringes bei Klappenersatz („Anulusentkalkung“) ist Nr. 2826 GOÄ (operative Beseitigung einer erworbenen Stenose oder eines Verschlusses an den großen Gefäßen im Thorax durch Rekonstruktionen) oder Nr. 3079 GOÄ (Resektion intrakardial stenosierender Muskulatur) nicht eigenständig berechenbar. Eine gegebenenfalls erforderliche aufwendige „Entkalkung“ (zum Beispiel bei Stadium IV) ist über den Steigerungsfaktor zu berücksichtigen.
Auch in den Fällen, dass der Klappenring so eng ist, dass auch die kleinste Klappe nicht passt und der Klappenring erweitert werden muss, ist dies als unselbständige Teilleistung anzusehen.
Bei Kindern kann die Leistung nach Nr. 2826 die Zielleistung sein. Diese kongenitalen Korrekturen sind aber vom hier Beschriebenen unabhängig.

2827	**Operation eines Aneurysmas an einem großen Gefäß im Thorax**	**7500** 437,15	1005,46 1530,04
2828	**Operative Versorgung einer intrathorakalen Gefäßverletzung durch direkte Naht**	**3000** 174,86	402,18 612,02

Ausschluss: Neben Nr. 2828 ist folgende Nr. nicht abrechnungsfähig: 2829 (gleiche Gefäßverletzung)

2829	**Operative Versorgung einer intrathorakalen Gefäßverletzung durch Gefäßersatz**	**5200** 303,09	697,12 1060,83

Ausschluss: Neben Nr. 2829 ist folgende Nr. nicht abrechnungsfähig: 2828 (gleiche Gefäßverletzung)

2834	**Operative(r) Eingriff(e) an einem oder mehreren Gefäß(en) der Nieren, als selbständige Leistung**	**1480** 86,27	198,41 301,93

Ausschluss: Neben Nr. 2834 sind folgende Nrn. nicht abrechnungsfähig: 2835ff.

2835	**Rekonstruktive Operation an der Aorta abdominalis bei Stenose oder Verschluss**	**4500** 262,29	603,27 918,02
2836	**Rekonstruktive Operation an der Aorta abdominalis bei Aneurysma**	**5000** 291,44	670,30 1020,03
2837	**Rekonstruktive Operation an einem Viszeralgefäß**	**5000** 291,44	670,30 1020,03
2838	**Rekonstruktive Operation einer Nierenarterie**	**4300** 250,64	576,46 877,22
2839	**Rekonstruktive Operation an den Beckenarterien, einseitig**	**3000** 174,86	402,18 612,02
2840	**Rekonstruktive Operation an den Arterien eines Oberschenkels – auch Anlegung einer Gefäßprothese oder axillo-femorale Umleitung oder femoro-femorale Umleitung –**	**3000** 174,86	402,18 612,02

GOÄ-Nr.		Punktzahl 1fach	2,3 / *1,8 3,5 / *2,5
2841	**Rekonstruktive Operation einer Kniekehlenarterie**	**2000** 116,57	268,12 408,01
2842	**Rekonstruktive Operation der Arterien des Unterschenkels**	**3700** 215,66	496,02 754,82
2843	**Rekonstruktive Operation einer arteriovenösen Fistel an den Extremitäten oder im Halsbereich**	**3700** 215,66	496,02 754,82
2844	**Rekonstruktive Operation einer arteriovenösen Fistel im Brust- oder Bauchraum**	**5500** 320,58	737,33 1122,03

3 Venenchirurgie

2880 **Inzision eines Varixknotens** — **148** / 8,63 — 19,84 / 30,19

Ausschluss: Neben Nr. 2880 sind folgende Nrn. nicht abrechnungsfähig: 2881, 2882, 2887

Analog: Analoger Ansatz für die Spaltung oberflächlich gelegener Venen (als Zielleistung).

2881 **Varizenexhairese, einseitig** — **1110** / 64,70 — 148,81 / 226,45

Ausschluss: Neben Nr. 2881 sind folgende Nrn. nicht abrechnungsfähig: 2801, 2880, 2882, 2890

Kommentar: Siehe Allgemeinen Kommentar unter 3. Venenchirurgie

Tipp: Bei ambulanter OP: Zuschlag nach Nr. 444 nicht vergessen!

2882 **Varizenexhairese mit Unterbrechung der Vv. perforantes, einseitig –** — **1850** / 107,83 — 248,01 / 377,41

Ausschluss: Neben Nr. 2882 sind folgende Nrn. nicht abrechnungsfähig: 2801, 2880, 2881, 2890

Beschluss BÄK: **Beschluss des Gebührenausschusses der Bundesärztekammer** (15. Sitzung vom 21. Juli 1998 und 16. Sitzung vom 29. September 1998) – **Isolierte Seitenastexstirpation nach Nr. 2890 neben Nrn. 2882 und 2883**

Nr. 2890 GOÄ (Isolierte Seitenastexstirpation ...) ist nicht neben Nr. 2883 (Crossektomie ... und Exstirpation mehrere Seitenäste) berechenbar.

Wird jedoch eine isolierte Seitenastexstirpation (ohne Crossektomie) am anderen Bein durchgeführt, so ist dafür Nr. 2890 GOÄ auch in einer Sitzung neben Nr. 2883 berechnungsfähig.

Zur Klarstellung der besonderen Verhältnisse sollte in der Rechnung dokumentiert werden, dass die Leistung nach der Nr. 2890 GOÄ an einem anderen Bein als die Leistung nach Nr. 2883 GOÄ erfolgte.

Kommentar: Siehe Allgemeinen Kommentar unter 3. Venenchirurgie

Tipp: Bei ambulanter OP: Zuschlag nach Nr. 445 nicht vergessen!

2883 **Crossektomie der Vena saphena magna oder parva und Extirpation mehrerer Seitenäste** — **1200** / 69,94 — 160,87 / 244,81

Ausschluss: Neben Nr. 2883 ist folgende Nr. nicht abrechnungsfähig: 2890

Beschluss BÄK: Siehe Beschluss zu Nr. 2882

Kommentar: Siehe Allgemeinen Kommentar unter 3. Venenchirurgie

Tipp: Bei ambulanter OP: Zuschlag nach Nr. 445 nicht vergessen!

GOÄ-Nr.		Punktzahl 1fach	2,3 / *1,8 3,5 / *2,5
2885	**Entfernung einer kleinen Blutadergeschwulst**	**1110** 64,70	148,81 226,45

Ausschluss: Neben Nr. 2885 sind folgende Nrn. nicht abrechnungsfähig: 2403, 2404, 2886

GOÄ-Ratgeber der BÄK: Siehe auch unter „GOÄ-Ratgeber der BÄK" bei GOÄ Nr. 2440 analog

2885 analog	**Mit einer Ausdehnung von 7 bis 21 cm² Körperoberfläche, bis zu dreimal im Behandlungsfall, im Falle der Behandlung von Besenreiservarizen mit einer Laser-Impulsrate von 51 bis 100 Impulsen pro Sitzung (analog 2885 GOÄ) – n. Beschlüssen des Ausschusses „Gebührenordnung" der BÄK**	**1110** 64,70	148,81 226,45

Beschluss BÄK: **Beschluss des Gebührenordnungsausschusses der BÄK** – Dt. Ärzteblatt 1/02

Dermatologische Lasertherapie

Laserbehandlung von Besenreiser-Varizen, Teleangiektasien, Warzen u.a. Hautveränderungen, ausgenommen melanozytäre Naevi sowie aktinischer Präkarzinomerosen, einschl. Laser-Epilation, mit einer Ausdehnung von 7 bis zu 21cm² Körperoberfläche, analog Nr. 2885 (1100 Punkte), bis zu dreimal im Behandlungsfall, im Falle der Behandlung von Besenreiser-Varizen mit einer Laser-Impulsrate von bis zu 51 bis 100 Impulsen pro Sitzung.

Bei Anwendung eines gepulsten Farblasers ist der Ersatz der Auslagen des pro Patient verbrauchten Farbstoffes nach § 10 GOÄ möglich. Eine metrische und fotografische Dokumentation der zu behandelnden Hautläsion vor und nach Anschluss einer dermatologischen Lasertherapie wird empfohlen.

Melanozytäre Naevi sind ausdrücklich von der Laserbehandlung ausgenommen. Bei der Laserbehandlung von Besenreiservarizen ist die jeweils vorgeschriebene Mindest-Impulszahl pro Sitzung zu beachten.

GOÄ-Ratgeber der BÄK: ► **Dermatologische Lasertherapie (1) Allgemeines**

Dr. med. Anja Pieritz – in: Deutsches Ärzteblatt 102, Heft 28-29 (18.07.2005), Seite A-20489 – www.bundesaerztekammer.de/page.asp?his=1.108.4144.4193.4204.4205

► **Dermatologische Lasertherapie (2)**

Alleinige Epilation berechnungsfähig – Ambulante Zuschläge berechnungsfähig

Dr. med. Anja Pieritz – in: Deutsches Ärzteblatt 102, Heft 31-32 (08.08.2005), Seite A-2188 – www.bundesaerztekammer.de/page.asp? his=1.108.4144.4261.4271

Dr. Pieritz führt zu (1) aus: ...„Die gewählte Abgrenzung durch die Ausdehnung beziehungsweise die Laserimpulsrate verdeutlicht, dass die analogen Nummern 2440, 2885 und 2886 GOÄ für die Behandlung in einer Sitzung nicht nebeneinander berechnungsfähig sind. Die Berechnung der analogen Nummern 2440, 2885 und 2886 GOÄ ist auf dreimal im Behandlungsfall begrenzt. Werden beispielsweise bei vier Sitzungen innerhalb eines Monats Warzen, Teleangiektasien und Fibrome jeweils mit einer Ausdehnung von mehr als 21 cm 2 mittels Lasertherapie behandelt, kann hierfür dreimal die Nummer 2886 GOÄ (insgesamt 8310 Punkte) analog angesetzt werden. Die vierte Behandlung kann weder analog nach der Nummer 2440 GOÄ noch nach Nummer 2885 GOÄ berechnet werden. Der zusätzliche Zeitaufwand für die vierte Behandlung kann über eine angemessene Erhöhung des Faktors der berechneten Nummer 2886 GOÄ erfolgen..."

Dr. Pieritz ergänzt zu (2): „...Aus gebührenrechtlicher Sicht können die Zuschläge nach den Nummern 441 und 444 GOÄ ausschließlich neben der Nummer 2440 GOÄ angesetzt werden, weil nur die Nummer 2440 GOÄ im abschließenden Katalog zuschlagsfähiger Gebührenpositionen der Präambel zu Abschnitt C VIII der GOÄ aufgeführt ist. [Die Nr. 441 GOÄ (Laser) scheidet jedoch aus, weil der Laser bereits Bestandteil der Leistungslegende der Analogen Bewertung ist!] ..."

2886	**Entfernung einer großen Blutadergeschwulst**	**2770** 161,46	371,35 565,10

Ausschluss: Neben Nr. 2886 sind folgende Nrn. nicht abrechnungsfähig: 2404, 2407, 2440, 2885

GOÄ-Ratgeber der BÄK: Siehe auch unter „GOÄ-Ratgeber der BÄK" bei GOÄ Nr. 2440 analog

2886 analog	**Mit einer Ausdehnung von mehr als 21 cm² im Falle der Behandlung von Besenreiservarizen mit einer Laser-Impulsrate von mehr als 100 Impulsen pro Sitzung, (analog 2886 GOÄ) – n. Beschlüssen des Ausschusses „Gebührenordnung" der BÄK**	**2770** 161,46	371,35 565,10

GOÄ-Ratgeber der BÄK: ► Siehe Ratgeber unter Nr. 2885 analog

GOÄ-Nr.		Punktzahl / 1fach	2,3 / *1,8 / 3,5 / *2,5
2887	**Thrombektomie**	**2000** / 116,57	268,12 / 408,01

Ausschluss: Neben Nr. 2887 ist folgende Nr. nicht abrechnungsfähig: 2880

Kommentar: Die im Vorfeld der Thrombektomie erforderlichen diagnostischen Maßnahmen wie Sonographie/Doppler, Phlebographie sind zusätzlich berechnungsfähig. Ebenfalls erforderliche intraoperative Durchleuchtungen.

Tipp: Bei ambulanter OP: Zuschlag nach Nr. 445 nicht vergessen!

2888	**Veno-venöse Umleitung (z.B. nach Palma) ohne Anlage eines arteriovenösen Shunts**	**3140** / 183,02	420,95 / 640,58

Ausschluss: Neben Nr. 2888 sind folgende Nrn. nicht abrechnungsfähig: 2889, 2891

2889	**Veno-venöse Umleitung (z.B. nach Palma) mit Anlage eines arteriovenösen Shunts**	**3700** / 215,66	496,02 / 754,82

Ausschluss: Neben Nr. 2889 sind folgende Nrn. nicht abrechnungsfähig: 2888, 2897, 2895

2890	**Isolierte Seitenastextirpation und/oder Perforansdissektion und/oder Perforansligatur**	**350** / 20,40	46,92 / 71,40

Ausschluss: Neben Nr. 2890 sind folgende Nrn. nicht abrechnungsfähig: 2881, 2882, 2883

Beschluss BÄK: **Beschluss des Gebührenausschusses der Bundesärztekammer** (15. Sitzung vom 21. Juli 1998 und 16. Sitzung vom 29. September 1998) – **Isolierte Seitenastexstirpation nach Nr. 2890 neben Nrn. 2882 und 2883**

Nr. 2890 GOÄ (Isolierte Seitenastexstirpation ...) ist nicht neben Nr. 2883 (Crossektomie ... und Exstirpation mehrere Seitenäste) berechenbar.

Wird jedoch eine isolierte Seitenastexstirpation (ohne Crossektomie) am anderen Bein durchgeführt, so ist dafür Nr. 2890 GOÄ auch in einer Sitzung neben Nr. 2883 berechnungsfähig.

Zur Klarstellung der besonderen Verhältnisse sollte in der Rechnung dokumentiert werden, dass die Leistung nach der Nr. 2890 GOÄ an einem anderen Bein als die Leistung nach Nr. 2883 GOÄ erfolgte.

Tipp: Bei ambulanter OP: Zuschlag nach Nr. 442 nicht vergessen!

2891	**Rekonstruktive Operation an den Körpervenen unter Ausschluß der Hohlvenen (Thrombektomie, Transplantatersatz, Bypassoperation) – gegebenenfalls einschließlich Anlegen einer temporären arterio-venösen Fistel –**	**3000** / 174,86	402,18 / 612,02

Ausschluss: Neben Nr. 2891 sind folgende Nrn. nicht abrechnungsfähig: 2888, 2889

Tipp: Bei ambulanter OP: Zuschlag nach Nr. 445 nicht vergessen!

2895	**Anlage eines arteriovenösen Shunts zur Hämodialyse**	**1480** / 86,27	198,41 / 301,93

Ausschluss: Neben Nr. 2895 sind folgende Nrn. nicht abrechnungsfähig: 2889, 2896

Tipp: Bei ambulanter OP: Zuschlag nach Nr. 445 nicht vergessen, dazu ggf. Nr. 440.

2896	**Anlage eines arteriovenösen Shunts zur Hämodialyse mit freiem Transplantat**	**2100** / 122,40	281,53 / 428,41

Ausschluss: Neben Nr. 2896 sind folgende Nrn. nicht abrechnungsfähig: 2889, 2896

Tipp: Bei ambulanter OP: Zuschlag nach Nr. 445 nicht vergessen, dazu ggf. Nr. 440!

2897	**Beseitigung eines arteriovenösen Shunts**	**1200** / 69,94	160,87 / 244,81

Tipp: Bei ambulanter OP: Zuschlag nach Nr. 445 nicht vergessen!

GOÄ-Nr.		Punktzahl 1fach	2,3 / *1,8 3,5 / *2,5
2898	**Unterbrechung der Vena cava caudalis durch Filterimplantation**	**1500** 87,43	201,09 306,01

Ausschluss: Neben Nr. 2898 ist folgende Nr. nicht abrechnungsfähig: 2899

2899	**Unterbrechung der Vena cava caudalis nach Freilegung**	**2220** 129,40	297,61 452,89

Ausschluss: Neben Nr. 2899 ist folgende Nr. nicht abrechnungsfähig: 2898

2900	**Operation bei portalem Hochdruck durch Dissektion**	**3140** 183,02	420,95 640,58

Ausschluss: Neben Nr. 2900 sind folgende Nrn. nicht abrechnungsfähig: 2901, 2902

2901	**Operation bei portalem Hochdruck durch venöse Anastomose**	**3700** 215,66	496,02 754,82

Ausschluss: Neben Nr. 2901 sind folgende Nrn. nicht abrechnungsfähig: 2900, 2902

2902	**Operation bei portalem Hochdruck durch venöse Anastomose und Arterialisation**	**4620** 269,29	619,36 942,51

Ausschluss: Neben Nr. 2902 sind folgende Nrn. nicht abrechnungsfähig: 2900, 2901

4 Sympathikuschirurgie

2920	**Thorakale Sympathektomie**	**2000** 116,57	268,12 408,01

Ausschluss: Neben Nr. 2920 ist folgende Nr. nicht abrechnungsfähig: 2603

Beschluss BÄK: **Aus den Beschlüsse des Zentralen Konsultationsausschusses für Gebührenordnungsfragen bei der Bundesärztekammer zur Privatliquidation herzchirurgischer Leistungen – Nr. 2920 (thorakale Sympathektomie) neben Nr. 3089 für „Eingriffe am sympathischen Nervensystem paraaortal, um die Spasmusbereitschaft der Koronararterien zu beeinflussen**

„Nur in sehr wenigen Fällen (wenn eine Vollrevaskularisierung nicht möglich ist) ist bei einer Bypass-Operation eine thorakale Sympathektomie nach Nr. 2920 GOÄ erforderlich und berechenbar. Dies muß aus dem Operationsbericht klar nachvollziehbar sein. Die nur teilweise Durchtrennung (zum Beispiel der rami cardiaci nervi vagi) des Plexus kardiacus im Rahmen der Bypass-Operation ist eine unselbständige Teilleistung.

2921	**Lumbale Sympathektomie**	**1480** 86,27	198,41 301,93

Ausschluss: Neben Nr. 2921 sind folgende Nrn. nicht abrechnungsfähig: 2602, 2603

XII Thoraxchirurgie

2950	**Resektion einer Rippe, als selbständige Leistung**	**739** 43,07	99,07 150,76

Tipp:

- Bei ambulanter OP: Zuschlag nach Nr. 443 nicht vergessen!
- Die Leistung ist mehrfach ansetzbar, wenn die resezierten Rippen nicht benachbart sind.

2951	**Resektion mehrerer benachbarter Rippen, als selbständige Leistung –**	**1110** 64,70	148,81 226,45

Ausschluss: Neben Nr. 2951 sind folgende Nrn. nicht abrechnungsfähig: 2950, 2952, 2956, 2957

GOÄ-Nr.		Punktzahl / 1fach	2,3 / *1,8 / 3,5 / *2,5

Kommentar: Wenn benachbarte Rippen, aber auch nicht benachbarte Rippen, bei demselben Eingriff reseziert werden, so sind die Nrn. 2951 und 2950 nebeneinander berechnungsfähig.
Eine Drainage nach Nr. 2970 ist auch daneben berechnungsfähig.

Tipp: Bei ambulanter OP: Zuschlag nach Nr. 444 nicht vergessen!

2952 **Resektion einer Halsrippe oder der 1. Rippe** **1110** 148,81 / 64,70 226,45

Tipp: Bei ambulanter OP: Zuschlag nach Nr. 444 nicht vergessen!

2953 **Thorakoplastik** **3140** 420,95 / 183,02 640,58

Ausschluss: Neben Nr. 2953 sind folgende Nrn. nicht abrechnungsfähig: 2954, 2955, 2959, 3010

2954 **Thorakoplastik mit Höhlenöffnung – auch Jalousieplastik –** **4620** 619,36 / 269,29 942,51

Ausschluss: Neben Nr. 2954 sind folgende Nrn. nicht abrechnungsfähig: 2953, 2955, 2959, 3010

2955 **Thorakoplastik mit Entschwartung – gegebenenfalls einschließlich Muskelimplantation und Entnahme des Implantates** **5000** 670,30 / 291,44 1020,03

Ausschluss: Neben Nr. 2955 sind folgende Nrn. nicht abrechnungsfähig: 2953, 2954, 2959, 3010

2956 **Brustwandteilresektion** **2100** 281,53 / 122,40 428,41

Ausschluss: Neben Nr. 2956 sind folgende Nrn. nicht abrechnungsfähig: 2950, 2951, 2952, 2957, 2959, 2960, 3010

2957 **Brustwandteilresektion mit plastischer Deckung** **3000** 402,18 / 174,86 612,02

Ausschluss: Neben Nr. 2957 sind folgende Nrn. nicht abrechnungsfähig: 2950, 2951, 2952, 2956, 2959, 2960, 3010

2959 **Korrekturthorakoplastik mit Entschwartung – gegebenenfalls einschließlich Muskelimplantation und Entnahme des Implantates** **5100** 683,71 / 297,27 1040,43

Ausschluss: Neben Nr. 2959 sind folgende Nrn. nicht abrechnungsfähig: 2953 – 2957, 3010

2960 **Operation einer Brustkorbdeformität (z.B. Trichterbrust)** **3000** 402,18 / 174,86 612,02

Ausschluss: Neben Nr. 2960 ist folgende Nr. nicht abrechnungsfähig: 3010

2970 **Anlage einer Pleuradrainage (z.B. Bülausche Heberdrainage) –** **554** 74,27 / 32,29 113,02

Ausschluss: Neben Nr. 2970 sind folgende Nrn. nicht abrechnungsfähig: 303, 306, 307, 308, 315, 2015, 2032

Beschluss BÄK: **Aus den Beschlüsse des Zentralen Konsultationsausschusses für Gebührenordnungsfragen bei der Bundesärztekammer zur Privatliquidation herzchirurgischer Leistungen**
Nr. 2970 (Pleuradrainage) und/oder Nr. 3012 (Drainage des Mediastinums) neben Herzoperationen)
Für die Drainage des Operationsgebietes sind die Nr. 2970 (Pleuradrainage) und/oder Nr. 3012 (Drainage des Mediastinums) nicht eigenständig berechenbar. Drainagen, die im Sinne einer therapeutischen Intervention in speziellen Situationen gelegt werden und über separate Inzisionen ausgeleitet werden müssen, zum Beispiel bei Eröffnung der Pleurahöhle, könnten als eigenständiger Eingriff und berechenbar (Nr. 2970 GOÄ)

GOÄ-Nr.		Punktzahl / 1fach	2,3 / *1,8 / 3,5 / *2,5

angesehen werden. Tatsächlich zeigt die Praxis, dass die Pleuradrainage fast durchgängig berechnet wird, und dass bei 25 bis 33 Prozent der Eingriffe, insbesondere bei Präparation der Arteria mammaria, die Pleura eröffnet wird.
Wegen der faktisch nicht gegebenen Nichabgrenzbarkeit der Leistung empfiehlt der Ausschuss, in jedem Fall auf die Berechnung der Nr. 2970 GOÄ zu verzichten.

Tipp: Bei ambulanter OP: Zuschlag nach Nr. 443 nicht vergessen!

2971 **Spülung des Pleuraraumes bei liegender Drainage – gegebenenfalls einschließlich Einbringung von Arzneimitteln –** **148** 19,84 8,63 30,19

Ausschluss: Neben Nr. 2971 ist folgende Nr. nicht abrechnungsfähig: 2093

2972 **Entnahme von Pleuragewebe nach operativer Freilegung der Pleura, als selbständige Leistung** **666** 89,28 38,82 135,87

Ausschluss: Neben Nr. 2972 sind folgende Nrn. nicht abrechnungsfähig: 307, 308, 2973, 2974, 2990, 2992, 2993

2973 **Pleurektomie, einseitig, als selbständige Leistung** **2220** 297,61 129,40 452,89

Ausschluss: Neben Nr. 2973 sind folgende Nrn. nicht abrechnungsfähig: 307, 308, 2972, 2974

2974 **Pleurektomie mit Resektion(en) am Perikard und/oder Zwerchfell** **3140** 420,95 183,02 640,58

Ausschluss: Neben Nr. 2974 sind folgende Nrn. nicht abrechnungsfähig: 307, 308, 310, 2972, 2973, 3065

2975 **Dekortikation der Lunge** **4800** 643,49 279,78 979,23

Kommentar: Gemessen an diesen Grundsätzen könne die besondere Berechnungsfähigkeit der Leistungen nach der Nr. 2975 (Dekortikation der Lunge) des Gebührenverzeichnisses nicht verneint werden.
Dabei hebt der BGH besonders hervor, dass weder in der Leistungsbeschreibung noch in der Bewertung ein Anhaltspunkt dafür gegeben sei, wonach die mit 4800 Punkten bewertete Leistung nach Nr. 2975 in der mit 5 100 Punkten nur unwesentlich höher bewerteten Leistung nach Nr. 2997 enthalten sei oder als deren besondere Ausführung im Sinne des § 4 Abs. 2 a S. 1 GOÄ zu behandeln wäre.
Auch wenn noch die in beiden Gebührennummern enthaltenen 1 110 Punkte für die Eröffnung der Brusthöhle zu berücksichtigen seien, ergebe sich kein anderes Ergebnis, als in der Leistung nach Nr. 2975 eine selbstständige im Sinne des § 4 Abs. 2 a S. 1 GOÄ zu sehen.

2976 **Ausräumung eines Hämatothorax** **2000** 268,12 116,57 408,01

Ausschluss: Neben Nr. 2976 ist folgende Nr. nicht abrechnungsfähig: 2397

2977 **Thorakokaustik bei Spontanpneumothorax** **739** 99,07 43,07 150,76

2979 **Operative Entfernung eines Pleuraemphysems – gegebenenfalls einschließlich Rippenresektion(en) –** **1110** 148,81 64,70 226,45

Ausschluss: Neben Nr. 2979 sind folgende Nrn. nicht abrechnungsfähig: 2430, 2432, 2950, 2951, 2970, 2971

GOÄ-Nr.		Punktzahl 1fach	2,3 / *1,8 3,5 / *2,5
2985	**Thorakaler Eingriff am Zwerchfell**	**2220** 129,40	297,61 452,89
2990	**Thorakotomie zu diagnostischen Zwecken**	**1110** 64,70	148,81 226,45
Ausschluss:	Neben Nr. 2990 sind folgende Nrn. nicht abrechnungsfähig: 2972, 2991, 2992, 2993, 3010		
Tipp:	Bei ambulanter OP: Zuschlag nach Nr. 444 nicht vergessen!		
2991	**Thorakotomie mit Herzmassage**	**1480** 86,27	198,41 301,93
Ausschluss:	Neben Nr. 2991 ist folgende Nr. nicht abrechnungsfähig: 3010		
Tipp:	Bei ambulanter OP: Zuschlag nach Nr. 445 nicht vergessen!		
2992	**Thorakotomie mit Entnahme von Pleura- und/oder Lungengewebe für die histologische und/oder bakteriologische Untersuchung, als selbständige Leistung**	**1290** 75,19	172,94 263,17
Ausschluss:	Neben Nr. 2992 sind folgende Nrn. nicht abrechnungsfähig: 2972, 2990, 2993, 3010		
Tipp:	Bei ambulanter OP: Zuschlag nach Nr. 445 nicht vergessen!		
2993	**Thorakotomie mit Gewebsentnahme und intrathorakalen Präparationen –**	**1480** 86,27	198,41 301,93
Ausschluss:	Neben Nr. 2993 sind folgende Nrn. nicht abrechnungsfähig: 2972, 2990, 2992, 3010		
Tipp:	Bei ambulanter OP: Zuschlag nach Nr. 445 nicht vergessen!		
2994	**Operative Eingriffe an der Lunge (z.B. Keilexzision, Herdenunkleation, Ausschälung von Zysten)**	**2770** 161,46	371,35 565,10
Ausschluss:	Neben Nr. 2994 sind folgende Nrn. nicht abrechnungsfähig: 2995, 2996, 2997, 2998, 2999		
2995	**Lob- oder Pneumonektomie**	**3140** 183,02	420,95 640,58
Ausschluss:	Neben Nr. 2995 sind folgende Nrn. nicht abrechnungsfähig: 2994, 2996, 2997, 2998, 2999		
2996	**Lungensegmentresektion(en)**	**4000** 233,15	536,24 816,02
Ausschluss:	Neben Nr. 2996 sind folgende Nrn. nicht abrechnungsfähig: 2994, 2995, 2997, 2998, 2999		
2997	**Lobektomie und Lungensegmentresektion(en)**	**5100** 297,27	683,71 1040,43
Ausschluss:	Neben Nr. 2997 sind folgende Nrn. nicht abrechnungsfähig: 2994, 2995, 2996, 2998, 2999		
Kommentar:	Siehe Kommentar zu Nr. 2975		
2998	**Bilobektomie**	**4800** 279,78	643,49 979,23
Ausschluss:	Neben Nr. 2998 sind folgende Nrn. nicht abrechnungsfähig: 2994, 2995, 2996, 2997, 2999		

GOÄ-Nr.		Punktzahl 1fach	2,3 / *1,8 3,5 / *2,5
2999	**Pneumonektomie mit intraperikardialer Gefäßversorgung und/ oder Ausräumung mediastinaler Lymphknoten**	**5600** 326,41	750,74 1142,43

Ausschluss: Neben Nr. 2999 sind folgende Nrn. nicht abrechnungsfähig: 2994, 2995, 2996, 2997, 2998

3000	**Bronchotomie zur Entfernung von Fremdkörpern oder Tumoren**	**2770** 161,46	371,35 565,10
3001	**Thorakale Eingriffe am Tracheobronchialsystem wie Resektion und/oder Anastomose und/oder Versteifung und/oder plastischer Ersatz**	**5800** 338,07	777,55 1183,23
3002	**Operative Kavernen- oder Lungenabszesseröffnung**	**4800** 279,78	643,49 979,23
3010	**Sternotomie, als selbständige Leistung**	**1110** 64,70	148,81 226,45

Ausschluss: Neben Nr. 3010 sind folgende Nrn. nicht abrechnungsfähig: 1551, 2953 – 2960, 2990, 2991, 2992, 2993, 3011, 3050 – 3097, 3125 – 3130

3011	**Entfernung eines Mediastinaltumors, transpleural oder transsternal**	**4000** 233,15	536,24 816,02

Ausschluss: Neben Nr. 3011 sind folgende Nrn. nicht abrechnungsfähig: 2990, 2992, 2993, 3010

Beschluss BÄK: **Aus den Beschlüsse des Zentralen Konsultationsausschusses für Gebührenordnungsfragen bei der Bundesärztekammer zur Privatliquidation herzchirurgischer Leistungen**

Berechenbarkeit der Thymusresektion als eigenständige operative Leistung nach Nr. 3011 analog

Die Berechenbarkeit der Nr. 3011 GOÄ (Entfernung eines Mediastinaltumors) oder der Nr. 2993 GOÄ (Thorakotomie mit Gewebsentnahme und intrathorakalen Präparationen) im Rahmen der Herzoperation ist nicht möglich, da die Entfernung eines eventuellen „Restkörpers" auch in den Fällen, in denen dieser noch sehr ausgeprägt ist, eine unselbständige Teilleistung § 4 Abs. 2 a) darstellt.

3012	**Drainage des Mediastinums**	**554** 32,29	74,27 113,02

Ausschluss: Neben Nr. 3012 sind folgende Nrn. nicht abrechnungsfähig: 2015, 2032, 2970

Beschluss BÄK: **Aus den Beschlüssen des Zentralen Konsultationsausschusses für Gebührenordnungsfragen bei der Bundesärztekammer zur Privatliquidation herzchirurgischer Leistungen**

Nr. 2970 (Pleuradrainage) und/oder Nr. 3012 (Drainage des Mediastinums) neben Herzoperationen)

Für die Drainage des Operationsgebietes sind die Nr. 2970 (Pleuradrainage) und/oder Nr. 3012 (Drainage des Mediastinums) nicht eigenständig berechenbar. Drainagen, die im Sinne einer therapeutischen Intervention in speziellen Situationen gelegt werden und über separate Inzisionen ausgeleitet werden müssen, zum Beispiel bei Eröffnung der Pleurahöhle, könnten als eigenständiger Eingriff und berechenbar (Nr. 2970 GOÄ) angesehen werden.

Tatsächlich zeigt die Praxis, daß die Pleuradrainage fast durchgängig berechnet wird, und daß bei 25 bis 33 Prozent der Eingriffe, insbesondere bei Präparation der Arteria mammaria die Pleura eröffnet wird.

Wegen der faktisch nicht gegebenen Nichabgrenzbarkeit der Leistung empfiehlt der Ausschuß, in jedem Fall auf die Berechnung der Nr. 2970 GOÄ zu verzichten.

3013	**Intrathorakaler Eingriff am Lymphgefäßsystem**	**4000** 233,15	536,24 816,02

GOÄ-Nr.		Punktzahl / 1fach	2,3 / *1,8 / 3,5 / *2,5

XIII Herzchirurgie

3050 **Operative Maßnahmen in Verbindung mit der Herz-Lungen-Maschine zur Herstellung einer extrakorporalen Zirkulation** — **1850** / 107,83 — 248,01 / 377,41

Beschluss BÄK:
Aus den Beschlüssen des Zentralen Konsultationsausschusses für Gebührenordnungsfragen bei der Bundesärztekammer zur Privatliquidation herzchirurgischer Leistungen
Erhöhte Steigerungsfaktoren bei herzchirurgischen Leistungen
Der mancherorts zu beobachtende „schematische“ Ansatz von Multiplikatoren oberhalb der Begründungsschwelle wird als nicht nachvollziehbar angesehen. Der Ansatz von Steigerungsfaktoren oberhalb der Begründungsschwelle ist in der Regel nur bei den intraoperativen „Kernleistungen“ begründbar.
Nur in wenigen Fällen ist für die „Nebenleistungen“ (zum Beispiel Nr. 3050 GOÄ) ein höherer Steigerungsfaktor gerechtfertigt. Höhere Steigerungsfaktoren für Leistungen außerhalb der Operation (zum Beispiel Visiten, Beratungen, Verbände usw.) sind in aller Regel nicht durchgängig begründbar.
Bei Visiten trifft zum Beispiel oft zu, dass die Erst- und Abschlussvisite sowie unmittelbar postoperative Visiten inhaltlich besonders schwierig sind und einen weit überdurchschnittlichen Zeitaufwand erfordern und damit die Berechnung eines höheren Multiplikators plausibel erscheint, nicht jedoch für die übrigen Visiten des „routinemäßigen“ Verlaufes.

3051 **Perfusion der Hirnarterien, zusätzlich zur Leistung nach Nummer 3050** — **1290** / 75,19 — 172,94 / 263,17

Tipp: Neben Nr. 3051 ist Nr. 3050 abrechenbar.

3052 **Perfusion der Koronararterien, zusätzlich zur Leistung nach Nummer 3050** — **1110** / 64,70 — 148,81 / 226,45

Tipp: Neben Nr. 3052 ist Nr. 3050 abrechenbar.

3053 **Perfusion von Arterien eines anderen Organs, zusätzlich zur Leistung nach Nummer 3050** — **1110** / 64,70 — 148,81 / 226,45

Tipp: Neben Nr. 3053 ist Nr. 3050 abrechenbar.

3054 **Operative extrathorakale Anlage einer assistierenden Zirkulation –** — **1850** / 107,83 — 248,01 / 377,41

3055 **Überwachung einer assistierenden Zirkulation, je angefangene Stunde** — **554** / 32,29 — 74,27 / 113,02

Die Leistung nach Nummer 3055 ist nur während einer Operation berechnungsfähig.

Ausschluss: Neben Nr. 3055 sind folgende Nrn. nicht abrechnungsfähig: 56, 435

Beschluss BÄK:
Aus den Beschlüssen des Zentralen Konsultationsausschusses für Gebührenordnungsfragen bei der Bundesärztekammer zur Privatliquidation herzchirurgischer Leistungen
Nr. 3055 GOÄ für die Überwachung der Herz-Lungen-Maschine
Die technische Überwachung der HLM erfolgt durch einen Kardiotechniker, dieser übernimmt aber nur die unmittelbare Steuerung der Maschine. Die Funktionsfähigkeit des künstlichen Kreislaufes bedarf zusätzlich der ständigen Überwachung durch Operateur und Narkosearzt, gegebenenfalls Lage und Korrekturen der Anschlusskatheter, zusätzliche Abdichtungsnähte und medikamentöse Maßnahmen. Die Einstellung der Herz-Lungen-Maschine zum Beispiel hinsichtlich Körpertemperatur, wird durch den Chirurgen entschieden.
Nach dem Anschluß der HLM erfolgt die Übernahme der Kreislauffunktion durch die Maschine schrittweise, ebenso die Anpassung wieder an die volle Körperfunktion. Nur ein Teil des Eingriffes findetunter vollständiger Assistenz durch die HLM statt. Die HLM ist damit nicht als „Totalersatz“ anzusehen, sondern wie die voranstehenden Gebührenordnungspositionen als „assistierte Zirkulation“.
Für die ärztlichen Maßnahmen bei Einsatz der HLM ist demnach Nr. 3055 GOÄ berechnungsfähig.
Abrechnungsmodus der Behandlung von Patienten mit Herzunterstützungssystemen, Kunstherz et cetera im postoperativen Verlauf.
Nr. 3055 GOÄ ist nur intraoperativ berechnungsfähig. Für die postoperative ärztliche Kontrolle von Herzunterstützungssystemen (zum Beispiel Kunstherz, LVAD, RVAD) ist Nr. 792 GOÄ analog einmal täglich (neben Nr. 435) berechnungsfähig. Nicht berechnet werden kann eine entsprechende Leistung für die Kontrolle der Funktion der IABP. Wird Nr. 792 GOÄ analog für die postoperative Kontrolle von Herzunterstützungssystemen berechnet, sind nicht mehr als zwei Visiten täglich berechenbar.

GOÄ-Nr.		Punktzahl 1fach	2,3 / *1,8 3,5 / *2,5

3060 Intraoperative Funktionsmessungen am und/oder im Herzen

554 74,27
32,29 113,02

Beschluss BÄK:

Aus den Beschlüsse des Zentralen Konsultationsausschusses für Gebührenordnungsfragen bei der Bundesärztekammer zur Privatliquidation herzchirurgischer Leistungen – Nr. 627 GOÄ (Linksherzkatheterismus) intraoperativ

Nr. 627 GOÄ (Linksherzkatheterismus) – gleiches gilt für die Nr. 628 GOÄ – ist intraoperativ nicht für intraoperative Funktionsmessungen berechenbar.
Zutreffend ist hier Nr. 3060 GOÄ (intraoperative Funktionsmessungen am und/oder im Herzen).

3065 Operation am Perikard, als selbständige Leistung

2000 268,12
116,57 408,01

Ausschluss: Neben Nr. 3065 sind folgende Nrn. nicht abrechnungsfähig: 2974, 3066

Beschluss BÄK:

Aus den Beschlüssen des Zentralen Konsultationsausschusses für Gebührenordnungsfragen bei der Bundesärztekammer zur Privatliquidation herzchirurgischer Leistungen – Abzug der Eröffnungsleistung

Angesichts der Allgemeinen Bestimmungen zum Abschnitt „L" der GOÄ sieht der Ausschuss folgende Auslegung als sachgerecht an: Die GOÄ-Positionen 3065 bis 3091 beinhalten die Brustkorberöffnung.
Dagegen ist die Thorakotomie in Nr. 3050 GOÄ nicht enthalten. Wird mehr als eine der Leistungen nach den GOÄ-Nrn. 3065 bis 3091 im Rahmen einer Operation erbracht und berechnet, so ist ab der zweiten Leistung jeweils die Gebühr nach GOÄ-Nr. 2990 abzuziehen.

Berechnung Nr. 3065 oder 3066 GOÄ für das Lösen von Verwachsungen

Nr. 3065 GOÄ (Operation am Perikard als selbständige Leistung) ist nicht berechenbar für das routinemäßige Lösen von Verwachsungen auf dem Zugangswege, erst recht nicht Nr. 3066 GOÄ (Operation der Perikarditis constrictiva).
Nr. 3065 GOÄ ist nur dann für die Perikardiolyse berechenbar, wenn diese das Ausmaß eines eigenständig indizierten Eingriffs hat, zum Beispiel nach Voroperation, Perikarditis, Trauma oder Radiatio und tatsächlich eine Perikardresektion erfolgte. Die Berechtigung im Einzelfall ist aus der Vorgeschichte und dem OP-Bericht nachprüfbar.

3066 Operation der Pericarditis constrictiva

3140 420,95
183,02 640,58

Beschluss BÄK:

Aus den Beschlüssen des Zentralen Konsultationsausschusses für Gebührenordnungsfragen bei der Bundesärztekammer zur Privatliquidation herzchirurgischer Leistungen – Berechnung Nr. 3065 oder 3066 GOÄ für das Lösen von Verwachsungen

Nr. 3065 GOÄ (Operation am Perikard als selbständige Leistung) ist nicht berechenbar für das routinemäßige Lösen von Verwachsungen auf dem Zugangswege, erst recht nicht Nr. 3066 GOÄ (Operation der Perikarditis constrictiva).
Nr. 3065 GOÄ ist nur dann für die Perikardiolyse berechenbar, wenn diese das Ausmaß eines eigenständig indizierten Eingriffs hat, zum Beispiel nach Voroperation, Perikarditis, Trauma oder Radiatio und tatsächlich eine Perikardresektion erfolgte. Die Berechtigung im Einzelfall ist aus der Vorgeschichte und dem Op-Bericht nachprüfbar.

3067 Myokardbiopsie unter Freilegung des Herzens, als selbständige Leistung

1480 198,41
86,27 301,93

Ausschluss: Neben Nr. 3067 sind folgende Nrn. nicht abrechnungsfähig: 2401, 2402

3068 Anlage einer künstlichen Pulmonalisstammstenose

3140 420,95
183,02 640,58

3069 Shuntoperation an herznahen Gefäßen

3000 402,18
174,86 612,02

Ausschluss: Neben Nr. 3069 ist folgende Nr. nicht abrechnungsfähig: 2844

3070 Operative Anlage eines Vorhofseptumdefektes

3000 402,18
174,86 612,02

GOÄ-Nr.		Punktzahl 1fach	2,3 / *1,8 3,5 / *2,5
3071	**Naht einer Myokardverletzung**	**3000** 174,86	402,18 612,02
3072	**Operativer Verschluß des Vorhofseptumdefektes vom Sekundum-Typ**	**3000** 174,86	402,18 612,02
Ausschluss:	Neben Nr. 3072 ist folgende Nr. nicht abrechnungsfähig: 3073		
3073	**Operativer Verschluß von Vorhofseptumdefekten anderen Typs (z.B. Sinus venosus) – auch Korrektur einer isolierten Lungenvenenfehlmündung –**	**4000** 233,15	536,24 816,02
Ausschluss:	Neben Nr. 3073 ist folgende Nr. nicht abrechnungsfähig: 3072		
3074	**Komplette intraarteriale Blutumleitung (totale Lungenvenenfehlmündung oder unkomplizierte Transposition der großen Arterien)**	**6500** 378,87	871,40 1326,04
3075	**Entfernung eines Fremdkörpers aus dem Herzen oder aus einem herznahen Gefäß – auch Thromb- oder Embolektomie –**	**3000** 174,86	402,18 612,02
Ausschluss:	Neben Nr. 3075 ist folgende Nr. nicht abrechnungsfähig: 2887		

Beschluss BÄK:

Aus den Beschlüssen des Zentralen Konsultationsausschusses für Gebührenordnungsfragen bei der Bundesärztekammer zur Privatliquidation herzchirurgischer Leistungen – Beseitigung einer distal des Bypasses gelegenen Stenose beziehungsweise operative Behandlung des Conduits

In den seltenen Fällen (drei bis vier Prozent der Fälle), dass ein echter Zweiteingriff zur Beseitigung einer Stenose durchgeführt werden muss, das heißt wenn distal des Bypasses eine Verengung operativ behandelt werden muss, ist dafür Nr. 3075 GOÄ (Entfernung eines Fremdkörpers aus dem Herzen oder einem herznahen Gefäß – auch Thromb- oder Embolektomie) eigenständig neben der Bypass-Operation berechenbar.

Wenn aber ein für die koronare Revaskularisierung herangezogener arterieller Conduit aus dem Bereich des Thorax in besonderer Weise operativ vorbehandelt werden muss, um ihn überhaupt als arteriellen Conduit für die koronare Revaskularisierung nutzen zu können, ist dies eine unselbständige Teilleistung im Sinne des § 4 Abs. 2a GOÄ. Der erhöhte Aufwand (und die höhere Schwierigkeit) kann nur im Rahmen des § 5 GOÄ (Steigerungsfaktor) berücksichtigt werden.

Auch hier trifft zu, dass in solchen Fällen die Besonderheiten des Eingriffs bereits im Rechnungstext dokumentiert sein sollten.

3076	**Operative Entfernung eines Herztumors oder eines Herzwandaneurysmas oder eines Herzdivertikels**	**4800** 279,78	643,49 979,23
3077	**Operativer Verschluss eines Herzkammerscheidewanddefektes mittels direkter Naht**	**3000** 174,86	402,18 612,02
Ausschluss:	Neben Nr. 3077 ist folgende Nr. nicht abrechnungsfähig: 3078		
3078	**Operativer Verschluss eines Herzkammerscheidewanddefektes mittels Prothese**	**4000** 233,15	536,24 816,02
3079	**Resektion intrakardial stenosierender Muskulatur**	**3000** 174,86	402,18 612,02

Beschluss BÄK:

Aus den Beschlüssen des Zentralen Konsultationsausschusses für Gebührenordnungsfragen bei der Bundesärztekammer zur Privatliquidation herzchirurgischer Leistungen –
Berechenbarkeit der Myektomie als eigenständige Leistung im Rahmen anderer herzchirurgischer Operationen

Die Berechenbarkeit der Myektomie (Resektion von intrakardial stenosierender Muskulatur nach Nr. 3079 GOÄ) ist als eigenständige Leistung auch im Rahmen anderer herzchirurgischer Operationen nur dann möglich, wenn die Indikation im präoperativen Ventrikulogramm (Kombination von Aortenklappenstenose mit zusätzlicher Herzmuskelhypertrophie) nachgewiesen wurde (und im Operationsbericht dokumentiert ist).

Berechnung Nr. 2826 GOÄ oder 3079 für die „Anulusentkalkung“
Für die Entkalkung des Klappenringes bei Klappenersatz („Anulusentkalkung“) ist Nr. 2826 GOÄ (operative Beseitigung einer erworbenen Stenose oder eines Verschlusses an den großen Gefäßen im Thorax durch Rekonstruktionen) oder Nr. 3079 GOÄ (Resektion intrakardial stenosierender Muskulatur) nicht eigenständig berechenbar. Eine gegebenenfalls erforderliche aufwendige „Entkalkung“ (zum Beispiel bei Stadium IV) ist über den Steigerungsfaktor zu berücksichtigen.
Auch in den Fällen, daß der Klappenring so eng ist, dass auch die kleinste Klappe nicht passt und der Klappenring erweitert werden muss, ist dies als unselbständige Teilleistung anzusehen.
Bei Kindern kann die Leistung nach Nr. 2826 die Zielleistung sein. Diese kongenitalen Korrekturen sind aber vom hier Beschriebenen unabhängig.

3084 Valvuloplastik einer Herzklappe

3300 442,40
192,35 673,22

Ausschluss: Neben Nr. 3084 sind folgende Nrn. nicht abrechnungsfähig: 3085, 3087

3085 Operative Korrektur einer Herzklappe

3140 420,95
183,02 640,58

Ausschluss: Neben Nr. 3085 sind folgende Nrn. nicht abrechnungsfähig: 3086, 3087

3086 Operativer Ersatz einer Herzklappe

5600 750,74
326,41 1142,43

Ausschluss: Neben Nr. 3086 sind folgende Nrn. nicht abrechnungsfähig: 3084, 3085, 3087

3087 Operative Korrektur und/oder Ersatz mehrerer Herzklappen

7500 1005,46
437,15 1530,04

Ausschluss: Neben Nr. 3087 sind folgende Nrn. nicht abrechnungsfähig: 3084, 3085, 3086

3088 Operation zur direkten myokardialen Revaskularisation eines Versorgungsabschnittes

5600 750,74
326,41 1142,43

Ausschluss: Neben Nr. 3088 sind folgende Nrn. nicht abrechnungsfähig: 3089, 3090

Beschluss BÄK: **Aus den Beschlüssen des Zentralen Konsultationsausschusses für Gebührenordnungsfragen bei der Bundesärztekammer zur Privatliquidation herzchirurgischer Leistungen – Berechnung Nr. 3090 GOÄ neben den Nrn. 3088 und 3089**
Im Rahmen der Bypass-Operation (Nrn. 3088 / 3089) ist Nr. 3090 GOÄ (Operation von Anomalien der Koronararterien) nicht im Rahmen von standardmäßigen Operationen zur Koronarrevaskularisierung berechenbar. Sie kann lediglich dann berechnet werden, wenn tatsächlich eine entsprechende Anomalie des Koronargefäßsystems operativ korrigiert wird. Dies ist in der präoperativen Angiographie nachprüfbar (die Durchführung im Operationsbericht). Wiederum wird darauf hingewiesen, dass die Besonderheit des Eingriffes schon in der Rechnungsstellung dokumentiert werden sollte.

3089 Operation zur direkten myodardialen Revaskularisation mehrerer Versorgungsabschnitte

7500 1005,46
437,15 1530,04

Ausschluss: Neben Nr. 3089 sind folgende Nrn. nicht abrechnungsfähig: 3088, 3090

Beschluss BÄK: **Aus den Beschlüssen des Zentralen Konsultationsausschusses für Gebührenordnungsfragen bei der Bundesärztekammer zur Privatliquidation herzchirurgischer Leistungen – Nr. 430 analog für das elektrisch induzierte Kammerflimmern neben Nr. 3089**
Für die Kardioplegie ist Nr. 3052 GOÄ (Perfusion der Koronararterien, zusätzlich zu Nr. 3050) eigenständig berechenbar, wird der Herzstillstand durch elektrische Induktion herbeigeführt, trifft Nr. 430 GOÄ zu. Muß zusätzlich zur Kardioplegie ein Kammerflimmern induziert werden (nicht routinemäßig erforderlich), ist Nr. 430 GOÄ (extra- oder intrathorakale Elektro-Defibrillation und/oder Stimulation des Herzens) nicht eigenständig berechenbar.
Die Berücksichtigung des erweiterten Leistungsumfangs ist im Rahmen des § 5 GOÄ (Steigerungsfaktor) möglich. Für die Wiederherstellung des normalen Herzrhythmus am Ende der Herzoperation ist Nr. 430 GOÄ berechenbar. Nur in den Fällen, in denen die Induktion des Herzstillstandes (ohne Kardioplegie) und die Wiederherstellung des normalen Herzrythmus durch Defibrillation und/oder Stimulation erreicht wird, ist Nr. 430 insgesamt zweimal berechnungsfähig.

Nr. 2920 (thorakale Sympathektomie) neben Nr. 3089 für „Eingriffe am sympathischen Nervensystem paraaortal, um die Spasmusbereitschaft der Koronararterien zu beeinflussen
„Nur in sehr wenigen Fällen (wenn eine Vollrevaskularisierung nicht möglich ist) ist bei einer Bypass-Operation eine thorakale Sympathektomie nach Nr. 2920 GOÄ erforderlich und berechenbar. Dies muss aus dem Operationsbericht klar nachvollziehbar sein. Die nur teilweise Durchtrennung (zum Beispiel der rami cardiaci nervi vagi) des Plexus kardiacus im Rahmen der Bypass-Operation ist eine unselbständige Teilleistung.
Berechnung Nr. 3090 GOÄ neben den Nrn. 3088 und 3089
Im Rahmen der Bypass-Operation (Nrn. 3088 / 3089) ist Nr. 3090 GOÄ (Operation von Anomalien der Koronararterien) nicht im Rahmen von standardmäßigen Operationen zur Koronarrevaskularisierung berechenbar. Sie kann lediglich dann berechnet werden, wenn tatsächlich eine entsprechende Anomalie des Koronargefäßsystems operativ korrigiert wird. Dies ist in der präoperativen Angiographie nachprüfbar (die Durchführung im Operationsbericht). Wiederum wird darauf hingewiesen, dass die Besonderheit des Eingriffes schon in der Rechnungsstellung dokumentiert werden sollte.

GOÄ-Nr.	Leistung	Punktzahl / 1fach	2,3 / *1,8 – 3,5 / *2,5
3090	**Operation von Anomalien der Koronararterien**	**4000** 233,15	536,24 816,02

Beschluss BÄK: **Aus den Beschlüssen des Zentralen Konsultationsausschusses für Gebührenordnungsfragen bei der Bundesärztekammer zur Privatliquidation herzchirurgischer Leistungen**
Berechnung Nr. 3090 GOÄ neben den Nrn. 3088 und 3089
Im Rahmen der Bypass-Operation (Nrn. 3088 / 3089) ist Nr. 3090 GOÄ (Operation von Anomalien der Koronararterien) nicht im Rahmen von standardmäßigen Operationen zur Koronarrevaskularisierung berechenbar. Sie kann lediglich dann berechnet werden, wenn tatsächlich eine entsprechende Anomalie des Koronargefäßsystems operativ korrigiert wird. Dies ist in der präoperativen Angiographie nachprüfbar (die Durchführung im Operationsbericht). Wiederum wird darauf hingewiesen, dass die Besonderheit des Eingriffes schon in der Rechnungsstellung dokumentiert werden sollte.

GOÄ-Nr.	Leistung	Punktzahl / 1fach	2,3 / *1,8 – 3,5 / *2,5
3091	**Operation am Reizleitungssystem (Korrektur von Rhythmusstörungen – ausschließlich der Schrittmacherbehandlung -)**	**4500** 262,29	603,27 918,02

Ausschluss: Neben Nr. 3091 sind folgende Nrn. nicht abrechnungsfähig: 3095, 3097

GOÄ-Nr.	Leistung	Punktzahl / 1fach	2,3 / *1,8 – 3,5 / *2,5
3091 analog	**1. Endokardiales Kathermapping bei ventrikulären Tachykardien oder 2. Katherterablation v. tachykarden Rhythmusstörungen (analog 3091 GOÄ) – n. Empfehlung der BÄK**	**4500** 262,29	603,27 918,02
3095	**Schrittmacher-Erstimplantation**	**2770** 161,46	371,35 565,10

Ausschluss: Neben Nr. 3095 sind folgende Nrn. nicht abrechnungsfähig: 650 – 656, 3091, 3097
Tipp: Bei ambulanter OP: Zuschlag nach Nr. 445 nicht vergessen!

GOÄ-Nr.	Leistung	Punktzahl / 1fach	2,3 / *1,8 – 3,5 / *2,5
3096	**Schrittmacher-Aggregatwechsel**	**1110** 64,70	148,81 226,45

Ausschluss: Neben Nr. 3096 sind folgende Nrn. nicht abrechnungsfähig: 650 – 656
Tipp: Bei ambulanter OP: Zuschlag nach Nr. 444 nicht vergessen!

GOÄ-Nr.	Leistung	Punktzahl / 1fach	2,3 / *1,8 – 3,5 / *2,5
3097	**Schrittmacher-Korrektureingriff – auch Implantation von myokardialen Elektroden –**	**2770** 161,46	371,35 565,10

Ausschluss: Neben Nr. 3097 sind folgende Nrn. nicht abrechnungsfähig: 650 – 656, 3091, 3095
Tipp: Bei ambulanter OP: Zuschlag nach Nr. 445 nicht vergessen!

GOÄ-Nr.		Punktzahl 1fach	2,3 / *1,8 3,5 / *2,5

XIV Ösophaguschirurgie, Abdominalchirurgie

3120	**Diagnostische Peritonealspülung, als selbständige Leistung**	**300** 17,49	40,22 61,20

Ausschluss: Neben Nr. 3120 sind folgende Nrn. nicht abrechnungsfähig: 307, 700, 701, 3135

Kommentar: Die Punktion der Bauchhöhle ist Bestandteil der Leistung. Ggf. erforderliche Laboruntersuchungen der Spülflüssigkeit sind zusätzlich berechenbar.

Tipp: Bei ambulanter OP: Zuschlag nach Nr. 442 nicht vergessen!

3121	**Choledochoskopie während einer intraabdominalen Operation**	**500** 29,14	67,03 102,00

3122	**Intraoperative Manometrie an den Gallenwegen (Prüfung des Papillenwiderstandes)**	**375** 21,86	50,27 76,50

3125	**Eröffnung des Ösophagus vom Halsgebiet aus**	**1110** 64,70	148,81 226,45

Ausschluss: Neben Nr. 3125 sind folgende Nrn. nicht abrechnungsfähig: 3010, 3129, 3151

Kommentar: Die in den Allgemeinen Bestimmungen zum Kapitel L Abs. 2 geforderte Kürzung bei nebeneinander abrechenbaren Leistungen für Eingriffe im Bereich von Brust- und Bauchhöhle um den Vergütungsbetrag nach Nr. 2990 oder Nr. 3135 (1100 Punkte) bei allen dem ersten Eingriff nachfolgenden chirurgischen Leistungen ist hier auch nach Kommentierung von **Brück** nicht anzuwenden, da für den Eingriff nach Nr. 3125 eine erneute Schnittführung erforderllich ist.

3126	**Intrathorakaler Eingriff am Ösophagus**	**4000** 233,15	536,24 816,02

Ausschluss: Neben Nr. 3126 sind folgende Nrn. nicht abrechnungsfähig: 3010, 3127, 3130

Kommentar: Nach Nr. 3126 sind z.B. die Entfernung von Divertikeln des Oesophagus wie Zenker'sches Divertikel, mediastinales Traktionsdivertikel oder epigastrisches Divertikel abrechenbar und nach Brück auch die Entfernung eines hochsitzenden Oesophagus-Carcinoms.

3127	**Extrapleurale Operation der Ösophagusatresie beim Kleinkind**	**5000** 291,44	670,30 1020,03

Ausschluss: Neben Nr. 3127 ist folgende Nr. nicht abrechnungsfähig: 3010

Kommentar: Besondere Schwierigkeiten des Eingriffs können ggf. über einen höheren Steigerungsfaktor ausgeglichen werden.
Ist eine Transposition des Dünndarms erforderlich, kann zusätzlich die Leistung nach Nr. 3177 berechnet werden. – s.a. Kommentar zu Nr. 3128.

3128	**Operative Beseitigung einer angeborenen ösophagotrachealen Fistel**	**3000** 174,86	402,18 612,02

Ausschluss: Neben Nr. 3128 sind folgende Nrn. nicht abrechnungsfähig: 3010, 3125

Kommentar: Liegt auch eine Ösophagusatresie vor, kann zusätzlich die Leistung nach Nr. 3127 erbracht und berechnet werden.

GOÄ-Nr.		Punktzahl / 1fach	2,3 / *1,8 / 3,5 / *2,5
3129	**Operativer Eingriff am terminalen Ösophagus bei abdominalem Zugang**	**3000** / 174,86	402,18 / 612,02

Ausschluss: Neben Nr. 3129 sind folgende Nrn. nicht abrechnungsfähig: 3010, 3130

Kommentar: Abrechenbar nach Nr. 3129 sind z.B.
- die Entfernung eines Ösophagus-Carcinoms im unteren Ösophagus (ggf. zusätzlich Leistung Nr. 3177)
- Kardiomyotomie nach **Heller**

bei abdominalem Zugang.
Die Operation einer Diaphragmahernie ist nach Nr. 3280 abzurechnen.

3130	**Operativer Eingriff am Ösophagus bei abdominalthorakalem Zugang**	**5000** / 291,44	670,30 / 1020,03

Ausschluss: Neben Nr. 3130 sind folgende Nrn. nicht abrechnungsfähig: 3010, 3126, 3129

Kommentar: Abrechenbar nach Nr. 3130 sind z.B.
- die Entfernung eines Ösophagus-Carcinoms im unteren Ösophagus (ggf. zusätzlich Leistung Nr. 3177)
- Kardiomyotomie nach Heller

bei abdominal-thorakalem Zugang.
Die Operation einer Diaphragmahernie ist nach Nr. 3280 abzurechnen.

3135	**Eröffnung der Bauchhöhle zu diagnostischen Zwecken – gegebenenfalls einschließlich Gewebeentnahme –**	**1110** / 64,70	148,81 / 226,45
3136	**Eröffnung eines subphrenischen Abszesses**	**1110** / 64,70	148,81 / 226,45

Ausschluss: Neben Nr. 3136 sind folgende Nrn. nicht abrechnungsfähig: 2430, 3137

Kommentar: Die Leistung nach Nr. 3136 ist unabhängig vom gewählten operativen Zugangsweg abrechenbar

3137	**Eröffnung von Abszessen im Bauchraum**	**1110** / 64,70	148,81 / 226,45

Ausschluss: Neben Nr. 3137 sind folgende Nrn. nicht abrechnungsfähig: 2430, 3136

Kommentar: Abrechenbar nach Nr. 3137 sind z.B.
- perityphlitischer Abszess
- Douglas-Abszess.

Eine zeitlich vor der Eröffnung durchgeführte diagnostische Douglas-Punktion nach Nr. 316 kann zusätzlich berechnet werden.

3138	**Anlage einer Magenfistel mit oder ohne Schrägkanalbildung**	**1600** / 93,26	214,50 / 326,41

Kommentar: Nach Nr. 3138 ist auch die endoskopische Anlage einer perkutanen Gastrotomie (PEG) abzurechnen.

3139	**Eröffnung des Bauchraums bei Peritonitis mit ausgedehnter Revision, Spülung und Drainage**	**2770** / 161,46	371,35 / 565,10

Ausschluss: Neben Nr. 3139 ist folgende Nr. nicht abrechnungsfähig: 3144

3144	**Naht der Magen- und Darmwand nach Perforation oder nach Verletzung – einschließlich Spülung des Bauchraumes –**	**1900** / 110,75	254,72 / 387,61

Ausschluss: Neben Nr. 3144 sind folgende Nrn. nicht abrechnungsfähig: 3139, 3145 – 3183

GOÄ-Nr.		Punktzahl 1fach	2,3 / *1,8 3,5 / *2,5
3145	**Teiresektion des Magens**	**2770** 161,46	371,35 565,10

Ausschluss: Neben Nr. 3145 sind folgende Nrn. nicht abrechnungsfähig: 3146, 3147, 3148, 3149, 3150, 3157, 3158

Kommentar: Abrechenbar nach Nr. 3145 sind z.B.

- Antrumresktion
- Billroth I

Eine erforderliche Vagotomie ist nach Nr. 3154 zusätzlich abrechenbar; allerdings muss nach den Allgemeinen Bestimmungen zum Kapitel L Abs. 2 die Vergütung der Leistung nach Nr. 3135 (1100 Punkte) subtrahiert werden.

3146	**Kardiaresektion**	**4000** 233,15	536,24 816,02

Ausschluss: Neben Nr. 3146 sind folgende Nrn. nicht abrechnungsfähig: 3145, 3147, 3149, 3150, 3157, 2158

3147	**Totale Magenentfernung**	**4800** 279,78	643,49 979,23

Ausschluss: Neben Nr. 3147 sind folgende Nrn. nicht abrechnungsfähig: 3144, 3145, 3146, 3148, 3149, 3150

3148	**Resektion des Ulcus pepticum**	**4000** 233,15	536,24 816,02

Ausschluss: Neben Nr. 3148ind folgende Nrn. nicht abrechnungsfähig: 3144, 3145, 3146, 3147, 3149, 3150, 3157, 3158

3149	**Umwandlungsoperation am Magen (z.B. Billroth II in Billroth I, Interposition)**	**5250** 306,01	703,82 1071,03

Ausschluss: Neben Nr. 3149 sind folgende Nrn. nicht abrechnungsfähig: 3144, 3145, 3146, 3147, 3148, 3150, 3157, 3158

3150	**Gastrotomie**	**1600** 93,26	214,50 326,41

Ausschluss: Neben Nr. 3120 sind folgende Nrn. nicht abrechnungsfähig: 3144, 3145, 3146, 3147, 3148, 3149, 3157, 3158

3151	**Operative Einbringung eines Tubus in Ösophagus und/oder Magen als Notoperation**	**2700** 157,38	361,96 550,81
3152	**Spaltung des Pylorus (z.B. bei Pylorospasmus)**	**1900** 110,75	254,72 387,61
3153	**Pyloroplastik**	**3000** 174,86	402,18 612,02

Ausschluss: Neben Nr. 3153 ist folgende Nr. nicht abrechnungsfähig: 3154

3154	**Vagotomie am Magen**	**3000** 174,86	402,18 612,02

Ausschluss: Neben Nr. 3154 ist folgende Nr. nicht abrechnungsfähig: 3155

GOÄ-Nr.		Punktzahl / 1fach	2,3 / *1,8 / 3,5 / *2,5
3155	**Vagotomie am Magen mit zusätzlichen Drainageverfahren (z.B. Anastomose, Pyloruserweiterung einschließlich Plastik)**	**4500** / 262,29	603,27 / 918,02
Ausschluss:	Neben Nr. 3155 ist folgende Nr. nicht abrechnungsfähig: 3154		
3156	**Endoskopische Entfernung von Fäden nach Magenoperation oder von Fremdkörpern, zusätzlich zur Gastroskopie**	**450** / 26,23	60,33 / 91,80
Kommentar:	Eine operative Fremdkörperentfernung ist nach Nr. 3150 abzurechnen.		
Tipp:	Bei ambulanter OP: Zuschlag nach Nr. 442 nicht vergessen.		
3157	**Magenteilresektion mit Dickdarmteilresektion**	**4620** / 269,29	619,36 / 942,51
Ausschluss:	Neben Nr. 3157 sind folgende Nrn. nicht abrechnungsfähig: 3144, 3145, 3146, 3147, 3148, 3149, 3150		
3158	**Gastroenterostomie**	**2220** / 129,40	297,61 / 452,89
Ausschluss:	Neben Nr. 3158 sind folgende Nrn. nicht abrechnungsfähig: 3144, 3145, 3146, 3148, 3149, 3153		
3165	**Operative Beseitigung von Atresien, Stenosen (Septen) und/oder Divertikeln des Duodenums**	**4000** / 233,15	536,24 / 816,02
3166	**Operative Beseitigung der Atresien, Stenosen (Septen) und/oder Divertikeln des Jejunums oder des Ileums**	**3000** / 174,86	402,18 / 612,02
Ausschluss:	Neben Nr. 3166 sind folgende Nrn. nicht abrechnungsfähig: 3173, 3181		
Kommentar:	Für die Entfernung des Meckelschen Divertikels steht eine eigene Abrechnungsnummer Nr. 3173 zur Verfügung.		
3167	**Anastomose im Dünndarmgebiet – auch mit Teilresektion –**	**2220** / 129,40	297,61 / 452,89
Ausschluss:	Neben Nr. 3167 ist folgende Nr. nicht abrechnungsfähig: 3181		
3168	**Jejuno-Zökostomie**	**2600** / 151,55	348,56 / 530,41
3169	**Teilresektion des Kolons – auch mit Anastomose –**	**3750** / 218,58	502,73 / 765,02
Ausschluss:	Neben Nr. 3169 sind folgende Nrn. nicht abrechnungsfähig: 3144, 3168, 3170, 3174, 3181, 3183		
Kommentar:	Abrechenbar nach Nr. 3169 sind z.B. die Hemikolektomie rechts und links. Werden zwei ausgedehnte Resektionen an unterschiedlicher Lokalisation des Colons ausgeführt, so ist nach **Lang, Schäfer, Stiel und Vogt** die Leistung nach Nr. 3170 zu berechnen. **Brück** schlägt für diesen Fall vor, die Nr. 3169 zweimal abzurechnen.		
3170	**Kolektomie, auch subtotal – mit Ileostomie –**	**5250** / 306,01	703,82 / 1071,03
Ausschluss:	Neben Nr. 3170 sind folgende Nrn. nicht abrechnungsfähig: 3169, 3181, 3183, 3206, 3207		
Kommentar:	Nach **Lang, Schäfer, Stiel und Vogt** ist mit Nr. 3170 auch die Anus praeter-Bildung mit einer Dünndarmschlinge abgegolten. Nach **Brück** ist eine evtl. Pouchbildung nicht eingeschlossen.		

GOÄ-Nr.		Punktzahl / 1fach	2,3 / *1,8 / 3,5 / *2,5
3171	**Operative Beseitigung von Lageanomalien innerhalb des Magen-Darmtraktes oder des Vovulus (auch im Säuglings- und Kleinkindalter) oder der Darminvagination**	**2500** / 145,72	335,15 / 510,01
3172	**Operative Darmmobilisation bei Verwachsungen, als selbständige Leitung**	**1600** / 93,26	214,50 / 326,41
Analog:	Analoger Ansatz der Nr. 3172 für eine Netzresektion, die allerdings sehr selten eine eigenständige Leistung ist.		
Tipp:	Die Nr. 3172 analog für die Netzresektion ansetzen.		
3173	**Operative Entfernung des Meckel'schen Divertikels**	**1480** / 86,27	198,41 / 301,93
Ausschluss:	Neben Nr. 3173 sind folgende Nrn. nicht abrechnungsfähig: 3165, 3166		
Kommentar:	Werden Divertikel des Jejunums oder des Ileums entfernt, ist die Nr. 3166 abrechnungsfähig.		
Tipp:	Bei ambulanter OP: Zuschlag nach Nr. 445 nicht vergessen!		
3174	**Operative Beseitigung einer Darmduplikatur**	**2700** / 157,38	361,96 / 550,81
Ausschluss:	Neben Nr. 3174 ist folgende Nr. nicht abrechnungsfähig: 3169		
3175	**Operation des Mekoniumileus**	**2700** / 157,38	361,96 / 550,81
3176	**Transposition eines Darmteils innerhalb des Abdomens**	**3500** / 204,01	469,21 / 714,02
Ausschluss:	Neben Nr. 3176 sind folgende Nrn. nicht abrechnungsfähig: 3177, 3188, 3194		
3177	**Transposition eines Darmteils und/oder des Magens aus dem Abdomen heraus**	**5000** / 291,44	670,30 / 1020,03
Ausschluss:	Neben Nr. 3177 ist folgende Nr. nicht abrechnungsfähig: 3176		
Kommentar:	Ist eine Transposition des Dünndarms erforderlich, kann zusätzlich zur Nr. 3127 die Leistung nach Nr. 3177 berechnet werden.		
3179	**Faltung sämtlicher Dünndarmschlingen bei rezidivierendem Ileus**	**4000** / 233,15	536,24 / 816,02
3181	**Langstreckige Resektion, auch ganzer Konvolute, vom Dünndarm – gegebenenfalls einschließlich vom Dickdarm – mit Anastomose**	**3500** / 204,01	469,21 / 714,02
Ausschluss:	Neben Nr. 3181 ist folgende Nr. nicht abrechnungsfähig: 3169		
3183	**Kombinierte Entfernung des gesamten Dick- und Mastdarmes mit Ileostoma**	**6500** / 378,87	871,40 / 1326,04
Ausschluss:	Neben Nr. 3183 sind folgende Nrn. nicht abrechnungsfähig: 3169, 3170, 3207		
3184	**Lebertransplantation**	**7500** / 437,15	1005,46 / 1530,04
Ausschluss:	Neben Nr. 3184 ist folgende Nr. nicht abrechnungsfähig: 3185		

Recht-sprechung: **Gebühr für Lebertransplantation**
Ein Arzt hatte nach einer Lebertransplantation bei einem Kassenpatienten gegenüber der GKV erhöhte Gebühren in Rechnung gestellt. Zur Begründung verwies er auf § 6 Abs. 2 GOÄ; die Regelung in Nr. 3184 sei nicht sachgerecht, weshalb der Regelungscharakter der Norm verloren gegangen sei. Eine Anwendung des § 6 Abs. 2 GOÄ kommt nicht in Betracht, weil die Lebertransplantation als Nr. 3184 ausdrücklich im Gebührenverzeichnis geregelt ist. Selbst wenn die in der Nr. 3184 vorgesehene Vergütung als unangemessen niedrig anzusehen wäre, verlöre dieser Gebührentatbestand dadurch nicht seinen Regelungscharakter. Denn der Verordnungsgeber hat zu entscheiden, welche Vergütung er für welche Behandlung für angemessen hält und festschreibt (Rechtsprechung des BGH). Die Rechtsprechung ist somit an die Entscheidung des Verordnungsgebers gebunden; die Gerichte sind nicht befugt, eine Korrektur vorzunehmen Die in Nr. 3184 GOÄ vorgesehene Vergütung ist nicht so unangemessen niedrig, dass diese Bestimmung ihren Regelungscharakter verloren hätte.
Aktenzeichen: OLG Köln, 12.01.2009, AZ: 5 U 163/08
Entscheidungsjahr: 2009

3185 Operation an der Leber (z.B. Teilresektion oder Exzision eines Tumors)

3000 402,18
174,86 612,02

Ausschluss: Neben Nr. 3185 ist folgende Nr. nicht abrechnungsfähig: 3184

Kommentar: Nach Kommentar von **Hoffman** und auch **Brück** ist die Berechnung der Leistung nach GOÄ Nr. 3185 nur möglich, wenn es sich um eine Teilresektion, Exzision eines Tumors oder einen Eingriff ähnlicher Art handelt . Eine Hemihepatektomie und die Trisegmenttektomie sind so aufwendige Eingriffe an der Leber, dass bei denen eine mehrfache Abrechnung der Nr. 3185 je Segment möglich ist.
Für eine PE zur histologischen Untersuchung kann Nr. 3185 GOÄ nicht berechnet werden; dafür ist die GOÄ Nr. 315 GOÄ anzusetzen.

3186 Exstirpation der Gallenblase

2500 335,15
145,72 510,01

Ausschluss: Neben Nr. 3186 ist folgende Nr. nicht abrechnungsfähig: 3187

Kommentar: In der Leistungslegende wird nur von der Entfernung der Gallenblase (Cholezystektomie) gesprochen. In der Regel werden aber bei einer Cholezystektomie weitere operative Leistungen wie z.B. die Revision der Gallengänge erforderlich. In diesen Fällen ist dann für die Operation die GOÄ-Nr. 3187 abzurechnen.

3187 Operation an den Gallengängen – gegebenenfalls einschließlich Exstirpation der Gallenblase –

3250 435,70
189,43 663,02

Ausschluss: Neben Nr. 3187 sind folgende Nrn. nicht abrechnungsfähig: 3186, 3189, 3190

Kommentar: Die operative Beseitigung von Atresien und/oder Stenosen der Gallengänge beim Säugling oder Kleinkind sind nach Nr. 3189 abrechnungsfähig.
Für die Anlage einer perkutanen transhepatische Gallengangsfistel (PTC) kann nach dem Kommentar zur Gebührenordnung für Ärzte (GOÄ) von **Brück** et alii die Nr. 1851 analog berechnet werden.
Die zur Lagekontrolle der Fistel erforderliche Durchleuchtung und Kontrastmitteleinbringung ist nach § 4 nicht berechnungsfähig, da es sich um eine nicht honorarfähige Leistung handelt. Ist allerdings eine Durchleuchtung und Kontrastmitteleinbringung erforderlich, um z.B. die Ausdehnung eines tumorösen Prozesses darzustellen, sind die entsprechenden röntgenologischen Leistungen voll berechnungsfähig.
Werden im Rahmen der Leistung nach Nr. 3187 weitere Maßnahmen erforderlich, so können diese auch abgerechnet werden, z.B.

- Darstellung der Gallengänge (retrograde Cholangiographie (GOÄ-Nr. 5170)
- Choledochoskopie (intraoperative Spiegelung) (GOÄ-Nr. 3121)
- Druckmessung intraoperativ an Gallenwegen (GOÄ-Nr. 3122)
- Bildung biliodigestiver Anastomose (GOÄ-Nr. 3188)

GOÄ-Nr.		Punktzahl / 1fach	2,3 / *1,8 / 3,5 / *2,5
3188	**Biliodigestive Anastomose mit Interposition eines Darmabschnittes**	**4200** / 244,81	563,06 / 856,82
Ausschluss:	Neben Nr. 3188 ist folgende Nr. nicht abrechnungsfähig: 3176		
3189	**Operative Beseitigung von Atresien und/oder Stenosen der Gallengänge beim Säugling oder Kleinkind**	**4000** / 233,15	536,24 / 816,02
Ausschluss:	Neben Nr. 3189 sind folgende Nrn. nicht abrechnungsfähig: 3187, 3190		
Kommentar:	Sind mehrere Anastomosen erforderlich, so kann die Leistung nach Nr. 3189 nicht mehrfach abgerechnet werden, denn in der Leistungslegende wird schon in der Mehrzahl von „Atresien" und/oder Stenosen der Gallengänge gesprochen.		
3190	**Papillenexstirpation oder -spaltung mit Eröffnung des Duodenums**	**2700** / 157,38	361,96 / 550,81
Ausschluss:	Neben Nr. 3190 sind folgende Nrn. nicht abrechnungsfähig: 3187, 3189		
3192	**Milzrevision, als selbständige Leistung**	**2000** / 116,57	268,12 / 408,01
3194	**Präparation einer Pankreaszyste und Drainage derselben durch Interposition eines Darmabschnittes**	**3700** / 215,66	496,02 / 754,82
3195	**Resektion des Kopfteils vom Pankreas**	**4620** / 269,29	619,36 / 942,51
Ausschluss:	Neben Nr. 3195 sind folgende Nrn. nicht abrechnungsfähig: 3196, 3197, 3198		
3196	**Resektion des Schwanzteils vom Pankreas**	**2220** / 129,40	297,61 / 452,89
Ausschluss:	Neben Nr. 3196 sind folgende Nrn. nicht abrechnungsfähig: 3195, 3197, 3198		
Kommentar:	Wenn erforderlich, sind neben der Leistung nach der Nr. 3196 ggf. die Leistungen nach den GOÄ-Nrn. • 3167 (Anastomose im Dünndarmbereich) • 3176 (Transposition eines Darmteiles innerhalb des Abdomens) • 3199 (Milzextirpation) zusätzlich berechnungsfähig.		
3197	**Resektion des ganzen Pankreas**	**4620** / 269,29	619,36 / 942,51
Ausschluss:	Neben Nr. 3197 sind folgende Nrn. nicht abrechnungsfähig: 3195, 3196, 3198		
3198	**Pankreoduodenektomie (z.B. nach Whipple)**	**5000** / 291,44	670,30 / 1020,03
Ausschluss:	Neben Nr. 3198 sind folgende Nrn. nicht abrechnungsfähig: 3195, 3196, 3197		
3199	**Milzexstirpation**	**2220** / 129,40	297,61 / 452,89
3200	**Appendektomie**	**1480** / 86,27	198,41 / 301,93
Tipp:	Bei ambulanter OP: Zuschlag nach Nr. 445 nicht vergessen,!		

GOÄ-Nr.		Punktzahl / 1fach	2,3 / *1,8 / 3,5 / *2,5
3202	**Operation einer persistierenden Fistel am Magen-Darm-Trakt – gegebenenfalls einschließlich Resektion und Anastomose**	**3000** / 174,86	402,18 / 612,02
3205	**Anlage einer Endodrainage (z.B. Duodenum-Dünndarm-Leberpforte-Bauchhaut), zusätzlich zu anderen intraabdominalen Operationen**	**2250** / 131,15	301,64 / 459,01

Kommentar: Nach Kommentar von **Lang, Schäfer, Stiel und Vogt** kann die Leistung nach Nr. 3205 grundsätzlich als Zusatzleistung, z.B. im Anschluss an eine Gallenwegsoperation, gesondert berechnet werden.
Nach der Kommentierung von **Brück** ist die Leistung nach Nr. 3205 nicht berechnungsfähig, „...für eine Drainage zum Abschluss einer Operation..."
Die Leistung nach Nr. 3205 beschreibt einen selbständigen Eingriff, so dass bei Abrechnung weiterer Leistungen neben Nr. 3205 die Eröffnungsleistung abgezogen werden muss.

3206	**Enterostomie – auch einschließlich Katheterfistelung (Kolostomie, Transversumfistel) –**	**2250** / 131,15	301,64 / 459,01

Ausschluss: Neben Nr. 3206 sind folgende Nrn. nicht abrechnungsfähig: 3170, 3183, 3207

3207	**Anlegen eines Anus praeter**	**1480** / 86,27	198,41 / 301,93

Ausschluss: Neben Nr. 3207 sind folgende Nrn. nicht abrechnungsfähig: 3170, 3183, 3210

3208	**Verschlußoperation für einen Anus praeter mit Darmnaht**	**1250** / 72,86	167,58 / 255,01

Ausschluss: Neben Nr. 3208 ist folgende Nr. nicht abrechnungsfähig: 3209

Analog: Die Leistung nach Nr. 3205 ist analog für den operativen Verschluss einer angelegten Coecalfistel berechnungsfähig.

Tipp: Bei ambulanter OP: Zuschlag nach Nr. 445 nicht vergessen!

3209	**Verschlußoperation für einen Anus praeter mit Darmresektion**	**1750** / 102,00	234,61 / 357,01

Ausschluss: Neben Nr. 3209 ist folgende Nr. nicht abrechnungsfähig: 3208

3210	**Anlegen eines Anus praeter duplex transversalis**	**2000** / 116,57	268,12 / 408,01

Ausschluss: Neben Nr. 3210 sind folgende Nrn. nicht abrechnungsfähig: 3170, 3183, 3207

3211	**Unterweisung eines Anus-praeter-Patienten in der Irrigator-Methode zur Darmentleerung**	**120** / 6,99	16,09 / 24,48

Ausschluss: Neben Nr. 3211 sind folgende Nrn. nicht abrechnungsfähig: 1, 3

3215	**Eröffnung eines kongenitalen oberflächlichen Afterverschlusses**	**150** / 8,74	20,11 / 30,60

Ausschluss: Neben Nr. 3215 sind folgende Nrn. nicht abrechnungsfähig: 3216, 3217, 3218

3216	**Operation eines kongenitalen tiefreichenden Mastdarmverschlusses vom Damm auch oder der Analatresie**	**1200** / 69,94	160,87 / 244,81

Ausschluss: Neben Nr. 3216 sind folgende Nrn. nicht abrechnungsfähig: 3215, 3217, 3218

GOÄ-Nr.		Punktzahl 1fach	2,3 / *1,8 3,5 / *2,5
Analog:	Nr. 1123a analog gesondert abrechenbar für eine Fistelablösung zum Urogenitaltrakt – Empfehlung nach Kommentar Brück		
3217	**Operation der Anal- und Rektumatresie einschließlich Kolondurchzugsoperation**	**3750** 218,58	502,73 765,02
Ausschluss:	Neben Nr. 3217 sind folgende Nrn. nicht abrechnungsfähig: 3215, 3216, 3218		
3218	**Radikaloperation eines tiefreichenden Mastdarmverschlusses mit Eröffnung der Bauchhöhle**	**2700** 157,38	361,96 550,81
Ausschluss:	Neben Nr. 3218 sind folgende Nrn. nicht abrechnungsfähig: 3215, 3216, 3217		
3219	**Operation eines Afterrisses oder Mastdarmrisses**	**278** 16,20	37,27 56,71
Ausschluss:	Neben Nr. 3219 sind folgende Nrn. nicht abrechnungsfähig: 2000 – 2006		
Tipp:	Bei ambulanter OP: Zuschlag nach Nr. 442 nicht vergessen!		
3220	**Operation submuköser Mastdarmfisteln**	**300** 17,49	40,22 61,20
Kommentar:	Nach Nr. 1163 ist die Fisteloperation an den (weiblichen) Geschlechtsteilen – ggf. einschließlich der Harnblase und/oder Operation einer Darmscheiden- oder Darmharnröhrenfistel auch mit hinterer Scheidenplastik und Beckenbodenplastik – zu berechnen. Auch wenn mehrere submuköse Mastdarmfisteln operiert werden, kann die Leistung nach Nr. 3220 nur einmal abgerechnet werden.		
Tipp:	Bei ambulanter OP: Zuschlag nach Nr. 442 nicht vergessen!		
3221	**Operation intramuskulärer Mastdarmfisteln**	**370** 21,57	49,60 75,48
Kommentar:	Auch wenn mehrere intramuskuläre Mastdarmfisteln operiert werden, kann die Leistung nach Nr. 3221 nur einmal abgerechnet werden.		
Tipp:	Bei ambulanter OP: Zuschlag nach Nr. 442 nicht vergessen!		
3222	**Operation einer transsphinkterischen Mastdarmfistel – auch ihres verzweigten Gangsystems –**	**700** 40,80	93,84 142,80
Tipp:	Bei ambulanter OP: Zuschlag nach Nr. 443 nicht vergessen!		
3223	**Operation einer extrasphinkterischen Fistel oder Rundbogenfistel – auch jeweils ihres verzweigten Gangsystems –**	**850** 49,54	113,95 173,40
Tipp:	Bei ambulanter OP: Zuschlag nach Nr. 444 nicht vergessen!		
3224	**Peranale operative Entfernung von Mastdarmpolypen oder Mastdarmgeschwülsten – einschließlich Schleimhautnaht**	**1150** 67,03	154,17 234,61
Ausschluss:	Neben Nr. 3224 sind folgende Nrn. nicht abrechnungsfähig: 765, 766, 3226, 3240		
Kommentar:	Die transanale endoskopische Mikrochirurgie (TEM) ist nach Nr. 3224 abzurechnen. Der wesentlich erhöhte Aufwand gegenüber dem in der Legende von Nr. 3224 genannten Verfahren kann durch einen höheren Steigerungsfaktor ausgeglichen werden.		
Tipp:	Bei ambulanter OP: Zuschlag nach Nr. 444 nicht vergessen!		

GOÄ-Nr.		Punktzahl / 1fach	2,3 / *1,8 / 3,5 / *2,5
3226	**Peranale operative Entfernung einer Mastdarmgeschwulst mit Durchtrennung der Schließmuskulatur (Rectostomia posterior) – einschließlich Naht**	**3500** / 204,01	469,21 / 714,02
Ausschluss:	Neben Nr. 3226 sind folgende Nrn. nicht abrechnungsfähig: 765, 766, 3224, 3240		
3230	**Manuelles Zurückbringen des Mastdarmvorfalles**	**120** / 6,99	16,09 / 24,48
Ausschluss:	Neben Nr. 3230 sind folgende Nrn. nicht abrechnungsfähig: 11, 3231, 3232		
3231	**Operation des Mastdarmvorfalles bei Zugang vom After aus oder perineal**	**1150** / 67,03	154,17 / 234,61
Ausschluss:	Neben Nr. 3231 sind folgende Nrn. nicht abrechnungsfähig: 3230, 3232		
3232	**Operation des Mastdarmvorfalles mit Eröffnung der Bauchhöhle**	**2220** / 129,40	297,61 / 452,89
Ausschluss:	Neben Nr. 3232 sind folgende Nrn. nicht abrechnungsfähig: 3230, 3231		
3233	**Rektumexstirpation bei Zugang vom After aus – auch mit Kreuzbeinschnitt –**	**2800** / 163,20	375,37 / 571,22
Ausschluss:	Neben Nr. 3233 sind folgende Nrn. nicht abrechnungsfähig: 3234, 3235		
3234	**Rektale Myektomie (z.B. bei Megacolon congenitum) – auch mit Kolostomie –**	**3500** / 204,01	469,21 / 714,02
3235	**Kombinierte Rektumexstirpation mit Laparotomie**	**5000** / 291,44	670,30 / 1020,03
Ausschluss:	Neben Nr. 3235 sind folgende Nrn. nicht abrechnungsfähig: 3233, 3234		
3236	**Unblutige Erweiterung des Mastdarmschließmuskels**	**111** / 6,47	14,88 / 22,64
Ausschluss:	Neben Nr. 3236 sind folgende Nrn. nicht abrechnungsfähig 685 – 690, 705, 3237		
3237	**Blutige Erweiterung des Mastdarmschließmuskels, als selbständige Leistung**	**370** / 21,57	49,60 / 75,48
Ausschluss:	Neben Nr. 3237 ist folgende Nr. nicht abrechnungsfähig: 3236		
Tipp:	Bei ambulanter OP: Zuschlag nach Nr. 442 nicht vergessen!		
3238	**Entfernung von Fremdkörpern aus dem Mastdarm**	**185** / 10,78	24,80 / 37,74
	Eine neben der Leistung nach Nummer 3238 erforderliche Rektoskopie ist nach Nummer 690 zusätzlich berechnungsfähig.		
Kommentar:	Die Leistung nach Nr. 3238 kann auch dann nur einmal berechnet werden, wenn mehrere Fremdkörper entfernt werden müssen. Wurde vor der Leistung der Nr. 3238 eine diagnostische Rektoskopie (Nr. 689) durchgeführt, so ist diese zusätzlich abrechenbar.		
Tipp:	Neben Nr. 3238 ist Nr. 690 abrechenbar.		

GOÄ-Nr.		Punktzahl 1fach	2,3 / *1,8 3,5 / *2,5
3239	**Muskelplastik bei Insuffizienz des Mastdarmschließmuskels**	**1800** 104,92	241,31 367,21

3240	**Operation der Hämorrhoidalknoten**	**554** 32,29	74,27 113,02

Ausschluss: Neben Nr. 3240 sind folgende Nrn. nicht abrechnungsfähig: 3224, 3226, 3241

GOÄ-Ratgeber der BÄK: ► **Hämorrhoidalchirurgie in der gültigen GOÄ** – Dr. med. Dipl.-Ök. Ursula Hofer (in: Deutsches Ärzteblatt 107, Heft 12 (26. März 2010), S. A-572) – siehe unter Nr. 764

Kommentar: Auch wenn mehrere Hämorrhoidalknoten operiert werden, so ist die Leistung nach Nr. 3240 nur einmal berechnungsfähig. Ein Ausgleich kann ggf. durch einen höheren Steigerungsfaktor erreicht werden.

Tipp: Bei ambulanter OP: Zuschlag nach Nr. 443 nicht vergessen!

3241	**Hohe intraanale Exzision von Hämorrhoidalknoten (z.B. nach Milligan/Morgan) – auch mit Analplastik –**	**924** 53,86	123,87 188,50

Ausschluss: Neben Nr. 3241 ist folgende Nr. nicht abrechnungsfähig: 3240

GOÄ-Ratgeber der BÄK: ► Siehe unter GOÄ Nr. 3240.

Tipp: Bei ambulanter OP: Zuschlag nach Nr. 444 nicht vergessen!

XV Hernienchirurgie

3280	**Operation einer Diaphragmahernie**	**2770** 161,46	371,35 565,10

3281	**Operation der Zwerchfellrelaxation**	**2250** 131,15	301,64 459,01

3282	**Zurückbringen oder Versuch des Zurückbringens eines eingeklemmten Bruches**	**222** 12,94	29,76 45,29

Ausschluss: Neben Nr. 3282 sind folgende Nrn. nicht abrechnungsfähig: 3283, 3284, 3285, 3286

Kommentar: Da in der Leistungslegende keine spezielle Lokalisation der Hernie angegeben ist, bezieht sich die Leistung auf alle „eingeklemmten" Hernien. Die Reposition muss keineswegs erfolgreich sein, um die Leistung abrechnen zu können, denn schon in der Legende wird von einem „Versuch" gesprochen.

3283	**Operation eines Nabel- oder Mittellinien- oder Bauchnarbenbruches**	**1110** 64,70	148,81 226,45

Ausschluss: Neben Nr. 3283 sind folgende Nrn. nicht abrechnungsfähig: 3282, 3284

Tipp: Bei ambulanter OP: Zuschlag nach Nr. 444 nicht vergessen!

3284	**Operation eines Nabel- oder Mittellinien- oder Bauchnarbenbruches mit Muskel- und Faszienverschiebeplastik – auch mit Darmresektion –**	**2500** 145,72	335,15 510,01

Ausschluss: Neben Nr. 3284 sind folgende Nrn. nicht abrechnungsfähig: 3282, 3283

Kommentar: Die Leistung nach Nr. 3284 beinhaltet ggf. auch eine Kunststoffnetzeinlage statt einer Muskel- und Faszienverschiebplatte.

Tipp: Bei ambulanter OP: Zuschlag nach Nr. 445 nicht vergessen!

GOÄ-Nr.		Punktzahl 1fach	2,3 / *1,8 3,5 / *2,5
3285	**Operation eines Leisten- oder Schenkelbruches**	**1290** 75,19	172,94 263,17

Ausschluss: Neben Nr. 3285 sind folgende Nrn. nicht abrechnungsfähig: 3282, 3286

Tipp: Bei ambulanter OP: Zuschlag nach Nr. 445 nicht vergessen!

3286	**Operation eines eingeklemmten Leisten- oder Schenkelbruches – gegebenenfalls mit Darmresektion –**	**2000** 116,57	268,12 408,01

Ausschluss: Neben Nr. 3286 sind folgende Nrn. nicht abrechnungsfähig: 3282, 3285

Beschluss BÄK: **Beschluss des Zentralen Konsultationsausschusses für Gebührenordnungsfragen bei der Bundesärztekammer** – veröffentlicht am 03.09.2004, DÄ (Quelle: GOÄ-Datenbank http://www.blaek.de/) – **Operation eines großen Leisten- oder Schenkelbruches oder Rezidivoperation eines Leisten- oder Schenkelbruches, jeweils einschließlich Implantation eines Netzes**
Für die Operation eines großen Leisten- oder Schenkelbruches oder Rezidivoperation eines Leisten- oder Schenkelbruches, jeweils einschließlich Implantation eines Netzes – kann die Nr. 3286 GOÄ (2000 Punkte) analog berechnet werden.

Tipp: Bei ambulanter OP: Zuschlag nach Nr. 445 nicht vergessen!

3287	**Operation der Omphalozele (Nabelschnurhernie) oder der Gastroschisis beim Neugeborenen oder Kleinkind**	**2500** 145,72	335,15 510,01
3288	**Operative Beseitigung eines Ductus omphaloentericus persistens oder einer Urachusfistel**	**2250** 131,15	301,64 459,01
A 3289	**Operation eines großen Leisten- oder Schenkelbruches oder Rezidivoperation eines Leisten- oder Schenkelbruches, jeweils einschl. Implantation eines Netzes, (analog Nr. 3286 GOÄ) – n. Verzeichnis analoger Bewertungen der Bundesärztekammer**	**2000** 116,57	268,12 408,01

XVI Orthopädisch-chirurgische konservative Leistungen

3300	**Arthroskopie – gegebenenfalls mit Probeexzision –**	**500** 29,14	67,03 102,00

Ausschluss: Neben Nr. 3300 sind folgende Nrn. nicht abrechnungsfähig: 300 – 302, 2189 – 2196

Tipp:
- Für Videodokumentation analog Nr. 5030 ansetzen. Es ist nur der 1fache Satz möglich.
- Bei ambulanter OP: Zuschlag nach Nr. 443 nicht vergessen, dazu ggf. Nr. 440!

3301	**Modellierendes Redressement einer schweren Hand- oder Fußverbildung**	**473** 27,57	63,41 96,49
3302	**Stellungsänderung oder zweites und folgendes Redressement im Verlaufe der Behandlung nach Nummer 3301**	**227** 13,23	30,43 46,31
3305	**Chiropraktische Wirbelsäulenmobilisierung**	**37** 2,16	4,96 7,55

Ausschluss: Neben Nr. 3305 ist folgende Nr. nicht abrechnungsfähig: 3306

IGeL: Osteopathische Techniken

GOÄ-Nr.		Punktzahl 1fach	2,3 / *1,8 3,5 / *2,5
3306	**Chirotherapeutischer Eingriff an der Wirbelsäule**	**148** 8,63	19,84 30,19

Kommentar: Da der Legende nicht in Unterabschnitte der Wirbelsäule wie HWS, BWS und LWS gegliedert ist, können manualmedizinische Eingriffe in einer Sitzung an unterschiedlichen anatomischen oder funktionellen Abschnitten der Wirbelsäule nicht durch mehrfaches Ansetzen der Nr. 3306 abgerechnet werden. Es ist nur der einmalige Ansatz der Nr. 3306 gerechtfertigt.
Die Bundesärztekammer führt dazu aus: „...Nr. 3306 ist allerdings auch bei chirotherapeutischen Eingriffen an einem Teilabschnitt der Wirbelsäule berechnungsfähig. Ist der Eingriff mit besonderem Aufwand oder besonderen Schwierigkeiten verbunden, so kann dies noch über den Steigerungsfaktor berücksichtigt werden. Vor dem Erbringen der Leistung an verschiedenen Abschnitten der Wirbelsäule, müsste u. E. die Begründung eines höheren Multiplikators patientenbezogen sein."
Zu chirotherapeutischen Eingriffen an Extremitäten und der Analogabrechnung der Nr. 3306 führt die Bundesärztekammer aus. „...Nr. 3306 GOÄ bezieht sich auf den chirotherapeutischen Eingriff an der Wirbelsäule, mithin nicht auf den chirotherapeutischen Eingriff an Extremitätengelenken. Dieses stellt gegenüber der Nr. 3306 eine eigenständige Leistung und nicht eine Modifikation der Leistung nach Nr. 3306 dar, und ist demzufolge nicht über den Steigerungsfaktor, sondern als selbständige Leistung zu berücksichtigen.
Als angemessene analoger Abgriff erscheint (s. a. Kommentar von Hoffmann/Kleinken) die Anwendung der Nr. 3306 für die Kraniosakraltherapie und die Atlastherapie nach Arten sachgerecht, dies auch vor dem Hintergrund der im EBM enthaltenen Nr. 3210 und 3211 für die chirotherapeutischen Eingriffe an Wirbelsäule bzw. an Extremitätengelenken.
Möglichen Einwendungen der Krankenversicherung ist evtl. dadurch zu begegnen, dass der Arzt für die analog angewandte Nr. 3306 für den chirotherapeutischen Eingriff an den Extremitätengelenken einen differenzierten Steigerungsfaktor anwendet, da Nr. 3211 (180 Pkt.) im EBM niedriger bewertet ist als die Nr. 3210 (200 Pkt.).

IGeL: Analoger Ansatz für die kraniosakrale Therapie

3306 analog	**Chirotherapeutischer Eingriff an einem oder mehreren Extremitätsgelenken, je Sitzung (analog 3306 GOÄ) – n. Beschlüssen des Ausschusses „Gebührenordnung" der BÄK** Eine mehr als zweimalige Berechnung im Behandlungsfall muss unbedingt begründet werden.	**148** 8,63	19,84 30,19
3310	**Abdrücke oder Modellherstellung durch Gips oder andere Werkstoffe für eine Hand oder für einen Fuß mit oder ohne Positiv**	**76** 4,43	10,19 15,50
3311	**Abdrücke oder Modellherstellung durch Gips oder andere Werkstoffe für einen Unterarm einschließlich Hand oder für einen Unterschenkel einschließlich Fuß oder für Ober- oder Unterarm oder Unterschenkelstumpf**	**152** 8,86	20,38 31,01
3312	**Abdrücke oder Modellherstellung durch Gips oder andere Werkstoffe für einen Oberschenkelstumpf mit Tubersitzausarbeitung**	**189** 11,02	25,34 38,56
3313	**Abdrücke oder Modellherstellung durch Gips oder andere Werkstoffe für den ganzen Arm oder für das ganze Bein**	**303** 17,66	40,62 61,81

GOÄ-Nr.		Punktzahl 1fach	2,3 / *1,8 3,5 / *2,5
3314	**Abdrücke oder Modellherstellung durch Gips oder andere Werkstoffe für den Arm mit Schulter**	**379** 22,09	50,81 77,32
3315	**Abdrücke oder Modellherstellung durch Gips oder andere Werkstoffe für das Bein mit Becken**	**473** 27,57	63,41 96,49

Kommentar: Das Anzeichnen von „Schnittlinien" auf der Haut vor einer Operation (z.B. Bei Varizen Operationen oder bei plastischen Operationen) ist **nicht** analog nach den GOÄ Nrn. 3315 oder 3321 gesondert abrechenbar, da es bereits Bestandteil der operativen Leistungen ist.

3316	**Abdrücke oder Modellherstellung durch Gips oder andere Werkstoffe für den Rumpf**	**757** 44,12	101,48 154,43
3317	**Abdrücke oder Modellherstellung durch Gips oder andere Werkstoffe für Rumpf und Kopf oder Rumpf und Arm oder Rumpf, Kopf und Arm**	**946** 55,14	126,82 192,99
3320	**Anpassen von Kunstgliedern oder eines großen orthopädischen Hilfsmittels**	**95** 5,54	12,74 19,38

Unter „Große orthopädische Hilfsmittel" sind solche orthopädischen Hilfsmittel zu verstehen, deren Anpassen dem von Kunstgliedern vergleichbar sind.

Unter „Anpassen" ist die durch den Arzt bewirkte Korrektur von bereits vorhandenen, anderweitig angefertigten Kunstgliedern oder großen orthopädischen Hilfsmitteln zu verstehen.

Kommentar:

- Als **große** orthopädische Hilfsmittel gelten Kunstglieder, orthopädische Schuhe, Stützkorsette und als **kleine** orthopädische Hilfsmittel Bruchbänder, Gelenkstützen, Gummistrümpfe, Leibbinden, Einlagen.
- Unter „Anpassen" ist die durch den Arzt bewirkte Korrektur von bereits vorhandenen, anderweitig angefertigten Kunstgliedern oder großen orthopädischen Hilfsmitteln zu verstehen.

3321	**Erstellen eines Konstruktionsplanes für ein großes orthopädisches Hilfsmittel (z.B. Kunstglied)**	**152** 8,86	20,38 31,01

Kommentar: Siehe zu Nr. 3315

M Laboratoriumsuntersuchungen

Auf einen Blick:

Das GOÄ-Labor

3500 – 3532	**M I Praxislabor** Diese Nummern dürfen nur abgerechnet werden, wenn die Leistungen im eigenen Praxislabor erbracht wurden.
3541.H-3621	**M II Basislabor** Diese Nummern sind berechnungsfähig, wenn sie im eigenen Praxislabor oder in einer Laborgemeinschaft erbracht werden. Werden die angegebenen Nummern im Praxislabor erbracht, sollten sie allerding mit den unter M I angegebenen Nummern abgerechnet werden, da die Vergütung höher ausfällt als im Basislabor.
3630.H-4787	**M III** z.B. **körpereigene Substanz,** z.B. T3/T4/TSH**M IV Speziallabor** Die Leistungen nach M III und M IV dürfen nur von dem Arzt abgerechnet werden, der sie auch selbst erbringt.

Allgemeine Bestimmungen:

1. Die Gebühren für Laboratoriumsuntersuchungen des Abschnitts M umfassen die Eingangsbegutachtung des Probenmaterials, die Probenvorbereitung, die Durchführung der Untersuchung (einschließlich der erforderlichen Qualitätssicherungsmaßnahmen) sowie die Erstellung des daraus resultierenden ärztlichen Befunds. Mit den Gebühren für die berechnungsfähigen Leistungen sind außer den Kosten – mit Ausnahme der Versand- und Portokosten sowie der Kosten für Pharmaka im Zusammenhang mit Funktionstesten – auch die Beurteilung, die obligatorische Befunddokumentation, die Befundmitteilung sowie der einfache Befundbericht abgegolten. Die Verwendung radioaktiven Materials kann nicht gesondert berechnet werden. Kosten für den Versand des Untersuchungsmaterials und die Übermittlung des Untersuchungsergebnisses innerhalb einer Laborgemeinschaft sind nicht berechnungsfähig.

2. Stehen dem Arzt für die Erbringung bestimmter Laboruntersuchungen mehrere in ihrer klinischen Aussagefähigkeit und analytischen Qualität gleichwertige Verfahren zur Verfügung, so kann er nur das niedriger bewertete Verfahren abrechnen.

3. Bei Weiterversand von Untersuchungsmaterial durch einen Arzt an einen anderen Arzt wegen der Durchführung von Laboruntersuchungen der Abschnitte M III und/oder M IV hat die Rechnungsstellung durch den Arzt zu erfolgen, der die Laborleistung selbst erbracht hat.

4. Mehrmalige Blutentnahmen an einem Kalendertag (z.B. im Zusammenhang mit Funktionsprüfungen) sind entsprechend mehrfach berechnungsfähig. Anstelle der Blutentnahme kann die intravenöse Einbringung von Testsubstanzen berechnet werden, wenn beide Leistungen bei liegender Kanüle nacheinander erbracht werden.
Entnahmen aus liegender Kanüle oder liegendem Katheter sind nicht gesondert berechnungsfähig.

5. Die rechnerische Ermittlung von Ergebnissen aus einzelnen Messgrößen ist nicht berechnungsfähig (z.B. Clearance-Berechnungen, mittlerer korpuskulärer Hämoglobingehalt).

6. Die in Abschnitt M enthaltenen Höchstwerte umfassen alle Untersuchungen aus einer Art von Körpermaterial (z.B. Blut einschließlich seiner Bestandteile Serum, Plasma und Blutzellen), das an einem Kalendertag gewonnen wurde, auch wenn dieses an mehreren Tagen untersucht wurde.
Sind ausmedizinischen Gründen an einem Kalendertag mehrere Untersuchungen einer Messgröße aus einer Materialart zu verschiedenen Tageszeiten erforderlich, so können diese entsprechend mehrfach berechnet werden. Bestehen für diese Bestimmungen Höchstwerte, so gehen sie in den Höchstwert mit ein.
Die unter Höchstwerte fallenden Untersuchungen sind in der 5. und 6. Stelle der Gebührennummer durch H1 bis H4 gekennzeichnet. Diese Kennzeichnung ist Bestandteil der Gebührennummer und muss in der Rechnung angegeben werden. Die erbrachten Einzelleistungen sind auch dann in der Rechnung aufzuführen, wenn für diese ein Höchstwert berechnet wird.

7. Werden Untersuchungen, die Bestandteil eines Leistungskomplexes sind (z.B. Spermiogramm), als selbständige Einzelleistungen durchgeführt, so darf die Summe der Vergütungen für diese Einzelleistungen die für den Leistungskomplex festgelegte Vergütung nicht überschreiten.

8. Für die analoge Abrechnung einer nicht aufgeführten selbständigen Laboruntersuchung ist die nach Art, Kosten- und Zeitaufwand zutreffendste Gebührennummer aus den Abschniten M II bis M IV zu verwenden. In der Rechnung ist diese Gebührennummer durch Voranstellen des Buchstabens „A" als Analogabrechnung zu kennzeichnen.

P. Hermanns, G. Filler, B. Roscher (Hrsg.), *GOÄ 2013*,
Erfolgskonzepte Praxis- & Krankenhaus-Management,
DOI 10.1007/978-3-642-29292-7_29, © Springer-Verlag Berlin Heidelberg 2013

9. Sofern erforderlich, sind in den Katalogen zu den Messgrößen die zur Untersuchung verwendeten Methoden in Kurzbezeichnung aufgeführt. In den folgenden Fällen werden verschiedene Methoden unter einem gemeinsamen Oberbegriff zusammengefasst:

Agglutination: Agglutinationsreaktionen (z.B. Hämagglutination, Hämagglutinationshemmung, Latex-Agglutination, Bakterienagglutination);
Immundiffusion: Immundiffusions- (radiale), Elektroimmundiffusions-, nephelometrische oder turbidimetrische Untersuchungen;
Immunfluoreszenz oder ähnliche Untersuchungsmethoden: Lichtmikroskopische Untersuchungen mit Fluoreszenz-, Enzym- oder anderer Markierung zum Nachweis von Antigenen oder Antikörpern;
Ligandenassay: Enzym-, Chemolumineszenz-, Fluoreszenz-, Radioimmunoassay und ihre Varianten.

Die Gebühren für Untersuchungen mittels Ligandenassay beinhalten grundsätzlich eine Durchführung in Doppelbestimmung einschließlich aktueller Bezugskurve. Bei der Formulierung „– gegebenenfalls einschließlich Doppelbestimmung und aktueller Bezugskurve –" ist die Durchführung fakultativ, bei der Formulierung „– einschließlich Doppelbestimmung und aktueller Bezugskurve –" ist die Durchführung obligatorisch zur Berechnung der Gebühr. Wird eine Untersuchung mittels Ligandenassay, die obligatorisch eine Doppelbestimmung beinhaltet, als Einfachbestimmung durchgeführt, so dürfen nur zwei Drittel der Gebühr berechnet werden.

10. Sofern nicht gesondert gekennzeichnet, handelt es sich bei den aufgeführten Untersuchungen um quantitative oder semiquantitative Bestimmungen.

11. Laboratoriumsuntersuchungen der Abschnitte M I, M II und M III (mit Ausnahme der Leistungen nach den Nummern 3980 bis 4014) im Rahmen einer Intensivbehandlung nach Nummer 435 sind nur nach Nummer 437* berechnungsfähig.

Kommentar zum Thema: Behandlungsverhältnis Patient/Laborarzt
Im Behandlungsverhältnis zwischen Arzt und Patient wird nur einzelnen Fällen ein schriftlicher Behandlungsvertrag abgeschlossen. In der Regel kommt ein Behandlungsvertrag zustande, indem ein Patient die Praxis aufsucht und der Arzt die Behandlung aufnimmt.
Wenn bei der Behandlung ein Laborarzt mit einer Untersuchung eingeschaltet werden muss, wird ein zusätzlicher Behandlungsvertrag zwischen Patient und Laborarzt abgeschlossen. Der BGH hat in zwei Urteilen vom 14. Januar 2010 (Az.: III ZR 173/09; Az.: III ZR 188/09) die Voraussetzungen an das Zustandekommen eines eigenständigen Behandlungsvertrags zwischen Patient und Laborarzt dargelegt.
Der BGH führt aus: ...„Nach allgemeiner Auffassung wird bei der Inanspruchnahme eines externen Laborarztes durch den behandelnden Arzt letzterer im Regelfall als Stellvertreter des Patienten tätig. Übersendet dieser Untersuchungsmaterial des Patienten an den Laborarzt, erteilt er den damit verbundenen Auftrag grundsätzlich im Namen des Patienten. Hat dieser ihn dazu bevollmächtigt, wird neben dem Behandlungsverhältnis zwischen dem Patienten und dem Arzt ein weiteres eigenständiges Vertragsverhältnis zwischen dem Patienten und dem Laborarzt begründet..."
Dabei umfasst das Einverständnis des Patienten mit der Entnahme von Probematerial zum Zweck der Untersuchung durch einen externen Arzt grundsätzlich nur medizinisch indizierte Leistungen im Sinne von § 1 Abs. 2 (GOÄ). Eine Vollmacht ist deshalb objektiv auf medizinisch notwendige Leistungen beschränkt. Dies gilt insbesondere auch für Laborleistungen.
Der Umfang der erteilten Innenvollmacht richte sich somit danach, ...„welche Laboruntersuchungen für die medizinisch notwendige weitere Behandlung objektiv – nicht nach der subjektiven Meinung des behandelnden Arztes – benötigt werden..."
Wenn der behandelnde Arzt den Umfang der Innenvollmacht überschreitet, handelt er als Vertreter ohne Vertretungsmacht mit der Folge, dass zwischen seinem Patienten und dem Laborarzt kein wirksamer Behandlungsvertrag zustande kommt. Das bedeutet, dass der Patient „zusätzlich gemachte Untersuchungen" des Laborarztes nicht bezahlen muss.
Vielmehr haftet dann der behandelnde (überweisende) Arzt für die Vergütung des Laborarztes.

■ Rechtsprechung

Vergütung von Laborkosten – Innenvollmacht
Wenn ein behandelnder Arzt ein externes Labor mit Untersuchungen beauftragt, handelt er als Bevollmächtigter seines Patienten, so dass zwischen dem Labor und dem Patienten ein weiterer Behandlungsvertrag zustande kommt. Es ist dann davon auszugehen, dass der Patient seinem Arzt eine sog. Innenvollmacht erteilt hat.

Diese Innenvollmacht ist aber nicht unbegrenzt gültig. Wird z. B. ein Patient nicht ausdrücklich auf die außergewöhnlich hohen Kosten für eine Laboruntersuchung (hier: gentechnisches Gutachten zur Untersuchung auf Marfan-Syndrom; Kosten: Euro 21.000.–) hingewiesen, kann nicht davon ausgegangen werden, dass der Patient ohne explizite Aufklärung mit einer derartigen Untersuchung einverstanden ist und daher eine wirksame Innenvollmacht vorliegt.
Aktenzeichen: OLG Brandenburg, 12.01.2011, AZ: 4 U 111/08
Entscheidungsjahr: 2011

Kein Honoraranspruch eines Laborarztes gegenüber einem Patienten bei objektiv nicht erforderlicher Untersuchung
Ein behandelnder Arzt hatte einen externen Laborarzt mit einer humangenetischen Blutuntersuchung beauftragt. Der Laborarzt erbrachte seine Leistung; es stellte sich aber heraus, dass objektiv die Untersuchung medizinisch nicht notwendig war. Nach allgemeiner Meinung wird bei der Beauftragung eines externen Arztes der behandelnde Arzt als Stellvertreter des Patienten tätig. Es wird somit ein eigener Behandlungsvertrag zwischen dem Patienten und dem externen Arzt geschlossen.
Bei der Zusammenarbeit eines behandelnden Arztes mit einem Laborarzt ist zu beachten, dass grundsätzlich jeder Arzt für seinen Aufgabenbereich verantwortlich ist. Ein Arzt darf sich darauf verlassen, dass der Kollege seine Aufgaben mit der nötigen Sorgfalt erledigt und die Indikation zu der erbetenen Leistung zutreffend gestellt hat. Eine gegenseitige Überwachungspflicht besteht nicht. Anderes gilt nur, wenn offensichtliche Fehlleistungen vorliegen (dazu BGH, 26.02.1991, AZ: VI ZR 344/89). Auch im Verhältnis Laborarzt – Patient gelten selbstverständlich die Regelungen der GOÄ, so auch § 1 Abs. 2 S. 1 GOÄ. Danach kann ein Arzt Vergütungen nur für Leistungen berechnen, die für eine medizinisch notwendige Versorgung notwendig sind. Unstreitig war die gentechnische Untersuchung medizinisch nicht notwendig. Dem Laborarzt steht daher ein Vergütungsanspruch gegenüber dem Patienten nicht zu; und zwar auch dann, wenn er den Auftrag des behandelnden Arztes fehlerfrei erfüllt hatte und er keinen Grund hatte, die Notwendigkeit der Untersuchung in Zweifel zu ziehen. Der Laborarzt kann daher nur Schadensersatzansprüche gegenüber dem behandelnden Arzt geltend machen, da dieser die Untersuchung veranlasst hatte.
Aktenzeichen: BGH, 14.01.2010, AZ: III ZR 188/09
Entscheidungsjahr: 2010

Hinweis BÄK:

Stellungnahme der Bundesärztekammer:Abrechnung von Laborleistungen
Zur Abrechnung von Laborleistungen, insbesondere auf der Grundlage des neu strukturierten Abschnittes M „Laboratoriumsuntersuchungen", ist innerhalb der Ärzteschaft erhebliche Unruhe entstanden, wie unterschiedliche Interpretationen zur Berechnung, vor allem von Speziallaborleistungen, bekannt gegeben worden sind. Um Fehlinterpretationen der Neuregelung und damit der Verunsicherung in der Ärzteschaft entgegenzuwirken, ist zunächst generell festzustellen, dass die Neufassung des § 4 Abs. 2 Sätze 1 und 2 GOÄ die Delegation von Leistungen des Speziallabors einschränkt und höhere Anforderungen an die Erbringung dieser Leistungen stellt. Die Akzeptanz dieser Neuregelung wird dadurch beeinträchtigt, dass einige Laborparameter (zum Beispiel Schilddrüsenparameter und Rheumafaktor) abweichend von der im übrigen vergleichbaren EBM-Regelung anstatt dem Basislabor M II dem Speziallabor M III zugeordnet worden sind. Die Bundesärztekammer wird sich beim Bundesministerium für Gesundheit dafür einsetzten, dass dies korrigiert wird. Trotz dieser Mängel in der Zuordnung von Laborleistungen ist die Neustrukturierung geltendes Recht und damit für den Arzt verbindlich. Würde diese Neuregelung in Frage gestellt und würde – wie dies eine Ärzte-Initiative eingebracht hat – vonseiten der Ärzteschaft eine sofortige isolierte Korrektur des § 4 Abs. 2 Satz 2 gefordert, muss damit gerechnet werden, dass die mit der GOÄ-Novelle gerade beendete Labordikussion insgesamt neu aufgerollt würde. Das ursprüngliche Konzept der Politik einer weitgehenden Ausgliederung des Labors als ärztliche Leistung aus der GOÄ und die Vergütung von Laborleistungen nach Kostensätzen würde wieder aufleben. Auf die Entschließung des Bundesrats zur Berichtspflicht der Bundesregierung über die Neuordnung von Laborleistungen wird hingewiesen. Mit der Neustrukturierung des Laborkapitels und der Differenzierung zwischen Akut-/Praxislabor (M I), einem delegierbaren Basislabor (M II) und einem an qualifizierte Voraussetzungen gebundenen Speziallabor (M III/M IV) konnte nicht nur das Labor als ärztlicher Leistungsbereich erhalten, sondern auch verhindert werden, dass die Bewertungen der Laborleistungen insgesamt noch weiter abgesenkt worden sind. Demgegenüber hat der Verordnungsgeber der Amtlichen Gebührenordnung die von der Ärzteschaft selbst aufgestellten Prinzipien zur Erbringung und Abrechnung von Laborleistungen in die Novelle der GOÄ übernommen; eine ähnliche Struktur gilt bereits seit längerer Zeit im Einheitlichen Bewertungsmaßstab für vertragsärztliche Leistungen und ist damit für die vertragsärztliche Versorgung fest verankert. Die qualifizierte persönliche Mitwirkung des Arztes an der Erbringung von Leistungen des Speziallabors ist im übrigen auch Grundlage für die entsprechend höhere Bewertung dieser Leistungen in der novellierten GOÄ. Die häufig formulierte Forderung an die Bundesärztekammer, diese Strukturierung rückgängig zu machen, verkennt die dann zu erwartenden gesetzgeberischen Maßnahmen in diesem Bereich. Der sowohl in der vertragsärztlichen als auch in der privatärztlichen Versorgung seit Jahren schwelende innerärztliche Konflikt muss dahingehend beigelegt werden, dass die in der GOÄ vorgenommene Abgrenzung zwischen delegierbaren Laborleistungen einerseits und an besondere Qualifikationen und Aufsichtspflichten gebundenen Laborleistungen andererseits zum Tragen kommt, um den Erhalt des Labors als ärztliche Leistung zu sichern. Aus diesem Grunde empfehlen wir dringend, die höheren Anforderungen an die Erbringung und Abrechnung von Spezialleistungen zu akzeptieren.

IGel – Leistungen in der Labormedizin

Nach Recherchen im Internet werden besonders auf Patientenwunsch die nachfolgenden Leistungen/Untersuchungen/Nachweise (ohne z.Zt. gestehende Erkrankung oder einfach zur Kontrolle bestehender Vor-Parameter) angeboten. Diese Auflistung ist nur ein Ausschnitt der angebotenen IGeL-Leistungen von Laboren:

- **Allergien**
- Untersuchung: **Alkoholkonsum**
- Bestimmungen des **Blutfettstatus**, insbesondere bei Kindern und Jugendlichen
- **Blutgruppenbestimmungen**
- **Borreliose**
- **Candida-Diagnostik**
- **Dentalunverträglichkeiten**
- Untersuchung: **Drogenkonsum**
- bakteriologische Untersuchungen, wie **Dysbiose der Darmflora**
- **Gennachweis zur Risikoabschätzung** genetisch bedingter Erkrankungen
- **Haarausfall** bei Männern und Frauen
- Nachweis von **Helicobacter pylori**
- **HIV-Test**
- **Hormone**
- **Immunitätsstatus** vor der Schwangerschaft
- **immunologischer Status bei Abwehr- oder Leistungsschwäche**
- Triple-Diagnostik zur **Früherkennung des Morbus Down** in der Frühschwangerschaft
- **Medikamentenunverträglichkeiten**
- **Nahrungsmittelunverträglichkeiten**
- **Organprofile** z. B. Leber, Niere, Herz etc.
- Untersuchung auf **Osteoporoserisiko**
- **Schilddrüsenvorsorge** mit Bestimmung der Schilddrüsenhormone
- **Nachweis sexuell übertragbarer Krankheiten**
- Untersuchung auf **Stoffwechselstörungen**
- Untersuchung auf **Thromboserisiko – Atherosklerosrisiko**
- **Tumormarkern:** Bestimmung von Tumormarkern als Screening-Untersuchung
- bestimmte **umweltmedizinische Leistungen**
- **Vaterschaftsgutachten**
- **Vitaminbestimmungen**

I Vorhalteleistungen in der eigenen, niedergelassenen Praxis

Allgemeine Bestimmungen:

Leistungen nach den Nummern 3500 bis 3532 sind nur berechnungsfähig, wenn die Laboruntersuchung direkt beim Patienten (z.B. auch bei Hausbesuch) oder in den eigenen Pxaxisräumen innerhalb von vier Stunden nach der Probennahme bzw. Probenübergabe an den Arzt erfolgt.

Die Leistungen nach den Nummern 3500 bis 3532 sind nicht berechnungsfähig, wenn sie in einem Krankenhaus, einer krankenhausähnlichen Einrichtung, einer Laborgemeinschaft oder in einer laborärztlichen Praxis erbracht werden.

Hinweis BÄK:

Stellungnahme der Bundesärztekammer:
Vorhalteleistungen in der eigenen niedergelassenen Praxis (M I) – Praxislabor

Das Praxislabor nach Abschnitt M I ist als Akutlabor in der eigenen niedergelassenen Praxis vorzuhalten. Es ist deshalb auch mit eigenständigen Leistungspositionen und Bewertungen in die GOÄ aufgenommen worden. Leistungen dieses Praxislabors sind entsprechend den Allgemeinen Bestimmungen zu Abschnitt M I (Nrn. 3500 bis 3532) nur berechnungsfähig, wenn die Laboruntersuchungen direkt beim Patienten – dies kann auch beim Hausbesuch sein – oder in den eigenen Praxisräumen innerhalb von vier Stunden nach der Probenentnahme beziehungsweise Probenübergabe an den Arzt erfolgt.

Ausdrücklich ausgeschlossen ist die Berechnungsfähigkeit dieser Leistungen bei Leistungserbringung in einem Krankenhaus. einer krankenhausähnlichen Einrichtung, einer Laborgemeinschaft oder in einer laborärztlichen Praxis. Da die Leistungserbringung im Krankenhaus ausdrücklich ausgeschlossen ist und dieser Ausschluss nicht auf stationäre Wahlleistungen begrenzt ist, können Leistungen des Abschnittes M I auch nicht im Rahmen der ambulanten Sprechstundenbehandlung des Krankenhausarztes berechnet werden.

3500*	**Blut im Stuhl, dreimalige Untersuchung**	**90** 5,25	6,03 6,82

Die Kosten für ausgegebenes Testmaterial sind anstelle der Leistung nach Nummer 3500 berechnungsfähig, wenn die Auswertung aus Gründen unterbleibt, die der Arzt nicht zu vertreten hat.

Ausschluss: Neben Nr. 3500 sind folgende Nrn. nicht abrechnungsfähig: 27, 28, 437*

Kommentar: Gibt der Patient die erhaltenen Testbriefchen – in der Regel für 3 Stuhlproben von aufeinander folgenden Tagen – nicht vollständig oder gar nicht zurück oder wurden die Stuhlproben nicht in den bezeichneten Stellen aufgetragen und ist somit das Testmaterial nicht auswertbar, kann der Arzt nur die entsprechenden Auslagen für das Testmaterial berechnen. Eine Berechnung der Nr. 3500 aber ist nicht möglich.

3501* **Blutkörperchensenkungsgeschwindigkeit (BKS, BSG)** **60** 4,02
3,50 4,55

Ausschluss: Neben Nr. 3501 ist die Nr. 437* nicht abrechnungsfähig.

Tipp: Die Entnahme von Venenblut kann neben der Nr. 3500 zusätzlich nach Nr. 250 berechnet werden.

3502* **Differenzierung des Blutausstrichs, mikroskopisch** **120** 8,04
6,99 9,09

Ausschluss: Neben Nr. 3502 ist die Nr. 437* nicht abrechnungsfähig.

Kommentar: Eine mechanisierte Differenzierung der Leukozyten ist nach Nr. 3551 abzurechnen.

3503* **Hämatokrit** **70** 4,69
4,08 5,30

Ausschluss: Neben Nr. 3503 ist die Nr. 437* nicht abrechnungsfähig.

Katalog

Mikroskopische Einzelbestimmung, je Messgröße **60** 4,02
3,50 4,55

3504* **Erythrozyten**

Ausschluss: Nicht abrechenbar neben Nr. 437*

Kommentar: Die mikroskopische Bestimmung der Erythrozytenzahl im Liquor wird nach Nr. 3669 und die der Leukozytenzahl im Liquor nach Nr. 3670 berechnet.
Bei einer mechanisierten Differenzierung ist nur nach Nr. 3550 abrechenbar.

3505* **Leukozyten**

Ausschluss: Nicht abrechenbar neben Nr. 437*

Kommentar: Bei einer mechanisierten Differenzierung ist nur nach Nr. 3550 abrechenbar.

3506* **Thrombozyten**

Ausschluss: Nicht abrechenbar neben Nr. 437*

Kommentar: Bei einer mechanisierten Differenzierung ist nur nach Nr. 3550 abrechenbar.

3508* **Mikroskopische Untersuchung eines Nativpräparats, gegebenenfalls nach einfacher Aufbereitung (z.B. Zentrifugation) im Durchlicht- oder Phasenkontrastverfahren, je Material (z.B. Punktate, Sekrete, Stuhl)** **80** 5,36
4,66 6,06

Ausschluss: Neben Nr. 3508 ist die Nr. 437* nicht abrechnungsfähig.

Kommentar: Werden unterschiedliche Körpermaterialien, z.B. Sekrete und Stuhl untersucht, so kann die Leistung in diesem Falle 2x abgerechnet werden. Werden allerdings von einem Material z.B. Punktat, mehrere Nativpräparate angefertigt, so können diese nur einmal berechnet werden. Hinsichtlich der Untersuchung von Urinsedimenten siehe Nrn. 3531, 3532.

3509* **Mikroskopische Untersuchung nach einfacher Färbung (z.B. Methylenblau, Lugol), je Material** **100** 6,70
5,83 7,58

Ausschluss: Neben Nr. 3509 ist die Nr. 437* nicht abrechnungsfähig.

Kommentar: Wie bei der Leistung nach Nr. 3508 ist eine mehrfache Berechnung bei Untersuchung verschiedener Körpermaterialien gestattet. Werden allerdings von einem Material verschiedene Färbungen durchgeführt, so sind diese nur einmal berechnungsfähig.

GOÄ-Nr. Punktzahl 1fach 2,3 / *1,8 3,5 / *2,5

3510* **Mikroskopische Untersuchung nach differenzierender Färbung (z.B. Gramfärbung), je Präparat** **120** 6,99 8,04 9,09

Ausschluss: Neben Nr. 3510 ist die Nr. 437* nicht abrechnungsfähig.

Kommentar: Im Gegensatz zu Nr. 3508 und Nr. 3509 wird hier in der Legende nicht vom Material, sondern von Präparaten gesprochen. Dies bedeutet, dass, wenn es erforderlich ist, aus **einem** Material Präparate in unterschiedlichen Färbungen anzufertigen und diese zu untersuchen, der Ansatz der Nr. 3510 entsprechend der unterschiedlich gefärbten und untersuchten Präparate möglich ist. Um Nachfragen der Krankenkasse zu vermeiden, sollten die Färbemethoden kurz aufgelistet werden.

3511* **Untersuchung eines Körpermaterials mit vorgefertigten Reagenzträgern oder Reagenzzubereitungen und visueller Auswertung (z.B. Glukose, Harnstoff, Urinteststreifen), qualitativ oder semiquantitativ, auch bei Verwendung eines Mehrfachreagenzträgers, je Untersuchung** **50** 2,91 3,35 3,79

Können mehrere Messgrößen durch Verwendung eines Mehrfachreagenzträgers erfasst werden, so ist die Leistung nach Nummer 3511 auch dann nur einmal berechnungsfähig, wenn mehrere Einfachreagenzträger verwandt wurden.

Bei mehrfacher Berechnung der Leistung nach Nummer 3511 ist die Art der Untersuchung in der Rechnung anzugeben.

Ausschluss: Neben Nr. 3511 sind folgende Nrn. nicht abrechnungsfähig: 27, 28, 437*

Kommentar: In der Legende wird von einer visuellen Auswertung gesprochen. Nach dem Kommentar zur GOÄ von **Brück** ist der Ansatz nach Nr. 3511 auch für apparative Auswertung möglich. Weitere Untersuchungsmöglichkeiten, die nach Nr. 3511 berechnungsfähig sind:

- Liquorschnelldiagnostik mit gebräuchlichen Urinteststreifen
- Lipasediagnostik mittels Latexschnelltest-
- Ph-Untersuchung mit Indikatorpapier/-lösung
- Laktatbestimmung mittels Teststreifen
- Helicobacter pylori-Schnelltest
- Urinasenachweis in Biospiematerial

Werden verschiedene Materialien untersucht, wie z.B. Urin, Blut, Liquor oder Biopsiematerial, so kann die Nr. 3511 entsprechend der verschiedenen Körpermaterialien mehrfach abgerechnet werden. Bei der Abrechnung ist es sinnvoll, die unterschiedlichen Materialien oder die Messgrößen in unterschiedlichen Materialien aufzuführen. Die Anwendung eines Teststreifens mit mehreren Testfeldern gilt nur als eine Untersuchung.

Untersuchung folgender Messgrößen unabhängig vom Messverfahren, je Messgröße **70** 4,08 4,69 5,30

Ausschluss: Neben Nr. 3512 bis 3521 ist die Nr. 437* nicht abrechnungsfähig.

Kommentar: Die im Katalog aufgezählten Parameter können in einem Rahmen der Sofort- und Notfalldiagnostik untersucht und berechnet werden. Andere als die aufgezählten Laborparameter dürfen **nicht analog** nach den Katalog-Nrn. 3512 bis 3521 abgerechnet werden, sondern müssen nach den entsprechenden GOÄ-Nrn. der Abschnitte M II bis M IV abgerechnet werden.

Katalog

3512* **Alpha-Amylase**

3513* **Gamma-Glutamyltranspeptidase (Gamma-Glutamyltransferase, Gamma-GT)**

3514* **Glukose**

3515* **Glutamatoxalazetattransaminase (GOT, Aspartataminotransferase, ASAT, AST)**

3516* **Glutamatpyruvattransaminase (GPT, Alaninaminotransferase ALAT ALT)**

3517* **Hämoglobin**

3518* **Harnsäure**

3519* **Kalium**

3520* **Kreatinin**

3521* **Lipase**

Untersuchung folgender Messgrößen unabhängig vom Messverfahren, je Messgröße — **100** | 5,83 | 6,70 | 7,58

Ausschluss: Neben Nr. 3523 bis 3526 ist die Nr. 437* nicht abrechnungsfähig.

Kommentar: Eine quantitative Bestimmung von Antistreptolysin wird nach den entsprechenden Nrn. 4247, 4293 oder 4294 berechnet.

Katalog

3523* **Antistreptolysin (ASL)**

Kommentar: Eine quantitative Bestimmung von Antistreptolysin wird nach den entsprechenden Nrn. 4247, 4293 oder 4294 berechnet.

3524* **C-reaktives Protein (CRP)**

Kommentar: Eine quantitative Bestimmung von CRP wird nach Nr. 3741 berechnet.

3525* **Mononuklosetest**

Kommentar: Eine quantitative Bestimmung des Mononukleose-Tests wird nach Nr. 4305 berechnet.

3526* **Untersuchung folgender Messgrößen unabhängig vom Messverfahren, je Messgröße – Rheumafaktor (RF)**

Kommentar: Eine quantitative Bestimmung des Rheumafaktors wird nach Nr. 3686 berechnet.

3528* **Schwangerschaftstest (Nachweisgrenze des Tests kleiner als 500 U/l)** — **130** | 7,58 | 8,71 | 9,85

Ausschluss: Neben Nr. 3528 ist die Nr. 437* nicht abrechnungsfähig.

Kommentar: Die Leistunglegenden nach Nr. 3528 (< 500 U/l) und Nr. 3529 (< 50 U/l) weisen unterschiedliche Nachweisempfindlichkeiten aus und sind daher auch unterschiedlich bewertet. Eine quantitative HCG-Bestimmung wird nach den Nrn. 4024 oder 4053 berechnet.

3529* **Schwangerschaftstest (Nachweisgrenze des Tests kleiner als 50 U/l)** — **150** | 8,74 | 10,05 | 11,37

Ausschluss: Neben Nr. 3529 ist die Nr. 437* nicht abrechnungsfähig.

Kommentar: Die Leistunglegenden nach Nr. 3528 (< 500 U/l) und Nr. 3529 (< 50 U/l) weisen unterschiedliche Nachweisempfindlichkeiten aus und sind daher auch unterschiedlich bewertet.
Eine quantitative HCG-Bestimmung wird nach den Nrn. 4024 oder 4053 berechnet.

3530* **Thromboplastinzeit (TPZ, Quickwert)** — **120** | 6,99 | 8,04 | 9,09

Ausschluss: Neben Nr. 3530 ist die Nr. 437* nicht abrechnungsfähig.

3531* **Urinsediment** — **70** | 4,08 | 4,69 | 5,30

Ausschluss: Neben Nr. 3531 ist die Nr. 437* nicht abrechnungsfähig.

GOÄ-Nr.		Punktzahl 1fach	2,3 / *1,8 3,5 / *2,5
3532*	**Phasenkontrastmikroskopische Untersuchung des Urinsediments – einschließlich morphologischer Beurteilung der Erythrozyten –**	**90** 5,25	6,03 6,82

Ausschluss: Neben Nr. 3532 ist die Nr. 437* nicht abrechnungsfähig.

II Basislabor

Allgemeine Bestimmungen

Die aufgeführten Laborleistungen dürfen auch dann als eigene Leistungen berechnet werden, wenn diese nach fachlicher Weisung unter der Aufsicht eines anderen Arztes in Laborgemeinschaften oder in von Ärzten ohne eigene Liquidationsberechtigung geleiteten Krankenhauslabors erbracht werden.

Für die mit H1 gekennzeichneten Untersuchungen ist der Höchstwert Nummer 3541.H zu beachten.

Hinweis BÄK:

Stellungnahme der Bundesärztekammer: Basislabor (M II)

In § 4 Abs. 2 Satz 2 ist die Delegation von Laborleistungen an eine Laborgemeinschaft – oder aus von Ärzten ohne eigene Liquidationsberechtigung geleiteten Krankenhauslabors – auf Leistungen des Abschnittes M II begrenzt worden. Insofern gilt die bisherige Regelung des § 4 Abs. 2 Satz 2 GOÄ, die sich nach altem Recht auf alle Laborleistungen, d.h. alle Leistungen des Abschnitts M bezog, in der neuen GOÄ nur noch für Leistungen des Abschnittes M II.

3541.H*	**Höchstwert für die mit H1 gekennzeichneten Untersuchungen des Abschnitts M II**	**480** 27,98	32,17 36,37

Ausschluss: Neben Nr. 3541.H ist die Nr. 437* nicht abrechnungsfähig.

Auf einen Blick: **Untersuchungen des Abschnittes M II., für die der Höchstwert nach Nr. 3541.H gilt:**

Untersuchung	GOÄ-Nr.
Albumin	3570.H1*
Alkal. Phosphatase	3587.H1*
Alpha-Amylase	3588.H1*
Anorgan. Phosphat	3580.H1*
Bilirubin, gesamt	3581.H1*
Cholesterin	3562.H1*
Cholinesterase	3589.H1*
Creatinkinase MB	3591.H1*
Creatinkinase	3590.H1*
Gamma-GT	3592.H1*
Gesamt-Protein	3573.H1*
GLDH	3593.H1*
GOT	3594.H1*
GPT	3595.H1*
Harnsäure	3583.H1*
Harnstoff (-N)	3584.H1*
HBDH	3596.H1*
HDL-Cholesterin	3563.H1*
Kreatinin	3585.H1*
LDH	3597.H1*
LDL-Cholesterin	3564.H1*
Lipase	3598.H1*
Proteinelektrophorese i. S.	3574.H1*
Triglyceride	3565.H1*

GOÄ-Nr.		Punktzahl 1fach	2,3 / *1,8 3,5 / *2,5

1 Körperzellen und deren Bestandteile, Zellfunktionsuntersuchungen

3550*	**Blutbild und Blutbildbestandteile**	**60** 3,50	4,02 4,55

Die Leistung nach Nummer 3550 beinhaltet die Erbringung mindestens eines der folgenden Parameter, darf jedoch unabhängig von der Zahl der erbrachten Parameter aus demselben Probenmaterial nur einmal berechnet werden:
Erythrozytenzahl und/oder Hämatokrit und/oder Hämoglobin und/oder mittleres Zellvolumen (MCV) und die errechneten Kenngrößen (z.B. MCH, MCHC) und die Erythrozytenverteilungskurve und/oder Leukozytenzahl und/oder Thrombozytenzahl.

Ausschluss: Neben Nr. 3550 sind folgende Nrn. nicht abrechnungsfähig: 23, 437*

Analog: Nr. 3550 analog für die Berechnung des Volumenanteils der Kryoglobuline i. Serum (Kryorit) – Empfehlung nach Kommentar Brück

3551*	**Differenzierung der Leukozyten, elektronisch-zytometrisch, zytochemisch-zytometrisch oder mittels mechanisierter Mustererkennung (Bildanalyse), zusätzlich zu der Leistung nach Nummer 3550**	**20** 1,17	1,34 1,52

Ausschluss: Neben Nr. 3551 ist die Nr. 437* nicht abrechnungsfähig.

3552*	**Retikulozytenzahl**	**70** 4,08	4,69 5,30

Ausschluss: Neben Nr. 3552 ist die Nr. 437* nicht abrechnungsfähig.

2 Elektrolyte, Wasserhaushalt

3555*	**Calcium**	**40** 2,33	2,68 3,03

Ausschluss: Neben Nr. 3555 ist die Nr. 437* nicht abrechnungsfähig.

3556*	**Chlorid**	**30** 1,75	2,01 2,27

Ausschluss: Neben Nr. 3556 ist die Nr. 437* nicht abrechnungsfähig.

3557*	**Kalium**	**30** 1,75	2,01 2,27

Ausschluss: Neben Nr. 3557 ist die Nr. 437* nicht abrechnungsfähig.

3558*	**Natrium**	**30** 1,75	2,01 2,27

Ausschluss: Neben Nr. 3558 ist die Nr. 437* nicht abrechnungsfähig.

3 Kohlehydrat- und Lipidstoffwechsel

Allgemeine Bestimmung:

Für die mit H1 gekennzeichneten Untersuchungen ist der Höchstwert nach Nummer 3541.H zu beachten.

GOÄ-Nr.		Punktzahl 1fach	2,3 / *1,8 3,5 / *2,5
3560*	**Glukose**	**40** 2,33	2,68 3,03

Ausschluss: Neben Nr. 3560 ist die Nr. 437* nicht abrechnungsfähig.

Kommentar: Die Leistung nach Nr. 3560 ist bei quantitaviver Bestimmungen für alle Untersuchungsmaterialien abrechnenbar.

3561*	**Glykierte Hämoglobine (HbA1, HbA1c)**	**200** 11,66	13,41 15,15

Ausschluss: Neben Nr. 3561 ist die Nr. 437* nicht abrechnungsfähig.

3562.H1*	**Cholesterin**	**40** 2,33	2,68 3,03

Ausschluss: Neben Nr. 3562.H1 ist die Nr. 437* nicht abrechnungsfähig.

3563.H1*	**HDL-Cholesterin**	**40** 2,33	2,68 3,03

Ausschluss: Neben Nr. 3563.H1 ist die Nr. 437* nicht abrechnungsfähig.

3564.H1*	**LDL-Cholesterin**	**40** 2,33	2,68 3,03

Ausschluss: Neben Nr. 3564.H1 ist die Nr. 437* nicht abrechnungsfähig.

Kommentar: Wird das LDL-Cholesterin rechnerisch aus den vorhandenen Messwerten von Cholesterin und HDL-Cholesterin und Triglyceriden nach der Friedewald-Formel ermittelt, so kann diese Leistung nicht berechnet werden. Dies gilt auch für die Berechnung von Lipidenquotienten.

3565.H1*	**Triglyzeride**	**40** 2,33	2,68 3,03

Ausschluss: Neben Nr. 3565.H1 ist die Nr. 437* nicht abrechnungsfähig.

4 Proteine, Elektrophoreseverfahren

Allgemeine Bestimmung:

Für die mit H1 gekennzeichneten Untersuchungen ist der Höchstwert nach Nummer 3541.H zu beachten.

3570.H1*	**Albumin, photometrisch**	**30** 1,75	2,01 2,27

Ausschluss: Neben Nr. 3570.H1 ist die Nr. 437* nicht abrechnungsfähig.

3571*	**Immunglobulin (IgA, IgG, IgM), Ligandenassay – gegebenenfalls einschließlich Doppelbestimmung und aktueller Bezugskurve –, Immundiffusion oder ähnliche Untersuchungsmethoden, je Immunglobulin**	**150** 8,74	10,05 11,37

Ausschluss: Neben Nr. 3571 ist die Nr. 437* nicht abrechnungsfähig.

3572*	**Immunglobulin E (IgE), Ligandenassay – gegebenenfalls einschließlich Doppelbestimmung und aktueller Bezugskurve –, Immundiffusion oder ähnliche Untersuchungsmethoden**	**250** 14,57	16,76 18,94

Ausschluss: Neben Nr. 3572 sind folgende Nrn. nicht abrechnungsfähig: 437*, 3892, 3893, 3894

GOÄ-Nr.		Punktzahl 1fach	2,3 / *1,8 3,5 / *2,5
3573.H1*	**Gesamt-Protein im Serum oder Plasma**	**30** 1,75	2,01 2,27
Ausschluss:	Neben Nr. 3573.H1 ist die Nr. 437* nicht abrechnungsfähig.		
3574.H1*	**Proteinelektrophorese im Serum**	**200** 11,66	13,41 15,15
Ausschluss:	Neben Nr. 3574 ist die Nr. 437* nicht abrechnungsfähig.		
Kommentar:	Die ggf. erforderliche Bestimmung des Gesamteiweiß kann zusätzlich nach Nr. 3573.H1 berechnet werden.		
3575*	**Transferrin, Immundiffusion oder ähnliche Untersuchungsmethoden**	**100** 5,83	6,70 7,58
Ausschluss:	Neben Nr. 3575 ist die Nr. 437* nicht abrechnungsfähig.		

5 Substrate, Metabolite, Enzyme

Allgemeine Bestimmung:

Für die mit H1 gekennzeichneten Untersuchungen ist der Höchstwert nach Nummer 3541.H zu beachten.

3580.H1*	**Anorganisches Phosphat**	**40** 2,33	2,68 3,03
Ausschluss:	Neben Nr. 3580.H1 ist die Nr. 437* nicht abrechnungsfähig.		
3581.H1*	**Bilirubin, gesamt**	**40** 2,33	2,68 3,03
Ausschluss:	Neben Nr. 3581.H1 ist die Nr. 437* nicht abrechnungsfähig.		
3582*	**Bilirubin, direkt**	**70** 4,08	4,69 5,30
Ausschluss:	Neben Nr. 3582.H1 ist die Nr. 437* nicht abrechnungsfähig.		
3583.H1*	**Harnsäure**	**40** 2,33	2,68 3,03
Ausschluss:	Neben Nr. 3583.H1 ist die Nr. 437* nicht abrechnungsfähig.		
3584.H1*	**Harnstoff (Harnstoff-N, BUN)**	**40** 2,33	2,68 3,03
Ausschluss:	Neben Nr. 3584.H1 ist die Nr. 437* nicht abrechnungsfähig.		
3585.H1*	**Kreatinin**	**40** 2,33	2,68 3,03
Ausschluss:	Neben Nr. 3585.H1 ist die Nr. 437* nicht abrechnungsfähig.		
3587.H1*	**Alkalische Phosphatase**	**40** 2,33	2,68 3,03
Ausschluss:	Neben Nr. 3587.H1 ist die Nr. 437* nicht abrechnungsfähig.		

GOÄ-Nr.		Punktzahl 1fach	2,3 / *1,8 3,5 / *2,5
3588.H1*	**Alpha-Amylase auch immuninhibitorische Bestimmung der Pankreas Amylase**	**50** 2,91	3,35 3,79
Ausschluss:	Neben Nr. 3588.H1 ist die Nr. 437* nicht abrechnungsfähig.		
3589.H1*	**Cholinesterase (Pseudocholinesterase, CHE, PCHE)**	**40** 2,33	2,68 3,03
Ausschluss:	Neben Nr. 3589.H1 ist die Nr. 437* nicht abrechnungsfähig.		
3590.H1*	**Creatinkinase (CK)**	**40** 2,33	2,68 3,03
Ausschluss:	Neben Nr. 3590.H1 ist die Nr. 437* nicht abrechnungsfähig.		
3591.H1*	**Creatinkinase MB (CK-MB), Immuninhibitionsmethode**	**50** 2,91	3,35 3,79
Ausschluss:	Neben Nr. 3591.H1 ist die Nr. 437* nicht abrechnungsfähig.		
3592.H1*	**Gamma-Glutamyltranspeptidase (Gamma-Glutamyltransferase, Gamma-GT)**	**40** 2,33	2,68 3,03
Ausschluss:	Neben Nr. 3592.H1 ist die Nr. 437* nicht abrechnungsfähig.		
3593.H1*	**Glutamatdehydrogenase (GLDH)**	**50** 2,91	3,35 3,79
Ausschluss:	Neben Nr. 3593.H1 ist die Nr. 437* nicht abrechnungsfähig.		
3594.H1*	**Glutamatoxalazetattransaminase (GOT, Aspartataminotransferase, ASAT, AST)**	**40** 2,33	2,68 3,03
Ausschluss:	Neben Nr. 3594.H1 ist die Nr. 437* nicht abrechnungsfähig.		
3595.H1*	**Glutamatpyruvattransaminase (GPT, Alaninaminotransferase, ALAT, ALT)**	**40** 2,33	2,68 3,03
Ausschluss:	Neben Nr. 3595.H1 ist die Nr. 437* nicht abrechnungsfähig.		
3596.H1*	**Hydroxybutyratdehydrogenase (HBDH)**	**40** 2,33	2,68 3,03
Ausschluss:	Neben Nr. 3596.H1 ist die Nr. 437* nicht abrechnungsfähig.		
3597.H1*	**Laktatdehydrogenase (LDH)**	**40** 2,33	2,68 3,03
Ausschluss:	Neben Nr. 3597.H1 ist die Nr. 437* nicht abrechnungsfähig.		
3598.H1*	**Lipase**	**50** 2,91	3,35 3,79
Ausschluss:	Neben Nr. 3598.H1 ist die Nr. 437* nicht abrechnungsfähig.		
Kommentar:	Qualitativer Lipasenachweis mittels Latextest nach Nr. 3511 berechnen.		

GOÄ-Nr.		Punktzahl 1fach	2,3 / *1,8 3,5 / *2,5
3599*	**Saure Phosphatase (sP), photometrisch**	**70** 4,08	4,69 5,30

Ausschluss: Neben Nr. 3599.H1 ist die Nr. 437* nicht abrechnungsfähig.

6 Gerinnungssystem

3605*	**Partielle Thromboplastinzeit (PTT, aPTT), Einfachbestimmung**	**50** 2,91	3,35 3,79

Ausschluss: Neben Nr. 3605 ist die Nr. 437* nicht abrechnungsfähig.

3606*	**Plasmathrombinzeit (PTZ, TZ), Doppelbestimmung**	**70** 4,08	4,69 5,30

Ausschluss: Neben Nr. 3606 ist die Nr. 437* nicht abrechnungsfähig.

3607*	**Thromboplastinzeit (Prothrombinzeit, TPZ, Quickwert), Einfachbestimmung**	**50** 2,91	3,35 3,79

Ausschluss: Neben Nr. 3607 ist die Nr. 437* nicht abrechnungsfähig.

7 Funktionsteste

Allgemeine Bestimmungen

Wird eine vom jeweils genannten Leistungsumfang abweichende geringere Anzahl von Bestimmungen durchgeführt, so ist nur die Zahl der tatsächlich durchgeführten Einzelleistungen berechnungsfähig.

Sind aus medizinischen Gründen über den jeweils genannten Leistungsumfang hinaus weitere Bestimmungen einzelner Messgrößen erforderlich, so können diese mit entsprechender Begründung als Einzelleistungen gesondert berechnet werden.

3610*	**Amylase-Clearance (Zweimalige Bestimmung von Amylase)**	**100** 5,83	6,70 7,58

Ausschluss: Neben Nr. 3610 ist die Nr. 437* nicht abrechnungsfähig.

3611*	**Blutzuckertagesprofil (Viermalige Bestimmung von Glukose)**	**160** 9,33	10,72 12,12

Ausschluss: Neben Nr. 3611 ist die Nr. 437* nicht abrechnungsfähig.

Kommentar: In der Regel finden eine Nüchtern-Blutzucker-Bestimmung am Morgen und 3 weitere Bestimmungen verteilt über den Tag statt.
Sind ggf. mehr als 4 Glukosebestimmungen erforderlich, so können diese nach dem GOÄ-Kommentar von **Lang, Schäfer** et alii mit medizinischer Begründung (z.B. diabtische Stoffwechselentgleisung) als Einzelbestimmungen nach Nr. 3560 berechnet werden.

3612*	**Glukosetoleranztest, intravenös (Siebenmalige Bestimmung von Glukose)**	**280** 16,32	18,77 21,22

Ausschluss: Neben Nr. 3612 ist die Nr. 437* nicht abrechnungsfähig.

Tipp: Glukose-Testlösung gesondert berechnungsfähig (§10 GOÄ)

GOÄ-Nr.		Punktzahl 1fach	2,3 / *1,8 3,5 / *2,5

3613* **Glukosetoleranztest, oral (Viermalige Bestimmung von Glukose)** **160** 10,72 9,33 12,12

Ausschluss: Neben Nr. 3613 ist die Nr. 437* nicht abrechnungsfähig.

Tipp: Glukose-Probetrank gesondert berechnungsfähig (§10 GOÄ)

3615* **Kreatinin-Clearance (Zweimalige Bestimmung von Kreatinin)** **60** 4,02 3,50 4,55

Ausschluss: Neben Nr. 3615 ist die Nr. 437* nicht abrechnungsfähig.

Kommentar: Die Bestimmung von Kreatinin erfolgt je einmal im Serum und im Urin.

8 Spurenenlemente

3620* **Eisen im Serum oder Plasma** **40** 2,68 2,33 3,03

Ausschluss: Neben Nr. 3620 ist die Nr. 437* nicht abrechnungsfähig.

3621* **Magnesium** **40** 2,68 2,33 3,03

Ausschluss: Neben Nr. 3621 ist die Nr. 437* nicht abrechnungsfähig.

III Untersuchungen von körpereigenen oder körperfremden Substanzen und körpereigenen Zellen

Allgemeine Bestimmungen

Für die mit H2, H3 und H4 gekennzeichneten Untersuchungen sind die Höchstwerte nach den Nummern 3630.H, 3631.H und 3633.H zu beachten

3630.H* **Höchstwert für die mit H2 gekennzeichneten Untersuchungen aus Abschnitt M III 8** **870** 58,32 50,71 65,92

Ausschluss: Neben Nr. 3630.H ist die Nr. 437* nicht abrechnungsfähig.

Auf einen Blick: **Immunfluoreszenz- oder ähnliche lichtmikroskopische Untersuchungen mit H2-Kennzeichnung aus Abschnitt M III 8. von A-Z, die dem Höchstwert Nr. 3630.H unterliegen**

Bestimmung von Auto-Antikörper gegen	GOÄ-Nr.
Basalmembran	3805.H2*
Centromerregion	3806.H2*
Endomysium	3807.H2*
Extrahierbare NA	3809.H2*
Glatte Muskulatur	3809.H2*
Haut	3811.H2*
Herzmuskulatur	3812.H2*
ICA 3815 Kerne (ANA)	3813.H2*
Kollagen	3814.H2*
Langerhans'sche Inseln (ICA)	3815.H2*
Mikrosomen (Leber)	3817.H2*

Bestimmung von Auto-Antikörper gegen	GOÄ-Nr.
Mikrosomen (TPO)	**3816.H2***
Mitochondrien	**3818.H2***
nDNA	**3819.H2***
Nebenniere	**3820.H2***
P-/C-ANCA	**3826.H2***
Parietalzellen	**3821.H2***
Skelettmuskulatur	**3822.H2***
Speichelgangepithel	**3823.H2***
Spermien	**3824.H2***
Thyreoglobulin	**3825.H2***
Ähnliche Untersuchungen	**3827.H2***

3631.H* **Höchstwert für die mit H3 gekennzeichneten Untersuchungen aus Abschnitt M III 10** **1400** 93,84
81,60 106,08

Ausschluss: Neben Nr. 3631.H ist die Nr. 437* nicht abrechnungsfähig.

Auf einen Blick: **Tumormarker-Untersuchungen mit H3-Kennzeichnung aus dem Abschnitt M III 10, die dem Höchstwert nach Nr. 3631.H unterliegen.**

Tumormarker	GOÄ-Nr.
Ca 125	**3900.H3***
Ca 15 – 3	**3901.H3***
Ca 19-9	**3902.H3***
Ca 50	**3903.H3***
Ca 72- 4	**3904.H3***
CEA	**3905.H3***
Cyfra 21 – 1	**3906.H3***
NSE	**3907.H3***
PSA	**3908.H3***
SCC	**3909.H3***
Thymidinkinase	**3910.H3***
TPA	**3911.H3***

3633.H* **Höchstwert für die mit H4 gekennzeichneten Untersuchungen aus Abschnitt M III 14** **550** 36,87
32,06 41,68

Ausschluss: Neben Nr. 3633.H ist die Nr. 437* nicht abrechnungsfähig.

Auf einen Blick: **Schilddrüsenuntersuchungen mit H4-Kennzeichnung aus Abschnitt M III 14 von A-Z, dem Höchstwert nach Nr. 3633.H unterliegen.**

Laborparameter	GOÄ-Nr.
Freies Thyroxin	**4022.H4***
Freies Trijodthyronin	**4023.H4***
TBG	**3766.H4***
T3-Uptake-Test	**4029.H4***
Thyroxin	**4031.H4***
Trijodthyronin	**4032.H4***

GOÄ-Nr.		Punktzahl 1fach	2,3 / *1,8 3,5 / *2,5

1 Ausscheidungen (Urin, Stuhl)

3650*	**Blut im Stuhl, dreimalige Untersuchung**	**60** 3,50	4,02 4,55
	Die Kosten für ausgegebenes Testmaterial sind anstelle der Leistung nach Nummer 3650 berechnungsfähig, wenn die Auswertung aus Gründen unterbleibt, die der Arzt nicht zu vertreten hat.		
Ausschluss:	Neben Nr. 3650 sind folgende Nrn. nicht abrechnungsfähig: 27, 28, 437*		
3651*	**Phasenkontrastmikroskopische Untersuchung des Urinsediments – einschließlich morphologischer Beurteilung der Erythrozyten –**	**70** 4,08	4,69 5,30
Ausschluss:	Neben Nr. 3651 sind folgende Nrn. nicht abrechnungsfähig: 437*, 3653		
3652*	**Streifentest im Urin, auch bei Verwendung eines Mehrfachreagenzträgers, je Untersuchung**	**35** 2,04	2,35 2,65
Ausschluss:	Neben Nr. 3652 sind folgende Nrn. nicht abrechnungsfähig: 27, 28, 437*		
Analog:	Nr. 3652 analog für Streifentests und für ph-Untersuchungen mit Indikatorpapier oder Indikatorlöcung bei anderem Körpermaterial als Urin, z.B. Untersuchung mit Teststreifen im Liquor 3652 A		
Tipp:	Wird die Untersuchung im Rahmen des Praxislabors M. I nach Nr. 3511 durchgeführt, ergibt sich eine Bewertung von 50 Punkten.		
3653*	**Urinsediment, mikroskopisch**	**50** 2,91	3,35 3,79
Ausschluss:	Neben Nr. 3653 sind folgende Nrn. nicht abrechnungsfähig: 437*, 3651		
Tipp:	Wird die Untersuchung im Rahmen des Praxislabors M. I nach Nr. 3531 durchgeführt, ergibt sich eine Bewertung von 70 Punkten.		
3654*	**Zellzählung im Urin (Addis-Count), mikroskopisch**	**80** 4,66	5,36 6,06
Ausschluss:	Neben Nr. 3654 ist die Nr. 437* nicht abrechnungsfähig.		

2 Sekrete, Liquor, Konkremente

3660*	**Sekret (Magen, Duodenum, Cervix uteri), mikroskopische Beurteilung**	**40** 2,33	2,68 3,03
Ausschluss:	Neben Nr. 3660 ist die Nr. 437* nicht abrechnungsfähig.		
3661*	**Gallensediment, mikroskopisch**	**40** 2,33	2,68 3,03
Ausschluss:	Neben Nr. 3661 ist die Nr. 437* nicht abrechnungsfähig.		
3662*	**HCL, titrimetrisch**	**70** 4,08	4,69 5,30
Ausschluss:	Neben Nr. 3662 ist die Nr. 437* nicht abrechnungsfähig.		

GOÄ-Nr.		Punktzahl 1fach	2,3 / *1,8 3,5 / *2,5
3663*	**Morphologische Differenzierung des Spermas, mikroskopisch**	**160** 9,33	10,72 12,12
Ausschluss:	Neben Nr. 3663 sind folgende Nrn. nicht abrechnungsfähig: 437*, 3668		
3664*	**Spermienagglutination, mikroskopisch**	**120** 6,99	8,04 9,09
Ausschluss:	Neben Nr. 3664 sind folgende Nrn. nicht abrechnungsfähig: 437*, 3668		
3665*	**Spermien-Mucus-Penetrationstest, je Ansatz**	**150** 8,74	10,05 11,37
Ausschluss:	Neben Nr. 3665 ist die Nr. 437* nicht abrechnungsfähig.		
3667	**Spermienzahl und Motilitätsbeurteilung, mikroskopisch**	**70** 4,08	4,69 5,30
Ausschluss:	Neben Nr. 3667 sind folgende Nrn. nicht abrechnungsfähig: 437*, 3668		
3668*	**Physikalisch morphologische Untersuchung des Spermas (Menge, Viskosität, pH-Wert, Nativpräparat(e), Differenzierung der Beweglichkeit, Bestimmung der Spermienzahl, Vitalitätsprüfung, morphologische Differenzierung nach Ausstrichfärbung)** Neben der Leistung nach Nummer 3668 sind die Leistungen nach den Nummern 3663, 3664 und/oder 3667 nicht berechnungsfähig.	**400** 23,31	26,81 30,31
Ausschluss:	Neben Nr. 3668 sind folgende Nrn. nicht abrechnungsfähig: 437*, 3508, 3660, 3663, 3664, 3667, 3712, 3714		
3669*	**Erythrozytenzahl (Liquor), mikroskopisch**	**60** 3,50	4,02 4,55
Ausschluss:	Neben Nr. 3669 ist die Nr. 437* nicht abrechnungsfähig.		
Kommentar:	Auch Untersuchungen der Erythrozytenzahl in anderen Körpermaterialien z.B. • Gelenkflüssigkeiten • Aszites • Pleurapunktat • Perikardpunktat sind nach Nr. 3669 berechnungsfähig.		
3670*	**Leukozytenzahl (Liquor), mikroskopisch**	**60** 3,50	4,02 4,55
Ausschluss:	Neben Nr. 3670 ist die Nr. 437* nicht abrechnungsfähig.		
Kommentar:	Werden die Untersuchungen im Rahmen des Praxislabors M. I nach Nrn. 3504 u. 3505 durchgeführt, ergibt sich eine Bewertung von 60 Punkten. Auch Untersuchungen der Leukozytenzahl in anderen Körpermaterialien z.B. • Gelenkflüssigkeiten • Aszites • Pleurapunktat • Perikardpunktat sind nach Nr. 3670 berechnungsfähig.		
3671*	**Morphologische Differenzierung des Liquorzellausstrichs, mikroskopisch**	**160** 9,33	10,72 12,12
Ausschluss:	Neben Nr. 3671 ist die Nr. 437* nicht abrechnungsfähig.		

GOÄ-Nr.		Punktzahl	2,3 / *1,8
		1fach	3,5 / *2,5

Analog: Nr. 3683 analog für zytochemische Reaktion von Liquorzellen – Empfehlung nach Kommentar Brück

3672*	**Steinanalyse (Gallensteine, Harnsteine), mittels Infrarotspektrometrie oder mikroskopisch – einschließlich chemischer Reaktionen –**	**250** 14,57	16,76 18,94
Ausschluss:	Neben Nr. 3672 ist die Nr. 437* nicht abrechnungsfähig.		
3673*	**Steinanalyse (Gallensteine, Harnsteine), Röntgendiffraktion**	**570** 33,22	38,21 43,19
Ausschluss:	Neben Nr. 3673 ist die Nr. 437* nicht abrechnungsfähig.		

3 Körperzellen und deren Bestandteile, Zellfunktionsuntersuchungen

3680*	**Differenzierung des Blutausstrichs, mikroskopisch**	**90** 5,25	6,03 6,82
Ausschluss:	Neben Nr. 3680 ist die Nr. 437* nicht abrechnungsfähig.		
Tipp:	Wird die Untersuchung im Rahmen des Praxislabors M. I nach Nrn. 3502 durchgeführt, ergibt sich eine höhere Bewertung von 120 Punkten.		
3681*	**Morphologische Differenzierung des Knochenmarkausstrichs, mikroskopisch**	**570** 33,22	38,21 43,19
Ausschluss:	Neben Nr. 3681 ist die Nr. 437* nicht abrechnungsfähig.		
3682*	**Eisenfärbung eines Blut- oder Knochenmarkausstrichs**	**120** 6,99	8,04 9,09
Ausschluss:	Neben Nr. 3682 ist die Nr. 437* nicht abrechnungsfähig.		
3683*	**Färbung eines Blut- oder Knochenmarkausstrichs (z.B. Nachweis der alkalischen Leukozytenphosphatase, Leukozytenesterase, Leukozytenperoxidase oder PAS), je Färbung**	**250** 14,57	16,76 18,94
Ausschluss:	Neben Nr. 3683 ist die Nr. 437* nicht abrechnungsfähig.		
Analog:	Nr. 3683 analog ansetzen für Liquorausstrich und Ejakulatausstrich.		
3686*	**Eosinophile, segmentkernige Granulozyten (absolute Eosinophilenzahl), mikroskopisch**	**70** 4,08	4,69 5,30
Ausschluss:	Neben Nr. 3686 ist die Nr. 437* nicht abrechnungsfähig.		
3688*	**Osmotische Resistenz der Erythrozyten**	**90** 5,25	6,03 6,82
Ausschluss:	Neben Nr. 3688 ist die Nr. 437* nicht abrechnungsfähig.		
3689*	**Fetales Hämoglobin (HbF), mikroskopisch**	**160** 9,33	10,72 12,12
Ausschluss:	Neben Nr. 3689 ist die Nr. 437* nicht abrechnungsfähig.		

GOÄ-Nr.		Punktzahl 1fach	2,3 / *1,8 3,5 / *2,5
3690*	**Freies Hämoglobin, spektralphotometrisch**	**180** 10,49	12,07 13,64
Ausschluss:	Neben Nr. 3690 ist die Nr. 437* nicht abrechnungsfähig.		
3691*	**Hämoglobinelektrophorese**	**570** 33,22	38,21 43,19
Ausschluss:	Neben Nr. 3691 ist die Nr. 437* nicht abrechnungsfähig.		
3692*	**Methämoglobin und/oder Carboxyhämoglobin und/oder Sauerstoffsättigung, cooxymetrisch**	**60** 3,50	4,02 4,55
Ausschluss:	Neben Nr. 3692 sind die Nrn. 437*, 626 – 629, 632 nicht abrechnungsfähig.		
3693	**Granulozytenfunktionstest (Adhäsivität, Chemotaxis bis zu drei Stimulatoren, Sauerstoffaufnahme bis zu drei Stimulatoren, Luminiszenz O_2 Radikale, Degranulierung), je Funktionstest**	**570** 33,22	38,21 43,19
Ausschluss:	Neben Nr. 3693 ist die Nr. 437* nicht abrechnungsfähig.		
3694*	**Lymphozytentransformationstest**	**570** 33,22	38,21 43,19
Ausschluss:	Neben Nr. 3694 ist die Nr. 437* nicht abrechnungsfähig.		
3695*	**Phagozytäre Funktion neutrophiler Granulozyten (Nitrotetrazolblautest, NBT Test)**	**120** 6,99	8,04 9,09
Ausschluss:	Neben Nr. 3695 ist die Nr. 437* nicht abrechnungsfähig.		
3696*	**Phänotypisierung von Zellen oder Rezeptornachweis auf Zellen mit bis zu drei verschiedenen, primären Antiseren (Einfach- oder Mehrfachmarkierung), Durchflusszytometrie, je Antiserum**	**570** 33,22	38,21 43,19
Ausschluss:	Neben Nr. 3696 ist die Nr. 437* nicht abrechnungsfähig.		
3697*	**Phänotypisierung von Zellen oder Rezeptornachweis auf Zellen mit weiteren Antiseren (Einfach- oder Mehrfachmarkierung), Durchflusszytometrie, je Antiserum** Die Leistung nach Nummer 3697 kann nur im Zusammenhang mit der Leistung nach Nummer 3696 berechnet werden.	**250** 14,57	16,76 18,94
Ausschluss:	Neben Nr. 3697 ist die Nr. 437* nicht abrechnungsfähig.		
Tipp:	Neben Nr. 3697 ist die Nr. 3696 abrechenbar.		
3698*	**Phänotypisierung von Zellen oder Rezeptornachweis auf Zellen mit dem ersten, primären Antiserum, Immunfluoreszenz oder ähnliche Untersuchungsmethoden**	**450** 26,23	30,16 34,10
Ausschluss:	Neben Nr. 3698 ist die Nr. 437* nicht abrechnungsfähig.		
3699*	**Phänotypisierung von Zellen oder Rezeptornachweis auf Zellen mit weiteren Antiseren, Immunfluoreszenz oder ähnliche Untersuchungsmethoden, je Antiserum** Die Leistung nach Nummer 3699 kann nur im Zusammenhang mit der Leistung nach Nummer 3698 berechnet werden.	**360** 20,98	24,13 27,28
Ausschluss:	Neben Nr. 3699 ist die Nr. 437* nicht abrechnungsfähig.		
Tipp:	Neben Nr. 3699 ist die Nr. 3698 abrechenbar.		

GOÄ-Nr.		Punktzahl 1fach	2,3 / *1,8 3,5 / *2,5
3700*	**Tumorstammzellenassay – gegebenenfalls auch von Zellanteilen – zur Prüfung der Zytostatikasensibilität**	**2000** 116,57	134,06 151,55

Ausschluss: Neben Nr. 3700 ist die Nr. 437* nicht abrechnungsfähig.

4 Elektrolyte, Wasserhaushalt, physikalische Eigenschaften von Körperflüssigkeiten

3710*	**Blutgasanalyse (pH und/oder PCO2 und/oder P02 und/oder Hb)**	**90** 5,25	6,03 6,82

Ausschluss: Neben Nr. 3710 sind folgende Nrn. nicht abrechnungsfähig: 435, 437*, 626 – 630, 632

Beschluss BÄK: **Beschluss des Gebührenausschusses der Bundesärztekammer:**
Berechnung der Blutgasanalyse (5. Sitzung vom 13. März 1996)
Die Berechnung auf Grundlage der Nr. **3710** GOÄ (Speziallabor) ist zwingend. Die Berechnung daneben der Nr. 303 GOÄ (Punktion oberflächiger Körperteile) sowie der Nr. 3715 (Bikarbonatbestimmung) ist nicht zulässig, da die Leistung nach Nr. 303 nicht vorliegt und die Bikarbonatbestimmung einzig rechnerisch erfolgt, demnach gemäß der Allgemeinen Bestimmun Nr. 5 vor Abschnitt M nicht berechenbar ist. Die Messung und Berechnung nach Nr. 602 GOÄ (Oxymetrie) isz möglich, da diese zwar grundsätzlich aus der Blutgasanalyse unter Einbezug des Hb-Wertes berechenbar ist, dieser aber aktuell nicht vorliegt. Die Messung ist sachlich allerdings nur bei bestimmten Indikationen sinnvoll, z:B. Anämie. In diesen Fällen ist Nr. 602 neben Nr. 3710 berechenbar.
Die Leistung nach Nr. 614 (transcutane Messung(en) des Sauerstoffpartialdrucks) ist zeitgleich mit der Blutgasanalyse nicht berechenbar, da der Dauerstoffpartialdruck bereits mit der Blutgasanalyse gemessen wird. Möglich ist jedoch die Berechnung der Nrn. 614 und **3710** in den Fällen, in denen die Leistungen zeitgleich getrennt erbracht werden müssen.

3711*	**Blutkörperchensenkungsgeschwindigkeit (BKS, BSG)**	**40** 2,33	2,68 3,03

Ausschluss: Neben Nr. 3711 ist die Nr. 437* nicht abrechnungsfähig.

Kommentar: Die Entnahme von Venenblut kann neben der Nr. 3711 zusätzlich nach Nr. 250 berechnet werden.

Tipp: Wird die Untersuchung im Rahmen des Praxislabors M. I nach Nrn. 3501durchgeführt, ergibt sich eine Bewertung von 60 Punkten

3712*	**Viskosität (z.B. Blut, Serum, Plasma), viskosimetrisch**	**250** 14,57	16,76 18,94

Ausschluss: Neben Nr. 3712 ist die Nr. 437* nicht abrechnungsfähig.

3714*	**Wasserstoffionenkonzentration (pH), potentiometrisch, jedoch nicht aus Blut oder Urin**	**40** 2,33	2,68 3,03

Ausschluss: Neben Nr. 3714 ist die Nr. 437* nicht abrechnungsfähig.

3715*	**Bikarbonat**	**60** 3,50	4,02 4,55

Ausschluss: Neben Nr. 3715 ist die Nr. 437* nicht abrechnungsfähig.

Beschluss BÄK: Siehe unter Nr. 3710*.

GOÄ-Nr.		Punktzahl 1fach	2,3 / *1,8 3,5 / *2,5
3716*	**Osmolalität**	**50** 2,91	3,35 3,79

Ausschluss: Neben Nr. 3716 ist die Nr. 437* nicht abrechnungsfähig.

Kommentar: Wird die Osmolalität mittels Urinteststreifen bestimmt, stehen die Nrn. 3511 oder 3652 zur Verfügung.

5 Kohlehydrat- und Lipidstoffwechsel

3721*	**Glykierte Proteine**	**250** 14,57	16,76 18,94

Ausschluss: Neben Nr. 3721 ist die Nr. 437* nicht abrechnungsfähig.

3722*	**Fructosamin, photometrisch**	**70** 4,08	4,69 5,30

Ausschluss: Neben Nr. 3722 ist die Nr. 437* nicht abrechnungsfähig.

3723*	**Fruktose, photometrisch**	**200** 11,66	13,41 15,15

Ausschluss: Neben Nr. 3723 ist die Nr. 437* nicht abrechnungsfähig.

3724*	**D-Xylose, photometrisch**	**200** 11,66	13,41 15,15

Ausschluss: Neben Nr. 3724 ist die Nr. 437* nicht abrechnungsfähig.

3725*	**Apolipoprotein (A1, A2, B), Ligandenassay – gegebenenfalls einschließlich Doppelbestimmung und aktueller Bezugskurve –, Immundiffusion oder ähnliche Untersuchungsmethoden, je Bestimmung**	**200** 11,66	13,41 15,15

Ausschluss: Neben Nr. 3725 ist die Nr. 437* nicht abrechnungsfähig.

3726*	**Fettsäuren, Gaschromatographie**	**410** 23,90	27,48 31,07

Ausschluss: Neben Nr. 3726 ist die Nr. 437* nicht abrechnungsfähig.

3727*	**Fraktionierung der Lipoproteine, Ultrazentrifugation**	**680** 39,64	45,58 51,53

Ausschluss: Neben Nr. 3727 ist die Nr. 437* nicht abrechnungsfähig.

3728*	**Lipidelektrophorese, qualitativ**	**180** 10,49	12,07 13,64

Ausschluss: Neben Nr. 3728 ist die Nr. 437* nicht abrechnungsfähig.

3729	**Lipidelektrophorese, quantitativ**	**300** 17,49	20,11 22,73

Ausschluss: Neben Nr. 3729 ist die Nr. 437* nicht abrechnungsfähig.

GOÄ-Nr.		Punktzahl 1fach	2,3 / *1,8 3,5 / *2,5
3730*	**Lipoprotein (a) (Lpa), Ligandenassay – gegebenenfalls einschließlich Doppelbestimmung und aktueller Bezugskurve –, Elektroimmundiffusion**	**300** 17,49	20,11 22,73
Ausschluss:	Neben Nr. 3730 ist die Nr. 437* nicht abrechnungsfähig.		
A 3732*	**Troponin-T-Schnelltest (analog Nr. 3741* GOÄ) – n. Verzeichnis analoger Bewertungen d. Bundesärztekammer**	**200** 11,66	13,41 15,15
Ausschluss:	Neben Nr. A3732* ist die Nr. 437* nicht abrechnungsfähig.		
Kommentar:	Der Troponin-T-Schnelltest ist analog nach Nr. A3732 berechnungsfähig.		
A 3733*	**Trockenchemische Bestimmung von Theophyllin (analog Nr. 3736* GOÄ) – n. Verzeichnis analoger Bewertungen d. Bundesärztekammer**	**120** 6,99	8,04 9,09
Ausschluss:	Neben Nr. A3733* ist die Nr. 437* nicht abrechnungsfähig.		
Kommentar:	Nr. A 3733 kann auch für die Bestimmung anderer Arzneimittel wie z.B. • Carbamazepin • Phenytoin berechnet werden.		
A 3734*	**Qualitativer immunologischer Nachweis von Albumin im Stuhl (analog Nr. 3736* GOÄ) – n. Verzeichnis analoger Bewertungen d. Bundesärztekammer**	**120** 6,99	8,04 9,09
Ausschluss:	Neben Nr. A3734* ist die Nr. 437* nicht abrechnungsfähig.		

6 Proteine, Aminosäuren, Elektrophoreseverfahren

Allgemeine Bestimmung:

Für die mit H4 gekennzeichnete Untersuchung ist der Höchstwert nach Nummer 3633.H zu beachten.

3735*	**Albumin, Ligandenassay – gegebenenfalls einschließlich Doppelbestimmung und aktueller Bezugskurve –, Immundiffusion oder ähnliche Untersuchungsmethoden**	**150** 8,74	10,05 11,37
Ausschluss:	Neben Nr. 3735 ist die Nr. 437* nicht abrechnungsfähig.		
3736*	**Albumin mit vorgefertigten Reagenzträgern, zur Diagnose einer Mikroalbuminurie**	**120** 6,99	8,04 9,09
Ausschluss:	Neben Nr. 3736 ist die Nr. 437* nicht abrechnungsfähig.		
Hinweis LÄK:	**Anmerkung der Bayerischen Landesärztekammer** vom 07.10.2004 (Quelle: GOÄ-Datenbank www.blaek.de) – **Microalbumin-Schnelltest (Micral-Test)** Der genannte Laborparameter kann analog über die Nr. 3736 abgerechnet werden. (A 3736 Microalbumin-Schnelltest/Micral-Test)		
Analog:	Nr. 3736 analog für Latex-Schnelltest auf Alpha1 – Mikroglobulin im Urin– Empfehlung nach Kommentar Brück		
3737*	**Aminosäuren, Hochdruckflüssigkeitschromatographie**	**570** 33,22	38,21 43,19
Ausschluss:	Neben Nr. 3737 ist die Nr. 437* nicht abrechnungsfähig.		

GOÄ-Nr.		Punktzahl 1fach	2,3 / *1,8 3,5 / *2,5
3738*	**Aminosäuren, qualitativ, Dünnschichtchromatographie**	**250** 14,57	16,76 18,94
Ausschluss:	Neben Nr. 3738 ist die Nr. 437* nicht abrechnungsfähig.		
3739*	**Alpha1-Antitrypsin, Immundiffusion oder ähnliche Untersuchungsmethoden**	**180** 10,49	12,07 13,64
Ausschluss:	Neben Nr. 3739 ist die Nr. 437* nicht abrechnungsfähig.		
3740*	**Coeruloplasmin, Immundiffusion oder ähnliche Untersuchungsmethoden**	**180** 10,49	12,07 13,64
Ausschluss:	Neben Nr. 3740 ist die Nr. 437* nicht abrechnungsfähig.		
3741*	**C-reaktives Protein (CRP), Ligandenassay – gegebenenfalls einschließlich Doppelbestimmung und aktueller Bezugskurve –, Immundiffusion oder ähnliche Untersuchungsmethoden**	**200** 11,66	13,41 15,15
Ausschluss:	Neben Nr. 3741 ist die Nr. 437* nicht abrechnungsfähig.		
Analog:	Nr. 3741 analog für Troponin I-Schnelltest und für Insulin-like growth factor binding protein 1 (IGFBP-1) – Empfehlung nach Kommentar **Brück**. – Dephosphoryliertes IGFBP-1 ist ein Hauptprotein des Fruchtwassers. Es ist normalerweise in Vaginalsekreten von Nicht-Schwangeren bzw. bei Frauen mit intakter Fruchtblase nicht nachweisbar. Daher weist dephosphoryliertes IGFBP-1 in der Vagina auf das Vorhandensein von Fruchtwasser hin.		
3742*	**Ferritin, Ligandenassay – gegebenenfalls einschließlich Doppelbestimmung und aktueller Bezugskurve –**	**250** 14,57	16,76 18,94
Ausschluss:	Neben Nr. 3742 ist die Nr. 437* nicht abrechnungsfähig.		
3743*	**Alpha-Fetoprotein (AFP), Ligandenassay – gegebenenfalls einschließlich Doppelbestimmung und aktueller Bezugskurve –**	**250** 14,57	16,76 18,94
Ausschluss:	Neben Nr. 3743 ist die Nr. 437* nicht abrechnungsfähig.		
IGeL:	Triple-Test: 3743 (AFP). 4024 (Beta-HCG), 4027 (Östriol)		
3744*	**Fibronectin, Ligandenassay – einschließlich Doppelbestimmung und aktueller Bezugskurve –**	**450** 26,23	30,16 34,10
Ausschluss:	Neben Nr. 3744 ist die Nr. 437* nicht abrechnungsfähig.		
Analog:	Nr. 3744 analog für Untersuchung auf fetales Fibronectin aus Zervikovaginalsekret und für Caproctectin im Stuhl – Empfehlung nach Kommentar **Brück**		
3745*	**Beta2-Glykoprotein II (C3 Proaktivator), Immundiffusion oder ähnliche Untersuchungsmethoden**	**180** 10,49	12,07 13,64
Ausschluss:	Neben Nr. 3745 ist die Nr. 437* nicht abrechnungsfähig.		
3746*	**Hämopexin, Immundiffusion oder ähnliche Untersuchungsmethoden**	**180** 10,49	12,07 13,64
Ausschluss:	Neben Nr. 3746 ist die Nr. 437* nicht abrechnungsfähig.		
3747*	**Haptoglobin, Immundiffusion oder ähnliche Untersuchungsmethoden**	**180** 10,49	12,07 13,64
Ausschluss:	Neben Nr. 3747 ist die Nr. 437* nicht abrechnungsfähig.		

GOÄ-Nr.		Punktzahl 1fach	2,3 / *1,8 3,5 / *2,5
3748*	**Immunelektrophorese, bis zu sieben Ansätze, je Ansatz**	**200** 11,66	13,41 15,15
Ausschluss:	Neben Nr. 3748 ist die Nr. 437* nicht abrechnungsfähig.		
3749*	**Immunfixation, bis zu fünf Antiseren, je Antiserum**	**200** 11,66	13,41 15,15
Ausschluss:	Neben Nr. 3749 ist die Nr. 437* nicht abrechnungsfähig.		
3750*	**Isoelektrische Fokussierung (z.B. Oligoklonale Banden)**	**570** 33,22	38,21 43,19
Ausschluss:	Neben Nr. 3750 ist die Nr. 437* nicht abrechnungsfähig.		
3751*	**Kryoglobuline, qualitativ, visuell**	**40** 2,33	2,68 3,03
Ausschluss:	Neben Nr. 3751 ist die Nr. 437* nicht abrechnungsfähig.		
3752*	**Kryoglobuline (Bestimmung von je zweimal IgA, IgG und IgM), Immundiffusion oder ähnliche Untersuchungsmethoden, je Globulinbestimmung**	**120** 6,99	8,04 9,09
Ausschluss:	Neben Nr. 3752 ist die Nr. 437* nicht abrechnungsfähig.		
3753*	**Alpha2-Makroglobulin, Immundiffusion oder ähnliche Untersuchungsmethoden**	**180** 10,49	12,07 13,64
Ausschluss:	Neben Nr. 3753 ist die Nr. 437* nicht abrechnungsfähig.		
3754*	**Mikroglobuline (Alpha1, Beta2), Ligandenassay – gegebenenfalls einschließlich Doppelbestimmung und aktueller Bezugskurve –, Immundiffusion oder ähnliche Untersuchungsmethoden, je Mikroglobulinbestimmung**	**200** 11,66	13,41 15,15
Ausschluss:	Neben Nr. 3754 ist die Nr. 437* nicht abrechnungsfähig.		
3755*	**Myoglobin, Agglutination, qualitativ**	**60** 3,50	4,02 4,55
Ausschluss:	Neben Nr. 3755 ist die Nr. 437* nicht abrechnungsfähig.		
3756*	**Myoglobin, Ligandenassay – gegebenenfalls einschließlich Doppelbestimmung und aktueller Bezugskurve –, Immundiffusion oder ähnliche Untersuchungsmethoden**	**200** 11,66	13,41 15,15
Ausschluss:	Neben Nr. 3756 ist die Nr. 437* nicht abrechnungsfähig.		
A 3757*	**Eiweißuntersuchung aus einweißarmen Flüssigkeiten (z.B. Liquor-, Gelenk- oder Pleurapunktat (analog 3760* GOÄ) – n. Verzeichnis analoger Bewertungen d. Bundesärztekammer**	**70** 4,08	4,69 5,30
Ausschluss:	Neben Nr. A3757* ist die Nr. 437* nicht abrechnungsfähig.		
3758*	**Phenylalanin (Guthrie-Test), Bakterienwachstumstest**	**60** 3,50	4,02 4,55
Ausschluss:	Neben Nr. 3758 ist die Nr. 437* nicht abrechnungsfähig.		

GOÄ-Nr.		Punktzahl 1fach	2,3 / *1,8 3,5 / *2,5
Analog:	Analoger Ansatz für z.B. Paigen-Test auf Galaktosämie.		
3759*	**Präalbumin, Immundiffusion oder ähnliche Untersuchungsmethoden**	**180** 10,49	12,07 13,64
Ausschluss:	Neben Nr. 3759 ist die Nr. 437* nicht abrechnungsfähig.		
Analog:	Analoger Ansatz für z.B. Paigen-Test auf Galaktosämie.		
3760*	**Protein im Urin, photometrisch**	**70** 4,08	4,69 5,30
Ausschluss:	Neben Nr. 3760 ist die Nr. 437* nicht abrechnungsfähig.		
3761*	**Proteinelektrophorese im Urin**	**250** 14,57	16,76 18,94
Ausschluss:	Neben Nr. 3761 ist die Nr. 437* nicht abrechnungsfähig.		
3762*	**Schwefelhaltige Aminosäuren (Cystin, Cystein, Homocystin), Farbreaktion und visuell, qualitativ, je Aminosäurenbestimmung**	**40** 2,33	2,68 3,03
Ausschluss:	Neben Nr. 3762 ist die Nr. 437* nicht abrechnungsfähig.		
3763*	**SDS-Elektrophorese mit anschließender Immunreaktion (z.B. Westernblot)**	**570** 33,22	38,21 43,19
Ausschluss:	Neben Nr. 3763 ist die Nr. 437* nicht abrechnungsfähig.		
3764*	**SDS-Polyacrylamidgel Elektrophorese**	**250** 14,57	16,76 18,94
Ausschluss:	Neben Nr. 3764 ist die Nr. 437* nicht abrechnungsfähig.		
3765*	**Sexualhormonbindendes Globulin (SHBG), Ligandenassay – einschließlich Doppelbestimmung und aktueller Bezugskurve –**	**450** 26,23	30,16 34,10
Ausschluss:	Neben Nr. 3765 ist die Nr. 437* nicht abrechnungsfähig.		
Tipp:	Neben Nr. 3765 sind die Nrn. 4042, 4039 abrechenbar.		
3766.H4*	**Thyroxin bindendes Globulin (TBG), Ligandenassay – gegebenenfalls einschließlich Doppelbestimmung und aktueller Bezugskurve –**	**250** 14,57	16,76 18,94
Ausschluss:	Neben Nr. 3766.H4 sind folgende Nrn. nicht abrechnungsfähig: 437*, 4031.H4		
3767*	**Tumornekrosefaktor (TNF), Ligandenassay – einschließlich Doppelbestimmung und aktueller Bezugskurve –**	**450** 26,23	30,16 34,10
Ausschluss:	Neben Nr. 3767 ist die Nr. 437* nicht abrechnungsfähig.		
3768*	**Isolierung von Immunglobulin M mit chromatographischen Untersuchungsverfahren**	**360** 20,98	24,13 27,28
Ausschluss:	Neben Nr. 3768 ist die Nr. 437* nicht abrechnungsfähig.		
Analog:	Analoger Ansatz für die chromatographische Isolierung anderer Ig-Klassen, z.B. IgA.		

GOÄ-Nr.		Punktzahl 1fach	2,3 / *1,8 3,5 / *2,5

7 Substrate, Metabolite, Enzyme

3774*	**Ammoniak (NH4)**	**220** 12,82	14,75 16,67
Ausschluss:	Neben Nr. 3774 ist die Nr. 437* nicht abrechnungsfähig.		
3775*	**Bilirubin im Fruchtwasser (E 450), spektralphotometrisch**	**180** 10,49	12,07 13,64
Ausschluss:	Neben Nr. 3775 ist die Nr. 437* nicht abrechnungsfähig.		
3776*	**Citrat, photometrisch**	**300** 17,49	20,11 22,73
Ausschluss:	Neben Nr. 3776 ist die Nr. 437* nicht abrechnungsfähig.		
Analog:	Nr. 3776 analog für Carnitin oder Alpha-Glukosidase oder Jod im Urin – Empfehlung nach Kommentar **Brück**		
3777*	**Gallensäuren, Ligandenassay – einschließlich Doppelbestimmung und aktueller Bezugskurve –**	**290** 16,90	19,44 21,97
Ausschluss:	Neben Nr. 3777 ist die Nr. 437* nicht abrechnungsfähig.		
3778*	**Glutamatdehydrogenase (GLDH), manuell, photometrisch**	**120** 6,99	8,04 9,09
Ausschluss:	Neben Nr. 3778 ist die Nr. 437* nicht abrechnungsfähig.		
3779*	**Homogentisinsäure, Farbreaktion und visuell, qualitativ**	**40** 2,33	2,68 3,03
Ausschluss:	Neben Nr. 3779 ist die Nr. 437* nicht abrechnungsfähig.		
3780*	**Kreatin**	**120** 6,99	8,04 9,09
Ausschluss:	Neben Nr. 3780 ist die Nr. 437* nicht abrechnungsfähig.		
3781*	**Laktat, photometrisch**	**220** 12,82	14,75 16,67
Ausschluss:	Neben Nr. 3781 ist die Nr. 437* nicht abrechnungsfähig.		
3782*	**Lecithin/Sphingomyelin-Quotient (L/S-Quotient)**	**200** 11,66	13,41 15,15
Ausschluss:	Neben Nr. 3782 ist die Nr. 437* nicht abrechnungsfähig.		
3783*	**Organisches Säurenprofil, Gaschromatographie oder Gaschromatographie-Massenspektromie**	**570** 33,22	38,21 43,19
Ausschluss:	Neben Nr. 3783 ist die Nr. 437* nicht abrechnungsfähig.		
3783* analog	**Analytische Auswertung einer oder mehrerer Atemproben eines 13-C-Harnstoff-Atemtests nach Nr. A 619, ggf. einschl. Probenvorbereitung, insgesamt (analog 3783* GOÄ) – n. Beschlüssen des Ausschusses „Gebührenordnung“ der BÄK**	**570** 33,22	38,21 43,19

GOÄ-Nr.		Punktzahl 1fach	2,3 / *1,8 3,5 / *2,5
3784*	**Isoenzyme (z.B. Alkalische Phosphatase, Alpha-Amylase), chemische oder thermische Hemmung oder Fällung, je Ansatz**	**150** 8,74	10,05 11,37
Ausschluss:	Neben Nr. 3784 ist die Nr. 437* nicht abrechnungsfähig.		
3785*	**Isoenzyme (z.B. Alkalische Phosphatase, Alpha-Amylase, Creatinkinase, LDH), Elektrophorese oder Immunpräzipitation, je Ansatz**	**300** 17,49	20,11 22,73
Ausschluss:	Neben Nr. 3785 ist die Nr. 437* nicht abrechnungsfähig.		
3786*	**Angiotensin I Converting Enzyme (Angiotensin I-Convertase, ACE)**	**220** 12,82	14,75 16,67
Ausschluss:	Neben Nr. 3786 ist die Nr. 437* nicht abrechnungsfähig.		
3787*	**Chymotrypsin (Stuhl)**	**120** 6,99	8,04 9,09
Ausschluss:	Neben Nr. 3787 ist die Nr. 437* nicht abrechnungsfähig.		
3788*	**Creatinkinase-MB-Konzentration (CK-MB), Ligandenassay – gegebenenfalls einschließlich Doppelbestimmung und aktueller Bezugskurve –**	**200** 11,66	13,41 15,15
Ausschluss:	Neben Nr. 3788 ist die Nr. 437* nicht abrechnungsfähig.		
3789*	**Enzyme der Hämsynthese (Delta-Aminolaevulinsäure-Dehydratase, Uroporphyrinsynthase und ähnliche), je Enzym**	**120** 6,99	8,04 9,09
Ausschluss:	Neben Nr. 3789 ist die Nr. 437* nicht abrechnungsfähig.		
3790*	**Erythrozytenenzyme (Glukose-6-Phosphat-Dehydrogenase, Pyruvatkinase und ähnliche), je Enzym**	**120** 6,99	8,04 9,09
Ausschluss:	Neben Nr. 3790 ist die Nr. 437* nicht abrechnungsfähig.		
3791*	**Granulozyten-Elastase, Ligandenassay – einschließlich Doppelbestimmung und aktueller Bezugskurve –**	**290** 16,90	19,44 21,97
Ausschluss:	Neben Nr. 3791 ist die Nr. 437* nicht abrechnungsfähig.		
Analog:	Analoger Ansatz für Pankreas-Elastose mittels Ligandenassay.		
3792*	**Granulozyten-Elastase, Immundiffusion oder ähnliche Untersuchungsmethoden**	**180** 10,49	12,07 13,64
Ausschluss:	Neben Nr. 3792 ist die Nr. 437* nicht abrechnungsfähig.		
3793*	**Lysozym**	**120** 6,99	8,04 9,09
Ausschluss:	Neben Nr. 3793 ist die Nr. 437* nicht abrechnungsfähig.		
3794*	**Prostataspezifische saure Phosphatase (PAP), Ligandenassay – gegebenenfalls einschließlich Doppelbestimmung und aktueller Bezugskurve –**	**200** 11,66	13,41 15,15
Ausschluss:	Neben Nr. 3794 ist die Nr. 437* nicht abrechnungsfähig.		

GOÄ-Nr.		Punktzahl 1fach	2,3 / *1,8 3,5 / *2,5
3795*	**Tatrathemmbare saure Phosphatase (PSP)**	**110** 6,41	7,37 8,34
Ausschluss:	Neben Nr. 3795 ist die Nr. 437* nicht abrechnungsfähig.		
3796*	**Trypsin, Ligandenassay – gegebenenfalls einschließlich Doppelbestimmung und aktueller Bezugskurve –**	**200** 11,66	13,41 15,15
Ausschluss:	Neben Nr. 3796 ist die Nr. 437* nicht abrechnungsfähig.		

8 Antikörper gegen körpereigene Antigene oder Haptene

Allgemeine Bestimmungen

Die Berechnung einer Gebühr für die qualitative Immunfluoreszenzuntersuchung (bis zu zwei Titerstufen) neben einer Gebühr für die quantitative Immunfluoreszenzuntersuchung (mehr als zwei Titerstufen) oder eine ähnliche Untersuchungsmethode ist nicht zulässig.
Für die mit H2 gekennzeichneten Untersuchungen ist der Höchstwert nach Nummer 3630.H zu beachten.

	Untersuchung auf Antikörper mittels qualitativer Immunfluoreszenzuntersuchung (bis zu zwei Titerstufen) oder ähnlicher Untersuchungsmethoden Die untersuchten Parameter sind in der Rechnung anzugeben.	**290** 16,90	19,44 21,97
Ausschluss:	Neben Nr. 3805.H2 bis 3827.H2 sind folgende Nrn. nicht abrechnungsfähig: 437*, 3852		

Katalog

3805.H2* **Basalmembran (GBM)**
3806.H2* **Centromerregion**
3807.H2* **Endomysium**
3808.H2* **Extrahierbare, nukleäre Antigen (ENA)**
3809.H2* **Glatte Muskulatur (SMA)**
3810.H2* **Gliadin**
3811.H2* **Haut (AHA, BMA und ICS)**
3812.H2* **Herzmuskulatur (HMA)**
3813.H2* **Kerne (ANA)**
3814.H2* **Kollagen**
3815.H2* **Langerhans Inseln (ICA)**
3816.H2* **Mikrosomen (Thyroperoxidase)**
3817.H2* **Mikrosomen (Leber, Niere)**
3818.H2* **Mitochondrien (AMA)**
3819.H2* **nDNA**
3820.H2* **Nebenniere**
3821.H2* **Parietalzellen (PCA)**
3822.H2* **Skelettmuskulatur (SkMA)**
3823.H2* **Speichelgangepithel**

GOÄ-Nr.		Punktzahl 1fach	2,3 / *1,8 3,5 / *2,5
3824.H2*	**Spermien**		
3825.H2*	**Thyreoglobulin**		
3826.H2*	**zytoplasmatische Antigene in neutrophilen Granulozyten (P-ANCA, C-ANCA)**		
3827.H2*	**Untersuchungen mit ähnlichem Aufwand**		
	Untersuchung auf Antikörper mittels quantitativer Immunfluoreszenzuntersuchung (mehr als zwei Titerstufen) oder ähnlicher Untersuchungsmethoden Die untersuchten Parameter sind in der Rechnung anzugeben.	**510** 29,73	34,19 38,64
Ausschluss:	Neben Nr. 3832 bis 3854 sind folgende Nrn. nicht abrechnungsfähig: 437*, 3805		

Katalog

3832*	**Basalmembran (GBM)**
3833*	**Centromenegion**
3834*	**Endomysium**
3835*	**Extrahierbare, nukleäre Antigene (ENA)**
3836*	**Glatte Muskulatur (SMA)**
3837*	**Gliadin**
3838*	**Haut (AHA, BMA und ICS)**
3839*	**Herzmuskulatur (HMA)**
3840*	**Kerne (ANA)**
3841*	**Kollagen**
3842*	**Langerhans-Inseln (ICA)**
3843*	**Mikrosomen (Thyroperoxidase)**
3844*	**Mikrosomen (Leber, Niere)**
3845*	**Mitochondrien (AMA)**
3846*	**nDNA**
3847*	**Parietalzellen (PCA)**
3848*	**Skelettmuskulatur (SkMA)**
3849*	**Speichelgangepithel**
3850*	**Spermien**
3852*	**Thyreoglobulin**
3853*	**Zytoplasmatische Antigene in neutrophilen Granulozyten (P-ANCA, C-ANCA)**
3854*	**Untersuchungen mit ähnlichem Aufwand**

GOÄ-Nr.		Punktzahl 1fach	2,3 / *1,8 3,5 / *2,5
	Untersuchung auf Subformen antinukleärer und zytoplasmatischer Antikörper mittels Ligandenassay – gegebenenfalls einschließlich Doppelbestimmung und aktueller Bezugskurve – Immunoblot oder Überwanderungselektrophorese Die untersuchten Parameter sind in der Rechnung anzugeben.	**300** 17,49	20,11 22,73
Ausschluss:	Neben der Leistung ist die Nr. 437* nicht abrechnungsfähig.		
Katalog			
3857*	**dDNS**		
3858*	**Histone**		
3859*	**Ribonukleoprotein (RNP)**		
3860	**Sm-Antigen**		
3861*	**SS-A-Antigen**		
3862*	**SS-B-Antigen**		
3863*	**Scl-70-Antigen**		
3864*	**Untersuchungen mit ähnlichem Aufwand**		
	Untersuchung auf Antikörper mittels Ligandenassay – gegebenenfalls einschließlich Doppelbestimmung und aktueller Bezugskurve Die untersuchten Parameter sind in der Rechnung anzugeben.	**450** 26,23	30,16 34,10
Ausschluss:	Neben der Leistung ist die Nr. 437* nicht abrechnungsfähig.		
Katalog			
3868*	**Azetylcholinrezeptoren**		
3869*	**Cardiolipin (IgG- oder IgM-Fraktion), je Fraktion**		
3870*	**Interferon alpha**		
3871	**Mikrosomen (Thyroperoxydase)**		
3872*	**Mitochondriale Subformen (AMA-Subformen)**		
3873*	**Myeloperoxydase (P-ANCA)**		
3874*	**Proteinase 3 (C-ANCA)**		
3875*	**Spermien**		
3876*	**Thyreoglobulin**		
3877*	**Untersuchungen mit ähnlichem methodischem Aufwand**		
3879*	**Untersuchung auf Antikörper gegen TSH-Rezeptor (TRAK) mittels Ligandenassay – einschließlich Doppelbestimmung und aktueller Bezugskurve –**	**550** 32,06	36,87 41,68
Ausschluss:	Neben Nr. 3879 ist die Nr. 437* nicht abrechnungsfähig.		
3881*	**Zirkulierende Immunkomplexe, Ligandenassay – einschließlich Doppelbestimmung und aktueller Bezugskurve –**	**290** 16,90	19,44 21,97
Ausschluss:	Neben Nr. 3881 ist die Nr. 437* nicht abrechnungsfähig.		

GOÄ-Nr. Punktzahl 1fach 2,3 / *1,8 3,5 / *2,5

Qualitativer Nachweis von Antikörpern mittels Agglutination **90** 5,25 6,03 6,82

Ausschluss: Neben Nr. 3884 und 3885 ist die Nr. 437* nicht abrechnungsfähig.

Katalog

3884* **Fc von IgM (Rheumafaktor)**

3885* **Thyreoglobulin (Boydentest)**

Analog: Nr. 3885 analog für Agglutinationsteste auf Thyreoidea-Peroxidase-(TPO)-Antikörper bzw. mikrosomale Schilddrüsenantikörper (MAK) ansetzen

Quantitative Behandlung von Antikörpern mittels Immundiffusion oder ähnlicher Untersuchungsmethoden **180** 10,49 12,07 13,64

Ausschluss: Neben Nr. 3886 und 3889 ist die Nr. 437* nicht abrechnungsfähig.

Katalog

3886* **Fc von IgM (Rheumafaktor)**

3889* **Mixed-Antiglobulin-Reaction (MAR-Test) zum Nachweis von Spermien-Antikörpern**

9 Antikörper gegen körperfremde Antigene

Allgemeine Bestimmung:

Neben den Leistungen nach den Nummern 3892, 3893 und/oder 3894 sind die Leistungen nach den Nummern 3572, 3890 und/oder 3891 nicht berechnungsfähig.

3890* **Allergenspezifisches Immunglobulin (z.B. IgE), Mischallergentest (z.B. RAST), im Einzelansatz, Ligandenassay – gegebenenfalls einschließlich Doppelbestimmung und aktueller Bezugskurve –, qualitativ, bis zu vier Mischallergenen, je Mischallergen** **250** 14,57 16,76 18,94

Ausschluss: Neben Nr. 3890 sind folgende Nrn. nicht abrechnungsfähig: 437*, 3892, 3893, 3894

3891* **Allergenspezifisches Immunglobulin (z.B. IgE), Einzelallergentest (z.B. RAST), im Einzelansatz, Ligandenassay – gegebenenfalls einschließlich Doppelbestimmung und aktueller Bezugskurve –, bis zu zehn Einzelallergenen, je Allergen** **250** 14,57 16,76 18,94

Ausschluss: Neben Nr. 3891 sind folgende Nrn. nicht abrechnungsfähig: 437*, 3892, 3893, 3894.

GOÄ-Ratgeber der BÄK: ► Siehe unter GOÄ-Ratgeber der BÄK zu Nr. 3748*.

3892* **Bestimmung von allergenspezifischem Immunglobulin (z.B. IgE), Einzel- oder Mischallergentest mit mindestens vier deklarierten Allergenen oder Mischallergenen auf einem Träger, je Träger** **200** 11,66 13,41 15,15

Ausschluss: Neben Nr. 3892 sind folgende Nrn. nicht abrechnungsfähig: 437*, 3572, 3890, 3891

3893* **Bestimmung von allergenspezifischem Immunglobulin (z.B. IgE), Einzelallergentest mit mindestens neun deklarierten Allergenen auf einem Träger und Differenzierung nach Einzelallergenen – gegebenenfalls einschließlich semiquantitativer Bestimmung des Gesamt-IgE –, insgesamt** **500** 29,14 33,52 37,89

Ausschluss: Neben Nr. 3893 sind folgende Nrn. nicht abrechnungsfähig: 437*, 3572, 3890, 3891

GOÄ-Nr.		Punktzahl / 1fach	2,3 / *1,8 / 3,5 / *2,5
3894*	**Bestimmung von allergenspezifschem Immunglobulin (z.B. IgE), Einzelallergentest mit mindestens zwanzig deklarierten Allergenen auf einem Träger und Differenzierung nach Einzelallergenen – gegebenenfalls einschließlich semiquantitativer Bestimmung des Gesamt-IgE –, insgesamt**	**900** 52,46	60,33 68,20
Ausschluss:	Neben Nr. 3894 sind folgende Nrn. nicht abrechnungsfähig: 437*, 3572, 3890, 3891		
3895*	**Heterophile Antikörper (IgG- oder IgM-Fraktion), Ligandenassay – einschließlich Doppelbestimmung und aktueller Bezugskurve –, je Fraktion**	**1100** 64,12	73,73 83,35
Ausschluss:	Neben Nr. 3895 ist die Nr. 437* nicht abrechnungsfähig.		
3896*	**Untersuchung auf Antikörper gegen Gliadin mittels qualitativer Immunfluoreszenzunteruschung (bis zu zwei Titerstufen) oder ähnlicher Untersuchungsmethoden**	**290** 16,90	19,44 21,97
Ausschluss:	Neben Nr. 3896 ist die Nr. 437* nicht abrechnungsfähig.		
3897*	**Untersuchung auf Antikörper gegen Giladin mittels quantitativer Immunfluoreszenzuntersuchung (mehr als zwei Titerstufen) oder ähnlicher Untersuchungsmethoden**	**510** 29,73	34,19 38,64
Ausschluss:	Neben Nr. 3897 ist die Nr. 437* nicht abrechnungsfähig.		
3898*	**Antikörper gegen Insulin, Ligandenassay – einschließlich Doppelbestimmung und aktueller Bezugskurve –**	**450** 26,23	30,16 34,10
Ausschluss:	Neben Nr. 3898 ist die Nr. 437* nicht abrechnungsfähig.		
Analog:	Nr. 3898 analog für die Bestimmung von Antikörpern gegen körpereigenes Insulin (Autoantikörper) ansetzen.		

10 Tumormarker

Allgemeine Bestimmung:

Für die mit H3 gekennzeichneten Untersuchungen ist der Höchstwert nach Nummer 3631.H zu beachten.

3900.H3*	**Ca 125, Ligandenassay – gegebenenfalls einschließlich Doppelbestimmung und aktueller Bezugskurve –**	**300** 17,49	20,11 22,73
Ausschluss:	Neben Nr. 3900.H3 ist die Nr. 437* nicht abrechnungsfähig.		
3901.H3*	**Ca 15-3, Ligandenassay – gegebenenfalls einschließlich Doppelbestimmung und aktueller Bezugskurve –**	**450** 26,23	30,16 34,10
Ausschluss:	Neben Nr. 3901.H3 ist die Nr. 437* nicht abrechnungsfähig.		
3902.H3*	**Ca 19-9, Ligandenassay – gegebenenfalls einschließlich Doppelbestimmung und aktueller Bezugskurve –**	**300** 17,49	20,11 22,73
Ausschluss:	Neben Nr. 3902.H3 ist die Nr. 437* nicht abrechnungsfähig.		
3903.H3*	**Ca 50, Ligandenassay – gegebenenfalls einschließlich Doppelbestimmung und aktueller Bezugskurve –**	**450** 26,23	30,16 34,10
Ausschluss:	Neben Nr. 3903.H3 ist die Nr. 437* nicht abrechnungsfähig.		

Auf einen Blick: Tumormarker zur Verlaufskontrolle und Diagnostik

Das Institut für Medizinische Diagnostik – eine Gemeinschaftspraxis für Labormedizin, Mikrobiologie, Transfusionsmedizin – in Berlin informiert unter www.imd-berlin.de/index.php?id=426 übersichtlich mit einer Liste der Tumormarker 1. und 2. Wahl – die wir freundlicherweise übernehmen durften – über Möglichkeiten zur Verlaufskontrolle und ggf. zur Tumor-Diagnostik.
Die folgende Leistungen werden in der Regel – nach Rücksprache mit dem Patienten -vom behandelnden Arzt beim Labor in Auftrag gegeben und dann vom Labor direkt beim Patienten liquidiert.
Die Liste wurde für das Buch alphabetisch nach den Organen geordnet.

Organ	**1. Wahl**	**2. Wahl**
Bronchial-Ca: – kleinzellig – nicht kleinzellig – Adenokarzinom	 NSE CYFRA 21-1 CYFRA 21-1, CEA	 TPA, CA 125, CEA, HCT TPA, CA 125, CEA, SCC TPA
Colon/Rektum **Dünndarm (Carzinoid)**	Hämoglobin/Haptoglobin im Stuhl CEA, CA 19-9 Serotonin, 5-HIES	TPA NSE
Gastrinom (Zollinger-Ellison-Syndrom)	Gastrin	–
Harnblase	NMP-22, CYFRA 21-1, TPA	CA 19-9, CEA
HNO/Kopf	CYFRA 21-1, SCC	CEA, EBV-EA, Ferritin
Hoden	AFP, HCG, Plazenta-AP	SCC, M2-PK
Hypernephrom	Erythropoietin	–
Hypophyse	ACTH, Prolaktin, STH, TSH, FSH, LH	–
Leber/Galle: **– Leberzellkarzinom** **– Lebermetastasen** **– Gallengangskarzinom**	 AFP, AFP-L3%, DCP CEA AFP CA 19-9	DCP TPA, CA 19-9, CA 125 CEA, AFP, CA 125
Magen	CEA, CA 72-4	CA 19-9, CEA,TPA
Mamma	CA 15-3, CEA	MCA, TPA
Nebenschilddrüse	Parathormon (PTH)	–
Niere	CEA, M2 PK	Renin, TPA
NNR	Cortisol	Androgene, Östrogene
Ösophagus	CEA, SCC	CA 19-9
Ovar	CA 125, CEA	HCG, AFP, CA 72-4, CA 15-3, TPA
Pankreas **– exkretorisch** **– inkretorisch (Insulinom)**	 CA 19-9 Insulin, C-Peptid	 CA 50, CA 125, CA 72-4, TPA, CEA
Phäochromozytom	Katecholamine, VMS	–
Prostata	PSA (ges. u. frei)	CEA, PAP, TPA
Schilddrüsenkarzinom: **– medullär** **– Follikulär, papillär**	 Calcitonin (HCT) Thyreoglobulin	 NSE, CEA TPA
Uterus	CEA, SCC	CA 19-9, Ca 125
Lymphatisch/myeol. System	2-Mikroglobulin, monokl. Immunglobuline	Ferritin, Neopterin,Lysozym, TK (Thymidinkinase)
Sarkom	AP (Isoenzyme), Hydroxyprolin, Ostase	CEA, TPA
Haut (Melanom)	S-100	
Ohne Organzuordnung	p53-Auto-AK werden ausschl. bei Tumoren gebildet – (Spezifität für eine Tm Erkrankung: 100%; (Sensitivität 10–40%)	

Ohne Organzuordnung:
p53-Auto-AK werden ausschließlich bei Tumoren gebildet – (Spezifität für eine Tm-Erkrankung: 100%; Sensitivität 10–40%)

GOÄ Nrn. der oben aufgeführten Tumormarker

Tumormarker	GOÄ Nrn.
ß2-Mikroglobulin	**3754***
5-HIES (5-Hydroxy-Indolessigsäure – 24h-SU)	**4071*, 4080***
ACTH (Adrenocorticotropes Hormon im Plasma)	**4049***
AFP (Alpha-Fetoprotein)	**3743***
AFP-L3% (Alpha-Fetoprotein (AFP) L3% and Total, Hepatocellular Carcinoma)	**4078**
Androgene • Dehydroepiandrosteron (DHEA) • Dihydrotestosteron • Testosteron	 **4037*** **4069***[1)] **4042***
AP (Isoenzyme – Alkalische Phosphatase Isoenzymbestimmung, Knochen-AP, intestinale AP, Leber-AP)	**3784***
CA 125 (Cancer Antigen 125)	**3900***
CA 15-3 (Cancer-Antigen 15-3)	**3901***
CA 19-9 (Cancer-Antigen 19-9)	**3902***
CA 50 (Cancer-Antigen 50)	**3903***
CA 72-4 (Cancer-Antigen 72-4)	**3904***
Calcitonin (HCT humanes Kalzitonin**)**	**4047***
CEA (Carcinoembryonales Antigen)	**3905***
Cortisol	**4020***
C-Peptid (CPEP, connecting peptide)	**4046***
CYFRA 21-1 (Cytokeratin 19-Fragmente)	**3906***
DCP (Des-Gamma-Carboxyprothrombin) – Tumormarker beim hepatozellulären Karzinom)	**4078**
EBV-EA – Epstein-Barr-Virus-Antikörper – early antigen	**4311* ff.**
Erythropoetin	**4050***
Ferritin	**3742***
FSH (Follikelstimulierendes Hormon, (hypophysäres Gonadotropin)	**4021***
Gastrin	**4051***
Hämoglobin/Haptoglobin im Stuhl Immunchromatographischer Schnelltest zum qualitativen Nachweis von okkultem Blut im Stuhl- **(PreventID CC oder (IDEAL)** Hämoglobin-Haptoglobin-Komplex ELISA. Dieses Enzyme-Linked-Immuno-Sorbent-Assay (ELISA) dient zur quantitativen Erfassung des Hämoglobin-Haptoglobin-Komplexes im Stuhl.	**A 3571* oder A 3736* analog 3572* oder analog 3747**
HCG (Human-Chorion-Gonadotropin)	**4024***
ß-HCH (ß-Human-Chorion-Gonadotropin)	**4053***
Hydroxyprolin	**4078***
Immunfixation (monokl. Immunglobuline, je Antiserum)	**3749**
Insulin	**4025***
Katecholamine • Adrenalin (Plasma) • Metanephrin (Plasma) • Noradrenalin (Plasma) • Normetanephrine (Plasma)	 **4072*** **4072*** **4072*** **4072***
LH (Luteinisierendes Hormon, (hypophysäres Gonadotropin)	**4026***

[1)] Untersuchungen mit ähnlichem Aufwand

Tumormarker	GOÄ Nrn.
Lysozym	**3793***
M2 PK (Isoenzym M2 der Pyruvatkinase oder Tumor M2-PK)	**A 3903**
MCA (mucin-like carcinoma-associated antigen)	**A 3901**
monokl. Immunglobuline	
Neopterin	**4069***
NMP-22 i. Urin (Nukleäres-Matrix-Protein 22)	**3911***
NSE (Neuronspezifische Enolase)	**3907***
Ostase	**4062**
Östrogene • Östradiol • Östron • Östriol	 **4039*** **4044*** **4027***
p53-Auto-AK	**3877**
PAP (Saure Prostataphosphatase **SPP**, engl. Prostatic Acid Phosphatase **PAP** – beide Abkürzungen in Deutschland üblich) i	**3794***
Parathormon (PTH)	**4056***
Plazenta-AP (**PLAP** – plazentare alkalische Phosphatase, humane alkalische Plazenta-Phosphatase)	**4069***
Prolaktin	**4041***
PSA (ges. u. frei) (Prostataspezifisches Antigen (total)	**3908.H3***
Renin	**4058*, 4115***
S-100 (Protein-S100B)	**4069***
SCC (Squamous Cell Carcinoma Antigen)	**3909***
Serotonin	**4075***
STH (Wachstumshormon, somatotropes Hormon)	**4043***
Thyreoglobulin	**4070***
TK (Thymidinkinase)	**3910***
TPA (Tissue Polypeptide Antigen)	**3911***
TSH (TSH-basal, Thyreotropin, Thyreoidea stimulierendes Hormon)	**4030***
VMS (Vanillinmandelsäure)	**4077*, 4085***

GOÄ-Nr.		Punktzahl 1fach	2,3 / *1,8 3,5 / *2,5
3904.H3*	**Ca 72-4, Ligandenassay – gegebenenfalls einschließlich Doppelbestimmung und aktueller Bezugskurve –**	**450** 26,23	30,16 34,10

Ausschluss: Neben Nr. 3904.H3 ist die Nr. 437* nicht abrechnungsfähig.

3905.H3*	**Carcinoembryonales Antigen (CEA), Ligandenassay – gegebenenfalls einschließlich Doppelbestimmung und aktueller Bezugskurve –**	**250** 14,57	16,76 18,94

Ausschluss: Neben Nr. 3905.H3 ist die Nr. 437* nicht abrechnungsfähig.

3906.H3*	**Cyfra 21-1, Ligandenassay – gegebenenfalls einschließlich Doppelbestimmung und aktueller Bezugskurve –**	**450** 26,23	30,16 34,10

Ausschluss: Neben Nr. 3906.H3 ist die Nr. 437* nicht abrechnungsfähig.

3907.H3*	**Neuronenspezifische Enolase (NSE), Ligandenassay – einschließlich Doppelbestimmung und aktueller Bezugskurve –**	**450** 26,23	30,16 34,10

Ausschluss: Neben Nr. 3907.H3 ist die Nr. 437* nicht abrechnungsfähig.

GOÄ-Nr.		Punktzahl 1fach	2,3 / *1,8 3,5 / *2,5
3908.H3*	**Prostataspezifisches Antigen (PSA), Ligandenassay – gegebenenfalls einschließlich Doppelbestimmung und aktueller Bezugskurve –**	**300** 17,49	20,11 22,73
Ausschluss:	Neben Nr. 3908.H3 ist die Nr. 437* nicht abrechnungsfähig.		
3909.H3*	**Squamous cell carcinoma Antigen (SCC), Ligandenassay – gegebenenfalls einschließlich Doppelbestimmung und aktueller Bezugskurve –**	**450** 26,23	30,16 34,10
Ausschluss:	Neben Nr. 3909.H3 ist die Nr. 437* nicht abrechnungsfähig.		
3910.H3*	**Thymidinkinase, Ligandenassay – einschließlich Doppelbestimmung und aktueller Bezugskurve –**	**450** 26,23	30,16 34,10
Ausschluss:	Neben Nr. 3910.H3* ist die Nr. 437* nicht abrechnungsfähig.		
3911.H3* analog	**NMP (Nukleäres-Matrix-Protein) 22 Schnelltest (analog 3911* GOÄ) – n. Empfehlung der BÄK**	**450** 26,23	30,16 34,10
Ausschluss:	Neben Nr. 3910.H3* analog ist die Nr. 437* nicht abrechnungsfähig.		
3911.H3*	**Tissue-polypeptide-Antigen (TPA), Ligandenassay – gegebenenfalls einschließlich Doppelbestimmung und aktueller Bezugskurve –**	**450** 26,23	30,16 34,10
Ausschluss:	Neben Nr. 3911.H3 ist die Nr. 437* nicht abrechnungsfähig.		

11 Nukleinsäuren und ihre Metabolite

3920*	**Isolierung von humanen Nukleinsäuren aus Untersuchungsmaterial**	**900** 52,46	60,33 68,20
Ausschluss:	Neben Nr. 3920 ist die Nr. 437* nicht abrechnungsfähig.		
3921*	**Verdau (Spaltung) isolierter humaner Nukleinsäuren mit Restriktionsenzymen, je Enzym**	**150** 8,74	10,05 11,37
Ausschluss:	Neben Nr. 3921 ist die Nr. 437* nicht abrechnungsfähig.		
3922*	**Amplifikation von humanen Nukleinsäuren oder Nukleinsäurefragmenten mit Polymerasekettenreaktion (PCR)**	**500** 29,14	33,52 37,89
Ausschluss:	Neben Nr. 3922 ist die Nr. 437* nicht abrechnungsfähig.		
3923*	**Amplifikation von humanen Nukleinsäuren oder Nukleinsäurefragmenten mit geschachtelter Polymerasekettenreaktion (nested PCR)**	**1000** 58,29	67,03 75,77
Ausschluss:	Neben Nr. 3923 ist die Nr. 437* nicht abrechnungsfähig.		
3924*	**Identifizierung von humanen Nukleinsäurefragmenten durch Hybridisierung mit radioaktiv oder nichtradioaktiv markierten Sonden und nachfolgender Detektion, je Sonde**	**300** 17,49	20,11 22,73
Ausschluss:	Neben Nr. 3924 ist die Nr. 437* nicht abrechnungsfähig.		

GOÄ-Nr.		Punktzahl 1fach	2,3 / *1,8 3,5 / *2,5
3925*	**Trennung von humanen Nukleinsäurefragmenten mittels elektrophoretischer Methoden und anschließendem Transfer auf Trägermaterialien (z.B. Dot-Blot, Slot-Blot)**	**600** 34,97	40,22 45,46
Ausschluss:	Neben Nr. 3925 ist die Nr. 437* nicht abrechnungsfähig.		
3926*	**Identifizierung von humanen Nukleinsäurefragmenten durch Sequenzermittlung**	**2000** 116,57	134,06 151,55
Ausschluss:	Neben Nr. 3926 ist die Nr. 437* nicht abrechnungsfähig.		

12 Gerinnungs-, Fibrinolyse-, Komplementsystem

3930*	**Antithrombin III, chromogenes Substrat**	**110** 6,41	7,37 8,34
Ausschluss:	Neben Nr. 3930 ist die Nr. 437* nicht abrechnungsfähig.		
3931*	**Antithrombin III, Immundiffusion oder ähnliche Untersuchungsmethoden**	**180** 10,49	12,07 13,64
Ausschluss:	Neben Nr. 3931 ist die Nr. 437* nicht abrechnungsfähig.		
3932*	**Blutungszeit**	**60** 3,50	4,02 4,55
Ausschluss:	Neben Nr. 3932 ist die Nr. 437* nicht abrechnungsfähig.		
3933*	**Fibrinogen nach Clauss, koagulometrisch**	**100** 5,83	6,70 7,58
Ausschluss:	Neben Nr. 3933 ist die Nr. 437* nicht abrechnungsfähig.		
3934*	**Fibrinogen, Immundiffusion oder ähnliche Untersuchungsmethoden**	**180** 10,49	12,07 13,64
Ausschluss:	Neben Nr. 3934 ist die Nr. 437* nicht abrechnungsfähig.		
3935*	**Fibrinogenspaltprodukte, qualitativ**	**120** 6,99	8,04 9,09
Ausschluss:	Neben Nr. 3935 ist die Nr. 437* nicht abrechnungsfähig.		
3936*	**Fibrinogenspaltprodukte, quantitativ**	**250** 14,57	16,76 18,94
Ausschluss:	Neben Nr. 3936 ist die Nr. 437* nicht abrechnungsfähig.		
3937*	**Fibrinspaltprodukte, quervernetzt (Dimertest), qualitativ**	**180** 10,49	12,07 13,64
Ausschluss:	Neben Nr. 3937 ist die Nr. 437* nicht abrechnungsfähig.		
3938*	**Fibrinspaltprodukte, quervernetzt (Dimertest), quantitativ**	**360** 20,98	24,13 27,28
Ausschluss:	Neben Nr. 3938 ist die Nr. 437* nicht abrechnungsfähig.		

GOÄ-Nr.		Punktzahl 1fach	2,3 / *1,8 3,5 / *2,5
3939*	**Gerinnungsfaktor (II, V, VIII, IX, X), je Faktor**	**460** 26,81	30,83 34,86
Ausschluss:	Neben Nr. 3939 ist die Nr. 437* nicht abrechnungsfähig.		
3940*	**Gerinnungsfaktor (VII, XI, XII), je Faktor**	**720** 41,97	48,26 54,56
Ausschluss:	Neben Nr. 3940 ist die Nr. 437* nicht abrechnungsfähig.		
3941*	**Gerinnungsfaktor VIII Ag, Immundiffusion oder ähnliche Untersuchungsmethoden**	**250** 14,57	16,76 18,94
Ausschluss:	Neben Nr. 3941 ist die Nr. 437* nicht abrechnungsfähig.		
3942*	**Gerinnungsfaktor XIII, Untersuchung mittels Monochloressigsäure oder ähnliche Untersuchungsmethoden**	**180** 10,49	12,07 13,64
Ausschluss:	Neben Nr. 3942 ist die Nr. 437* nicht abrechnungsfähig.		
3943*	**Gerinnungsfaktor XII, Immundiffusion oder ähnliche Untersuchungsmethoden**	**250** 14,57	16,76 18,94
Ausschluss:	Neben Nr. 3943 ist die Nr. 437* nicht abrechnungsfähig.		
3944*	**Gewebsplasminogenaktivator (t-PA), chromogenes Substrat**	**300** 17,49	20,11 22,73
Ausschluss:	Neben Nr. 3944 ist die Nr. 437* nicht abrechnungsfähig.		
3945*	**Heparin, chromogenes Substrat**	**140** 8,16	9,38 10,61
Ausschluss:	Neben Nr. 3945 ist die Nr. 437* nicht abrechnungsfähig.		
3946*	**Partielle Thromboplastinzeit (PTT, aPTT), Doppelbestimmung**	**70** 4,08	4,69 5,30
Ausschluss:	Neben Nr. 3946 ist die Nr. 437* nicht abrechnungsfähig.		
3947*	**Plasmatauschversuch**	**460** 26,81	30,83 34,86
Ausschluss:	Neben Nr. 3947 ist die Nr. 437* nicht abrechnungsfähig.		
3948*	**Plasminogen, chromogenes Substrat**	**140** 8,16	9,38 10,61
Ausschluss:	Neben Nr. 3948 ist die Nr. 437* nicht abrechnungsfähig.		
3949*	**Plasminogenaktivatorinhibitor (PAI), chromogenes Substrat**	**410** 23,90	27,48 31,07
Ausschluss:	Neben Nr. 3949 ist die Nr. 437* nicht abrechnungsfähig.		
3950*	**Plättchenfaktor (3, 4), Ligandenassay – einschließlich Doppelbestimmung und aktueller Bezugskurve –, je Faktor**	**480** 27,98	32,17 36,37
Ausschluss:	Neben Nr. 3950 ist die Nr. 437* nicht abrechnungsfähig.		

GOÄ-Nr.		Punktzahl / 1fach	2,3 / *1,8 / 3,5 / *2,5
3951*	**Protein C-Aktivität**	**450** / 26,23	30,16 / 34,10
Ausschluss:	Neben Nr. 3951 ist die Nr. 437* nicht abrechnungsfähig.		
3952*	**Protein C-Konzentration, Ligandenassay – einschließlich Doppelbestimmung und aktueller Bezugskurve –**	**450** / 26,23	30,16 / 34,10
Ausschluss:	Neben Nr. 3952 ist die Nr. 437* nicht abrechnungsfähig.		
Kommentar:	Wird keine Doppelbestimmung durchgeführt und damit nur eine Einfachbestimmung, so können nach den Allgemeinen Bestimmungen zum Abschnitt M, Abs. 9 nur zwei Drittel, d. h. 66% der Gebühr berechnet werden.		
3953*	**Protein S-Aktivität**	**450** / 26,23	30,16 / 34,10
Ausschluss:	Neben Nr. 3953 ist die Nr. 437* nicht abrechnungsfähig.		
3954*	**Protein S-Konzentration, Ligandenassay – einschließlich Doppelbestimmung und aktueller Bezugskurve –**	**450** / 26,23	30,16 / 34,10
Ausschluss:	Neben Nr. 3954 ist die Nr. 437* nicht abrechnungsfähig.		
3955*	**Reptilasezeit**	**100** / 5,83	6,70 / 7,58
Ausschluss:	Neben Nr. 3955 ist die Nr. 437* nicht abrechnungsfähig.		
3956*	**Ristocetin-Cofaktor (F VIII Rcof), Agglutination**	**200** / 11,66	13,41 / 15,15
Ausschluss:	Neben Nr. 3956 ist die Nr. 437* nicht abrechnungsfähig.		
3957*	**Thrombelastogramm oder Resonanzthrombogramm**	**180** / 10,49	12,07 / 13,64
Ausschluss:	Neben Nr. 3957 ist die Nr. 437* nicht abrechnungsfähig.		
3958*	**Thrombin Antithrombin Komplex (TAT Komplex), Ligandenassay – einschließlich Doppelbestimmung und aktueller Bezugskurve –**	**480** / 27,98	32,17 / 36,37
Ausschluss:	Neben Nr. 3958 ist die Nr. 437* nicht abrechnungsfähig.		
3959*	**Thrombinkoagulasezeit**	**100** / 5,83	6,70 / 7,58
Ausschluss:	Neben Nr. 3959 ist die Nr. 437* nicht abrechnungsfähig.		
3960*	**Thromboplastinzeit (Prothrombinzeit, TPZ, Quickwert), Doppelbestimmung**	**70** / 4,08	4,69 / 5,30
Ausschluss:	Neben Nr. 3960 ist die Nr. 437* nicht abrechnungsfähig.		
3961*	**Thrombozytenaggregationstest mit mindestens drei Stimulatoren**	**900** / 52,46	60,33 / 68,20
Ausschluss:	Neben Nr. 3961 ist die Nr. 437* nicht abrechnungsfähig.		

GOÄ-Nr.		Punktzahl 1fach	2,3 / *1,8 3,5 / *2,5
3962*	**Thrombozytenausbreitung, mikroskopisch**	**60** 3,50	4,02 4,55
Ausschluss:	Neben Nr. 3962 ist die Nr. 437* nicht abrechnungsfähig.		
3963*	**Von Willebrand-Faktor (vWF), Ligandenassay – einschließlich Doppelbestimmung und aktueller Bezugskurve –**	**480** 27,98	32,17 36,37
Ausschluss:	Neben Nr. 3963 ist die Nr. 437* nicht abrechnungsfähig.		
3964*	**C1-Esteraseinhibitor-Aktivität, chromogenes Substrat**	**360** 20,98	24,13 27,28
Ausschluss:	Neben Nr. 3964 ist die Nr. 437* nicht abrechnungsfähig.		
3965*	**C1-Esteraseinhibitor-Konzentration, Immundiffusion oder ähnliche Untersuchungsmethoden**	**260** 15,15	17,43 19,70
Ausschluss:	Neben Nr. 3965 ist die Nr. 437* nicht abrechnungsfähig.		
3966*	**Gesamtkomplement AH 50**	**600** 34,97	40,22 45,46
Ausschluss:	Neben Nr. 3966 ist die Nr. 437* nicht abrechnungsfähig.		
3967*	**Gesamtkomplement CH 50**	**500** 29,14	33,52 37,89
Ausschluss:	Neben Nr. 3967 ist die Nr. 437* nicht abrechnungsfähig.		
	Untersuchungen von Einzelfaktoren des Komplementsystems	**250** 14,57	16,76 18,94
Ausschluss:	Neben Nr. 3968–3971 ist die Nr. 437* nicht abrechnungsfähig.		
Katalog			
3968*	**Komplementfaktor C3-Aktivität, Lysis**		
3969*	**Komplementfaktor C3, Immundiffusion oder ähnliche Untersuchungsmethoden**		
3970*	**Komplementfaktor C4-Aktivität, Lysis**		
3971*	**Komplementfaktor C4, Immundiffusion oder ähnliche Untersuchungsmethoden**		

13 Blutgruppenmerkmale, HLA System

3980*	**ABO-Merkmale**	**100** 5,83	6,70 7,58
3981*	**ABO-Merkmale und Isoagglutinine**	**180** 10,49	12,07 13,64
3982*	**ABO-Merkmale, Isoagglutinine und Rhesusfaktor D (D und CDE)**	**300** 17,49	20,11 22,73
IGeL:	Blutgruppenbestimmung auf Wunsch des Patienten		

GOÄ-Nr.		Punktzahl 1fach	2,3 / *1,8 3,5 / *2,5
3983*	**ABO-Merkmale, Isoagglutinine und Rhesusformel (C, c, D, E und e)**	**500** 29,14	33,52 37,89
	Bestimmung weiterer Blutgruppenmerkmale	**120** 6,99	8,04 9,09
	Bei den Leistungen nach den Nrn. 3984–3986 sind die jeweils untersuchten Merkmale in der Rechnung anzugeben.		
Katalog			
3984*	**im NaCl- oder Albumin-Milieu (z.B. P, Lewis, MNS), je Merkmal**		
3985*	**im indirekten Anti-Humanglobulin-Test (indirekter Coombstest) (z.B. C, Kell, D, Duffy), je Merkmal**		
3986*	**im indirekten Anti-Humanglobulin-Test (indirekter Coombstest) (z.B. Kidd, Lutheran), je Merkmal**		
3987*	**Antikörpersuchtest (Antikörper gegen Erythrozytenantigene) mit zwei verschiedenen Test-Erythrozyten-Präparationen im indirekten Anti-Humanglobulin-Test (indirekter Coombstest)**	**140** 8,16	9,38 10,61
3988*	**Antikörpersuchtest (Antikörper gegen Erythrozytenantigene) mit mindestens drei verschiedenen Test-Erythrozyten-Präparationen im indirekten Anti-Humanglobulin-Test (indirekter Coombstest)**	**200** 11,66	13,41 15,15
3989*	**Antikörperdifferenzierung (Antikörper gegen Erythrozytenantigene) mit mindestens acht, jedoch nicht mehr als zwölf verschiedenen Test-Erythrozyten-Präparationen im indirekten Anti-Humanglobulin-Test (indirekter Coombstest) im Anschluss an die Leistung nach Nummer 3987 oder 3988, je Test-Erythrozyten-Präparation**	**60** 3,50	4,02 4,55
3990*	**Antikörpersuchtest (Antikörper gegen Erythrozytenantigene) mit mindestens zwei verschiedenen Test-Erythrozyten-Präparationen im NaCl- oder Enzymmilieu**	**70** 4,08	4,69 5,30
3991*	**Antikörpersuchtest (Antikörper gegen Erythrozytenantigene) mit drei und mehr verschiedenen Test-Erythrozyten-Präparationen im NaCl- oder Enzymmilieu**	**100** 5,83	6,70 7,58
3992*	**Antikörperdifferenzierung (Antikörper gegen Erythrozytenantigene) mit mindestens acht, jedoch höchstens zwölf verschiedenen Test-Erythrozyten-Präparationen im NaCl- der Enzymmilieu im Anschluß an die Leistung nach Nummer 3990 oder 3991, je Test-Erythrozyten-Präparation**	**30** 1,75	2,01 2,27
3993*	**Bestimmung des Antikörpertiters bei positivem Ausfall eines Antikörpersuchtests (Antikörper gegen Erythrozytenantigene) im Anschluß an eine der Leistungen nach den Nummern 3989 oder 3992**	**400** 23,31	26,81 30,31

GOÄ-Nr.		Punktzahl 1fach	2,3 / *1,8 3,5 / *2,5
3994*	**Quantitative Bestimmung (Titration) von Antikörpern gegen Erythrozytenantigene (z.B. Kälteagglutimne, Hämolysine) mittels Agglutination, Präzipitation oder Lyse (mit jeweils mindestens vier Titerstufen)**	**140** 8,16	9,38 10,61
3995*	**Qualitativer Nachweis von Antikörpern gegen Leukozyten oder Thrombozytenantigene mittels Fluoreszenzimmunoassay (bis zu zwei Titerstufen) oder ähnlicher Untersuchungsmethoden**	**350** 20,40	23,46 26,52
Ausschluss:	Ausschlußnummer: Neben Nr. 3995 ist die Nr. 3996 nicht abrechnungsfähig.		
3996*	**Quantitative Bestimmung von Antikörpern gegen Leukozyten- oder Thrombozytenantigene mittels Fluoreszenzimmunoassay (mehr als zwei Titerstufen) oder ähnlicher Untersuchungsmethoden**	**600** 34,97	40,22 45,46
Ausschluss:	Ausschlußnummer: Neben Nr. 3996 ist die Nr. 3995 nicht abrechnungsfähig.		
3997*	**Direkter Anti-Humanglobulin-Test (direkter Coombstest), mit mindestens zwei Antiseren**	**120** 6,99	8,04 9,09
3998*	**Anti-Humanglobulin-Test zur Ermittlung der Antikörperklasse mit monovalenten Antiseren, im Anschluss an die Leistung nach Nummer 3989 ider 3997, je Antiserum**	**90** 5,25	6,03 6,82
3999*	**Antikörper-Elution, Antikörper-Absorption, Untersuchung auf biphasische Kältehämolysine, Säure-Serum-Test oder ähnlich aufwendige Untersuchungen, je Untersuchung** Die Art der Untersuchung ist in der Rechnung anzugeben.	**360** 20,98	24,13 27,28
4000*	**Serologische Verträglichkeitsprobe (Kreuzprobe) im NaCl-Milieu und im Anti-Humanglobulintest**	**200** 11,66	13,41 15,15
4001*	**Serologische Verträglichkeitsprobe (Kreuzprobe) im NaCl-Milieu und im Anti-Humanglobulintest sowie laborinterne Identitätssicherung im ABO-System** Die Leistung nach Nummer 4001 ist für die Identitätssicherung im ABO-System am Krankenbett (bedside-test) nicht berechnungsfähig.	**300** 17,49	20,11 22,73
4002*	**Serologische Verträglichkeitsprobe (Kreuzprobe) im NaCl- oder Enzym-Milieu als Kälteansatz unter Einschluß einer Eigenkontrolle**	**100** 5,83	6,70 7,58
4003*	**Dichtegradientenisolierung von Zellen, Organellen oder Proteinen, je Isolierung**	**400** 23,31	26,81 30,31
Hinweis LÄK:	**Anmerkung der Bayerischen Landesärztekammer** vom 09.02.2004 (Quelle: GOÄ-Datenbank http://www.blaek.de/) – **Dichtegradientenisolierung der Spermien (ICSI)** (Empfehlung des Ausschusses „Gebührenordnung“ der Bundesärztekammer – die mit dem Verband der privaten Krankenversicherung, dem BMG, BMI abgestimmt wurde). Die Dichtegradientenisolierung der Spermien ist nach Nr. 4003 berechnungsfähig. Die Leistung ist je Sitzung nur einmal ansatzfähig.		

GOÄ-Nr.		Punktzahl 1fach	2,3 / *1,8 3,5 / *2,5
4004*	**Nachweis eines HLA-Antigens der Klasse I mittels Lymphozytotoxizitätstest nach Isolierung der Zellen**	**750** 43,72	50,27 56,83
4005*	**Höchstwert für die Leistung nach Nummer 4004**	**3000** 174,86	201,09 227,32
4006*	**Gesamttypisierung der HLA-Antigene der Klasse I mittels Lymphozytotoxizitätstest mit mindestens 60 Antiseren nach Isolierung der Zellen, je Antiserum**	**30** 1,75	2,01 2,27
4007*	**Höchstwert für die Leistung nach Nummer 4006**	**3600** 209,83	241,31 272,78
4008*	**Gesamttypisierung der HLA-Antigene der Klasse II mittels molekularbiologischer Methoden (bis zu 15 Sonden), insgesamt**	**2500** 145,72	167,58 189,43
4009*	**Subtypisierung der HLA-Antigene der Klasse II mittels molekularbiologischer Methoden (bis zu 40 Sonden), insgesamt**	**2700** 157,38	180,98 204,59
4010*	**HLA-Isoantikörpernachweis**	**800** 46,63	53,62 60,62
4011*	**Spezifizierung der HLA Isoantikörper, insgesamt**	**1600** 93,26	107,25 121,24
4012*	**Serologische Verträglichkeitsprobe im Gewebe HLA-System nach Isolierung von Zellen und Organellen**	**750** 43,72	50,27 56,83
4013*	**Lymphozytenmischkultur (MLC) bei Empfänger und Spender – einschließlich Kontrollen –**	**4600** 268,12	308,34 348,56
4014*	**Lymphozytenmischkultur (MLC) für jede weitere getestete Person**	**2300** 134,06	154,17 174,28

14 Hormone und ihre Metabolite, biogene Amine, Rezeptoren

Allgemeine Bestimmung:

Für die mit H4 gekennzeichneten Untersuchungen ist der Höchstwert nach Nummer 3633.H zu beachten.

Auf einen Blick:

Schilddrüsenuntersuchungen mit H4-Kennzeichnung aus Abschnitt M III 14 von A-Z, dem Höchstwert nach Nr. 3633.H unterliegen

Laborparameter	**GOÄ-Nr.**
Freies Thyroxin	**4022.H4***
Freies Trijodthyronin	**4023.H4***
TBG	**3766.H4***
T3-Uptake-Test	**4029.H4***
Thyroxin	**4031.H4***
Trijodthyronin	**4032.H4***

Katalog

Hormonbestimmung mittels Ligandenassay – gegebenenfalls einschließlich Doppelbestimmung und aktueller Bezugskurve
Die untersuchten Parameter sind in der Rechnung anzugeben.

Ausschluss: Neben der Leistung ist Nr. 437* nicht abrechnungsfähig.

4020* **Cortisol**

4021* **Follitropin (FSH, follikelstimulierendes Hormon)**

4022.H4* **Freies Trijodthyronin (fT3)**

4023.H4* **Freies Thyroxin (fT4)**

4024* **Humanes Choriongonadotropin (HCG)**

4025* **Insulin**

4026* **Luteotropin (LH, luteinisierendes Hormon)**

4027* **Östriol**

4028* **Plazentalaktogen (HPL)**

4029.H4* **T3-Uptake-Test (TBI, TBK)**

4030.H4* **Thyreoidea stimulierendes Hormon (TSH)**

4031.H4* **Thyroxin**

4032.H4* **Trijodthyronin**

4033* **Untersuchungen mit ähnlichem methodischen Aufwand**

Hormonbestimmung mittels Ligandenassay – einschließlich Doppelbestimmung und aktueller Bezugskurve — **350** — 23,46 / 20,40 — 26,52
Die untersuchten Parameter sind in der Rechnung anzugeben.

Ausschluss: Neben der Leistung ist Nr. 437* nicht abrechnungsfähig.

Katalog

4035* **17-Alpha-Hydroxyprogesteron**

4036* **Androstendion**

4037* **Dehydroepiandrosteron (DHEA)**

4038* **Dehydroepiandrosteronsulfat (DHEAS)**

4039* **Östradiol**

4040* **Progesteron**

4041* **Prolaktin**

4042* **Testosteron**

4043* **Wachstumshormon (HGH)**

4044* **Untersuchungen mit ähnlichem methodischem Aufwand**

GOÄ-Nr.		Punktzahl 1fach	2,3 / *1,8 3,5 / *2,5
	Hormonbestimmung mittels Ligandenassay – einschließlich Doppelbestimmung und aktueller Bezugskurve	**480**	32,17
		27,98	36,37

Die untersuchten Parameter sind in der Rechnung anzugeben.

Ausschluss: Neben der Leistung ist Nr. 437* nicht abrechnungsfähig.

Kommentar: Wird nur eine Einfachbestimmung durchgeführt, sind nur 66% der Gebühr – in diesem Fall 18,65 Euro – mit dem entsprechenden Multiplikator abrechenbar.

Katalog

4045* **Aldosteron**

4046* **C-Peptid**

4047* **Calcitonin**

4048* **cAMP**

4049* **Corticotropin (ACTH)**

4050* **Erythropoetin**

4051* **Gastrin**

4052* **Glukagon**

4053* **Humanes Choriongonadotropin (HCG), zum Ausschluß einer Extrauteringravidität**

4054* **Osteocalcin**

4055* **Oxytocin**

4056* **Parathormon**

4057* **Reninaktivität (PRA), kinetische Bestimmung mit mindestens drei Messpunkten**

4058* **Reninkonzentration**

4060* **Somatomedin**

4061* **Vasopressin (Adiuretin, ADH)**

4062* **Untersuchungen mit ähnlichem Aufwand**

	Hormonbestimmung mittels Ligandenassay – einschließlich Doppelbestimmung und aktueller Bezugskurve	**750**	50,27
		43,72	56,83

Die untersuchten Parameter sind in der Rechnung anzugeben.

Ausschluss: Neben der Leistung ist Nr. 437* nicht abrechnungsfähig.

Katalog

4064* **Gastric inhibitory Polypeptid (GIP)**

4065* **Gonadotropin-releasing-Hormon (GnRH)**

4066* **Pankreatisches Polypeptid (PP)**

4067* **Parathyroid hormone related peptide**

4068* **Vasoaktives intestinales Polypeptid (VIP)**

4069* **Untersuchungen mit ähnlichem methodischen Aufwand**

GOÄ-Nr.		Punktzahl 1fach	2,3 / *1,8 3,5 / *2,5
4070*	**Thyreoglobulin, Ligandenassay – einschließlich Doppelbestimmung und aktueller Bezugskurve sowie Kontrollansatz für Anti-Thyreoglobulin-Antikörper –**	**900** 52,46	60,33 68,20
Ausschluss:	Neben Nr. 4070 ist die Nr. 437* nicht abrechnungsfähig.		
	Hormonbestimmung mittels Hochdruckflüssigkeitschromatographie, Gaschromatographie oder Säulenchromatographie und Photometrie Die untersuchten Parameter sind in der Rechnung anzugeben.	**570** 33,22	38,21 43,19
Ausschluss:	Neben Nr. 4071 ist die Nr. 437* nicht abrechnungsfähig.		
Katalog			
4071*	**5-Hydroxyindolessigsäure (5-HIES)**		
4072*	**Adrenalin und/oder Noradrenalin und/oder Dopamin im Plasma oder Urin**		
4073*	**Homovanillinsäure im Urin (HVA)**		
4074*	**Metanephrine**		
4075*	**Serotonin**		
4076*	**Steroidprofil**		
4077*	**Vanillinmandelsäure (VMA)**		
4078*	**Untersuchungen mit ähnlichem methodischen Aufwand**		
4079*	**Zuschlag zu den Leistungen nach den Nummern 4071 bis 4078 bei Anwendungen der Gaschromatographie-Massenspektromie**	**350** 20,40	23,46 26,52
Ausschluss:	Neben Nr. 4079 ist die Nr. 437* nicht abrechnungsfähig.		
4080*	**5-Hydroxyindolessigsäure (5-HIES), Farbreaktion und visuell, qualitativ**	**120** 6,99	8,04 9,09
Ausschluss:	Neben Nr. 4080 ist die Nr. 437* nicht abrechnungsfähig.		
Analog:	Nr. 4080 analog für die semiquantitative Bestimmung von Katecholaminen im Harn ansetzen.		
4081*	**Humanes Choriongonadotropin im Urin, Schwangerschaftstest (Nachweisgrenze des Tests kleiner als 500 U/l)**	**120** 6,99	8,04 9,09
Ausschluss:	Neben Nr. 4081 ist die Nr. 437* nicht abrechnungsfähig.		
4082*	**Humanes Choriongonadotropin im Urin (HCG), Schwangerschaftstest (Nachweisgrenze des Tests kleiner als 50 U/l), Ligandenassay – gegebenenfalls einschließlich Doppelbestimmung und aktueller Bezugskurve –**	**140** 8,16	9,38 10,61
Ausschluss:	Neben Nr. 4082 ist die Nr. 437* nicht abrechnungsfähig.		
4083*	**Luteotropin (LH) im Urin, Ligandenassay – gegebenenfalls einschließlich Doppelbestimmung und Bezugskurve – oder Agglutination, im Rahmen einer künstlichen Befruchtung, je Bestimmung**	**570** 33,22	38,21 43,19
Ausschluss:	Neben Nr. 4083 ist die Nr. 437* nicht abrechnungsfähig.		

GOÄ-Nr.		Punktzahl 1fach	2,3 / *1,8 3,5 / *2,5
4084*	**Gesamt Östrogene im Urin, photometrisch**	**570** 33,22	38,21 43,19
Ausschluss:	Neben Nr. 4084 ist die Nr. 437* nicht abrechnungsfähig.		
4085*	**Vanillinmandelsäure im Urin (VMA), Dünnschichtchromatographie, semiquantitativ**	**250** 14,57	16,76 18,94
Ausschluss:	Neben Nr. 4085 ist die Nr. 437* nicht abrechnungsfähig.		
4086*	**Östrogenrezeptoren – einschließlich Aufbereitung –**	**1200** 69,94	80,44 90,93
Ausschluss:	Neben Nr. 4086 ist die Nr. 437* nicht abrechnungsfähig.		
4087*	**Progesteronrezeptoren – einschließlich Aufbereitung –**	**1200** 69,94	80,44 90,93
Ausschluss:	Neben Nr. 4087 ist die Nr. 437* nicht abrechnungsfähig.		
4088*	**Andere Hormonrezeptoren (z.B. Androgenrezeptoren) – einschließlich Aufbereitung –**	**1200** 69,94	80,44 90,93
Ausschluss:	Neben Nr. 4088 ist die Nr. 437* nicht abrechnungsfähig.		
4089*	**Tumornekrosefaktorrezeptor (p55), Ligandenassay – einschließlich Doppelbestimmung und aktueller Bezugskurve –**	**450** 26,23	30,16 34,10
Ausschluss:	Neben Nr. 4089 ist die Nr. 437* nicht abrechnungsfähig.		

15 Funktionsteste

Allgemeine Bestimmungen:

Wird eine vom jeweils genannten Leistungsumfang abweichende geringere Anzahl von Bestimmungen durchgeführt, so ist nur die Zahl der tatsächlich durchgeführten Einzelleistungen berechnungsfähig.

Sind aus medizinischen Gründen über den jeweils genannten Leistungsumfang hinaus weitere Bestimmungen einzelner Messgrößen erforderlich, so können diese mit entsprechender Begründung als Einzelleistungen gesondert berechnet werden.

Kommentar:
Die Kosten für Arzneimittel können in Verbindung mit Funktionstesten als Auslagen nach § 10 GOÄ gesondert berechnet werden

4090*	**ACTH-Infusionstest (Zweimalige Bestimmung von Cortisol)**	**500** 29,14	33,52 37,89
Ausschluss:	Ausschlußnummer: Neben Nr. 4090 ist die Nr. 437* nicht abrechnungsfähig.		
4091*	**ACTH-Kurztest (Zweimalige Bestimmung von Cortisol)**	**500** 29,14	33,52 37,89
Ausschluss:	Neben Nr. 4091* ist die Nr. 437* nicht abrechnungsfähig.		
4092*	**Clonidintest (Zweimalige Bestimmung von Adrenalin/Noradrenalin im Plasma)**	**1140** 66,45	76,41 86,38
Ausschluss:	Neben Nr. 4092 ist die Nr. 437* nicht abrechnungsfähig.		

GOÄ-Nr.		Punktzahl 1fach	2,3 / *1,8 3,5 / *2,5
4093*	**Cortisoltagesprofil (Viermalige Bestimmung von Cortisol)**	**1000** 58,29	67,03 75,77
Ausschluss:	Neben Nr. 4093 ist die Nr. 437* nicht abrechnungsfähig.		
4094*	**CRF-Test (Dreimalige Bestimmung von Corticotropin und Cortisol)**	**2190** 127,65	146,80 165,94
Ausschluss:	Neben Nr. 4094 ist die Nr. 437* nicht abrechnungsfähig.		
4095*	**D-Xylosetest (Einmalige Bestimmung von Xylose)**	**200** 11,66	13,41 15,15
Ausschluss:	Neben Nr. 4095 ist die Nr. 437* nicht abrechnungsfähig.		
4096*	**Desferioxamintest (Einmalige Bestimmung von Eisen im Urin)**	**120** 6,99	8,04 9,09
Ausschluss:	Neben Nr. 4096 ist die Nr. 437* nicht abrechnungsfähig.		
4097*	**Dexamethasonhemmtest, Kurztest (Zweimalige Bestimmung von Cortisol)**	**500** 29,14	33,52 37,89
Ausschluss:	Neben Nr. 4097 ist die Nr. 437* nicht abrechnungsfähig.		
4098*	**Dexamethasonhemmtest, Verabreichungvon jeweils 3 mg Dexamethason an drei aufeinander folgenden Tagen (Zweimalige Bestimmung von Cortisol)**	**500** 29,14	33,52 37,89
Ausschluss:	Neben Nr. 4098 ist die Nr. 437* nicht abrechnungsfähig.		
4099*	**Dexamethasonhemmtest, Verabreichungvon jeweils 9 mg Dexamethason an drei aufeinander folgenden Tagen (Zweimalige Bestimmung von Cortisol)**	**500** 29,14	33,52 37,89
Ausschluss:	Neben Nr. 4099 ist die Nr. 437* nicht abrechnungsfähig.		
4100*	**Fraktionierte Magensekretionsanalyse mit Pentagastrinstimulation (Viermalige Titration von HCl)**	**280** 16,32	18,77 21,22
Ausschluss:	Neben Nr. 4100 ist die Nr. 437* nicht abrechnungsfähig.		
4101*	**Glukosesuppressionstest (Sechsmalige Bestimmung von Glukose, Wachstumshormon und Insulin)**	**3840** 223,82	257,40 290,97
Ausschluss:	Neben Nr. 4101 ist die Nr. 437* nicht abrechnungsfähig.		
4102*	**GHRH-Test (Sechsmalige Bestimmung von Wachstumshormon)**	**2100** 122,40	140,76 159,12
Ausschluss:	Neben Nr. 4102 ist die Nr. 437* nicht abrechnungsfähig.		
4103*	**HCG-Test (Zweimalige Bestimmung von Testosteron)**	**700** 40,80	46,92 53,04
Ausschluss:	Neben Nr. 4103 ist die Nr. 437* nicht abrechnungsfähig.		

GOÄ-Nr.		Punktzahl 1fach	2,3 / *1,8 3,5 / *2,5
4104*	**Hungerversuch (Zweimalige Bestimmung von C-Peptid)**	**960** 55,96	64,35 72,74
Ausschluss:	Neben Nr. 4104 ist die Nr. 437* nicht abrechnungsfähig.		
4105*	**Hungerversuch (Zweimalige Bestimmung von Insulin)**	**500** 29,14	33,52 37,89
Ausschluss:	Neben Nr. 4105 ist die Nr. 437* nicht abrechnungsfähig.		
4106*	**Insulinhypoglykämietest (Sechsmalige Bestimmung von Glukose, Wachstumshormon und Cortisol)**	**3840** 223,82	257,40 290,97
Ausschluss:	Neben Nr. 4106 ist die Nr. 437* nicht abrechnungsfähig.		
4107*	**Laktat-Ischämietest (Fünfmalige Bestimmung von Laktat)**	**900** 52,46	60,33 68,20
Ausschluss:	Neben Nr. 4107 ist die Nr. 437* nicht abrechnungsfähig.		
4108*	**Laktose-Toleranztest (Fünfmalige Bestimmung von Glukose)**	**200** 11,66	13,41 15,15
Ausschluss:	Neben Nr. 4108 ist die Nr. 437* nicht abrechnungsfähig.		
Kommentar:	Berechnungsfähig sind beispielsweise auch die Kosten für die (orale) Verabreichung einer Laktoselösung im Rahmen des Laktosetoleranztests nach Nummer 4108 GOÄ aus M III 15.		
4109*	**LH-RH-Test (Zweimalige Bestimmung von LH und FSH)**	**1000** 58,29	67,03 75,77
Ausschluss:	Neben Nr. 4109 ist die Nr. 437* nicht abrechnungsfähig.		
4110*	**MEGX-Test (Monoethylglycinxylidid) (Zweimalige Bestimmung von MEGX)**	**500** 29,14	33,52 37,89
Ausschluss:	Neben Nr. 4110 ist die Nr. 437* nicht abrechnungsfähig.		
4111*	**Metoclopramidtest (Zweimalige Bestimmung von Prolaktin)**	**700** 40,80	46,92 53,04
Ausschluss:	Neben Nr. 4111 ist die Nr. 437* nicht abrechnungsfähig.		
4112*	**Pentagastrintest (Sechsmalige Bestimmung von Calcitonin)**	**2880** 167,87	193,05 218,23
Ausschluss:	Neben Nr. 4112 ist die Nr. 437* nicht abrechnungsfähig.		
4113*	**Renin-Aldosteron-Stimulationstest (Zweimalige Bestimmung von Renin und Aldosteron)**	**1920** 111,91	128,70 145,49
Ausschluss:	Neben Nr. 4113 ist die Nr. 437* nicht abrechnungsfähig.		
4114*	**Renin-Aldosteron-Suppressionstest (Zweimalige Bestimmung von Renin und Aldosteron)**	**1920** 111,91	128,70 145,49
Ausschluss:	Neben Nr. 4114 ist die Nr. 437* nicht abrechnungsfähig.		

GOÄ-Nr.		Punktzahl 1fach	2,3 / *1,8 3,5 / *2,5
4115*	**Seitengetrennte Reninbestimmung (Viermalige Bestimmung von Renin)**	**1920** 111,91	128,70 145,49
Ausschluss:	Neben Nr. 4115 ist die Nr. 437* nicht abrechnungsfähig.		
4116*	**Sekretin-Pankreozymin-Evokationstest (Dreimalige Bestimmung von Amylase, Lipase, Trypsin und Bikarbonat)**	**1080** 62,95	72,39 81,84
Ausschluss:	Neben Nr. 4116 ist die Nr. 437* nicht abrechnungsfähig.		
4117*	**TRH-Test (Zweimalige Bestimmung von TSH)**	**500** 29,14	33,52 37,89
Ausschluss:	Neben Nr. 4117 ist die Nr. 437* nicht abrechnungsfähig.		
4118*	**Vitamin A-Resorptionstest (Zweimalige Bestimmung von Vitamin A)**	**720** 41,97	48,26 54,56
Ausschluss:	Neben Nr. 4118 ist die Nr. 437* nicht abrechnungsfähig.		

16 Porphyrine und ihre Vorläufer

4120*	**Delta-Aminolaevulinsäure (Delta-ALS, Delta-ALA), photometrisch und säulenchromatographisch**	**570** 33,22	38,21 43,19
Ausschluss:	Neben Nr. 4120 ist die Nr. 437* nicht abrechnungsfähig.		
4121*	**Gesamt-Porphyrine, photometrisch**	**250** 14,57	16,76 18,94
Ausschluss:	Neben Nr. 4121 ist die Nr. 437* nicht abrechnungsfähig.		
4122*	**Gesamt-Porphyrine, qualitativ**	**120** 6,99	8,04 9,09
Ausschluss:	Neben Nr. 4122 ist die Nr. 437* nicht abrechnungsfähig.		
4123	**Porphobilinogen (PBG, Hösch-Test, Schwarz-Watson-Test) mit Rückextraktion, Farbreaktion und visuell, qualitativ**	**60** 3,50	4,02 4,55
Ausschluss:	Neben Nr. 4123 ist die Nr. 437* nicht abrechnungsfähig.		
4124*	**Porphobilinogen (PBG), photometrisch und säulenchromatographisch**	**570** 33,22	38,21 43,19
Ausschluss:	Neben Nr. 4124 ist die Nr. 437* nicht abrechnungsfähig.		
4125*	**Porphyrinprofil (Urin, Stuhl, Erythrozyten), Hochdruckflüssigkeitschromatographie, je Material**	**570** 33,22	38,21 43,19
Ausschluss:	Neben Nr. 4125 ist die Nr. 437* nicht abrechnungsfähig.		
4126*	**Porphyrinprofil (Urin, Stuhl, Erythrozyten), Dünnschichtchromatographie, je Material**	**460** 26,81	30,83 34,86
Ausschluss:	Neben Nr. 4126 ist die Nr. 437* nicht abrechnungsfähig.		

GOÄ-Nr.		Punktzahl 1fach	2,3 / *1,8 3,5 / *2,5

17 Spurenelemente, Vitamine

4130*	**Eisen im Urin, Atomabsorption**	**120** 6,99	8,04 9,09
Ausschluss:	Neben Nr. 4130 ist die Nr. 437* nicht abrechnungsfähig.		
4131*	**Kupfer im Serum oder Plasma**	**40** 2,33	2,68 3,03
Ausschluss:	Neben Nr. 4131 ist die Nr. 437* nicht abrechnungsfähig.		
4132*	**Kupfer im Urin, Atomabsorption**	**410** 23,90	27,48 31,07
Ausschluss:	Neben Nr. 4132 ist die Nr. 437* nicht abrechnungsfähig.		
Analog:	Nr. 4132 analog für Kupfer in Gewebeproben mit Atomabsorption ansetzen.		
4133*	**Mangan, Atomabsorption, flammenlos**	**410** 23,90	27,48 31,07
Ausschluss:	Neben Nr. 4133 ist die Nr. 437* nicht abrechnungsfähig.		
4134*	**Selen, Atomabsorption, flammenlos**	**410** 23,90	27,48 31,07
Ausschluss:	Neben Nr. 4134 ist die Nr. 437* nicht abrechnungsfähig.		
4135*	**Zink, Atomabsorption**	**90** 5,25	6,03 6,82
Ausschluss:	Neben Nr. 4135 ist die Nr. 437* nicht abrechnungsfähig.		
4138*	**25-Hydroxy-Vitamin D (25-OH-D, D2), Ligandenassay – einschließlich Doppelbestimmung und aktueller Bezugskurve –**	**480** 27,98	32,17 36,37
Ausschluss:	Neben Nr. 4138 ist die Nr. 437* nicht abrechnungsfähig.		
4139*	**1,25-Dihydroxy-Vitamin D (1,25-OH2D3, Calcitriol), Ligandenassay – einschließlich Doppelbestimmung und aktueller Bezugskurve –**	**750** 43,72	50,27 56,83
Ausschluss:	Neben Nr. 4139 ist die Nr. 437* nicht abrechnungsfähig.		
4140*	**Folsäure und/oder Vitamin B 12, Ligandenassay – gegebenenfalls einschließlich Doppelbestimmung und aktueller Bezugskurve –**	**250** 14,57	16,76 18,94
Ausschluss:	Neben Nr. 4140 ist die Nr. 437* nicht abrechnungsfähig.		
	Untersuchung von Vitaminen mittels Hochdruckflüssigkeitschromatographie	**360** 20,98	24,13 27,28
Ausschluss:	Neben Nr. 4141 und 4142 ist die Nr. 437* nicht abrechnungsfähig.		
Katalog			
4141*	**Vitamin A**		
4142*	**Vitamin E**		

	Untersuchung von Vitaminen mittels Hochdruckflüssigkeitschromatographie	**570** 33,22	38,21 43,19
Ausschluss:	Neben Nr. 4144* bis 4147* ist die Nr. 437* nicht abrechnungsfähig.		
Katalog			
4144*	**25-Hydroxy-Vitamin D (25-OH-D, D2)**		
4145*	**Vitamin B 1**		
4146*	**Vitamin B 6**		
4147*	**Vitamin K**		

18 Arzneimittelkonzentrationen, exogene Gifte, Drogen

	Untersuchung mittels Ligandenassay – gegebenenfalls einschließlich Doppelbestimmung und aktueller Bezugskurve Die untersuchten Parameter sind in der Rechnung anzugeben.	**250** 14,57	16,76 18,94
Ausschluss:	Neben der Leistung ist die Nr. 437* nicht abrechnungsfähig.		
Katalog			
4150*	**Amikacin**		
4151*	**Amphetamin**		
4152*	**Azetaminophen**		
4153*	**Barbiturate**		
4154*	**Benzodiazepine**		
4155*	**Cannabinoide**		
4156*	**Carbamazepin**		
4157*	**Chinidin**		
4158*	**Cocainmetabolite**		
4160*	**Desipramin**		
4161*	**Digitoxin**		
4162*	**Digoxin**		
4163*	**Disopyramid**		
4164*	**Ethosuximid**		
4165*	**Flecainid**		
4166*	**Gentamicin**		
4167*	**Lidocain**		
4168*	**Methadon**		
4169*	**Methotrexat**		
4170*	**N-Azetylprocainamid**		
4171*	**Netilmicin**		

GOÄ-Nr.		Punktzahl / 1fach	2,3 / *1,8 / 3,5 / *2,5
4172*	**Opiate**		
4173*	**Phenobarbital**		
4174*	**Phenytoin**		
4175*	**Primidon**		
4176*	**Propaphenon**		
4177*	**Salizylat**		
4178*	**Streptomycin**		
4179*	**Theophyllin**		
4180*	**Tobramicin**		
4181*	**Valproinsäure**		
4182*	**Untersuchungen mit ähnlichem Aufwand**		
4185*	**Cyclosporin (mono- oder polyspezifsch), Ligandenassay – gegebenenfalls einschließlich Doppelbestimmung und aktueller Bezugskurve –**	**300** / 17,49	20,11 / 22,73
Ausschluss:	Neben Nr. 4185 ist die Nr. 437* nicht abrechnungsfähig.		
	Untersuchung mittels Ligandenassay – einschließlich vorhergehender Säulentrennung, gegebenenfalls einschließlich Doppelbestimmung und aktueller Bezugskurve	**700** / 40,80	46,92 / 53,04
Ausschluss:	Neben der Leistung ist die Nr. 437* nicht abrechnungsfähig.		
Katalog			
4186*	**Amitryptilin**		
4187*	**Imipramin**		
4188*	**Nortriptylin**		
	Untersuchung mittels Atomabsorption, flammenlos Die untersuchten Parameter sind in der Rechnung anzugeben.	**410** / 23,90	27,48 / 31,07
Ausschluss:	Neben Nr. 4190 ist die Nr. 437* nicht abrechnungsfähig.		
Katalog			
4190*	**Aluminium**		
4191*	**Arsen**		
4192*	**Blei**		
4193*	**Cadmium**		
4194*	**Chrom**		
4195*	**Gold**		
4196*	**Quecksilber**		
4197*	**Thallium**		
4198*	**Untersuchungen mit ähnlichem methodischem Aufwand**		

GOÄ-Nr.		Punktzahl / 1fach	2,3 / *1,8 / 3,5 / *2,5
	Untersuchung mittels Hochdruckflüssigkeitschromatographie, je Untersuchung Die untersuchten Parameter sind in der Rechnung anzugeben.		
Ausschluss:	Neben Nr. 4199–4202 ist die Nr. 437* nicht abrechnungsfähig.		
4199*	**Amiodarone**		
4200*	**Antiepileptika (Ethosuximid und/oder Phenobarbital und/oder Phenytoin und/oder Primidon)**		
4201*	**Chinidin**		
4202*	**Untersuchungen mit ähnlichem methodischen Aufwand**		
	Untersuchung mittels Hochdruckflüssigkeitschromatographie	**450** 26,23	30,16 34,10
Ausschluss:	Neben Nr. 4203 und 4204 ist die Nr. 437* nicht abrechnungsfähig.		
Katalog			
4203*	**Antibiotika**		
4204*	**Antimykotika**		
	Untersuchung mittels Gaschromatographie, je Untersuchung Die untersuchten Parameter sind in der Rechnung anzugeben.	**410** 23,90	27,48 31,07
Katalog			
4206*	**Valproinsäure**		
4207*	**Ethanol**		
4208*	**Untersuchungen mit ähnlichem methodischen Aufwand**		
4209*	**Untersuchung mittels Gaschromatographie nach Säulenextraktion und Derivatisierung zum Nachweis von exogenen Giften, je Untersuchung**	**480** 27,98	32,17 36,37
Ausschluss:	Neben Nr. 4209 ist die Nr. 437* nicht abrechnungsfähig.		
4210*	**Untersuchung von exogenen Giften mittels Gaschromatographie-Massenspektrometrie, Bestätigungsanalyse, je Untersuchung**	**900** 52,46	60,33 68,20
Ausschluss:	Neben Nr. 4210 ist die Nr. 437* nicht abrechnungsfähig.		
4211*	**Ethanol, photometrisch**	**150** 8,74	10,05 11,37
Ausschluss:	Neben Nr. 4211 ist die Nr. 437* nicht abrechnungsfähig.		
Analog:	Nr. 4211 analog für qualitative Drogenschnellteste ansetzen.		
4212*	**Exogene Gifte, dünnschichtchromatographisches Screening, qualitativ oder semiquantitativ**	**250** 14,57	16,76 18,94
Ausschluss:	Neben Nr. 4212 ist die Nr. 437* nicht abrechnungsfähig.		
4213*	**Identifikation von exogenen Giften mittels aufwendiger Dünnschichtchromatographie mit standardkorrigierten R1-Werten, je Untersuchung**	**360** 20,98	24,13 27,28
Ausschluss:	Neben Nr. 4213 ist die Nr. 437* nicht abrechnungsfähig.		

GOÄ-Nr.		Punktzahl 1fach	2,3 / *1,8 3,5 / *2,5
4214*	**Lithium**	**60** 3,50	4,02 4,55

Ausschluss: Neben Nr. 4214 ist die Nr. 437* nicht abrechnungsfähig.

19 Antikörper gegen Bakterienantigene

Allgemeine Bestimmungen

Die Berechnung einer Gebühr für eine qualitative Untersuchung mittels Agglutinations oder Fällungsreaktion bzw. Immunfluoreszenzuntersuchung (bis zu zwei Titerstufen) neben einer Gebühr für eine quantitative Untersuchung mittels Agglutinations- oder Fällungsreaktion bzw. Immunfluoreszenzuntersuchung (mehr als zwei Titerstufen) oder einer ähnlichen Untersuchungsmethode ist nicht zulässig.

Kommentar:
Beispiel: Nr. 4220* (Borrelien qualitativ) nicht neben Nr. 4236 (Borrelien quantitativ), nicht neben Nr. 4252 (Borrelien qualitativ), nicht neben Nr. 4264 (Borrelien quantitativ) und nicht neben Nr. 4286 (Borrelien, Ligandenassay). Kurzgefasst: Eine Borrelien-Bestimmung nie neben einer anderen Borrelien-Bestimmung.

	Qualitativer Nachweis von Antikörpern mittels Agglutinations- oder Fällungsreaktion (z.B. Hämagglutination, Hämagglutinationshemmung, Latex-Agglutination) Die untersuchten Parameter sind in der Rechnung anzugeben.	**90** 5,25	6,03 6,82

Ausschluss: Neben Nr. 4220–4234 ist folgende Nr. nicht abrechnungsfähig: 437*

Katalog

4220* **Borrelia burgdorferi**

4221* **Brucellen**

4222* **Campylobacter**

4223* **Francisellen**

4224* **Legionella pneumophila bis zu fünf Typen, je Typ**

4225* **Leptospiren**

4226* **Listerien, je Typ**

4227* **Rickettsien (Weil-Felix-Reaktion)**

4228* **Salmonellen-H-Antigene**

4229* **Salmonellen-O-Antigene**

4230* **Staphylolysin**

4231* **Streptolysin**

4232* **Treponema pallidum (TPHA, Cardiolipinmikroflockungstest, VDRL Test)**

4233* **Yersinien bis zu zwei Typen, je Typ**

4234* **Untersuchungen mit ähnlichem methodischen Aufwand**

Kommentar: Nr. 4234 kann z.B. angesetzt werden für
- Helicobacter pylori Antikörper-Schnelltest
- Streptozyme-Test

Analog: Analoger Ansatz der Nr. 4234* für quantitativen Schnelltest auf C-reaktives Protein (CRP).

GOÄ-Nr.		Punktzahl 1fach	2,3 / *1,8 3,5 / *2,5
	Quantitativer Nachweis von Antikörpern mittels Agglutinations- oder Fällungsreaktion (z.B. Hämagglutination, Hämagglutinationshemmung, Latex-Agglutination) Die untersuchten Parameter sind in der Rechnung anzugeben.	**230** 13,41	15,42 17,43
Ausschluss:	Neben Nr. 4235–4250 ist folgende Nr. nicht abrechnungsfähig: 437*		
Katalog			
4235*	**Agglutinierende Antikörper (WIDAL-Reaktion)**		
4236*	**Borrelia burgdorferi**		
4237*	**Brucellen**		
4238*	**Campylobacter**		
4239*	**Francisellen**		
4240*	**Legionellen bis zu zwei Typen, je Typ**		
4241*	**Leptospiren**		
4242*	**Listerien, je Typ**		
4243*	**Rickettsien**		
4244*	**Salmonellen-H-Antigene**		
4245*	**Salmonellen-O-Antigene**		
4246*	**Staphylolysin**		
4247*	**Streptolysin**		
4248*	**Treponema pallidum (TPHA, Cardiolipinmikroflockungstest, VDRL-Test)**		
4249*	**Yersinien, bis zu zwei Typen, je Typ**		
4250*	**Untersuchungen mit ähnlichem methodischen Aufwand**		
	Qualitativer Nachweis von Antikörpern mittels Immunfluoreszenz oder ähnlicher Untersuchungsmethoden Die untersuchten Parameter sind in der Rechnung anzugeben.	**290** 16,90	19,44 21,97
Ausschluss:	Neben Nr. 4251–4261 ist folgende Nr. nicht abrechnungsfähig: 437*		
Katalog			
4251*	**Bordetella pertussis**		
4252*	**Borrelia burgdorferi**		
4253*	**Chlamydia trachomatis**		
4254*	**Coxiella burneti**		
4255*	**Legionella pneumophila**		
4256*	**Leptospiren (IgA, IgG oder IgM)**		
4257*	**Mycoplasma pneumoniae**		
4258*	**Treponema pallidum (IgG und IgM) (FTA-ABS-Test)**		
4260*	**Treponema pallidum (IgM) (IgM-FTA-ABS-Test)**		
4261*	**Untersuchungen mit ähnlichem methodischen Aufwand**		

GOÄ-Nr.		Punktzahl 1fach	2,3 / *1,8 3,5 / *2,5
	Quantitative Bestimmung von Antikörpern mittels Immunfluoreszenz oder ähnlicher Untersuchungsmethoden Die untersuchten Parameter sind in der Rechnung anzugeben.	**510** 29,73	34,19 38,64
Ausschluss:	Neben der Leistung ist nicht abrechnungsfähig: Nrn. 437*.		
Katalog			
4263*	**Bordetella pertussis**		
4264*	**Borrelia burgdorferi**		
4265*	**Chlamydia trachomatis**		
4266*	**Coxiella burneti**		
4267*	**Legionella pneumophila**		
4268*	**Mycoplasma pneumoniae**		
4269*	**Rickettsien**		
4270*	**Treponema pallidum (IgG und IgM) (FTA-ABS-Test)**		
4271*	**Treponema pallidum (IgM) (IgM-FTA-ABS-Test)**		
4272*	**Untersuchungen mit ähnlichem methodischen Aufwand**		
4273*	**Quantitative Bestimmung von Antikörpern mittels Immunfluoreszenz oder ähnlicher Untersuchungsmethoden – Treponema pallidum (IgM) (19S-IgM-FTA-ABS-Test)**	**800** 46,63	53,62 60,62
Ausschluss:	Neben Nr. 4273 ist die Nr. 437* nicht abrechnungsfähig.		
	Quantitative Bestimmung von Antikörpern mittels Komplementbindungsreaktion (KBR) Die untersuchten Parameter sind in der Rechnung anzugeben.	**250** 14,57	16,76 18,94
Ausschluss:	Neben Nr. 4275–4785 ist die Nr. 437* nicht abrechnungsfähig.		
Katalog			
4275*	**Campylobacter**		
4276*	**Chlamydia psittaci (Ornithosegruppe)**		
4277*	**Chlamydia trachomatis**		
4278*	**Coxiella burneti**		
4279*	**Gonokokken**		
4280*	**Leptospiren**		
4281*	**Listerien**		
4282*	**Mycoplasma pneumoniae**		
4283*	**Treponema pallidum (Cardiolipinreaktion)**		
4284*	**Yersinien**		
4285*	**Untersuchungen mit ähnlichem methodischen Aufwand**		
Kommentar:	Als ähnliche Untersuchung ist. z.B. eine Brucellose-KBR (nach Brück) anzusehen.		
Analog:	Analoger Ansatz der Nr. 4285 für Pilz-KBR.		

GOÄ-Nr.		Punktzahl 1fach	2,3 / *1,8 3,5 / *2,5
	Bestimmung von Antikörpern mittels Ligandenassay – gegebenenfalls einschließlich Doppelbestimmung und aktueller Bezugskurve	**350** 20,40	23,46 26,52
	Die untersuchten Parameter sind in der Rechnung anzugeben.		
Ausschluss:	Neben der Leistung ist nicht abrechnungsfähig: Nr. 437*.		
Katalog			
4286*	**Borrelia burgdorferi**		
4287*	**Campylobacter**		
	Die untersuchten Parameter sind in der Rechnung anzugeben.		
Ausschluss:	Neben der Leistung ist nicht abrechnungsfähig: Nr. 437*.		
4288*	**Coxiella burneti**		
	Die untersuchten Parameter sind in der Rechnung anzugeben.		
Ausschluss:	Neben der Leistung ist nicht abrechnungsfähig: Nr. 437*.		
4289*	**Leptospiren (IgA, IgG oder IgM)**		
	Die untersuchten Parameter sind in der Rechnung anzugeben.		
Ausschluss:	Neben der Leistung ist nicht abrechnungsfähig: Nr. 437*.		
4290*	**Mycoplasma pneumoniae**		
	Die untersuchten Parameter sind in der Rechnung anzugeben.		
Ausschluss:	Neben der Leistung ist nicht abrechnungsfähig: Nr. 437*.		
4291*	**Untersuchungen mit ähnlichem methodischen Aufwand**		
Analog:	Analoger Ansatz der Nr. 4291 für: • Pilz-Immunassays • Quantitative Bestimmung von Troponin I oder Troponin T mittels Ligandenassay		

	Bestimmung von Antikörpern mit sonstigen Methoden	**180** 10,49	12,07 13,64
Ausschluss:	Neben Nr. 4293 ist die Nr. 437* nicht abrechnungsfähig.		
Katalog			
4293*	**Streptolysin, Immundiffusion oder ähnliche Untersuchungsmethoden**		
4294*	**Bestimmung von Antikörpern mit sonstigen Methoden – Streptolysin, Hämolysehemmung**		
4295*	**Streptokokken Desoxyribonuklease (Antistreptodornase, ADNAse B), Immundiffusion oder ähnliche Untersuchungsmethoden**		
4296*	**Streptokokken Desoxyribonuklease (Antistreptodornase, ADNAse B), Farbreaktion und visuell**		
4297*	**Hyaluronidase, Farbreaktion und visuell, qualitativ**		

GOÄ-Nr.		Punktzahl 1fach	2,3 / *1,8 3,5 / *2,5

20 Antikörper gegen Virusantigene

Allgemeine Bestimmung

Die Berechnung einer Gebühr für eine qualitative Untersuchung mittels Agglutinations- oder Fällungsreaktion bzw. Immunfluoreszenzuntersuchung (bis zu zwei Titerstufen) neben einer Gebühr für eine quantitative Untersuchung mittels Agglutinations- oder Fällungsreaktion bzw. Immunfluoreszenzuntersuchung (mehr als zwei Titerstufen) oder einer ähnlichen Untersuchungsmethode ist nicht zulässig.

Kommentar:
Siehe Kommentar zu Allgemeinen Bestimmungen vom Unterkapitel „19 Antikörper gegen Bakterienantigen".

Auf einen Blick:
Einteilung der Antikörper-Bestimmungen gegen Virusantigene

Untersuchungsmethode	GOÄ-Nrn.
Qualitative Agglutinationsreaktionen	4300 – 4302
Quantitative Agglutinationsreaktionen (auch HiG-Test)	4305 – 4307
Qualitative Immunfluoreszenz	4310 – 4335
Quantitative Immunfluoreszenz	4337 – 4363
Komplementbindungsrcaktionen	4365 – 4376
Ligandenassays	4378 – 4406
Immunoblot	4408 – 4409

Qualitativer Nachweis von Antikörpern mittels Agglutinationsreaktion (z.B. Hämagglutination, Hämagglutinationshemmung, Latex-Agglutination) — **90** / 5,25 — 6,03 / 6,82

Die untersuchten Viren sind in der Rechnung anzugeben.

Ausschluss: Neben den Nrn. 4300–4307 ist folgende Nr. nicht abrechnungsfähig: 437*

Katalog

4300* **Epstein-Barr-Virus, heterophile Antikörper (Paul-Bunnel-Test)**

4301* **Röteln-Virus**

4302* **Untersuchungen mit analogem methodischen Aufwand**

4305* **Epstein-Barr-Virus, heterophile Antikörper (Paul-Bunnel-Test)**

4306* **Röteln-Virus**

4307* **Untersuchungen mit ähnlichem methodischen Aufwand**

Qualitativer Nachweis von Antikörpern mittels Immunfluoreszenz oder ähnlichen Untersuchungsmethoden – Adenoviren — **290** / 16,90 — 19,44 / 21,97

Die untersuchten Viren sind in der Rechnung anzugeben.
Die untersuchten Parameter sind in der Rechnung anzugeben.

Ausschluss: Neben Nr. 4310–4335 ist folgende Nr. nicht abrechnungsfähig: 437*

Katalog

4310* **Adenoviren**

4311* **Epstein-Barr-Virus Capsid (IgA)**

4312* **Epstein-Barr-Virus Capsid (IgG)**

4313* **Epstein-Barr-Virus Capsid (IgM)**

4314* **Epstein-Barr-Virus Early Antigen diffus**

4315* Epstein-Barr-Virus Early Antigen restricted
4316* Epstein-Barr-Virus Nukleäres Antigen (EBNA)
4317* FSME-Virus
4318* Herpes simplex Virus 1 (IgG)
4319* Herpes simplex Virus 1 (IgM)
4320* Herpes simplex Virus 2 (IgG)
4321* Herpes simplex Virus 2 (IgM)
4322* HIV 1
4323* HIV 2
4324* Influenza A-Virus
4325* Influenza B-Virus
4327* Masern Virus
4328* Mumps Virus
4329* Parainfluenza Virus 1
4330* Parainfluenza Virus 2
4331* Parainfluenza Virus 3
4332* Respiratory syncytial virus
4333* Tollwut Virus
4334* Varizella-Zoster-Virus
4335* Untersuchungen mit ähnlichem methodischen Aufwand

Quantitative Bestimmung von Antikörpern mittels Immunfluo-reszenz oder ähnlicher Untersuchungsmethoden	**510**	34,19	
	29,73	38,64	

Die untersuchten Parameter sind in der Rechnung anzugeben.

Ausschluss: Neben Nr. 4337–4363 ist folgende Nr. nicht abrechnungsfähig: 437*

Katalog

4337* Adenoviren
4338* Epstein-Barr-Virus Capsid (IgA)
4339* Epstein-Barr-Virus Capsid (IgG)
4340* Epstein-Barr-Virus Capsid (IgM)
4341* Epstein-Barr-Virus Early Antigen diffus
4342* Epstein-Barr-Virus Early Antigen restricted
4343* Epstein-Barr-Virus Nukleäres Antigen (EBNA)
4344* FSME-Virus
4345* Herpes simplex-Virus 1 (IgG)
4346* Herpes simplex-Virus 1 (IgM)
4347* Herpes simplex-Virus 2 (IgG)
4348* Herpes simplex-Virus 2 (IgM)
4349* HIV 1

GOÄ-Nr.		Punktzahl 1fach	2,3 / *1,8 3,5 / *2,5
4350*	**HIV 2**		
4351*	**Influenza A-Virus**		
4352*	**Influenza B-Virus**		
4353*	**Lymphozytäres Choriomeningitis-Virus**		
4354*	**Masern-Virus**		
4355*	**Mumps-Virus**		
4356*	**Parainfluenza-Virus 1**		
4357*	**Parainfluenza-Virus 2**		
4358*	**Parainfluenza-Virus 3**		
4359*	**Respiratory syncytial-virus**		
4360*	**Röteln-Virus**		
4361*	**Tollwut-Virus**		
4362*	**Varizella-Zoster Virus**		
4363*	**Untersuchungen mit ähnlichem methodischen Aufwand**		
	Quantitative Bestimmung von Antikörpern mittels Komplementbindungsreaktion (KBR) Die untersuchten Parameter sind in der Rechnung anzugeben.	**250** 14,57	16,76 18,94
Ausschluss:	Neben Nr. 4365–4376 ist die Nr. 437* nicht abrechnungsfähig.		
Katalog			
4365*	**Adenoviren**		
4366*	**Coronaviren**		
4367*	**Influenza A-Virus**		
4368*	**Influenza B-Virus**		
4369*	**Influenza C-Virus**		
4370*	**Lymphozytäres Choriomeningitis-Virus**		
4371*	**Parainfluenza-Virus 1**		
4371a*	**Parainfluenza-Virus 2**		
4372*	**Parainfluenza-Virus 3**		
4373*	**Polyomaviren**		
4374*	**Reoviren**		
4375*	**Respiratory syncytial-virus**		
4376*	**Untersuchungen mit ähnlichem methodischen Aufwand**		
	Bestimmung von Antikörpern mittels Ligandenassay – gegebenenfalls einschließlich Doppelbestimmung und aktueller Bezugskurve Die untersuchten Parameter sind in der Rechnung anzugeben.	**240** 13,99	16,09 18,19
Ausschluss:	Neben den Nrn. 4378–4389 ist nicht abrechnungsfähig: Nr. 437*.		

Katalog

4378* **Cytomegalie-Virus (IgG und IgM)**

4379* **FSME-Virus (IgG und IgM)**

4380* **HBe-Antigen (IgG und IgM)**

4381* **HBs-Antigen**

4382* **Hepatitis A-Virus (IgG und IgM)**

4383* **Hepatitis A-Virus (IgM)**

4384* **Herpes simplex-Virus (IgG und IgM)**

4385* **Masern-Virus (IgG und IgM)**

4386* **Mumps-Virus (IgG und IgM)**

4387* **Röteln-Virus (IgG und IgM)**

4388* **Varizella Zoster-Virus (IgG und IgM)**

4389* **Bestimmung von Antikörpern mittels Ligandenassay – gegebenenfalls einschließlich Doppelbestimmung und aktueller Bezugskurve – Untersuchungen mit ähnlichem methodischen Aufwand**

Bestimmung von Antikörpern mittels Ligandenassay – gegebenenfalls einschließlich Doppelbestimmung und aktueller Bezugskurve	**300** / 17,49	20,11 / 22,73

Die untersuchten Parameter sind in der Rechnung anzugeben.

Ausschluss: Neben den Nrn. 4390–4400 ist nicht abrechnungsfähig: Nr. 437*.

Katalog

4390* **Cytomegalie-Virus (IgM)**

4391* **Epstein-Barr-Virus (IgG und IgM)**

4392* **FSME-Virus (IgM)**

4393* **HBc-Antigen (IgG und IgM)**

4394* **Herpes simplex-Virus (IgM)**

4395* **HIV**

4396* **Masern-Virus (IgM)**

4397* **Mumps-Virus (IgM)**

4398* **Röteln-Virus (IgM)**

4399* **Varizella Zoster-Virus (IgM)**

4400* **Untersuchungen mit ähnlichem methodischen Aufwand**

Bestimmung von Antikörpern mittels Ligandenassay – gegebenenfalls einschließlich Doppelbestimmung und aktueller Bezugskurve	**350** / 20,40	23,46 / 26,52

Die untersuchten Parameter sind in der Rechnung anzugeben.

Ausschluss: Neben den Nrn. 4402–4404 ist nicht abrechnungsfähig: Nr. 437*.

Katalog

4402* **HBc-Antigen (IgM)**

GOÄ-Nr.		Punktzahl 1fach	2,3 / *1,8 3,5 / *2,5
4403*	**HBe-Antigen (IgM)**		
4404*	**Untersuchungen mit ähnlichem methodischen Aufwand**		
	Bestimmung von Antikörpern mittels Ligandenassay – gegebenenfalls einschließlich Doppelbestimmung und aktueller Bezugskurve	**800** 46,63	53,62 60,62
Ausschluss:	Neben den Nrn. 4405–4409 ist die Nr. 437* nicht abrechnungsfähig.		
Katalog			
4405*	**Delta-Antigen**		
4406*	**Hepatitis C-Virus**		
4408*	**Hepatitis C-Virus, Immunoblot**		
4409*	**HIV, Immunoblot**		
Analog:	Nr. 4409 analog für Radioimmunpräzipitationstest (Ripa) ansetzen.		

21 Antikörper gegen Pilzantigene

Allgemeine Bestimmungen

Die Berechnung einer Gebühr für eine qualitative Untersuchung mittels Agglutinations- oder Fällungsreaktion bzw. Immunfluoreszenzuntersuchung (bis zu zwei Titerstufen) neben einer Gebühr für eine quantitative Untersuchung mittels Agglutinations- oder Fällungsreaktion bzw. Immunfluoreszenzuntersuchung (mehr als zwei Titerstufen) oder einer ähnlichen Untersuchungsmethode ist nicht zulässig.

	Qualitativer Nachweis von Antikörpern mittels Immunfluoreszenz oder ähnlicher Untersuchungsmethoden Die untersuchten Parameter sind in der Rechnung anzugeben.	**290** 16,90	19,44 21,97
Ausschluss:	Neben den Nrn. 4415 und 4416 ist folgende Nr. nicht abrechnungsfähig: 437*		
Katalog			
4415*	**Candida albicans**		
4416*	**Untersuchungen mit ähnlichem methodischen Aufwand**		
	Quantitative Bestimmung von Antikörpern mittels Immunfluoreszenz oder ähnlicher Untersuchungsmethoden Die untersuchten Parameter sind in der Rechnung anzugeben.	**510** 29,73	34,19 38,64
Ausschluss:	Neben den Nrn. 4418 und 4419 ist folgende Nr. nicht abrechnungsfähig: 437*		
Katalog			
4418*	**Candida albicans**		
4419*	**Untersuchungen mit ähnlichem methodischen Aufwand**		
	Qualitativer Nachweis von Antikörpern mittels Agglutinations- oder Fällungsreaktion (z.B. Hämagglutination, Hämagglutinationshemmung, Latex-Agglutination) Die untersuchten Parameter sind in der Rechnung anzugeben.	**90** 5,25	6,03 6,82
Ausschluss:	Neben den Nrn. 4421–4423 ist folgende Nr. nicht abrechnungsfähig: 437*		

GOÄ-Nr.		Punktzahl / 1fach	2,3 / *1,8 / 3,5 / *2,5
Katalog			
4421*	**Aspergillus**		
4422*	**Candida albicans**		
4423*	**Untersuchungen mit ähnlichem methodischen Aufwand**		
	Quantitative Bestimmung von Antikörpern mittels Agglutinations- oder Fällungsreaktion (z.B. Hämagglutination, Hämagglutinationshemmung, Latex-Agglutination) Die untersuchten Parameter sind in der Rechnung anzugeben.	**240** 13,99	16,09 18,19
Ausschluss:	Neben den Nrn. 4425–4427 ist folgende Nrn. nicht abrechnungsfähig: 437*		
Katalog			
4425*	**Aspergillus**		
4426*	**Candida albicans**		
4427*	**Untersuchungen mit ähnlichem methodischen Aufwand**		

22 Antikörper gegen Parasitenantigene

Allgemeine Bestimmungen

Die Berechnung einer Gebühr für eine qualitative Untersuchung mittels Agglutinations- oder Fällungsreaktion bzw. Immunfluoreszenzuntersuchung (bis zu zwei Titerstufen) neben einer Gebühr für eine quantitative Untersuchung mittels Agglutinations- oder Fällungsreaktion bzw. Immunfluoreszenzuntersuchung (mehr als zwei Titerstufen) oder einer ähnlichen Untersuchungsmethode ist nicht zulässig.

	Qualitativer Nachweis von Antikörpern mittels Agglutinations- oder Fällungsreaktion (z.B. Hämagglutination, Hämagglutinationshemmung, Latex-Agglutination) Die untersuchten Parameter sind in der Rechnung anzugeben.	**90** 5,25	6,03 6,82
Ausschluss:	Neben Nr. 4430–4432 ist folgende Nr. nicht abrechnungsfähig: 437*		
Katalog			
4430*	**Echinokokken**		
4431*	**Schistosomen**		
4432*	**Untersuchungen mit ähnlichem methodischen Aufwand**		
	Quantitative Bestimmung von Antikörpern mittels Agglutinations- oder Fällungsreaktion (z.B. Hämagglutination, Hämagglutinationshemmung, Latex-Agglutination) Die untersuchten Parameter sind in der Rechnung anzugeben.	**240** 13,99	16,09 18,19
Ausschluss:	Neben Nr. 4435–4437* ist folgende Nr. nicht abrechnungsfähig: 437*		
Katalog			
4435*	**Echinokokken**		
4436*	**Schistosomen**		
4437*	**Untersuchungen mit ähnlichem methodischem Aufwand**		

GOÄ-Nr.		Punktzahl / 1fach	2,3 / *1,8 / 3,5 / *2,5
	Qualitativer Nachweis von Antikörpern mittels Immunfluoreszenz oder ähnlicher Untersuchungsmethoden Die untersuchten Parameter sind in der Rechnung anzugeben.	**290** 16,90	19,44 21,97
Ausschluss:	Neben den Nr. 4440–4447 ist folgende Nr. nicht abrechnungsfähig: 437*		
Katalog			
4440*	**Entamoeba histolytica**		
4441*	**Leishmanien**		
4442*	**Plasmodien**		
4443*	**Pneumocystis carinii**		
4444*	**Schistosomen**		
4445*	**Toxoplasma gondii**		
4446*	**Trypanosoma cruzi**		
4447*	**Untersuchungen mit ähnlichem methodischen Aufwand**		
	Quantitative Bestimmung von Antikörpern mittels Immunfluoreszenz oder ähnlicher Untersuchungsmethoden Die untersuchten Parameter sind in der Rechnung anzugeben.	**510** 29,73	34,19 38,64
Ausschluss:	Neben den Nrn. 4448–4453 ist folgende Nr. nicht abrechnungsfähig: 437*		
Katalog			
4448*	**Entamoeba histolytica**		
4449*	**Leishmanien**		
4450*	**Pneumocystis carinii**		
4451*	**Plasmodien**		
4452*	**Schistosomen**		
4453*	**Toxoplasma gondii**		
Analog:	Nr. 4453 analog für Farbtest nach Sabin-Feldmann ansetzen.		
4454*	**Trypanosoma cruzi**		
4455*	**Untersuchungen mit ähnlichem methodischen Aufwand**		
	Quantitative Bestimmung von Antikörpern mittels Komplementbindungsreaktion Die untersuchten Parameter sind in der Rechnung anzugeben.	**250** 14,57	16,76 18,94
Ausschluss:	Neben den Nrn. 4456–4460 ist die Nr. 437* nicht abrechnungsfähig.		
Katalog			
4456*	**Echinokokken**		
4457*	**Entamoeba histolytica**		
4458*	**Leishmanien**		
4459*	**Toxoplasma gondii**		
4460*	**Untersuchungen mit ähnlichem methodischen Aufwand**		

GOÄ-Nr.		Punktzahl 1fach	2,3 / *1,8 3,5 / *2,5
	Quantitative Bestimmung von Antikörpern mittels Ligandenassay – gegebenenfalls einschließlich Doppelbestimmung und aktueller Bezugskurve Die untersuchten Parameter sind in der Rechnung anzugeben.	**230** 13,41	15,42 17,43
Ausschluss:	Neben der Leistung ist nicht abrechnungsfähig: Nr. 437*		
Katalog			
4461*	**Toxoplasma gondii**		
4462*	**Quantitative Bestimmung von Antikörpern mittels Ligandenassay – gegebenenfalls einschließlich Doppelbestimmung und aktueller Bezugskurve – Untersuchungen mit ähnlichem methodischen Aufwand**		
A 4463*	**Qualitative Bestimmung von Antikörpern mittels Ligandenassay – ggf. einschl. Doppelbestimmung und aktueller Bezugskurve (analog Nr. 4462 GOÄ) – n. Verzeichnis analoger Bewertungen d. Bundesärztekammer** Die untersuchten Parameter sind in der Rechnung anzugeben.	**230** 13,41	15,42 17,43
Ausschluss:	Neben der Leistung ist nicht abrechnungsfähig: Nr.437*		
	Quantitative Bestimmung von Antikörpern mittels Ligandenassay – gegebenenfalls einschließlich Doppelbestimmung und aktueller Bezugskurve Die untersuchten Parameter sind in der Rechnung anzugeben.	**350** 20,40	23,46 26,52
Katalog			
4465*	**Entamoeba histolytica**		
4466*	**Leishmanien**		
4467*	**Schistosomen**		
4468*	**Toxoplasma gondii**		
4469*	**Untersuchungen mit ähnlichem methodischen Aufwand**		

IV Untersuchungen zum Nachweis und zur Charakterisierung von Krankheitserregern

Allgemeine Bestimmungen

Werden Untersuchungen berechnet, die im methodischen Aufwand mit im Leistungstext konkret benannten Untersuchungen vergleichbar sind, so muss die Art der berechneten Untersuchungen genau bezeichnet werden.

1 Untersuchungen zum Nachweis und zur Charakterisierung von Bakterien

a Untersuchungen im Nativmaterial

	Untersuchung zum Nachweis von Bakterien im Nativmaterial mittels Agglutination, je Antiserum	**130** 7,58	8,71 9,85

Die untersuchten Parameter sind in der Rechnung anzugeben.

Katalog

4500* **Betahämolysierende Streptokokken Typ B**

4501* **Hämophilus influenzae Kapseltyp B**

4502* **Neisseria meningitidis Typen A und B**

4503* **Streptococcus pneumoniae**

4504* **Untersuchungen mit ähnlichem methodischen Aufwand**

Hinweis LÄK: **Anmerkung der Bayerischen Landesärztekammer** vom 07.10.2004 (Quelle: GOÄ-Datenbank http://www.blaek.de/) –
Streptokokken (Strep-A-Test)
Der Schnelltest auf der Basis eines Ligandenassays kann analog über die Nummer 4504 (Untersuchungen mit ähnlichem methodischem Auwand) berechnet werden.
(A 4504 Strep-A-Test)

Analog: Nr. 4504 analog für Schnellteste auf Ligandenassay-Basis oder andere immunologische Methoden ansetzen, z.B. für Chlamydien-, Streptokokken-A- und -B-, Plasmodium-(Malaria-)Schnellteste.

4504* analog **Streptokokken A-Schnelltest (analog Nr. 4504* GOÄ) – n. Empfehlung von Analog Ziffern der PVS**

	Lichtmikroskopische Untersuchung des Nativmaterials zum Nachweis von Bakterien – einschließlich einfacher Anfärbung, qualitativ, je Untersuchung	**90** 5,25	6,03 6,82

Die untersuchten Parameter sind in der Rechnung anzugeben.

Ausschluss: Neben der Leistung ist nicht abrechnungsfähig: Nr. 3509*

Katalog

4506* **Methylenblaufärbung**

4508* **Lichtmikroskopische Untersuchung des Nativmaterials zum Nachweis von Bakterien – einschließlich einfacher Anfärbung, qualitativ, je Untersuchung – Untersuchungen mit ähnlichem methodischen Aufwand**

Analog: Nr. 4508 analog für biochemische Chlamydien-Schnellteste ansetzen.

GOÄ-Nr.		Punktzahl / 1fach	2,3 / *1,8 / 3,5 / *2,5
	Lichtmikroskopische Untersuchung des Nativmaterials zum Nachweis von Bakterien – einschließlich aufwendigerer Anfärbung – qualitativ, je Untersuchung Die untersuchten Parameter sind in der Rechnung anzugeben.		
4510*	**Giemsafärbung (Punktate)**		
4511*	**Gramfärbung (Liquor-, Blut-, Punktat-, Sputum-, Eiter- oder Urinausstrich, Nasenabstrich)**		
4512*	**Ziehl-Neelsen-Färbung**		
4513*	**Untersuchungen mit ähnlichem methodischen Aufwand**		
	Lichtmikroskopische Untersuchung des Nativmaterials zum Nachweis von Bakterien – einschließlich Anfärbung mit Fluorochromen – qualitativ, je Untersuchung Die untersuchten Parameter sind in der Rechnung anzugeben.	**160** 9,33	10,72 12,12
Katalog			
4515*	**Auraminfärbung**		
4516*	**Untersuchungen mit ähnlichem methodischen Aufwand**		
4518*	**Lichtmikroskopische, immunologische Untersuchung des Nativmaterials zum Nachweis von Bakterien – einschließlich Fluoreszenz-, Enzym- oder anderer Markierung –, je Antiserum** Eine mehr als fünfmalige Berechnung der Leistung nach Nummer 4518 bei Untersuchungen aus demselben Untersuchungsmaterial ist nicht zulässig.	**250** 14,57	16,76 18,94
	Qualitative Untersuchung des Nativmaterials zum Nachweis von Bakterienantigenen mittels Ligandenassay (z.B. Enzym- und Radioimmunassay) – gegebenenfalls einschließlich Doppelbestimmung und aktueller Bezugskurve –, je Untersuchung Die untersuchten Parameter sind in der Rechnung anzugeben.	**250** 14,57	16,76 18,94
Katalog			
4520*	**Beta-hämolysierende Streptokokken der Gruppe B**		
4521*	**Enteropathogene Escherichia coli-Stämme**		
4522*	**Legionellen**		
4523*	**Neisseria meningitidis**		
4524*	**Neisseria gonorrhoeae**		
4525*	**Untersuchungen mit ähnlichem methodischen Aufwand**		

GOÄ-Nr.		Punktzahl / 1fach	2,3 / *1,8 / 3,5 / *2,5

b Züchtung und Gewebekultur

GOÄ-Nr.	Leistung	Punktzahl / 1fach	2,3 / *1,8 / 3,5 / *2,5
4530*	**Untersuchung zum Nachweis von Bakterien nach einfacher Anzüchtung oder Weiterzüchtung auf Nährböden, aerob (z.B. Blut-, Endo-, McConkey-Agar, Nährbouillon), je Nährmedium** Eine mehr als viermalige Berechnung der Leistung nach Nummer 4530 bei Untersuchungen aus demselben Untersuchungsmalerial ist nicht zulässig.	**80** 4,66	5,36 6,06
4531*	**Untersuchung zum Nachweis von Bakterien nach Anzüchtung oder Weiterzüchtung bei besonderer Temperatur, je Nährmedium** Eine mehr als dreimalige Berechnung der Leistung nach Nummer 4531 bei Untersuchungen aus demselben Untersuchungsmaterial ist nicht zulässig.	**100** 5,83	6,70 7,58
4532*	**Untersuchung zum Nachweis von Bakterien nach Anzüchtung oder Weiterzüchtung in CO_2-Atmosphäre, je Nährmedium**	**100** 5,83	6,70 7,58
4533*	**Untersuchung zum Nachweis von Bakterien nach Anzüchtung oder Weiterzüchtung in anaerober oder mikroaerophiler Atmosphäre, je Nährmedium** Eine mehr als viermalige Berechnung der Leistung nach Nummer 4533 bei Untersuchungen aus demselben Untersuchungsmaterial ist nicht zulässig.	**250** 14,57	16,76 18,94
4538*	**Untersuchung zum Nachweis von Bakterien nach Anzüchtung oder Weiterzüchtung auf Selektiv- oder Anreicherungsmedien, aerob (z.B. Blutagar mit Antibiotikazusätzen, Schokoladen-, Yersinien-, Columbia-, Kochsalz-Mannit-Agar, Thayer-Martin-Medium), je Nährmedium** Eine mehr als viermalige Berechnung der Leistung nach Nummer 4538 bei Untersuchungen aus demselben Untersuchungsmaterial ist nicht zulässig.	**120** 6,99	8,04 9,09
4539*	**Untersuchung zum Nachweis von Bakterien nach besonders aufwendiger Anzüchtung oder Weiterzüchtung auf Selektiv- oder Anreicherungsmedien (z.B. Campylobacter-, Legionellen-, Mycoplasmen-, Clostridium diffcile Agar), je Nährmedium** Eine mehr als viermalige Berechnung der Leistung nach Nummer 4539 bei Untersuchungen aus demselben Untersuchungsmaterial ist nicht zulässig.	**250** 14,57	16,76 18,94
4540*	**Anzüchtung von Mykobakterien mit mindestens zwei festen und einem flüssigen Nährmedium, je Untersuchungsmaterial**	**400** 23,31	26,81 30,31
4541*	**Untersuchung zum Nachweis von Chlamydien durch Anzüchtung auf Gewebekultur, je Ansatz**	**350** 20,40	23,46 26,52
4542*	**Untersuchung zum Nachweis von bakteriellen Toxinen durch Anzüchtung auf Gewebekultur, je Untersuchung**	**250** 14,57	16,76 18,94
4543*	**Untersuchung zum Nachweis von bakteriellen Toxinen durch Anzüchtung auf Gewebekultur mit Spezifitätsprüfung durch Neutralisationstest, je Untersuchung**	**500** 29,14	33,52 37,89

GOÄ-Nr.		Punktzahl 1fach	2,3 / *1,8 3,5 / *2,5

c Identifizierung / Typisierung

GOÄ-Nr.	Leistung	Punktzahl 1fach	2,3 / *1,8 3,5 / *2,5
4545*	**Orientierende Identifizierung, Untersuchung von angezüchteten Bakerien mit einfachen Verfahren (z.B. Katalase-, Optochin-, Oxidase-, Galle-, Klumpungstest), je Test und Keim**	**60** 3,50	4,02 4,55
4546*	**Identifizierung, Untersuchung von angezüchteten Bakterien mit aufwendigeren Verfahren (z.B. Äskulinspaltung, Methylenblau-, Nitratreduktion, Harnstoffspaltung, Koagulase-, cAMP-, O-F-, Ammen-, DNAase-Test), je Test und Keim**	**120** 6,99	8,04 9,09
4547*	**Identifizierung, Untersuchung von angezüchteten Bakterien mit Mehrtestverfahren (z.B. Kombination von Zitrat-, Kligler-, SIM-, Agar), je Keim**	**120** 6,99	8,04 9,09
4548*	**Identifizierung, Untersuchung von aerob angezüchteten Bakterien mittels bunter Reihe (bis zu acht Reaktionen), je Keim**	**160** 9,33	10,72 12,12
4549*	**Identifizierung, Untersuchung von aerob angezüchteten Bakterien mittels erweiterter bunter Reihe – mindestens zwanzig Reaktionen –, je Keim**	**240** 13,99	16,09 18,19
4550*	**Identifizierung, Untersuchung anaerob angezüchteter Bakterien mittels erweiterter bunter Reihe in anaerober oder mikroaerophiler Atmosphäre, je Keim**	**330** 19,23	22,12 25,01
4551*	**Identifizierung, Untersuchung von Mykobakterium tuberkulosis-Komplex mittels biochemischer Reaktionen** Eine mehr als viermalige Berechnung der Leistung nach Nummer 4551 bei Untersuchungen aus demselben Untersuchungsmaterial ist nicht zulässig.	**300** 17,49	20,11 22,73
	Lichtmikroskopische Untersuchung angezüchteter Bakterien – einschließlich Anfärbung –, qualitativ, je Untersuchung Die durchgeführten Färbungen sind in der Rechnung anzugeben.	**60** 3,50	4,02 4,55
Katalog			
4553*	**Gramfärbung (Bakterienkulturausstrich)**		
4554*	**Neisser Färbung (Bakterienkulturausstrich)**		
4555*	**Ziehl-Neelsen-Färbung (Bakterienkulturausstrich)**		
4556*	**Untersuchungen mit ähnlichem methodischen Aufwand**		
4560*	**Lichtmikroskopische, immunologische Untersuchung von angezüchteten Bakterien – einschließlich Fluoreszenz-, Enzym- oder anderer Markierung –, je Antiserum**	**290** 16,90	19,44 21,97
	Beta-hämolysierende Streptokokken Die untersuchten Keime sind in der Rechnung anzugeben.	**250** 14,57	16,76 18,94
Katalog			
4561*	**Beta-hämolysierende Streptokokken**		
4562*	**Enteropathogene Escherichia coli-Stämme**		

GOÄ-Nr.		Punktzahl / 1fach	2,3 / *1,8 / 3,5 / *2,5
4563*	**Legionellen**		
4564*	**Neisseria meningitidis**		
4565*	**Untersuchungen mit ähnlichem methodischen Aufwand**		
	Untersuchung von angezüchteten Bakterien über Metabolitprofil mittels Gaschromatographie, je Untersuchung Die untersuchten Keime sind in der Rechnung anzugeben.	**410** 23,90	27,48 31,07
Katalog			
4567*	**Anaerobier**		
4568*	**Untersuchungen mit ähnlichem methodischen Aufwand**		
4570*	**Untersuchung von angezüchteten Bakterien über Metabolitprofil (z.B. Fettsäurenprofil) mittels Gaschromatographie – einschließlich aufwendiger Probenvorbereitung (z.B. Extraktion) und Derivatisierungreaktion –, je Untersuchung**	**570** 33,22	38,21 43,19
4571*	**Untersuchung von angezüchteten Bakterien mittels chromatographischer Analyse struktureller Komponenten, je Untersuchung**	**570** 33,22	38,21 43,19
	Untersuchung von angezüchteten Bakterien mittels Agglutination (bis zu höchstens 15 Antiseren je Keim), je Antiserum Die untersuchten Keime sind in der Rechnung anzugeben.	**120** 6,99	8,04 9,09
Katalog			
4572*	**Beta-hämolysierende Streptokokken**		
4573*	**Escherichia coli**		
4574*	**Salmonellen**		
4575*	**Shigellen**		
4576*	**Untersuchungen mit ähnlichem methodischen Aufwand**		
	Untersuchung durch Phagentypisierung von angezüchteten Bakterien (Bacteriocine oder ähnliche Methoden), je Untersuchung Die untersuchten Keime sind in der Rechnung anzugeben.	**250** 14,57	16,76 18,94
Katalog			
4578*	**Brucellen**		
4579*	**Pseudomonaden**		
4580*	**Staphylokokken**		
4581*	**Salmonellen**		
4582*	**Untersuchungen mit ähnlichem methodischen Aufwand**		

GOÄ-Nr.		Punktzahl 1fach	2,3 / *1,8 3,5 / *2,5
4584*	**Untersuchung zum Nachweis und zur Identifizierung von Bakterien durch Anzüchtung in Flüssigmedien und Nachweis von Substratverbrauch oder Reaktionsprodukten durch spektrometrische oder elektrochemische Messung (z.B. teil- oder vollmechanisierte Geräte für Blutkulturen), je Untersuchung**	**250** 14,57	16,76 18,94
4585*	**Untersuchung zum Nachweis und zur Identifizierung von Mykobakterien durch Anzüchtung in Flüssigmedien und photometrische, elektrochemische oder radiochemische Messung (z.B. teil- oder vollmechanisierte Geräte), je Untersuchung**	**350** 20,40	23,46 26,52

d Toxinnachweis

	Untersuchung zum Nachweis von Bakterientoxinen mittels Ligandenassay (z.B. Enzym-, Radioimmunoassay) – gegebenenfalls einschließlich Doppelbestimmung und aktueller Bezugskurve –, je Untersuchung Die untersuchten Keime sind in der Rechnung anzugeben.	**250** 14,57	16,76 18,94
Katalog			
4590*	**Clostridium difficile, tetani oder botulinum**		
4591*	**Enteropathogene Escheria coli-Stämme**		
4592*	**Staphylococcus aureus**		
4593*	**Vibrionen**		
4594*	**Untersuchungen mit ähnlichem methodischem Aufwand**		
	Untersuchung zum Nachweis von Bakterienantigenen oder -toxinen durch Präzipitation im Agargel mittels Antitoxinen, je Untersuchung Die untersuchten Keime sind in der Rechnung anzugeben.	**250** 14,57	16,76 18,94
Katalog			
4596*	**Clostridium botulinum**		
4597*	**Corynebacterium diphtheriae**		
4598*	**Staphylokokkentoxin**		
4599*	**Untersuchungen mit ähnlichem methodischen Aufwand**		
4601*	**Untersuchung zum Nachweis von Bakterientoxinen durch Inokulation in Versuchstiere, je Untersuchung**	**500** 29,14	33,52 37,89

Die Art des untersuchten Toxins ist in der Rechnung anzugeben. Eine mehr als dreimalige Berechnung der Leistung nach Nummer 4601 im Behandlungsfall ist nicht zulässig.
Kosten für Versuchstiere sind nicht gesondert berechnungsfähig.

GOÄ-Nr.		Punktzahl 1fach	2,3 / *1,8 3,5 / *2,5

e Keimzahl, Hemmstoffe

4605*	**Untersuchung zur Bestimmung der Keimzahl mittels Eintauchobjektträgerkultur (z.B. Cult-dip Plus, Dip-Slide, Uricount, Uricult, Uriline, Urotube), semiquantitativ, je Untersuchung**	**60** 3,50	4,02 4,55
4606*	**Untersuchung zur Bestimmung der Keimzahl mittels Oberflächenkulturen oder Plattengußverfahren nach quantitativer Aufbringung des Untersuchungsmaterials, je Untersuchungsmaterial**	**250** 14,57	16,76 18,94
4607*	**Untersuchung zum Nachweis von Hemmstoffen, je Material**	**60** 3,50	4,02 4,55

f Empfindlichkeitstestung

4610*	**Untersuchung zur Prüfung der Empfindlichkeit von Bakterien gegen Antibiotika und/oder Chemotherapeutika mittels semiquantitativem Agardiffusionstest und trägergebundenen Testsubstanzen (Plättchentest), je geprüfter Substanz** Eine mehr als sechzehnmalige Berechnung der Leistung nach Nummer 4610 ist in der Rechnung zu begründen.	**20** 1,17	1,34 1,52
4611*	**Untersuchung zur Prüfung der Empfindlichkeit von Bakterien gegen Antibiotika und/oder Chemotherapeutika nach der Break-Point-Methode, bis zu acht Substanzen, je geprüfter Substanz**	**30** 1,75	2,01 2,27
4612*	**Untersuchung zur Prüfung der Empfindlichkeit von Bakterien gegen Antibiotika und/oder Chemotherapeutika mittels semiquantitativem Antibiotikadilutionstest (Agardilution oder MHK-Bestimmung), bis zu acht Substanzen, je geprüfter Substanz**	**50** 2,91	3,35 3,79
4613*	**Untersuchung zur Prüfung der Empfindlichkeit von Bakterien gegen Antibiotika und/oder Chemotherapeutika mittels semiquantitativer Bestimmung der minimalen mikrobiziden Antibiotikakonzentration (MBC), bis zu acht Substanzen, je geprüfter Substanz**	**75** 4,37	5,03 5,68
Analog:	Nr. 4613 analog für MHK-Bestimmung mittels E-Test (PDM-Epsilometer) ansetzen.		
4614*	**Untersuchung zur quantitativen Prüfung der Empfindlichkeit von Bakterien gegen Antibiotika und/oder Chemotherapeutika durch Anzüchtung in entsprechenden Flüssigmedien und photometrische, turbidimetrische oder nephelometrische Messung (teil- oder vollmechanisierte Geräte), je Untersuchung**	**250** 14,57	16,76 18,94

GOÄ-Nr.		Punktzahl 1fach	2,3 / *1,8 3,5 / *2,5

2 Untersuchungen zum Nachweis und zur Charakterisierung von Viren

a Untersuchungen im Nativmaterial

	Nachweis von viralen Antigenen im Nativmaterial mittels Agglutinationsreaktion (z.B. Latex-Agglutination), je Untersuchung Die untersuchten Viren sind in der Rechnung anzugeben.	**60** 3,50	4,02 4,55
Katalog			
4630*	**Rota-Viren**		
4631*	**Untersuchungen mit ähnlichem methodischen Aufwand**		
	Lichtmikroskopische Untersuchung im Nativmaterial zum Nachweis von Einschluss- oder Elementarkörperchen aus Zellmaterial – einschließlich Anfärbung –, qualitativ, je Untersuchung Die untersuchten Viren sind in der Rechnung anzugeben.	**80** 4,66	5,36 6,06
Katalog			
4633*	**Herpes simplex Viren**		
4634*	**Untersuchungen mit ähnlichem methodischen Aufwand**		
4636*	**Lichtmikroskopische immunologische Untersuchung im Nativmaterial zum Nachweis von Viren – einschließlich Fluoreszenz-, Enzym- oder anderer Markierung –, je Antiserum**	**290** 16,90	19,44 21,97
4637*	**Elektronenmikroskopischer Nachweis und Identifizierung von Viren im Nativmaterial, je Untersuchung**	**3180** 185,35	213,16 240,96
4640*	**Ligandenassay (z.B. Enzym- oder Radioimmunoassay) – gegebenenfalls einschließlich Doppelbestimmung und aktueller Bezugskurve –, zum Nachweis von viralen Antigenen im Nativmaterial, je Untersuchung – Adeno-Viren** Die untersuchten Viren sind in der Rechnung anzugeben.	**250** 14,57	16,76 18,94
4641*	**Ligandenassay (z.B. Enzym- oder Radioimmunoassay) – gegebenenfalls einschließlich Doppelbestimmung und aktueller Bezugskurve –, zum Nachweis von viralen Antigenen im Nativmaterial, je Untersuchung – Hepatitis A-Viren** Die untersuchten Viren sind in der Rechnung anzugeben.	**250** 14,57	16,76 18,94
4642*	**Ligandenassay (z.B. Enzym- oder Radioimmunoassay) – gegebenenfalls einschließlich Doppelbestimmung und aktueller Bezugskurve –, zum Nachweis von viralen Antigenen im Nativmaterial, je Untersuchung – Hepatitis B-Viren (HBe-Antigen)** Die untersuchten Viren sind in der Rechnung anzugeben.	**250** 14,57	16,76 18,94
4643*	**Ligandenassay (z.B. Enzym- oder Radioimmunoassay) – gegebenenfalls einschließlich Doppelbestimmung und aktueller Bezugskurve –, zum Nachweis von viralen Antigenen im Nativmaterial, je Untersuchung – Hepatitis B-Viren (HBs Antigen)** Die untersuchten Viren sind in der Rechnung anzugeben.	**250** 14,57	16,76 18,94

GOÄ-Nr.		Punktzahl 1fach	2,3 / *1,8 3,5 / *2,5
4644*	**Ligandenassay (z.B. Enzym- oder Radioimmunoassay) – gegebenenfalls einschließlich Doppelbestimmung und aktueller Bezugskurve –, zum Nachweis von viralen Antigenen im Nativmaterial, je Untersuchung – Influenza-Viren** Die untersuchten Viren sind in der Rechnung anzugeben.	**250** 14,57	16,76 18,94
4645*	**Ligandenassay (z.B. Enzym- oder Radioimmunoassay) – gegebenenfalls einschließlich Doppelbestimmung und aktueller Bezugskurve –, zum Nachweis von viralen Antigenen im Nativmaterial, je Untersuchung – Parainfluenza-Viren** Die untersuchten Viren sind in der Rechnung anzugeben.	**250** 14,57	16,76 18,94
	Ligandenassay (z.B. Enzym- oder Radioimmunoassay) – gegebenenfalls einschließlich Doppelbestimmung und aktueller Bezugskurve –, zum Nachweis von viralen Antigenen im Nativmaterial, je Untersuchung Die untersuchten Viren sind in der Rechnung anzugeben.	**250** 14,57	16,76 18,94
Katalog			
4646*	**Rota-Viren**		
4647*	**Respiratory syncytial virus**		
4648*	**Untersuchungen mit ähnlichem methodischen Aufwand**		

b Züchtung

4655*	**Untersuchung zum Nachweis von Viren nach Anzüchtung auf Gewebekultur oder Gewebesubkultur, je Ansatz**	**450** 26,23	30,16 34,10

c Identifizierung, Charakterisierung

4665*	**Untersuchung zur Charakterisierung von Viren mittels einfacher Verfahren (z.B. Ätherresistenz, Chloroformresistenz, pH3-Test), je Ansatz**	**250** 14,57	16,76 18,94
4666*	**Identifizierung von Viren durch aufwendigere Verfahren (Hämabsorption, Hämagglutination, Hämagglutinationshemmung), je Ansatz**	**250** 14,57	16,76 18,94
4667*	**Identifizierung von Viren durch Neutralisationstest, je Untersuchung**	**250** 14,57	16,76 18,94
4668*	**Identifizierung von Virus-Antigenen durch Immunoblotting, je Untersuchung**	**330** 19,23	22,12 25,01
4670*	**Lichtmikroskopische immunologische Untersuchung zur Identifizierung von Viren – einschließlich Fluoreszenz-, Enzym- oder anderer Markierung –, je Antiserum**	**290** 16,90	19,44 21,97

GOÄ-Nr.		Punktzahl / 1fach	2,3 / *1,8 / 3,5 / *2,5
4671*	**Elektronenmikroskopischer Nachweis und Identifizierung von Viren nach Anzüchtung, je Untersuchung**	**3180** / 185,35	213,16 / 240,96
	Ligandenassay (z.B. Enzym- oder Radioimmunoassay) – gegebenenfalls einschließlich Doppelbestimmung und aktueller Bezugskurve –, zum Nachweis von viralen Antigenen angezüchteter Viren, je Untersuchung Die untersuchten Viren sind in der Rechnung anzugeben.	**250** / 14,57	16,76 / 18,94
Katalog			
4675*	**Adeno-Viren**		
4676*	**Influenza-Viren**		
4677*	**Parainfluenza-Viren**		
4678*	**Rota-Viren**		
4679*	**Respiratory syncytial virus**		
4680*	**Untersuchungen mit ähnlichem methodischen Aufwand**		

3 Untersuchungen zum Nachweis und zur Charakterisierung von Pilzen

a Untersuchungen im Nativmaterial

	Untersuchungen zum Nachweis von Pilzantigenen mittels Agglutination, je Antiserum Die untersuchten Pilze sind in der Rechnung anzugeben.	**120** / 6,99	8,04 / 9,09
Katalog			
4705*	**Aspergillus**		
4706*	**Candida**		
4707*	**Kryptokokkus neoformans**		
4708*	**Untersuchungen mit ähnlichem methodischen Aufwand**		
4710*	**Lichtmikroskopische Untersuchung zum Nachweis von Pilzen ohne Anfärbung im Nativmaterial, je Material**	**80** / 4,66	5,36 / 6,06
4711*	**Lichtmikroskopische Untersuchung zum Nachweis von Pilzen im Nativmaterial nach Präparation (z.B. Kalilauge) oder aufwendigerer Anfärbung (z.B. Färbung mit Fluorochromen, Baumwollblau-, Tuschefärbung), je Material**	**120** / 6,99	8,04 / 9,09
4712*	**Lichtmikroskopische immunologische Untersuchung zum Nachweis von Pilzen im Nativmaterial – einschließlich Fluoreszenz-, Enzym- oder anderer Markierung –, je Antiserum**	**290** / 16,90	19,44 / 21,97
4713*	**Untersuchung von Nativmaterial zum Nachweis von Pilzantigenen mittels Ligandenassay (z.B. Enzym- oder Radioimmunoassay) – gegebenenfalls einschließlich Doppelbestimmung und aktueller Bezugskurve –, je Untersuchung**	**250** / 14,57	16,76 / 18,94

GOÄ-Nr.		Punktzahl / 1fach	2,3 / *1,8 / 3,5 / *2,5

b Züchtung

4715*	**Untersuchung zum Nachweis von Pilzen durch An- oder Weiterzüchtung auf einfachen Nährmedien (z.B. Sabouraud-Agar), je Nährmedium**	**100** 5,83	6,70 7,58
	Eine mehr als fünfmalige Berechnung der Leistung nach Nummer 4715 bei Unlersuchungen aus demselben Untersuchungsmaterial ist nicht zulässig.		
4716*	**Untersuchung zum Nachweis von Pilzen durch An- oder Weiterzüchtung auf aufwendigeren Nährmedien (z.B. Antibiotika-, Wuchsstoffzusatz), je Nährmedium**	**120** 6,99	8,04 9,09
	Eine mehr als fünfmalige Berechnung der Leistung nach Nummer 4716 bei Untersuchungen aus demselben Untersuchungsmaterial ist nicht zulässig.		
4717*	**Züchtung von Pilzen auf Differenzierungsmedien (z.B. Harnstoff-, Stärkeagar), je Nährmedium**	**120** 6,99	8,04 9,09
	Eine mehr als dreimalige Berechnung der Leistung nach Nummer 4717 je Pilz ist nicht zulässig.		

c Identifizierung, Charakterisierung

4720*	**Identifizierung von angezüchteten Pilzen mittels Röhrchen- oder Mehrkammerverfahren bis zu fünf Reaktionen, je Pilz**	**120** 6,99	8,04 9,09
4721*	**Identifizierung von angezüchteten Pilzen mittels Röhrchen- oder Mehrkammerverfahren mit mindestens sechs Reaktionen, je Pilz**	**250** 14,57	16,76 18,94
4722*	**Lichtmikroskopische Identifizierung angezüchteter Pilze – einschließlich Anfärbung (z.B. Färbung mit Fluorochromen, Baumwollblau-, Tuschefärbung) –, je Untersuchung**	**120** 6,99	8,04 9,09
4723*	**Lichtmikroskopische immunologische Untersuchung zur Identifizierung angezüchteter Pilze – einschließlich Fluoreszenz-, Enzym- oder anderer Markierung –, je Antiserum**	**290** 16,90	19,44 21,97
4724*	**Untersuchung zur Identifizierung von Antigenen angezüchteter Pilze mittels Ligandenassay (z.B. Enzym- oder Radioimmunoassay) – gegebenenfalls einschließlich Doppelbestimmung und aktueller Bezugskurve –, je Untersuchung**	**250** 14,57	16,76 18,94

d Empfindlichkeitstestung

4727*	**Untersuchung zur Prüfung der Empfindlichkeit von angezüchteten Pilzen gegen Antimykotika und/oder Chemotherapeutika mittels trägergebundener Testsubstanzen, je Pilz**	**120** 6,99	8,04 9,09
4728*	**Untersuchung zur Prüfung der Empfindlichkeit von angezüchteten Pilzen gegen Antimykotika und/oder Chemotherapeutika mittels Reihenverdünnungstest, je Reihenverdünnungstest**	**250** 14,57	16,76 18,94
Analog:	Nr. 4728 analog für mykologische minimale Hemmkonzentration – Bestimmung (MHK, engl. Minimal inhibitory concentration, MIC) – Empfehlung nach Kommentar Brück		

4 Untersuchungen zum Nachweis und zur Charakterisierung von Parasiten

a Untersuchungen im Nativmaterial oder nach Anreicherung

	Lichtmikroskopische Untersuchung zum Nachweis von Parasiten, ohne oder mit einfacher Anfärbung (z.B. Lugol- oder Methylenblaufärbung) – gegebenenfalls einschließlich spezieller Beleuchtungsverfahren (z.B. Phasenkontrast)-, qualitativ, je Untersuchung	**120** 6,99	8,04 9,09
Katalog	Die untersuchten Parasiten sind in der Rechnung anzugeben.		
4740*	**Amöben**		
4741*	**Lamblien**		
4742*	**Sarcoptes scabiei (Krätzmilbe)**		
4743*	**Trichomonaden**		
4744*	**Würmer und deren Bestandteile, Wurmeier**		
4745*	**Untersuchungen mit ähnlichem methodischen Aufwand**		

	Lichtmikroskopische Untersuchung zum Nachweis von Parasiten, ohne oder mit einfacher Anfärbung (z.B. Lugol- oder Methylenblaufärbung) – gegebenenfalls einschließlich spezieller Beleuchtungsverfahren (z.B. Phasenkontrast)-, nach einfacher Anreicherung (z.B. Sedimentation, Filtration, Kochsalzaufschwemmung), qualitativ, je Untersuchung	**160** 9,33	10,72 12,12
Katalog	Die untersuchten Parasiten sind in der Rechnung anzugeben.		
4748*	**Lamblien** Die untersuchten Parasiten sind in der Rechnung anzugeben.		
4749*	**Trichomonaden**		
4750*	**Würmer und deren Bestandteile, Wurmeier**		
4751*	**Untersuchungen mit ähnlichem methodischen Aufwand** Die untersuchten Parasiten sind in der Rechnung anzugeben.		
Hinweis LÄK:	**Anmerkung der Bayerischen Landesärztekammer** vom 09.02.2004 (Quelle: GOÄ-Datenbank http://www.blaek.de/) – **Präparation der Oozyten vor Anlegen der Eizellkulturen (In-vitro-Fertilisation)** Die Empfehlung des Ausschusses „Gebührenordnung" der Bundesärztekammer – die mit dem Verband der privaten Krankenversicherung, dem BMG, BMI abgestimmt wurde. Präparation der Oozyten vor Anlegen der Eizellkulturen kann analog über die Nr. 4751 abgerechnet werden. Die Nr. 4751 analog ist im Behandlungsfall nur einmal ansatzfähig.		
4751* analog	**Präparation der Oozyten vor Anlegen der Eizellkulturen (analog 4751* GOÄ) – n. Beschlüssen des Ausschusses „Gebührenordnung" der BÄK**		

	Lichtmikroskopische Untersuchung zum Nachweis von Parasiten, einschließlich aufwendigerer Anfärbung-, qualitativ, je Untersuchung	**250** 14,57	16,76 18,94
Katalog	Die untersuchten Parasiten sind in der Rechnung anzugeben.		
4753*	**Giemsafärbung (Blutausstrich) (z.B. Malariaplasmodien)**		

GOÄ-Nr.		Punktzahl / 1fach	2,3 / *1,8 / 3,5 / *2,5
4754*	**Untersuchungen mit ähnlichem methodischen Aufwand**		
4756*	**Lichtmikroskopische Untersuchung zum Nachweis von Parasiten, ohne oder mit einfacher Anfärbung (z.B. Lugol- oder Methylenblaufärbung) oder speziellen Beleuchtungsverfahren (z.B. Phasenkontrast), nach aufwendiger Anreicherung oder Vorbereitung (z.B. Schlüpfversuch, Formalin-Äther-Verfahren), qualitativ, je Untersuchung**	**200** / 11,66	13,41 / 15,15
4757*	**Lichtmikroskopische Untersuchung zum Nachweis von Parasiten, ohne oder mit einfacher Anfärbung (z.B. Lugolfärbung oder Methylenblaufärbung) oder speziellen Beleuchtungsverfahren (z.B. Phasenkontrast), nach aufwendiger Anreicherung oder Vorbereitung (z.B. Schlüpfversuch, Formalin-Äther-Verfahren), quantitativ (z.B. Filtermethode, Zählkammer), je Untersuchung**	**250** / 14,57	16,76 / 18,94
4758*	**Lichtmikroskopische immunologische Untersuchung zum Nachweis von Parasiten im Nativmaterial – einschließlich Fluoreszenz-, Enzym- oder anderer Markierung –, je Antiserum**	**290** / 16,90	19,44 / 21,97
4759*	**Ligandenassay (z.B. Enzym-, Radioimmunoassay) -gegebenenfalls einschließlich Doppelbestimmung und aktueller Bezugskurve –, zum Nachweis von Parasitenantigenen im Nativmaterial, je Untersuchung**	**250** / 14,57	16,76 / 18,94

b Züchtung

	Untersuchung zum Nachweis von Parasiten durch Züchtung auf Kulturmedien, je Untersuchung	**250** / 14,57	16,76 / 18,94
Katalog	Die untersuchten Parasiten sind in der Rechnung anzugeben.		
4760*	**Amöben**		
4761*	**Lamblien**		
4762*	**Trichomonaden**		
4763*	**Untersuchungen mit ähnlichem methodischen Aufwand**		

c Identifizierung

	Lichtmikroskopische Untersuchung zur Identifizierung von Parasiten nach Anzüchtung, je Untersuchung	**120** / 6,99	8,04 / 9,09
Katalog	Die untersuchten Parasiten sind in der Rechnung anzugeben.		
4765*	**Trichomonaden**		
4766*	**Untersuchungen mit ähnlichem methodischen Aufwand**		
4768*	**Ligandenassay (z.B. Enzym- oder Radioimmunoassay) – gegebenenfalls einschließlich Doppelbestimmung und aktueller Bezugskurve –, zum Nachweis von Parasitenantigenen, je Untersuchung**	**250** / 14,57	16,76 / 18,94

GOÄ-Nr.		Punktzahl / 1fach	2,3 / *1,8 / 3,5 / *2,5

d Xenodiagnostische Untersuchungen

	Xenodiagnostische Untersuchung zum Nachweis von parasitären Krankheitserregern, je Untersuchung Die untersuchten Parasiten sind in der Rechnung anzugeben.	**250** 14,57	16,76 18,94
Katalog			
4770*	**Trypanosoma cruzi**		
4771*	**Untersuchungen mit ähnlichem methodischen Aufwand**		

5 Untersuchungen zur molekularbiologischen Identifizierung von Bakterien, Viren, Pilzen und Parasiten

Allgemeine Bestimmungen

Bei der Berechnung der Leistungen nach den Nummern 4780* bis 4787* ist die Art des untersuchten Materials (Nativmaterial oder Material nach Anzüchtung) sowie der untersuchte Mikroorganismus (Bakterium, Virus, Pilz oder Parasit) in der Rechnung anzugben.

4780*	**Isolierung von Nukleinsäuren**	**900** 52,46	60,33 68,20
4781*	**Verdau (Spaltung) isolierter Nukleinsäuren mit Restriktionsenzymen, je Enzym**	**150** 8,74	10,05 11,37
4782*	**Enzymatische Transkription von RNA mittels reverser Transkriptase**	**500** 29,14	33,52 37,89
4783*	**Amplifikation von Nukleinsäuren oder Nukleinsäurefragmenten mit Polymerasekettenreaktion (PCR)**	**500** 29,14	33,52 37,89
4784*	**Amplifikation von Nukleinsäuren oder Nukleinsäurefragmenten mit geschachtelter Polymerasekettenreaktion (nested PCR)**	**1000** 58,29	67,03 75,77
4785*	**Identifizienzng von Nukleinsäurefragmenten durch Hybridisierung mit radioaktiv oder nichtradioaktiv markierten Sonden und nachfolgender Detektion, je Sonde**	**300** 17,49	20,11 22,73
4786*	**Trennung von Nukleinsäurefragmenten mittels elektrophoretischer Methoden und anschließendem Transfer auf Trägermaterialien (z.B. Dot-Blot, Slot-Blot)**	**600** 34,97	40,22 45,46
4787*	**Identifizierung von Nukleinsäurefragmenten durch Sequenzermittlung**	**2000** 116,57	134,06 151,55

N Histologie, Zytologie und Zytogenetik

Hinweise auf GOÄ-Ratgeber der BÄK:

► **Histopathologie: Ein „Material" (1)**
Dr. med. Anja Pieritz – in: Deutsches Ärzteblatt 103, Heft 7 (17.02.2006), Seite A-427 – www.bundesaerztekammer.de/page.asp?his=1.108.4144.4313.4314

► **Histopathologie: Ein „Material" (2) – Beispiele**
Dr. med. Anja Pieritz – in: Deutsches Ärzteblatt 103, Heft 9 (03.03.2006), Seite A-566 – www.bundesaerztekammer.de/page.asp?his=1.108.4144.4313.5597
Dr. Pieritz für aus: ...„Der Begriff „Material" wird in der (GOÄ) in Bezug auf histopathologische Untersuchungen nicht definiert – ein „Material" kann aber definiert werden als

- ein Organ einheitlicher histologischer Struktur,
- ein Gewebe einheitlicher histologischer Struktur,
- ein Organteil unterschiedlich definierter histologischer Struktur beziehungsweise unterschiedlich definierter Lokalisation oder
- ein Gewebeteil unterschiedlich definierter histologischer Struktur beziehungsweise unterschiedlich definierter Lokalisation.

Im Wesentlichen kann man also die Definition „ein Material" in Bezug auf die Leistungen in Abschnitt NI der GOÄ auf die Punkte einheitliche histologische Struktur versus nicht einheitliche histologische Struktur und/oder einheitliche Lokalisation versus unterschiedlicher Lokalisation reduzieren..."
Im 2. Text bringt die Autorin einige Beispiele.

► **Gynäkologische Zytologie: Neue Verfahren**
Dr. med. Anja Pieritz – in: Deutsches Ärzteblatt 103, Heft 33 (18.08.2006), Seite A-2194 – www.bundesaerztekammer.de/page.asp?his=1.108.4144.4277.4278
Siehe unter Geburtshilfe und Gynäkologie

I Histologie

4800 Histologische Untersuchung und Begutachtung eines Materials

217 | 29,09
12,65 | 44,27

Ausschluss: Neben Nr. 4800 sind für dasselbe Material folgende Nrn. nicht abrechnungsfähig: 4801, 4802, 4810, 4811, 6015, 6016, 6017, 6018

Kommentar: Die Nrn. 4800, 4801, 4802, 4810 und 4811 betreffen nach der Leistungslegende die Untersuchung **je Material** und nicht je angefertigtes Präparat. Werden aus einem Material mehrere Präparate angefertigt, so kann die entsprechende Untersuchung trotzdem nur einmal berechnet werden.
Wezel/Liebold geht in seiner Kommentierung allerdings davon aus, dass wenn „...z.B. aus einem Organ mehrere Proben aus unterschiedlich definierten Stellen bzw. mit unterschiedlich definierter Gewebsstruktur entnommen und in getrennten Behältern der histologischen Untersuchung zugeführt werden, so handelt es sich um jeweils ein neues Material ..." und so kann die entsprechende Untersuchungsnummer jeweils erneut berechnet werden.

4801 Histologische Untersuchung und Begutachtung mehrerer Zupfpräparate aus der Magen- oder Darmschleimhaut

289 | 38,74
16,85 | 58,96

Ausschluss: Neben Nr. 4801 sind für dasselbe Material folgende Nrn. nicht abrechnungsfähig: 4800, 4802, 4810, 4811, 4816

Kommentar: Siehe Kommentar zu Nr. 4800

4802 Histologische Untersuchung und Begutachtung eines Materials mit besonders schwieriger Aufbereitung desselben (z.B. Knochen mit Entkalkung)

289 | 38,74
16,85 | 58,96

Ausschluss: Neben Nr. 4802 sind für dasselbe Material folgende Nrn. nicht abrechnungsfähig: 4800, 4801, 4810, 4811, 4816, 6015, 6016, 6017, 6018

Kommentar: Siehe Kommentar zu Nr. 4800

P. Hermanns, G. Filler, B. Roscher (Hrsg.), *GOÄ 2013*,
Erfolgskonzepte Praxis- & Krankenhaus-Management,
DOI 10.1007/978-3-642-29292-7_30, © Springer-Verlag Berlin Heidelberg 2013

GOÄ-Nr.		Punktzahl / 1fach	2,3 / *1,8 / 3,5 / *2,5
4810	**Histologische Untersuchung eines Materials und zytologische Untersuchung zur Krebsdiagnostik**	**289** / 16,85	38,74 / 58,96

Ausschluss: Neben Nr. 4810 sind für dasselbe Material die folgenden Nrn. nicht abrechnungsfähig: 4800, 4801, 4802, 4811, 4815, 4816

Kommentar: Siehe Kommentar zu Nr. 4800

4811	**Histologische Untersuchung und Begutachtung eines Materials (z.B. Portio, Zervix, Bronchus) anhand von Schnittserien bei zweifelhafter oder positiver Zytologie**	**289** / 16,85	38,74 / 58,96

Ausschluss: Neben Nr. 4811 sind für dasselbe Material die folgenden Nrn. nicht abrechnungsfähig: 4800, 4801, 4802, 4810

Kommentar: Siehe Kommentar zu Nr. 4800

4815	**Histologische Untersuchung und Begutachtung von Organbiopsien (z.B. Leber, Lunge, Niere, Milz, Knochen, Lymphknoten) unter Anwendung histochemischer oder optischer Sonderverfahren (Elektronen-Interferenz-, Polarisationsmikroskopie)**	**350** / 20,40	46,92 / 71,40

Ausschluss: Neben Nr. 4815 sind folgende Nrn. nicht abrechnungsfähig: 4810, 4850, 4851, 4852

4816	**Histologische Sofortuntersuchung und -begutachtung während einer Operation (Schnellschnitt)**	**250** / 14,57	33,52 / 51,00

II Zytologie

4850*	**Zytologische Untersuchung zur Phasenbestimmung des Zyklus – gegebenenfalls einschließlich der Beurteilung nichtzytologischer mikroskopischer Befunde an demselben Material –**	**87** / 5,07	9,13 / 12,68

Neben der Leistung nach Nummer 4850 ist die Leistung nach Nummer 297 nicht berechnungsfähig.

Ausschluss: Neben Nr. 4850 sind folgende Nrn. nicht abrechnungsfähig: 297, 4851

Beschluss BÄK: **Beschluss des Gebührenausschusses der Bundesärztekammer Mehrfachberechnung der 4851. bzw. Nebeneinanderberechnung der Nrn. 4850, 4851, 4852, 1105 GOÄ (10. Sitzung vom 18. Juli 1997)**

Eine Mehrfachberechnung der Nr. 4851 GOÄ (z.B. wenn der gynäkologischen Krebsvorsorge Material sowohl aus der Portio als auch aus der Gebärmutterhöhle (nach Nr. 1105 GOÄ) untersucht wird), ist nicht möglich, weil in der Legende zu Nr. 4851 sowohl auf den zeitlichen Zusammenhang als auch auf den Plural „Präparate“ abgestellt ist und zusätzlich noch klargestellt ist, „zum Beispiel aus dem Genitale der Frau“.

Damit fallen Untersuchungen beider Abstrichentnahmen unter die nur einmalige Berechenbarkeit der Nr. 4851. Aus denselben Gründen ist auch der eigenständige Ansatz der Nr. 4852 neben der Nr. 4851 für die Untersuchung des Materials nach Nr. 1105 GOÄ nicht möglich, zumal hier auf andere Materialien als diejenigen nach Nr. 4851 abgestellt ist.

Hinsichtlich der Nebeneinanderberechnung der Nrn. **4850** und 4851 sieht der Ausschuss diese als möglich an, da Nr. 4851 nur auf die Krebsdiagnostik abgestellt ist und die Leistung nach Nr. 4850 nicht unter die „gegebenenfalls“ in Nr. 4851 eingeschlossene „Beurteilung nicht zytologischer mikroskopischer Befunde“ fällt. Zu beachten ist hier aber der Ausschuss der Nr. 297 neben Nr. **4850** aus der Anmerkung nach Nr. **4850** . Dies berücksichtigt bereits die partielle Leistungsüberschneidung bei Nebeneinandererbringung der Leistungen nach Nr. 4851 und Nr. **4850**.

4851*	**Zytologische Untersuchung zur Krebsdiagnostik als Durchmusterung der in zeitlichem Zusammenhang aus einem Untersuchungsgebiet gewonnenen Präparate (z.B. aus dem Genitale der Frau) – gegebenenfalls einschließlich der Beurteilung nichtzytologischer mikroskopischer Befunde an demselben Material –**	**130** / 7,58	13,64 / 18,94

Neben der Leistung nach Nummer 4851 ist die Leistung nach Nummer 4850 bei Untersuchungen aus demselben Material nicht berechnungsfähig.

Ausschluss: Neben Nr. 4851 ist folgende Nr. nicht abrechnungsfähig: 4850 (bei Untersuchungen aus demselben Material)

Beschluss BÄK: Siehe Beschluss zu Nr. 4850*

Kommentar: Die erforderliche Leistung für die Entnahme und Aufbereitung des Materials kann neben den Nrn. 4851 und 4852 mit der Leistung nach Nr. 297 abgerechnet werden.

4852* **Zytologische Untersuchung von z.B. Punktaten, Sputum, Sekreten, Spülflüssigkeiten mit besonderen Aufbereitungsverfahren – gegebenenfalls einschließlich der Beurteilung nichtzytologischer mikroskopischer Befunde an demselben Material –, je Untersuchungsmaterial** **174** 10,14 18,26 25,35

Beschluss BÄK: Siehe Beschluss zu Nr. 4850*

Hinweis LÄK: **Anmerkung der Bayerischen Landesärztekammer** vom 09.02.2004 (Quelle: GOÄ-Datenbank http://www.blaek.de/) –
Empfehlungen des Ausschusses „Gebührenordnung" der Bundesärztekammer – die mit dem Verband der privaten Krankenversicherung, dem BMG, BMI abgestimmt wurden.
Mikroskopisch-zytologische Untersuchung der aus dem Ovar entnommenen Follikel (In-vitro-Fertilisation)
Die mikroskopisch-zytologische Untersuchung der aus dem Ovar entnommenen Follikel ist über die Nr. 4852 analog berechnungsfähig. Die Nr. 4852 analog ist je entnommenem Follikel berechnungsfähig.
Mikroskopische Untersuchung der Prä-Embryonen vor Embryotransfer (In-vitro-Fertilisation)
Die mikroskopische Untersuchung der Prä-Embryonen vor Embryotransfer kann unter der Nr. 4852 analog berechnet werden. Die Nr. 4852 analogist je Prä-Embryo berechnungsfähig und schließt alle methodisch damit in Zusammenhang stehenden Maßnahmen ein (u.a. mikroskopisch-zytologische Untersuchung der Prä-Embryonenkulturen, Grading der Embryonenqualität, Schrift- und Fotodokumentation).
Beurteilung des Pronucleus-Stadiums – PN-Stadium (In-vitro-Fertilisation)
Die Nr. 4852 kann analog für die Beurteilung des PN-Stadiums berechnet werden; der Ansatz ist je Einzelle möglich. Eingeschlossen ist die Beurteilung, ob ein PN-Stadium erreicht wurde, die Beurteilung etwaiger Auffälligkeiten an der Einzelle, sowie die Dokumentation.

Kommentar: Die erforderliche Leistung für die Entnahme und Aufbereitung des Materials kann neben den Nrn. 4851 und 4852 mit der Leistung nach Nr. 297 abgerechnet werden.

4852* analog **1. Mikroskop.-zytolog. Untersuchung aus dem Ovar entnommener Follikel oder 2. Beurteilung des Pronukleus-Stadiums oder 3. Mikroskop. Untersuchung Prä-Embryonen (analog 4852* GOÄ) – n. Beschlüssen des Ausschusses „Gebührenordnung" der BÄK** **174** 10,14 18,26 25,35

4860* **Mikroskopische Differenzierung von Haaren und deren Wurzeln (Trichogramm) – einschließlich Epilation und Aufbereitung sowie gegebenenfalls einschließlich Färbung –, auch mehrere Präparate** **160** 9,33 16,79 23,31

III Zytogenetik

4870* **Kerngeschlechtsbestimmung mittels Untersuchung auf X-Chromosomen, auch nach mehreren Methoden – gegebenenfalls einschließlich Materialentnahme –** **273** 15,91 28,64 39,78

Ausschluss: Neben Nr. 4870 ist folgende Nr. nicht abrechnungsfähig: 297

4871* **Kerngeschlechtsbestimmung mittels Untersuchung auf Y-Chromosomen, auch nach mehreren Methoden – gegebenenfalls einschließlich Materialentnahme –** **289** 16,85 30,32 42,11

Ausschluss: Neben Nr. 4871 ist folgende Nr. nicht abrechnungsfähig: 297

GOÄ-Nr.		Punktzahl / 1fach	2,3 / *1,8 / 3,5 / *2,5
4872*	**Chromosomenanalyse, auch einschließlich vorangehender kurzzeitiger Kultivierung – gegebenenfalls einschließlich Materialentnahme –**	**1950** 113,66	204,59 284,15

Ausschluss: Neben Nr. 4872 sind folgende Nrn. nicht abrechnungsfähig: 297, 4873

Hinweis LÄK: **Anmerkung der Bayerischen Landesärztekammer** vom 09.02.2004 (Quelle: GOÄ-Datenbank http://www.blaek.de/) –

Biochemisch-mechanische Gewebspräparation zur Spermiengewinnung (Kryokonservierung)

Empfehlung des Ausschusses „Gebührenordnung" der Bundesärztekammer – die mit dem Verband der privaten Krankenversicherung, dem BMG, BMI abgestimmt wurde.

Werden zur Durchführung einer IVF oder einer ICSI kombinierten IVF Spermien verwendet, die aus operativ entnommenen kryokonservierten Hodengewebsproben entstammen, so sind hierfür nach Auftauen des Materials spezielle Leistungen zur Spermiengewinnung erforderlich.

Für die biochemisch-mechanische Gewebspräparation zur Spermiengewinnung, einschließlich Untersuchung der Hodengewebsproben nach dem Auftauen, kann die Nr. 4872 analog berechnet werden. Die Nr. 4872 analog ist im Behandlungsfall nur einmal berechnungsfähig.

4872* analog	**Biochem.-mechan. Gewebepräparation zur Spermiengewinnung (analog 4872* GOÄ) – n. Beschlüssen des Ausschusses „Gebührenordnung" der BÄK**	**1950** 113,66	204,59 284,15
4873*	**Chromosomenanalyse an Fibroblasten oder Epithelien einschließlich vorangehender Kultivierung und langzeitiger Subkultivierung – gegebenenfalls einschließlich Materialentnahme –**	**3030** 176,61	317,90 441,53

Ausschluss: Neben Nr. 4873 sind folgende Nrn. nicht abrechnungsfähig: 297, 4873

Hinweis LÄK: **Anmerkung der Bayerischen Landesärztekammer** vom 09.02.2004 (Quelle: GOÄ-Datenbank http://www.blaek.de/) –

Empfehlungen des Ausschusses „Gebührenordnung" der Bundesärztekammer – die mit dem Verband der privaten Krankenversicherung, dem BMG, BMI abgestimmt wurden.

Ansetzen der Prä-Embryonenkulturen (In-vitro-Fertilisation)

Das Ansetzen der Prä-Embryonenkulturen kann nach Nr. 4873 analog abgerechnet werden. Die Analogposition ist nur einmal berechnungsfähig, auch wenn mehr als eine Prä-Embryonenkultur angesetzt wird. Die Nr. 4873 analog schließt alle methodisch damit in Zusammenhang stehenden Maßnahmen ein (u.a. Ansetzen der Kulturen, Umsetzen der Embryonen in neue Kulturplatten zur Vorbereitung für den Transfer und jeweilige Dokumentation).

Mikroskopisch durchgeführte Isolierung und Aufnahme eines einzelnen Spermiums sowie Punktion einer Metaphase II- Oozyte unter Mikrokulturbedingungen (ICSI)

Die mikroskopisch durchgeführte Isolierung und Aufnahme eines einzelnen Spermiums sowie Punktion einer Metaphase II-Oozyte unter Mikrokulturbedingungen, einschließlich Vorbehandlung des Follikelpunktats und Entfernung des Eizellkumulus, kann über die Nr. 4873 analog berechnet werden. Die Nr. 4873 ist je punktierte Oozyte berechnungsfähig.

Anlegen der Eizell-Spermien-Kulturen (In-vitro-Fertilisation)

Für das Anlegen der Eizell-Spermien-Kulturen ist analog die Nr. 4873 ansatzfähig. Die Nr. 4873 analog ist nur einmal berechnungsfähig, auch wenn mehr als eine Kultur angelegt wird. Die Analogbewertung nach Nr. 4873 schließt sämtliche, damit methodisch in Zusammenhang stehende Maßnahmen ein (u.a. Umsetzen der gewonnenen Eizellen in vorbereitete Kulturschalen, mikroskopische Kontrolle der Vorkulturen, Ansetzen der eigentlichen Eizell-Spermien-Kulturen, Dokumentation der Entwicklung am folgenden Tag, Putzen der Eizellkumuluskomplexe unter mikroskopischer Kontrolle nach Beendigung der Eizell-Spermien-Kulturen).

4873* analog	**1. Anlegen der Eizell-Spermien-Kultur oder 2. Ansetzen der Prä-Embryonen-Kulturen 3. Mikroskop. durchgeführte Isolierung eines einzelnen Spermiums sowie Punktion einer Metaphase II Oozyte unter Mikrokulturbedingungen einschl Borbehandlung des Follikelpunktats und Entfernung des Eizellkumulus, je punktierte OOzyte (analog 4873* GOÄ) – n. Beschlüssen des Ausschusses „Gebührenordnung" der BÄK**	**3030** 176,61	317,90 441,53

O Strahlendiagnostik, Nuklearmedizin, Magnetresonanztomographie und Strahlentherapie

IGeL-Radiologie

Radiologen können von GKV-Patienten gemäß Bundesmantelvertrag (BMV) nur auf Überweisung eines anderen Vertragsarztes in Anspruch genommen werden. Selten kommen aber auch Patienten direkt zum Radiologen, um bestimmte Wunschleistungen zu verlangen z.B.

- Früherkennung Osteoporose (Knochendichtemessung)
- auf Patientenwunsch eine präventive oder (Befund) kontrollierende
  - Mammographie
  - Sonographie
  - kernspintomographische Untersuchungen der Mamma
- Errechnung des wahrscheinlichen Größenwachstums anhand von Röntgenbildern bei nicht pathologischem Minder- oder Riesenwuchs

Um späteren Problemen bei der Abrechnung zu entgehen, sollte der Radiologe stets prüfen, ob der Patient die Untersuchung zur Abklärung einer Erkrankung wünscht und, wenn dies der Fall ist, darauf hin weisen, dass die Untersuchung ggf. auf Überweisung durch einen anderen Vertragsarzt (z.B. Hausarzt, Internisten, Gynäkologen) als Kassenleistung erfolgen könnte. Möglicherweise ist eine telefonische Rücksprache mit dem behandelnden Arzt sinnvoll und erbringt die erforderliche Überweisung.

Werden vom Patienten Wunschuntersuchungen erbeten oder mit einem Überweisungsschein radiologische Untersuchungen verlangt, die nicht als vertragsärztliche Leistungen berechnungsfähig sind – z.B. eine MRT-Untersuchung der Herzkranzgefäße – muss der Patient aufgeklärt werden, dass die erwünschte Untersuchung nur gegen Privatliquidation (als IGeL-Leistung) erfolgen kann. Mit dem Patienten sollte dann ein entsprechender Vertrag geschlossen werden, der deutlich macht, dass es sich um eine **Wunschleistung** auf **eigene Kosten des Patienten** handelt und nicht um eine GKV-Leistung. Ferner sollten im Vertrag die **verabredeten Leistungen und die Kosten nach GOÄ mit Steigerungssätzen** angegeben sein.

Alle nachfolgend aufgeführten Untersuchungen sind als Wunschleistungen des Patienten/ der Patientin (IGeL-Leistungen) ohne einen aktuellen Krankheitsverdacht aufzufassen. Die Herausgeber haben die Informationen einzelner Radiologen oder radiologischer Klinikabteilungen aus dem Internet an ihre Patienten nachfolgend dargestellt:

Die **Radiologische Abteilung der Universität Freiburg** biete im Internet (http://www.uniklinik-freiburg.de/roentgen/live/patientenversorgung/igel.html) folgende IGeL-Leistungen an:

- CT-Colonoskopie – die „virtuelle" Darmspiegelung durch eine Computertomographie
- Computertomographie des Herzens – eine Untersuchung der Herzkranzgefäße (ähnlich wie beim Herzkatheter) im Computertomographen
- Kernspintomographie des Herzens – Darstellung der Herzwandbeweglichkeit, Herzfunktion und von Herzfehlern im Ke4nspintomographen
- Uterusmyom-Embolisation – schonende Verödung von blutenden Geschwülsten der Gebärmutter in der Angiographie

---

Eine radiologische Praxis aus Reutlingen informiert im Internet (http://www.radiologie-im-kronprinzenbau.de/igel-angebote)

Unsere IGeL-Angebote:

- MR-Mammographie
- Ganzkörper-MRT inklusive MR-Angiographie
- Krebs-Vorsorge-Pakete
- Stroke-Vorsorge inklusive Diffusionsbildgebung und Gefäßdarstellung
- Herz-, Myocardszintigraphie mit SPECT
- Prostatauntersuchungen
- gynäkologische Bildgebung

P. Hermanns, G. Filler, B. Roscher (Hrsg.), *GOÄ 2013*,
Erfolgskonzepte Praxis- & Krankenhaus-Management,
DOI 10.1007/978-3-642-29292-7_31, © Springer-Verlag Berlin Heidelberg 2013

Das **Radiologen Wirtschaftsforum – Informationsdienst für niedergelassene Radiologen** (http://www.radiologen-foren.de/rwf/node/856) Ausgabe 07/2012 berichtet und rät:

...„MRM als IGeL
Mit der Aufklärung darüber, dass die MRM nur in Ausnahmefällen bei bestimmten Indikationen GKV-Leistung ist, kann der Radiologe das Angebot verbinden, diese Leistung gegen Privatliquidation als IGeL zu erbringen. Da die MRM als IGeL mit Abrechnung nach der GOÄ für die Patientin mit erheblichen Kosten verbunden ist, ist es besonders wichtig, diese vorab entsprechend zu informieren. Entschließt sie sich dann zur Durchführung der MRM als IGeL, sollte der Radiologe unbedingt vorab einen schriftlichen Behandlungsvertrag abschließen.
In diesem sind auch die voraussichtlichen Kosten der Untersuchung anzugeben – am besten mit Benennung der zur Abrechnung gelangenden GOÄ-Positionen mit Steigerungsfaktor und Endbetrag. Der schriftliche Behandlungsvertrag sollte ausdrücklich auch den Hinweis enthalten, dass die MRM auf Wunsch der Patientin als IGeL erbracht wird und dass die Gesetzlichen Krankenkassen nicht verpflichtet sind, die anfallenden Kosten zu erstatten.
Um langwierigen Erörterungen vorzubeugen, empfiehlt es sich – und so handhaben es viele Radiologen – eine schriftliche Aufklärung zur Durchführung der MRM als IGeL vorzubereiten und diese den betroffenen Patientinnen auszuhändigen.
Nach der GOÄ kann die MRM zum Beispiel mit der Kombination folgender Positionen abgerechnet werden:

Beispiel: MRM-Abrechnung	
GOÄ Nr. 5721	MRT der Mamma(e)
GOÄ Nr. 5731	Ergänzende Serie(n) nach KM
GOÄ Nr. 5733	Zuschlag für computergesteuerte Analyse
GOÄ Nrn. 344/346	KM-Gabe iv/mittels Hochdruckinjektion

Da die Patientin auch die Kosten für das eingesetzte Kontrastmittel tragen muss, sollten diese ebenfalls vorab benannt werden. Für die MRM werden gadoliumhaltige KM eingesetzt, wobei nur solche verwendet werden dürfen, die für die Indikation MRM zugelassen sind. Die Kosten betragen, abhängig vom Körpergewicht der Patientin, etwa 50 bis 80 Euro. ..“

Ganz ausführlich informiert **radprax Gesellschaft für Medizinische Versorgungszentren mbH** (http://www.radprax.de/radprax-leistungen/igel/dok/217.php), ein Verbund von Praxen für Radiologie, Nuklearmedizin und Strahlentherapie mit teilweise mehreren Praxen in Wuppertal, Solingen, Hilden, Münster, Düsseldorf und Arnsberg – über radiologische IGeL-Leistungen. Dem Patienten werden zu denLeistungen jeweils erläuternde pdf-Dateien angeboten (Ausschnitte) :

Untersuchungen Herz und Gefäße
- Ganzkörper MR-Angiographie
- MRT des Herzens/Vitalitätsprüfung des Herzmuskels
- Hochauflösende Sonographie und Farbduplex-Sonographie der hirnversorgenden Gefäße (Doppler HVG)
- CT der Herzkranzgefäße nativ mit Kalkbestimmung (Kalkscore)
- CT- Koronarangiographie
- Computertomographie (CT) der Herzkranzgefäße nativ mit Kalkbestimmung (Kalkscore)/Darstellung der Herzkranzgefäße (CT-Koronarangiographie)
- Koronarkalkbestimmung am Herzen (Kalkscore)

Untersuchungen Dickdarm
- Virtuelle Koloskopie – Computertomographie des Dickdarms

Untersuchungen Frauen

Sinnvoll bei familiärer Belastung und unklaren Befunden in der Mammographie und im Sonogramm, Ausbreitungsdiagnostik vor Therapie.
- Magnetresonanz-Mammographie (MRM)

Untersuchungen Männer

Sinnvoll bei familiärer Belastung und unklarer PSA-Erhöhung trotz negativer Biopsie, Rezidivverdacht nach Therapie

- MRT Prostata mit DWI und MRS (
- PET Cholin (Prostatadiagnostik bei V.a. Rezidiv)
- PET-CT Cholin (Prostatadiagnostik bei V.a. Rezidiv)

Das Prostatacarcinom ist inzwischen der häufigste bösartige Tumor des Mannes. Weitverbreitetes Screening mit dem Prostataspezifischen Antigen (PSA) hat eine deutliche Verbesserung in der Diagnostik des Prostatakrebses bewirkt. Dabei hat insbesondere auch der Anteil von entdeckten frühen Stadien zugenommen, die Rate an fortgeschrittenen Stadien abgenommen. Wie bei anderen Screening-Verfahren besteht aber das Problem, dass auch Krebsarten entdeckt werden, die dem betroffenen Patienten bei Nichterkennung keine Probleme bereitet hätten. Zudem ist das PSA zwar prostataspezifisch, aber nicht tumorspezifisch, so dass bei einem erhöhten PSA-Wert nicht immer ein Krebs vorliegt. Auch die ultraschallgezielte Biopsie hat falsch negative Ergebnisse. Die moderne Diagnostik mit MRT und PET-CT kann hier in vielen Fällen dem betroffenen Patienten weiterhelfen.

- Bei primär negativer Stanze sowie erhöhtem Risiko besonders für einen Krebs in jüngeren Jahren, der häufig aggressiv ist, hilft die MRT im Ausschluss oder im Nachweis verdächtiger Areale, die dann mit der Biopsie gezielter untersucht werden können.
- Zusätzliche MR-Verfahren wie die MR-Spektroskopie, die MR-Diffusion und die dynamische Perfusionsmessung erhöhen die diagnostische Sicherheit und geben auch einen Hinweis darauf, wie aggressiv der Tumor ist.
- Die MRT eignet sich gut zur Ausbreitungsdiagnostik („Staging“) bei nachgewiesenem Krebs, um die individuell beste Therapie für den Patienten wählen zu können.
- Die MRT ist das Verfahren der Wahl in der Verlaufskontrolle bei den Patienten, wo zunächst keine Therapie notwendig erscheint („active surveillance“).
- Das PET-CT mit Cholin ist das zurzeit beste Verfahren bei erneut ansteigendem PSA („PSA-Rezidiv“) nach Therapie, wenn andere Verfahren wie Ultraschall und MRT noch normal sind.
- radprax bietet alle obengenannten diagnostischen Verfahren mittels MRT, Ultraschall und PET-CT an. Dabei sind die MR-Spektroskopie und das PET-CT keine Leistungen der gesetzlichen Krankenversicherung, so dass radprax diese Untersuchungen als Individuelle Gesundheits-Leistungen (IGeL) anbietet.

Untersuchungen Krebs

Sinnvoll bei langjährigen Rauchern und unklarem Brustschmerz sowie bei familiärer Vorbelastung:

- Computertomographie der Lunge in Low-Dose Technik (CT in Niedrigdosis) zur Früherkennung von Lungenkrebs

Sinnvoll bei Krebsverdacht und zur Ausbreitungsdiagnostik bei Krebs:

- PET Ganzkörper (Tumordiagnostik)
- PET-CT Ganzkörper (Tumordiagnostik)

Untersuchungen Osteoporose

- CT Knochendichtemessung (Osteodensitometrie)

Sonstige Untersuchungen

- DentaScan zur Implantatplanung
- Ganzkörper MRT
- MR-Spektroskopie des Gehirns

Früherkennung Osteoporose (Knochendichtemessung)

GOÄ Nr.	Kurzlegende	1fach €	*1,8/2,3fach €
1	Beratung	4,66	**10,72**
5380*	Osteodensitometrie von Skelettteilen mit quant. CT oder digitaler Röntgentechnik	17,49	**31,48**

1. MR-Angiographie der Becken-Bein-Arterien

GOÄ Nr.	Kurzlegende	Ifach €	*1,8/2,3fach €
1	Beratung	4,66	**10,72**
5730*	MRT von ganzen Extremitäten	233,15	**419,67**
5731*	ergänzende Serie, MR-Angiographie	58,29	**104,92**
5733*	computergestützte Analyse	**46,63**	-
346*	Hochdruck-Kontrastmittel-Injektion	17,49	**40,22**

Auslagen: MRT-Kontrastmittel, Berechnung nach GOÄ § 10

2. MR-Angiographie der Nieren

GOÄ Nr.	Kurzlegende	Ifach €	*1,8/2,3fach €
1	Beratung	4,66	**10,72**
5720*	MRT im Bereich des Abdomens	256,46	-
5731*	ergänzende Serie, MR-Angiographie	58,29	**104,92**
5733*	computergestützte Analyse – nur 1 facher Satz möglich	**46,63**	-
346*	Hochdruck-Kontrastmittel-Injektion	17,49	**40,22**

Brustkrebsvorsorge mit Röntgen-Mammographie und Ultraschall

GOÄ Nr.	Kurzlegende	1fach€	*1,8/2,3fach€
1	Beratung	4,66	**10,72**
5	körperliche Untersuchung (Tastbefund)	4,66	**10,73**
5266*	Mammographie einer Seite in 2 Ebenen	26,23	**47,21**
5266*	Mammographie andere Seite in 2 Ebenen	26,23	**47,21**
418	Ultraschall einer Brustdrüse	12,24	**28,15**
420	Ultraschall 1 weiteres Organs – andere Brustdrüse	4,66	**10,73**

MR-Mammographie

Untersuchung auf Wunsch der Patientin ohne einen aktuellen Krankheitsverdacht.

GOÄ Nr.	Kurzlegende	1 fach €	*1,8/2,3fach €
1	Beratung	4,66	**10,72**
5	körperliche Untersuchung (Tastbefund)	4,66	**10,73**
5721*	MRT der Mammae (Brust)	233,15	**419,67**
5731*	ergänzende Serie nach i.v. Kontrastmittel	58,29	**104,92**
5733*	computergestützte Analyse, Kinetik – nur 1 facher Satz möglich	**46,63**	–
346	Hochdruck-Kontrastmittel-Injektion	17,49	**40,22**

Auslagen: MRT-Kontrastmittel, Berechnung nach GOÄ § 10

Check-up der inneren Organe MRT
MRT-Check-up*

GOÄ Nr.	Kurzlegende	1 fach €	*1,8/2,3fach €
1	Beratung	4,66	**10,72**
5720	MRT im Bereich des Abdomens	256,46	**461,64**
5731	ergänzende Serie, MRCP	58,29	**104,92**
5733	computergestützte Analyse – nur 1facher Satz möglich	**46,63**	–

* Natürlich wäre auch auf Patienten-Wunsch ein Ultraschall-Check-up möglich.

I Strahlendiagnostik

Allgemeine Bestimmungen

1. Mit den Gebühren sind alle Kosten (auch für Dokumentation und Aufbereitung der Datenträger) abgegolten.

Kommentar:

Kosten für die Versendung von Röntgenfilmen oder anderen Datenträgern, ggf. auch Kosten für Kontrastmittel, die nicht unter 7. dieser Allg. Bestimmungen genannt werden, können gemäß § 10 Abs. 1 Nr. 2 und 3 abgerechnet werden.

2. Die Leistungen für Strahlendiagnostik mit Ausnahme der Durchleuchtung(en) (Nummer 5295) sind nur bei Bilddokumentation auf einem Röntgenfilm oder einem anderen Langzeitdatenträger berechnungsfähig.

3. Die Befundmitteilung oder der einfache Befundbericht mit Angaben zu Befund(en) und zur Diagnose ist Bestandteil der Leistungen und nicht gesondert berechnungsfähig.

4. Die Beurteilung von Röntgenaufnahmen (auch Fremdaufnahmen) als selbständige Leistung ist nicht berechnungsfähig.

5. Die nach der Strahlenschutzverordnung bzw. Röntgenverordnung notwendige ärztliche Überprüfung der Indikation und des Untersuchungsumfangs ist auch im Überweisungsfall Bestandteil der Leistungen des Abschnitts O und mit den Gebühren abgegolten.

6. Die Leistungen nach den Nummern 5011, 5021, 5031, 5101, 5106, 5121, 5201, 5267, 5295, 5302, 5305, 5308, 5311, 5318, 5331, 5339, 5376 und 5731 dürfen unabhängig von der Anzahl der Ebenen, Projektionen, Durchleuchtungen bzw. Serien insgesamt jeweils nur einmal berechnet werden.

7. Die Kosten für Kontrastmittel auf Bariumbasis und etwaige Zusatzmittel für die Doppelkontrastuntersuchung sind in den abrechnungsfähigen Leistungen enthalten.

Kommentar:

Der Multiplikator von 1,8 – mit Begründung steigerungsfähig bis auf 2,5 – ist für die Strahlendiagnostik nicht überschreitbar.
Überschritten werden kann dieser Faktor aber für alle Leistungen, die zwar im Rahmen der Strahlen erbracht werden, aber nicht im Kapitel O aufgeführt sind. Dies sind z.B. Kontrastmitteleinbringungen Nrn. 340 – 374, Beratung im Aufklärungsgespräch zu Risiken der Untersuchungen Nr. 1, Berichte und Briefe Nrn. 70 – 90 und z.T. auch das Anlegen von Verbänden Nrn. 200 – 247. Für diese Leistungen darf ein 2,3facher Satz (mit Begründung bis 3,5fach) berechnet werden.

Auf einen Blick:

Leistungen, die nur **einmal** berechnet werden dürfen, unabhängig von der Anzahl der Ebenen, Projektionen, Duchleuchtungen bzw. Serien: 5011, 5021, 5031, 5001, 5106, 5121, 5201, 5267, 5302, 5305, 5308, 5311, 5317, 5331, 5339, 5369 – 5375 (nur 1x je Sitzung), 5700 – 5731 (nur 1x je Sitzung).

1 Skelett

Allgemeine Bestimmung:

Neben den Leistungen nach den Nummern 5050, 5060 und 5070 sind die Leistungen nach den Nummern 300 bis 302, 372, 373, 490, 491 und 5295 nicht berechnungsfähig.

Auf einen Blick:

Abrechnung von Leistungen der Röntgendiagnostik des knöchernen Skeletts nach GOÄ von A bis Z

Knochen	1 Ebene GOÄ Nr.	2 Ebenen GOÄ Nr.	weitere Ebene(n)	gehaltene Aufnahmen	Kontrast-Untersuchung
Arm, ganzer	**5110**	**5110 + 5111**	–		
Becken bis 14 Jahre	**5041**	**2 x 5041**	**Ebenen x 5040**		
Becken ab 15 Jahre	**5040**	**2 x 5040**	**Ebenen x 5040**		

GOÄ-Nr. Punktzahl 2,3 / *1,8
1fach 3,5 / *2,5

Abrechnung von Leistungen der Röntgendiagnostik des knöchernes Skeletts nach GOÄ von A bis Z

Knochen	1 Ebene GOÄ Nr.	2 Ebenen GOÄ Nr.	weitere Ebene(n)	gehaltene Aufnahmen	Kontrast-Untersuchung
Bein, ganzes	5110	5110 + 5111			
Brustbein/Sternum	5120	5120 + 5121			
Brustkorbhälfte/Thoraxhälfte	5120	5120 + 5121			
Brustwirbelsäule (BWS)	5035	5105	5106		
Daumen	5035 / 5115	5010	5011	5022	5070
Ellenbogen	5035 / 5115	5030	5031		5070
Finger, alle	5035 / 5115	5020	5021		
Finger, einzelne	5035 / 5115	5010	5011		5070
Fuß, ganzer	5035	5030	5031		
Fußwurzel u./o. Mittelfuß	5035 / 5115	5020	502		
Halswirbelsäule (HWS)	5035	5100	5101		
Hand, ganze	5035	5030	5031		
Handgelenk u./o Handwurzel	5035 / 5115	5020	5021		5070
Hüftgelenk	5035	5030	503		5050
Kiefer, Panoramaaufnahme(n)	5002	5002	5002		
Kiefer, Panoramaschichtaufnahme	5004	2 x 5004	Ebenen x 5004		
Kniegelenk	5035	5030	5031	5032	5050
Kniescheibe	5035	5020	5021		
Kreuzbein	5035	5030	5031		
Lendenwirbelsäule (LWS)	5035	5105	5106		
Mittelfuß u./o. Fußwurzel	5035 / 5115	5020	5021		
Mittelhand	5035 / 5115	5020	5021		
Nasennebenhöhlen	5098	5098	5098		
Oberarm	5035	5030	5031		
Oberschenkel	5035	5030	5031		
Schädel	5035	5090			
Schädelteile	5095	2 x 5095	Ebenen x 5095		
Schlüsselbein	5035	5030	5031		
Schulterblatt	5120	5120 + 5121			
Schultergelenk	5035	5030	5031	5032	5050
Sprunggelenk	5035 / 5115	5020	5021	5022	5070
Unterarm	5035	5030	5031		
Unterschenkel	5035	5030	5031		
Wirbelsäule, ganze (WS)	5110	5110 + 5111			
Zähne	5000	2 x 5000	Ebenen x 5000		
Zehen, alle	5035 / 5115	5020	5021		
Zehe	5035 / 5115	5010	5011		5070

5000* Zähne, je Projektion

50 5,25
2,91 7,29

Werden mehrere Zähne mittels einer Röntgenaufnahme erfaßt, so darf die Leistung nach Nummer 5000 nur einmal und nicht je aufgenommenem Zahn berechnet werden.

Ausschluss: Neben Nr. 5000 ist folgende Nr. nicht abrechnungsfähig: 5035

GOÄ-Nr.		Punktzahl 1fach	2,3 / *1,8 3,5 / *2,5

5002* **Panoramaaufnahme(n) eines Kiefers** **250** 26,23
14,57 36,43

Ausschluss: Neben Nr. 5002 ist folgende Nr. nicht abrechnungsfähig: 5035

5004* **Panoramaschichtaufnahme der Kiefer** **400** 41,97
23,31 58,29

Ausschluss: Neben Nr. 5004 ist folgende Nr. nicht abrechnungsfähig: 5002, 5035

5010* **Finger oder Zehen – jeweils in zwei Ebenen** **180** 18,89
10,49 26,23

Werden mehrere Finger oder Zehen mittels einer Röntgenaufnahme erfaßt, so dürfen die Leistungen nach den Nummern 5010 und 5011 nur einmal und nicht je aufgenommenem Finger oder Zehen berechnet werden.

Ausschluss: Neben Nr. 5010 sind folgende Nrn. nicht abrechnungsfähig: 5035, 5110, 5111, 5020 (für die Untersuchung aller Finger einer Hand bzw. aller Zehen eines Fußes)

Tipp: Neben Nr. 5010 ist die Nr. 5011 abrechenbar.

5011* **Finger oder Zehen – ergänzende Ebene(n)** **60** 6,30
3,50 8,74

Werden mehrere Finger oder Zehen mittels einer Röntgenaufnahme erfasst, so dürfen die Leistungen nach den Nummern 5010 und 5011 nur einmal undnicht je aufgenommenem Finger oder Zehen berechnet werden.

Ausschluss: Neben Nr. 5011 sind folgende Nrn. nicht abrechnungsfähig: 5035, 5110, 5111, 5020 (für die Untersuchung aller Finger einer Hand bzw. aller Zehen eines Fußes)

Tipp: Neben Nr. 5111 ist die Nr. 5010 abrechenbar.

5020* **Handgelenk, Mittelhand, alle Finger einer Hand, Sprunggelenk, Fußwurzel und/oder Mittelfuß, Kniescheibe – jeweils in zwei Ebenen** **220** 23,08
12,82 32,06

Werden mehrere der in der Leistungsbeschreibung genannten Skeletteile mittels einer Röntgenaufnahme erfaßt, so dürfen die Leistungen nach den Nummern 5020 und 5021 nur einmal und nicht je aufgenommenem Skeletteil berechnet werden.

Ausschluss: Neben Nr. 5020 sind folgende Nrn. nicht abrechnungsfähig: 5035, 5110, 5111

Tipp: Neben Nr. 5020 ist die Nr. 5021 abrechenbar.

5021* **Handgelenk, Mittelhand, alle Finger einer Hand, Sprunggelenk, Fußwurzel und/oder Mittelfuß, Kniescheibe – ergänzende Ebene(n)** **80** 8,39
4,66 11,66

Werden mehrere der in der Leistungsbeschreibung genannten Skeletteile mittels einer Röntgenaufnahme erfaßt, so dürfen die Leistungen nach den Nummern 5020 und 5021 nur einmal und nicht je aufgenommenem Skeletteil berechnet werden.

Ausschluss: Neben Nr. 5021 sind folgende Nrn. nicht abrechnungsfähig: 5035, 5110, 5111

Kommentar: Bei einer geteilten Aufnahme z.B. des Sprunggelenkes oder Kniegelenkes kann die Nr. 5021 „als ergänzende Ebene“ berechnet werden.

Tipp: Neben Nr. 5021 ist die Nr. 5020 abrechenbar.

GOÄ-Nr.		Punktzahl / 1fach	2,3 / *1,8 / 3,5 / *2,5

5030* **Oberarm, Unterarm, Ellenbogengelenk, Oberschenkel, Unterschenkel, Kniegelenk, ganze Hand oder ganzer Fuß, Gelenke der Schulter, Schlüsselbein, Beckenteilaufnahme, Kreuzbein oder Hüftgelenk – jeweils in zwei Ebenen** — **360** / 20,98 — 37,77 / 52,46

Werden mehrere der in der Leistungsbeschreibung genannten Skelettteile mittels einer Röntgenaufnahme erfaßt, so dürfen die Leistungen nach den Nummern 5030 und 5031 nur einmal und nicht je aufgenommenem Skelettteil berechnet werden.

Ausschluss: Neben Nr. 5030 sind folgende Nrn. nicht abrechnungsfähig: 5035, 5110, 5111

GOÄ-Ratgeber der BÄK: ► **Abrechnungsbeschränkungen bei Röntgenaufnahmen des Hüftgelenks**
Dr. med. Stefan Gorlas (in: Deutsches Ärzteblatt 107, Heft 39 (01.10.2010), S. A 1880) – http://www.bundesaerztekammer.de/page.asp?his=1.108.4144.4316.8768

Die Herausgeber haben eine tabellarische Zusammenfassung von Dr. Gorlas Text vorgenommen:

Röntgenleistung	GOÄ Nr.
Hüftgelenk in zwei Ebenen	**5030***
Hüftgelenk, ergänzende Ebene Dieser zusätzliche Ansatz gilt nur zur Nr. 5030*	**5031***
eine Beckenübersichtsröntgenaufnahme und Röntgenaufnahmen eines oder gegebenenfalls auch beider Hüftgelenke in axialer Ebene Ein zusätzliche Ansatz nach Nr. 5031* ist nicht ansetzbar – s. Legende. Neben Nr. 5040* ist Nr. 5035* nicht abrechenbar.	**5040***

Dr. Gorlas weist auf eine Besonderheit der Abrechnung hin: ...„Andererseits kann jedoch, falls neben der Darstellung der Hüftgelenke auf der Beckenübersichtsaufnahme die Darstellung beispielsweise eines Hüftgelenks in zwei weiteren Ebenen medizinisch erforderlich ist, für die letztgenannte Leistung die Nr. 5030 GOÄ neben der Nr. 5040 GOÄ berechnet werden. Es ist dies somit auch ein Beispiel der Inkongruenz in der derzeit gültigen GOÄ...“

Tipp: Neben Nr. 5030 ist die Nr. 5031 abrechenbar.

5031* **Oberarm, Unterarm, Ellenbogengelenk, Oberschenkel, Unterschenkel, Kniegelenk, ganze Hand oder ganzer Fuß, Gelenke der Schulter, Schlüsselbein, Beckenteilaufnahme, Kreuzbein oder Hüftgelenk – ergänzende Ebene(n)** — **100** / 5,83 — 10,49 / 14,57

Werden mehrere der in der Leistungsbeschreibung genannten Skelettteile mittels einer Röntgenaufnahme erfaßt, so dürfen die Leistungen nach den Nummern 5030 und 5031 nur einmal und nicht je aufgenommenem Skelettteil berechnet werden.

Ausschluss: Neben Nr. 5031 sind folgende Nrn. nicht abrechnungsfähig: 5035, 5110, 5111

GOÄ-Ratgeber der BÄK: ► Siehe GOÄ-Ratgeber bei Nr. 5030

Tipp: Neben Nr. 5031 ist die Nr. 5030 abrechenbar.

5035* **Teile des Skeletts in einer Ebene, je Teil** — **160** / 9,33 — 16,79 / 23,31

Die Leistung nach Nummer 5035 ist je Skelettteil und Sitzung nur einmal berechnungsfähig. Das untersuchte Skelettteil ist in der Rechnung anzugeben.
Die Leistung nach Nummer 5035 ist neben den Leistungen nach den Nummern 5000 bis 5031 und 5037 bis 5121 nicht berechnungsfähig.

Ausschluss: Neben Nr. 5035 sind folgende Nrn. nicht abrechnungsfähig: 5000, 5002, 5004, 5010, 5011, 5020, 5021, 5030, 5031, 5037, 5040, 5041, 5050, 5060, 5070, 5090, 5095, 5098, 5100, 5101, 5105, 5106, 5110, 5111, 5115, 5120, 5121

GOÄ-Ratgeber der BÄK: ► Siehe GOÄ-Ratgeber bei Nr. 5030

5037* **Bestimmung des Skelettalters – gegebenenfalls einschließlich Berechnung der prospektiven Endgröße, einschließlich der zugehörigen Röntgendiagnostik und gutachterlichen Beurteilung –** — **300** / 17,49 — 31,48 / 43,72

Ausschluss: Neben Nr. 5037 ist folgende Nr. nicht abrechnungsfähig: 5035

GOÄ-Nr.		Punktzahl 1fach	2,3 / *1,8 3,5 / *2,5
5040*	**Beckenübersicht**	**300** 17,49	31,48 43,72

Ausschluss: Neben Nr. 5040 ist folgende Nr. nicht abrechnungsfähig: 5035

GOÄ-Ratgeber der BÄK: ► Siehe GOÄ-Ratgeber bei Nr. 5030

Kommentar: Sind spezielle Aufnahmen z.B. nach Lauenstein oder Rippstein erforderlich, so kann die Nr. 5040 zweimal berechnet werden.

5041*	**Beckenübersicht bei einem Kind bis zum vollendeten 14. Lebensjahr**	**200** 11,66	20,98 29,14

Ausschluss: Neben Nr. 5041 ist folgende Nr. nicht abrechnungsfähig: 5035

5050*	**Kontrastuntersuchung eines Hüftgelenks, Kniegelenks oder Schultergelenks, einschließlich Punktion, Stichkanalanästhesie und Kontrastmitteleinbringung – gegebenenfalls einschließlich Durchleuchtung(en) –**	**950** 55,37	99,67 138,43

Ausschluss: Neben Nr. 5050 sind folgende Nrn. nicht abrechnungsfähig: 300, 302, 372, 373, 490, 491, 5035, 5295

Analog: Nr. 5050 analog für Diskographie (Nukleographie) ansetzen.

5060*	**Kontrastuntersuchung eines Kiefergelenks, einschließlich Punktion, Stichkanalanästhesie und Kontrastmitteleinbringung – gegebenenfalls einschließlich Durchleuchtung(en) –**	**500** 29,14	52,46 72,86

Ausschluss: Neben Nr. 5060 sind folgende Nrn. nicht abrechnungsfähig: 300, 302, 372, 373, 490, 491, 5035, 5295

5070*	**Kontrastuntersuchung der übrigen Gelenke, einschließlich Punktion, Stichkanalanästhesie und Kontrastmitteleinbringung – gegebenenfalls einschließlich Durchleuchtung(en) –, je Gelenk**	**400** 23,31	41,97 58,29

Ausschluss: Neben Nr. 5070 sind folgende Nrn. nicht abrechnungsfähig: 300, 302, 372, 373, 490, 491, 5035, 5295

5090*	**Schädel-Übersicht, in zwei Ebenen**	**400** 23,31	41,97 58,29

Ausschluss: Neben Nr. 5090 ist folgende Nr. nicht abrechnungsfähig: 5035

Kommentar: Sind neben einer Schädelübersicht in zwei Ebenen noch zusätzliche Aufnahmen in Spezialprojektion erforderlich, so kann die Nr. 5095, und wenn Aufnahmen der Nasennebenhöhle zusätzlich erforderlich sind, die Nr. 5098 berechnet werden.

5095*	**Schädelteile in Spezialprojektionen, je Teil**	**200** 11,66	20,98 29,14

Ausschluss: Neben Nr. 5095 ist folgende Nr. nicht abrechnungsfähig: 5035

Kommentar: Beidseitige Aufnahmen von Schüller und Stenwas können mit der Nr. 5095 zweimal berechnet werden.

Wezel/Liebold spricht in seinem Kommentar davon, dass die zusätzliche Darstellung der Schädelbasis oder der Hinterhauptschuppe nicht den Leistungsinhalt der Nr. 5095 erfüllt, sondern mit der Nr. 5090 abgegolten ist. Wir teilen diese Meinung nicht, sondern halten uns einfach an den Text der Legende, der von zusätzlichen Schädelteilen in Spezialprojektionen spricht und gehen deshalb davon aus, dass die Schädelbasis und auch Aufnahmen der Hinterhauptschuppe getrennt durch die Nrn. 5095 zusätzlich zur Nr. 5090 berechnet werden kann.

Im Gegensatz zu **Wezel/Liebold** meinen **Brück** und wir, dass auch die Aufnahme des Felsenbeins nach Stenvas und die Aufnahme eines Warzenfortsatzes nach Schüller auf einer Seite nicht nur als eine Aufnahme berechnungsfähig sind, sondern das, wenn zwei Aufnahmen durchgeführt werden, auch zwei Aufnahmen berechnungsfähig.

5098* **Nasennebenhöhlen – gegebenenfalls auch in mehreren Ebenen** **260** 27,28
15,15 37,89

Ausschluss: Neben Nr. 5098 ist folgende Nr. nicht abrechnungsfähig: 5035

5100* **Halswirbelsäule, in zwei Ebenen** **300** 31,48
17,49 43,72

Ausschluss: Neben Nr. 5100 ist folgende Nr. nicht abrechnungsfähig: 5035

Kommentar: Neben Nr. 5100 sind die Nrn. 5105, 5110 (beide nur mit Begründung), 5101 abrechenbar.

5101* **Halswirbelsäule, ergänzende Ebene(n)** **160** 16,79
9,33 23,31

Ausschluss: Neben Nr. 5101 ist folgende Nr. nicht abrechnungsfähig: 5035

Tipp: Neben Nr. 5101 ist die Nr. 5100 abrechenbar.

5105* **Brust- oder Lendenwirbelsäule, in zwei Ebenen, je Teil** **400** 41,97
23,31 58,29

Ausschluss: Neben Nr. 5105 ist folgende Nr. nicht abrechnungsfähig: 5035

Tipp: Neben Nr. 5105 sind die Nrn. 5100, 5110 (beide nur mit Begründung), 5106 abrechenbar.

5106* **Brust- oder Lendenwirbelsäule, ergänzende Ebene(n)** **180** 18,89
10,49 26,23

Ausschluss: Neben Nr. 5106 ist folgende Nr. nicht abrechnungsfähig: 5035

Tipp: Neben Nr. 5106 ist die Nr. 5105 abrechenbar.

5110* **Wirbelsäulenganzaufnahme** **500** 52,46
29,14 72,86

Ausschluss: Neben Nr. 5110 sind folgende Nrn. nicht abrechnungsfähig: 5010, 5011, 5020, 5021, 5030, 5031, 5035

Kommentar: Neben Nr. 5110 sind die Nrn. 5100, 5105 (beide nur mit Begründung) abrechenbar.

5111* **Wirbelsäulenganzaufnahme, ergänzende Ebene(n)** **200** 20,98
11,66 29,14

Die Leistung nach Nummer 5111 ist je Sitzung nicht mehr als zweimal berechnungsfähig.
Die Leistungen nach den Nummern 5110 und 5111 sind neben den Leistungen nach den Nummern 5010, 5011, 5020, 5021, 5030 und 5031 nicht berechnungsfähig.
Die Nebeneinanderberechnung der Leistungen nach den Nummern 5100, 5105 und 5110 bedarf einer besonderen Begründung.

Ausschluss: Neben Nr. 5111 sind folgende Nrn. nicht abrechnungsfähig: 5010, 5011, 5020, 5021, 5030, 5031, 5035

Tipp: Neben Nr. 5111 ist die Nr. 5110 (mit gesonderter Begründung) abrechenbar.

GOÄ-Nr.		Punktzahl 1fach	2,3 / *1,8 3,5 / *2,5
5115*	**Untersuchung von Teilen der Hand oder des Fußes mittels Feinstfokustechnik (Fokusgröße maximal 0,2 mm) oder Xeroradiographietechnik zur gleichzeitigen Beurteilung von Knochen und Weichteilen, je Teil**	**400** 23,31	41,97 58,29
Ausschluss:	Neben Nr. 5115 ist folgende Nr. nicht abrechnungsfähig: 5035		
5120*	**Rippen einer Thoraxhälfte, Schulterblatt oder Brustbein, in einer Ebene**	**260** 15,15	27,28 37,89
Ausschluss:	Neben Nr. 5120 ist folgende Nr. nicht abrechnungsfähig: 5035		
Tipp:	Neben Nr. 5120 ist die Nr. 5121 abrechenbar.		
5121*	**Rippen einer Thoraxhälfte, Schulterblatt oder Brustbein, in einer Ebene, ergänzende Ebene(n)**	**140** 8,16	14,69 20,40
Ausschluss:	Neben Nr. 5121 ist folgende Nr. nicht abrechnungsfähig: 5035		
Tipp:	Neben Nr. 5121 ist die Nr. 5120 abrechenbar.		

2 Hals- und Brustorgane

5130*	**Halsorgane oder Mundboden – gegebenenfalls in mehreren Ebenen –**	**280** 16,32	29,38 40,80
5135*	**Brustorgane-Übersicht, in einer Ebene**	**280** 16,32	29,38 40,80
	Die Leistung nach Nummer 5135 ist je Sitzung nur einmal berechnungsfähig.		
Ausschluss:	Neben Nr. 5135 sind folgende Nrn. nicht abrechnungsfähig: 5137, 5139		
5137*	**Brustorgane-Übersicht – gegebenenfalls einschließlich Breischluck und Durchleuchtung(en) –, in mehreren Ebenen**	**450** 26,23	47,21 65,57
Ausschluss:	Neben Nr. 5137 sind folgende Nrn. nicht abrechnungsfähig: 5135, 5139, 5295		
5139*	**Teil der Brustorgane**	**180** 10,49	18,89 26,23
	Die Berechnung der Leistung nach Nummer 5139 neben den Leistungen nach den Nummern 5135, 5137 und/oder 5140 ist in der Rechnung zu begründen.		
Tipp:	Neben Nr. 5139 sind die Nrn. 5135, 5137, 5140 (alle nur mit gesonderter Begründung) abrechenbar.		
5140*	**Brustorgane, Übersicht im Mittelformat**	**100** 5,83	10,49 14,57
Ausschluss:	Neben Nr. 5140 sind folgende Nrn. nicht abrechnungsfähig: 5135, 5137, 5139		

3 Bauch- und Verdauungsorgane

Kommentar:
Die Nrn. 5150, 5157, 5158, 5163, 5165, 5166, 5167, 5168, 5169, 5220, 5230, 5235, 5250 schließen die Durchleuchtung ein. Die Nr. 5295 ist deshalb nicht getrennt abrechnungsfähig.
Die Nr. 5298 kann bei Anwendung digitaler Radiographie (Bildverstärker, Radiographie) geltend gemacht werden. Sie beträgt 25 von 100 des einfachen Gebührensatzes der betreffenden Leistung.

GOÄ-Nr.		Punktzahl / 1fach	2,3 / *1,8 / 3,5 / *2,5

5150* **Speiseröhre, gegebenenfalls einschließlich ösophago-gastraler Übergang, Kontrastuntersuchung (auch Doppelkontrast) – einschließlich Durchleuchtung(en) –, als selbständige Leistung** — **550** / 32,06 — 57,70 / 80,15

Ausschluss: Neben Nr. 5150 sind folgende Nrn. nicht abrechnungsfähig: 5137, 5157, 5158, 5295, Kosten für bariumhaltige Kontrastmittel

Kommentar: Die Nrn. 5150, 5157, 5158, 5163, 5165, 5166, 5167, 5168, 5169, 5220, 5230, 5235, 5250 schließen die Durchleuchtung ein. Die Nr. 5295 ist deshalb nicht getrennt abrechnungsfähig. Die Nr. 5298 kann bei Anwendung digitaler Radiographie (Bildverstärker, Radiographie) geltend gemacht werden. Sie beträgt 25 von 100 des einfachen Gebührensatzes der betreffenden Leistung.

5157* **Oberer Verdauungstrakt (Speiseröhre, Magen, Zwölffingerdarm und oberer Abschnitt des Dünndarms), Monokontrastuntersuchung – einschließlich Durchleuchtung(en) –** — **700** / 40,80 — 73,44 / 102,00

Ausschluss: Neben Nr. 5157 sind folgende Nrn. nicht abrechnungsfähig: 5150, 5295, Kosten für bariumhaltige Kontrastmittel

Kommentar: Siehe Kommentar zu Nr. 5150*

Tipp: Neben Nr. 5157 ist die Nr. 5159 abrechenbar.

5158* **Oberer Verdauungstrakt (Speiseröhre, Magen, Zwölffingerdarm und oberer Abschnitt des Dünndarms), Kontrastuntersuchung – einschließlich Doppelkontrastdarstellung und Durchleuchtung(en), gegebenenfalls einschließlich der Leistung nach Nummer 5150 –** — **1200** / 69,94 — 125,90 / 174,86

Ausschluss: Neben Nr. 5158 sind folgende Nrn. nicht abrechnungsfähig: 5150, 5295, Kosten für bariumhaltige Kontrastmittel

Kommentar: Siehe Kommentar zu Nr. 5150*

Tipp: Neben Nr. 5158 ist die Nr. 5159 abrechenbar.

5159* **Zuschlag zu den Leistungen nach den Nummern 5157 und 5158 bei Erweiterung der Untersuchung bis zum Ileozökalgebiet** — **300** / 17,49 — 31,48 / 43,72

Ausschluss: Neben Nr. 5159 ist folgende Nr. nicht abrechnungsfähig: 5295

Tipp: Neben Nr. 5159 sind die Nrn. 5157, 5158 abrechenbar.

5163* **Dünndarmkontrastuntersuchung mit im Bereich der Flexura duodeno-jejunalis endender Sonde einschließlich Durchleuchtung(en) –** — **1300** / 75,77 — 136,39 / 189,43

Ausschluss: Neben Nr. 5163 sind folgende Nrn. nicht abrechnungsfähig: 5295, Kosten für bariumhaltige Kontrastmittel

Kommentar: Siehe Kommentar zu Nr. 5150*

Tipp: Neben Nr. 5163 ist die Nr. 374 abrechenbar.

5165* **Monokontrastuntersuchung von Teilen des Dickdarms – einschließlich Durchleuchtung(en) –** — **700** / 40,80 — 73,44 / 102,00

Ausschluss: Neben Nr. 5165 sind folgende Nrn. nicht abrechnungsfähig: 5166, 5295, Kosten für bariumhaltige Kontrastmittel

Kommentar: Siehe Kommentar zu Nr. 5150*

GOÄ-Nr.		Punktzahl / 1fach	2,3 / *1,8 / 3,5 / *2,5
5166*	**Dickdarmdoppelkontrastuntersuchung – einschließlich Durchleuchtung(en) –**	**1400** / 81,60	146,88 / 204,01
Ausschluss:	Neben Nr. 5166 sind folgende Nrn. nicht abrechnungsfähig: 5165, 5295, Kosten für bariumhaltige Kontrastmittel		
Kommentar:	Siehe Kommentar zu Nr. 5150*		
5167*	**Defäkographie nach Markierung der benachbarten Hohlorgane – einschließlich Durchleuchtung(en) –**	**1000** / 58,29	104,92 / 145,72
Ausschluss:	Neben Nr. 5167 sind folgende Nrn. nicht abrechnungsfähig: 5295, Kosten für bariumhaltige Kontrastmittel		
Kommentar:	Siehe Kommentar zu Nr. 5150*		
5168*	**Pharyngographie unter Verwendung kinematographischer Techniken – einschließlich Durchleuchtung(en) –, als selbständige Leistung**	**800** / 46,63	83,93 / 116,57
Ausschluss:	Neben Nr. 5168 sind folgende Nrn. nicht abrechnungsfähig: 5137, 5150, 5169, 5295, Kosten für bariumhaltige Kontrastmittel		
Kommentar:	Siehe Kommentar zu Nr. 5150*		
5169*	**Pharyngographie unter Verwendung kinematographischer Techniken – einschließlich Durchleuchtung(en) und einschließlich der Darstellung der gesamten Speiseröhre –**	**1100** / 64,12	115,41 / 160,29
Ausschluss:	Neben Nr. 5169 sind folgende Nrn. nicht abrechnungsfähig: 5137, 5150, 5168, 5295, Kosten für bariumhaltige Kontrastmittel		
Kommentar:	Siehe Kommentar zu Nr. 5150*		
5170*	**Kontrastuntersuchung von Gallenblase und/oder Gallenwegen und/oder Pankreasgängen**	**400** / 23,31	41,97 / 58,29
Ausschluss:	Neben Nr. 5170 sind folgende Nrn. nicht abrechnungsfähig: 5295, 5361		
Tipp:	Neben Nr. 5170 sind die Nrn. 686, 692 abrechenbar.		
5190*	**Bauchübersicht, in einer Ebene oder Projektion**	**300** / 17,49	31,48 / 43,72
	Die Leistung nach Nummer 5190 ist je Sitzung nur einmal berechnungsfähig.		
Ausschluss:	Neben Nr. 5190 ist folgende Nr. nicht abrechnungsfähig: 5191		
5191*	**Bauchübersicht, in zwei oder mehr Ebenen oder Projektionen**	**500** / 29,14	52,46 / 72,86
Ausschluss:	Neben Nr. 5191 ist folgende Nr. nicht abrechnungsfähig: 5190		
5192*	**Bauchteilaufnahme – gegebenenfalls in mehreren Ebenen oder Spezialprojektionen –**	**200** / 11,66	20,98 / 29,14
5200*	**Harntraktkontrastuntersuchung – einschließlich intravenöser Verabreichung des Kontrastmittels –**	**600** / 34,97	62,95 / 87,43
Ausschluss:	Neben Nr. 5200 sind folgende Nrn. nicht abrechnungsfähig: 345 – 347, 5295		
Tipp:	Neben Nr. 5200 ist die Nr. 5201 abrechenbar.		

GOÄ-Nr.		Punktzahl 1fach	2,3 / *1,8 3,5 / *2,5
5201*	**Ergänzende Ebene(n) oder Projektion(en) im Anschluss an die Leistung nach Nummer 5200 – gegebenenfalls einschließlich Durchleuchtung(en) –**	**200** 11,66	20,98 29,14

Ausschluss: Neben Nr. 5201 sind folgende Nrn. nicht abrechnungsfähig: 345 – 347, 5295

Tipp: Neben Nr. 5201 ist die Nr. 5200 abrechenbar.

5220*	**Harntraktkontrastuntersuchung – einschließlich retrograder Verabreichung des Kontrastmittels, gegebenenfalls einschließlich Durchleuchtung(en) –, je Seite**	**300** 17,49	31,48 43,72

Ausschluss: Neben Nr. 5220 sind folgende Nrn. nicht abrechnungsfähig: 370, 5295

Kommentar: Siehe Kommentar zu Nr. 5150*

5230*	**Harnröhren- und/oder Harnblasenkontrastuntersuchung (Urethrozystographie) – einschließlich retrograder Verabreichung des Kontrastmittels, gegebenenfalls einschließlich Durchleuchtung(en) –, als selbständige Leistung**	**300** 17,49	31,48 43,72

Ausschluss: Neben Nr. 5230 sind folgende Nrn. nicht abrechnungsfähig: 370, 5200, 5201, 5220, 5235, 5295

Kommentar: Siehe Kommentar zu Nr. 5150*

5235*	**Refluxzystographie – einschließlich retrograder Verabreichung des Kontrastmittels, einschließlich Miktionsaufnahmen und gegebenenfalls einschließlich Durchleuchtung(en) –, als selbständige Leistung**	**500** 29,14	52,46 72,86

Ausschluss: Neben Nr. 5235 sind folgende Nrn. nicht abrechnungsfähig: 370, 5200, 5201, 5220, 5230, 5295

Kommentar: Siehe Kommentar zu Nr. 5150*

5250*	**Gebärmutter- und/oder Eileiterkontrastuntersuchung – einschließlich Durchleuchtung(en) –**	**400** 23,31	41,97 58,29

Ausschluss: Neben Nr. 5250 ist folgende Nr. nicht abrechnungsfähig: 5295

Kommentar: Siehe Kommentar zu Nr. 5150*

Tipp: Neben Nr. 5250 ist die Nr. 370 abrechenbar.

4 Spezialuntersuchungen

5260*	**Röntgenuntersuchung natürlicher, künstlicher oder krankhaft entstandener Gänge, Gangsysteme, Hohlräume oder Fisteln (z.B. Sialographie, Galaktographie, Kavernographie, Vesikulographie) – gegebenenfalls einschließlich Durchleuchtung(en)**	**400** 23,31	41,97 58,29

Die Leistung nach Nummer 5260 ist nicht berechnungsfähig für Untersuchungen des Harntraktes, der Gebärmutter und Eileiter sowie der Gallenblase.

Ausschluss: Neben Nr. 5260 sind folgende Nrn. nicht abrechnungsfähig: 5170, 5200, 5201, 5220, 5230, 5235, 5250, 5295

Kommentar: Eine Zystographie der Mamma kann mit der Nr. 5260 zusätzlich zu den Mammagraphie-Leistungsziffern nach 5255 und 5266 berechnet werden.
Wird beidseitig eine Zystographie oder Galaktographie durchgeführt, so ist die Nr. 5260 entsprechend zweimal berechnungsfähig.

Tipp: Neben Nr. 5260 ist die Nr. 370 abrechenbar.

GOÄ-Nr.		Punktzahl 1fach	2,3 / *1,8 3,5 / *2,5
5265*	**Mammographie einer Seite, in einer Ebene**	**300** 17,49	31,48 43,72

Die Leistung nach Nummer 5265 ist je Seite und Sitzung nur einmal berechnungsfähig.

Ausschluss: Neben Nr. 5265 sind folgende Nrn. nicht abrechnungsfähig: 5266, 5267

IGeL: Mammographie auf Wunsch der Patientin ohne anamnestischen oder klinischen Hinweis oder Verdacht auf eine Erkrankung und ohne relevante Risikofaktoren.

5266*	**Mammographie einer Seite, in zwei Ebenen**	**450** 26,23	47,21 65,57

Ausschluss: Neben Nr. 5266 ist folgende Nr. nicht abrechnungsfähig: 5265

Tipp: Neben Nr. 5266 ist die Nr. 5267 abrechenbar.

IGeL: Siehe unter Nr. 5265*

5267*	**Ergänzende Ebene(n) oder Spezialprojektion(en) im Anschluß an die Leistung nach Nummer 5266**	**150** 8,74	15,74 21,86

Ausschluss: Neben Nr. 5267 ist folgende Nr. nicht abrechnungsfähig: 5265

Hinweis LÄK: **Anmerkung der Bayerischen Landesärztekammer** vom 30.09.2004 (Quelle: GOÄ-Datenbank http://www.blaek.de/) –
Ergänzende Ebene(n) – Mehrfachansatz
Die Leistung nach Nr. 5267 ist grundsätzlich in einer Sitzung nicht mehrfach berechnungsfähig, auch bei Mammografie beidseits.
Der Ausschluss ergibt sich aus den Allgemeinen Bestimmungen zu Abschnitt O I – Nr. 6 (die Leistungen nach den Nummern 5011, 5021, 5031, 5101, 5106, 5121, 5201, **5267**, 5295, 5302, 5305, 5308, 5311, 5331, 5339, 5376 und 5731 dürfen unabhängig von der Anzahl der Ebenen, Projektionen, Durchleuchtungen bzw. Serien insgesamt jeweils nur einmal berechnet werden).

Tipp: Neben Nr. 5267 ist die Nr. 5266 abrechenbar.

IGeL: Siehe unter Nr. 5265*

5280*	**Myelographie**	**750** 43,72	78,69 109,29

Tipp: Die Leistung nach Nr. 305 ist zusätzlich abrechenbar und kann mit dem 2,3fachen Satz (bei Begründung bis zum 3,5fach Satz) abgerechnet werden.
Ferner ist Nr. 5280 mit Nrn. 256, 257, 340 abrechenbar.

5285*	**Bronchographie – einschließlich Durchleuchtung(en) –**	**450** 26,23	47,21 65,57

Ausschluss: Neben Nr. 5285 ist folgende Nr. nicht abrechnungsfähig: 5295

Tipp: Die Leistung nach Nr. 368 ist zusätzlich abrechenbar und kann mit dem 2,3fachen Satz (bei Begründung bis zum 3,5fachen Satz) abgerechnet werden.
Ferner ist Nr. 5285 mit Nr. 368 abrechenbar.

5290*	**Schichtaufnahme(n) (Tomographie), bis zu fünf Strahlenrichtungen oder Projektionen, je Strahlenrichtung oder Projektion**	**650** 37,89	68,20 94,72
5295*	**Durchleuchtung(en), als selbständige Leistung**	**240** 13,99	25,18 34,97

Ausschluss: Neben Nr. 5295 sind folgende Nrn. nicht abrechnungsfähig: 355 – 357, 360, 361, 626 – 630, 632, 5050, 5060, 5070, 5137, 5150, 5157, 5158, 5159, 5163, 5165, 5166 – 5169, 5170, 5200, 5201, 5220, 5230, 5235, 5250, 5260, 5345, 5346, 5348, 5349, 5353 – 5361, 5285, 5331, 5339

Hinweis BÄK: **Die BÄK erklärt (3.03.1997) zur Analogbewertung für eine Videodokumentation (GOÄ Nr. 5295)**, dass eine Dokumentation generell Bestandteil der ärztlichen Leistung ist. Auch ist ein reines Videomonitoring als Modifikation der zugrunde liegenden Leistung nicht eigenständig berechenbar.

GOÄ-Nr. Punktzahl 2,3 / *1,8
1fach 3,5 / *2,5

Bei endoskopischen Operationen erfolgt heute jedoch der Einsatz des Videosystems häufig derart, dass anstelle der direkten Sicht durch die Optik unter Videokontrolle operiert wird. Dies dient gleichzeitig der Dokumentation – mit nicht unbeträchtlichen Kosten.
Diese besondere Art der Durchführung der endoskopischen Operation ist analog der Durchleuchtung zu sehen, der Ansatz der Nr. 5295 GOÄ analog ist u.E. sachgerecht.

Die BÄK (Deutsches Ärzteblatt vom 18.1.2002) erklärt zur Videodokumentation von Muttermalen
Videosystem-gestützte Untersuchung und Bilddokumentation von Muttermalen, einschl. digitaler Bildweiterverarbeitung und -auswertung (z.B. Vergrößerung), analog Nr. 612 GOÄ (757 Punkte)
Die Analogempfehlung zur Videodokumentation von Muttermalen bedurfte einer Klarstellung, da sowohl seitens der Leistungserbringer als auch aufseiten der privaten Krankenversicherungen Unsicherheit darüber bestand, um welche spezielle Untersuchungstechnik im Gegensatz zur konventionellen Dermatoskopie es sich hierbei handelt.

Hinweis LÄK: **Anmerkung der Bayerischen Landesärztekammer** vom 10.02.2004 (Quelle: GOÄ-Datenbank http://www.blaek.de/) –
Video-Endoskopie bei Ureterorenoskopie (URS)
Der Einsatz der Videokette ist heute standardmäßig und stellt eine technische Modifikation dar (§ 4 Abs. 2 a GOÄ); deshalb erscheint eine zusätzliche Bewertung im Sinne eines Zuschlages oder einer selbständigen Leistung problematisch.
Dennoch schlägt der Ausschuss „Gebührenordnung“ für die Videoendoskopie die Nr. 5295 analog vor – zusätzlich zu endoskopischen Leistungen.
(Diese Interpretation wurde bisher nicht mit der privaten Krankenversicherung und Beihilfe konsentiert – jedoch Abstimmung mit der Bundesärztekammer und der Deutschen Gesellschaft für Urologie)

Kommentar: Siehe Kommentar zu Nr. 5150*

Rechtsprechung: **Abrechnung einer Durchleuchtung nach Nr. 5295 neben einer OP an der Halswirbelsäule**
Eine Durchleuchtung ist nur als selbständige Leistung abrechenbar; dies ist z.B. dann nicht gegeben, wenn sie integrierter Bestandteil der Röntgenuntersuchung ist. Als selbständige Leistung ist sie aber anzuerkennen, wenn sie als weiterführende Methode zur Klärung einer diagnostischen Frage eingesetzt wird.
Aktenzeichen: BGH, 21.12.2006, AZ: III ZR 117/06
Entscheidungsjahr: 2006

5295* analog **Videokontrolle der Korrelation von elektro.physiol. Aufzeichnung u. Verhaltensbefund (analog 5295* GOÄ) – n. Beschlüssen des Ausschusses „Gebührenordnung" der BÄK** **240** 25,18
13,99 34,97

5298* **Zuschlag zu den Leistungen nach den Nummern 5010 bis 5290 bei Anwendung digitaler Radiographie (Bildverstärker-Radiographie) – n. Beschlüssen des Ausschusses „Gebührenordnung der BÄK“** NaN
NaN NaN
Der Zuschlag nach Nummer 5298 beträgt 25 v. H. des einfachen Gebührensatzes der betreffenden Leistung.

Beschluss BÄK: **Bestätigung des Beschlusses des Gebührenausschusses der BÄK zur Analogbewertung bzw. Abrechnung der GOÄ Nr. 5298 durch den Vorstand der BÄK (Wahlperiode 1999/2003) – Videoendoskopie in der Gastroenterologie**
Videoendoskopie-Zuschlag zu den Leistungen Nrn. 682 bis 689 GOÄ bei der Verwendung eines flexiblen digitalen Viodeoendoskops anstelle eines Glasfaser-Endoskops, ggf. einschl. digitaler Bildweiterverarbeitung (z.B. Vergrößerung) und Aufzeichnung, analog Nr. 5298 GOÄ Der Zuschlag analog Nr. 5298 ist ausschließlich dann neben Nrn. 682 bis 689 berechnungsfähig, wenn statt eines flexiblen Glasfiber-Endoskops ein digitales Bilderzeugungs- bzw. Verarbeitungssystem eingesetzt wird, das anstelle der konventionellen Lichtoptik einen Videochip verwendet. Der Aufsatz einer Videokamera auf ein konventionelles Glasfiber-Endoskop zur Bildübertragung auf einen Monitor bzw. Videoaufzeichnung ist dagegen nicht zuschlagsfähig.

5298* analog **Videoendoskopie-Zuschlag zu den Leistungen Nrn. 682 bis 689 GOÄ bei Verwendung eines flexiblen digitalen Videoendoskops anstelle eines Glasfaser-Endoskops, ggf. einschl. digitaler Bildweiterverarbeitung (z.B. Vergrößerung) und Aufzeichnung, (analog Nr. 5298* GOÄ) – der Zuschlag nach Nr. 5298 beträgt 25 v.H. des Gebührensatzes für die jeweilige Basisleistung)** NaN
NaN NaN
– n. Beschlüssen des Ausschusses „Gebührenordnung“ der BÄK

GOÄ-Ratgeber der BÄK: ▶ **Digitale Diagnostik: Neue Leistungen auf dem Weg zur Analogbewertung (Ausschnitt 2. Teil)**
Dr. med. Regina Klakow-Franck in: Deutsches Ärzteblatt 98, Heft 50 (14.12.2001), Seite A-3391) – http://www.baek.de/page.asp?his=1.108.4144.4261.4262
Die Autorin erläutert u. a.:
...„Mit der Videoendoskopie ist kein Kameraaufsatz auf einem herkömmlichen Glasfaser-Endoskop gemeint. Anstelle der konventionellen Optik wird ein CCD-Chip zur hochauflösenden Bilderzeugung eingesetzt. Bei 400 000 bis 500 000 Pixel erreichen digitale Kameras inzwischen eine solche Bildbrillanz, dass selbst einzelne Zotten der Darmmucosa beurteilt werden können. In einem zweiten Anlauf empfiehlt die Bundesärztekammer, die Videoendoskopie mit einem Zuschlag analog Nr. 5298 GOÄ zu berechnen..." – Ausschnitt 1. Teil siehe unter Nr. 612 analog..."

5 Angiographie

Allgemeine Bestimmungen

Die Zahl der Serien im Sinne der Leistungsbeschreibungen der Leistungen nach den Nummern 5300 bis 5327 wird durch die Anzahl der Kontrastmittelgaben bestimmt.
Die Leistungen nach den Nummern 5300, 5302, 5303, 5305 bis 5313, 5315, 5316, 5318, 5324, 5325, 5327, 5329 bis 5331, 5338 und 5339 sind je Sitzung jeweils nur einmal berechnungsfähig.

Tipp:
Vor einer Angiographie ist die Aufklärung des Patienten, d.h. eine Beratung nach Nr. 1, erforderlich. Die Leistung nach Nr. 1 kann mit dem 2,3fachen Satz (mit Begründung bis zum 3,5fachen Satz) abgerechnet werden.
Die Kontrastmitteleinbringung ist eine gesonderte Leistung, die zusätzlich bei der Angiographie abrechenbar ist. Zu prüfen ist im Einzelfall, ob bei intravenösen Untersuchungen die Nr. 344 oder 346 abzurechnen sind. Bein intraarteriellen Injektionen ist die Abrechnung der Nrn. 350 oder 351 oder 357 zu prüfen.

5300* **Serienangiographie im Bereich von Schädel, Brust- und Bauchraum, eine Serie** **2000** 209,83
116,57 291,44

Ausschluss: Neben Nr. 5300 sind folgende Nrn. nicht abrechnungsfähig: 5313, 5315, 5316, 5317, 5318, 5324 – 5327, 5355, 5357, 5358

Tipp: Neben Nr. 5300 sind die Nrn. 350, 351, 357, 5301, 5302, 5328, 5335 abrechenbar.

5301* **Serienangiographie im Bereich von Schädel, Brust- und Bauchraum – Zweite bis dritte Serie im Anschluß an die Leistung nach Nummer 5300, je Serie** **400** 41,97
23,31 58,29

Bei der angiographischen Darstellung von hirnversorgenden Arterien ist auch die vierte bis sechste Serie jeweils nach Nummer 5301 berechnungsfähig.

Ausschluss: Neben Nr. 5301 sind folgende Nrn. nicht abrechnungsfähig: 5313, 5315, 5316, 5317, 5318, 5324 – 5327, 5355, 5357, 5358

Tipp: Neben Nr. 5301 sind die Nrn. 350, 351, 357, 5300, 5302, 5328, 5335 abrechenbar.

5302* **Serienangiographie im Bereich von Schädel, Brust- und Bauchraum – Weitere Serien im Anschluß an die Leistungen nach den Nummern 5300 und 5301, insgesamt** **600** 62,95
34,97 87,43

Ausschluss: Neben Nr. 5302 sind folgende Nrn. nicht abrechnungsfähig: 5313, 5315, 5316, 5317, 5318, 5324 – 5327, 5355, 5357, 5358

Tipp: Neben Nr. 5302 sind die Nrn. 350, 351, 357, 5300, 5301, 5328, 5335 abrechenbar.

5303* **Serienangiographie im Bereich von Schädel, Brust- und Bauchraum im zeitlichen Zusammenhang mit einer oder mehreren Leistungen nach den Nummern 5315 bis 5327, eine Serie** **1000** 104,92
58,29 145,72

Ausschluss: Neben Nr. 5303 sind folgende Nrn. nicht abrechnungsfähig: 5300, 5301, 5302, 5313, 5355, 5357

Tipp: Neben Nr. 5303 sind die Nrn. 350, 351, 357, 5304, 5305, 5315 – 5328, 5335 abrechenbar.

5304* **Serienangiographie im Bereich von Schädel, Brust- und Bauchraum im zeitlichen Zusammenhang mit einer oder mehreren Leistungen nach den Nummern 5315 bis 5327 – Zweite bis dritte Serie im Anschluß an die Leistung nach Nummer 5303, je Serie** **200** 20,98 11,66 29,14

Bei der angiographischen Darstellung von hirversorgenden Arterien ist auch die vierte bis sechste Serie jeweils nach Nummer 5304 berechnungsfähig.

Ausschluss: Neben Nr. 5304 sind folgende Nrn. nicht abrechnungsfähig: 5300, 5301, 5302, 5313, 5355, 5357, 5358.

Tipp: Neben Nr. 5304 sind die Nrn. 350, 351, 357, 5303, 5305, 5315 – 5328, 5335 abrechenbar.

5305* **Serienangiographie im Bereich von Schädel, Brust- und Bauchraum im zeitlichen Zusammenhang mit einer oder mehreren Leistungen nach den Nummern 5315 bis 5327 – Weitere Serien im Anschluß an die Leistungen nach den Nummern 5303 und 5304, insgesamt** **300** 31,48 17,49 43,72

Ausschluss: Neben Nr. 5305 sind folgende Nrn. nicht abrechnungsfähig: 5300, 5301, 5302, 5313, 5355, 5357, 5358

Tipp: Neben Nr. 5305 sind die Nrn. 350, 351, 357, 5303, 5304, 5315 – 5328, 5335 abrechenbar.

5306* **Serienangiographie im Bereich des Beckens und beider Beine, eine Serie** **2000** 209,83 116,57 291,44

Ausschluss: Neben Nr. 5306 sind folgende Nrn. nicht abrechnungsfähig: 5309, 5310, 5312, 5313, 5355, 5357

Tipp: Neben Nr. 5306 sind die Nrn. 350, 5307, 5308, 5328, 5335 abrechenbar.

5307* **Serienangiographie im Bereich des Beckens und beider Beine – Zweite Serie im Anschluss an die Leistung nach Nummer 5306** **600** 62,95 34,97 87,43

Ausschluss: Neben Nr. 5307 sind folgende Nrn. nicht abrechnungsfähig: 5309, 5310, 5312, 5313, 5355, 5357

Tipp: Neben Nr. 5307 sind die Nrn. 350, 5306, 5308, 5328, 5335 abrechenbar.

5308* **Serienangiographie im Bereich des Beckens und beider Beine – Weitere Serien im Anschluss an die Leistungen nach den Nummern 5306 und 5307, insgesamt** **800** 83,93 46,63 116,57

Neben den Leistungen nach den Nummer 5306 bis 5308 sind die Leistungen nach den Nummern 5309 bis 5312 für die Untersuchung der Beine nicht berechnungsfähig.
Werden die Leistungen nach den Nummern 5306 bis 5308 im zeitlichen Zusammenhang mit einer oder mehreren Leistung(en) nach den Nummern 5300 bis 5305 erbracht, sind die Leistungen nach den Nummern 5306 bis 5308 nur mit dem einfachen Gebührensatz berechnungsfähig.

Ausschluss: Neben Nr. 5308 sind folgende Nrn. nicht abrechnungsfähig: 5309, 5310, 5312, 5313, 5355, 5357

Tipp: Neben Nr. 5308 sind die Nrn. 350, 5306, 5307, 5328, 5335 abrechenbar.

5309* **Serienangiographie einer Extremität, eine Serie** **1800** 188,85 104,92 262,29

Ausschluss: Neben Nr. 5309 sind folgende Nrn. nicht abrechnungsfähig: 5306, 5307 – 5308, 5313, 5355, 5357

Tipp: Neben Nr. 5309 sind die Nrn. 350, 5310, 5311, 5312, 5328, 5335 abrechenbar.

GOÄ-Nr.		Punktzahl 1fach	2,3 / *1,8 3,5 / *2,5
5310*	**Serienangiographie einer Extremität – Weitere Serien im Anschluß an die Leistung nach Nummer 5309, insgesamt**	**600** 34,97	62,95 87,43
Ausschluss:	Neben Nr. 5310 sind folgende Nrn. nicht abrechnungsfähig: 5306, 5313, 5355, 5357		
Tipp:	Neben Nr. 5310 sind die Nrn. 350, 5309, 5311, 5328, 5335 abrechenbar.		
5311*	**Serienangiographie einer weiteren Extremität im zeitlichen Zusammenhang mit der Leistung nach Nummer 5309, eine Serie**	**1000** 58,29	104,92 145,72
Ausschluss:	Neben Nr. 5311 sind folgende Nrn. nicht abrechnungsfähig: 5306, 5313, 5355, 5357		
Tipp:	Neben Nr. 5311 sind die Nrn. 350, 5309, 5310, 5328, 5335 abrechenbar.		
5312*	**Serienangiographie einer weiteren Extremität im zeitlichen Zusammenhang mit der Leistung nach Nummer 5309 – Weitere Serien im Anschluß an die Leistungen nach den Nummern 5311, insgesamt**	**600** 34,97	62,95 87,43
Ausschluss:	Neben Nr. 5312 sind folgende Nrn. nicht abrechnungsfähig: 5306 – 5308, 5313, 5355, 5357		
Tipp:	Neben Nr. 5312 sind die Nrn. 350, 5309, 5310, 5311, 5328, 5335 abrechenbar.		
5313*	**Angiographie der Becken- und Beingefäße in Großkassetten-Technik, je Sitzung** Die Leistung nach Nummer 5313 ist neben den Leistungen nach den Nummern 5300 bis 5312 sowie 5315 bis 5339 nicht berechnungsfähig.	**800** 46,63	83,93 116,57
Ausschluss:	Neben Nr. 5313 sind folgende Nrn. nicht abrechnungsfähig: 5300, 5301, 5302, 5303, 5304, 5305, 5306, 5307, 5308, 5309, 5310, 5311, 5312, 5315, 5316, 5317, 5318, 5324, 5325, 5326, 5327, 5328, 5329, 5330, 5331, 5335, 5338, 5339, 5355		
Tipp:	Neben Nr. 5313 sind die Nrn. 350, 5328, 5335 abrechenbar.		
5315*	**Angiokardiographie einer Herzhälfte, eine Serie** Die Leistung nach Nummer 5315 ist je Sitzung nur einmal berechnungsfähig.	**2200** 128,23	230,82 320,58
Ausschluss:	Neben Nr. 5315 sind folgende Nrn. nicht abrechnungsfähig: 626, 627, 629, 630, 632, 5300, 5301, 5302, 5313, 5316, 5324, 5325, 5326, 5327, 5355, 5356		
Tipp:	Neben Nr. 5315 sind die Nrn. 355, 356, 628, 5303, 5304, 5305, 5317, 5318 abrechenbar.		
5316*	**Angiokardiographie beider Herzhälften, eine Serie** Die Leistung nach Nummer 5316 ist je Sitzung nur einmal berechnungsfähig. Neben der Leistung nach Nummer 5316 ist die Leistung nach Nummer 5315 nicht berechnungsfähig.	**3000** 174,86	314,75 437,15
Ausschluss:	Neben Nr. 5316 sind folgende Nrn. nicht abrechnungsfähig: 626, 627, 629, 630, 632, 5300, 5301, 5302, 5313, 5315, 5324 – 5327, 5355, 5356		
Tipp:	Neben Nr. 5316 sind die Nrn. 355, 356, 628, 5303, 5304, 5305, 5317, 5318 abrechenbar.		
5317*	**Angiographie einer oder beider Herzhälften – Zweite bis dritte Serie im Anschluss an die Leistungen nach den Nummern 5315 oder 5316, je Serie**	**400** 23,31	41,97 58,29
Ausschluss:	Neben Nr. 5317 sind folgende Nrn. nicht abrechnungsfähig: 626, 627, 629, 630, 632, 5300, 5301, 5302, 5313, 5324 – 5327, 5355, 5356		
Tipp:	Neben Nr. 5317 sind die Nrn. 355, 356, 628, 5303, 5304, 5305, 5315, 5316, 5318 abrechenbar.		

GOÄ-Nr.		Punktzahl / 1fach	2,3 / *1,8 / 3,5 / *2,5

5318* **Angiographie einer oder beider Herzhälften – Weitere Serien im Anschluss an die Leistungen nach den Nummern 5317, insgesamt** — **600** / 34,97 — 62,95 / 87,43

Die Leistungen nach den Nurnmern 5315 bis 5318 sind neben den Leistungen nach den Nummern 5300 bis 5302 und 5324 bis 5327 nicht berechnungsfähig.

Ausschluss: Neben Nr. 5318 sind folgende Nrn. nicht abrechnungsfähig: 626, 627, 629, 630, 632, 5300, 5301, 5302, 5313, 5324 – 5327, 5355, 5356

Tipp: Neben Nr. 5318 sind die Nrn. 355, 356, 628, 5303, 5304, 5305, 5315, 5316, 5317 abrechenbar.

5324* **Selektive Koronarangiographie eines Herzkranzgefäßes oder Bypasses mittels Cinetechnik, eine Serie** — **2400** / 139,89 — 251,80 / 349,72

Die Leistungen nach den Nummern 5324 und 5325 sind nicht nebeneinander berechnungsfähig.

Ausschluss: Neben Nr. 5317 sind folgende Nrn. nicht abrechnungsfähig: 626, 627, 629, 630, 632, 5300, 5301, 5302, 5313, 5315, 5316, 5317, 5318, 5325, 5355, 5356

Tipp: Neben Nr. 5324 sind die Nrn. 360, 628, 5303, 5304, 5305, 5326, 5327, 5328, 5335 abrechenbar.

5325* **Selektive Koronarangiographie aller Herzkranzgefäße oder Bypasse mittels Cinetechnik, eine Serie** — **3000** / 174,86 — 314,75 / 437,15

Ausschluss: Neben Nr. 5325 sind folgende Nrn. nicht abrechnungsfähig: 626, 627, 629, 630, 632, 5300, 5301, 5302, 5313, 5315, 5316, 5317, 5318, 5324, 5355, 5356

Tipp: Neben Nr. 5325 sind die Nrn. 360, 361, 628, 5303, 5304, 5305, 5326, 5327, 5328, 5335 abrechenbar.

5326* **Selektive Koronarangiographie eines oder aller Herzkranzgefäße im Anschluss an die Leistungen nach den Nummern 5324 oder 5325, zweite bis fünfte Serie, je Serie** — **400** / 23,31 — 41,97 / 58,29

Ausschluss: Neben Nr. 5326 sind folgende Nrn. nicht abrechnungsfähig: 626, 627, 629, 630, 5300, 5301, 5302, 5313, 5315, 5316, 5317, 5318, 5355, 5356

Tipp: Neben Nr. 5326 sind die Nrn. 360, 361, 628, 5303, 5304, 5305, 5324, 5325, 5327, 5328, 5335 abrechenbar.

5327* **Zusätzliche Linksventrikulographie bei selektiver Koronarangiographie** — **1000** / 58,29 — 104,92 / 145,72

Die Leistungen nach den Nummern 5324 bis 5327 sind neben den Leistungen nach den Nummern 5300 bis 5302 und 5315 bis 5318 nicht berechnungsfähig.

Ausschluss: Neben Nr. 5327 sind folgende Nrn. nicht abrechnungsfähig: 626, 627, 629, 630, 632, 5300, 5301, 5302, 5313, 5315, 5316, 5317, 5318, 5355, 5356

Tipp: Neben Nr. 5327 sind die Nrn. 355, 628, 5303, 5304, 5305, 5324, 5325, 5326, 5328, 5335 abrechenbar.

5328* **Zuschlag zu den Leistungen nach den Nummern 5300 bis 5327 bei Anwendung der simultanen Zwei-Ebenen-Technik** — **1200** / 69,94 — –

Der Zuschlag nach Nummer 5328 ist je Sitzung nur einmal und nur mit dem einfachen Gebührensatz berechnungsfähig.

Ausschluss: Ausschlußnummer: Neben Nr. 5328 ist folgende Nr. nicht abrechnungsfähig: 5313

Tipp: Neben Nr. 5328 sind die Nrn. 5300 – 5327 abrechenbar.

GOÄ-Nr.		Punktzahl / 1fach	2,3 / *1,8 / 3,5 / *2,5
5329*	**Venographie im Bereich des Brust- und Bauchraums**	**1600** / 93,26	167,87 / 233,15

Ausschluss: Neben Nr. 5329 sind folgende Nrn. nicht abrechnungsfähig: 5313, 5353, 5354, 5359, 5360

Tipp: Neben Nr. 5329 sind die Nrn. 345, 346, 347, 5335 abrechenbar.

5330*	**Venographie einer Extremität**	**750** / 43,72	78,69 / 109,29

Ausschluss: Neben Nr. 5330 sind folgende Nrn. nicht abrechnungsfähig: 5313, 5353, 5354, 5359, 5360

Tipp: Neben Nr. 5330 sind die Nrn. 345, 346, 347, 5331, 5335 abrechenbar.

5331*	**Venographie einer Extremität – Ergänzende Projektion(en) (insbesondere des zentralen Abflussgebiets) im Anschluss an die Leistung nach Nummer 5330, insgesamt**	**200** / 11,66	20,98 / 29,14

Ausschluss: Neben Nr. 5331 sind folgende Nrn. nicht abrechnungsfähig: 5295, 5313, 5353, 5354, 5359, 5360

Tipp: Neben Nr. 5331 sind die Nrn. 345, 346, 347, 5330, 5335 abrechenbar.

5335*	**Zuschlag zu den Leistungen nach den Nummern 5300 bis 5331 (Venographie einer Extremität) bei computergestützter Analyse und Abbildung**	**800** / 46,63	–

Der Zuschlag nach Nummer 5335 kann je Untersuchungstag unabhängig von der Anzahl der Einzeluntersuchungen nur einmal und nur mit dem einfachen Gebührensatz berechnet werden.

Ausschluss: Neben Nr. 5335 ist folgende Nr. nicht abrechnungsfähig: 5313

Kommentar: Die computergestützte Analyse und Abbildung betrifft Abbildungen, bei denen durch Variierung des Bildes mit dem digitalen Anteil der Bildeinheit, u. a. mit BDAS-Technik, gearbeitet wird.

Tipp: Neben Nr. 5335 sind die Nrn. 5300 – 5331 abrechenbar.

5338*	**Lymphographie, je Extremität**	**1000** / 58,29	104,92 / 145,72

Ausschluss: Neben Nr. 5338 ist folgende Nr. nicht abrechnungsfähig: 5313

Tipp: Neben Nr. 5338 sind die Nrn. 365, 5339 abrechenbar.

5339*	**Lymphographie, je Extremität – Ergänzende Projektion(en) im Anschluss an die Leistung nach Nummer 5338 – einschließlich Durchleuchtung(en) –, insgesamt**	**250** / 14,57	26,23 / 36,43

Ausschluss: Neben Nr. 5339 sind folgende Nrn. nicht abrechnungsfähig: 5295, 5313

Tipp: Neben Nr. 5339 ist die Nr. 5338 abrechenbar.

6 Interventionelle Maßnahmen

Allgemeine Bestimmungen

Die Leistungen nach den Nummern 5345 bis 5356 können je Sitzung nur einmal berechnet werden.

5345*	**Perkutane transluminale Dilatation und Rekanalisation von Arterien mit Ausnahme der Koronararterien – einschließlich Kontrastmitteleinbringungen und Durchleuchtung(en) im zeitlichen Zusammenhang mit dem gesamten Eingriff –**	**2800** / 163,20	293,77 / 408,01

Neben der Leistung nach Nummer 5345 sind die Leistungen nach den Nummern 350 bis 361 sowie 5295 nicht berechnungsfähig.

Wurde innerhalb eines Zeitraums von vierzehn Tagen vor Erbringung der Leistung nach Nummer 5345 bereits eine Leistung nach den Nummern 5300 bis 5313 berechnet, darf neben der Leistung nach Nummer 5345 für dieselbe Sitzung eine Leistung nach den Nummern 5300 bis 5313 nicht erneut berechnet werden. Im Falle der Nebeneinanderberechnungder Leistung nach Nummer 5345 neben einer Leistung nach den Nummern 5300 bis 5313 ist in der Rechnung zu bestätigen, daß in den vorhergehenden vierzehn Tagen eine Leistung nach den Nummern 5300 bis 5313 nicht berechnet wurde.

Ausschluss: Neben Nr. 5345 sind folgende Nrn. nicht abrechnungsfähig: 350, 351, 355 – 357, 360, 361, 5295, 5356

Beschluss BÄK: **Aus den Beschlüssen des Zentralen Konsultationsausschusses für Gebührenordnungsfragen bei der Bundesärztekammer zur Privatliquidation herzchirurgischer Leistungen.**

Nr. 5345 GOÄ (PTA) für die Aufdehnung der Arteria mammaria

Die Aufdehnung der Arteria mammaria mittels Knopfsonde oder Durchspülung (z.B. Papaverin) ist keine eigenständig berechenbare Leistung, In seltenen speziellen Situationen (etwa 0,5 % der Eingriffe) muss aber eine echte Dilatation der Arteria mammaria interna oder eines anderen Gefäßes intraoperativ durchgeführt werden, wobei dann auch ein entsprechender Ballonkatheter verwendet wird. In dieser speziellen Ausnahmesituation sieht der Konsultationsausschuss die eigenständige Berechenbarkeit der Nr. 5345 GOÄ begründet. Im Hinblick auf eine angemessene Bewertung ist, weil die Leistung nichtperkutan, sondern am freigelegten Gefäß erfolgt, die Berechnung mit dem 1,0fachen Steigerungsfaktor sachgerecht.

Hinzuweisen ist darauf, dass das Erfordernis dieses zusätzlichen und eigenständigen Eingriffs bereits in der präoperativen Angiographie erkennbar und intraoperativ die Durchführung anhand der Druckwerte dokumentiert sein muss. Die Besonderheit des Eingriffes sollte bereits in der Rechnungsstellung nachvollziehbar sein.

Tipp: Neben Nr. 5345 sind die Nrn. 5346, 5355 abrechenbar.

5346*

Zuschlag zu der Leistung nach Nummer 5345 bei Dilatation und Rekanalisation von mehr als zwei Arterien, insgesamt **600** 62,95 34,97 87,43

Neben der Leistung nach Nummer 5346 sind die Leistungen nach den Nummern 350 bis 361 sowie 5295 nicht berechnungsfähig.

Ausschluss: Neben Nr. 5346 sind folgende Nrn. nicht abrechnungsfähig: 350, 351, 355 – 357, 360, 361, 5295

Tipp: Neben Nr. 5346 sind die Nrn. 5345, 5355 abrechenbar.

5348*

Perkutane transluminale Dilatation und Rekanalisation von Koronararterien – einschließlich Kontrastmitteleinbringungen und Durchleuchtung(en) im zeitlichen Zusammenhang mit dem gesamten Eingriff – **3800** 398,69 221,49 553,73

Neben der Leistung nach Nummer 5348 sind die Leistungen nach den Nummern 350 bis 361 sowie 5295 nicht berechnungsfähig.

Wurde innerhalb eines Zeitraums von vierzehn Tagen vor Erbringung der Leistung nach Nummer 5348 bereits eine Leistung nach den Nummern 5315 bis 5327 berechnet, darf neben der Leistung nach Nummer 5348 für dieselbe Sitzung eine Leistung nach den Nummern 5315 bis 5327 nicht erneut berechnet werden. Im Falle der Nebeneinanderberechnung der Leistung nach Nummer 5348 neben einer Leistung nach den Nummern 5315 bis 5327 ist in der Rechnung zu bestätigen, daß in den vorhergehenden vierzehn Tagen eine Leistung nach den Nummern 5315 bis 5327 nicht berechnet wurde.

Ausschluss: Neben Nr. 5348 sind folgende Nrn. nicht abrechnungsfähig: 350, 351, 355 – 357, 360, 361, 5295

Tipp: Neben Nr. 5348 sind die Nrn. 5349, 5356 abrechenbar.

5349*

Zuschlag zu der Leistung nach Nummer 5348 bei Dilatation und Rekanalisation von mehr als einer Koronararterie, insgesamt **1000** 104,92 58,29 145,72

Neben der Leistung nach Nummer 5349 sind die Leistungen nach den Nummern 350 bis 361 sowie 5295 nicht berechnungsfähig.

Ausschluss: Neben Nr. 5349 sind folgende Nrn. nicht abrechnungsfähig: 350, 351, 355 – 357, 360, 361, 5295

Tipp: Neben Nr. 5349 sind die Nrn. 5348, 5356 abrechenbar.

GOÄ-Nr.		Punktzahl / 1fach	2,3 / *1,8 / 3,5 / *2,5
5351*	**Lysebehandlung, als Einzelbehandlung oder ergänzend zu den Leistungen nach den Nummern 2826, 5345 oder 5348 – bei einer Lysedauer von mehr als einer Stunde –**	**500** / 29,14	52,46 / 72,86

Kommentar: Nach dem Kommentar zur GOÄ von **Brück** sind Lysebehandlungen berechnungsfähig bei:

- Lyse-Einzelbehandlung eines Gefäßes,
- Lyse nach vorausgegangener diagnostischer Angiographie,
- Lyse nach vorausgegangener Dilatationsbehandlung,
- Lyse nach vorausgegangener operativer Beseitigung eines Verschlusses oder Stenose eines Gefäßes

Tipp: Neben Nr. 5351 sind die Nrn. 2826, 5345, 5348, 5352 abrechenbar.

5352*	**Zuschlag zu der Leistung nach Nummer 5351 bei Lysebehandlung der hirnversorgenden Arterien**	**1000** / 58,29	104,92 / 145,72

Tipp: Neben Nr. 5352 ist die Nr. 5351 abrechenbar.

5353*	**Perkutane transluminale Dilatation und Rekanalisation von Venen – einschließlich Kontrastmitteleinbringungen und Durchleuchtung(en) im zeitlichen Zusammenhang mit dem gesamten Eingriff –**	**2000** / 116,57	209,83 / 291,44

Neben der Leistung nach Nummer 5353 sind die Leistungen nach den Nummern 344 bis 347, 5295 sowie 5329 bis 5331 nicht berechnungsfähig.

Ausschluss: Neben Nr. 5353 sind folgende Nrn. nicht abrechnungsfähig: 344 – 347, 5295, 5329 – 5331, 5356

Tipp: Neben Nr. 5353 sind die Nrn. 5354, 5355 abrechenbar.

5354*	**Zuschlag zu der Leistung nach Nummer 5353 bei Dilatation und Rekanalisation von mehr als zwei Venen, insgesamt**	**200** / 11,66	20,98 / 29,14

Neben der Leistung nach Nummer 5354 sind die Leistungen nach den Nummern 344 bis 347, 5295 sowie 5329 bis 5331 nicht berechnungsfähig.

Ausschluss: Neben Nr. 5354 sind folgende Nrn. nicht abrechnungsfähig: 344, 345, 346, 347, 5295, 5329 – 5331

Tipp: Neben Nr. 5354 sind die Nrn. 5353, 5355 abrechenbar.

5355*	**Einbringung von Gefäßstützen oder Anwendung alternativer Angioplastiemethoden (Atherektomie, Laser), zusätzlich zur perkutanen transluminalen Dilatation – einschließlich Kontrastmitteleinbringungen und Durchleuchtung(en) im zeitlichen Zusammenhang mit dem gesamten Eingriff –**	**2000** / 116,57	209,83 / 291,44

Neben der Leistung nach Nummer 5355 sind die Leistungen nach den Nummern 344 bis 361, 5295 sowie 5300 bis 5327 nicht berechnungsfähig.

Ausschluss: Neben Nr. 5355 sind folgende Nrn. nicht abrechnungsfähig: 344 – 347, 350, 351, 355 – 357, 360, 361, 5295, 5300 – 5313, 5315, 5316, 5317, 5318, 5324, 5325, 5326, 5327, 5356

Tipp: Neben Nr. 5355 sind die Nrn. 5345, 5346, 5353, 5354 abrechenbar.

5356*	**Einbringung von Gefäßstützen oder Anwendung alternativer Angioplasiemethoden (Atherektomie, Laser), zusätzlich zur perkutanen transluminalen Dilatation einer Koronararterie – einschließlich Kontrastmitteleinbringungen und Durchleuchtung(en) im zeitlichen Zusammenhang mit dem gesamten Eingriff –**	**2500** / 145,72	262,29 / 364,30

Neben der Leistung nach Nummer 5356 sind die Leistungen nach den Nummern 350 bis 361, 5295, 5315 bis 5327, 5345 sowie 5353 sowie 5355 nicht berechnungsfähig.
Neben der Leistung nach Nummer 5356 ist die Leistung nach Nummer 5355 für Eingriffe an Koronararterien nicht berechnungsfähig.

Ausschluss: Neben Nr. 5356 sind folgende Nrn. nicht abrechnungsfähig: 350, 351, 355 – 357, 360, 361, 5295, 5315, 5316, 5317, 5318, 5324, 5325, 5326, 5327, 5345, 5353, 5355

Tipp: Neben Nr. 5356 sind die Nrn. 5348, 5349 abrechenbar.

5357* **Embolisation einer oder mehrerer Arterie(n) mit Ausnahme der Arterien im Kopf Halsbereich oder Spinalkanal – einschließlich Kontrastmitteleinbringung(en) und angiographischer Kontrollen im zeitlichen Zusammenhang mit dem gesamten Eingriff –, je Gefäßgebiet** **3500** 204,01 367,21 510,01

Neben der Leistung nach Nummer 5357 sind die Leistungen nach den Nummern 350 bis 361, 5295 sowie 5300 bis 5312 nicht berechnungsfähig.

Ausschluss: Neben Nr. 5357 sind folgende Nrn. nicht abrechnungsfähig: 350, 351, 355 – 357, 360, 361, 5295, 5300 – 5312

5358* **Embolisation einer oder mehrerer Arterie(n) im Kopf-Halsbereich oder Spinalkanal – einschließlich Kontrastmitteleinbringug(en) und angiographischer Kontrollen im zeitlichen Zusammenhang mit dem gesamten Eingriff –, je Gefäßgebiet** **4500** 262,29 472,13 655,73

Neben der Leistung nach Nummer 5358 sind die Leistungen nach den Nummern 350, 351, 5295 sowie 5300 bis 5305 nicht berechnungsfähig.

Ausschluss: Neben Nr. 5358 sind folgende Nrn. nicht abrechnungsfähig: 350, 351, 5295, 5300 – 5302, 5304, 5305

5358* annalog **Abrechnung des Coilings von Hirnarterien (analog Nr. 5358*) –** **4500** 262,29 472,13 655,73

Beschluss des Gebührenordnungsausschusses der BÄK in seiner 4. Sitzung (Amtsperiode 2011/ 2015) am 19. März 2012 – Dtsch. Ärztebl 2012; 109(19): A-987/B-851/C-843:
Neben der Leistung nach Nummer 5358analog sind die Leistungen nach den Nummern 350, 351, 5295 sowie 5300 bis 5305 nicht berechnungsfähig.

Ausschluss: Neben Nr. 5358 sind folgende Nrn. nicht abrechnungsfähig: 350, 351, 5295, 5300–5302, 5304, 5305

5359* **Embolisation der Vena spermatica – einschließlich Kontrastmitteleinbringung(en) und angiographischer Kontrollen im zeitlichen Zusammenhang mit dem gesamten Eingriff –** **2500** 145,72 262,29 364,30

Neben der Leistung nach Nummer 5359 sind die Leistungen nach den Nummern 344 bis 347, 5295 sowie 5329 bis 5331 nicht berechnungsfähig.

Ausschluss: Neben Nr. 5359 sind folgende Nrn. nicht abrechnungsfähig: 344 – 347, 5295, 5329 – 5331

5360* **Embolisation von Venen – einschließlich Kontrastmitteleinbringung(en) und angiographischer Kontrollen im zeitlichen Zusammenhang mit dem gesamten Eingriff –** **2000** 116,57 209,83 291,44

Neben der Leistung nach Nummer 5360 sind die Leistungen nach den Nummern 344 bis 347, 5295 sowie 5329 bis 5331 nicht berechnungsfähig.

Ausschluss: Neben Nr. 5360 sind folgende Nrn. nicht abrechnungsfähig: 344 – 347, 5295, 5329 – 5331

5361* **Transhepatische Drainage und/oder Dilatation von Gallengängen – einschließlich Kontrastmitteleinbringung(en) und cholangiographischer Kontrollen im zeitlichen Zusammenhang mit dem gesamten Eingriff –** **2600** 151,55 272,78 378,87

Neben der Leistung nach Nummer 5361 sind die Leistungen nach den Nummern 370, 5170 sowie 5295 nicht berechnungsfähig.

Ausschluss: Neben Nr. 5361 sind folgende Nrn. nicht abrechnungsfähig: 370, 5170, 5295

GOÄ-Nr. Punktzahl 1fach 2,3 / *1,8 3,5 / *2,5

7 Computertomographie

Allgemeine Bestimmungen

Die Leistungen nach den Nummern 5369 bis 5375 sind je Sitzung jeweils nur einmal berechnungsfähig. Die Nebeneinanderberechnung von Leistungen nach den Nummern 5370 bis 5374 ist in der Rechnung gesondert zu begründen.

Bei Nebeneinanderberechnung von Leistungen nach den Nummern 5370 bis 5374 ist der Höchstwert nach Nummer 5369 zu beachten.

5369* **Höchstwert für Leistungen nach den Nummern 5370 bis 5374** — **3000** | 174,86 | 314,75 | 437,15

Ausschluss: Neben Nr. 5369 sind folgende Nrn. nicht abrechnungsfähig: 5370 – 5374

Tipp: Neben Nr. 5369 sind die Nrn. 340, 345, 346, 347, 5376 abrechenbar.

5370* **Computergesteuerte Tomographie im Kopfbereich – gegebenenfalls einschließlich des kranio-zervikalen Übergangs –** — **2000** | 116,57 | 209,83 | 291,44

Ausschluss: Neben Nr. 5370 sind folgende Nrn. nicht abrechnungsfähig: 5369, 5378, 5810, 5831, 5840, 5841

Tipp: Neben Nr. 5370 sind die Nrn. 340, 345, 346, 347, 5376 abrechenbar.

5371* **Computergesteuerte Tomographie im Hals- und/oder Thoraxbereich** — **2300** | 134,06 | 241,31 | 335,15

Ausschluss: Neben Nr. 5371 sind folgende Nrn. nicht abrechnungsfähig: 5357, 5369, 5375, 5378, 5810, 5831, 5840, 5841

Tipp: Neben Nr. 5371 sind die Nrn. 345, 346, 347, 5376 abrechenbar.

5372* **Computergesteuerte Tomographie im Abdominalbereich** — **2600** | 151,55 | 272,78 | 378,87

Die Nebeneinanderberechnung der Nummern 5370 bis 5372 ist in der Rechnung gesondert zu begründen.

Ausschluss: Neben Nr. 5372 sind folgende Nrn. nicht abrechnungsfähig: 5369, 5375, 5378, 5810, 5831, 5840, 5841

Tipp: Neben Nr. 5372 sind die Nrn. 345, 346, 347, 5376 abrechenbar.

5373* **Computergesteuerte Tomographie des Skeletts (Wirbelsäule, Extremitäten oder Gelenke bzw. Gelenkpaare)** — **1900** | 110,75 | 199,34 | 276,86

Ausschluss: Neben Nr. 5373 sind folgende Nrn. nicht abrechnungsfähig: 5369, 5378, 5810, 5831, 5840, 5841

Tipp: Neben Nr. 5373 sind die Nrn. 345, 346, 347, 5376 abrechenbar.

5374* **Computergesteuerte Tomographie der Zwischenwirbelräume im Bereich der Hals-, Brust- oder Lendenwirbelsäule – gegebenenfalls einschließlich der Übergangsregionen –** — **1900** | 110,75 | 199,34 | 276,86

Ausschluss: Neben Nr. 5374 sind folgende Nrn. nicht abrechnungsfähig: 5369, 5378, 5810, 5831, 5840, 5841

Tipp: Neben Nr. 5374 sind die Nrn. 340, 345, 346, 347, 372 abrechenbar.

5375* **Computergesteuerte Tomographie der Aorta in ihrer gesamten Länge** — **2000** | 116,57 | 209,83 | 291,44

Die Leistung nach Nummer 5375 ist neben den Leistungen nach den Nummern 5371 und 5372 nicht berechnungsfähig.

Ausschluss: Neben Nr. 5375 sind folgende Nrn. nicht abrechnungsfähig: 5371, 5372, 5378

Tipp: Neben Nr. 5375 sind die Nrn. 345, 346, 347, 5376 abrechenbar.

GOÄ-Nr.		Punktzahl 1fach	2,3 / *1,8 3,5 / *2,5
5376*	**Ergänzende computergesteuerte Tomographie(n) mit mindestens einer zusätzlichen Serie (z.B. bei Einsatz von Xenon, bei Einsatz der High-Resolution-Technik, bei zusätzlichen Kontrastmittelgaben) – zusätzlich zu den Leistungen nach den Nummern 5370 bis 5375 –**	**500** 29,14	52,46 72,86

Ausschluss: Neben Nr. 5376 ist folgende Nr. nicht abrechnungsfähig: 5378

Tipp: Neben Nr. 5376 sind die Nrn. 340 – 351, 5370 – 5375 abrechenbar.

5377*	**Zuschlag für computergesteuerte Analyse – einschließlich speziell nachfolgender 3D-Rekonstruktion –**	**800** 46,63	– –

Der Zuschlag nach Nummer 5377 ist nur mit dem einfachen Gebührensatz berechnungsfähig.

Beschluss BÄK: **Beschluss des Gebührenausschusses der Bundesärztekammer: Berechnung der Lichtoptischen Wirbelsäulenvermessung (Optrimetrie) (15. Sitzung vom 27. Juli 1998)**
Zur Berechnung der lichtoptischen Wirbelsäulenvermessung ist die Nr. 5378 heranzuziehen. Der Zuschlag nach Nr. 5377 GOÄ ist nicht zusätzlich berechenbar.

GOÄ-Ratgeber der BÄK: ► **Wirbelsäulennahe Injektionsbehandlungen**
Dr. med. Stefan Gorlas – Deutsches Ärzteblatt 108, Heft 37 (16.09.2011), S. A-1930 – **http://www.bundesaerztekammer.de/page.asp?his=1.108.4144.4316.9812**
Dr. Gorlas erläutert: Wirbelsäulennahe Injektionsbehandlungen werden auch mit computertomographischer Steuerung durchgeführt.
Im Gegensatz zur Nr. 5733 GOÄ, die bei kernspintomographischen Untersuchungen berechnungsfähig ist, setzt der Ansatz der Nr. 5377 GOÄ zunächst eine obligatorische 3D-Rekonstruktion voraus. Nach Auffassung der BÄK ist die Berechnung der Nr. 5377 GOÄ zudem, in Analogie zu den Abrechnungsempfehlungen zur Nr. 5733 GOÄ für eine Winkel-, Flächen- oder Volumenmessung, nicht jedoch für die Durchführung einfacher Zweipunktmessungen gerechtfertigt. Auch in der Rechtsprechung werden als Abrechnungsvoraussetzungen der Nr. 5377 GOÄ die Messungen von Eindringtiefe und Einstichwinkel beziehungsweise die geometrische Berechnung der Injektion genannt.

Kommentar: Das LG Köln führt in einem Urteil vom 06.05.2009 (AZ: 23 O 173/03) aus: die GOÄ Nr. 5377* ist bereits dadurch erfüllt, das auf den ausgewerteten Bilddokumenten Hautmarkierungen festzustellen sind, die als Berechnungsgrundlage für die Injektionen dienen. Diese Markierungen sind letztlich die Grundlage für die geometrische Berechnung der Injektionen. Bereits diese Planung der Injektion rechtfertigt den Ansatz der Nr. 5377*, da durch sie strahlenbelastende Wiederholungsuntersuchungen unterbleiben können.

Tipp: Neben Nr. 5377 sind die Nrn. 5370 – 5375 abrechenbar.

5378*	**Computergesteuerte Tomographie zur Bestrahlungsplanung oder zu interventionellen Maßnahmen**	**1000** 58,29	104,92 145,72

Neben oder anstelle der computergesteuerten Tomographie zur Bestrahlungsplanung oder zu interventionellen Maßnahmen sind die Leistungen nach den Nummern 5370 bis 5376 nicht berechnungsfähig.

Ausschluss: Neben Nr. 5378 sind folgende Nrn. nicht abrechnungsfähig: 5345 – 5360, 5370 – 5375, 5376

Tipp: Neben Nr. 5378 sind die Nrn. 5361, 5810, 5831, 5840, 5851 abrechenbar.

5378* analog	**Berechnung der lichtoptischen Wirbelsäulenvermessung (Optimetrie) (analog 5378* GOÄ) – n. Beschlüssen des Ausschusses „Gebührenordnung" der BÄK**	**1000** 58,29	104,92 145,72

Beschluss BÄK: **Beschluss des Gebührenausschusses der Bundesärztekammer: Berechnung der Lichtoptischen Wirbelsäulenvermessung (Optrimetrie) (15. Sitzung vom 27. Juli 1998)**
Zur Berechnung der lichtoptischen Wirbelsäulenvermessung ist die Nr. 5378 heranzuziehen. Der Zuschlag nach Nr. 5377 GOÄ ist nicht zusätzlich berechenbar.

5380*	**Bestimmung des Mineralgehalts (Osteodensitometrie) von repräsentativen (auch mehreren) Skeletteilen mit quantitativer Computertomographie oder quantitativer digitaler Röntgentechnik**	**300** 17,49	31,48 43,72

Ausschluss: Neben Nr. 5380 ist folgende Nr. nicht abrechnungsfähig: 5475

GOÄ-Ratgeber der BÄK: **Abrechnung der Osteodensitometrie**

Dr. med. Stefan Gorlas -(in: Deutsches Ärzteblatt 109, Heft 26 (29.06.2012), S. A-1396) – http://www.bundesaerztekammer.de/page.asp?his=1.108.4144.4316.10616
Die Herausgeber haben die Aussagen von Dr. Gorlas tabellarisch dargestellt:

Knochendichtemessung (Osteodensitometrie)

Radiologische Verfahren	GOÄ Nr.
Dual-X-Ray-Absorptiometrie (DXA)	**5475***
quantitative Computertomographie (QCT) bzw. periphere quantitative Computertomographie (pQCT)	**5380***

Dr. Gorlas rät: ...„Werden im Einzelfall Knochendichtemessungen an beiden Hüften durchgeführt, kann der hierdurch bedingte höhere Zeitaufwand gemäß § 5 Absatz 2 GOÄ durch den Ansatz eines Steigerungssatzes oberhalb des Schwellenwerts berücksichtigt werden..."
Der Autor weist auf die EBM Abrechnung bei GKV-Versicherten hin:
Bei Patienten mit erlittener Fraktur ohne nachweisbares adäquates Trauma und mit Verdacht auf eine Osteoporose, ist die Osteodensitometrie sowohl in der DXA-Technik als auch mittels Computertomographie mit der EBM-Nr. 34600 abrechenbar.

II Nuklearmedizin

Allgemeine Bestimmungen

1. Szintigraphische Basisleistung ist grundsätzlich die planare Szintigraphie mit der Gammakamera, gegebenenfalls in mehreren Sichten/Projektionen. Bei der Auswahl des anzuwendenden Radiopharmazeutikums sind wissenschaftliche Erkenntnisse und strahlenhygienische Gesichtspunkte zu berücksichtigen. Wiederholungsuntersuchungen, die nicht ausdrücklich aufgeführt sind, sind nur mit besonderer Begründung und wie die jeweilige Basisleistung berechnungsfähig.

2. Ergänzungsleistungen nach den Nummern 5480 bis 5485 sind je Basisleistung oder zulässiger Wiederholungsuntersuchung nur einmal berechnungsfähig. Neben Basisleistungen, die quantitative Bestimmungen enthalten, dürfen Ergänzungsleistungen für Quantifizierungen nicht zusätzlich berechnet werden. Die Leistungen nach den Nummern 5473 und 5481 dürfen nicht nebeneinander berechnet werden. Die Leistungen nach den Nummern 5473, 5480, 5481 und 5483 sind nur mit Angabe der Indikation berechnungsfähig.

3. Die Befunddokumentation, die Aufbewahrung der Datenträger sowie die Befundmitteilung oder der einfache Befundbericht mit Angaben zu Befund(en) und zur Diagnose sind Bestandteil der Leistungen und nicht gesondert berechnungsfähig.

4. Die Materialkosten für das Radiopharmazeutikum (Nuklid, Markierungs- oder Testbestecke) sind gesondert brechnungsfähig. Kosten für Beschaffung, Aufbereitung, Lagerung und Entsorgung der zur Untersuchung notwendigen Substanzen, die mit ihrer Anwendung verbraucht sind, sind nicht gesondert berechnungsfähig.

5. Die Einbringung von zur Diagnostik erforderlichen Stoffen in den Körper – mit Ausnahme der Einbringung durch Herzkatheter, Arterienkatheter, Subokzipitalpunktion oder Lumbalpunktion – sowie die gegebenenfalls erforderlichen Entnahmen von Blut oder Urin sind mit den Gebühren abgegolten, soweit zu den einzelnen Leistungen dieses Abschnitts nichts anderes bestimmt ist.

6. Die Einbringung von zur Therapie erforderlichen radioaktiven Stoffen in den Körper – mit Ausnahme der intraartikulären, intralymphatischen, endoskopischen oder operativen Einbringungen des Strahlungsträgers oder von Radionukliden – ist mit den Gebühren abgegolten, soweit zu den einzelnen Leistungen dieses Abschnitts nichts anderes bestimmt ist.

7. Rechnungsbestimmungen

a) Der Arzt darf nur die für den Patienten verbrauchte Menge an radioaktiven Stoffen berechnen.

b) Bei der Berechnung von Leistungen nach Abschnitt O II sind die Untersuchungs- und Behandlungsdaten der jeweils eingebrachten Stoffe sowie die Art der ausgeführten Maßnahmen in der Rechnung anzugeben, sofern nicht durch die Leistungsbeschreibung eine eindeutige Definition gegeben ist.

GOÄ-Nr.		Punktzahl 1fach	2,3 / *1,8 3,5 / *2,5

Kommentar:
In der Rechnung sind anzugeben:
- Die Untersuchungs- und Behandlungstermine
- Angabe der durchgeführten Untersuchungen bzw. Behandlungen
- Art und Bezeichnung des radioaktiven Stoffes
- Angabe der verbrauchten Menge des Stoffes
- Kosten für den verbrauchten radioaktiven Stoff.

1. Diagnostische Leistungen (In-vivo-Untersuchungen)

a. Schilddrüse

5400*	**Szintigraphische Untersuchung (Schilddrüse) – gegebenenfalls einschließlich Darstellung dystoper Anteile –**	**350** 20,40	36,72 51,00
Ausschluss:	Neben Nr. 5400 sind folgende Nrn. nicht abrechnungsfähig: 5401, 5402		
5401*	**Szintigraphische Untersuchung (Schilddrüse) – einschließlich quantitativer Untersuchung –, mit Bestimmung der globalen, gegebenenfalls auch der regionalen Radionuklidaufnahme in der Schilddrüse mit Gammakamera und Meßwertverarbeitungssystem als Jodidclearance-Äquivalent – einschließlich individueller Kalibrierung und Qualitätskontrolle (z.B. Bestimmung der injizierten Aktivität) –**	**1300** 75,77	136,39 189,43
Ausschluss:	Neben Nr. 5401 sind folgende Nrn. nicht abrechnungsfähig: 5400, 5402, 5480, 5481, 5483, 5485		
5402*	**Radiojodkurztest bis zu 24 Stunden (Schilddrüse) – gegebenenfalls einschließlich Blutaktivitätsbestimmungen und/oder szintigraphischer Untersuchung(en) –** Die Leistungen nach den Nummern 5400 bis 5402 sind nicht nebeneinander berechnungsfähig.	**1000** 58,29	104,92 145,72
Ausschluss:	Neben Nr. 5402 sind folgende Nrn. nicht abrechnungsfähig: 5400, 5401, 5403, 5480, 5481, 5483, 5485		
5403*	**Radiojodtest (Schilddrüse) vor Radiojodtherapie mit 131 J mit mindestens drei zeitlichen Messpunkten, davon zwei später als 24 Stunden nach Verabreichung – gegebenenfalls einschließlich Blutaktivitätsbestimmungen –** Die Leistungen nach den Nummern 5402 und 5403 sind nicht nebeneinander berechnungsfähig.	**1200** 69,94	125,90 174,86
Ausschluss:	Neben Nr. 5403 sind folgende Nrn. nicht abrechnungsfähig: 5402, 5480, 5481, 5483, 5485		

b. Gehirn

5410*	**Szintigraphische Untersuchung des Gehirns**	**1200** 69,94	125,90 174,86
Tipp:	Neben Nr. 5410 sind die Nrn. 305, 5473, 5486 – 5489 abrechenbar.		
5411*	**Szintigraphische Untersuchung des Liquorraums** Für die Leistung nach Nummer 5411 sind zwei Wiederholungsuntersuchungen zugelassen, davon eine später als 24 Stunden nach Einbringung(en) des radioaktiven Stoffes.	**900** 52,46	94,43 131,15
Tipp:	Neben Nr. 5411 ist die Nr. 305 abrechenbar.		

GOÄ-Nr.		Punktzahl / 1fach	2,3 / *1,8 / 3,5 / *2,5

c. Lunge

5415*	**Szintigraphische Untersuchung der Lungenperfusion – mindestens vier Sichten/Projektionen –, insgesamt**	**1300** 75,77	136,39 189,43

Tipp: Neben Nr. 5415 ist die Nr. 5480 abrechenbar.

5416*	**Szintigraphische Untersuchung der Lungenbelüftung mit Inhalation radioaktiver Gase, Aerosole oder Stäube**	**1300** 75,77	136,39 189,43

Tipp: Neben Nr. 5416 sind die Nrn. 5473, 5480, 5481 abrechenbar.

d. Herz

5420*	**Radionuklidventrikulographie mit quantitativer Bestimmung von mindestens Auswurffraktion und regionaler Wandbewegung in Ruhe – gegebenenfalls einschließlich EKG im zeitlichen Zusammenhang mit der Untersuchung –**	**1200** 69,94	125,90 174,86

Ausschluss: Neben Nr. 5420 sind folgende Nrn. nicht abrechnungsfähig: 650 – 656, 5421, 5480, 5481, 5483, 5485

Tipp: Neben Nr. 5420 sind die Nrn. 355, 356, 5473 abrechenbar.

5421*	**Radionuklidventrikulographie als kombinierte quantitative Mehrfachbestimmung von mindestens Auswurffraktion und regionaler Wandbewegung in Ruhe und unter körperlicher oder pharmakologischer Stimulation – gegebenenfalls einschließlich EKG im zeitlichen Zusammenhang mit der Untersuchung –**	**3800** 221,49	398,69 553,73

Neben der Leistung nach Nummer 5421 ist bei zusätzlicher Erste-Passage-Untersuchung die Leistung nach Nummer 5473 berechnungsfähig.

Ausschluss: Neben Nr. 5421 sind folgende Nrn. nicht abrechnungsfähig: 650 – 656, 5420, 5480, 5481, 5483, 5485

Tipp: Neben Nr. 5421 sind die Nrn. 355, 356, 5473 abrechenbar.

5422*	**Szintigraphische Untersuchung des Myokards mit myokardaffinen Tracern in Ruhe – gegebenenfalls einschließlich EKG im zeitlichen Zusammenhang mit der Untersuchung –**	**1000** 58,29	104,92 145,72

Die Leistungen nach den Nummern 5422 und 5423 sind nicht nebeneinander berechnungsfähig.

Ausschluss: Neben Nr. 5422 sind folgende Nrn. nicht abrechnungsfähig: 650 – 656, 5423, 5424

Tipp: Neben Nr. 5422 sind die Nrn. 5486, 5487 abrechenbar.

5423*	**Szintigraphische Untersuchung des Myokards mit myokardaffinen Tracern unter körperlicher oder pharmakologischer Stimulation – gegebenenfalls einschließlich EKG im zeitlichen Zusammenhang mit der Untersuchung –**	**2000** 116,57	209,83 291,44

Ausschluss: Neben Nr. 5423 sind folgende Nrn. nicht abrechnungsfähig: 650 – 656, 5422, 5424

Tipp: Neben Nr. 5423 sind die Nrn. 5480, 5486, 5487 abrechenbar.

GOÄ-Nr.		Punktzahl / 1fach	2,3 / *1,8 / 3,5 / *2,5
5424*	**Szintigraphische Untersuchung des Myokards mit myokardaffinen Tracern in Ruhe und unter körperlicher oder phartnakologischer Stimulation – gegebenenfalls einschließlich EKG im zeitlichen Zusammenhang mit der Untersuchung –**	**2800** 163,20	293,77 408,01

Neben der Leistung nach Nummer 5424 sind die Leistungen nach den Nummern 5422 und/oder 5423 nicht berechnungsfähig.

Ausschluss: Neben Nr. 5424 sind folgende Nrn. nicht abrechnungsfähig: 650 – 656, 5422, 5423

Tipp: Neben Nr. 5424 sind die Nrn. 5480, 5486, 5487 abrechenbar.

e. Knochen- und Knochenmarkszintigraphie

5425*	**Ganzkörperskelettszintigraphie, Schädel und Körperstamm in zwei Sichten/Projektionen – einschließlich der proximalen Extremitäten, gegebenenfalls einschließlich der distalen Extremitäten –**	**2250** 131,15	236,06 327,87

Ausschluss: Neben Nr. 5425 ist folgende Nr. nicht abrechnungsfähig: 5426

Tipp: Neben Nr. 5425 sind die Nrn. 5473, 5480, 5481, 5483, 5486, 5487 abrechenbar.

5426*	**Teilkörperskelettszintigraphie – gegebenenfalls einschließlich der kontralateralen Seite –**	**1260** 73,44	132,20 183,60

Ausschluss: Neben Nr. 5426 ist folgende Nr. nicht abrechnungsfähig: 5425

5427*	**Zusätzliche szintigraphische Abbildung des regionalen Blutpools (Zwei-Phasenszintigraphie) – mindestens zwei Aufnahmen –**	**400** 23,31	41,97 58,29

Ausschluss: Neben Nr. 5427 ist folgende Nr. nicht abrechnungsfähig: 5483

5428*	**Ganzkörperknochenmarkszintigraphie, Schädel und Körperstamm in zwei Sichten/Projektionen – einschließlich der proximalen Extremitäten, gegebenenfalls einschließlich der distalen Extremitäten –**	**2250** 131,15	236,06 327,87

f. Tumorszintigraphie

5430*	**Tumorszintigraphie mit radioaktiv markierten unspezifischen Tumormarkern (z.B. Radiogallium oder -thallium), metabolischen Substanzen (auch 131J), Rezeptorsubstanzen oder monoklonalen Antikörpern – eine Region**	**1200** 69,94	125,90 174,86

Ausschluss: Neben Nr. 5430 sind folgende Nrn. nicht abrechnungsfähig: 5431, 5450

Beschluss BÄK: **Beschluss des Gebührenordnungsausschusses der BÄK zur Positronen-Emissions-Tomographie (PET)**

Beschlüsse zur Abrechnung komplexer PET-Untersuchungsleistungen

- **zur Ganzkörper-Tumordiagnostik,** mit szintigraphischer Basisleistung sowie einschl. aller ggf. erforderlichen PET-Teilkörperuntersuchungen mit jeweiliger Darstellung in mehreren Ebenen: Nr. 5431 plus zweimal Nr. 5488 GOÄ oder 5431 plus zweimal Nr. 5489 GOÄ;
- **zur Tumordiagnostik einer Körperregion,** mit szintigraphischer Basisleistung: Nr. 5430 plus Nr. 5488 GOÄ oder **Nr. 5430** plus Nr. 5489 GOÄ;
- **zur Hirn- oder Herzuntersuchung,** mit szintigraphischer Basisleistung sowie einschl. aller Belastungsstufen: Nr. 5410 (Gehirn) oder Nr. 5424 (Myokard in Ruhe und in Stimulation) plus zweimal Nr. 5488 GOÄ (oder zweimal Nr. 5489 GOÄ).

Der Ausschuss „Gebührenordnung" beschließt, dass bei der Ganzkörper-Tumor-PET die Gebührenpositionen Nr. 5488 und Nr. 5489 GOÄ zweimal in Ansatz kommen, unabhängig davon, wie viele Einzelaufnahmen in Anhängigkeit von dem jeweils zur Verfügung stehenden PET-Scanner im Einzelfall erforderlich waren. Als

GOÄ-Nr.		Punktzahl 1fach	2,3 / *1,8 3,5 / *2,5

Grundleistung der Tumor-PET ist bei einer Teilkörperuntersuchung die **Nr. 5430 GOÄ**, bei einer Ganzkörperuntersuchung die Nr. 5431 GOÄ sachgerecht.
Bei einer Hirn- oder Herz-PET sind zuzüglich zu den Grundleistungen nach Nr. 5410 (Gehirn) oder Nr. 5424 (Myokard in Ruhe und in Stimulation) die Nrn. 5488 oder 5489 GOÄ ebenfalls nur zweimal berechnungsfähig, auch wenn mehr als zwei Belastungsstufen durchgeführt wurden. Der Ausschuss empfiehlt im Rahmen einer Herz-Untersuchung in Ruhe und bei Belastung, sofern ein zeitlicher Zusammenhang innerhalb von zwei Wochen gegeben ist, als Grundleistung einmal die Nr. 5424 GOÄ (Myokard in Ruhe und unter Stimulation) in Ansatz zu bringen; die Nebeneinandererbringung der Nr. 5422 GOÄ (szintigraphische Untersuchung des Myokards in Ruhe) und Nr. 5423 GOÄ (unter Stimulation) innerhalb von zwei Wochen bedarf einer besonderen Begründung.

5431* **Tumorszintigraphie mit radioaktiv markierten unspezifischen Tumormarkern (z.B. Radiogallium oder -thallium), metabolischen Substanzen (auch 131J), Rezeptorsubstanzen oder monoklonalen Antikörpern – Ganzkörper (Stamm und/oder Extremitäten)** **2250** 236,06 131,15 327,87

Für die Untersuchung mehrerer Regionen ist die Leistung nach Nummer 5430 nicht mehrfach berechnungsfähig.
Für die Leistung nach Nummer 5430 sind zwei Wiederholungsuntersuchungen zugelassen, davon eine später als 24 Stunden nach Einbringung der Testsubstanz(en).
Die Leistungen nach den Nummern 5430 und 5431 sind nicht nebeneinander berechnungsfähig.

Ausschluss: Neben Nr. 5431 sind folgende Nrn. nicht abrechnungsfähig: 5430, 5450

Beschluss BÄK: Siehe Beschluss zu Nr. 5430*

g. Nieren

5440* **Nierenfunktionsszintigraphie mit Bestimmung der quantitativen Ganzkörper-Clearance und der Einzelnieren-Clearance – gegebenenfalls einschließlich Blutaktivitätsbestimmungen und Vergleich mit Standards –** **2800** 293,77 163,20 408,01

Die Leistungen nach den Nummern 5440 bis 5442 sind je Sitzung nur einmal und nicht nebeneinander berechnungsfähig.

Ausschluss: Neben Nr. 5440 sind folgende Nrn. nicht abrechnungsfähig: 5441, 5442, 5444, 5473, 5480, 5481, 5483, 5485

Tipp: Neben Nr. 5440 ist die Nr. 357 abrechenbar.

5441* **Perfusionsszintigraphie der Nieren – einschließlich semiquantitativer oder quantitativer Auswertung –** **1600** 167,87 93,26 233,15

Die Leistungen nach den Nummern 5440 bis 5442 sind je Sitzung nur einmal und nicht nebeneinander berechnungsfähig.

Ausschluss: Neben Nr. 5441 sind folgende Nrn. nicht abrechnungsfähig: 5440, 5442, 5480, 5481, 5483, 5485

Tipp: Neben Nr. 5441 ist die Nr. 357 abrechenbar.

5442* **Statische Nierenszintigraphie** **600** 62,95 34,97 87,43

Die Leistungen nach den Nummern 5440 bis 5442 sind je Sitzung nur einmal und nicht nebeneinander berechnungsfähig.

Ausschluss: Neben Nr. 5442 sind folgende Nrn. nicht abrechnungsfähig: 5440, 5441

Beschluss BÄK: **Beschluss des Gebührenordnungsausschusses BÄK**
Photodynamische Diagnostik von Hautläsionen analog Nr. 5442 GOÄ (600 Punkte)
Der Ersatz von Auslagen für die pro Patient verbrauchte photosensibilisierende Substanz wird nach § 10 GOÄ abgegolten.

Tipp: Neben Nr. 5442 ist die Nr. 357 abrechenbar.

GOÄ-Nr.		Punktzahl 1fach	2,3 / *1,8 3,5 / *2,5
5442* analog	**Photodynamische Diagnostik von Hautläsionen (analog Nr. 5442* GOÄ) – n. Beschlüssen des Ausschusses „Gebührenordnung" der BÄK**	**600** 34,97	62,95 87,43
5443*	**Zusatzuntersuchung zu den Leistungen nach den Nummern 5440 oder 5441 – mit Angabe der Indikation (z.B. zusätzliches Radionephrogramm als Einzel- oder Wiederholungsuntersuchung, Tiefenkorrektur durch Verwendung des geometrischen Mittels, Refluxprüfung, forcierte Diurese) –**	**700** 40,80	73,44 102,00
Tipp:	Neben Nr. 5443 sind die Nrn. 5440, 5441 abrechenbar.		
5444*	**Quantitative Clearanceuntersuchungen der Nieren an Sondenmeßplätzen – gegebenenfalls einschließlich Registrierung mehrerer Kurven und Blutaktivitätsbestimmungen –** Neben der Leistung nach Nummer 5444 ist die Leistung nach Nummer 5440 nicht berechnungsfähig.	**1000** 58,29	104,92 145,72
Ausschluss:	Neben Nr. 5444 sind folgende Nrn. nicht abrechnungsfähig: 5440, 5480, 5481, 5483, 5485		

h. Endokrine Organe

5450*	**Szintigraphische Untersuchung von endokrin aktivem Gewebe – mit Ausnahme der Schilddrüse –** Das untersuchte Gewebe ist in der Rechnung anzugeben. Für die Leistung nach Nummer 5450 sind zwei Wiederholungsuntersuchungen zugelassen, davon eine später als 24 Stunden nach Einbringung der radioaktiven Substanz(en). Die Leistung nach Nummer 5450 ist neben den Leistungen nach den Nummern 5430 und 5431 nicht berechnungsfähig.	**1000** 58,29	104,92 145,72
Ausschluss:	Neben Nr. 5450 sind folgende Nrn. nicht abrechnungsfähig: 5430, 5431		
Tipp:	Neben Nr. 5450 sind die Nrn. 5486, 5487 abrechenbar.		

i. Gastrointestinaltrakt

5455*	**Szintigraphische Untersuchung im Bereich des Gastrointestinaltrakts (z.B. Speicheldrüsen, Ösophagus-Passage – gegebenenfalls einschließlich gastralem Reflux und Magenentleerung –, Gallenwege – gegebenenfalls einschließlich Gallenreflux –, Blutungsquellensuche, Nachweis eines Meckel'schen Divertikels)**	**1300** 75,77	136,39 189,43
5456*	**Szintigraphische Untersuchung von Leber und/oder Milz (z.B. mit Kolloiden, gallengängigen Substanzen, Erythrozyten), in mehreren Ebenen**	**1300** 75,77	136,39 189,43
Tipp:	Neben Nr. 5456 sind die Nrn. 5473, 5480, 5481, 5483, 5485, 5486, 5487 abrechenbar.		

j. Hämatologie, Angiologie

5460*	**Szintigraphische Untersuchung von großen Gefäßen und/oder deren Stromgebieten – gegebenenfalls einschließlich der kontralateralen Seite –**	**900** 52,46	94,43 131,15

GOÄ-Nr.		Punktzahl 1fach	2,3 / *1,8 3,5 / *2,5
	Die Leistung nach Nummer 5460 ist neben der Leistung nach Nummer 5473 nicht berechnungsfähig.		
Ausschluss:	Neben Nr. 5460 ist folgende Nr. nicht abrechnungsfähig: 5473		
Tipp:	Neben Nr. 5460 ist die Nr. 357 abrechenbar.		
5461*	**Szintigraphische Untersuchung von Lymphabflussgebieten an Stamm und/oder Kopf und/oder Extremitäten – gegebenenfalls einschließlich der kontralateralen Seite –**	**2200** 128,23	230,82 320,58
5462*	**Bestimmung von Lebenszeit und Kinetik zellulärer Blutbestandteile – einschließlich Blutaktivitätsbestimmungen –**	**2200** 128,23	230,82 320,58
Ausschluss:	Neben Nr. 5462 sind folgende Nrn. nicht abrechnungsfähig: 5480, 5481, 5483, 5485		
Tipp:	Neben Nr. 5462 ist die Nr. 5463 abrechenbar.		
5463*	**Zuschlag zu der Leistung nach Nummer 5462, bei Bestimmung des Abbauorts**	**500** 29,14	52,46 72,86
	Szintigraphische Suche nach Entzündungsherden oder Thromben mit Radiogallium, markierten Eiweißen, Zellen oder monoklonalen Antikörpern		
Tipp:	Neben Nr. 5463 ist die Nr. 5462 abrechenbar.		
5465*	**Szintigraphische Suche nach Entzündungsherden oder Thromben mit Radiogallium, markierten Eiweißen, Zellen oder monoklonalen Antikörpern – eine Region**	**1260** 73,44	132,20 183,60
Ausschluss:	Neben Nr. 5465 ist folgende Nr. nicht abrechnungsfähig: 5466		
5466*	**Szintigraphische Suche nach Entzündungsherden oder Thromben mit Radiogallium, markierten Eiweißen, Zellen oder monoklonalen Antikörpern – Ganzkörper (Stamm und Extremitäten)**	**2250** 131,15	236,06 327,87
	Für die Untersuchung mehrerer Regionen ist die Leistung nach Nummer 5465 nicht mehrfach berechnungsfähig. Für die Leistungen nach den Nummern 5462 bis 5466 sind zwei Wiederholungsuntersuchungen zugelassen, davon eine später als 24 Stunden nach Einbringung der Testsubstanz(en).		
Ausschluss:	Neben Nr. 5466 ist folgende Nr. nicht abrechnungsfähig: 5465		

k. Resorptions- und Exkretionsteste

5470*	**Nachweis und/oder quantitative Bestimmung von Resorption, Exkretion oder Verlust von körpereigenen Stoffen (durch Bilanzierung nach radioaktiver Markierung) und/oder von radioaktiv markierten Analoga, in Blut, Urin, Faeces oder Liquor – einschließlich notwendiger Radioaktivitätsmessungen über dem Verteilungsraum –**	**950** 55,37	99,67 138,43
Ausschluss:	Neben Nr. 5470 sind folgende Nrn. nicht abrechnungsfähig: 5480, 5481, 5483		

GOÄ-Nr.		Punktzahl / 1fach	2,3 / *1,8 / 3,5 / *2,5

l. Sonstiges

5472*	**Szintigraphische Untersuchungen (z.B. von Hoden, Tränenkanälen, Augen, Tuben) oder Funktionsmessungen (z.B. Ejektionsfraktion mit Messsonde) ohne Gruppenzuordnung – auch nach Einbringung eines Radiopharmazeutikums in eine Körperhöhle –**	**950** 55,37	99,67 138,43

5473*	**Funktionsszintigraphie – einschließlich Sequenzszyntigraphie und Erstellung von Zeit-Radioaktivitätskurven aus ROI und quantifizierender Berechnung (z.B. von Transitzeiten, Impulsratenquotienten, Perfusionsindex, Auswurffraktion aus Erster-Radionuklid-Passage) –**	**900** 52,46	94,43 131,15

Die Leistung nach Nummer 5473 ist neben den Leistungen nach den Nummern 5460 und 5481 nicht berechnungsfähig.

Ausschluss: Neben Nr. 5473 sind folgende Nrn. nicht abrechnungsfähig: 5440, 5460, 5480, 5481, 5483

Tipp: Neben Nr. 5473 sind die Nrn. 5410, 5416, 5425, 5456 abrechenbar.

5474*	**Nachweis inkorporierter unbekannter Radionuklide**	**1350** 78,69	141,64 196,72

m. Mineralgehalt

5475*	**Quantitative Bestimmung des Mineralgehalts im Skelett (Osteodensitometrie) in einzelnen oder mehreren repräsentativen Extremitäten oder Stammskelettabschnitten mittels Dual-Photonen-Absorptionstechnik**	**300** 17,49	31,48 43,72

Ausschluss: Neben Nr. 5475 sind folgende Nrn. nicht abrechnungsfähig: 5380, 5480, 5481, 5483, 5485

IGeL: Früherkennung der Osteoporose

n. Ergänzungsleistungen

Die Ergänzungsleistungen nach den Nummern 5480 bis 5485 sind nur mit dem einfachen Gebührensatz berechnungsfähig.

5480*	**Quantitative Bestimmung von Impulsen/Impulsratendichte (Fläche, Pixel, Voxel) mittels Gammakamera mit Messwertverarbeitung – mindestens zwei ROI –**	**750** 43,72	– –

Ausschluss: Neben Nr. 5480 sind folgende Nrn. nicht abrechnungsfähig: 5401 – 5403, 5420, 5421, 5440, 5441, 5444, 5462, 5470, 5473 – 5475, 5481

Tipp: Neben Nr. 5480 sind die Nrn. 5415, 5416, 5423, 5425, 5456 abrechenbar.

5481*	**Sequenzszintigraphie – mindestens sechs Bilder in schneller Folge –**	**680** 39,64	– –

Ausschluss: Neben Nr. 5481 sind folgende Nrn. nicht abrechnungsfähig: 5401 – 5403, 5420, 5421, 5440, 5441, 5444, 5462, 5470, 5473 – 5481

Tipp: Neben Nr. 5481 sind die Nrn. 5416, 5425, 5456 abrechenbar.

5483* **Subtraktionsszintigraphie oder zusätzliche Organ- oder Blutpoolszintigraphie als anatomische Ortsmarkierung** **680** 39,64 –

Ausschluss: Neben Nr. 5483 sind folgende Nrn. nicht abrechnungsfähig: 5401 – 5403, 5420, 5421, 5427, 5440, 5441, 5444, 5462, 5470, 5475

Tipp: Neben Nr. 5483 sind die Nrn. 5425, 5456 abrechenbar.

5484* **In-vitro-Markierung von Blutzellen, (z.B. Erythrozyten, Leukozyten, Thrombozyten) – einschließlich erforderlicher in-vitro-Qualitätskontrollen –** **1300** 75,77 –

5485* **Messung mit dem Ganzkörperzähler – gegebenenfalls einschließlich quantitativer Analysen von Gammaspektren –** **980** 57,12 –

Ausschluss: Neben Nr. 5485 sind folgende Nrn. nicht abrechnungsfähig: 5401 – 5403, 5420, 5421, 5440, 5441, 5444, 5462, 5470, 5475

Tipp: Neben Nr. 5485 ist die Nr. 5456 abrechenbar.

o. Emissions-Computer-Tomographie

5486* **Single-Photonen-Emissions-Computertomographie (SPECT) mit Darstellung in drei Ebenen** **1200** 69,94 125,90 174,86

Ausschluss: Neben Nr. 5486 ist folgende Nr. nicht abrechnungsfähig: 5487

Tipp: Neben Nr. 5486 sind die Nrn. 5410, 5422, 5423, 5425, 5456 abrechenbar.

5487* **Single-Photonen-Emissions-Computertomographie (SPECT) mit Darstellung in drei Ebenen und regionaler Quantifizierung** **2000** 116,57 209,83 291,44

Ausschluss: Neben Nr. 5487 ist folgende Nr. nicht abrechnungsfähig: 5486

Tipp: Neben Nr. 5487 sind die Nrn. 5410, 5422, 5423, 5425, 5456 abrechenbar.

5488* **Positronen-Emissions-Tomographie (PET) – gegebenenfalls einschließlich Darstellung in mehreren Ebenen –** **6000** 349,72 629,50 874,31

Ausschluss: Neben Nr. 5488 ist folgende Nr. nicht abrechnungsfähig: 5489

Tipp: Neben Nr. 5488 ist die Nr. 5410 abrechenbar.

5489* **Positronen-Emissions-Tomographie (PET) mit quantifiziernder Auswertung – gegebenenfalls einschließlich Darstellung in mehreren Ebenen –** **7500** 437,15 786,88 1092,89

Ausschluss: Neben Nr. 5489 ist folgende Nr. nicht abrechnungsfähig: 5488

GOÄ-Ratgeber der BÄK: **BGH sieht keine Regelungslücke in der GOÄ – PET –**
Dr. med. Regina Klakow-Franck – in: Deutsches Ärzteblatt 101, Heft 4 (23.01.2004), Seite A-210 – www.bundesaerztekammer.de/page.asp?his=1.108.4144.4316.4319
Die Autorin merkt an: „... Die BÄK hatte bei Durchführung einer Ganzkörper-Tumor-PET den zweimaligen Ansatz der Nr. 5489 empfohlen. Dieser Auffassung ist der Bundesgerichtshof in zwei Entscheidungen zur PET nicht gefolgt (BGH, 27. November 2003, Az.: III ZR 37/03 u. Az.: III ZR 416/02).

Nr. 5489 darf nicht zweimal berechnet werden, auch dann nicht, wenn bei Einsatz älterer PET-Scanner zwei oder sogar mehr Untersuchungen angefertigt werden müssen, um ein Gesamtbild von der Tumorausbreitung zu erhalten. Im Fall der Ganzkörper-PET liegt keine „planwidrige Unvollständigkeit" der GOÄ vor. Auch wenn die Abrechnungsempfehlung der Bundesärztekammer sachgerechter wäre – eine mehr als einmalige Berechnung der Nr. 5489 oder Analogabrechnung komme nicht in Betracht. ... „

Recht-sprechung: **PET – Untersuchung, Geb. Ziffer 5489 GOÄ**
Bei einer PET – Untersuchung (Positronen-Emissions-Tomographie) mehrerer Körperregionen darf die Ziffer 5489 GOÄ auch dann nur einmal in Rechnung gestellt werden, wenn aufgrund der Beschaffenheit des verwendeten PET – Scanners für die Untersuchung jeder Region eine eigene Aufnahme erstellt werden muss.
Aktenzeichen: BGH, 18.09.2003, AZ: III ZR 389/02
Entscheidungsjahr: 2003

Abrechnung von PET – Untersuchungen
Bei einer Ganzkörper-PET-Untersuchung wird regelmäßig als Basisleistung eine planare Szintigrafie als eigenständige ärztliche Leistung erbracht. Es ist daher gerechtfertigt, neben der Gebührenziffer 5489 auch die Gebührenziffer 5431 abzurechnen.
Bei der Abrechnung der Ganzkörper-PET-Untersuchung ist der besondere Aufwand zu berücksichtigen, so dass bei der GOÄ Gebühren-Ziffer 5489 ein Ansatz mit dem 2,5 fachen Steigerungssatz als sachgerecht anzusehen ist.
Aktenzeichen: OLG Köln, 31.10.2011, AZ: 5 U 91/11
Entscheidungsjahr: 2011

Tipp: Neben Nr. 5489 ist die Nr. 5410 abrechenbar.

2. Therapeutische Leistungen (Anwendung offener Radionuklide)

5600* **Radiojodtherapie von Schilddrüsenerkrankungen** **2480** 260,19
144,55 361,38

5602* **Radiophosphortherapie bei Erkrankungen der blutbildenden Organe** **1350** 141,64
78,69 196,72

5603* **Behandlung von Knochenmetastasen mit knochenaffinen Radiopharmazeutika** **1080** 113,31
62,95 157,38

5604* **Instillation von Radiopharmazeutika in Körperhöhlen, Gelenke oder Hohlorgane** **2700** 283,28
157,38 393,44

Ausschluss: Neben Nr. 5604 sind folgende Nrn. nicht abrechnungsfähig: 300 – 302, 373, 676 – 692

5605* **Tumorbehandlung mit radioaktiv markierten, metabolisch aktiven oder rezeptorgerichteten Substanzen oder Antikörpern** **2250** 236,06
131,15 327,87

5606* **Quantitative Bestimmung der Therapieradioaktivität zur Anwendung eines individuellen Dosiskonzepts – einschließlich Berechnungen auf Grund von Vormessungen –** **900** 94,43
52,46 131,15

Die Leistung nach Nummer 5606 ist nur bei Zugrundeliegen einer Leistung nach den Nummern 5600, 5603 und/oder 5605 berechnungsfähig.

Tipp: Neben Nr. 5606 sind die Nrn. 5600, 5603, 5605 abrechenbar.

5607* **Posttherapeutische Bestimmung von Herddosen – einschließlich Berechnungen auf Grund von Messungen der Kinetik der Therapieradioaktivität –** **1620** 169,97
94,43 236,06

Die Leistung nach Nummer 5607 ist nur bei Zugrundeliegen einer Leistung nach den Nummern 5600, 5603 und/oder 5605 berechnungsfähig.

Tipp: Neben Nr. 5607 sind die Nrn. 5600, 5603, 5605 abrechenbar.

III Magnetresonanztomographie

Allgemeine Bestimmungen

Die Leistungen nach den Nrn. 5700 bis 5733 sind je Sitzung jeweils nur einmal berechnungsfähig. Die Nebeneinanderberechnung von Leistungen nach den Nrn. 5700 bis 5730 ist in der Rechnung besonders zu begründen. Bei Nebeneinanderberechnung von Leistungen nach den Nrn. 5700 bis 5730 ist der Höchstwert nach Nr. 5735 zu beachten.

Beschluss BÄK:

Beschluss des Gebührenordnungsausschusses der BÄK in seiner 4. Sitzung (Amtsperiode 2011/2015) am 19. März 2012 – Dtsch. Arztebl 2012; 109(19): A-987/B-851/C-843:
Abrechnung der Überlassung einer Daten-CD an den Patienten, z. B. nach durchgeführter MRT-Untersuchung
Für eine auf Wunsch eines Patienten ausgehändigte Daten-CD (z. B. mit Daten einer MRT-Untersuchung) kann der Arzt von dem Patienten eine Aufwandsentschädigung verlangen. Ein Betrag in Höhe von 5,00 Euro wird als angemessen eingestuft.

Beschluss des Ausschusses „Gebührenordnung" der Bundesärztekammer
Stand: 09.01.2006 – veröffentlicht in: Deutsches Ärzteblatt 103, Heft 1–2 (09.01.2006), Seite A-69

Die Abrechnung kernspintomographischer Leistungen am Beispiel von Kniegelenksuntersuchungen

Der Vorstand der Bundesärztekammer hat folgenden Abrechnungsempfehlungen des Ausschusses „Gebührenordnung" der Bundesärztekammer zur „Abrechnung kernspintomographischer Leistungen am Beispiel von Kniegelenksuntersuchungen" (Abschnitt B und Abschnitt O) zugestimmt:
Die Abrechnung kernspintomographischer Leistungen am Beispiel von Kniegelenksuntersuchungen

1. Vorbemerkungen

Die Untersuchung und Abrechnung von Magnetresonanztomographien (MRT) nach der Amtlichen Gebührenordnung für Ärzte (GOÄ) hat in jüngster Vergangenheit immer wieder zu Meinungsverschiedenheiten zwischen Ärzten und Unternehmen der privaten Krankenversicherung geführt. Um Auslegungsdivergenzen zu beseitigen, Auseinandersetzungen zu minimieren, eine Hilfestellung für eine sachgerechte Abrechnung von MRT-Leistungen nach GOÄ und eine sachgerechte Erstattung in der Zukunft zu gewährleisten, hat die Bundesärztekammer (BÄK) in Zusammenarbeit mit der gemeinsamen Rechtsabteilung von BÄK und Kassenärztlicher Bundesvereinigung, dem Berufsverband der Deutschen Radiologen (BDR) und der Deutschen Röntgengesellschaft (DRG) Grundsätze zur Untersuchung und Abrechnung von MRT-Leistungen erstellt, die nachfolgend dargelegt werden.
Wenn sich über diese Grundsätze hinaus Fragen bei der Abrechnung oder Erstattung ergeben, so sollte eine medizinisch und gebührenrechtlich detaillierte, auf den Einzelfall ausgerichtete Anfrage von den Unternehmen der privaten Krankenversicherung an den Arzt gerichtet werden. Pauschale Zurückweisungen von Abrechnungen zeigen die konkreten Abrechnungsprobleme nicht auf.
Im Zweifels- oder Streitfall können sich alle Beteiligten an die zuständige Landesärztekammer zur Klärung wenden.

2. Leistungen des Abschnitts B

Des Öfteren ist strittig, ob neben MRT-Leistungen des Abschnitts O III (Magnetresonanztomographie) der GOÄ (Nrn. 5700–5735 GOÄ) Beratungs- und Untersuchungsleistungen nach den Nrn. 1 und 5 GOÄ sowie Leistungen für einen ausführlichen schriftlichen Krankheits- und Befundbericht nach Nr. 75 GOÄ berechnet werden können oder ob die Berechnung dieser Leistungen neben MRT-Leistungen grundsätzlich ausgeschlossen ist.
Die Allgemeinen Bestimmungen der Präambel zu Kapitel O I (Strahlendiagnostik) sind nach unserer Auffassung – obwohl formal Kapitel O I (Strahlendiagnostik) vorangestellt und in der Präambel zu Kapitel O III (Magnetresonanztomographie) nicht wiederholt – für den gesamten Abschnitt O (Strahlendiagnostik, Nuklearmedizin, Magnetresonanztomographie und Strahlentherapie) gültig. Dies ergibt sich zum einen aus dem Sinn der Bestimmungen, zum anderen daraus, dass in Rndnr. 6 ausdrücklich eine Leistung des Abschnitts O III einbezogen ist.
Aus den Allgemeinen Bestimmungen kann aber nicht geschlussfolgert werden, dass die Nrn. 1, 5 und 75 GOÄ grundsätzlich nicht neben Leistungen nach Abschnitt O berechnet werden können. Dies wird im Folgenden begründet:

2.1 Nrn. 1 und 5 GOÄ

Nach dem Wortlaut der oben zitierten Bestimmungen sind Beratung und Untersuchung, die nach der Strahlenschutz- bzw. Röntgenverordnung zur Überprüfung der Indikation und des Untersuchungsumfanges erforderlich sind, Bestandteil der Leistungen des Abschnitts O und mit den Gebühren abgegolten. MRT-Untersuchungen unterliegen nicht der Röntgen- oder Strahlenschutzverordnung, da keine Röntgenstrahlung im Sinne dieser Verordnungen angewendet wird. Als Röntgenstrahlung im Sinne der o.g. Verordnungen gelten nur Einrichtungen zur Erzeugung von (ionisierender) Strahlung mit einer Mindestenergie der Teilchen (z.B. Elektronen oder Photonen) von fünf Kiloelektronenvolt (keV). Die Strahlung bei der Kernspintomographie fällt nicht hierunter, da hier die Photonenergien um viele Größenordnungen geringer sind.
Die Sorgfaltspflichten des Arztes erfordern in jedem Fall vor einer diagnostischen Auftragsleistung eine Überprüfung der Indikation und des Untersuchungsumfanges im Hinblick auf die medizinische Notwendigkeit (§ 1 Abs. 2 GOÄ) und die Anpassung der im Einzelfall erforderlichen Messbedingungen und -parameter im Sinne der Leitlinien der Bundesärztekammer zur Qualitätssicherung der Magnetresonanztomographie. Die Erbringung dieser Leistung erfüllt zugleich nicht den Leistungsinhalt der Beratung nach Nr. 1 GOÄ.

Wird der Radiologe von einem privatversicherten Patienten direkt aufgesucht, so muss der Radiologie den Patienten beraten und gegebenenfalls untersuchen, um eine Indikation zur Untersuchung stellen zu können. Die Erhebung der Anamnese und

die anschließende Beratung kann nach Nr. 1 GOÄ berechnet werden. Die Untersuchung nach Nr. 5 GOÄ (symptombezogene Untersuchung) kann im Rahmen der fachlichen Kompetenz des Radiologen durchgeführt und berechnet werden.
Ein Ausschluss der Nrn. 1 und/oder 5 GOÄ neben den Leistungen nach Abschnitt O der GOÄ ergibt sich auch nicht aus der Präambel zu Abschnitt B Rdnr. 2, sondern „die Leistungen nach den Nrn. 1 und/oder 5 [sind] neben Leistungen nach den Abschnitten C-O im Behandlungsfall nur einmal berechnungsfähig". Diese Abrechnungsbestimmung verdeutlicht im Zusammenhang mit den Bestimmungen der Präambel zu Abschnitt O, dass für alle Leistungen des Abschnitts O die Berechnung der Nrn. 1 und 5 GOÄ grundsätzlich zulässig ist, sofern diese Leistungen nicht – wie oben dargestellt – ausschließlich im Zusammenhang mit der Sorgfaltspflicht (Überprüfung der Indikationsstellung und des Untersuchungsumfanges) erbracht werden, sondern darüber hinaus eine eigenständige medizinische Indikation zur Durchführung einer symptombezogenen Untersuchung und/oder Beratung besteht. Nachfolgend werden Beispiele aufgelistet, die im Rahmen eines persönlichen Arzt-Patienten-Kontaktes Indikationen zur Beratung und ggf. Untersuchung darstellen:

Am häufigsten ist sicher die über die Befundmitteilung hinausgehende Erörterung des erhobenen MRT-Befundes mit dem Patienten, einschließlich einer ersten Wertung der möglichen Therapieoptionen sowie des weiteren Verhaltens des Patienten.
Auch die genaue Abklärung eines Sturzmechanismus durch den Radiologen zur Erkennung möglicher Verletzungsmuster im MRT kann im Ausnahmefall eine Indikation zur Beratung und Untersuchung nach Nr. 1 und 5 GOÄ darstellen.
Der Eintritt von kontrastmittelbedingten Komplikationen stellt ebenfalls eine (eher seltene) Indikation zur Beratung und Untersuchung dar.
Im Einzelfall kann sich die Abgrenzung zu Beratungs- und Untersuchungsleistungen, die als Bestandteil der MRT-Leistungen anzusehen sind, schwierig gestalten. Die im Kommentar Brück zu Rdnr. 5 der Präambel zu Abschnitt O angeführten Beispiele sind auch auf MRT-Leistungen anwendbar.

2.2 Nr. 75 GOÄ
Nach den Bestimmungen der GOÄ (z.B. Anmerkung zur Leistungslegende der Nr. 75 GOÄ und Rdnr. 3 der Präambel zu Abschnitt O I) ist die Befundmitteilung oder der einfache Befundbericht als Bestandteil der zugrunde liegenden Leistung nicht gesondert berechnungsfähig. Die Befundmitteilung beschränkt sich im Wesentlichen auf die Beschreibung des Befundes. Der einfache Befundbericht geht im Umfang über die bloße Befundmitteilung hinaus und enthält ggf. zusätzlich eine Verdachtsdiagnose bzw. eine Auswahl möglicher Diagnosen.
Die GOÄ enthält jedoch keinen Ausschluss für die Berechnung eines ausführlichen schriftlichen Krankheits- und Befundberichtes nach Nr. 75 GOÄ neben einer radiologischen oder anderen diagnostischen Leistung. Die obligaten Bestandteile der Nr. 75 GOÄ für den ausführlichen schriftlichen Krankheits- und Befundbericht sind der Leistungslegende zu entnehmen.
Inhalt der Leistungslegende nach Nr. 75 GOÄ ist: „Ausführlicher schriftlicher Krankheits- und Befundbericht, einschließlich Angaben zur Anamnese, zu dem(n) Befund(en), zur epikritischen Bewertung und ggf. zur Therapie". Gebührenrechtlich wichtig ist die genaue Fassung „Angaben zur Anamnese", welches nicht die (eigene) Erhebung der Anamnese bedeutet, sondern eine Berücksichtigung und Erwähnung der vorliegenden anamnestischen Angaben. Die Leistungslegende gilt dann als erfüllt, wenn über den einfachen Befundbericht hinaus, unter Berücksichtigung der aktuellen anamnestischen Daten, eine epikritische Bewertung des Befundes erfolgt, und/oder ein epikritischer Vergleich mit Vorbefunden und sonstigen Informationen gezogen wird. Die Epikrise bzw. epikritische Bewertung ist definiert als ein zusammenfassender kritischer Bericht über den Ablauf einer Krankheit nach Abschluss des Falles oder nach endgültiger Diagnosestellung (Pschyrembel). Die Therapieempfehlung ist fakultativ und nicht zwingend notwendig.

Danach ist eine regelhafte Abrechnung der Nr. 75 GOÄ im Rahmen der MRT unter Berücksichtigung der Leistungslegende nicht gerechtfertigt. Wird jedoch im Einzelfall eine medizinisch kritische Bewertung der erhobenen Befunde unter Berücksichtigung relevanter anamnestischer Angaben erforderlich, ist Nr. 75 GOÄ neben MRT-Untersuchungen abrechenbar. Ein Beispiel ist die differenzialdiagnostische epikritische Beurteilung, ob es sich bei einem pathologischen Befund um ein frisches oder altes Trauma handelt, einschließlich ggf. erfolgender Hinweise auf die therapeutische Konsequenz dieser Entscheidung.

Die Abrechnung kernspintomographischer Leistungen am Beispiel von Kniegelenksuntersuchungen
Beschluss des Ausschusses „Gebührenordnung" der Bundesärztekammer Stand: 19.10.2005 – veröffentlicht in: Vorabveröffentlichung, Deutsches Ärzteblatt 102, Heft 46 (18.11.2005), S. A-3207–A3208, A-3210–A-3211 – www.bundesaerztekammer.de/page.asp?his=1.108.4689.4871.4941.4942&all=true

Inhaltsverzeichnis

1. Vorbemerkungen
Die Untersuchung und Abrechnung von Magnetresonanztomographien (MRT) nach der Amtlichen Gebührenordnung für Ärzte (GOÄ) hat in jüngster Vergangenheit immer wieder zu Meinungsverschiedenheiten zwischen Ärzten und Unternehmen der privaten Krankenversicherung geführt. Um Auslegungsdivergenzen zu beseitigen, Auseinandersetzungen zu minimieren,

eine Hilfestellung für eine sachgerechte Abrechnung von MRT-Leistungen nach GOÄ und eine sachgerechte Erstattung in der Zukunft zu gewährleisten, hat die Bundesärztekammer (BÄK) in Zusammenarbeit mit der gemeinsamen Rechtsabteilung von BÄK und Kassenärztlicher Bundesvereinigung, dem Berufsverband der Deutschen Radiologen (BDR) und der Deutschen Röntgengesellschaft (DRG) Grundsätze zur Untersuchung und Abrechnung von MRT-Leistungen erstellt, die nachfolgend dargelegt werden. Diese Grundsätze wurden auf schriftlichem Wege durch die Mitglieder des Ausschusses „Gebührenordnung" der Bundesärztekammer konsentiert. Wenn sich über diese Grundsätze hinaus Fragen bei der Abrechnung oder Erstattung ergeben, so sollte eine medizinisch und gebührenrechtlich detaillierte, auf den Einzelfall ausgerichtete Anfrage von den Unternehmen der privaten Krankenversicherung an den Arzt gerichtet werden. Pauschale Zurückweisungen von Abrechnungen zeigen die konkreten Abrechnungsprobleme nicht auf. Im Zweifels- oder Streitfall können sich alle Beteiligten an die zuständige Landesärztekammer zur Klärung wenden.

2. Systematik des Abschnittes O GOÄ

Die Systematik des gesamten Abschnittes O (Strahlendiagnostik, Nuklearmedizin, Magnetresonanztomographie und Strahlentherapie) der Amtlichen Gebührenordnung für Ärzte (GOÄ) ist gekennzeichnet durch die Definition von Grund- und Zuschlagsleistungen. Die Grundleistungen sind geeignet, einen Körperabschnitt in Bezug auf die Anatomie darzustellen. Die Zuschlagsziffern wurden geschaffen, um über die übliche Fragestellung hinausgehende oder intraprozessual entstandene Probleme (Differenzialdiagnosen, Verdachtsdiagnosen, den anatomischen Bereich überschreitende Pathologika) abzuklären. Diese Systematik trifft auch auf den Unterabschnitt O III Magnetresonanztomographie (MRT, Nrn. 5700–5735 GOÄ) zu.

3. Problematik O III Magnetresonanztomographie

Die Gebührenpositionen des Abschnittes O III Magnetresonanztherapie (MRT) der GOÄ wurden für die 1996 von der Leistungslegendierung wortwörtlich aus dem damaligen Einheitlichen Bewertungsmaßstab (EBM) übernommen und spiegeln den technischen Standard der Magnetresonanztomographie von vor über zehn Jahren wider. Der Abschnitt O III der GOÄ enthält wenige Grundleistungen, bei denen die Anforderung an die Darstellung wörtlich in der Legende enthalten ist und zahlreiche Leistungen, bei denen das nicht der Fall ist. Zum Beispiel fordert die Leistungslegende der Nr. 5700 GOÄ die MRT-Darstellung in „zwei Projektionen, davon mindestens eine Projektion unter Einschluss T2-gewichteter Aufnahmen". Die Nr. 5705 GOÄ enthält in der Legende den Hinweis, dass die Darstellung „in zwei Projektionen" zu erfolgen hat. In den Legenden der übrigen MRT-Grundleistungen (Nrn. 5715 bis 5730 GOÄ) fehlen konkrete Angaben zur Darstellung. Der horizontale Bewertungsvergleich zeigt jedoch, dass auch für diese Ziffern von einem ähnlichen Untersuchungsumfang (zwei Ebenen, zwei Gewichtungen) ausgegangen wurde. Die Nr. 5729 GOÄ für die MRT der Gelenke enthält keine Vorgaben hinsichtlich der Anzahl von Projektionen oder Gewichtungen. Da für die möglichen Zuschlagsleistungen keine gebührenrechtlichen Ausschlüsse bestehen, ist eine Berechnung der Nrn. 5731, 5732 und 5733 GOÄ bei Erfüllung des Leistungsinhalts neben den Grundleistungen nach Nrn. 5700-5730 GOÄ grundsätzlich möglich. Einerseits kann gebührenrechtlich der medizinisch-technische Fortschritt bei der Untersuchung mit der Magnetresonanztomographie und einer verbesserten Darstellung vieler Details nicht dazu führen, dass Leistungen, die bei der ursprünglichen Bestimmung der Leistungsinhalte und Bewertung der Leistung erkennbar in Zuschlagsziffern berücksichtigt wurden, Bestandteil der Grundleistung und damit obsolet werden. Andererseits kann die medizinisch-technische Entwicklung gebührenrechtlich auch nicht dazu führen, dass im Zuge einer medizinisch nicht indizierten Ausweitung der Indikationsstellung und Darstellung sämtlicher, ggf. im Einzelfall nicht notwendiger Details des zu untersuchenden Ziels, diese Zuschläge stets zur erbrachten Grundleistung angesetzt werden. Entscheidend ist deshalb, ob durch die zusätzliche Untersuchung medizinisch relevante Zusatzinformationen zu erwarten sind. Die fehlende Konkretisierung der Leistungsinhalte der Nummern 5715 bis 5730 GOÄ führte in letzter Zeit zu einer steigenden Anzahl von Auslegungsdivergenzen und Problemen bei der Abgrenzung zwischen Grund- und Zuschlagsleistungen.

4. Umfang der Untersuchung

Der Untersuchungsumfang richtet sich nach dem aktuellen Krankheitsbild des Patienten und nach der Fragestellung des anfordernden Arztes. Aufwand und Umfang einer Erstuntersuchung unterscheiden sich z.B. deutlich von dem einer Kontrolluntersuchung. MRT-Untersuchungen reichen von der einfachen Darstellung eines Gelenkes in zwei Projektionen und Gewichtungen bis hin zu sehr komplexen und (zeit-)aufwändigen Darstellungen mit Kontrastmittelgabe und computergestützter Analyse. Die Abrechnung einer MRT-Untersuchung muss einzellfallbezogen zu einer angemessenen Vergütung führen. Nachfolgend wird am Beispiel der Magnetresonanztomographie des Kniegelenkes der Standard, die Abrechnungsvoraussetzungen sowie mögliche medizinische Indikationen für die Grundleistung nach Nr. 5729 GOÄ und für die ggf. zusätzlich berechnungsfähigen Zuschlagsleistungen nach den Nrn. 5731, 5732 und 5733 GOÄ exemplarisch dargestellt.

5. Gelenkbegriff der GOÄ

Das Kniegelenk wird durch die Femurkondylen (Oberschenkel) und durch den Tibiakopf (Unterschenkel) gebildet. Als funktionelle Einheit gehört auch die Patella (Kniescheibe) dazu. Gebührenrechtlich stellt das Kniegelenk ein (einziges) Gelenk dar, da die komplette Systematik der GOÄ auf den gebührenrechtlich abstrakten Begriff des Gelenks abhebt und nicht auf anatomisch funktionelle Gelenke. Dies lässt sich unter anderem an folgenden Gebührenpositionen ablesen:

- Nr. 2182 Gewaltsame Lockerung [...] eines Schulter-, Ellenbogen- oder Kniegelenks
- Nr. 5030 Röntgen in 2 Ebenen von Oberarm, Unterarm, Ellenbogengelenk, [...] Kniegelenk, ...

Gebührenrechtlich unterscheidet man kleine und große Gelenke. Als große Gelenke gelten Schulter-, Ellenbogen- und Handgelenk sowie Hüft-, Knie- und Sprunggelenk (vergleiche auch Nrn. 212, 213, 237, 238 GOÄ). Daraus ergibt sich, dass alle übrigen Gelenke als kleine Gelenke einzustufen sind.

6. Magnetresonanztomographie des Kniegelenkes (Nr. 5729 GOÄ)

Die Grundleistung für die MRT des Kniegelenkes ist die Nr. 5729 GOÄ „Magnetresonanztomographie eines oder mehrerer Gelenke oder Abschnitte von Extremitäten" (2400 Punkte). Dass gegenüber den anderen MRT-Untersuchungen eine deutlich niedrigere Bewertung der Nr. 5729 GOÄ 1996 erfolgte, liegt unter anderem auch an der damals vorgenommenen Mischkalkulation für Ganzkörpergeräte und Teilkörpergeräte. Der Gebührenkalkulation liegen die damaligen technischen Möglichkeiten beider

Gerätetypen zugrunde. Moderne MRT-Geräte bieten heute neben einer vielfach verbesserten Auflösung und Detailgenauigkeit, über den Standard hinaus gehend zahlreiche Möglichkeiten der differenzierten Darstellung des zu untersuchenden Organs/Gelenks. Es können beispielsweise neue Darstellungen der Bild-Gewichtung wie z.B. Fettsuppression / Fettsättigung erfolgen, außerdem kann eine Vielzahl verschiedener computergestützter Berechnungen vom Arzt am Computer durchgeführt werden.

Die Grundleistung nach Nr. 5729 GOÄ beinhaltet die Darstellung des Kniegelenks in zwei Projektionen und zwei Gewichtungen (üblicherweise T1- und T2-Gewichtung), da mit dieser Technik ein Kniegelenk anatomisch darzustellen ist. Die Untersuchung des Kniegelenks in zwei Ebenen und zwei Projektionen ist z.B. bei der Verlaufskontrolle bekannter Vorschädigungen ohne frische Traumata oder der postoperativen Beurteilung nach Kreuzbandrekonstruktion ausreichend und sachgerecht. Die Nr. 5729 GOÄ kann für die Darstellung des Kniegelenks nur einmal angesetzt werden, unabhängig davon, welche Abschnitte derselben Extremität zusätzlich dargestellt werden. Wird neben der Darstellung des Kniegelenks ein weiteres großes Gelenk (Hüfte oder Sprunggelenk) derselben Extremität dargestellt, so kann statt Nr. 5729 GOÄ die Nr. 5730 GOÄ Magnetresonanztomographie einer oder mehrerer Extremität(en) mit Darstellung von mindestens zwei großen Gelenken einer Extremität angesetzt werden. Bei der Darstellung beider Kniegelenke kann die Nr. 5729 GOÄ nur einmal angesetzt werden, da die Allgemeinen Bestimmungen zu O III nur den einmaligen Ansatz der Nr. 5729 GOÄ je Sitzung zulassen. Die Abrechnung der Darstellung beider Kniegelenke kann auch nicht über die Nr. 5730 GOÄ erfolgen, da der Inhalt dieser Leistung (zwei große Gelenke einer Extremität) nicht erfüllt wird. Der höhere Zeitaufwand für die Durchführung und Auswertung der MRT-Untersuchung beider Kniegelenke kann durch den Ansatz eines höheren Steigerungsfaktors nach § 5 Abs. 2 GOÄ erfolgen.

Die eher selten notwendige Untersuchung beider Kniegelenke dauert, ebenso wie die Untersuchung unterschiedlicher Organregionen, in der Regel über 40 Minuten. Ob eine ausreichende Lagerung mit vollständigem Stilliegen des Patienten während der gesamten Untersuchung gewährleistet werden kann, ist im Einzelfall anhand der konkreten Umstände zu beurteilen. Neben dem Alter des Patienten, z.B. bei Kindern, spielt das Vorliegen weiterer Faktoren, wie akute oder chronische Schmerzen sowohl der zu untersuchenden oder anderen Körperregionen, insbesondere im Wirbelsäulenbereich, eine entscheidende Rolle. Der Allgemeinzustand des Patienten (z.B. Kachexie) und das Vorliegen weiterer Erkrankungen (z.B. kardiopulmonaler Erkrankungen) haben ebenfalls Einfluss auf die Zeit, die der Patient ruhig liegen kann. Liegen bereits bei der Terminvergabe Hinweise auf die genannten Kriterien vor, die erwarten lassen, dass eine entsprechende Lagerung nicht gewährleistet werden kann und eine hohe Wahrscheinlichkeit der Unverwertbarkeit der zweiten Untersuchung durch Bewegungsartefakte absehbar ist, ist die Untersuchung in zwei getrennten Terminen angezeigt. Diese lagerungsrelevanten Kriterien sollten vom Patienten bereits bei der Terminvergabe erfragt und patientenindividuell dokumentiert werden. Praxisorganisatorische Gründe rechtfertigen dagegen die Untersuchung an zwei Terminen nicht.

7. Ergänzende Serie/n (Nr. 5731 GOÄ)

Wird durch die medizinische Notwendigkeit über die Standardeinstellung (zwei Ebenen und zwei Gewichtungen) hinausgehend die Darstellung in einer dritten Ebene und/oder mit einer zusätzlichen Gewichtung (z.B. fettgesättigt oder fettsupprimiert) vorgenommen, so kann z.B. neben der Nr. 5729 GOÄ für die Grundleistung einmal die **Nr. 5731** GOÄ (1000 Punkte) **„Ergänzende Serie(n)** zu den Leistungen nach den Nummern 5700 bis 5730“ angesetzt werden. Die Aufzählung zur Nr. 5731 GOÄ „Kontrastmitteleinbringung“ und „Darstellung von Arterien“ ist beispielhaft und nicht abschließend. Ein Mehrfachansatz der Gebührenposition Nr. 5731 GOÄ ist nicht möglich, da in der Leistungslegende eindeutig die Mehrzahl beschrieben ist. Die Fettsättigung ist z.B. notwendig bei einem frischen Trauma, um das Ausmaß der Verletzung (Knochenmarködem) festzustellen oder zur Darstellung von verborgenen Frakturen und Entzündungen (wie Osteomyelitis, Ostitis, Primär chronische Polyarthritis). Weitere Beispiele für ergänzende Serien sind die zusätzliche Aufnahme in schräg-koronarer Ebene entlang des vorderen Kreuzbandes zur Beurteilung der Kontinuität, eines Teilrisses, einer Ausfaserung oder Verschmälerung oder eine für Knorpel sensitive Schicht ggf. in Vergrößerung bei Verdacht auf Knorpelschädigung, wenn diese zusätzliche Darstellung eine medizinisch relevante Zusatzinformation erwarten lässt.

Zusätzliche Serien werden zudem durchgeführt, um z.B. posttraumatische Aneurysmata oder Gefäßdissektionen darzustellen oder auszuschließen oder um bei Frakturen zur Stellung der Operationsindikation eine dritte Ebene darzustellen. Zusätzliche Serien nach Kontrastmittelgabe sind insbesondere bei Verdacht auf Weichteilverletzungen oder Entzündungen (wie Osteomyelitis], Ostitis, rheumatoide Arthritis) indiziert. Die MRTist bei Entzündungen deutlich sensitiver als andere bildgebende Verfahren. Dabei ist das Kontrastmittelgestützte Verfahren noch sensitiver als das MRT ohne Kontrastmittel (KM). Die Kontrastmittelgabe beim MRT dient der Unterscheidung von akuten versus chronischen Entzündungen. Außerdem führt die Kontrastmittelgabe zu einer höheren Sensitivität der (frühen) Diagnostik (und Therapie) entzündlicher Veränderungen z.B. bei der rheumatoiden Arthritis des Kniegelenks oderbei ankylosierender Spondyarthritis. Die Kontrastmittelgabe beim MRT kann zur Therapiekontrolle bei der rheumatoiden Arthritis eingesetzt werden. Die Notwendigkeit der Gabe von Kontrastmittel steht bei der überwiegenden Anzahl von Fällen, insbesondere beim Kniegelenk, schon vor der MRT durch die Art der Anforderung oder das Krankheitsbild fest. Die Einbringung des Kontrastmittels kann neben den MRT-Leistungen nach den Nrn. 340 bis 374 GOÄ (je nach Einbringungsart) berechnet werden. Die tatsächlichen Auslagen für nicht bariumhaltige Kontrastmittel sowie berechnungsfähige Auslagen (wie Einmalinfusionsbesteck) können nach § 10 GOÄ zusätzlich berechnet werden.

8. Spulenwechsel und Positionswechsel (Nr. 5732 GOÄ)

Die Leistungslegende der Nr. 5732 GOÄ „Zuschlag zu den Leistungen nach den Nummern 5700 bis 5730 für Positionswechsel und/oder Spulenwechsel“ (1000 Punkte), enthält keinen Hinweis, wie der Spulenwechsel zu erfolgen hat. Deshalb kann sowohl für den früher regelhaften, personalkostenintensiven und zeitaufwändigen manuellen Wechsel mit erneuter Lagerung bzw. Platzierung des Patienten, als auch für den heute möglichen automatischen Wechsel der Spule per „Mausklick“ mit kostenintensiver zusätzlicher Technik die Nr. 5732 GOÄ angesetzt werden.

8.1 Spulenwechsel

Wird vor der eigentlichen Untersuchung eine Übersichtsaufnahme zur Orientierung, z.B. mit der Körperspule angefertigt, erfüllt dies nicht den Leistungsinhalt der Nr. 5732 GOÄ. Dieser gebührenrechtliche Sachverhalt ist beispielsweise in Analogie zu der Nr. 5137 GOÄ „Brustorgane-Übersicht" und den Nrn. 5150 bis 5158 sowie 5163 bis 5169 GOÄ (Funktionsuntersuchung von Bauch- und Verdauungsorganen) zu sehen, bei denen die orientierende/n Durchleuchtung/en Bestandteil/e der Leistung ist/sind. Der horizontale Abgleich innerhalb der GOÄ lässt eine Bewertung der orientierenden Aufnahme mittels Körperspule mit 1000 Punkten, vor der eigentlichen Untersuchung z.B. mittels Kniespule nicht zu, da diese denselben diagnostischen Wert aufweisen müsste, wie die ebenfalls mit 1000 Punkten bewertete/n zusätzliche/n Serie/n nach Nr. 5731 GOÄ.

Wird jedoch ein Spulenwechsel zur Darstellung eines anderen Gelenks vorgenommen, z.B. Sprunggelenk neben Kniegelenk, oder kommt eine spezielle Spule, z.B. Ringspule, an demselben Gelenk zum Einsatz, z.B. zur Darstellung des Knorpels auf der Kniescheibenrückseite, so kann die Nr. 5732 angesetzt werden. Der Zuschlag nach Nr. 5732 GOÄ für den manuellen oder automatischen Spulenwechsel ist auch bei der Darstellung von mehr als zwei Gelenken oder bei der Darstellung von mehreren funktionellen Abschnitten der Wirbelsäule (BWS, HWS, LWS) und ggf. der zusätzlichen Darstellung der Ileosacralgelenke nur einmal berechnungsfähig.

8.2 Positionswechsel
Der Ansatz der Nr. 5732 GOÄ ist gerechtfertigt, wenn eine Funktionsuntersuchung in anderer Stellung, z.B. Elevation oder Abduktion, eines Gelenks vorgenommen wird (Positionswechsel). Hier sind als Beispiel vor allem Funktionsuntersuchungen des Schultergelenks zu nennen. Auch Funktionsuntersuchungen des Kniegelenkes, z.B. unter Auslösung des Schubladenphänomens zur Spannung der Kreuzbänder – Belastung von Außen- und Innenband, sind möglich, wenn durch diese zusätzliche Darstellung medizinisch relevante Zusatzinformationen zu erwarten sind. Der „Positionswechsel" bei der Gabe von Kontrastmittel durch Ein- und Ausfahren des Lagerungstisches muss gebührenrechtlich und vom Aufwand her sehr differenziert betrachtet werden. Üblicherweise steht schon zu Beginn der Untersuchung des Kniegelenks mittels MRT fest, ob eine Kontrastmittelgabe erforderlich ist oder nicht. Der Patient erhält im Falle der Erforderlichkeit einen venösen Zugang mit Anschluss an ein Infusions- oder Injektionssystem, welches ohne Verschieben des Tisches zu bedienen ist. Die Kontrastmittelgabe selbst wird bei diesem Vorgehen durch die Nrn. 340 GOÄ ff. vergütet. Bei der vorher feststehenden Kontrastmittelgabe ist die Berechnung des Positionswechsels nach Nr. 5732 GOÄ (1000 Punkte) nicht möglich, da die Leistungslegende nicht erfüllt wird.
Ein Positionswechsel des Patienten im Sinne der Leistungslegende erfolgt, wenn sich erst während der Untersuchung herausstellt, dass die Kontrastmittelgabe erforderlich ist. Dies ist zum Beispiel bei der Detektion einer Leberläsion in der T-2 gewichteten Nativsequenz der Fall, die die differentialdiagnostische Abklärung mittels KM-Dynamik erforderlich macht. Bei durch die orientierende MRT diagnostizierter pathologischer Gewebestruktur im Kniegelenk (z.B. Verdacht auf Knochenzysten oder Osteolysen) kann die Kontrastmittelapplikation zur Abklärung der Ätiologie bzw. Dignität erst im Verlauf der Untersuchung bzw. durch die orientierende Untersuchung erforderlich werden. Wird der Patient zu diesem Zweck aus dem Gerät herausgefahren und „nachträglich" ein venöser Zugang gelegt, so verschiebt sich in der Regel, wenn auch minimal, die Lage des Patienten auf dem Tisch und in der Kniespule. Aus diesem Grund müssen anschließend erneut eine SHIM-Sequenz und Lokalisationssequenzen durchgeführt werden, die vom zeitlichen und technischen Aufwand einem Positionswechsel entsprechen. Diese Leistung kann als Positionswechsel verstanden und nach Nr. 5732 GOÄ berechnet werden.

8.3 Untersuchungen verschiedener Organe (Nrn. 5700–5730 GOÄ)
Die Untersuchung verschiedener Organe mit verschiedenen Spulen und ggf. Umlagerung des Patienten, die jeweils eine Gebührenposition nach den Nrn. 5700 bis 5730 GOÄ nach sich ziehen würde, bei denen jedoch dann der Höchstwert nach Nr. 5735 GOÄ greift, sind weder als Positions- noch als Spulenwechsel nach Nr. 5732 GOÄ zu verstehen. Dieser Aufwand wird durch die zutreffende Gebührenposition bzw. den Höchstwert vergütet.

9. Computergestützte Analyse (Nr. 5733 GOÄ)
Wird über die bisher geschilderten Aufnahmetechniken und Ebenen hinaus eine computergesteuerte Analyse (z.B. Kinetik, 3D-Rekonstruktion) durchgeführt, so kann der Zuschlag nach Nr. 5733 GOÄ „Zuschlag für computergesteuerte Analyse (z.B. Kinetik, 3D-Rekonstruktion)" (800 Punkte) angesetzt werden. Gebührenrechtlich ist klarzustellen, dass anders als bei der Nr. 5377 GOÄ (Zuschlag für die computergestützte Analyse im Zusammenhang mit CT-Untersuchungen) – eine 3-D-Rekonstruktion bei der Nr. 5733 GOÄ kein obligater Bestandteil der Zuschlagsleistung ist, sondern die 3-D-Rekonstruktion nur beispielhaft aufgeführt ist. Die computergestützte Analyse setzt die Aufarbeitung und Auswertung der erhobenen Datensätze durch den befundenden Arzt voraus und erfordert die Durchführung von Rechenprozessen, deren Ergebnisse diagnostisch relevante Daten erwarten lassen. Der Leistungsinhalt des Zuschlages wird nicht durch die heute übliche Monitorbefundung erfüllt. Unter computergestützter Analyse kann weder die Nachbearbeitung zur Kontrastverstärkung noch die Einstellung der Helligkeit oder die Vergrößerung am Bildschirm verstanden werden. Die nachträgliche Veränderung des Offsets, z.B. zur Darstellung besonderer ROIs (regions of interest), soweit sie nicht zur primären Einstellung des Gerätes erforderlich ist, war bei der Legendierung des Kapitels O III technisch noch nicht möglich. Diese Veränderung des Untersuchungsprotokolls kann über den Gebührenrahmen nach § 5 Abs. 2 GOÄ berücksichtigt werden werden. Die Berechnung der Nr. 5733 GOÄ ist nicht gerechtfertigt bei der Durchführung einfacher Zweipunktmessungen, sofern es sich nicht um einen Vergleich zu Voraufnahmen handelt, die z.B. in einem anderen Datenformat vorliegen.

Gerechtfertigt ist die Berechnung der Nr. 5733 GOÄ dann, wenn eine Winkel-, Flächen- oder Volumen-Messung oder eine (beim Kniegelenk eher seltene, aber präoperative, z.B. zum Ersatz eines Kreuzbandes, ggf. notwendige) 3-D-Rekonstruktion durchgeführt werden muss, da es sich hierbei um aufwändige ärztliche Leistungen handelt, die nicht delegiert werden können und die eine Bewertung mit 800 Punkten rechtfertigten. Computergesteuerte Analysen sind z.B. dann indiziert, wenn ein Knorpelschaden am Kniegelenk abgeklärt und dargestellt werden soll, z.B. Osteochondrosis dissecansoderdie Kreuzbänder rekonstruiert werden sollen. Gleiches gilt für die Darstellung eines Korbhenkelrisses im Bereich des Meniskus, da der Meniskus halbmondförmig verläuft und deutliche Höhenunterschiede zwischen Vorderhorn, Pars intermedia und Hinterhorn aufweist, die nicht in einer Ebene darzustellen sind. Das Ausmaß eines Korbhenkelrisses ist bei der Arthroskopie oft nicht eindeutig zu erkennen, jedoch wichtig für die Diagnose und Therapie (Rekonstruktion oder Resektion). Der Zuschlag nach Ziff. 5733 GOÄ

ist berechenbar bei der Subtraktion von KM- und Nativserien, z.B. bei der MR-Mammographie bei Verdacht auf Mamma-Karzinom oder bei der Abklärung entzündlicher versus degenerativer Veränderungen des Kniegelenks mit Kontrastmittelgabe, bei der Messung von Größenausdehnungen eines Befundes im Vergleich zu den Vorbefunden, z.B. zum Vergleich der Änderung von Tumorvolumina oder der Ausdehnung von Spongiosafrakturen oder zur Therapie und OP-Planung, z.B. Winkelmessungen zum cerebralen Aneurysma-Clipping oder bei Patelladysplasie sowie bei Darstellung der Kontrastmittel-Kinetik bei Knochen- und Weichteiltumoren, z.B. zur Erfassung des vitaler Tumorareale, zu der Quantifizierung der KM-Aufnahme, oder der Erstellung von Zeit- / Aktivitätskurven..."
Literatur über www.bundesaerztekammer.de/page.asp?his=1.108.4689.4871.4941.4942

■ Rechtsprechung

MRT-Leistungen für Unfallchirurgen fachfremd
Ein Facharzt für Chirurgie und Unfallchirurgie, der jährlich eine Vielzahl von MRT-Leistungen durchführt, verstößt gegen § 37 Heilberufekammergesetz BW. Die Erstellung von MRT und Kernspektrographien gehören zum Fachgebiet der Diagnostischen Radiologie. Die mit den Patienten geschlossenen Behandlungsverträge sind insoweit gemäß § 134 BGB nichtig. Es liegt keine Leistung des Arztes nach § 1 Abs. 2 GOÄ vor, da der Arzt eine fachfremde Leistung erbracht hat, die insofern nicht den Regeln der ärztlichen Kunst entspricht. Dem Arzt steht auch kein Anspruch aus Bereicherungsrecht, § 812 BGB, zu, da seine Leistung gegen ein gesetzliches Verbot verstößt, § 817 BGB.
Aktenzeichen: LG Mannheim, 17.11.2006, AZ: 1 S 227/05
Entscheidungsjahr: 2006

5700*	**Magnetresonanztomographie im Bereich des Kopfes – gegebenenfalls einschließlich des Halses –, in zwei Projektionen, davon mindestens eine Projektion unter Einschluss T2-gewichteter Aufnahmen**	**4400** 256,46	461,64 641,16

Ausschluss: Neben Nr. 5700 ist folgende Nr. nicht abrechnungsfähig: 5735

Kommentar: Die Nr. 5705 ist neben der Nr. 5700 abrechnungsfähig, da es sich um eine gezielte erforderliche Untersuchung handelt. Dies ist in der Rechnung zu begründen. Der Höchstwert entsprechend der Regelung nach Nr. 5735 ist zu beachten.

Tipp: Neben Nr. 5700 sind die Nrn. 345, 346, 347, 5731 – 5733 abrechenbar.

5705*	**Magnetresonanztomographie im Bereich der Wirbelsäule, in zwei Projektionen**	**4200** 244,81	440,65 612,02

Ausschluss: Neben Nr. 5705 ist folgende Nr. nicht abrechnungsfähig: 5735

Kommentar: Die Nr. 5705 ist neben der Nr. 5700 abrechnungsfähig, da es sich um eine gezielte erforderliche Untersuchung handelt. Dies ist in der Rechnung zu begründen. Der Höchstwert entsprechend der Regelung nach Nr. 5735 ist zu beachten.

Tipp: Neben Nr. 5705 sind die Nrn. 345, 346, 347, 5731 – 5733 abrechenbar.

5715*	**Magnetresonanztomographie im Bereich des Thorax – gegebenenfalls einschließlich des Halses –, der Thoraxorgane und/oder der Aorta in ihrer gesamten Länge**	**4300** 250,64	451,14 626,59

Ausschluss: Neben Nr. 5715 ist folgende Nr. nicht abrechnungsfähig: 5735

Tipp: Neben Nr. 5715 sind die Nrn. 345, 346, 347, 5731 – 5733 abrechenbar.

5720*	**Magnetresonanztomographie im Bereich des Abdomens und/oder des Beckens**	**4400** 256,46	461,64 641,16

Ausschluss: Neben Nr. 5720 ist folgende Nr. nicht abrechnungsfähig: 5735

Tipp: Neben Nr. 5720 sind die Nrn. 345, 346, 347, 5731 – 5733 abrechenbar.

GOÄ-Nr.		Punktzahl 1fach	2,3 / *1,8 3,5 / *2,5
5721*	**Magnetresonanztomographie der Mamma(e)**	**4000** 233,15	419,67 582,87

Ausschluss: Neben Nr. 5721 ist folgende Nr. nicht abrechnungsfähig: 5735

Tipp: Neben Nr. 5721 sind die Nrn. 345, 346, 347, 5731 – 5733 abrechenbar.

5729*	**Magnetresonanztomographie eines oder mehrer Gelenke oder Abschnitte von Extremitäten**	**2400** 139,89	251,80 349,72

Ausschluss: Neben Nr. 5729 sind folgende Nrn. nicht abrechnungsfähig: 5730, 5732, 5735

Tipp: Neben Nr. 5705 sind die Nrn. 345, 346, 347, 5731, 5733 abrechenbar.

5730*	**Magnetresonanztomographie einer oder mehrerer Extremität(en) mit Darstellung von mindestens zwei großen Gelenken einer Extremität**	**4000** 233,15	419,67 582,87

Neben der Leistung nach Nummer 5730 ist die Leistung nach Nummer 5729 nicht berechnungsfähig.

Ausschluss: Neben Nr. 5730 sind folgende Nrn. nicht abrechnungsfähig: 5729, 5735

Tipp: Neben Nr. 5730 sind die Nrn. 345, 346, 347, 5731 – 5733 abrechenbar.

5731*	**Ergänzende Serie(n) zu den Leistungen nach den Nummern 5700 bis 5730 (z.B. nach Kontrastmitteleinbringung, Darstellung von Arterien als MR-Angiographie)**	**1000** 58,29	104,92 145,72

Tipp: Neben Nr. 5731 sind die Nrn. 345, 346, 347 abrechenbar.

5732*	**Zuschlag zu den Leistungen nach den Nummern 5700 bis 5730 für Positionswechsel und/oder Spulenwechsel**	**1000** 58,29	–

Der Zuschlag nach Nummer 5732 ist nur mit dem einfachen Gebührensatz berechnungsfähig.

5733*	**Zuschlag für computergesteuerte Analyse (z.B. Kinetik, 3D-Rekonstruktion)**	**800** 46,63	–

Der Zuschlag nach Nummer 5733* ist nur mit dem einfachen Gebührensatz berechnungsfähig.

GOÄ-Ratgeber der BÄK: Siehe auch unter „GOÄ-Ratgeber der BÄK" bei GOÄ Nr. 5377

5735*	**Höchstwert für Leistungen nach den Nummern 5700 bis 5730**	**6000** 349,72	629,50 874,31

Die im einzelnen erbrachten Leistungen sind in der Rechnung anzugeben.

Ausschluss: Neben Nr. 5735 sind folgende Nrn. nicht abrechnungsfähig: 5700 – 5730

Kommentar: Die Nr. 5733 ist nicht Bestandteil der Höchstwerberechnung nach Nr. 5735. Die Anführung der Beispiele: Kinetik und 3D-Rekonstruktion in der Leistungslegende zeigen, daß auc andere Indizien die computergesteuerte Analyse belegen, z.B. Densitogramm bei Dichtkurven und ähnliches.

Tipp: Neben Nr. 5735 sind die Nrn. 345, 346, 347, 5731 – 5733 abrechenbar.

IV Strahlentherapie

Allgemeine Bestimmungen

1. Eine Bestrahlungsserie umfasst grundsätzlich sämtliche Bestrahlungsfraktionen bei der Behandlung desselben Krankheitsfalls, auch wenn mehrere Zielvolumina bestrahlt werden.

2. Eine Bestrahlungsfraktion umfasst alle für die Bestrahlung eines Zielvolumens erforderlichen Einstellungen, Bestrahlungsfelder und Strahleneintrittsfelder. Die Festlegung der Ausdehnung bzw. der Anzahl der Zielvolumina und Einstellungen muss indikationsgerecht erfolgen.

3. Eine mehrfache Berechnung der Leistungen nach den Nummern 5800, 5810, 5831 bis 5833, 5840 und 5841 bei der Behandlung desselben Krankheitsfalls ist nur zulässig, wenn wesentliche Änderungen der Behandlung durch Umstellung der Technik (z.B. Umstellung von Stehfeld auf Pendeltechnik, Änderung der Energie und Strahlenart) oder wegen fortschreitender Metastasierung, wegen eines Tumorrezidivs oder wegen zusätzlicher Komplikationen notwendig werden. Die Änderungen sind in der Rechnung zu begründen.

4. Bei Berechnung einer Leistung für Bestrahlungsplanung sind in der Rechnung anzugeben: die Diagnose, das/die Zielvolumen/ina, die vorgesehene Bestrahlungsart und -dosis sowie die geplante Anzahl von Bestrahlungsfraktionen.

1 Strahlenbehandlung dermatologischer Erkrankungen

5800* **Erstellung eines Bestrahlungsplans für die Strahlenbehandlung nach den Nummern 5802 bis 5806, je Bestrahlungsserie** — **250** / 14,57 — 26,23 / 36,43

Der Bestrahlungsplan nach Nummer 5800 umfaßt Angaben zur Indikation und die Beschreibung des zu bestrahlenden Volumens, der vorgesehenen Dosis, der Fraktionierung und der Strahlenschutzmaßnahmen und gegebenenfalls die Fotodokumentation.

Ausschluss: Neben Nr. 5800 sind folgende Nrn. nicht abrechnungsfähig: 5810, 5831 – 5833

Beschluss BÄK: **Beschluss des Gebührenordnungsausschusses der BÄK**
Photodynamische Therapie (PDT) von Hautläsionen)
Erstellung eines Behandlungsplanes für die dermatologische photodynamische Therapie analog Nr. 5800 GOA, einmal im Behandlungsfall (250 Punkte).

Tipp: Neben Nr. 5800 sind die Nrn. 5802, 5803, 5805, 5806 abrechenbar.

5800* analog **1. Behandlungsplan f. dermatol. Photodynamische Therapie, einmal im Behandlungsfall, PDT Haut** — **250** / 14,57 — 26,23 / 36,43
2. Computergesteuerte Bestrahlungsplanung bei der photodynamischen Therapie am Augenhintergrund (einschl. Berechnung der individuellen Dosis und Einstellung des Bestrahlungsareals), PDT Auge (analog 5800* GOÄ) – n. Beschlüssen des Ausschusses „Gebührenordnung" der BÄK

Kommentar: Bei Behandlung größerer Hautareale sind neben Nr. 5800* analog Zuschläge analog nach Nr. 5802 bis 5803 berechnungsfähig.

5802* **Bestrahlung von bis zu zwei Bestrahlungsfeldern bzw. Zielvolumina, je Fraktion** — **200** / 11,66 — 20,98 / 29,14

Ausschluss: Neben Nr. 5802 ist folgende Nr. nicht abrechnungsfähig: 5806

Tipp:
- Neben Nr. 5802 sind die Nrn. 5800, 5803 abrechenbar.
- Die photosensibilisierende Substanz kann neben den Nrn. 5802 analog und 5803 analog nach § 10 berechnet werden.

GOÄ-Nr.		Punktzahl 1fach	2,3 / *1,8 3,5 / *2,5
5802* analog	**Zuschlag zu der Leistung nach Nr. 566 analog für zwei weitere Bestrahlungsfelder (analog Nr. 5802 GOÄ) – n. Beschlüssen des Ausschusses „Gebührenordnung" der BÄK**	**200** 11,66	20,98 29,14
Ausschluss:	Neben Nr. 5800 ist folgende Nr. nicht abrechnungsfähig: 5806		
Tipp:	Die photosensibilisierende Substanz kann neben den Nrn. 5802 analog und 5803 analog nach § 10 berechnet werden.		
5803*	**Zuschlag zu der Leistung nach Nummer 5802 bei Bestrahlung von mehr als zwei Bestrahlungsfeldern bzw. Zielvolumina, je Fraktion** Der Zuschlag nach Nummer 5803 ist nur mit dem einfachen Gebührensatz berechnungsfähig. Die Leistungen nach den Nummern 5802 und 5803 sind für die Bestrahlung flächenhafter Dermatosen jeweils nur einmal berechnungsfähig.	**100** 5,83	 –
Ausschluss:	Neben Nr. 5803 ist folgende Nr. nicht abrechnungsfähig: 5806		
Tipp:	Neben Nr. 5803 ist die Nr. 5802 abrechenbar.		
5803* analog	**Zuschlag zu der Leistung nach Nr. 5802 analog für jedes weitere Bestrahlungsfeld – nur mit einfachem Gebührensatz berechnungsfähig – (analog Nr. 5803 GOÄ)) – n. Beschlüssen des Ausschusses „Gebührenordnung" der BÄK** Daneben sind bei topischer Applikation des Photosensibilisators berechnungsfähig: GOÄ Nr. 209 für das Auftragen des Photosensibilisators sowie GOÄ Nr. 200 (Okklusionsverband) und GOÄ Nr. 530 (Kaltpackung)	**100** 5,83	 –
Tipp:	Die photosensibilisierende Substanz kann neben den Nrn. 5802 analog und 5803 analog nach § 10 berechnet werden.		
5805*	**Strahlenbehandlung mit schnellen Elektronen, je Fraktion**	**1000** 58,29	104,92 145,72
Ausschluss:	Neben Nr. 5805 ist folgende Nr. nicht abrechnungsfähig: 5806		
Tipp:	Neben Nr. 5805 ist die Nr. 5800 abrechenbar.		
5806*	**Strahlenbehandlung der gesamten Haut mit schnellen Elektronen, je Fraktion**	**2000** 116,57	209,83 291,44
Ausschluss:	Neben Nr. 5806 ist folgende Nr. nicht abrechnungsfähig: 5805		
Tipp:	Neben Nr. 5806 ist die Nr. 5800 abrechenbar.		

2 Orthovolt- oder Hochvoltstrahlenbehandlung

5810*	**Erstellung eines Bestrahlungsplans für die Strahlenbehandlung nach den Nummern 5812 und 5813, je Bestrahlungsserie** Der Bestrahlungsplan nach Nummer 5810 umfaßt Angaben zur Indikation und die Beschreibung des zu bestrahlenden Volumens, der vorgesehenen Dosis, der Fraktionierung und der Strahlenschutzmaßnahmen und gegebenenfalls die Fotodokumentation.	**200** 11,66	20,98 29,14
Ausschluss:	Neben Nr. 5810 sind folgende Nrn. nicht abrechnungsfähig: 5800, 5831 – 5833		
Tipp:	Neben Nr. 5810 sind die Nrn. 5812, 5813 abrechenbar.		
5812*	**Orthovolt- (100 bis 400 kV Röntgenstrahlen) oder Hochvoltstrahlenbehandlung bei gutartiger Erkrankung, je Fraktion** Bei Bestrahlung mit einem Telecaesiumgerät wegen einer bösartigen Erkrankung ist die Leistung nach Nummer 5812 je Fraktion zweimal berechnungsfähig.	**190** 11,07	19,93 27,69
Tipp:	Neben Nr. 5812 ist die Nr. 5810 abrechenbar.		

GOÄ-Nr.		Punktzahl 1fach	2,3 / *1,8 3,5 / *2,5
5813*	**Hochvoltstrahlenbehandlung von gutartigen Hypophysentumoren oder der endokrinen Orbitopathie, je Fraktion**	**900** 52,46	94,43 131,15
Tipp:	Neben Nr. 5813 ist die Nr. 5810 abrechenbar.		

3 Hochvoltstrahlenbehandlung bösartiger Erkrankungen (mindestens 1 MeV)

Allgemeine Bestimmungen

Die Leistungen nach den Nummern 5834 bis 5837 sind grundsätzlich nur bei einer Mindestdosis von 1,5 Gy im Zielvolumen berechnungsfähig. Muss diese im Einzelfall unterschritten werden, ist für die Berechnung dieser Leistungen eine besondere Begründung erforderlich.
Bei Bestrahlungen von Systemerkrankungen oder metastasierten Tumoren gilt als ein Zielvolumen derjenige Bereich, der in einem Großfeld (z.B. Mantelfeld, umgekehrtes Y-Feld) bestrahlt werden kann.
Die Kosten für die Anwendung individuell geformter Ausblendungen (mit Ausnahme der Kosten für wiederverwendbares Material) und/oder Kompensatoren oder für die Anwendung individuell gefertigter Lagerungs- und/oder Fixationshilfen sind gesondert berechnungsfähig.

Beschluss BÄK:

Beschluss des zentralen Konsultationsausschusses für Gebührenordnungsfragen bei der BÄK – 14. Juni 2005
Allg. Bestimmung Satz 3 zu O IV. 3. Hochvoltbestrahlung bösartiger Erkrankungen
„Bei Bestrahlung von Systemerkrankungen oder metastasierten Tumoren gilt als ein Zielvolumen derjenige Bereich, der in einem Großfeld (z.B. Magnetfeld oder umgekehrtes Y-Feld) bestrahlt werden kann."

Definition Zielvolumen
Das Zielvolumen ist definiert als das Körpervolumen, welches ohne Umlagerung des Patienten bzw. ohne Tischverschiebung mit einer anatomisch und physikalisch zweckmäßigen Feldordnung erfasst und mit einer festgelegten Dosis nach einem bestimmten Dosiszeitmuster bestrahlt werden kann.

Auslegung der Allg. Bestimmungen zu O IV. 3. Hochvoltbestrahlung Satz 3
Wird eine Hochvoltbestrahlung von Systemerkrankungen (z.B. Non-Hodgkin, Hodgkin) oder metastasierten Tumoren (Tumor mit nachgewiesenen Absiedlungen in regionären Lymphknoten und/oder anderen Organen) nach den Nrn. 5836 und ggf. 5837 GOÄ durchgeführt, so kann die Bestrahlung eines Zielvolumens einmal je Fraktion berechnet werden. Mehrere Zielvolumina, z.B. Tumorbett der Mamma und Lymphknotenmetastasen der Regio supraclavicularis, gelten dann als ein Zielvolumen, wenn diese Zielvolumina indikationsgerecht, d.h. im Sinne der Allgemeinen Bestimmungen O IV. Ziffer 2 und unter Berücksichtigung spezialgesetzlicher Regelungen (StrlSchV § 81, RöV § 25) in einem Großfeld (Magnetfeld, umgekehrtes Y-Feld) bestrahlt werden können.
Können diese beiden Zielvolumina aus strahlenschutzrechtlichen Gründen zur Vermeidung der Strahlenexposition anderer Organe nicht in einem Großfeld bestrahlt werden, so treffen die Allgemeinen Bestimmungen O IV. 3. Satz nicht zu. In der Folge kann das oben genannte Beispiel sowohl für das Tumorbett der Mamma als auch für die Lymphknotenregion die Nr. 5836 GOÄ (und ggf. 5837 GOÄ) jeweils einmal je Fraktion angesetzt werden.
Für eine Hochvoltstrahlenbehandlung bösartiger **nicht metastasierter Tumoren** (ohne klinisch oder pathologisch nachgewiesene Absiedlungen in regionären Lymphknoten und/oder anderen Organen) im Bestrahlungsfeld haben die Allgemeinen Bestimmungen zu O IV. Satz 2 Vorrang und die Allgemeinen Bestimmungen zu O IV. Satz 3 treffen nicht zu. Wird eine Hochvoltstrahlenbehandlung bei einem nicht metastasierten Tumor nach den Nrn. 5836 GOÄ (und ggf. 5837 GOÄ) durchgeführt, so kann diese Gebührenposition einmal je Fraktion und je Zielvolumen berechnet werden. Werden beispielsweise das Tumorbett der Mamma und adjuvant (begleitend), ohne Nachweis von Metastasen, das Lymphabflussgebiet der Axilla bestrahlt, so handelt es sich um zwei Zielvolumina, die jeweils zur Abrechnung der Nrn 5836 GOÄ (und ggf. 5837) führen.

A 5830*	**Computergestützte Individual-Ausblendung (Multileaf-Kollimatoren = MLC) einmal je Feld und Bestrahlungsserie, einschl. Programmierung – (analog Nr. 5378 GOÄ) n. Beschluss des Zentralen Konsultationsausschusses f. Gebührenordnungsausschusses bei der BÄK**	**1000** 58,29	104,92 145,72

Individuelle Ausblendungen zum Schutz von Normalgewebe und Organen können anstelle von Bleiblöcken, auch durch Programmierung eines (Mikro-)Multileaf-Kollimators erstellt werden, wobei für den Programmieraufwand die analoge Nr. 5378 GOÄ einmal je Feld und Bestrahlungsserie angesetzt werden kann. Der je nach Feldkonfiguration und Feldgröße unterschiedliche Schwierigkeitsgrad ist über den Gebührenrahmen nach § 5 Absatz 2 und 3 zu berücksichtigen. Eine Berechnung von Auslagen nach § 10 GOÄ für die Herstellung individueller Ausblendungen mittels Bleiblöcken neben der Berechnung der Individualausblendung mittels MLC nach Nummer 5378 GOÄ analog ist ausgeschlossen.

GOÄ-Nr. Punktzahl 2,3 / *1,8
1fach 3,5 / *2,5

Hinweis BÄK: Der **Zentrale Konsultationsausschuss der BÄK** hat am 14. Juli 2005 (Dt. Ärzteblatt Nr. 37, 16. September 2005) obigen Beschluss gefasst: A 5830* GOÄ analog der Nr. 5378 GOÄ.
Individuelle Ausblendungen zum Schutz von Normalgewebe und Organen können anstelle von Bleiblöcken auch durch Programmierung eines (Mikro)-Multileaf-Kollimators erstellt werden, wobei für den Programmieraufwand die analoge Nr. 5378 GOÄ einmal je Feld und Bestrahlungsserie angesetzt werden kann. Der je nach Feldkonfiguration und Feldgröße unterschiedliche Schwierigkeitsgrad ist über den Gebührenrahmen nach § 5 Abs. 2 und 3 zu berücksichtigen.
Eine Berechnung von Auslagen nach § 10 GOÄ für die Herstellung ndividueller Ausblendungen mittels Bleiblöcken neben der Berechnung der Individualausblendung mittels MLC nach Nummer 5878 GOÄ analog ist ausgeschlossen.

5831* Erstellung eines Bestrahlungsplans für die Strahlenbehandlung nach den Nummern 5834 bis 5837, je Bestrahlungsserie

1500 157,38
87,43 218,58

Der Bestrahlungsplan nach Nummer 5831 umfaßt Angaben zur Indikation und die Beschreibung des Zielvolumens, der Dosisplanung, der Berechnung der Dosis im Zielvolumen, der Ersteinstellung einschließlich Dokumentation (Feldkontrollaufnahme).

Ausschluss: Neben Nr. 5831 sind folgende Nrn. nicht abrechnungsfähig: 5800, 5810

Kommentar: Nach der Leistunglegende der Nr. 5831 kann die Berechnung der Erstellung eines Bestrahlungsplanes unabhängig von der Anzahl der Fraktionen nur einmal berechnet werden und ist auch nur einmal je Krankheitsfall abrechenbar.
Allerdings gibt es Ausnahmen, die eine Mehrfacherstellung eines Bestrahlungsplanes medizinisch erforderlich machen und damit auch eine mehr als einmalige Berechnung möglich machen.
Als Ausnahmen sind anzusehen:

- Veränderung der Bestrahlungstechnik
- Tumor-Rezidiv
- Zunehmende Metastasierung
- Allgemein auftretende Komplikationen während der Strahlenbehandlung

Wenn ein neuer Bestrahlungsplan durchgeführt werden muss, so ist dies innerhalb der Rechnung zu begründen und auszuweisen.

Tipp: Neben Nr. 5831 sind die Nrn. 5832 – 5837 abrechenbar.

5832* Zuschlag zu der Leistung nach Nummer 5831 bei Anwendung eines Simulators und Anfertigung einer Körperquerschnittzeichnung oder Benutzung eines Körperquerschnitts anhand vorliegender Untersuchungen (z.B. Computertomogramm), je Bestrahlungsserie

500
29,14 –

Der Zuschlag nach Nummer 5832 ist nur mit dem einfachen Gebührensatz berechnungsfähig.

Ausschluss: Neben Nr. 5832 sind folgende Nrn. nicht abrechnungsfähig: 5800, 5810

Tipp: Neben Nr. 5832 sind die Nrn. 5831, 5833 – 5837 abrechenbar.

5833* Zuschlag zu der Leistung nach Nummer 5831 bei individueller Berechnung der Dosisverteilung mit Hilfe eines Prozessrechners, je Bestrahlungsserie

2000
116,57 –

Der Zuschlag nach Nummer 5833 ist nur mit dem einfachen Gebührensatz berechnungsfähig.

Ausschluss: Neben Nr. 5833 sind folgende Nrn. nicht abrechnungsfähig: 5800, 5810

Tipp: Neben Nr. 5833 sind die Nrn. 5831, 5832, 5834 – 5837 abrechenbar.

5834* Bestrahlung mittels Telekobaltgerät mit bis zu zwei Strahleneintrittsfeldern – gegebenenfalls unter Anwendung von vorgefertigten, wiederverwendbaren Ausblendungen –, je Fraktion

720 75,54
41,97 104,92

Tipp: Neben Nr. 5834 sind die Nrn. 5831 – 5833, 5835 abrechenbar.

GOÄ-Nr.		Punktzahl / 1fach	2,3 / *1,8 / 3,5 / *2,5
5835*	**Zuschlag zu der Leistung nach Nummer 5834 bei Bestrahlung mit Großfeld oder von mehr als zwei Strahleneintrittsfeldern, je Fraktion**	**120** / 6,99	12,59 / 17,49

Tipp: Neben Nr. 5835 sind die Nrn. 5831 – 5833, 5834 abrechenbar.

5836*	**Bestrahlung mittels Beschleuniger mit bis zu zwei Strahleneintrittsfeldern – gegebenenfalls unter Anwendung von vorgefertigten, wiederverwendbaren Ausblendungen –, je Fraktion**	**1000** / 58,29	104,92 / 145,72

Tipp: Neben Nr. 5836 sind die Nrn. 5831 – 5833, 5837 abrechenbar.

5837*	**Zuschlag zu der Leistung nach Nummer 5836 bei Bestrahlung mit Großfeld oder von mehr als zwei Strahleneintrittsfeldern, je Fraktion**	**120** / 6,99	12,59 / 17,49

Tipp: Neben Nr. 5837 sind die Nrn. 5831 – 5833, 5836 abrechenbar.

4 Brachytherapie mit umschlossenen Radionukliden

Allgemeine Bestimmungen

Der Arzt darf nur die für den Patienten verbrauchte Menge an radioaktiven Stoffen berechnen.
Bei der Berechnung von Leistungen nach Abschnitt O IV 4 sind die Behandlungsdaten der jeweils eingebrachten Stoffe sowie die Art der ausgeführten Maßnahmen in der Rechnung anzugeben, sofern nicht durch die Leistungsbeschreibung eine eindeutige Definition gegeben ist.

5840*	**Erstellung eines Bestrahlungsplans für die Brachytherapie nach den Nummern 5844 und 5846, je Bestrahlungsserie**	**1500** / 87,43	157,38 / 218,58

Der Bestrahlungsplan nach Nummer 5840 umfasst Angaben zur Indikation, die Berechnung der Dosis im Zielvolumen, die Lokalisation und Einstellung der Applikatoren und die Dokumentation (Feldkontrollaufnahmen).

Ausschluss: Neben Nr. 5840 ist folgende Nr. nicht abrechnungsfähig: 5842

Kommentar: Je Bestrahlungsserie (und im Krankheitsfall) unabhängig von der Anzahl der Fraktionen insgesamt nur einmal berechnungsfähig.
Als Ausnahme gibt **Brück** an:
- Änderung der Behandlungstechnik,
- fortschreitende Metastasierung,
- Tumorredzidiv,
- Komplikationen.

Die neue Bestrahlungsplanung ist in der Rechnung zu begründen.

Tipp: Bei Einsatz eines Prozessrechners zur Bestrahlungsplanung kann neben Nr. 5840 die Nr. 5841 abgerechnet werden.
Neben Nr. 5840 sind die Nrn. 5841, 5844, 5846 abrechenbar.

5840* analog	**Bestrahlungsplanung vor und nach der Implantation von Prostata-Seeds, einmal je Bestrahlungsplan – (analog Nr. 5840* GOÄ) – n. Beschlüssen des Ausschusses „Gebührenordnung“ der BÄK**	**1500** / 87,43	157,38 / 218,58

Hinweis BÄK: **Abrechnungsempfehlung des Ausschusses „Gebührenordnung“ der BÄK**: Der Vorstand der Bundesärztekammer hat obiger Abrechnungsempfehlung (GOÄ-Nr. 5840 A*) des Ausschusses „Gebührenordnung“ zugestimmt: GOÄ-Nr. 5840 A* analog GOÄ-Nr. 5840*
Unter dem Bestrahlungsplan nach der Prostata-Seed-Implantation ist der Nachplan zu verstehen, der mit Hilfe einer Computertomographie in der Regel vier Wochen nach dem Eingriff stattfindet.
Die dazu notwendige Computertomographie ist neben der analogen Nr. 5840 GOÄ anzusetzen. Die insgesamt zweimalige Berechnung des Bestrahlungsplans nach Nr. 5840 GOÄ analog und ggf. des Zuschlages für den Prozessrechner nach Nr. 5841 GOÄ analog im Zusammenhang mit einer PSI ist zulässig und durch die Allgemeinen Bestimmungen zur Strahlentherapie O IV. GOÄ Ziffer 3 begründet, da diese Bestrahlungspla-

nungen aufgrund der jeweils unterschiedlichen tatsächlichen Dosisverteilung (geänderte Energie) durchgeführt werden.

Siehe auch Hinweis zu Nr. 390

5841*	**Zuschlag zu der Leistung nach Nummer 5840 bei individueller Berechnung der Dosisverteilung mit Hilfe eines Prozessrechners, je Bestrahlungsserie**	**2000** 116,57	–

Der Zuschlag nach Nummer 5841 ist nur mit dem einfachen Gebührensatz berechnungsfähig

Ausschluss: Neben Nr. 5841 ist folgende Nr. nicht abrechnungsfähig: 5842

Tipp: Neben Nr. 5841 sind die Nrn. 5840, 5844, 5846 abrechenbar.

5841* analog	**Zuschlag f. Prozessrechner i. Zusammenhang mit Prostata-Seedimplantation (PSI) (analog Nr. 5841*) – n. Beschlüssen des Ausschusses „Gebührenordnung" der BÄK**	**2000** 116,57	–
5842*	**Brachytherapie an der Körperoberfläche – einschließlich Bestrahlungsplanung, gegebenenfalls einschließlich Fotodokumentation –, je Fraktion**	**300** 17,49	31,48 43,72

Ausschluss: Neben Nr. 5842 sind folgende Nrn. nicht abrechnungsfähig: 5840, 5841

5844*	**Intrakavitäre Brachytherapie, je Fraktion**	**1000** 58,29	104,92 145,72

Ausschluss: Neben Nr. 5844 sind folgende Nrn. nicht abrechnungsfähig: 5840, 5841

5846*	**Interstitielle Brachytherapie, je Fraktion**	**2100** 122,40	220,33 306,01

Ausschluss: Neben Nr. 5846 sind folgende Nrn. nicht abrechnungsfähig: 5840, 5841

5846* analog	**Interstitielle Low-Dose-Rate-Brachytherapie der Prostata mittels Seeds (PSI), je Fraktion, einschl. fortlaufendem Abgleich der intraoperativen Seed-Implantation mit der präoperativen Bestrahlungsplanung, einschl. der sich direkt anschließenden posttherapeutischen Bestimmung von Herddosen, zusätzlich Nr. 319 GOÄ Punktion der Prostata mit Plazierung der Hohlnadel/n zu Seedablage, einmal je Hohlnadel abrechenbar – (analog Nr. 5846* GOÄ) – n. Beschlüssen des Ausschusses „Gebührenordnung" der BÄK**	**2100** 122,40	220,33 306,01

Hinweis BÄK: **Abrechnungsempfehlung des Ausschusses „Gebührenordnung" der BÄK**: Der Vorstand der Bundesärztekammer hat obiger Abrechnungsempfehlung (GOÄ-Nr. 5846 A*) des Ausschusses „Gebührenordnung" zugestimmt: GOÄ-Nr. 5846 A* analog GOÄ-Nr. 5846*

Die Implantation von Seeds in drei Hohlnadeln entspricht einer Fraktion und führt einmal zur Berechnung der Nr. 5846 analog.

Werden Seeds in einer vom angegebenen Leistungsumfang abweichenden Anzahl (ein oder zwei) implantiert, so löst diese Implantation keinen weiteren analogen Ansatz der Nr. 5846 GOÄ aus, sondern der damit verbundene erhöhte Zeitaufwand ist angemessen über den Gebührenrahmen der letzten analogen Nr. 5846 GOÄ nach § 5 Abs. 2 und 3 GOÄ zu berücksichtigen. Die Berechnung der Nr. 5846 GOÄ analog für die PSI ist auf acht Fraktionen begrenzt.

Bei Vorliegen eines lokal begrenzten Prostatakarzinoms, eines PSA-Wertes von <= 10 ng/ml, eines Gleason score von < 7 und eines Prostatavolumens von <= 60 ml wird eine Seed-Implantation als eine geeignete Therape angesehen.

Die Kosten für die Prostata-Seeds (Material) können zusätzlich – entsprechend Nachweis – in Rechnung gestellt werden.

Punktion der Prostata mit Platzierung der Hohlnadel/n zur Seedablage(Nr. 319 GOÄ)

Die Nr. 319 kann im Rahmen der Prostata-Seed-Implantation (PSI) einmal je Hohlnadel angesetzt werden.

Eine parallel durchgeführte Sonographie nach den Nrn. 410 und ggf. 420 GOÄ ist unter Beachtung der Allgemeinen Bestimmungen zu C VI. neben der Nr. 319 GOÄ für die PSI ansatzfähig.

Sowohl die durchgeführte Zystographie nach Nr. 5230 GOÄ als auch die Zystourethroskopie nach 1787 GOÄ sind neben der Nr. 319 GOÄ für die PSI ansatzfähig.
Die Lokalanästhesie der Harnröhre und/oder Blase nach Nr. Nr. 400 GOÄ und das Einlegen eines Harnblasenverweilkatheters oder Spülen der Harnblase über einen (liegenden) Harnblasenkatheter nach den Nrn. 1732, 1729 und 1733 GOÄ sind neben der 319 GOÄ für die PSI nicht ansatzfähig.

5 Besonders aufwendige Bestrahlungstechniken

5851* **Ganzkörperstrahlenbehandlung vor Knochenmarktransplantation – einschließlich Bestrahlungsplanung –** **6900** 723,93
402,18 1005,46

Die Leistung nach Nummer 5851 ist unabhängig von der Anzahl der Fraktionen insgesamt nur einmal berechnungsfähig.

5852* **Oberflächen-Hyperthermie, je Fraktion** **1000**
58,29 –

5853* **Halbtiefen-Hyperthermie, je Fraktion** **2000**
116,57 –

5854* **Tiefen-Hyperthermie, je Fraktion** **2490**
145,14 –

Die Leistungen nach den Nummern 5852 bis 5854 sind nur in Verbindung mit einer Strahlenbehandlung oder einer regionären intravenösen oder intraarteriellen Chemotherapie und nur mit dem einfachen Gebührensatz berechnungsfähig.

5855* **Intraoperative Strahlenbehandlung mit Elektronen** **6900** 723,93
402,18 1005,46

GOÄ-Ratgeber der BÄK:

► **Fraktionierte stereotaktische Strahlentherapie**
Dipl.-Verw. Wiss. Martin Ulmer – (In: Deutsches Ärzteblatt 108, Heft 45 (11.11.2011), S. A-2444) – http://www.bundesaerztekammer.de/page.asp?his=1.108.4144.4316.9889&all=true
Ulmer schreibt: ...„Nach denen im DÄ, Heft 17 vom 29. April 2011, veröffentlichten Abrechnungsempfehlungen der BÄK kann die fraktionierte, stereotaktische Präzisionsbestrahlung mittels Linearbeschleuniger am Körperstamm, je drei Fraktionen, ebenfalls über die GOÄ-Nr. 5855 analog abgerechnet werden. Dabei ist die fraktionierte, stereotaktische Präzisionsbestrahlung analog Nr. 5855 GOÄ unabhängig von der Anzahl der Zielvolumina höchsten fünfmal (15 Fraktionen) in sechs Monaten berechnungsfähig. Neben der Präzisionsbestrahlung mittels Linearbeschleuniger können verschiedene Leistungen in demselben Behandlungsfall nicht zusätzlich berechnet werden. Dies betrifft die Leistungen nach den Nrn. 5377, 5378, 5733 und A 5830.
Für die zur stereotaktischen Strahlentherapie am Körperstamm erforderliche 3-D-Bestrahlungsplanung ist einmal in sechs Monaten analog 1,75 x Nr. 5855 GOÄ vorgesehen. Diese Leistung umfasst die Anwendung eines Simulators und die Anfertigung einer Körperquerschnittszeichnung oder die Benutzung eines Körperquerschnitts anhand vorliegender Untersuchungen sowie die individuelle Berechnung der Dosisverteilung mit Hilfe eines Prozessrechners...“

► **Abrechnung der IMRT**
Dipl.-Verw.-Wiss. Martin Ulmer – (in: Deutsches Ärzteblatt 108, Heft 20 (20.05.2011), S. A-1138) – http://www.bundesaerztekammer.de/page.asp?his=1.108.4144.4316.9297&all=true
Ulmer führt aus: „nach Empfehlung der BÄK kann die IMRT mit bildgeführter Überprüfung der Zielvolumina einschl. aller Planungsschritte und individuell angepasster Ausblendungen je Bestrahlungssitzung, also unabhängig von der Anzahl der klinischen Zielvolumina, analog über die Nr. 5855 GOÄ abgerechnet werden (DÄ, Heft 17/2011)...
Siehe auch offiziellen Text zur Nr. A 5855*

Rechtsprechung: Siehe Urteil unter GOÄ Nr. 1345.

IGeL:
- Laser in situ-Keratomileusis (Lusik) mit Excimer-Laseranwendung analog Nr. 1345 GOÄ (1660 Punkte) + analog Nr. 5855 GOÄ (6900 Punkte)
- Photorefraktäre Keratektomie (PRK) mit Excimer-Laseranwendung analog Nr. 5855 GOÄ (6900 Punkte)

Intensitätsmodulierte Strahlentherapie – Körperstereotaxie

Der Vorstand der Bundesärztekammer hat in seiner 41. Sitzung (Amtsperiode 2007/2011) am 18. Februar 2011 nachfolgende – vom Ausschuss Gebührenordnung der Bundesärztekammer in seiner 19. Sitzung (Amtsperiode 2007/2011) am 28. September 2010 befürwortete – Abrechnungsempfehlungen beschlossen:

5855* analog **Intensitätsmodulierte Strahlentherapie (IMRT) mit bildgeführter Überprüfung der Zielvolumina (IGRT) einschließlich aller Planungsschritte und individuell angepasster Ausblendungen, je Bestrahlungssitzung** **6900** 402,18 723,93 1005,46

Die intensitätsmodulierte Strahlentherapie analog Nr. 5855 GOÄ ist höchstens mit dem 1,8-fachen Gebührensatz berechnungsfähig.
Neben der intensitätsmodulierten Strahlentherapie analog Nr. 5855 GOÄ sind Leistungen aus dem Kapitel O IV und Leistungen nach den Nrn. 5377, 5378, 5733 und A 5830 in demselben Behandlungsfall nicht berechnungsfähig.

5855* analog **Fraktionierte, stereotaktische Präzisionsbestrahlung mittels Linearbeschleuniger am Körperstamm, je drei Fraktionen** **6900** 402,18 723,93 1005,46

Die fraktionierte, stereotaktische Präzisionsbestrahlung mittels Linearbeschleuniger analog Nr. 5855 GOÄ ist unabhängig von der Anzahl der Zielvolumina höchstens fünf Mal (15 Fraktionen) in sechs Monaten berechnungsfähig.
Neben der fraktionierten, stereotaktischen Präzisionsbestrahlung mittels Linearbeschleuniger analog Nr. 5855 GOÄ sind Leistungen nach den Nrn. 5377, 5378, 5733 und A 5830 in demselben Behandlungsfall nicht berechnungsfähig.

Körperstereotaxie

5855* analog **3-D-Bestrahlungsplanung der fraktionierten, stereotaktischen Präzisionsbestrahlung mittels Linearbeschleuniger am Körperstamm, einschließlich Anwendung eines Simulators und Anfertigung einer Körperquerschnittszeichnung oder Benutzung eines Körperquerschnitts anhand vorliegender Untersuchungen, einschließlich individueller Berechnung der Dosisverteilung mit Hilfe eines Prozessrechners analog 1,75 × Nr. 5855 GOÄ** **6900** 402,18 723,93 1005,46

Die 3-D-Bestrahlungsplanung der fraktionierten, stereotaktischen Präzisionsbestrahlung analog Nr. 5855 GOÄ ist nur einmal in sechs Monaten berechnungsfähig.

5855* analog **Photorefraktäre Keratektomie (PRK) mit Excimer-Laseranwendung (analog Nr. 5855* GOÄ) – n. Beschlüssen des Ausschusses „Gebührenordnung" der BÄK** **6900** 402,18 723,93 1005,46

IGeL: Laser in situ-Keratomileusis (Lasik) mit Excimer-Laseranwendung analog Nr. 1345 GOÄ (1660 Punkte) + analog Nr. 5855 GOÄ (6900 Punkte)

A 5860* **Radiochirurgisch stereotaktische Bestrahlung benigner Tumoren mittels Linearbeschleuniger – einschl. Fixierung mit Ring oder Maske –, einschl. vorausgegangener Bestrahlungsplanung, einschl. Anwendung eines Simulators und Anfertigung einer Körperquerschnittszeichnung oder Benutzung eines Körperquerschnitts anhand vorliegender Untersuchungen, einschl. individueller Berechnung der Dosisverteilung mit Hilfe eines Prozessrechners, analog 6 x 5855* GOÄ (6 x 6900 Pkt. = 41400 Pkt.) – n. Verzeichnis analoger Bewertungen der Bundesärztekammer** **41400** 2413,09 4343,57 6032,74

Unter radiochirurgischer Bestrahlung (Radiochirurgie) ist die einzeitige stereotaktische Bestrahlung mittels Linearbeschleuniger zu verstehen.

GOÄ-Nr. Punktzahl 2,3 / *1,8
1fach 3,5 / *2,5

Die Radiochirurgie ist nur einmal in sechs Monaten berechnungsfähig. Diese Therapie ist grundsätzlich bei folgenden Indikationen geeignet: Akustikusneurinom, Hypophysenadenom, Meningeom, arteriovenöse Malformation, medikamentös oder operativ therapierefraktäre Trigeminusalgesie, Chordom. Die nach § 10 GOÄ zulässigen Kosten für Material können zusätzlich berechnet werden.

Beschluss BÄK: Der Beschluss des Zentralen Konsultationsausschusses für Gebührenordnungsfragen bei der BÄK zur stereotaktischen Radiochirurgie, veröffentlicht im Deutschen Ärzteblatt, Heft 37/2005, bezieht sich nur auf die stereotaktische Radiochirurgie mittels Linearbeschleuniger und nicht auf die mittels Gamma-Knife. Die Beratungen im Ausschuss haben explizit die Strahlenchirurgie mit dem Gamma-Knife ausgeklammert. Die BÄK sieht daher ebenso wie der Zentrale Konsultationsausschuss für Gebührenordnungsfragen keinen Anlass, die Empfehlung der Bayerischen Landesärztekammer für die stereotaktische Radiochirurgie mittels Gamma-Knife als überholt zu betrachten.
Da jedoch durch die vom Zentralen Konsultationsausschuss für Gebührenordnungsfragen gewählten künstlichen Gebührenpositionen (A 5860 und A 5861) Missverständnisse entstehen können – diese sind identisch mit den von der Bayerischen Landesärztekammer gewählten künstlichen Gebührenpositionen -, ist es empfehlenswert, die Abrechnung für das Gamma-Knife nicht mit einer künstlichen Gebührenposition zu versehen. Besser ist es, die originäre Gebührenposition (mit entsprechender Anzahl), so wie es § 12 Abs. 4 GOÄ verlangt, auf der Rechnung auszuweisen und eventuell in einer Fußnote auf die Abrechnungsempfehlung der Bayerischen Landesärztekammer hinzuweisen.

A 5861* **Radiochirurgisch stereotaktische Bestrahlung primär maligner Tumoren oder von Hirnmetastasen mittels Linearbeschleuniger – einschl. Fixierung mit Ring oder Maske –, einschl. vorausgegangener Bestrahlungsplanung, einschl. Anwendung eines Simulators und Anfertigung einer Körperquerschnittszeichnung oder Benutzung eines Körperquerschnitts anhand vorliegender Untersuchungen, einschl. individueller Berechnung der Dosisverteilung mit Hilfe eines Prozessrechners, analog 3,5 x 5855* GOÄ (3,5 x 6900 Pkt. = 24150 Pkt.) – n. Verzeichnis analoger Bewertungen der Bundesärztekammer** **24150** 2533,75 1407,64 3519,10

Unter radiochirurgischer Bestrahlung (Radiochirurgie) ist die einzeitige stereotaktische Bestrahlung mittels Linearbeschleuniger zu verstehen. Die Radiochirurgie ist nur einmal in sechs Monaten berechnungsfähig. Diese Therapie ist grundsätzlich bei folgenden Indikationen geeignet: Inoperabler primärer Hirntumor oder Rezidiv eines Hirntumors, symptomatische Metastase ZNS, Aderhautmelanom. Die nach § 10 GOÄ zulässigen Kosten für Material können zusätzlich berechnet werden.

Beschluss BÄK: Siehe auch unter Nr. A 5860*.

6 Abrechnung der sterotaktisch fraktionierten Strahlentherapie mittels Linearbeschleuniger

Hinweis auf GOÄ-Ratgeber der BÄK:

Siehe Ratgeber unter GOÄ NR. 5855*

A 5863* **3-D-Bestrahlungsplanung für die fraktionierte stereotaktische Präzisionsbestrahlung bei Kindern und Jugendlichen mit malignen Kopf-, Halstumoren und bei allen Patienten (ohne Altersbegrenzung) mit benignen Kopf-, Halstumoren mittels Linearbeschleuniger, einschl. Anwendung eines Simulators und Anfertigung einer Körperquerschnittszeichnung oder Benutzung eines Körperquerschnitts anhand vorliegender Untersuchungen, einschl. individueller Berechnung der Dosisverteilung mit Hilfe eines Prozessrechners, analog 3x Nr. 5855* GOÄ – n. Verzeichnis analoger Bewertungen der Bundesärztekammer** **20700** 2171,78 1206,55 3016,37

Diese 3-D-Bestrahlungsplanung ist nur einmal in sechs Monaten berechnungsfähig. Die analoge Nr. 5855 GOÄ wird dreimal angesetzt für den Bestrahlungsplan im Rahmen der fraktionierten stereotaktischen Präzisionsbestrahlung benigner Tumoren.
3x 6900 3x 723,93 – 3x 402,18 3x 1005,46

A 5864* **Fraktionierte stereotaktische Präzisionsbestrahlung bei Kindern und Jugendlichen mit malignen Kopf-, Halstumoren und bei allen Patienten (ohne Altersbegrenzung) mit benignen Kopf-, Hirntumoren mittels Linearbeschleuniger, ggf. einschl. Fixierung mit Ring oder Maske, je zwei Fraktionen, analog 1x Nr. 5855* GOÄ – n. Verzeichnis analoger Bewertungen der Bundesärztekammer** **6900** 723,93 402,18 1005,46

Unter einer Fraktion wird eine Bestrahlung verstanden. Die Gebührenposition Nr. 5855 GOÄ analog ist einmal für **zwei** Fraktionen berechnungsfähig. Wird eine weitere Fraktion erbracht, so löst diese einen halben (0,5-maligen) analogen Ansatz der Nr. 5855 GOÄ aus. Beispiele:
26 Fraktionen werden erbracht = 13 x Nr. 5855 GOÄ analog
25 Fraktionen werden erbracht = 12,5 x Nr. 5855 GOÄ analog
Die fraktionierte stereotaktische Präzisionsbestrahlung analog nach Nr. 5855 GOÄ ist maximal fünfzehn Mal (30 Fraktionen) in sechs Monaten berechnungsfähig. Werden medizinisch indiziert im Ausnahmefall (z.B. beim Chondrom) weitere Fraktionen erbracht, so ist für mindestens zwei Fraktionen und alle weiteren insgesamt noch 1mal die Nr. 5855 GOÄ analog berechnungsfähig.
Kriterien für die fraktionierte stereotaktische Präzisionsbestrahlung, in Abgrenzung zur einzeitigen stereotaktischen Bestrahlung (Radiochirurgie), sind grundsätzlich folgende Indikationen:

Akustikusneurinom (Durchmesser > 2,5 cm und/oder bilaterales Akustikusneurinom und Neurofibromatose Typ 2 und/oder deutliche Hörminderung kontralaterales Gehör),

Hypophysenadenom (Makroadenom mit Infiltration der Sinus cavernosi und/oder Distanz < 2 mm zu Sehapparat (Sehnerv, Chiasma) und oder lediglich indirekt darstellbares Adenom),

Meningeom (Inoperabilität bzw. Resttumor/Rezidiv an der Schädelbasis bzw. Sinus sagittalis und/oder Optikusscheidenmeningeom und/oder Distanz < 2 mm zum Sehapparat/andere sensible Strukturen und/oder Volumen > 15 ml bzw. Größe über 2,5 cm in einer Ebene),

Chordom (immer bei subtotaler Resektion und/oder Chordome der Schädelbasis),

Neurinom (Tumor > 2 cm und Distanz zum optischen System < 2 mm),

Glomustumoren (Inoperabilität) sowie zusätzlich das **maligne Chondrosarkom** der Schädelbasis (auch nach subtotaler Resektion) sowie seltene weitere ZNS-Tumoren:

Pilozytische Astrozytome (Tumor > 2,5 cm und Distanz zum optischen System < 2 mm),

seltene selläre und paraselläre Tumoren (Tumor > 2,5 cm und Distanz zum optischen System <2 mm),

Tumoren der kranialen und spinalen Nerven (Tumor > 2,5 cm und Distanz zum optischen System < 2 mm),

Die fraktionierte stereotaktische Radiotherapie ist bei Kindern und Jugendlichen mit **benignen und malignen Kopf-, Halstumoren** insbesondere geeignet bei folgenden Indikationen:

Astrozytäre und oligodendrogliale Tumoren (niedrigen Malignitätsgrads),

Maligne Gliome (z.B. Hirnstammgliom),

Ependymome (primär: Grad I und II zur Dosiserhöhung oder in der hinteren Schädelgrube: Grad III),

Medulloblastome (zur Dosiserhöhung in der hinteren Schädelgrube),

Retinoblastome,

Aderhautmelanome.

GOÄ-Nr.		Punktzahl 1fach	2,3 / *1,8 3,5 / *2,5
A 5865	**3-D-Bestrahlungsplanung für die fraktionierte stereotaktische Präzisionsbestrahlung von Rezidiven primär maligner Kopf-, Halstumoren oder Rezidiven von Hirnmetastasen mittels Linearbeschleuniger, einschl. Anwendung eines Simulators und Anfertigung einer Körperquerschnittszeichnung oder Benutzung eines Körperquerschnitts anhand vorliegender Untersuchungen, einschl. individueller Berechnung der Dosisverteilung mit Hilfe eines Prozessrechners, analog 1,75x Nr. 5855* GOÄ – n. Verzeichnis analoger Bewertungen der Bundesärztekammer**	**12075** 703,82	1266,87 1759,55

Diese 3-D-Bestrahlungsplanung ist nur einmal in sechs Monaten berechnungsfähig. Die analoge Nr. 5855 GOÄ wird 1,75-mal angesetzt für den Bestrahlungsplan im Rahmen der fraktionierten stereotaktischen Präzisionsbestrahlung primär oder sekundär maligner Tumoren.

A 5866	**Fraktionierte stereotaktische Präzisionsbestrahlung von Rezidiven primär maligner Kopf-, Halstumoren oder Rezidiven von Hirnmetastasen mittels Linearbeschleuniger, gegebenenfalls einschl. Fixierung mit Ring oder Maske, je drei Fraktionen, analog 1x Nr. 5855* GOÄ – n. Verzeichnis analoger Bewertungen der Bundesärztekammer**	**6900** 402,18	723,93 1005,46

Unter einer Fraktion wird eine Bestrahlung verstanden. Die Gebührenposition Nr. 5855 GOÄ analog ist einmal für drei Fraktionen berechnungsfähig. Werden eine oder zwei weitere Fraktion/en erbracht, so löst/lösen diese Fraktion/en zwei Drittel (zur Vereinfachung 0,7) bzw. ein Drittel (zur Vereinfachung 0,35-mal) den analogen Ansatz der Nr. 5855 GOÄ aus. Beispiele:
6 Fraktionen werden erbracht = 2 x Nr. 5855 GOÄ analog
7 Fraktionen werden erbracht = 2,35 x Nr. 5855 GOÄ analog
8 Fraktionen werden erbracht = 2,7 x Nr. 5855 GOÄ analog
Die fraktionierte stereotaktische Präzisionsbestrahlung analog nach Nr. 5855 GOÄ ist maximal fünf Mal (15 Fraktionen) in sechs Monaten berechnungsfähig.
Kriterien für die fraktionierte stereotaktische Präzisionsbestrahlung, in Abgrenzung zur einzeitigen stereotaktischen Bestrahlung (Radiochirurgie), sind: Primäre Hirntumoren (Inoperabilität und/ oder Therapieresistenz bzw. Progression oder Rezidiv z.B. nach konventioneller Bestrahlung mit oder ohne Chemotherapie), Rezidiv einer symptomatischen Metastase des ZNS, Chiasmanahe oder im Hirnstamm lokalisierte Hirnmetastase, Rezidiv eines Aderhautmelanoms.

P Sektionsleistungen

Kommentar:
Seit März 2000 sind Sektionsleistungen, die im Rahmen eines Sachverständigengutachtens durchgeführt werden, umsatzsteuerpflichtig. Nicht umsatzsteuerpflichtig ist die normale äußere Leichenschau und die Ausstellung des Todesscheines durch einen Arzt.
Brück führt in seinem Kommentar zur GOÄ weiter aus: „... *Aus Sicht des BMF (Bundesfinanzministerium) sind Ausnahmen von der Umsatzsteuerpflicht für Obduktionen denkbar, wenn die Obduktion zwar nicht mehr für den Obduzierenden, wohl aber beispielsweise im Falle des Seuchenverdachtes für dessen Kontaktperson von therapeutischer Bedeutung sein kann. ...*“

GOÄ-Nr.	Leistung	Punktzahl / 1fach	2,3 / 3,5
6000	**Vollständige innere Leichenschau – einschließlich Leichenschaubericht und pathologisch-anatomischer Diagnose –**	**1710** 99,67	229,24 348,85
Ausschluss:	Neben Nr. 6000 sind folgende Nrn. nicht abrechnungsfähig: 70, 75, 80, 6001, 6002, 6003		
6001	**Vollständige innere Leichenschau, die zusätzlich besonders zeitaufwendige oder umfangreiche ärztliche Verrichtungen erforderlich macht (z.B. ausgedehnte Untersuchung des Knochensystems oder des peripheren Gefäßsystems mit Präparierung und/oder Untersuchung von Organen bei fortschreitender Zersetzung mit bereits wesentlichen Fäulniserscheinungen) – einschließlich Leichenschaubericht und pathologisch-anatomischer Diagnose –**	**2300** 134,06	308,34 469,21
Ausschluss:	Neben Nr. 6001 sind folgende Nrn. nicht abrechnungsfähig: 70, 75, 80, 6000, 6002, 6003		
6002	**Vollständige innere Leichenschau einer exhumierten Leiche am Ort eder Exhumierung – einschließlich Leichenschaubericht und pathologisch-anatomischer Diagnose –**	**3200** 186,52	428,99 652,82
Ausschluss:	Neben Nr. 6002 sind folgende Nrn. nicht abrechnungsfähig: 70, 75, 80, 6000, 6001, 6003		
6003	**Innere Leichenschau, die sich auf Teile einer Leiche und/oder auf einzelne Körperhöhlen beschränkt – einschließlich Leichenschaubericht und pathologisch-anatomischer Diagnose –**	**739** 43,07	99,07 150,76
Ausschluss:	Neben Nr. 6003 sind folgende Nrn. nicht abrechnungsfähig: 70, 75, 80, 6000 – 6002		
6010	**Makroskopische neurophatologische Untersuchung des Zentralnervensystems (Gehirn, Rückenmark) einer Leiche – einschließlich Organschaubericht und pathologisch-anatomischer Diagnose –**	**400** 23,31	53,62 81,60
Ausschluss:	Neben Nr. 6010 sind folgende Nrn. nicht abrechnungsfähig: 70, 75, 80		
6015	**Mikroskopische Untersuchung von Organen (Haut, Muskel, Leber, Niere, Herz, Milz, Lunge) nach innerer Leichenschau – einschließlich Beurteilung des Befundes –, je untersuchtes Organ**	**242** 14,11	32,44 49,37
Ausschluss:	Neben Nr. 6015 sind folgende Nrn. nicht abrechnungsfähig: 4800, 4801		
Kommentar:	Mit der Leistung nach Nr. 6015 sind die für die mikroskopische Untersuchung erforderlichen Vorbereitungen (Schnitte, Einbettung, Fixierung, Färbung) abgegolten.		
6016	**Mikroskopische Untersuchung eines Knochens nach innerer Leichenschau – einschließlich Beurteilung des Befundes –, je Knochen**	**300** 17,49	40,22 61,20

P. Hermanns, G. Filler, B. Roscher (Hrsg.), *GOÄ 2013*,
Erfolgskonzepte Praxis- & Krankenhaus-Management,
DOI 10.1007/978-3-642-29292-7_32, © Springer-Verlag Berlin Heidelberg 2013

Ausschluss: Neben Nr. 6016 sind folgende Nrn. nicht abrechnungsfähig: 4800, 4801, 6017

Kommentar: Müssen vier oder mehr Knochen untersucht werden, ist Nr. 6017 anzusetzen. Mit der Leistung nach Nr. 6016 sind die für die mikroskopische Untersuchung erforderlichen Vorbereitungen (Schnitte, Einbettung, Fixierung, Färbung) abgegolten.

6017	**Mikroskopische Untersuchung von vier oder mehr Knochen nach innerer Leichenschau – einschließlich Beurteilung des Befundes –**	**1045** 60,91	140,09 213,19

Ausschluss: Neben Nr. 6017 sind folgende Nrn. nicht abrechnungsfähig: 4800, 4801, 6016

Kommentar: Mit der Leistung nach Nr. 6017 sind die für die mikroskopische Untersuchung erforderlichen Vorbereitungen (Schnitte, Einbettung, Fixierung, Färbung) abgegolten.

6018	**Mikroskopische Untersuchung von Nerven oder Rückenmark oder Gehirn nach innerer Leichenschau – einschließlich des Befundes –**	**300** 17,49	40,22 61,20

Ausschluss: Neben Nr. 6018 sind folgende Nrn. nicht abrechnungsfähig: 4800, 4801.

Kommentar: Mit der Leistung nach Nr. 6018 sind die für die mikroskopische Untersuchung erforderlichen Vorbereitungen (Schnitte, Einbettung, Fixierung, Färbung) abgegolten.

Analoge Bewertungen

Für eine Analogie ist nur dort Raum, wo die Gebührenordnung eine Abrechnungslücke gelassen hat. In diesen Fällen kann der Arzt eine (ggf. mehrere in Kombination!) nach Art, Kosten- und Zeitaufwand vergleichbare Leistung der GOÄ ansetzen.

In diesem Zusammenhang ist darauf hinzuweisen, dass formal betrachtet zwar nur Leistungen analog berechnet werden dürfen, „die in das Gebührenverzeichnis nicht aufgenommen sind" (§ 6 Abs. 2). Die zivilrechtliche Rechtsprechung hat jedoch schon vor etlichen Jahren klargestellt, dass eine „ausfüllungsbedürftige Regelungslücke" in der GOÄ auch dann besteht, wenn das Leistungsverzeichnis zwar eine Gebührenordnungsposition enthält, diese aber „wegen einer wesentlichen Änderung der Verhältnisse so wenig sachgerecht ist, dass der Regelungscharakter verloren gegangen ist".

Angesichts der mangelnden Aktualisierung der derzeit gültigen GOÄ und der seit langem ausstehenden Anpassung der Bewertungen an die wirtschaftliche Entwicklung, kann nahezu die gesamte GOÄ als „nur noch wenig sachgerecht" beurteilt werden. Trotzdem kann die Aussage der Rechtsprechung nicht dahin missverstanden werden, dass nunmehr ein „Freibrief" für individuell angemessene Höherbewertungen bestehe. Andererseits ist aber auch dem Ansinnen vieler privater Krankenversicherungen unter Hinweis auf diese Rechtsprechung entgegenzutreten, die versuchen, Weiterentwicklungen der Medizin grundsätzlich auf dem Niveau veralteter Leistungsbeschreibungen zu halten, ohne moderne therapeutische oder differenziertere diagnostische Möglichkeiten zu würdigen.

Hinweise der Bundesärztekammer zu den Analogen Bewertungen

Die Bundesärztekammer informiert im Deutschen Ärzteblatt 1996:

„... Die Gebührenordnung für Ärzte **(GOÄ) enthält in § 6 Abs. 2 die Grundlagen dafür, dass der Arzt** – anders als im vertragsärztlichen Bereich, in dem nur im EBM enthaltene Leistungen berechenbar sind – **eine nicht in der GOÄ enthaltene Leistung analog einer anderen, in der GOÄ enthaltenen Leistung abrechnen kann.** Dies berücksichtigt, dass der rasch fortschreitende medizinische Fortschritt in der GOÄ nicht kurzfristig widergespiegelt werden kann, aber auch, dass es schon bei Verfassung des Gebührenverzeichnisses nicht möglich ist, den ärztlichen Alltag in all seinen Facetten zu erfassen. ***§ 6 Abs. 2: Selbstständige ärztliche Leistungen, die in das Gebührenverzeichnis nicht aufgenommen sind, können entsprechend einer nach Art, Kosten- und Zeitaufwand gleichwertigen Leistung des Gebührenverzeichnisses berechnet werden.*** Der Vorstand der Bundesärztekammer hat schon zur GOÄ von 1982 „Grundsätze analoger Bewertungen" beschlossen, auf deren Basis im Nachfolgenden das Verfahren bei analogen Bewertungen dargestellt wird.

Selbstständigkeit der Leistung

Die Leistung muss selbstständig sein. Unselbstständige Teilschritte einer anderen Leistung oder Leistungen, die nur eine Modifikation einer in der GOÄ enthaltenen Leistung darstellen, sind nicht analog abrechenbar.

So ist beispielsweise keine Analogbewertung für die besonders lange Dauer der Ausführung einer Leistung möglich. Zum Beispiel bleibt eine Beratung von 30 Minuten eine Beratung und nur nach Nr. 3 abrechenbar (und nicht nach Nr. 31 – homöopathische Folgeanamnese – analog). Für die Berücksichtigung des Umfangs einer Leistung ist in der GOÄ in § 5 der Steigerungsfaktor zutreffend, gegebenenfalls kommt auch eine Abdingung nach § 2 in Betracht.

Abgriffverfahren

Wenn eine analoge Abrechnung in Frage kommt, muss eine GOÄ-Position gewählt werden, die in der technischen Durchführung, im Zeitaufwand, im Schwierigkeitsgrad und in den Kosten der erbrachten Leistung möglichst nahe kommt.

P. Hermanns, G. Filler, B. Roscher (Hrsg.), *GOÄ 2013*,
Erfolgskonzepte Praxis- & Krankenhaus-Management,
DOI 10.1007/978-3-642-29292-7_33, © Springer-Verlag Berlin Heidelberg 2013

Beim Analogabgriff hat eine GOÄ-Position aus demselben Leistungsabschnitt Vorrang, da hier in der Regel die Vergleichbarkeit am offensichtlichsten ist. Legitim ist aber auch der Abgriff aus einem anderen Kapitel der GOÄ als dem „primär zuständigen". Möglich ist auch der analoge Abgriff durch eine Summation mehrerer GOÄ-Positionen.

Analoge Abrechnung bereits bekannter Leistungen

Ärztliche Leistungen, die zum Zeitpunkt des Inkrafttretens der GOÄ bereits allgemein anerkannt waren, sind zwar im Grundsatz von einer Analogbewertung nicht ausgeschlossen: in solchen Fällen muss jedoch besonders sorgfältig geprüft werden, ob nicht diese Leistungen bisher als Bestandteil einer anderen, im Gebührenverzeichnis enthaltenen Leistung angesehen wurden oder lediglich abweichende Modalitäten gegenüber einer im Gebührenverzeichnis befindlichen Leistung darstellen.

In der GOÄ fehlende EBM-Leistungen

Da der EBM häufiger aktualisiert wird als die GOÄ, sucht man oft vergebens EBM-Leistungen in der GOÄ. In diesem Fall muss jedoch sorgfältig geprüft werden, ob die oben genannten Voraussetzungen erfüllt sind. Oft handelt es sich nur um die Modifikation einer in der GOÄ enthaltenen Leistung. Da der EBM keinen Steigerungsfaktor kennt, sind im EBM auch Modifikationen einer Leistung als selbstständige Positionen enthalten, besonders häufig in Form von Zuschlägen.

Gleichwertigkeit der Leistungen

Da nach § 6 Abs. 2 eine „gleichwertige" Leistung des Gebührenverzeichnisses analog herangezogen werden muss, bleiben auch die „Rahmenbedingungen" der abgegriffenen Leistung bei Analogabrechnung erhalten. Zum Beispiel ist eine abgegriffene Ziffer mit kleinem Gebührenrahmen auch bei analoger Abrechnung ohne Begründung nur bis 1,8fach steigerungsfähig. Ebenso werden Vorgaben bei Mindestzeiten, Leistungsausschlüssen und Begrenzung der Abrechnungsfähigkeit in einem bestimmten Zeitraum übernommen.

Rechnungserstellung bei analoger Bewertung

Nach § 12 Abs. 4 GOÄ muss die gewählte Position entweder mit dem Zusatz „analog" oder „entsprechend" gekennzeichnet werden und die erbrachte Leistung kurz, aber eindeutig beschrieben werden. Die Nummer und die Bezeichnung der analog abgerechneten Leistung muss angegeben werden („Platzhalter" siehe nachfolgend „Nummerierung im Analogverzeichnis der Bundesärztekammer").

Verzeichnis der Analogen Bewertungen (GOÄ) der Bundesärztekammer und des Zentralen Konsultationsausschusses für Gebührenordnungsfragen bei der Bundesärztekammer – Änderungen Stand April 2008

Gemäß § 6 Abs. 2 GOA können selbstständige, nicht im Gebührenverzeichnis aufgeführte ärztliche Leistungen entsprechend einer nach Art, Kosten und Zeitaufwand gleichwertigen Leistung des Gebührenverzeichnisses berechnet werden. Mit der zum 1. Januar 1996 in Kraft getretenen Vierten Änderungsverordnung zur GOÄ wurden die von der Bundesärztekammer empfohlenen analogen Bewertungen weitgehend in das Gebührenverzeichnis aufgenommen. Auf der Grundlage der Vierten Änderungsverordnung hat die Bundesärztekammer dann seit dem 1. Januar 1996 weitere analoge Bewertungen beschlossen. Diese analogen Bewertungen, die mit dem Bundesministerium für Gesundheit und soziale Sicherung, dem Bundesministerium des Innern und dem Verband der privaten Krankenversicherung im Zentralen Konsultationsausschuss abgestimmt wurden, sind nachfolgend wiedergegeben. Es handelt sich um Analogbewertungen der fetalen Missbildungssonographie, von augenärztlichen Operationen und augenärztlichen Leistungen, der Hernienchirurgie und der Kapselendoskopie.

Das Verzeichnis enthält des Weiteren die seit 1996 von der Bundesärztekammer empfohlenen Analogbewertungen, die zwar nicht auf Beschlüssen des Zentralen Konsultationsausschusses beruhen, jedoch mit den Mitgliedern dieses Ausschusses schriftlich abgestimmt wurden. Diese Analogbewertungen sind vielen Abschnitten des Gebührenverzeichnisses der GOÄ zuzuordnen, Grundleistungen und Allgemeine Leistungen, Kontrastmitteleinbringung, Innere Medizin, Psychiatrie, Psychotherapie, Psychosomatik, Urologie, Laboratoriumsuntersuchungen u. a. Einige Analogbewertungen sind nicht in der nachstehenden Liste, sondern im folgenden Abschnitt „Abrechnungsempfehlungen zur GOÄ“ aufgeführt wegen des fachlichen Zusammenhangs; dies betrifft die Beschlüsse des Zentralen Konsultationsausschusses zu den GOÄ-Anwendungsempfehlungen der Abschnitte HNO-Operationen und -Leistungen, Bandscheibenoperationen und herzchirurgische Operationen und die Abrechnungsempfehlungen des Gebührenordnungsausschusses der Bundesärztekammer, die nicht mit den Mitgliedern des Zentralen Konsultationsausschusses abgestimmt sind.

Im nachstehenden Analogverzeichnis ist jede Analogbewertung mit einem großen „A“ und einer Nummer, der sogenannten Platzhalternummer, gekennzeichnet, welche die jeweilige Analogbewertung dem entsprechenden Fachkapitel in der GOÄ zuordnet. Die Verwendung dieser Nummer in der Rechnung ist möglich, aber nicht nach der GOÄ (§ 12) vorgeschrieben; sie ersetzt jedoch in keinem Falle die Wiedergabe des Inhaltes der Analogbewertung und der Gebührenordnungsnummer der in der GOÄ analog abgegriffenen Gebührenposition.

Die Analogbewertungen der augenärztlichen Operationen und Leistungen sind zum größten Teil mit 7000er-Nummern als Platzhalter versehen worden, weil im Kapitel I. Augenheilkunde in der Nummernfolge (1200 f.) selbst keine Lücke mehr für die Vielzahl der augenärztlichen Analogbewertungen vorhanden war.

Eine Sonderregelung ist für Laborleistungen zu beachten; bei Leistungen der Abschnitte M II bis M IV muss bei analoger Bewertung einer nicht im Verzeichnis befindlichen Leistung die analog abgegriffene Gebührenposition durch Voranstellen des Buchstabens „A“ gekennzeichnet werden (vgl. Allgemeine Bestimmungen Nr. 8 zu Abschnitt M).

Für die Abrechnung mit den gesetzlichen Unfallversicherungsträgern (Berufsgenossenschaften) gelten die „Analogen Bewertungen“ nicht.

Anmerkung der Autoren: Zur besseren Übersicht wurden die Bereiche/Kapitel/Unterkapitel eingefügt, in denen die analogen Bewertungen zu finden sind.

GOÄ-Nr.		Punktzahl 1fach	2,3 / *1,8 3,5 / *2,5

B Grundleistungen und allgemeine Leistungen

III Spezielle Beratungen und Untersuchungen

A 36	**Strukturierte Schulung einer Einzelperson mit einer Mindestdauer von 20 Min. bei Asthma bronchiale, Hypertonie, einschl. Evaluation zur Qualitätssicherung zum Erlernen und Umsetzen des Behandlungsmanagements, einschl. Auswertung standardisierter Fragebögen, je Sitzung (analog Nr. 33 GOÄ)**	**300** 17,49	40,22 61,20

VI Berichte, Briefe

A 72	**Vorläufiger Entlassungsbericht im Krankenhaus (analog Nr. 70 GOÄ)**	**40** 2,33	5,36 8,16

C Nichtgebietsbezogene Sonderleistungen

IV Kontrastmitteleinbringungen

A 353	**Einbringung eines Kontrastmittels mittels intraarterieller Hochdruckinjektion zur selektiven Arteriographie (z.B. Nierenarterie) einschl. Röntgenkontrolle und ggf. einschl. fortlaufender EKG-Kontrolle, je Arterie (analog Nr. 351 GOÄ)**	**500** 29,14	67,03 102,00

VI Sonographische Leistungen

A 409	**A-Bild-Sonographie (analog Nr. 410 GOÄ)**	**200** 11,66	26,81 40,80

D Anästhesieleistungen

A 482	**Relaxometrie während und/oder nach einer Allgemeinanästhesie bei Vorliegen von der Wirkungsdauer von Muskelrelaxatien verändernden Vorerkrankungen (z.B. AChE-Hemmer-Mangel) oder gravierenden pathophysiologischen Zuständen (z.B. Unterkühlung) (analog Nr. 832 GOÄ)**	**158** 9,21	21,18 32,23
A 496	**Drei-in-eins-Block, Knie- oder Fußblock (analog Nr. 476 GOÄ)**	**380** 22,15	50,94 77,52

E Physikalisch-medizinische Leistungen

Krankengymnastik und Übungsbehandlungen

F Innere Medizin, Kinderheilkunde, Dermatologie

A 618*	**H2 Atemtest (z.B. Laktosetoleranztest), einschl. Verabreichung der Testsubstanz, Probeentnahmen und Messungen der H2-Konzentration, einschl. Kosten (analog Nr. 617 GOÄ)**	**341** 19,88	35,78 49,69

GOÄ-Nr.		Punktzahl 1fach	2,3 / *1,8 3,5 / *2,5
A 619*	**Durchführung des 13C-Harnstoff-Atemtests, einschl. Verabreichung der Testsubstanz und Probeentnahmen (analog Nr. 615 GOÄ)**	**227** 13,23	23,82 33,08
A 658	**Hochverstärktes Oberflächen-EKG aus drei orthogonalen Ableitungen mit Signalermittlung zur Analyse ventrikulärer Spätpotenziale im Frequenz- und Zeitbereich (Spätpotenzial-EKG) (analog Nr. 652 GOÄ)**	**445** 25,94	46,69 64,84
A 704	**Analtonometrie (analog Nr. 1791 GOÄ)**	**148** 8,63	19,84 30,19
A 707	**Endoskopie des oberen und unteren Gastrointestinaltraktes** **analog Nr. 684 GOÄ 1200 Pkt.** **plus Nr. 687 GOÄ 1500 Pkt.**		
A 795	**Kipptisch-Untersuchung mit kontinuierlicher EKG- und Blutdruckregistrierung (analog Nr. 648 GOÄ)**	**605** 35,26	81,11 123,42
A 796	**Ergometrische Funktionsprüfung mittels Fahrrad-/oder Laufbandergometer (physikalisch definierte und reproduzierbare Belastungsstufen), einschl. Dokumentation (analog Nr. 650)**	**152** 8,86	20,38 31,01

G Neurologie, Psychiatrie und Psychotherapie

A 888	**Psychiatrische Behandlung zur Reintegration eines Erwachsenen mit psychopathologisch definiertem Krankheitsbild als Gruppenbehandlung (in Gruppen von 3 bis 8 Teilnehmern) durch syndrombezogene verbale Intervention als therapeutische Konsequenz aus den dokumentierten Ergebnissen der selbsterbrachten Leistung nach Nr. 801, Dauer mindestens 50 Minuten, je Teilnehmern und Sitzung (analog Nr. 887 GOÄ)**	**200** 11,66	26,81 40,80

H Geburtshilfe und Gynäkologie

A 1006	**Gezielte weiterführende sonographische Untersuchung zur differenzialdiagnostischen Abklärung und/oder der Überwachung bei aufgrund einer Untersuchung nach Nr. 415 GOÄ erhobenem Verdacht auf pathologische Befunde (Schädigung eines Fetus durch Fehlbildung oder Erkrankung oder ausgewiesener besonderer Risikosituation aufgrund der Genetik, Anamnese oder einer exogenen Noxe), analog Nr. 5373* je Sitzung**	**1900** 110,75	254,72 387,61

Die Indikationen ergeben sich aus der Anlage 1c II.2 der Mutterschafts-Richtlinien in der jeweils geltenden Fassung. Die weiterführende sonographische Diagnostik kann gegebenenfalls mehrfach, zur gezielten Ausschlussdiagnostik bis zu dreimal im gesamten Schwangerschaftsverlauf berechnet werden. Im Positivfall einer fetalen Fehlbildung oder Erkrankung ist die Berechnung auch häufiger möglich. Das zur Untersuchung genutzte Ultraschallgerät muss mindestens über 64 Kanäle im Sende- und Empfangsbereich, eine variable Tiefenfokussierung, mindestens 64 Graustufen und eine aktive Vergrößerungsmöglichkeit für Detaildarstellungen verfügen.

Voraussetzung für das Erbringen der Leistungen nach Nr. A 1006, A 1007 und A 1008 ist der **Nachweis** der Fachkunde **Sonographie des Fetus in der Frauenheilkunde** oder der fakultativen Weiterbildung **Spezielle Geburtshilfe und Perinatalmedizin oder einer gleichwertigen Qualifikation.**

GOÄ-Nr.		Punktzahl / 1fach	2,3 / *1,8 / 3,5 / *2,5
A 1007	**Farbkodierte Doppler-echokardiographische Untersuchung eines Fetus einschl. Bilddokumentation, einschl. eindimensionaler Doppler-echokardiographischer Untersuchung, gegebenenfalls einschl. Untersuchung mit cw-Doppler und Frequenzspektrumanalyse, gegebenenfalls einschl. zweidimensionaler echokardiographischer Untersuchung mittels Time-Motion-Verfahren (M-Mode), gegebenenfalls zusätzlich zur Leistung nach Nr. A 1006 und A 1008, Anlage 1d zu Abschnitt B. Nr. 4 der Mutterschafts-Richtlinien in der jeweils geltenden Fassung gilt entsprechend.** **analog Nrn. 424 700 Pkt.** **+ 404 250 Pkt.** **+ 406 200 Pkt.**	**1150** 67,03	154,17 234,61

Die Indikationen ergeben sich aus der Anlage 1d der Mutterschafts-Richtlinien in der jeweils geltenden Fassung. Die Dopplerechokardiographie kann gegebenenfalls neben den Leistungen nach den Nrn. A 1006 und A 1008 berechnet werden.

A 1008	**Weiterführende differentialdiagnostische sonographische Abklärung des fetomaternalen Gefäßsystems mittels Duplexverfahren, gegebenenfalls farbkodiert und/oder direktionale Dopplersonographische Untersuchung im fetomaternalen Gefäßsystem, einschl. Frequenzspektrumanalyse, gegebenenfalls zusätzlich zu den Untersuchungen nach den Nrn. 415 oder A 1006, Anlage 1d zu Abschnitt B. Nr. 4 der Mutterschafts-Richtlinien in der jeweils geltenden Fassung gilt entsprechend (analog Nr. 649 GOÄ)**	**700** 40,80	93,84 142,80

Die Indikationen ergeben sich aus der Anlage 1d der Mutterschafts-Richtlinien in der jeweils geltenden Fassung. Die Duplex-sonographische Untersuchung nach A 1008 kann gegebenenfalls neben den Leistungen nach den Nrn. 415, A 1006 und A 1007 berechnet werden. Bei Mehrlingen sind die Leistungen nach den Nrn. A 1006, A 1007 und A 1008 entsprechend der Zahl der Mehrlinge mehrfach berechnungsfähig. Voraussetzung für das Erbringen der Leistungen nach Nr. A 1006, A 1007 und A 1008 ist das Vorliegen der Qualifikation zur Durchführung des fetalen Ultraschalls im Rahmen der Erkennung von Entwicklungsstörungen, Fehlbildungen und Erkrankungen des Fetus nach der jeweils für die Ärztin/den Arzt geltenden Weiterbildungsordnung

Bei Mehrlingen sind die Leistungen nach den Nrn. A 1006, A 1007 und A 1008 entsprechend der Zahl der Mehrlinge mehrfach berechnungsfähig.

Voraussetzung für das Erbringen der Leistungen nach Nr. A 1006, A 1007 und A 1008 ist der **Nachweis** der Fachkunde **Sonographie des Fetus in der Frauenheilkunde** oder der fakultativen Weiterbildung **Spezielle Geburtshilfe und Perinatalmedizin oder einer gleichwertigen Qualifikation.**

A 1157	**Chorionzottenbiopsie, transvaginal oder transabdominal unter Ultraschalllicht (analog Nr. 1158 GOÄ) 739 Pkt.**	**739** 43,07	99,07 150,76

I Augenheilkunde

A 1387	**Netzhaut-Glaskörper-chirurgischer Eingriff bei anliegender oder abgelöster Netzhaut ohne netzhautablösende Membranen, einschl. Pars-plana-Vitrektomie, Retinopexie, ggf. einschl. Glaskörper-Tamponade, ggf. einschl. Membran Peeling (analog Nr. 2551 GOÄ)**	**7500** 437,15	1005,46 1530,04

Neben Nr. A 1387 sind keine zusätzlichen Eingriffe an Netzhaut oder Glaskörper berechnungsfähig.

GOÄ-Nr.	Leistung	Punktzahl / 1fach	2,3 / *1,8 / 3,5 / *2,5
A 1387.1	**Netzhaut-Glaskörper-chirurgischer Eingriff bei anliegender oder abgelöster Netzhaut mit netzhautablösenden Membranen, und/oder therapierefraktärem Glaukom und/oder sumakulärer Chirurgie, einschl. Pars-plana-Vitrektomie, Buckelchirurgie. Retinopexie, Glaskörper-Tamponade, Membran Peeling, ggf. einschl. Rekonstruktion eines Iris-Diaphragmas, ggf. einschl. Daunomycin-Spülung, ggf. einschl. Zell-Transplantation, ggf. einschl. Versiegelung eines Netzhautlochs mit Thrombozytenkonzentraten, ggf. einschl. weiterer mikrochirurgischer Eingriffe an Netzhaut oder Glaskörper (z.B. Pigmentgewinnung und -implantation)**	**7500** 437,15	1005,46 1530,04

analog Nr. 2551 GOÄ 7.500 Pkt.
+ Nr. 2431 GOÄ 7.500 Pkt.

Neben Nr. A 1387.1 sind keine zusätzlichen Gebührenpositionen für weitere Eingriffe an Netzhaut oder Glaskörper berechnungsfähig. Ergänzende Abrechnungsempfehlung zu den Nrn. A 1387 und 1387.1: Die Ausschlussbestimmungen bei den Nrn. A 1387 und A 1387.1, wonach keine zusätzlichen Gebührenpositionen für weitere Eingriffe an Netzhaut oder Glaskörper berechnungsfähig sind, gelten nicht für Netzhaut-Glaskörper-chirurgische Eingriffe bei Ruptur des Augapfels mit oder ohne Gewebeverlust oder bei Resektion uvealer Tumoren und/oder Durchführung einer Macula-Rotation. Neben Leistungen nach den Nrn. A 1387 oder A 1387.1 können in diesen Ausnahmefällen – je nach Indikation – die genannten Maßnahmen als zusätzliche Leistungen berechnet werden, wie z.B. die Nr. A 1387.2 für die Macula-Rotation.

A 1387.2	**Macula-Rotation (analog Nr. 1375)**	**3500** 204,01	469,21 714,02
A 7001	**Untersuchung der alters- oder erkrankungsbedingten Visusäquivalenz, zum Beispiel bei Amblyopie, Medientrübung oder fehlender Mitarbeit (analog Nr. 1225 GOÄ)**	**121** 7,05	16,22 24,68

Zu diesen Untersuchungen zählen beispielsweise Sehschärfenprüfungen mittels Preferential Looking, die Untersuchung des Interferenzvisus und die Untersuchung des Crowding-Phänomens.

A 7002	**Qualitative Aniseikonieprüfung mittels einfacher Trennverfahren, (analog Nr. 1200 GOÄ)**	**59** 3,44	7,91 12,04

Die Untersuchung der Nr. A 7002 kann nur bei besonderer Begründung, und dann auch zusätzlich zur Kernleistung nach Nr. 1200 berechnet werden.

A 7003	**Quantitative Aniseikoniemessung, gegebenenfalls einschließlich qualitativer Aniseiprüfung, (analog Nr. 1226 GOÄ)**	**182** 10,61	24,40 37,13
A 7006	**Bestimmung elektronisch vergrößernder Sehhilfen, je Sitzung, (analog Nr. 1227 GOÄ)**	**248** 14,46	33,25 50,59
A 7007	**Quantitative Untersuchung der Hornhautsensibilität, (analog Nr. 825 GOÄ)**	**83** 4,84	11,13 16,93
A 7008	**Konfokale Scanning-Mikroskopie der vorderen Augenabschnitte, einschließlich quantitativer Beurteilung des Hornhautdothels und Messung von Hornhautdicke und Streulicht, ggf. einschließlich Bilddokumentation, je Auge, (analog Nr. 1249 GOÄ)**	**484** 28,21	64,89 98,74

GOÄ-Nr.		Punktzahl / 1fach	2,3 / *1,8 / 3,5 / *2,5
A 7009	**Quantitative topographische Untersuchung der Hornhautbrechkraft mittels computergestützter Videokeratoskopie, ggf. an beiden Augen, (analog Nr. 415 GOÄ)**	**300** 17,49	40,22 61,20
A 7010	**Laserscanning-Ophthalmoskopie, (analog Nr. 1249 GOÄ)**	**484** 28,21	64,89 98,74
A 7011	**Biomorphometrische Untersuchung des hinteren Augenpols, ggf. beidseits, (analog Nr. 423 GOÄ)** Weiterführende Untersuchung des Augenhintergrunds einschl. Papillenanalyse, beispielsweise mittels Heidelberg Retinatomograph (HRT) oder Optic Nerve Head Analyser (ONHA).	**500** 29,14	67,03 102,00
A 7012	**Frequenz-Verdopplungs-Perimetrie oder Rauschfeld-Perimetrie, (analog Nr. 1229 GOÄ)**	**182** 10,61	24,40 37,13
A 7013	**Überschwellige und/oder schwellenbestimmende quantitativ abgestufte, rechnergestützte statische Rasterperimetrie, einschließlich Dokumentation (analog 1227 GOÄ)**	**248** 14,46	33,25 50,59
A 7014	**Ultraschall-Biomikroskopie der vorderen Augenabschnitte, einmal je Sitzung, (analog Nr. 413 GOÄ)**	**280** 16,32	37,54 57,12
A 7015	**Optische und sonographische Messung der Vorderkammertiefe und/oder der Hornhautdicke des Auges, (analog Nr. 410 GOÄ) –**	**200** 11,66	26,81 40,80
	für die Untersuchung des anderen Auges in der gleichen Sitzung, (analog Nr. 420 GOÄ)	**80** 4,66	10,73 16,32
A 7016	**Berechnung einer intraokularen Linse, je Auge, (analog 1212 GOÄ)**	**132** 7,69	17,70 26,93
A 7017	**Zweidimensionale Laserdoppler-Untersuchung der Netzhautgefäße mit Farbkodierung, ggf. beidseits,** **analog Nr. 424 GOÄ 700 Punkte** **plus Nr. 406 GOÄ 200 Punkte**	**900** 52,46	120,65 183,60
A 7018	**Einlegen eines Plastikröhrchens in die ableitenden Tränenwege bis in die Nasenhöhle, ggf. einschließlich Nahtfixation, je Auge, (analog Nr. 1298 GOÄ)**	**132** 7,69	17,70 26,93
A 7019	**Prismenadaptionstest vor Augenmuskeloperationen, je Sitzung, (analog Nr. 1225 GOÄ)**	**121** 7,05	16,22 24,68
A 7020*	**Präoperative kontrollierte Bulbushypotonie mittels Okulopression, (analog Nr. 1227 GOÄ)**	**242** 14,11	25,39 35,26
A 7021	**Operative Reposition einer intraokularen Linse, (analog Nr. 1353 GOÄ)**	**832** 48,50	111,54 169,73

GOÄ-Nr.		Punktzahl 1fach	2,3 / *1,8 3,5 / *2,5
A 7022	**Chirurgische Maßnahmen zur Wiederherstellung der Pupillenfunktion und/oder Einsetzen eines Irisblendenrings, (analog Nr. 1326 GOÄ)**	**1110** 64,70	148,81 226,45
A 7023	**Messung der Zyklotropie mittels haploskopischer Verfahren und/oder Laserscanning Ophthalmoskopie (analog Nr. 1217 GOÄ)**	**242** 14,11	32,44 49,37
A 7024	**Differenzierende Analyse der Augenstellung beider Augen mittels Messung von Horizontal-, Vertikal- und Zyklo-Deviation an Tangentenskalen in 9 Blickrichtungen, einschließlich Kopfneige-Test (analog Nr. 1217 GOÄ)**	**242** 14,11	32,44 49,37
A 7025	**Korrektur dynamischer Schielwinkelveränderungen mittels retroäquatorialer Myopexie (so genannte Fadenoperation nach Cüppers) an einem geraden Augenmuskel (analog Nr. 1376 GOÄ)**	**1480** 86,27	198,41 301,93
A 7026	**Chirurgische Maßnahmen bei Erkrankungen des Aufhängeapparates der Linse (analog Nr. 1326 GOÄ).** Eine Berechnung der Nr. A 7026 neben einer Katarakt-Operation, zum Beispiel nach den Nrn. 1349 bis 1351, Nr. 1362, Nr. 1374 oder Nr. 1375, ist in gleicher Sitzung nur bei präoperativer Indikationsstellung zu diesem Zweiteingriff aufgrund des Vorliegens einer besonderen Erkrankung (zum Beispiel subluxierte Linse bei Marfan-Syndrom oder Pseudoexfoliationssyndrom) zulässig.	**1110** 64,70	148,81 226,45
A 7027	**Operation einer Netzhautablösung mit eindellenden Maßnahmen, einschließlich Kryopexie der Netzhaut und/oder Endolaser-Applikation (analog 1368 GOÄ)**	**3030** 176,61	406,20 618,14
A 7028	**Untersuchung und Beurteilung einer okulär bedingten Kopfzwangshaltung, beispielsweise mit Prismenadaptionstest oder Disparometer (analog 1217 GOÄ)**	**242** 14,11	32,44 49,37
A 7029	**Isolierte Kryotherapie zur Behandlung oder Verhinderung einer Netzhautablösung, als alleinige Leistung (analog Nr. 1366 GOÄ)**	**1110** 64,70	148,81 226,45

K Urologie

A 1716	**Spaltung einer Harnröhrenstriktur unter Sicht (z.B. nach Sachse) (analog: Nr. 1802 GOÄ)**	**739** 43,07	99,07 150,76
A 1833a	**Wechsel eines suprapubischen Harnblasenfistelkatheters, einschl. Spülung, Katheterfixation und Verband (analog Nr. 1833 GOÄ)**	**237** 13,81	31,77 48,35
A 1861	**Transurethrale endoskopische Litholapaxie von Harnleitersteinen einschl. Harnleiterbougierung, intrakorporaler Steinzertrümmerung und endoskopischer Entfernung der Steinfragmente, ggf. einschl. retrograder Steinreposition** **analog Nr. 1817 GOÄ 2.200 Pkt.** **+ Nr. 1787 252 Pkt.**	**2452** 144,09	331,40 504,30

GOÄ-Nr.		Punktzahl 1fach	2,3 / *1,8 3,5 / *2,5
A 1862	**Perkutane Nephrolitholapaxie (PNL oder PCNL) – mit Ausnahme von Nierenausgusssteinen – einschl. intrakorporaler Steinzertrümmerung, pyeloskopischer Entfernung der Steinfragmente und Anlage einer Nierenfistel** **analog Nr. 1838 GOÄ 2.200 Pkt.** **Nr. 1852 GOÄ 700 Pkt.**	**2900** 170,20	391,46 595,69
A 1863	**Transurethrale Endopyelotomie, einschl. Ureterorenoskopie mit Harnleiterbougierung, ggf. einschl. der retrograden Darstellung des Ureters und des Nierenbeckens mittels Kontrastmittel und Durchleuchtung, ggf. einschl. Einlage eines transurethralen Katheters oder transkutane Endopyelotomie, einschl. Punktion des Nierenbeckens und Bougierung der Nierenfistel sowie Pyeloskopie, ggf. einschl. der Darstellung des Nierenbeckens mittels Kontrastmittel und Durchleuchtung, ggf. einschl. Einlage eines Nierenfistelkatheters –** **analog Nr. 1827 GOÄ 1.500 Pkt.** **+ analog Nr. 1861 GOÄ 700 Pkt.**	**2200** 528,23	294,93 448,81

Die Einlage eines transurethralen Katheters nach Nr. 1812 GOÄ bzw. die Einlage eines Nierenfistelkatheters nach Nr. 1851 GOÄ ist Leistungsbestandteil der transurethralen bzw. perkutanen Endopyelotomie und kann nicht zusätzlich berechnet werden. Die retrograde bzw. anterograde Darstellung von Ureter und Nierenbecken nach Nr. 5220 GOÄ ist Leistungsbestandteil der transurethralen bzw. perkutanen Endopyelotomie und kann nicht zusätzlich berechnet werden. Die Darstellung von Harnblase und Urethra nach Nr. 5230 GOÄ ist, sofern erforderlich, neben der transurethralen Endopyelotomie berechnungsfähig.

A 1870	**Totale Entfernung der Prostata und der Samenblasen einschl. pelviner Lymphknotenentfernung mit anschließender Rekonstruktion des Blasenhalses und der Schließmuskelfunktion, einschl. Blasenkatheter, ggf. einschl. suprapubischem Katheter, ggf. einschl. einer oder mehrerer Drainagen (analog Nr. 1845 GOÄ)**	**4990** 290,85	668,96 1017,99
A 1871	**Totale Entfernung der Prostata und der Samenblasen einschl. pelviner Lymphknotenentfernung mit anschließender Rekonstruktion des Blasenhalses und der Schließmuskelfunktion sowie Potenzerhalt durch Präparation der Nervi erigentes, auch beidseitig, einschl. Blasenkatheter, ggf. einschl. suprapubischem Katheter, ggf. einschl. einer oder mehrerer Drainagen – (analog Nr. 1850 GOÄ)**	**6500** 378,87	871,40 1326,04
A 1872	**Totale Entfernung der Prostata und der Samenblasen ohne pelvine Lymphknotenentfernung mit anschließender Rekonstruktion des Blasenhalses und der Schließmuskelfunktion, einschl. Blasenkatheter, ggf. einschl. suprapubischem Katheter, ggf. einschl. einer oder mehrerer Drainagen – (analog Nr. 1843 GOÄ)**	**4160** 242,48	557,69 848,66
A 1873	**Totale Entfernung der Prostata und der Samenblasen ohne pelvine Lymphknotenentfernung mit anschließender Rekonstruktion des Blasenhalses und der Schließmuskelfunktion sowie Potenzerhalt durch Präparation der Nervi erigentes, auch beidseitig, einschl. Blasenkatheter, ggf. einschl. suprapubischem Katheter, ggf. einschl. einer oder mehrerer Drainagen – (analog Nr. 3088 GOÄ)**	**5600** 326,41	750,74 1142,43

Die Analogen Bewertungen nach A 1870, 1871, 1872 und 1873 können nicht nebeneinander, sondern nur alternativ (je nach Leistungsumfang) berechnet werden.

GOÄ-Nr.		Punktzahl / 1fach	2,3 / *1,8 / 3,5 / *2,5
A 1880	**Organerhaltende Entfernung eines malignen Nierentumors ohne Entfernung der regionalen Lymphknoten – (analog Nr. 1842 GOÄ)**	**3230** / 188,27	433,02 / 658,94
A 1881	**Organerhaltende Entfernung eines malignen Nierentumors mit Entfernung der regionalen Lymphknoten – (analog Nr. 1843 GOÄ)** Bei metastatischem Befall von Lymphknoten über das regionäre Lymphstromgebiet (nach gültiger TNM-Klassifikation) hinaus kann zusätzlich die Nr. 1783 GOÄ analog für die extraregionäre Lymphknotenentfernung als selbstständige Leistung, nach Abzug der Eröffnungsleistung, neben der Nr. 1843 GOÄ analog berechnet werden.	**4160** / 242,48	557,69 / 848,66
A 1890	**Fluoreszenzendoskopie bei Urothelkarzinom, einschl. Instillation des Farbstoffs, (analog Nr. 1789 GOÄ)** Die Kosten für den je Sitzung verbrauchten Farbstoff können entsprechend § 10 Abs. 1 Nr. 1 GOÄ als Ersatz von Auslagen geltend gemacht werden.	**325** / 18,94	43,57 / 66,30

L Chirurgie, Orthopädie

XV Hernienchirurgie

A 3289	**Operation eines großen Leisten- oder Schenkelbruches oder Rezidivoperation eines Leisten- oder Schenkelbruches, jeweils einschl. Implantation eines Netzes, (analog Nr. 3286 GOÄ)**	**2000** / 116,57	268,12 / 408,01

M Laboratoriumsuntersuchungen

III Untersuchungen von körpereigenen oder körperfremden Substanzen und körpereigenen Zellen

A 3732*	**Troponin-T-Schnelltest (analog Nr. 3741* GOÄ)**	**200** / 11,66	13,41 / 15,15
A 3733*	**Trockenchemische Bestimmung von Theophyllin (analog Nr. 3736* GOÄ)**	**120** / 6,99	8,04 / 9,09
A 3734*	**Qualitativer immunologischer Nachweis von Albumin im Stuhl (analog Nr. 3736* GOÄ)**	**120** / 6,99	8,04 / 9,09
A 3757*	**Eiweißuntersuchung aus eiweißarmen Flüssigkeiten (z.B. Liquor-, Gelenk- oder Pleurapunktat (analog 3760* GOÄ)**	**70** / 4,08	4,69 / 5,30
A 4463*	**Qualitative Bestimmung von Antikörpern mittels Ligandenassay – ggf. einschl. Doppelbestimmung und aktueller Bezugskurve (analog Nr. 4462* GOÄ)**	**230** / 13,41	15,42 / 17,43

GOÄ-Nr.		Punktzahl 1fach	2,3 / *1,8 3,5 / *2,5

O Strahlendiagnostik, Nuklearmedizin, Magnetresonanztomographie und Strahlentherapie

IV Strahlentherapie

A 5830*	**Computergestützte Individual-Ausblendung (Multileaf-Kollimatoren = MLC) einmal je Feld und Bestrahlungsserie, einschl. Programmierung – (analog Nr. 5378 GOÄ) n. Beschluss des Zentralen Konsultationsausschusses f. Gebührenordnungsausschusses bei der BÄK**	**1000** 58,29	104,92 145,72

Individuelle Ausblendungen zum Schutz von Normalgewebe und Organen können anstelle von Bleiblöcken, auch durch Programmierung eines (Mikro-)Multileaf-Kollimators erstellt werden, wobei für den Programmieraufwand die analoge Nr. 5378 GOÄ einmal je Feld und Bestrahlungsserie angesetzt werden kann. Der je nach Feldkonfiguration und Feldgröße unterschiedliche Schwierigkeitsgrad ist über den Gebührenrahmen nach § 5 Absatz 2 und 3 zu berücksichtigen. Eine Berechnung von Auslagen nach § 10 GOÄ für die Herstellung individueller Ausblendungen mittels Bleiblöcken neben der Berechnung der Individualausblendung mittels MLC nach Nummer 5378 GOÄ analog ist ausgeschlossen.

A 5860*	**Radiochirurgisch stereotaktische Bestrahlung benigner Tumoren mittels Linearbeschleuniger – einschl. Fixierung mit Ring oder Maske –, einschl. vorausgegangener Bestrahlungsplanung, einschl. Anwendung eines Simulators und Anfertigung einer Körperquerschnittszeichnung oder Benutzung eines Körperquerschnitts anhand vorliegender Untersuchungen, einschl. individueller Berechnung der Dosisverteilung mit Hilfe eines Prozessrechners, analog 6 x 5855* GOÄ (6 x 6900 Pkt. = 41400 Pkt.) – n. Verzeichnis analoger Bewertungen der Bundesärztekammer**	**41400** 2413,09	4343,57 6032,74

Unter radiochirurgischer Bestrahlung (Radiochirurgie) ist die einzeitige stereotaktische Bestrahlung mittels Linearbeschleuniger zu verstehen.

Die Radiochirurgie ist nur einmal in sechs Monaten berechnungsfähig. Diese Therapie ist grundsätzlich bei folgenden Indikationen geeignet: Akustikusneurinom, Hypophysenadenom, Meningeom, arteriovenöse Malformation, medikamentös oder operativ therapierefraktäre Trigeminusalgesie, Chordom. Die nach § 10 GOÄ zulässigen Kosten für Material können zusätzlich berechnet werden.

A 5861*	**Radiochirurgisch stereotaktische Bestrahlung primär maligner Tumoren oder von Hirnmetastasen mittels Linearbeschleuniger – einschl. Fixierung mit Ring oder Maske –, einschl. vorausgegangener Bestrahlungsplanung, einschl. Anwendung eines Simulators und Anfertigung einer Körperquerschnittszeichnung oder Benutzung eines Körperquerschnitts anhand vorliegender Untersuchungen, einschl. individueller Berechnung der Dosisverteilung mit Hilfe eines Prozessrechners, analog 3,5 x 5855* GOÄ (3,5 x 6900 Pkt. = 24150 Pkt.)**	**24150** 1407,64	2533,75 3519,10

Unter radiochirurgischer Bestrahlung (Radiochirurgie) ist die einzeitige stereotaktische Bestrahlung mittels Linearbeschleuniger zu verstehen. Die Radiochirurgie ist nur einmal in sechs Monaten berechnungsfähig. Diese Therapie ist grundsätzlich bei folgenden Indikationen geeignet: Inoperabler primärer Hirntumor oder Rezidiv eines Hirntumors, symptomatische Metastase ZNS, Aderhautmelanom. Die nach § 10 GOÄ zulässigen Kosten für Material können zusätzlich berechnet werden.

GOÄ-Nr.		Punktzahl 1fach	2,3 / *1,8 3,5 / *2,5
A 5863*	**3-D-Bestrahlungsplanung für die fraktionierte stereotaktische Präzisionsbestrahlung bei Kindern und Jugendlichen mit malignen Kopf-, Halstumoren und bei allen Patienten (ohne Altersbegrenzung) mit benignen Kopf-, Halstumoren mittels Linearbeschleuniger, einschl. Anwendung eines Simulators und Anfertigung einer Körperquerschnittszeichnung oder Benutzung eines Körperquerschnitts anhand vorliegender Untersuchungen, einschl. individueller Berechnung der Dosisverteilung mit Hilfe eines Prozessrechners, analog 3x Nr. 5855* GOÄ**	**20700** 1206,55	2171,78 3016,37

Diese 3-D-Bestrahlungsplanung ist nur einmal in sechs Monaten berechnungsfähig. Die analoge Nr. 5855 GOÄ wird dreimal angesetzt für den Bestrahlungsplan im Rahmen der fraktionierten stereotaktischen Präzisionsbestrahlung benigner Tumoren.
3x 6900 3x 723,93 3x 402,18 3x 1005,46 Diese 3-D-Bestrahlungsplanung ist nur einmal in sechs Monaten berechnungsfähig. Die analoge Nr. 5855 GOÄ wird dreimal angesetzt für den Bestrahlungsplan im Rahmen der fraktionierten stereotaktischen Präzisionsbestrahlung benigner Tumoren.

A 5864*	**Fraktionierte stereotaktische Präzisionsbestrahlung bei Kindern und Jugendlichen mit malignen Kopf-, Halstumoren und bei allen Patienten (ohne Altersbegrenzung) mit benignen Kopf-, Hirntumoren mittels Linearbeschleuniger, ggf. einschl. Fixierung mit Ring oder Maske, je zwei Fraktionen, analog 1x Nr. 5855* GOÄ**	**6900** 402,18	723,93 1005,46

Unter einer Fraktion wird eine Bestrahlung verstanden. Die Gebührenposition Nr. 5855 GOÄ analog ist einmal für **zwei** Fraktionen berechnungsfähig. Wird eine weitere Fraktion erbracht, so löst diese einen halben (0,5-maligen) analogen Ansatz der Nr. 5855 GOÄ aus. Beispiele: 26 Fraktionen werden erbracht = 13 x Nr. 5855 GOÄ analog
25 Fraktionen werden erbracht = 12,5 x Nr. 5855 GOÄ analog
Die fraktionierte stereotaktische Präzisionsbestrahlung analog nach Nr. 5855 GOÄ ist maximal fünfzehn Mal (30 Fraktionen) in sechs Monaten berechnungsfähig. Werden medizinisch indiziert im Ausnahmefall (z.B. beim Chondrom) weitere Fraktionen erbracht, so ist für mindestens zwei Fraktionen und alle weiteren insgesamt noch 1mal die Nr. 5855 GOÄ analog berechnungsfähig.
Kriterien für die fraktionierte stereotaktische Präzisionsbestrahlung, in Abgrenzung zur einzeitigen stereotaktischen Bestrahlung (Radiochirurgie), sind grundsätzlich folgende Indikationen:

Akustikusneurinom (Durchmesser ≥ 2,5 cm und/oder bilaterales Akustikusneurinom und Neurofibromatose Typ 2 und/oder deutliche Hörminderung kontralaterales Gehör),
Hypophysenadenom (Makroadenom mit Infiltration der Sinus cavernosi und/oder Distanz < 2 mm zu Sehappara t (Sehner v, Chiasma) und/oder lediglich indirekt darstellbares Adenom),
Meningeom (Inoperabilität bzw. Resttumor/Rezidiv an der Schädelbasis bzw. Sinus sagittalis und/oder Optikusscheidenmeningeom und/oder Distanz < 2 mm zum Sehapparat/andere sensible Strukturen und/oder Volumen > 15 ml bzw. Größe über 2,5 cm in einer Ebene),
Chordom (immer bei subtotaler Resektion und/oder Chordome der Schädelbasis),
Neurinom (Tumor > 2 cm und Distanz zum optischen System < 2 mm),

Glomustumoren (Inoperabilität) sowie zusätzlich das **maligne Chondrosarkom** der Schädelbasis (auch nach subtotaler Resektion) sowie seltene weitere ZNS-Tumoren: **Pilozytische Astrozytome** (Tumor > 2,5 cm und Distanz zum optischen System < 2 mm), **seltene selläre und paraselläre Tumoren** (Tumor > 2,5 cm und Distanz zum optischen System ≤ 2 mm),

Tumoren der kranialen und spinalen Nerven (Tumor > 2,5 cm und Distanz zum optischen System ≤ 2 mm),

Die fraktionierte stereotaktische Radiotherapie ist bei Kindern und Jugendlichen mit **benignen und malignen Kopf-, Halstumoren** insbesondere geeignet bei folgenden Indikationen:

Astrozytäre und oligodendrogliale Tumoren (niedrigen Malignitätsgrads), **Maligne Gliome** (z.B. Hirnstammgliom),

Ependymome (primär: Grad I und II zur Dosiserhöhung oder in der hinteren Schädelgrube: Grad III),

GOÄ-Nr.		Punktzahl / 1fach	2,3 / *1,8 / 3,5 / *2,5
	Medulloblastome (zur Dosiserhöhung in der hinteren Schädelgrube), **Retinoblastome,** **Aderhautmelanome.**		
A 5865*	**3-D-Bestrahlungsplanung für die fraktionierte stereotaktische Präzisionsbestrahlung von Rezidiven primär maligner Kopf-, Halstumoren oder Rezidiven von Hirnmetastasen mittels Linearbeschleuniger, einschl. Anwendung eines Simulators und Anfertigung einer Körperquerschnittszeichnung oder Benutzung eines Körperquerschnitts anhand vorliegender Untersuchungen, einschl. individueller Berechnung der Dosisverteilung mit Hilfe eines Prozessrechners, analog 1,75x Nr. 5855* GOÄ**	**12075** 703,82	1266,87 1759,55

Diese 3-D-Bestrahlungsplanung ist nur einmal in sechs Monaten berechnungsfähig. Die analoge Nr. 5855 GOÄ wird 1,75-mal angesetzt für den Bestrahlungsplan im Rahmen der fraktionierten stereotaktischen Präzisionsbestrahlung primär oder sekundär maligner Tumoren.

A 5866*	**Fraktionierte stereotaktische Präzisionsbestrahlung von Rezidiven primär maligner Kopf-, Halstumoren oder Rezidiven von Hirnmetastasen mittels Linearbeschleuniger, gegebenenfalls einschl. Fixierung mit Ring oder Maske, je drei Fraktionen, analog 1x Nr. 5855* GOÄ**	**6900** 402,18	723,93 1005,46

Unter einer Fraktion wird eine Bestrahlung verstanden. Die Gebührenposition Nr. 5855 GOÄ analog ist einmal für drei Fraktionen berechnungsfähig. Werden eine oder zwei weitere Fraktion/en erbracht, so löst/lösen diese Fraktion/en zwei Drittel (zur Vereinfachung 0,7) bzw. ein Drittel (zur Vereinfachung 0,35-mal) den analogen Ansatz der Nr. 5855 GOÄ aus. Beispiele:
6 Fraktionen werden erbracht = 2 x Nr. 5855 GOÄ analog
7 Fraktionen werden erbracht = 2,35 x Nr. 5855 GOÄ analog
8 Fraktionen werden erbracht = 2,7 x Nr. 5855 GOÄ analog
Die fraktionierte stereotaktische Präzisionsbestrahlung analog nach Nr. 5855 GOÄ ist maximal fünf Mal (15 Fraktionen) in sechs Monaten berechnungsfähig.
Kriterien für die fraktionierte stereotaktische Präzisionsbestrahlung, in Abgrenzung zur einzeitigen stereotaktischen Bestrahlung (Radiochirurgie), sind: Primäre Hirntumoren (Inoperabilität und/oder Therapieresistenz bzw. Progression oder Rezidiv z.B. nach konventioneller Bestrahlung mit oder ohne Chemotherapie), Rezidiv einer symptomatischen Metastase des ZNS, Chiasmanahe oder im Hirnstamm lokalisierte Hirnmetastase, Rezidiv eines Aderhautmelanoms.

Weitere analoge Bewertungen

Die folgenden analogen Leistungspositionen sind im Leistungsverzeichnis der GOÄ eingeordnet. Bei der jeweiligen Nr. finden Sie in der Regel angegeben, wer diese analoge Bewertung einführte.

62 analog **Anästhesiologisches Stand-by (analog Nr. 62 GOÄ)**

250* analog **Legen einer Verweilkanüle (analog Nr. 250 GOÄ)**

269 analog **Allergie Akupunktur (analog Nr.269 GOÄ)**

269a analog **Allergie Akupunktur, mind. 20 Min. (analog Nr. 269a GOÄ)**

302 analog **Radiale Stoßwellentherapie bei orthopäd., chir. und schmerztherap. Indikationen (analog Nr. 302 GOÄ)**

376 analog **Methadongabe (analog Nr. 376 GOÄ)**

427 analog **Kontrolle der Beatmung unter nCPAP oder BiPAP (analog Nr. 427 GOÄ)**

430 analog **Elektrisch induziertes Kammerflimmern neben Nr. 3089 (analog Nr. 430 GOÄ**

462 analog **Kombinationsnarkose mit Larynxmaske bis zu 1 Stunde (analog Nr. 462 GOÄ)**

463 analog **Kombinationsnarkose mit Larynxmaske, jede weitere angefangene halbe Stunde**

558* analog **Zuzüglich zusätzliches Geräte-Sequenztraining (analog Nr. 558 GOÄ)**

566* analog **Photodynamische Lichtbestrahlung von Hautläsionen oder auch für Balneo-Foto-Therapie (analog Nr. 566* GOÄ)**

612* analog **Videosystem-gestützte Untersuchung und Bilddokumentation von Muttermalen (analog Nr. 612 GOÄ)**

628 analog **Endokardiales Kathermapping bei supraventrik. Tachykardien (analog Nr. 628 GOÄ)**

629 analog **Stressechokardiographie – (analog Nr. 629 GOÄ)**

631 analog **Intraoperative Elektrodenversorgung – (analog Nr. 631 GOÄ)**

636* analog **Frequenzvariabilitätsanalyse – (analog Nr. 636 GOÄ)**

647* analog **Bestimmung Herzzeitvolumens mittels Thermodilutionsmethode – (analog Nr.**

P. Hermanns, G. Filler, B. Roscher (Hrsg.), *GOÄ 2013*,
Erfolgskonzepte Praxis- & Krankenhaus-Management,
DOI 10.1007/978-3-642-29292-7_34, © Springer-Verlag Berlin Heidelberg 2013

650* analog — Event-Recorder-EKG – (analog Nr. 650 GOÄ)

652 analog — Pedographische Druckverteilungsmessung (analog Nr. 652 GOÄ)

653* analog — EKG über mind. 6 Std. (s. Leistungskomplex Schlaflabor) – (analog Nr. 653GOÄ)

656 analog — Einbringung eines Elektrodenkatheters bei EPU (analog Nr. 656 GOÄ)

658 analog — Hochverstärktes Oberflächen-EKG (Spätpotential-EKG) (analog Nr. 652 GOÄ)

659* analog —
1. Polysomnograph. Schlafüberwachung
2. Hochfrequenz-Elektrokardiographie –
3. Kontinuierliche BZ-Messung

661 analog — Programmierung Herzschrittmacher – (analog Nr. 661 GOÄ)

670 analog — Nasobiläre Sonde i. Zusammenhang mit ERCP – (analog Nr. 670 GOÄ)

706 analog — Ballondilatation einer Pankreasgangstenose – (analog Nr. 706 GOÄ)

714 analog — Körperlagebestimmung mittels Lagesensoren (analog Nr. 714 GOÄ)

742 analog — Epilation von Haaren – (analog Nr. 742 GOÄ)

745 analog — chemisch oder kaustische Warzenentfernung – (analog Nr. 745 GOÄ)

755 analog — chemisches Peeling – (analog Nr. 755 GOÄ)

780 analog — Dilatation Anastomosenstenose i. Verbindung mit Endoskopie – (analog Nr. 780 GOÄ)

790 analog — stat. Vorbereitung CAPD – (analog Nr. 790 GOÄ)

791 analog — Cell-Saver – (analog Nr. 791 GOÄ)

792 analog — postop.. Kontrolle von Herzunterstützungssystemen – (analog Nr. 792 GOÄ)

827a analog — Prächir. epilepsiediagnostische Langzeitaufzeichnung

828 analog — Elektrophysiologische Stimulation zur Bestimmung der Leitungs- u. Refraktärzeitbestimmung...(analog Nr. 828 GOÄ)

829 analog Isolierte Bestimmung der mot. Nervenleitgeschwindigkeit – (analog Nr. 829 GOÄ)

832 analog Elektroakupunktur nach Voll (EAV) – (analog Nr. 832 GOÄ)

838 analog pulsierende Signaltherapie (PST) – (analog Nr. 838 GOÄ)

839 analog 1. Prächirurgische epilepsiediagnostische kortikale Elektrostimulation oder 2. kontinuierl. EMG-Registrierung an mind. 2 Muskelgruppen oder 3. transkranielle Magnetstimulation – immer analog Nr. 839 GOÄ

842 analog Eingangsuntersuchung zur medizinischen Trainingstherapie, (analog Nr. 842)

846 analog Med. Trainingstherapie mit Sequenztraining einschl. progressiv-dynamischem Muskeltraining mit Therapiemaschinen (analog Nr. 846 GOÄ)

856 analog Neurophysiologische Testverfahren zur Schlafdiagnostik – (analog Nr. 856 GOÄ)

1014 analog Transabdominelle Blutentnahme aus der Nabelschnur unter Sonosicht) (analog Nr. 1014 GOÄ)

1085 analog Kryokoagulation der Portio – (analog Nr. 1085 GOÄ)

1114 analog Embryotransfer, einschl. Einführen eines spez. Doppelkatheters – (analog Nr. 1114 GOÄ)

1345 analog Laser in situ-Keratomileusis (Lasik) mit Excimer-Laseranwendung

1366 analog Photodynamische Therapie am Augenhintergrund (Laserbehandlung einschl. Infusion des Photosensibilisators) (analog Nr. 1366 GOÄ)

1383 analog Intravitreale Injektion (IVI)/intravitreal operative Medikamenteneingabe (IVOM) analog Nr. 1383 GOÄ

1408 analog Prächirurgische epilepsiediagnostische Messung intracranieller kognitiver Potenziale, (analog 1408 GOÄ)

1427 analog Postoperative Entfernung von Tamponaden nach Nasen- u./o. NNH-Eingriffen – (analog Nr. 1427 GOÄ)

1430 analog Postoperat. Schienen-/Splintentfernung – (analog Nr. 1430 GOÄ)

1777 analog Blasenhalsschlitzung (analog Nr. 1777 GOÄ)

1783 analog Extraregionäre Lymphknotenentfernung – (analog Nr. 1783 GOÄ)

1789 analog Fluoreszenzendoskopie – (analog Nr. 1789 GOÄ)

1791 analog Niederdruckirrigation bei TURP – (analog Nr. 1791 GOÄ)

1796 analog Anlegen eines Urostomas – (analog Nr. 1796 GOÄ)

1800 analog Extrakorporale Stoßwellentherapie (ESWT) bei orthop., chir. oder schmerztherapeutischen Indikationen, (analog Nr. 1800 GOÄ)

1801 analog Offene transvesikale Adenotomie bei BPH

2103 analog Weichteilbalancing am Kniegelenk neben Nr. 2153 (analog Nr. 2103 GOÄ)

2148 analog Tonnenförmige Ausmeißelung des Pfannenbodens neben Nr. 2151 (analog Nr. 2148 GOÄ)

2253 analog 1. Plast. Wiederaufbau des Nasenrückens nach Vor-OP o. Dysplasien oder 2. Verwendung v. autologem Knorpel als Ersatz der Steigbügelfußplatte bei Otoskleroseoperation nach Nr. 1623 GOÄ – (analog Nr. 2253 GOÄ)

2256 analog Abtragung der Lamina perpendicularis des knöchernen Septums (analog Nr. 2256 GOÄ)

2258 analog Abmeißelung ausgedehnter Osteophyten neben Nr. 2151

2344 analog Patellarückflächenersatz (analog Nr. 2344 GOÄ)

2382 analog Schleimhautschonende plast. OP an der Nasenmuschel o. Eingriff nach Leglerschen Operationsmethode (analog Nr. 2382 GOÄ)

2440 analog Laserbehandlung von Besenreiservarizen, Teleangiektasien, Warzen u. a. Hautveränderungen, ausgenommen melanozytäre Naevi, sowie aktinischer Präkanzerosen, einschl. Laser-Epilation, mit einer Ausdehnung bis zu 7 cm^2 Körperoberfläche (analog Nr. 2440 GOÄ)

2885 analog Laserbehandlung von Besenreiservarizen, Teleangiektasien, Warzen u. a. Hautveränderungen, mit einer Ausdehnung von 7 bis 21 cm^2 Körperoberfläche (analog 2885 GOÄ)

2886 analog Laserbehandlung von Besenreiservarizen, Teleangiektasien, Warzen u. a. Hautveränderungen, mit einer Ausdehnung von mehr als 21 cm^2 (analog 2886 GOÄ)

3091 analog 1. Endokardiales Kathermapping oder 2. Katherterablation v. tachykarden Rhythmusstörungen (analog 3091 GOÄ)

3306 analog Chirotherapeutischer Eingriff an einem oder mehreren Extremitätsgelenken (analog 3306 GOÄ)

3783* analog Analytische Auswertung einer oder mehrerer Atemproben eines 13-C-Harnstoff-Atemtests (analog 3783 GOÄ)

3911.H3* analog NMP (Nukleäres-Matrix-Protein) 22 Schnelltest (analog 3911 GOÄ)

4504* analog Streptokokken A-Schnelltest (analog Nr. 4504 GOÄ)

4751* analog Präparation der Oozyten vor Anlegen der Eizellkulturen (analog 4751* GOÄ)

4852* analog 1. Mikroskop.-zytolog. Untersuchung aus dem Ovar entnommener Follikel oder 2. Beurteilung des Pronukleus-Stadiums oder 3. Mikroskop. Untersuchung Prä-Embryonen (analog 4852* GOÄ)

4872* analog Biochem.-mechan. Gewebepräparation zur Spermiengewinnung (analog 4872* GOÄ)

4873* analog 1. Anlegen der Eizell-Spermien-Kultur oder 2. Ansetzen der Prä-Embryonen-Kulturen (analog 4873* GOÄ) 3. Isolierung eines einzelnen Spermiums, Punktion Metaphase II Oozyte

5295* analog Videokontrolle der Korrelation von elektro.physiol. Aufzeichnung u. Verhaltensbefund (analog 5295* GOÄ)

5298* analog Videoendoskopie-Zuschlag zu den Nrn. 682 bis 689 GOÄ bei Verwendung eines flexiblen digitalen Videoendoskops (analog Nr. 5298* GOÄ)

5378* analog Berechnung der lichtoptischen Wirbelsäulenvermessung (Optimetrie) (analog 5378+ GOÄ)

5442* analog Photodynamische Diagnostik von Hautläsionen (analog Nr.5442+ GOÄ)

5800* analog 1. Behandlungsplan f. dermatol. Photodynamische Therapie, einmal im Behandlungsfall, PDT Haut, 2. PDT Auge (analog 5800* GOÄ) – n. Beschlüssen des Ausschusses „Gebührenordnung“ der BÄK

5802* analog Zuschlag zu der Leistung nach Nr. 566 analog für zwei weitere Bestrahlungsfelder (analog Nr. 5802 GOÄ)

5803* analog Zuschlag zu Nr. 5802* analog für jedes weitere Bestrahlungsfeld (analog Nr. 5803 GOÄ)

5830* analog Computergestützte Individual-Ausblendung (Multileaf-Kollimatoren = MLC) (analog Nr. 5378 GOÄ)

5840* analog Bestrahlungsplanung vor und nach der Implantation von Prostata-Seeds (analog Nr. 5840* GOÄ) – n. Beschlüssen des Ausschusses „Gebührenordnung“ der BÄK

5841* analog Zuschlag f. Prozessrechner i. Zusammenhang mit Prostata-Seedimplantation (PSI) (analog Nr. 5841*)

5846* analog Interstitielle Low-Dose-Rate-Brachytherapie der Prostata mittels Seeds (PSI), je Fraktion, (analog Nr. 5846* GOÄ)

5855* analog Photorefraktäre Keratektomie (PRK) mit Excimer-Laseranwendung (analog Nr. 5855* GOÄ)

Literatur zur GOÄ und IGeL

Analog-Bewertung in Ihrer Praxis
Berechnungsmöglichkeit von ärztlichen Leistungen, die Sie in der GOÄ nicht finden 4. aktualisierte Auflage 2008, PVS Verband, Berlin, 2008

Brück, D. – von Klakow-Frank, R. (Fortgeführt Hrsg.)
Kommentar zur Gebührenordnung für Ärzte (GOÄ)
3. Auflage, Loseblattwerk, 23. Ergänzungslieferung
Deutscher Ärzte Verlag, 2012

Gebührenhandbuch 2009
Broglie, G. – Pranschke-Schade, S. – Schade, H.-J.
Kommentar für Ärzte – GOÄ/IGeL
Medical Tribune Verlagsgesellschaft mbH, Wiesbaden, 2012

Hermanns, P. M., Filler, G., Roscher, B. (Hrsg.)
Alternative Medizin
Abrechnung nach GOÄ und Hinweise zur Abrechnung bei der GKV
Kommentierte Ausgabe
3. neubearbeitete Auflage, ecomed-Verlag, Landsberg/Lech, 2008

Hermanns, P. M., Filler, G., Roscher, B. (Hrsg.)
GOÄ 2012 Kommentierte Ausgabe für Augenärzte
Sonderausgabe für ratiopharm in der Serie: rationell abrechnen
medical text Dr. Hermanns, München 2012

Hermanns, P. M., Filler, G., Roscher, B. (Hrsg.)
GOÄ 2012 Neurologie – Psychiatrie – Psychotherapie
Kommentierte Gebührenordnung mit Hinweisen auf IGeL-Leistungen
EBM 2012 Neurologie u. Neurochirurgie – Psychiatrie u. Psychotherapie – Psychosomatische Medizin
Kommentierte Gebührenordnung mit Hinweisen zu GOÄ-Leistungen
Sonderausgabe (in einem Buch) für ratiopharm in der Serie: rationell abrechnen
medical text Dr. Hermanns, München 2012

Hermanns, P. M., Filler, G., Roscher, B.
IgeL-Liste 2008
Für Praxis und Klinik
Kommentar zu den IGeL-Leistungen
4. Auflage, ecomed-Verlag, Landsberg/Lech, 2008

Hess, R. – Klakow – Franck, R. (Hrsg.)
IgeL-Kompendium für die Arztpraxis
Patientengerechte Selbstzahlerleistungen rechtssicher gestaltet
Deutscher Ärzte-Verlag, Köln, 2005

Hoffmann/Kleinken
Gebührenordnung für Ärzte (GOÄ) – Loseblattwerk
Verlag W. Kohlhammer, Stuttgart, 3. Aufl., 32. Lieferung, 2012

Hufelandgesellschaft für Gesamtheitsmedizin e.V. (Hrsg.)
Hufeland – Leistungsverzeichnis für Therapie – Richtungen der Biologischen Medizin
Bearbeitet von Prof. Franz Schmid, Vorsitzender der Arzneimittelkommission für Biologische Medizin
3. überarbeitete Auflage, Haug Verlag, Heidelberg, 2001

Kardorff, B.
Selbstzahlerleistungen in der Dermatologie und der ästhetischen Medizin
Springer Medizin Verlag, Heidelberg, 2005

Krimmel, L.
Kostenerstattung und Individuelle Gesundheitsleistungen
Neue Chancen für Patienten und Ärzte
Deutscher Ärzte-Verlag, Köln, 1998

Krimmel, L.: Einlegeheft zum vorgenannten Buch
Privatmedizin, Kostenerstattung und Individuelle Gesundheitsleistungen im Jahre 1999
– Kostenerstattung in der gesetzlichen Krankenversicherung ab dem 1.1.1999 –
10 neue Individuelle Gesundheitsleistungen
Deutscher Ärzte-Verlag, Köln, 1999

P. Hermanns, G. Filler, B. Roscher (Hrsg.), *GOÄ 2013*,
Erfolgskonzepte Praxis- & Krankenhaus-Management,
DOI 10.1007/978-3-642-29292-7, © Springer-Verlag Berlin Heidelberg 2013

Krimmel, L. – Kleinken, B.
MEGO 2011 – Ausgabe 2011
mit 386 IGeL-Leistungen und Kommentaren
ecomed Medizin, Verlagsgruppe Hüthig Jehle Rehm GmbH, Landsberg/Lech 2011

Lang, M.H. – Schäfer, F.-H. – Stiel,H. – Vogt, W.
Der GOÄ-Kommentar
2. aktualisierte Auflage
Georg Thieme Verlag, Stuttgart – New York, 2002

Leithoff, Peter – Sadler, Bernd
Individuelle Gesundheitsleistungen (IGeL) in der Orthopädie
Georg Thieme Verlag, Stuttgart – New York, 2002

Milz, F. – Schirmer, K. – P., Pollmann, A. – Wiesenauer, M.
Naturheilverfahren bei orthopädischen Erkrankungen
Hippokrates Verlag, Stuttgart 1998

Uleer, C. – Miebach, J. – Patt, J.
Abrechnung von Arzt- und Krankenhausleistungen
Erläuterungen zur Gebührenordnung für Ärzte GOÄ und
zur Vergütung stationärer Krankenhausleistungen
3. Auflage, Verlag C. H. Beck, München, 2006

Weber, K.G.
Abrechnung von Naturheilverfahren und komplementären Therapien in der GOÄ
Mit Hinweisen auf Abrechnungsmöglichkeiten im EBM und außerhalb der Systeme,
3. überarbeitete und erweiterte Auflage
Hippokrates Verlag GmbH, Stuttgart, 1999

Wezel, H. – Liebold, R.
Handkommentar BMÄ, E-GO und GOÄ
8. Auflage, Loseblattwerk 32. Lieferung, 2012
Asgard-Verlag, Sankt Augustin

GOÄ im Internet

Informationen auf den KBV-Seiten – Sonstige Kostenträger: Verträge mit Unfallversicherungsträgern, Bundesbahn- und Postbeamtenversicherung, Bundesgrenzschutz, Bundeswehr, Zivildienst, u. a. www.kbv.de/rechtsquellen/132.html

Bundesärztekammer: Gebührenordnung
www.bundesaerztekammer.de/page.asp?his=1.108

Bundesärztekammer: GOÄ-Ratgeber –
Auslegungshinweise zum Thema Gebührenordnung
www.bundesaerztekammer.de/page.asp?his=1.108.4144

Anästhesiekommentar zur GOÄ
Hrsg. Berufsverband Deutscher Anästhesisten e.V.
A. Schleppers – W. Weißauer
1. Auflage Ergänzungslieferung 2003
http://www.bda.de/21_1kommentar_goae.htm

Hinweise zur Abrechnung von anästhesiologischen GOÄ-Nummern
unter Mitwirkung von Dr. A. Schleppers Referat für Gebührenfragen im Berufsverband Deutscher Anästhesisten e.V. – Oktober 2006
http://www.bda.de/downloads/21_0Leitlinie-Anaesthesieabrechnungen-Okt-2006.pdf

Chefärztebrief (kostenpflichtig)
IWW Institut für Wirtschaftspublizistik
Privatliquidation, Recht, Management, Steuern
www.chefaerzte-brief.de

Stichwortverzeichnis der GOÄ

Um die Suche erheblich zu erleichtern, wurden

1. in diesem Stichwortverzeichnis alle Leistungen – auch die Laboratoriumsuntersuchungen des Kapitels M – alphabetisch zusammengefasst. Die angegebenen Zahlen beziehen sich auf die Gebührenordnungsnummern der Gebührenordnung für Ärzte (GOÄ).
2. auch wichtige Stichworte aus den Paragraphen § 1- § 12 einschl. der Kommentare aufgenommen. Die angegebenen Paragraphen (§) sind angegeben.
3. Stichworte zu weiteren Themenbereichen z. B. Umsatzsteuer oder IGeL-Leistungen deutlich mit dem Begriff „Seite" und dann der entsprechenden Seitenzahl gekennzeichnet.

Analoge Bewertungen
Die bisher veröffentlichen analogen Bewertungen aus dem Verzeichnis der Bundesärztekammer und des Zentralen Konsultationsausschusses für Gebührenordnungsfragen bei der Bundesärztekammer (gekennzeichnet durch ein **„A"** vor der Ziffer (dem sog.Platzhalter) z. B.

A-Bild-Sonographie	**A 409**
Strukturierte Schulung einer Einzelperson	**A 36**

Sind aufgenommen;

sowie weitere Empfehlungen zu analogen Bewertungen der BÄK, von Berufsverbänden, aus Kommentaren und der PVS. Diese sind mit dem Wort **„analog"** hinter der Ziffer Nr. (Platzhalter) gekennzeichnet z. B.

Anästhesiologisches Stand-by	**62 analog**
Methadongabe	**376 analoge**

Im vorderen Teil des Buches; im Leistungsverzeichnis, finden Sie in der Leistungslegende – soweit verfügbar – angegeben, wer diese analoge Bewertung eingeführt hat.

1

A

C

D

E

F

H

I

J

K

N

O

P

S

U

V

Printing: Ten Brink, Meppel, The Netherlands
Binding: Stürtz, Würzburg, Germany